临床常见疾病护理常规思维导图

主　编　阮玲清　李国辰　王　忱

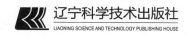
辽宁科学技术出版社
LIAONING SCIENCE AND TECHNOLOGY PUBLISHING HOUSE

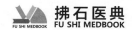
拂石医典
FU SHI MEDBOOK

图书在版编目（CIP）数据

临床常见疾病护理常规思维导图 / 阮玲清，李国辰，王忱主编.
-- 沈阳：辽宁科学技术出版社，2023.6
　ISBN 978-7-5591-2926-0

Ⅰ.①临… Ⅱ.①阮… ②李… ③王… Ⅲ.①常见病－护理－图集 Ⅳ.①R47-64

中国国家版本馆CIP数据核字(2023)第034539号

出版发行：辽宁科学技术出版社
　　　　　北京拂石医典图书有限公司
地　　址：北京海淀区车公庄西路华通大厦B座15层
联系电话：010-57262361/024-23284376
E－mail：fushimedbook@163.com
印　刷　者：汇昌印刷（天津）有限公司
经　销　者：各地新华书店

幅面尺寸：285mm×210mm
字　　数：400千字
出版时间：2023年6月第1版

印　　张：30.5
印刷时间：2023年6月第1次印刷

责任编辑：陈　颖
封面设计：咏　潇
版式设计：咏　潇

责任校对：梁晓洁
封面制作：咏　潇
责任印制：丁　艾

如有质量问题，请速与印务部联系　联系电话：010-57262361

定　　价：118.00元

编委会

前　言

在健康中国的大背景下，护理学科的定位着眼于全方位、全周期保障人民健康，创新服务模式与技术手段，在更广阔范围内、在每一个生命阶段维护和促进健康。在临床护理工作中，护理人员与患者接触最密切、最广泛，从患者入院指导、围术期护理、康复训练、健康教育、心理护理等，直到患者出院，护理工作贯穿全程，其质量优劣直接影响患者的满意度。只有护理人员具备扎实的护理基础知识、熟练的专业技能和规范的技术操作，才能用优质的护理服务满足人民群众的健康需求。

思维导图又叫心智导图，是一种将思维形象化的方法，可以把一长串枯燥的信息变成容易记忆的、具有高度组织性的分层知识图，以提高学习者的兴趣和效率。由于传统的临床常见疾病护理常规均是知识的简单编排，护士较难掌握。因此，我们组织临床护理专家将传统的护理常规改编为思维导图形式，以激发护理人员对临床常见疾病护理常规的学习兴趣，帮助其提高学习效率，快速掌握各科室的专科护理常规。

本书共包括 415 个临床常见疾病护理常规，通过思维导图法，把临床常见疾病护理常规枯燥难记的专科知识用形象思维和逻辑思维结合起来，用关键词统领简化的知识点或提炼的重点。每个疾病以概述、临床表现、治疗原则、护理评估、护理问题、护理措施为关键词展开思维导图，通过生动形象的图片，不同的字体或背景颜色，加深大脑对知识的记忆理解，同时使读者熟悉思维导图学习方法，并应用于临床护理工作中，提高逻辑思维能力。

本书适合临床护理工作者、护理专业学生使用和参考，也可供护理专业教师作为辅助教学用书。

在本书编写过程中，我们得到领导和各有关科室的大力支持，对此我们表示衷心感谢。本书全体编者都以高度认真负责的态度参与编写，但因时间仓促和水平所限，疏漏或不足之处在所难免，诚恳地希望各位读者、专家提出宝贵意见。

编者
2023 年 5 月

目 录

第 1 章

感染性疾病科护理常规

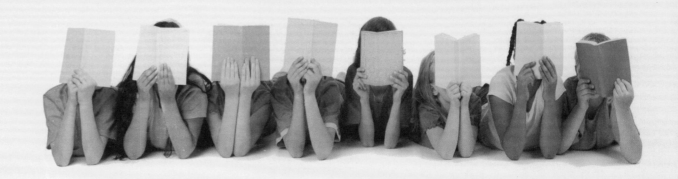

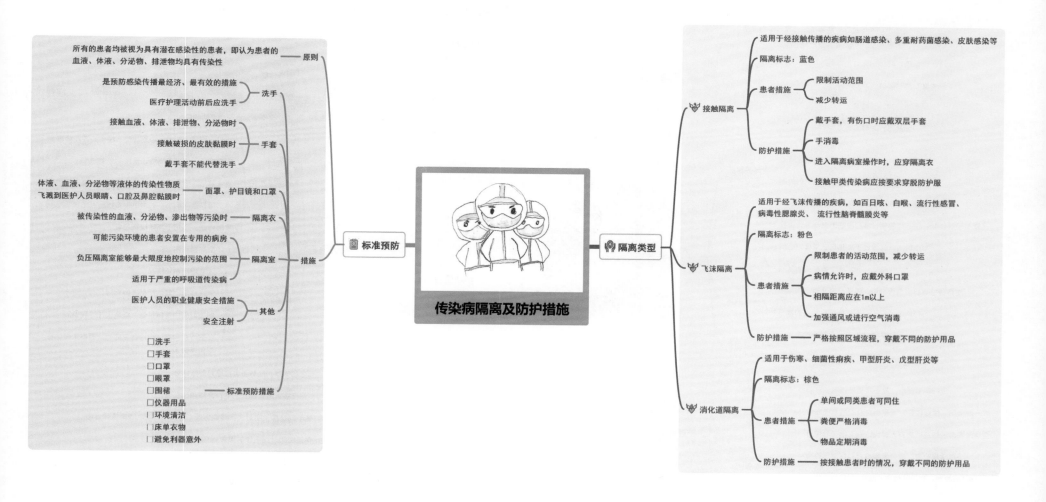

传染病隔离及防护措施

标准预防

原则 —— 所有的患者均被视为具有潜在感染性的患者，即认为患者的血液、体液、分泌物、排泄物均具有传染性

措施

洗手
- 是预防感染传播最经济、最有效的措施
- 医疗护理活动前后应洗手

手套
- 接触血液、体液、排泄物、分泌物时
- 接触破损的皮肤黏膜时
- 戴手套不能代替洗手

面罩、护目镜和口罩 —— 体液、血液、分泌物等液体的传染性物质飞溅到医护人员眼睛、口腔及鼻腔黏膜时

隔离衣 —— 被传染性的血液、分泌物、渗出物等污染时

隔离室
- 可能污染环境的患者安置在专用的病房
- 负压隔离室能够最大限度地控制污染的范围
- 适用于严重的呼吸道传染病

其他
- 医护人员的职业健康安全措施
- 安全注射

标准预防措施
- □ 洗手
- □ 手套
- □ 口罩
- □ 眼罩
- □ 围裙
- □ 仪器用品
- □ 环境清洁
- □ 床单衣物
- □ 避免利器意外

隔离类型

接触隔离
- 适用于经接触传播的疾病如肠道感染、多重耐药菌感染、皮肤感染等
- 隔离标志：蓝色
- 患者措施
  - 限制活动范围
  - 减少转运
- 防护措施
  - 戴手套，有伤口时应戴双层手套
  - 手消毒
  - 进入隔离病室操作时，应穿隔离衣
  - 接触甲类传染病应按要求穿脱防护服

飞沫隔离
- 适用于经飞沫传播的疾病，如百日咳、白喉、流行性感冒、病毒性腮腺炎、流行性脑脊髓膜炎等
- 隔离标志：粉色
- 患者措施
  - 限制患者的活动范围，减少转运
  - 病情允许时，应戴外科口罩
  - 相隔距离应在1m以上
  - 加强通风或进行空气消毒
- 防护措施 —— 严格按照区域流程，穿戴不同的防护用品

消化道隔离
- 适用于伤寒、细菌性病疾、甲型肝炎、戊型肝炎等
- 隔离标志：棕色
- 患者措施
  - 单间或同类患者可同住
  - 粪便严格消毒
  - 物品定期消毒
- 防护措施 —— 按接触患者时的情况，穿戴不同的防护用品

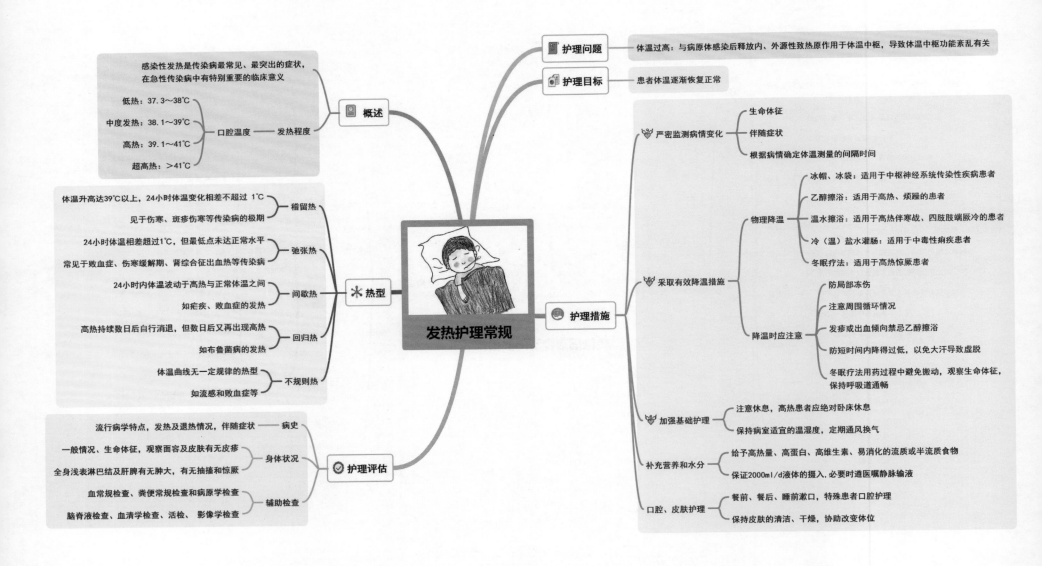

护理问题 —— 体温过高：与病原体感染后释放内、外源性致热原作用于体温中枢，导致体温中枢功能紊乱有关

护理目标 —— 患者体温逐渐恢复正常

概述

感染性发热是传染病最常见、最突出的症状，在急性传染病中有特别重要的临床意义

低热：37.3～38℃
中度发热：38.1～39℃ —— 口腔温度 —— 发热程度
高热：39.1～41℃
超高热：>41℃

热型

体温升高达39℃以上，24小时体温变化相差不超过 1℃ —— 稽留热
见于伤寒、斑疹伤寒等传染病的极期

24小时体温相差超过1℃，但最低点未达正常水平 —— 弛张热
常见于败血症、伤寒缓解期、肾综合征出血热等传染病

24小时内体温波动于高热与正常体温之间 —— 间歇热
如疟疾、败血症的发热

高热持续数日后自行消退，但数日后又再出现高热 —— 回归热
如布鲁菌病的发热

体温曲线无一定规律的热型 —— 不规则热
如流感和败血症等

护理评估

流行病学特点，发热及退热情况，伴随症状 —— 病史
一般情况、生命体征，观察面容及皮肤有无皮疹 —— 身体状况
全身浅表淋巴结及肝脾有无肿大，有无抽搐和惊厥

血常规检查、粪便常规检查和病原学检查 —— 辅助检查
脑脊液检查、血清学检查、活检、影像学检查

发热护理常规

护理措施

严密监测病情变化
- 生命体征
- 伴随症状
- 根据病情确定体温测量的间隔时间

采取有效降温措施

物理降温
- 冰帽、冰袋：适用于中枢神经系统传染性疾病患者
- 乙醇擦浴：适用于高热、烦躁的患者
- 温水擦浴：适用于高热伴寒战、四肢末端厥冷的患者
- 冷（温）盐水灌肠：适用于中毒性病疾患者
- 冬眠疗法：适用于高热惊厥患者

降温时应注意
- 防局部冻伤
- 注意周围循环情况
- 发疹或出血倾向禁忌乙醇擦浴
- 防短时间内降得过低，以免大汗导致虚脱
- 冬眠疗法用药过程中避免搬动，观察生命体征，保持呼吸道通畅

加强基础护理
- 注意休息，高热患者应绝对卧床休息
- 保持病室适宜的温湿度，定期通风换气

补充营养和水分
- 给予高热量、高蛋白、高维生素、易消化的流质或半流质食物
- 保证2000ml/d液体的摄入，必要时遵医嘱静脉输液

口腔、皮肤护理
- 餐前、餐后、睡前漱口，特殊患者口腔护理
- 保持皮肤的清洁、干燥，协助改变体位

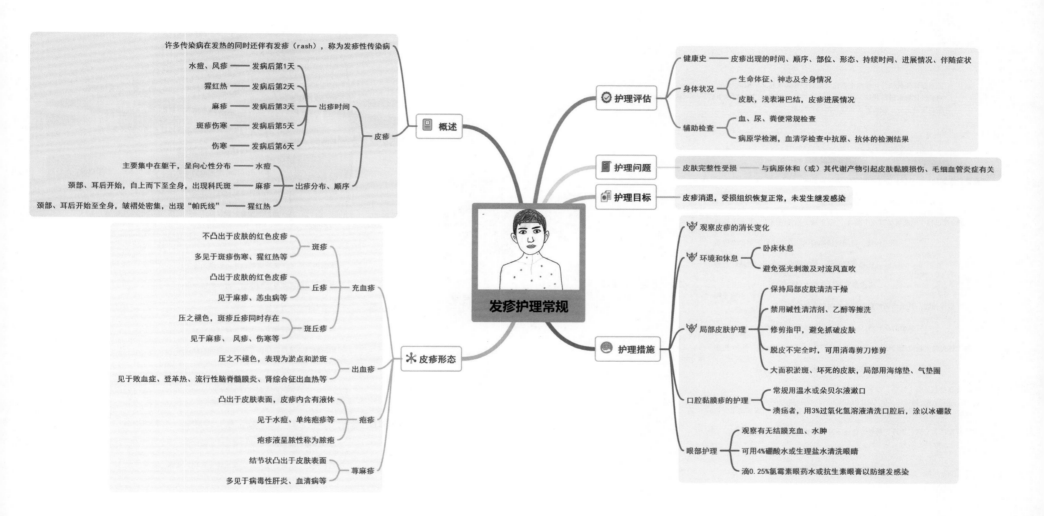

概述

皮疹

许多传染病在发热的同时还伴有发疹 (rash)，称为发疹性传染病

出疹时间
- 水痘、风疹 —— 发病后第1天
- 猩红热 —— 发病后第2天
- 麻疹 —— 发病后第3天
- 斑疹伤寒 —— 发病后第5天
- 伤寒 —— 发病后第6天

出疹分布、顺序
- 主要集中在躯干，呈向心性分布 —— 水痘
- 颈部、耳后开始，自上而下至全身，出现科氏斑 —— 麻疹
- 颈部、耳后开始至全身，皱褶处密集，出现"帕氏线" —— 猩红热

皮疹形态

充血疹
- 斑疹
  - 不凸出于皮肤的红色皮疹
  - 多见于斑疹伤寒、猩红热等
- 丘疹
  - 凸出于皮肤的红色皮疹
  - 见于麻疹、恙虫病等
- 斑丘疹
  - 压之褪色，斑疹丘疹同时存在
  - 见于麻疹、风疹、伤寒等

出血疹
- 压之不褪色，表现为淤点和淤斑
- 见于败血症、登革热、流行性脑脊髓膜炎、肾综合征出血热等

疱疹
- 凸出于皮肤表面，皮疹内含有液体
- 见于水痘、单纯疱疹等
- 疱疹液呈脓性称为脓疱

荨麻疹
- 结节状凸出于皮肤表面
- 多见于病毒性肝炎、血清病等

护理评估
- 健康史 —— 皮疹出现的时间、顺序、部位、形态、持续时间、进展情况、伴随症状
- 身体状况
  - 生命体征、神志及全身情况
  - 皮肤，浅表淋巴结，皮疹进展情况
- 辅助检查
  - 血、尿、粪便常规检查
  - 病原学检测，血清学检查中抗原、抗体的检测结果

护理问题

皮肤完整性受损 —— 与病原体和（或）其代谢产物引起皮肤黏膜损伤、毛细血管炎症有关

护理目标

皮疹消退，受损组织恢复正常，未发生继发感染

护理措施
- 观察皮疹的消长变化
- 环境和休息
  - 卧床休息
  - 避免强光刺激及对流风直吹
- 局部皮肤护理
  - 保持局部皮肤清洁干燥
  - 禁用碱性清洁剂、乙醇等擦洗
  - 修剪指甲，避免抓破皮肤
  - 脱皮不完全时，可用消毒剪刀修剪
  - 大面积淤斑、坏死的皮肤，局部用海绵垫、气垫圈
- 口腔黏膜疹的护理
  - 常规用温水或朵贝尔液漱口
  - 溃疡者，用3%过氧化氢溶液清洗口腔后，涂以冰硼散
- 眼部护理
  - 观察有无结膜充血、水肿
  - 可用4%硼酸水或生理盐水清洗眼睛
  - 滴0.25%氯霉素眼药水或抗生素眼膏以防继发感染

发疹护理常规

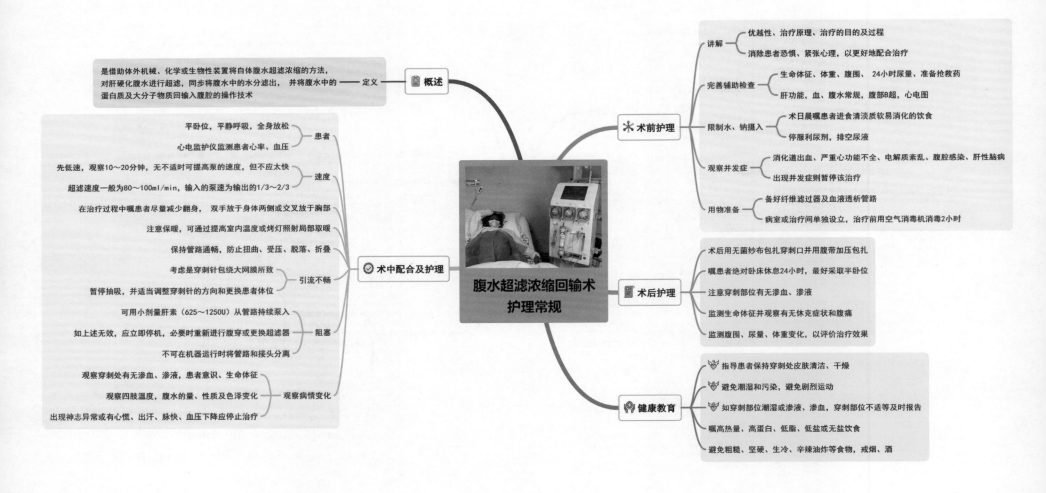

是借助体外机械、化学或生物性装置将自体腹水超滤浓缩的方法，对肝硬化腹水进行超滤，同步将腹水中的水分滤出，并将腹水中的蛋白质及大分子物质回输入腹腔的操作技术 —— 定义 —— 概述

术前护理

- 讲解
  - 优越性、治疗原理、治疗的目的及过程
  - 消除患者恐惧、紧张心理，以更好地配合治疗
- 完善辅助检查
  - 生命体征、体重、腹围、24小时尿量、准备抢救药
  - 肝功能，血、腹水常规，腹部B超，心电图
- 限制水、钠摄入
  - 术日晨嘱患者进食清淡质软易消化的饮食
  - 停服利尿剂，排空尿液
- 观察并发症
  - 消化道出血、严重心功能不全、电解质紊乱、腹腔感染、肝性脑病
  - 出现并发症则暂停该治疗
- 用物准备
  - 备好纤维滤过器及血液透析管路
  - 病室或治疗间单独设立，治疗前用空气消毒机消毒2小时

术中配合及护理

- 患者
  - 平卧位，平静呼吸，全身放松
  - 心电监护仪监测患者心率、血压
- 速度
  - 先低速，观察10~20分钟，无不适时可提高泵的速度，但不应太快
  - 超滤速度一般为80~100ml/min，输入的泵速为输出的1/3~2/3
  - 在治疗过程中嘱患者尽量减少翻身，双手放于身体两侧或交叉放于胸部
  - 注意保暖，可通过提高室内温度或烤灯照射局部取暖
  - 保持管路通畅，防止扭曲、受压、脱落、折叠
- 引流不畅
  - 考虑是穿刺针包绕大网膜所致
  - 暂停抽吸，并适当调整穿刺针的方向和更换患者体位
- 阻塞
  - 可用小剂量肝素（625~1250U）从管路持续泵入
  - 如上述无效，应立即停机，必要时重新进行腹穿或更换超滤器
  - 不可在机器运行时将管路和接头分离
- 观察病情变化
  - 观察穿刺处有无渗血、渗液，患者意识、生命体征
  - 观察四肢温度，腹水的量、性质及色泽变化
  - 出现神志异常或有心慌、出汗、脉快、血压下降应停止治疗

术后护理

- 术后用无菌纱布包扎穿刺口并用腹带加压包扎
- 嘱患者绝对卧床休息24小时，最好采取半卧位
- 注意穿刺部位有无渗血、渗液
- 监测生命体征并观察有无休克症状和腹痛
- 监测腹围、尿量、体重变化，以评价治疗效果

健康教育

- 指导患者保持穿刺处皮肤清洁、干燥
- 避免潮湿和污染，避免剧烈运动
- 如穿刺部位潮湿或渗液、渗血，穿刺部位不适等及时报告
- 嘱高热量、高蛋白、低脂、低盐或无盐饮食
- 避免粗糙、坚硬、生冷、辛辣油炸等食物，戒烟、酒

腹水超滤浓缩回输术护理常规

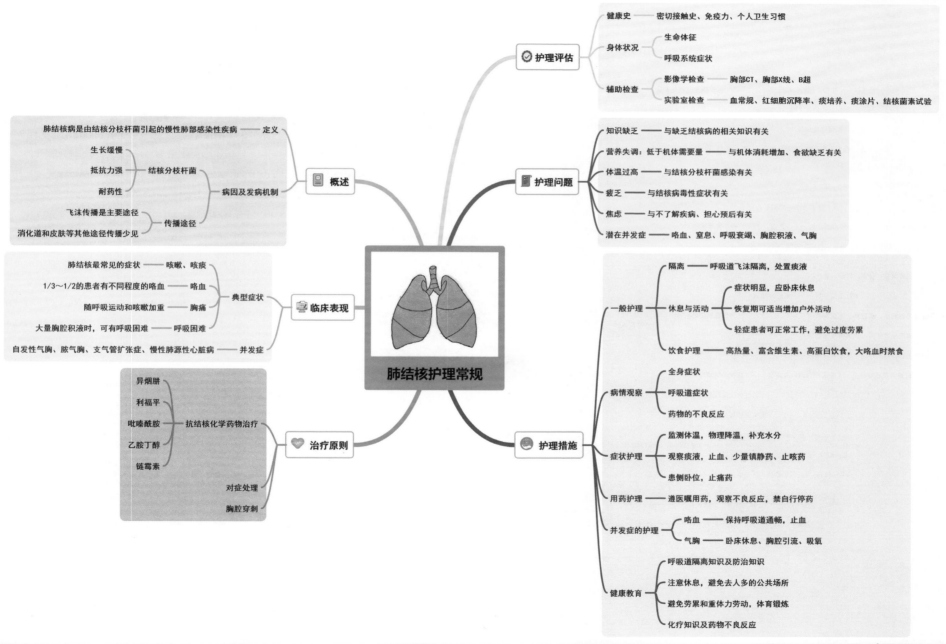

护理评估
- 健康史 —— 密切接触史、免疫力、个人卫生习惯
- 身体状况
  - 生命体征
  - 呼吸系统症状
- 辅助检查
  - 影像学检查 —— 胸部CT、胸部X线、B超
  - 实验室检查 —— 血常规、红细胞沉降率、痰培养、痰涂片、结核菌素试验

概述
- 肺结核病是由结核分枝杆菌引起的慢性肺部感染性疾病 —— 定义
- 病因及发病机制
  - 结核分枝杆菌
    - 生长缓慢
    - 抵抗力强
    - 耐药性
  - 传播途径
    - 飞沫传播是主要途径
    - 消化道和皮肤等其他途径传播少见

护理问题
- 知识缺乏 —— 与缺乏结核病的相关知识有关
- 营养失调：低于机体需要量 —— 与机体消耗增加、食欲缺乏有关
- 体温过高 —— 与结核分枝杆菌感染有关
- 疲乏 —— 与结核病毒性症状有关
- 焦虑 —— 与不了解疾病、担心预后有关
- 潜在并发症 —— 咯血、窒息、呼吸衰竭、胸腔积液、气胸

临床表现
- 典型症状
  - 肺结核最常见的症状 —— 咳嗽、咳痰
  - 1/3~1/2的患者有不同程度的咯血 —— 咯血
  - 随呼吸运动和咳嗽加重 —— 胸痛
  - 大量胸腔积液时，可有呼吸困难 —— 呼吸困难
- 并发症 —— 自发性气胸、脓气胸、支气管扩张症、慢性肺源性心脏病

治疗原则
- 抗结核化学药物治疗
  - 异烟肼
  - 利福平
  - 吡嗪酰胺
  - 乙胺丁醇
  - 链霉素
- 对症处理
- 胸腔穿刺

护理措施
- 一般护理
  - 隔离 —— 呼吸道飞沫隔离，处置痰液
  - 休息与活动
    - 症状明显，应卧床休息
    - 恢复期可适当增加户外活动
    - 轻度患者可正常工作，避免过度劳累
  - 饮食护理 —— 高热量、富含维生素、高蛋白饮食，大咯血时禁食
- 病情观察
  - 全身症状
  - 呼吸道症状
  - 药物的不良反应
- 症状护理
  - 监测体温，物理降温，补充水分
  - 观察痰液，止血、少量镇静药、止咳药
  - 患侧卧位，止痛药
- 用药护理 —— 遵医嘱用药，观察不良反应，禁自行停药
- 并发症的护理
  - 咯血 —— 保持呼吸道通畅，止血
  - 气胸 —— 卧床休息、胸腔引流、吸氧
- 健康教育
  - 呼吸道隔离知识及防治知识
  - 注意休息，避免去人多的公共场所
  - 避免劳累和重体力劳动，体育锻炼
  - 化疗知识及药物不良反应

肺结核护理常规

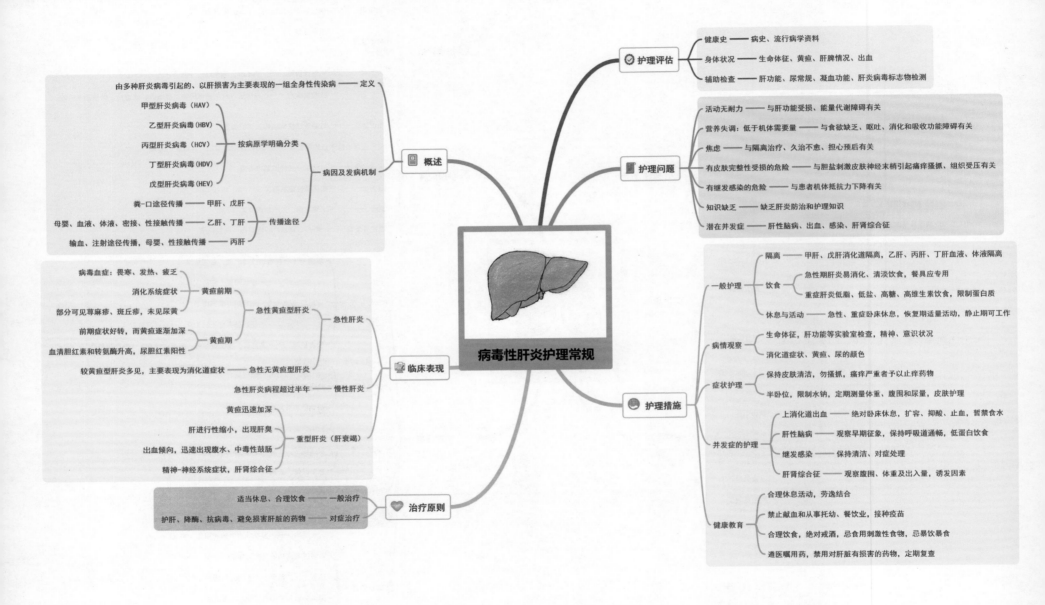

护理评估
　健康史 —— 病史、流行病学资料
　身体状况 —— 生命体征、黄疸、肝脾情况、出血
　辅助检查 —— 肝功能、尿常规、凝血功能、肝炎病毒标志物检测

护理问题
　活动无耐力 —— 与肝功能受损、能量代谢障碍有关
　营养失调：低于机体需要量 —— 与食欲缺乏、呕吐、消化和吸收功能障碍有关
　焦虑 —— 与隔离治疗、久治不愈、担心预后有关
　有皮肤完整性受损的危险 —— 与胆盐刺激皮肤神经末梢引起瘙痒搔抓、组织受压有关
　有继发感染的危险 —— 与患者机体抵抗力下降有关
　知识缺乏 —— 缺乏肝炎防治和护理知识
　潜在并发症 —— 肝性脑病、出血、感染、肝肾综合征

概述
　定义 —— 由多种肝炎病毒引起的、以肝损害为主要表现的一组全身性传染病
　病因及发病机制
　　按病原学明确分类
　　　甲型肝炎病毒（HAV）
　　　乙型肝炎病毒（HBV）
　　　丙型肝炎病毒（HCV）
　　　丁型肝炎病毒（HDV）
　　　戊型肝炎病毒（HEV）
　　传播途径
　　　粪-口途径传播 —— 甲肝、戊肝
　　　母婴、血液、体液、密接、性接触传播 —— 乙肝、丁肝
　　　输血、注射途径传播，母婴、性接触传播 —— 丙肝

临床表现
　急性肝炎
　　急性黄疸型肝炎
　　　黄疸前期
　　　　病毒血症：畏寒、发热、疲乏
　　　　消化系统症状
　　　　部分可见荨麻疹、斑丘疹，未见尿黄
　　　黄疸期
　　　　前期症状好转，而黄疸逐渐加深
　　　　血清胆红素和转氨酶升高，尿胆红素阳性
　　急性无黄疸型肝炎 —— 较黄疸型肝炎多见，主要表现为消化道症状
　慢性肝炎 —— 急性肝炎病程超过半年
　重型肝炎（肝衰竭）
　　黄疸迅速加深
　　肝进行性缩小，出现肝臭
　　出血倾向，迅速出现腹水、中毒性鼓肠
　　精神-神经系统症状，肝肾综合征

护理措施
　一般护理
　　隔离 —— 甲肝、戊肝消化道隔离，乙肝、丙肝、丁肝血液、体液隔离
　　饮食
　　　急性期肝炎易消化、清淡饮食，餐具应专用
　　　重症肝炎低脂、低盐、高糖、高维生素饮食，限制蛋白质
　　休息与活动 —— 急性、重症卧床休息，恢复期适量活动，静止期可工作
　病情观察
　　生命体征，肝功能等实验室检查，精神、意识状况
　　消化道症状、黄疸、尿的颜色
　症状护理
　　保持皮肤清洁，勿搔抓，瘙痒严重者予以止痒药物
　　半卧位，限制水钠，定期测量体重、腹围和尿量，皮肤护理
　并发症的护理
　　上消化道出血 —— 绝对卧床休息，扩容、抑酸、止血，暂禁食水
　　肝性脑病 —— 观察早期征象，保持呼吸道通畅，低蛋白饮食
　　继发感染 —— 保持清洁、对症处理
　　肝肾综合征 —— 观察腹围、体重及出入量，诱发因素
　健康教育
　　合理休息活动，劳逸结合
　　禁止献血和从事托幼、餐饮业，接种疫苗
　　合理饮食，绝对戒酒，忌食用刺激性食物，忌暴饮暴食
　　遵医嘱用药，禁用对肝脏有损害的药物，定期复查

治疗原则
　一般治疗 —— 适当休息、合理饮食
　对症治疗 —— 护肝、降酶、抗病毒、避免损害肝脏的药物

病毒性肝炎护理常规

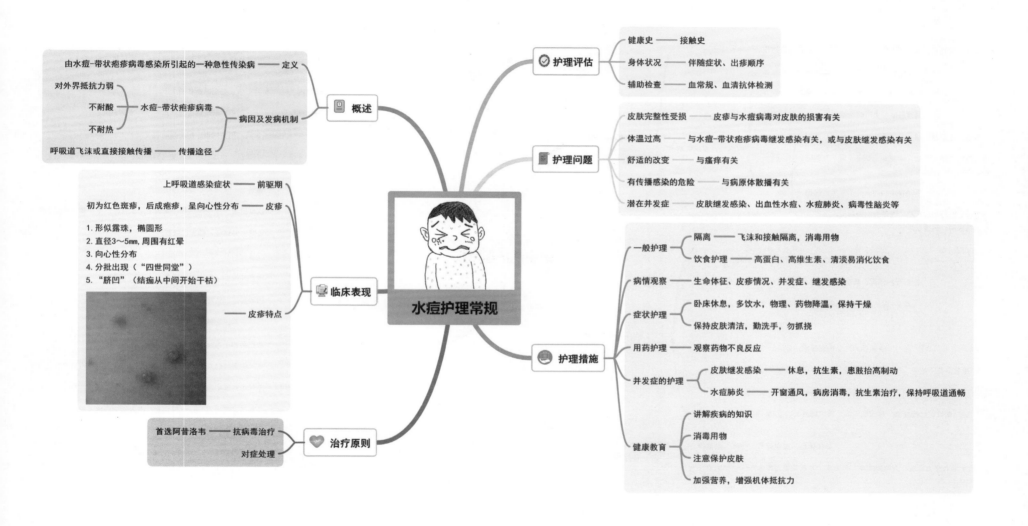

护理评估
├── 健康史 ——— 接触史
├── 身体状况 ——— 伴随症状、出疹顺序
└── 辅助检查 ——— 血常规、血清抗体检测

概述
├── 由水痘-带状疱疹病毒感染所引起的一种急性传染病 ——— 定义
├── 水痘-带状疱疹病毒
│   ├── 对外界抵抗力弱
│   ├── 不耐酸
│   └── 不耐热
├── 病因及发病机制
└── 呼吸道飞沫或直接接触传播 ——— 传播途径

护理问题
├── 皮肤完整性受损 ——— 皮疹与水痘病毒对皮肤的损害有关
├── 体温过高 ——— 与水痘-带状疱疹病毒继发感染有关，或与皮肤继发感染有关
├── 舒适的改变 ——— 与瘙痒有关
├── 有传播感染的危险 ——— 与病原体散播有关
└── 潜在并发症 ——— 皮肤继发感染、出血性水痘、水痘肺炎、病毒性脑炎等

临床表现
├── 上呼吸道感染症状 ——— 前驱期
├── 初为红色斑疹，后成疱疹，呈向心性分布 ——— 皮疹
└── 皮疹特点
    1. 形似露珠，椭圆形
    2. 直径3～5mm，周围有红晕
    3. 向心性分布
    4. 分批出现（"四世同堂"）
    5. "脐凹"（结痂从中间开始干枯）

水痘护理常规

护理措施
├── 一般护理
│   ├── 隔离 ——— 飞沫和接触隔离，消毒用物
│   └── 饮食护理 ——— 高蛋白、高维生素、清淡易消化饮食
├── 病情观察 ——— 生命体征、皮疹情况、并发症、继发感染
├── 症状护理
│   ├── 卧床休息，多饮水，物理、药物降温，保持干燥
│   └── 保持皮肤清洁，勤洗手，勿抓挠
├── 用药护理 ——— 观察药物不良反应
├── 并发症的护理
│   ├── 皮肤继发感染 ——— 休息，抗生素，患肢抬高制动
│   └── 水痘肺炎 ——— 开窗通风，病房消毒，抗生素治疗，保持呼吸道通畅
└── 健康教育
    ├── 讲解疾病的知识
    ├── 消毒用物
    ├── 注意保护皮肤
    └── 加强营养，增强机体抵抗力

治疗原则
├── 首选阿昔洛韦 ——— 抗病毒治疗
└── 对症处理

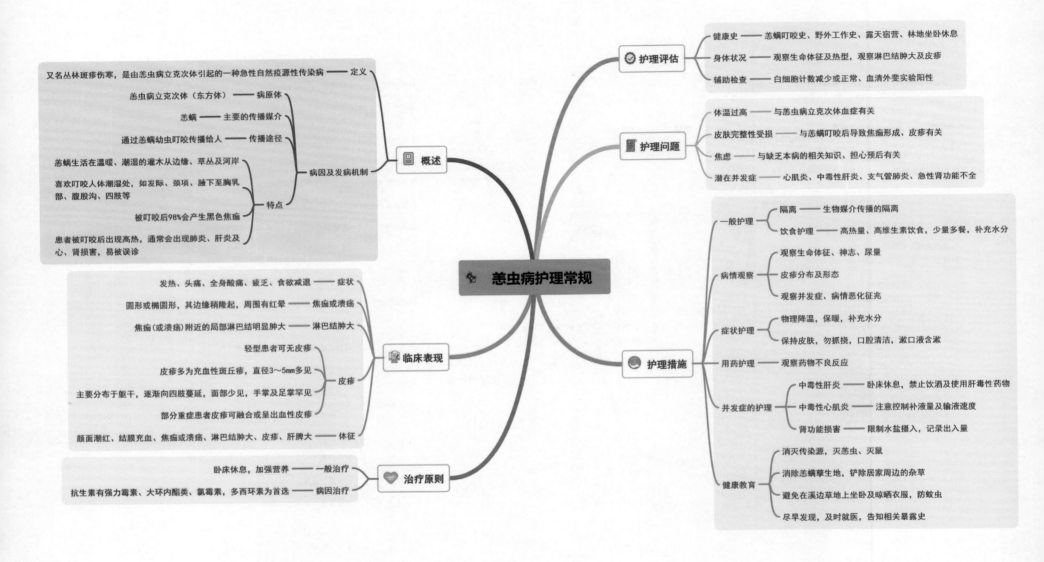

又名丛林斑疹伤寒，是由恙虫病立克次体引起的一种急性自然疫源性传染病 —— 定义

恙虫病立克次体（东方体） —— 病原体

恙螨 —— 主要的传播媒介

通过恙螨幼虫叮咬传播给人 —— 传播途径

恙螨生活在温暖、潮湿的灌木丛边缘、草丛及河岸
喜欢叮咬人体潮湿处，如发际、颈项、腋下至胸乳部、腹股沟、四肢等
被叮咬后98%会产生黑色焦痂
患者被叮咬后出现高热，通常会出现肺炎及心、肾损害，易被误诊

病因及发病机制

特点

📖 概述

护理评估
健康史 —— 恙螨叮咬史、野外工作史、露天宿营、林地坐卧休息
身体状况 —— 观察生命体征及热型，观察淋巴结肿大及皮疹
辅助检查 —— 白细胞计数减少或正常，血清外斐实验阳性

护理问题
体温过高 —— 与恙虫病立克次体血症有关
皮肤完整性受损 —— 与恙螨叮咬后导致焦痂形成、皮疹有关
焦虑 —— 与缺乏本病的相关知识、担心预后有关
潜在并发症 —— 心肌炎、中毒性肝炎、支气管肺炎、急性肾功能不全

恙虫病护理常规

护理措施
一般护理
隔离 —— 生物媒介传播的隔离
饮食护理 —— 高热量、高维生素饮食，少量多餐，补充水分

病情观察
观察生命体征、神志、尿量
皮疹分布及形态
观察并发症、病情恶化征兆

症状护理
物理降温，保暖，补充水分
保持皮肤，勿抓挠，口腔清洁，漱口液含漱

用药护理 —— 观察药物不良反应

并发症的护理
中毒性肝炎 —— 卧床休息，禁止饮酒及使用肝毒性药物
中毒性心肌炎 —— 注意控制补液量及输液速度
肾功能损害 —— 限制水盐摄入，记录出入量

健康教育
消灭传染源，灭恙虫、灭鼠
消除恙螨孳生地，铲除居家周边的杂草
避免在溪边草地上坐卧及晾晒衣服，防蚊虫
尽早发现，及时就医，告知相关暴露史

临床表现
发热、头痛、全身酸痛、疲乏、食欲减退 —— 症状
圆形或椭圆形，其边缘稍隆起，周围有红晕 —— 焦痂或溃疡
焦痂（或溃疡）附近的局部淋巴结明显肿大 —— 淋巴结肿大
轻型患者可无皮疹
皮疹多为充血性斑丘疹，直径3～5mm多见
主要分布于躯干，逐渐向四肢蔓延，面部少见，手掌及足掌罕见
部分重症患者皮疹可融合或呈出血性皮疹
颜面潮红、结膜充血、焦痂或溃疡、淋巴结肿大、皮疹、肝脾大 —— 体征

皮疹

治疗原则
卧床休息，加强营养 —— 一般治疗
抗生素有强力霉素、大环内酯类、氯霉素，多西环素为首选 —— 病因治疗

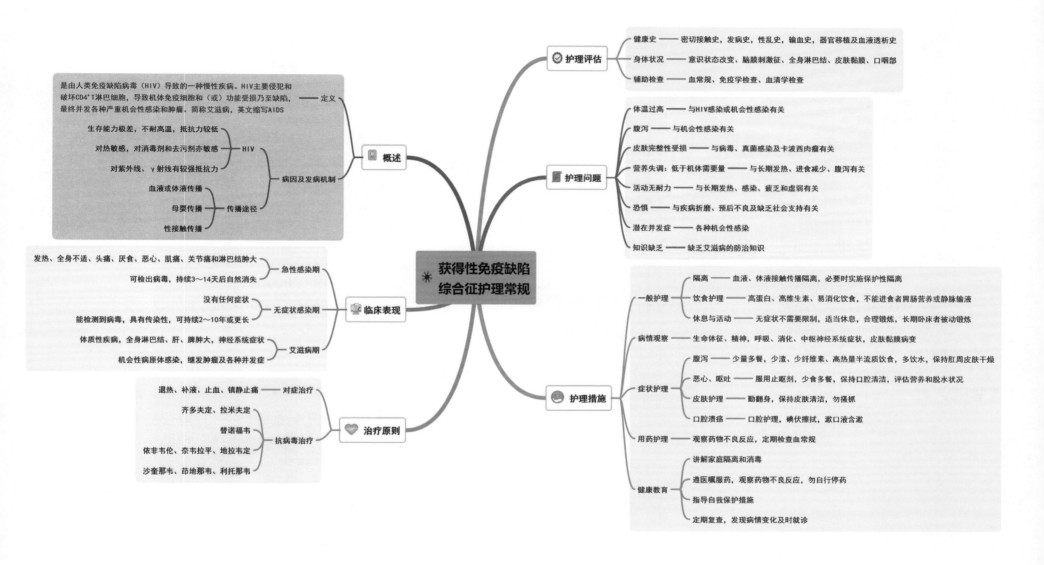

获得性免疫缺陷综合征护理常规

概述

定义 —— 是由人类免疫缺陷病毒（HIV）导致的一种慢性疾病。HIV主要侵犯和破坏CD4⁺T淋巴细胞，导致机体免疫细胞和（或）功能受损乃至缺陷，最终并发各种严重机会性感染和肿瘤。简称艾滋病，英文缩写AIDS

病因及发病机制
- HIV
  - 生存能力极差，不耐高温，抵抗力较低
  - 对热敏感，对消毒剂和去污剂亦敏感
  - 对紫外线、γ射线有较强抵抗力
- 传播途径
  - 血液或体液传播
  - 母婴传播
  - 性接触传播

临床表现
- 急性感染期
  - 发热、全身不适、头痛、厌食、恶心、肌痛、关节痛和淋巴结肿大
  - 可检出病毒，持续3～14天后自然消失
- 无症状感染期
  - 没有任何症状
  - 能检测到病毒，具有传染性，可持续2～10年或更长
- 艾滋病期
  - 体质性疾病，全身淋巴结、肝、脾肿大，神经系统症状
  - 机会性病原体感染，继发肿瘤及各种并发症

治疗原则
- 对症治疗 —— 退热、补液、止血、镇静止痛
- 抗病毒治疗
  - 齐多夫定、拉米夫定
  - 替诺福韦
  - 依非韦伦、奈韦拉平、地拉韦定
  - 沙奎那韦、茚地那韦、利托那韦

护理评估
- 健康史 —— 密切接触史，发病史，性乱史，输血史，器官移植及血液透析史
- 身体状况 —— 意识状态改变，脑膜刺激征、全身淋巴结、皮肤黏膜、口咽部
- 辅助检查 —— 血常规、免疫学检查、血清学检查

护理问题
- 体温过高 —— 与HIV感染或机会性感染有关
- 腹泻 —— 与机会性感染有关
- 皮肤完整性受损 —— 与病毒、真菌感染及卡波西肉瘤有关
- 营养失调：低于机体需要量 —— 与长期发热、进食减少、腹泻有关
- 活动无耐力 —— 与长期发热、感染、疲乏和虚弱有关
- 恐惧 —— 与疾病折磨、预后不良及缺乏社会支持有关
- 潜在并发症 —— 各种机会性感染
- 知识缺乏 —— 缺乏艾滋病的防治知识

护理措施
- 一般护理
  - 隔离 —— 血液、体液接触传播隔离，必要时实施保护性隔离
  - 饮食护理 —— 高蛋白、高维生素、易消化饮食，不能进食者胃肠营养或静脉输液
  - 休息与活动 —— 无症状不需要限制，适当休息，合理锻炼，长期卧床者被动锻炼
- 病情观察 —— 生命体征、精神、呼吸、消化、中枢神经系统症状，皮肤黏膜病变
- 症状护理
  - 腹泻 —— 少量多餐，少渣、少纤维素、高热量半流质饮食，多饮水，保持肛周皮肤干燥
  - 恶心、呕吐 —— 服用止呕剂，少食多餐，保持口腔清洁，评估营养和脱水状况
  - 皮肤护理 —— 勤翻身，保持皮肤清洁，勿搔抓
  - 口腔溃疡 —— 口腔护理，碘伏擦拭，漱口液含漱
- 用药护理 —— 观察药物不良反应，定期检查血常规
- 健康教育
  - 讲解家庭隔离和消毒
  - 遵医嘱服药，观察药物不良反应，勿自行停药
  - 指导自我保护措施
  - 定期复查，发现病情变化及时就诊

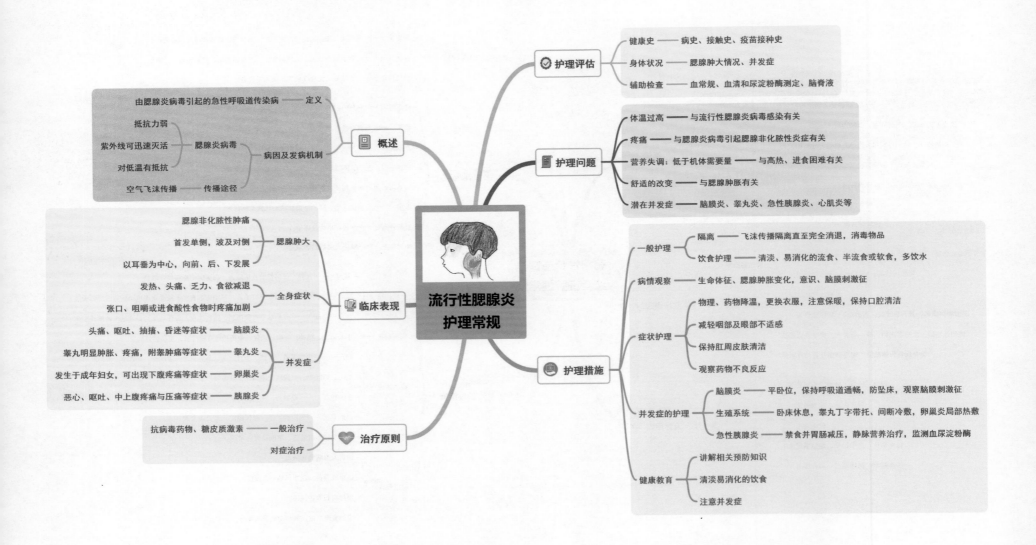

护理评估
- 健康史 —— 病史、接触史、疫苗接种史
- 身体状况 —— 腮腺肿大情况、并发症
- 辅助检查 —— 血常规、血清和尿淀粉酶测定、脑脊液

概述
- 定义 —— 由腮腺炎病毒引起的急性呼吸道传染病
- 病因及发病机制
  - 腮腺炎病毒
    - 抵抗力弱
    - 紫外线可迅速灭活
    - 对低温有抵抗
  - 传播途径 —— 空气飞沫传播

护理问题
- 体温过高 —— 与流行性腮腺炎病毒感染有关
- 疼痛 —— 与腮腺炎病毒引起腮腺非化脓性炎症有关
- 营养失调：低于机体需要量 —— 与高热、进食困难有关
- 舒适的改变 —— 与腮腺肿胀有关
- 潜在并发症 —— 脑膜炎、睾丸炎、急性胰腺炎、心肌炎等

临床表现
- 腮腺肿大
  - 腮腺非化脓性肿痛
  - 首发单侧，波及对侧
  - 以耳垂为中心，向前、后、下发展
- 全身症状
  - 发热、头痛、乏力、食欲减退
  - 张口、咀嚼或进食酸性食物时疼痛加剧
- 并发症
  - 脑膜炎 —— 头痛、呕吐、抽搐、昏迷等症状
  - 睾丸炎 —— 睾丸明显肿胀、疼痛，附睾肿大等症状
  - 卵巢炎 —— 发生于成年妇女，可出现下腹疼痛等症状
  - 胰腺炎 —— 恶心、呕吐、中上腹疼痛与压痛等症状

流行性腮腺炎护理常规

护理措施
- 一般护理
  - 隔离 —— 飞沫传播隔离直至完全消退，消毒物品
  - 饮食护理 —— 清淡、易消化的流食、半流食或软食，多饮水
- 病情观察 —— 生命体征、腮腺肿胀变化，意识、脑膜刺激征
- 症状护理
  - 物理、药物降温，更换衣服，注意保暖，保持口腔清洁
  - 减轻咽部及眼部不适感
  - 保持肛周皮肤清洁
  - 观察药物不良反应
- 并发症的护理
  - 脑膜炎 —— 平卧位，保持呼吸道通畅，防坠床，观察脑膜刺激征
  - 生殖系统 —— 卧床休息，睾丸丁字带托、间断冷敷，卵巢炎局部热敷
  - 急性胰腺炎 —— 禁食并胃肠减压，静脉营养治疗，监测血尿淀粉酶
- 健康教育
  - 讲解相关预防知识
  - 清淡易消化的饮食
  - 注意并发症

治疗原则
- 一般治疗 —— 抗病毒药物、糖皮质激素
- 对症治疗

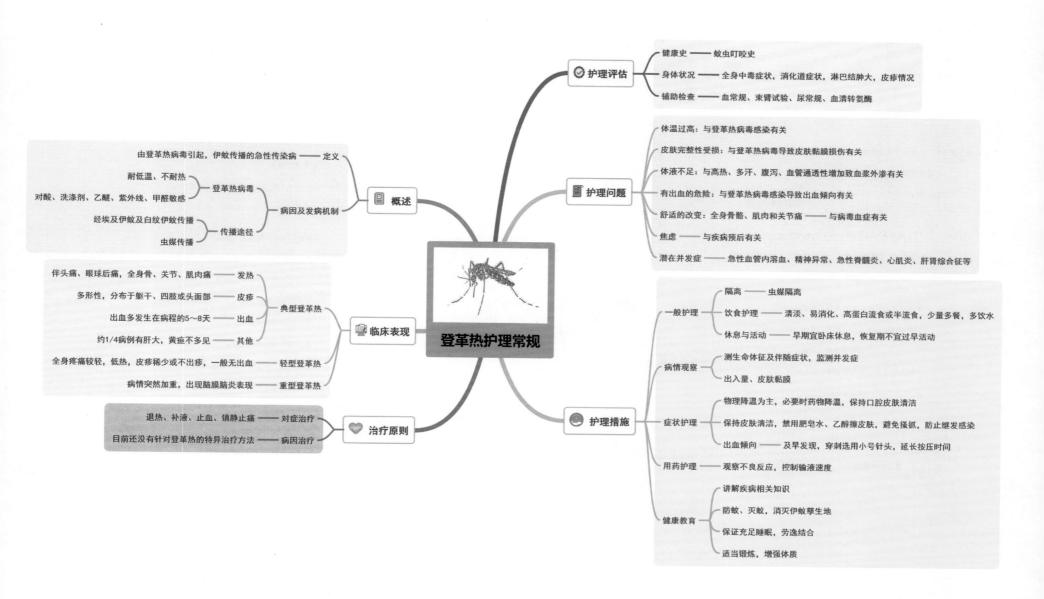

护理评估
- 健康史 —— 蚊虫叮咬史
- 身体状况 —— 全身中毒症状，消化道症状，淋巴结肿大，皮疹情况
- 辅助检查 —— 血常规、束臂试验、尿常规、血清转氨酶

护理问题
- 体温过高：与登革热病毒感染有关
- 皮肤完整性受损：与登革热病毒导致皮肤黏膜损伤有关
- 体液不足：与高热、多汗、腹泻、血管通透性增加致血浆外渗有关
- 有出血的危险：与登革热病毒感染导致出血倾向有关
- 舒适的改变：全身骨骼、肌肉和关节痛 —— 与病毒血症有关
- 焦虑 —— 与疾病预后有关
- 潜在并发症 —— 急性血管内溶血、精神异常、急性脊髓炎、心肌炎、肝肾综合征等

护理措施
- 一般护理
  - 隔离 —— 虫媒隔离
  - 饮食护理 —— 清淡、易消化、高蛋白流食或半流食，少量多餐，多饮水
  - 休息与活动 —— 早期宜卧床休息，恢复期不宜过早活动
- 病情观察
  - 测生命体征及伴随症状，监测并发症
  - 出入量、皮肤黏膜
- 症状护理
  - 物理降温为主，必要时药物降温，保持口腔皮肤清洁
  - 保持皮肤清洁，禁用肥皂水、乙醇擦皮肤，避免搔抓，防止继发感染
  - 出血倾向 —— 及早发现，穿刺选用小号针头，延长按压时间
- 用药护理 —— 观察不良反应，控制输液速度
- 健康教育
  - 讲解疾病相关知识
  - 防蚊、灭蚊，消灭伊蚊孳生地
  - 保证充足睡眠，劳逸结合
  - 适当锻炼，增强体质

概述
- 定义 —— 由登革热病毒引起，伊蚊传播的急性传染病
- 病因及发病机制
  - 登革热病毒
    - 耐低温、不耐热
    - 对酸、洗涤剂、乙醚、紫外线、甲醛敏感
  - 传播途径
    - 经埃及伊蚊及白纹伊蚊传播
    - 虫媒传播

临床表现
- 典型登革热
  - 发热 —— 伴头痛、眼球后痛，全身骨、关节、肌肉痛
  - 皮疹 —— 多形性，分布于躯干、四肢或头面部
  - 出血 —— 出血多发生在病程的5~8天
  - 其他 —— 约1/4病例有肝大，黄疸不多见
- 轻型登革热 —— 全身疼痛较轻，低热，皮疹稀少或不出疹，一般无出血
- 重型登革热 —— 病情突然加重，出现脑膜脑炎表现

治疗原则
- 对症治疗 —— 退热、补液、止血、镇静止痛
- 病因治疗 —— 目前还没有针对登革热的特异治疗方法

登革热护理常规

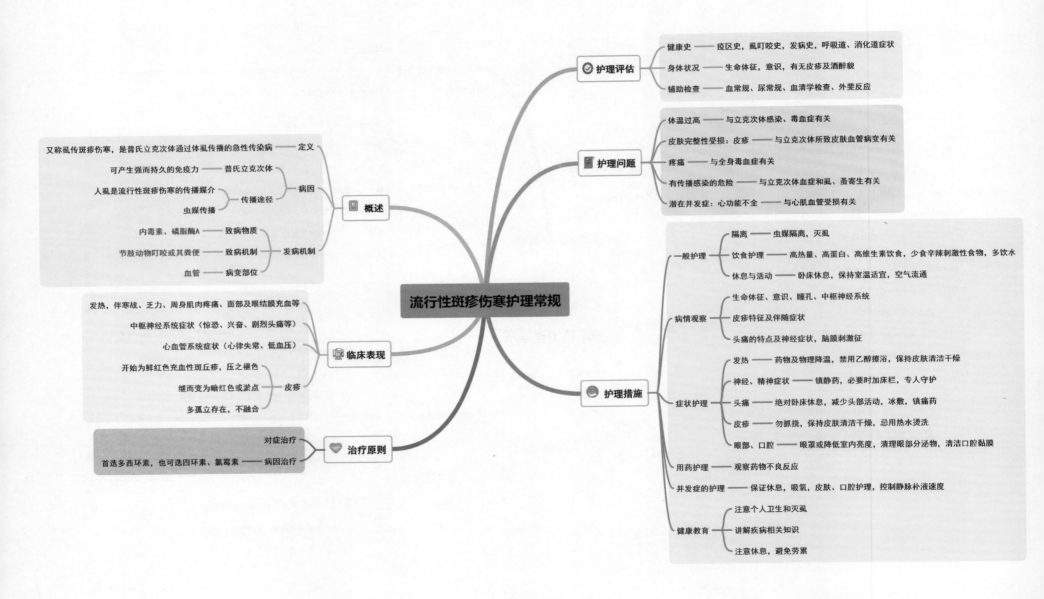

流行性斑疹伤寒护理常规

概述

又称虱传斑疹伤寒，是普氏立克次体通过体虱传播的急性传染病 —— 定义

可产生强而持久的免疫力 —— 普氏立克次体

人虱是流行性斑疹伤寒的传播媒介

虫媒传播 —— 传播途径

病因

内毒素、磷脂酶A —— 致病物质

节肢动物叮咬或其粪便 —— 致病机制

血管 —— 病变部位

发病机制

临床表现

发热，伴寒战、乏力、周身肌肉疼痛、面部及眼结膜充血等

中枢神经系统症状（惊恐、兴奋、剧烈头痛等）

心血管系统症状（心律失常、低血压）

开始为鲜红色充血性斑丘疹，压之褪色

继而变为暗红色或淤点

多孤立存在，不融合 —— 皮疹

治疗原则

对症治疗

首选多西环素，也可选四环素、氯霉素 —— 病因治疗

护理评估

健康史 —— 疫区史，虱叮咬史，发病史，呼吸道、消化道症状

身体状况 —— 生命体征，意识，有无皮疹及酒醉貌

辅助检查 —— 血常规、尿常规、血清学检查、外斐反应

护理问题

体温过高 —— 与立克次体感染、毒血症有关

皮肤完整性受损：皮疹 —— 与立克次体所致皮肤血管病变有关

疼痛 —— 与全身毒血症有关

有传播感染的危险 —— 与立克次体血症和虱、蚤寄生有关

潜在并发症：心功能不全 —— 与心肌血管受损有关

护理措施

隔离 —— 虫媒隔离，灭虱

饮食护理 —— 高热量、高蛋白、高维生素饮食，少食辛辣刺激性食物，多饮水

休息与活动 —— 卧床休息，保持室温适宜，空气流通

一般护理

生命体征、意识、瞳孔、中枢神经系统

皮疹特征及伴随症状

头痛的特点及神经症状，脑膜刺激征

病情观察

发热 —— 药物及物理降温，禁用乙醇擦浴，保持皮肤清洁干燥

神经、精神症状 —— 镇静药，必要时加床栏，专人守护

头痛 —— 绝对卧床休息，减少头部活动，冰敷，镇痛药

皮疹 —— 勿抓挠，保持皮肤清洁干燥，忌用热水烫洗

眼部、口腔 —— 眼罩或降低室内亮度，清理眼部分泌物，清洁口腔黏膜

症状护理

用药护理 —— 观察药物不良反应

并发症的护理 —— 保证休息，吸氧，皮肤、口腔护理，控制静脉补液速度

注意个人卫生和灭虱

讲解疾病相关知识

注意休息，避免劳累

健康教育

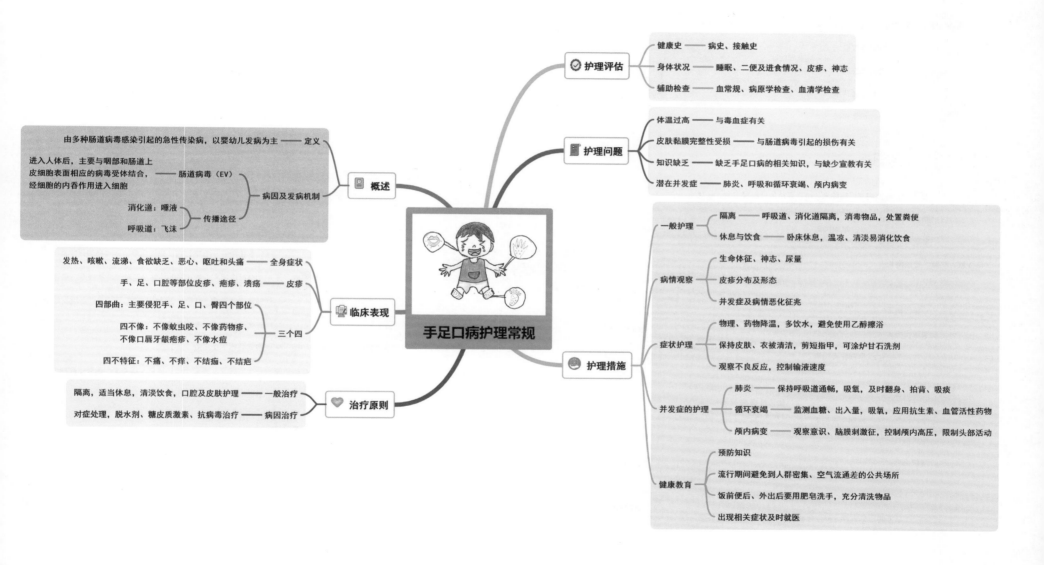

手足口病护理常规

概述

由多种肠道病毒感染引起的急性传染病，以婴幼儿发病为主 —— 定义

进入人体后，主要与咽部和肠道上
皮细胞表面相应的病毒受体结合， —— 肠道病毒（EV）
经细胞的内吞作用进入细胞

病因及发病机制

消化道：唾液
呼吸道：飞沫 —— 传播途径

临床表现

发热、咳嗽、流涕、食欲缺乏、恶心、呕吐和头痛 —— 全身症状

手、足、口腔等部位皮疹、疱疹、溃疡 —— 皮疹

四部曲：主要侵犯手、足、口、臀四个部位

四不像：不像蚊虫咬、不像药物疹、
不像口唇牙龈疱疹、不像水痘 —— 三个四

四不特征：不痛、不痒、不结痂、不结疤

治疗原则

隔离，适当休息，清淡饮食，口腔及皮肤护理 —— 一般治疗

对症处理，脱水剂、糖皮质激素、抗病毒治疗 —— 病因治疗

护理评估

健康史 —— 病史、接触史

身体状况 —— 睡眠、二便及进食情况、皮疹、神志

辅助检查 —— 血常规、病原学检查、血清学检查

护理问题

体温过高 —— 与毒血症有关

皮肤黏膜完整性受损 —— 与肠道病毒引起的损伤有关

知识缺乏 —— 缺乏手足口病的相关知识，与缺少宣教有关

潜在并发症 —— 肺炎、呼吸和循环衰竭、颅内病变

护理措施

一般护理
隔离 —— 呼吸道、消化道隔离，消毒物品，处置粪便
休息与饮食 —— 卧床休息，温凉、清淡易消化饮食

病情观察
生命体征、神志、尿量
皮疹分布及形态
并发症及病情恶化征兆

症状护理
物理、药物降温，多饮水，避免使用乙醇擦浴
保持皮肤、衣被清洁，剪短指甲，可涂炉甘石洗剂
观察不良反应，控制输液速度

并发症的护理
肺炎 —— 保持呼吸道通畅，吸氧，及时翻身、拍背、吸痰
循环衰竭 —— 监测血糖、出入量，吸氧，应用抗生素、血管活性药物
颅内病变 —— 观察意识、脑膜刺激征，控制颅内高压，限制头部活动

健康教育
预防知识
流行期间避免到人群密集、空气流通差的公共场所
饭前便后、外出后要用肥皂洗手，充分清洗物品
出现相关症状及时就医

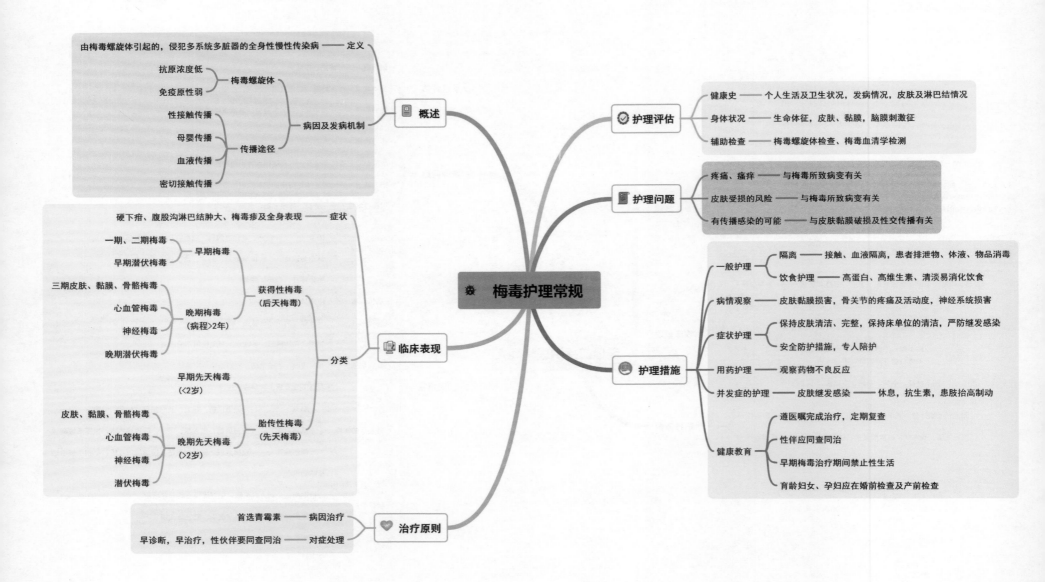

由梅毒螺旋体引起的，侵犯多系统多脏器的全身性慢性传染病 —— 定义

抗原浓度低
免疫原性弱 —— 梅毒螺旋体

性接触传播
母婴传播 —— 传播途径
血液传播
密切接触传播

病因及发病机制

概述

硬下疳、腹股沟淋巴结肿大、梅毒疹及全身表现 —— 症状

一期、二期梅毒
早期潜伏梅毒 —— 早期梅毒

三期皮肤、黏膜、骨骼梅毒
心血管梅毒
神经梅毒 —— 晚期梅毒（病程>2年）
晚期潜伏梅毒

获得性梅毒（后天梅毒）

早期先天梅毒（<2岁）

皮肤、黏膜、骨骼梅毒
心血管梅毒
神经梅毒 —— 晚期先天梅毒（>2岁）
潜伏梅毒

胎传性梅毒（先天梅毒）

分类

临床表现

梅毒护理常规

护理评估
健康史 —— 个人生活及卫生状况，发病情况，皮肤及淋巴结情况
身体状况 —— 生命体征，皮肤、黏膜，脑膜刺激征
辅助检查 —— 梅毒螺旋体检查、梅毒血清学检测

护理问题
疼痛、瘙痒 —— 与梅毒所致病变有关
皮肤受损的风险 —— 与梅毒所致病变有关
有传播感染的可能 —— 与皮肤黏膜破损及性交传播有关

一般护理
隔离 —— 接触、血液隔离，患者排泄物、体液、物品消毒
饮食护理 —— 高蛋白、高维生素、清淡易消化饮食
病情观察 —— 皮肤黏膜损害，骨关节的疼痛及活动度，神经系统损害
症状护理 —— 保持皮肤清洁、完整，保持床单位的清洁，严防继发感染
安全防护措施，专人陪护
用药护理 —— 观察药物不良反应
并发症的护理 —— 皮肤继发感染 —— 休息，抗生素，患肢抬高制动
健康教育
遵医嘱完成治疗，定期复查
性伴应同查同治
早期梅毒治疗期间禁止性生活
育龄妇女、孕妇应在婚前检查及产前检查

护理措施

首选青霉素 —— 病因治疗
早诊断，早治疗，性伙伴要同查同治 —— 对症处理

治疗原则

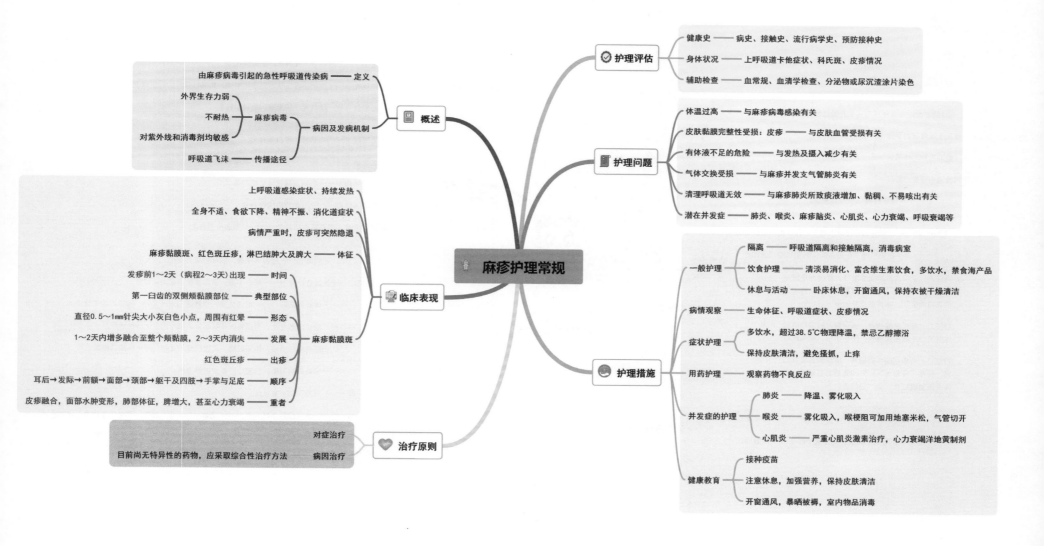

由麻疹病毒引起的急性呼吸道传染病 —— 定义

外界生存力弱
不耐热 —— 麻疹病毒
对紫外线和消毒剂均敏感
呼吸道飞沫 —— 传播途径

病因及发病机制

概述

护理评估
健康史 —— 病史、接触史、流行病学史、预防接种史
身体状况 —— 上呼吸道卡他症状、科氏斑、皮疹情况
辅助检查 —— 血常规、血清学检查、分泌物或尿沉渣涂片染色

护理问题
体温过高 —— 与麻疹病毒感染有关
皮肤黏膜完整性受损：皮疹 —— 与皮肤血管受损有关
有体液不足的危险 —— 与发热及摄入减少有关
气体交换受损 —— 与麻疹并发支气管肺炎有关
清理呼吸道无效 —— 与麻疹肺炎所致痰液增加、黏稠、不易咳出有关
潜在并发症 —— 肺炎、喉炎、麻疹脑炎、心肌炎、心力衰竭、呼吸衰竭等

麻疹护理常规

上呼吸道感染症状、持续发热
全身不适、食欲下降、精神不振、消化道症状
病情严重时，皮疹可突然隐退
麻疹黏膜斑、红色斑丘疹、淋巴结肿大及脾大 —— 体征
发疹前1～2天（病程2～3天）出现 —— 时间
第一臼齿的双侧颊黏膜部位 —— 典型部位
直径0.5～1mm针尖大小灰白色小点，周围有红晕 —— 形态
1～2天内增多融合至整个颊黏膜，2～3天内消失 —— 发展
红色斑丘疹 —— 出疹
耳后→发际→前额→面部→颈部→躯干及四肢→手掌与足底 —— 顺序
皮疹融合，面部水肿变形，肺部体征，脾增大，甚至心力衰竭 —— 重者

麻疹黏膜斑

临床表现

护理措施

一般护理
隔离 —— 呼吸道隔离和接触隔离，消毒病室
饮食护理 —— 清淡易消化、富含维生素饮食，多饮水，禁食海产品
休息与活动 —— 卧床休息，开窗通风，保持衣被干燥清洁

病情观察 —— 生命体征、呼吸道症状、皮疹情况

症状护理
多饮水，超过38.5℃物理降温，禁忌乙醇擦浴
保持皮肤清洁，避免搔抓，止痒

用药护理 —— 观察药物不良反应

并发症的护理
肺炎 —— 降温、雾化吸入
喉炎 —— 雾化吸入，喉梗阻可加用地塞米松，气管切开
心肌炎 —— 严重心肌炎激素治疗，心力衰竭洋地黄制剂

健康教育
接种疫苗
注意休息，加强营养，保持皮肤清洁
开窗通风，暴晒被褥，室内物品消毒

治疗原则
目前尚无特异性的药物，应采取综合性治疗方法
对症治疗
病因治疗

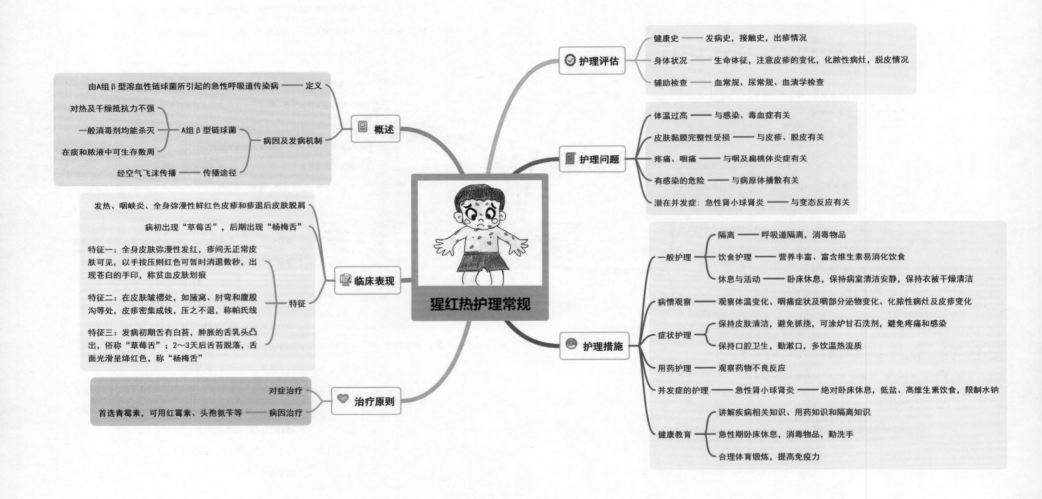

概述

由A组β型溶血性链球菌所引起的急性呼吸道传染病 —— 定义

对热及干燥抵抗力不强
一般消毒剂均能杀灭　—— A组β型链球菌
在痰和脓液中可生存数周　　病因及发病机制

经空气飞沫传播 —— 传播途径

临床表现

发热、咽峡炎、全身弥漫性鲜红色皮疹和疹退后皮肤脱屑

病初出现"草莓舌"，后期出现"杨梅舌"

特征一：全身皮肤弥漫性发红，疹间无正常皮肤可见，以手按压则红色可暂时消退数秒，出现苍白的手印，称贫血皮肤划痕

特征二：在皮肤皱褶处，如腋窝、肘弯和腹股沟等处，皮疹密集成线，压之不退，称帕氏线　　特征

特征三：发病初期舌有白苔，肿胀的舌乳头凸出，俗称"草莓舌"；2～3天后舌苔脱落，舌面光滑呈绛红色，称"杨梅舌"

治疗原则

对症治疗

首选青霉素，可用红霉素、头孢氨苄等 —— 病因治疗

护理评估

健康史 —— 发病史，接触史，出疹情况

身体状况 —— 生命体征，注意皮疹的变化，化脓性病灶，脱皮情况

辅助检查 —— 血常规、尿常规、血清学检查

护理问题

体温过高 —— 与感染、毒血症有关

皮肤黏膜完整性受损 —— 与皮疹、脱皮有关

疼痛、咽痛 —— 与咽及扁桃体炎症有关

有感染的危险 —— 与病原体播散有关

潜在并发症：急性肾小球肾炎 —— 与变态反应有关

护理措施

隔离 —— 呼吸道隔离，消毒物品
一般护理　饮食护理 —— 营养丰富、富含维生素易消化饮食
休息与活动 —— 卧床休息，保持病室清洁安静，保持衣被干燥清洁

病情观察 —— 观察体温变化、咽痛症状及咽部分泌物变化、化脓性病灶及皮疹变化

症状护理　保持皮肤清洁，避免抓挠，可涂炉甘石洗剂，避免疼痛和感染
保持口腔卫生，勤漱口，多饮温热流质

用药护理 —— 观察药物不良反应

并发症的护理 —— 急性肾小球肾炎 —— 绝对卧床休息，低盐、高维生素饮食，限制水钠

讲解疾病相关知识、用药知识和隔离知识
健康教育　急性期卧床休息，消毒物品，勤洗手
合理体育锻炼，提高免疫力

猩红热护理常规

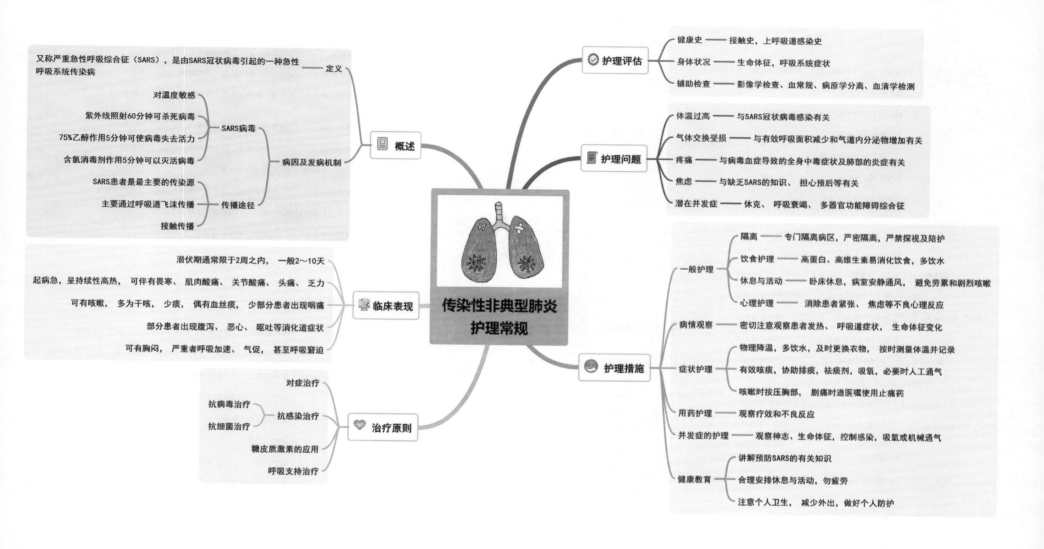

又称严重急性呼吸综合征（SARS），是由SARS冠状病毒引起的一种急性呼吸系统传染病 —— 定义

对温度敏感
紫外线照射60分钟可杀死病毒
75%乙醇作用5分钟可使病毒失去活力 —— SARS病毒
含氯消毒剂作用5分钟可以灭活病毒

SARS患者是最主要的传染源
主要通过呼吸道飞沫传播 —— 传播途径
接触传播

病因及发病机制

概述

潜伏期通常限于2周之内，一般2~10天
起病急，呈持续性高热，可伴有畏寒、肌肉酸痛、关节酸痛、头痛、乏力
可有咳嗽，多为干咳，少痰，偶有血丝痰，少部分患者出现咽痛 —— 临床表现
部分患者出现腹泻、恶心、呕吐等消化道症状
可有胸闷，严重者呼吸加速、气促，甚至呼吸窘迫

对症治疗
抗病毒治疗
抗细菌治疗 —— 抗感染治疗 —— 治疗原则
糖皮质激素的应用
呼吸支持治疗

传染性非典型肺炎护理常规

护理评估
健康史 —— 接触史，上呼吸道感染史
身体状况 —— 生命体征，呼吸系统症状
辅助检查 —— 影像学检查、血常规、病原学分离、血清学检测

护理问题
体温过高 —— 与SARS冠状病毒感染有关
气体交换受损 —— 与有效呼吸面积减少和气道内分泌物增加有关
疼痛 —— 与病毒血症导致的全身中毒症状及肺部的炎症有关
焦虑 —— 与缺乏SARS的知识、担心预后等有关
潜在并发症 —— 休克、呼吸衰竭、多器官功能障碍综合征

护理措施
隔离 —— 专门隔离病区，严密隔离，严禁探视及陪护
饮食护理 —— 高蛋白、高维生素易消化饮食，多饮水 —— 一般护理
休息与活动 —— 卧床休息，病室安静通风，避免劳累和剧烈咳嗽
心理护理 —— 消除患者紧张、焦虑等不良心理反应

病情观察 —— 密切注意观察患者发热、呼吸道症状，生命体征变化

物理降温，多饮水，及时更换衣物，按时测量体温并记录
有效咳痰，协助排痰，祛痰剂，吸氧，必要时人工通气 —— 症状护理
咳嗽时按压胸部，剧痛时遵医嘱使用止痛药

用药护理 —— 观察疗效和不良反应

并发症的护理 —— 观察神志、生命体征，控制感染，吸氧或机械通气

讲解预防SARS的有关知识
合理安排休息与活动，勿疲劳 —— 健康教育
注意个人卫生，减少外出，做好个人防护

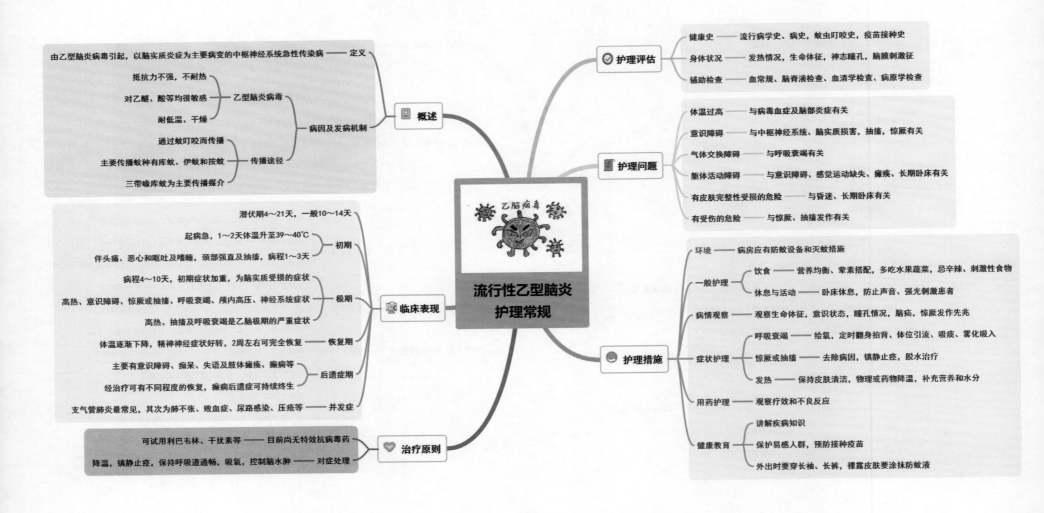

由乙型脑炎病毒引起，以脑实质炎症为主要病变的中枢神经系统急性传染病 —— 定义

抵抗力不强，不耐热
对乙醚、酸等均很敏感 —— 乙型脑炎病毒
耐低温、干燥

通过蚊叮咬而传播
主要传播蚊种有有库蚊、伊蚊和按蚊 —— 传播途径
三带喙库蚊为主要传播媒介

病因及发病机制

概述

潜伏期4～21天，一般10～14天

起病急，1～2天体温升至39～40℃
伴头痛、恶心和呕吐及嗜睡，颈部强直及抽搐，病程1～3天 —— 初期

病程4～10天，初期症状加重，为脑实质受损的症状
高热、意识障碍、惊厥或抽搐、呼吸衰竭、颅内高压、神经系统症状 —— 极期
高热、抽搐及呼吸衰竭是乙脑极期的严重症状

体温逐渐下降，精神神经症状好转，2周左右可完全恢复 —— 恢复期

主要有意识障碍、痴呆、失语及肢体瘫痪、癫痫等
经治疗可有不同程度的恢复，癫痫后遗症可持续终生 —— 后遗症期

支气管肺炎最常见，其次为肺不张、败血症、尿路感染、压疮等 —— 并发症

临床表现

可试用利巴韦林、干扰素等 —— 目前尚无特效抗病毒药
降温，镇静止痉，保持呼吸道通畅，吸氧，控制脑水肿 —— 对症处理

治疗原则

流行性乙型脑炎
护理常规

护理评估

健康史 —— 流行病学史、病史、蚊虫叮咬史，疫苗接种史
身体状况 —— 发热情况，生命体征，神志瞳孔，脑膜刺激征
辅助检查 —— 血常规、脑脊液检查、血清学检查、病原学检查

护理问题

体温过高 —— 与病毒血症及脑部炎症有关
意识障碍 —— 与中枢神经系统、脑实质损害，抽搐，惊厥有关
气体交换障碍 —— 与呼吸衰竭有关
躯体活动障碍 —— 与意识障碍、感觉运动缺失、瘫痪、长期卧床有关
有皮肤完整性受损的危险 —— 与昏迷、长期卧床有关
有受伤的危险 —— 与惊厥、抽搐发作有关

护理措施

环境 —— 病房应有防蚊设备和灭蚊措施

饮食 —— 营养均衡、荤素搭配，多吃水果蔬菜，忌辛辣、刺激性食物
一般护理
休息与活动 —— 卧床休息，防止声音、强光刺激患者

病情观察 —— 观察生命体征，意识状态，瞳孔情况，脑疝，惊厥发作先兆

呼吸衰竭 —— 给氧，定时翻身拍背、体位引流、吸痰、雾化吸入
症状护理
惊厥或抽搐 —— 去除病因，镇静止痉，脱水治疗
发热 —— 保持皮肤清洁，物理或药物降温，补充营养和水分

用药护理 —— 观察疗效和不良反应

讲解疾病知识
健康教育
保护易感人群，预防接种疫苗
外出时要穿长袖、长裤，裸露皮肤要涂抹防蚊液

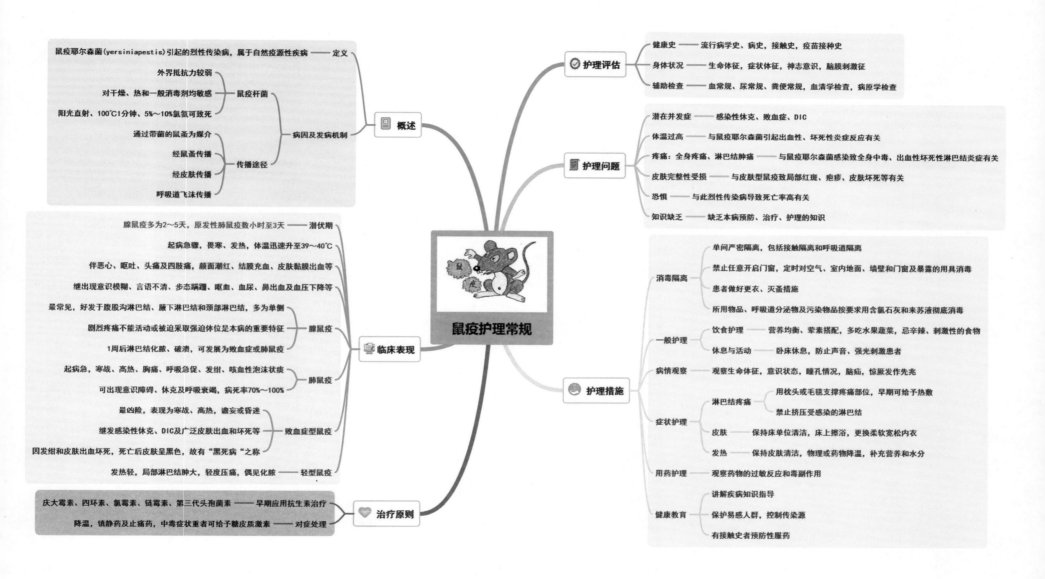

鼠疫耶尔森菌(yersiniapestis)引起的烈性传染病, 属于自然疫源性疾病 —— 定义

外界抵抗力较弱
对干燥、热和一般消毒剂均敏感 —— 鼠疫杆菌
阳光直射、100℃1分钟、5%~10%氯氨可致死

通过带菌的鼠蚤为媒介
经鼠蚤传播 —— 传播途径
经皮肤传播
呼吸道飞沫传播

病因及发病机制

概述

腺鼠疫多为2~5天, 原发性肺鼠疫数小时至3天 —— 潜伏期

起病急骤, 畏寒、发热, 体温迅速升至39~40℃
伴恶心、呕吐、头痛及四肢痛, 颜面潮红、结膜充血、皮肤黏膜出血等
继出现意识模糊、言语不清、步态蹒跚、呕血、血尿、鼻出血及血压下降等

最常见, 好发于腹股沟淋巴结、腋下淋巴结和颈部淋巴结, 多为单侧
剧烈疼痛不能活动或被迫采取强迫体位是本病的重要特征 —— 腺鼠疫
1周后淋巴结化脓、破溃, 可发展为败血症或肺鼠疫

起病急, 寒战、高热、胸痛、呼吸急促、发绀、咳血性泡沫状痰 —— 肺鼠疫
可出现意识障碍、休克及呼吸衰竭, 病死率70%~100%

最凶险, 表现为寒战、高热、谵妄或昏迷
继发感染性休克、DIC及广泛皮肤出血和坏死等 —— 败血症型鼠疫
因发绀和皮肤出血坏死, 死亡后皮肤呈黑色, 故有"黑死病"之称

发热轻, 局部淋巴结肿大, 轻度压痛, 偶见化脓 —— 轻型鼠疫

临床表现

庆大霉素、四环素、氯霉素、链霉素、第三代头孢菌素 —— 早期应用抗生素治疗
降温, 镇静药及止痛药, 中毒症状重者可给予糖皮质激素 —— 对症处理

治疗原则

鼠疫护理常规

健康史 —— 流行病学史、病史, 接触史, 疫苗接种史
身体状况 —— 生命体征, 症状体征, 神志意识, 脑膜刺激征
辅助检查 —— 血常规、尿常规、粪便常规, 血清学检查, 病原学检查

护理评估

潜在并发症 —— 感染性休克、败血症、DIC
体温过高 —— 与鼠疫耶尔森菌引起出血性、坏死性炎症反应有关
疼痛: 全身疼痛、淋巴结肿痛 —— 与鼠疫耶尔森菌感染致全身中毒、出血性坏死性淋巴结炎症有关
皮肤完整性受损 —— 与皮肤型鼠疫致局部红斑、疱疹、皮肤坏死等有关
恐惧 —— 与此烈性传染病导致死亡率高有关
知识缺乏 —— 缺乏本病预防、治疗、护理的知识

护理问题

单间严密隔离, 包括接触隔离和呼吸道隔离
禁止任意开启门窗, 定时对空气、室内地面、墙壁和门窗及暴露的用具消毒
消毒隔离 患者做好更衣、灭蚤措施
所用物品、呼吸道分泌物及污染物品按要求用含氯石灰和来苏液彻底消毒

一般护理 饮食护理 —— 营养均衡、荤素搭配, 多吃水果蔬菜, 忌辛辣、刺激性的食物
休息与活动 —— 卧床休息, 防止声音、强光刺激患者

病情观察 —— 观察生命体征, 意识状态, 瞳孔情况, 脑疝, 惊厥发作先兆

症状护理 淋巴结疼痛 用枕头或毛毯支撑疼痛部位, 早期可给予热敷
禁止挤压受感染的淋巴结
皮肤 —— 保持床单位清洁, 床上擦浴, 更换柔软宽松内衣
发热 —— 保持皮肤清洁, 物理或药物降温, 补充营养和水分

用药护理 —— 观察药物的过敏反应和毒副作用

健康教育 讲解疾病知识指导
保护易感人群, 控制传染源
有接触史者预防性服药

护理措施

第 2 章

呼吸内科
护理常规

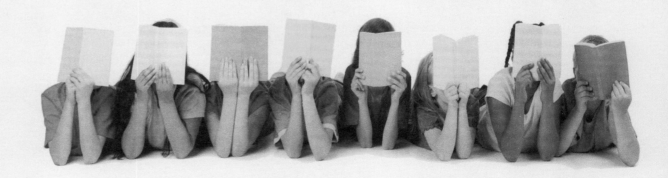

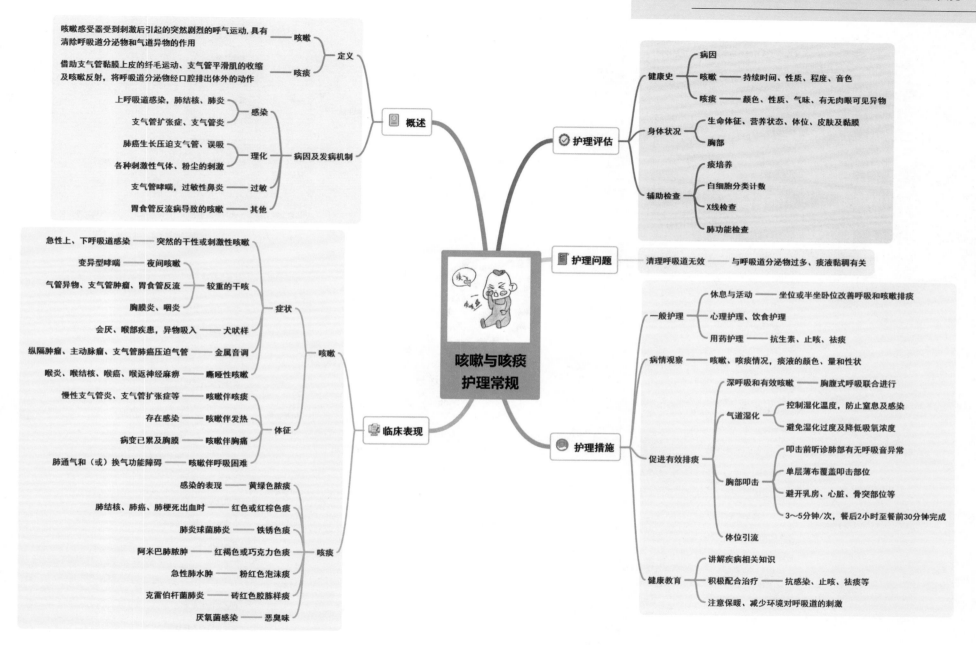

咳嗽感受器受到刺激后引起的突然剧烈的呼气运动, 具有清除呼吸道分泌物和气道异物的作用 —— 咳嗽
借助支气管黏膜上皮的纤毛运动、支气管平滑肌的收缩及咳嗽反射, 将呼吸道分泌物经口腔排出体外的动作 —— 咳痰
—— 定义

上呼吸道感染、肺结核、肺炎
支气管扩张症、支气管炎 —— 感染
肺癌生长压迫支气管、误吸
各种刺激性气体、粉尘的刺激 —— 理化 —— 病因及发病机制
支气管哮喘, 过敏性鼻炎 —— 过敏
胃食管反流病导致的咳嗽 —— 其他

概述

健康史 —— 病因
咳嗽 —— 持续时间、性质、程度、音色
咳痰 —— 颜色、性质、气味、有无肉眼可见异物
身体状况 —— 生命体征、营养状态、体位、皮肤及黏膜
胸部
辅助检查 —— 痰培养
白细胞分类计数
X线检查
肺功能检查
护理评估

急性上、下呼吸道感染 —— 突然的干性或刺激性咳嗽
变异型哮喘 —— 夜间咳嗽
气管异物、支气管肿瘤、胃食管反流 —— 较重的干咳
胸膜炎、咽炎
会厌、喉部疾患, 异物吸入 —— 犬吠样 —— 症状
纵隔肿瘤、主动脉瘤、支气管肺癌压迫气管 —— 金属音调
喉炎、喉结核、喉癌、喉返神经麻痹 —— 嘶哑性咳嗽
慢性支气管炎、支气管扩张症等 —— 咳嗽伴咳痰
存在感染 —— 咳嗽伴发热 —— 体征
病变已累及胸膜 —— 咳嗽伴胸痛
肺通气和 (或) 换气功能障碍 —— 咳嗽伴呼吸困难
—— 咳嗽

感染的表现 —— 黄绿色脓痰
肺结核、肺癌、肺梗死出血时 —— 红色或红棕色痰
肺炎球菌肺炎 —— 铁锈色痰
阿米巴肺脓肿 —— 红褐色或巧克力色痰 —— 咳痰
急性肺水肿 —— 粉红色泡沫痰
克雷伯杆菌肺炎 —— 砖红色胶胨样痰
厌氧菌感染 —— 恶臭味

临床表现

咳嗽与咳痰护理常规

护理问题 —— 清理呼吸道无效 —— 与呼吸道分泌物过多、痰液黏稠有关

一般护理 —— 休息与活动 —— 坐位或半坐卧位改善呼吸和咳嗽排痰
心理护理、饮食护理
用药护理 —— 抗生素、止咳、祛痰
病情观察 —— 咳嗽、咳痰情况, 痰液的颜色、量和性状
深呼吸和有效咳嗽 —— 胸腹式呼吸联合进行
气道湿化 —— 控制湿化温度, 防止窒息及感染
避免湿化过度及降低吸氧浓度
促进有效排痰 —— 胸部叩击 —— 叩击前听诊肺部有无呼吸音异常
单层薄布覆盖叩击部位
避开乳房、心脏、骨突部位等
3~5分钟/次, 餐后2小时至餐前30分钟完成
体位引流
健康教育 —— 讲解疾病相关知识
积极配合治疗 —— 抗感染、止咳、祛痰等
注意保暖、减少环境对呼吸道的刺激
护理措施

25

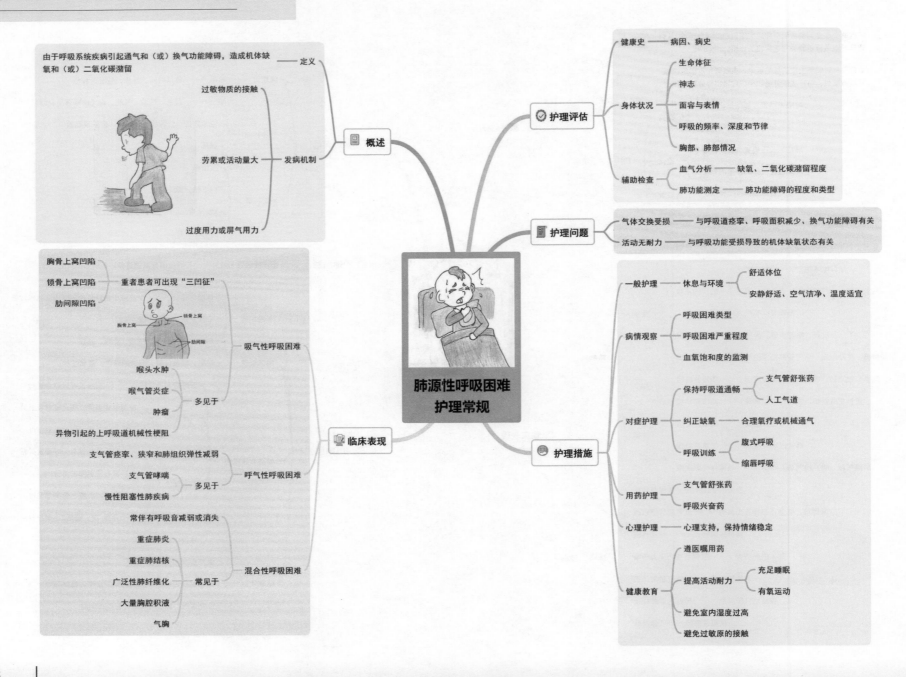

由于呼吸系统疾病引起通气和（或）换气功能障碍，造成机体缺氧和（或）二氧化碳潴留 —— 定义

过敏物质的接触

劳累或活动量大 —— 发病机制

过度用力或屏气用力

概述

胸骨上窝凹陷
锁骨上窝凹陷 —— 重者患者可出现"三凹征"
肋间隙凹陷

吸气性呼吸困难

喉头水肿
喉气管炎症 —— 多见于
肿瘤

异物引起的上呼吸道机械性梗阻

支气管痉挛、狭窄和肺组织弹性减弱
支气管哮喘 —— 多见于
慢性阻塞性肺疾病

呼气性呼吸困难

常伴有呼吸音减弱或消失
重症肺炎
重症肺结核
广泛性肺纤维化 —— 常见于
大量胸腔积液
气胸

混合性呼吸困难

临床表现

肺源性呼吸困难护理常规

护理评估
健康史 —— 病因、病史

生命体征
神志
身体状况 —— 面容与表情
呼吸的频率、深度和节律
胸部、肺部情况

辅助检查 —— 血气分析 —— 缺氧、二氧化碳潴留程度
肺功能测定 —— 肺功能障碍的程度和类型

护理问题
气体交换受损 —— 与呼吸道痉挛、呼吸面积减少、换气功能障碍有关
活动无耐力 —— 与呼吸功能受损导致的机体缺氧状态有关

护理措施
一般护理 —— 休息与环境 —— 舒适体位
安静舒适、空气洁净、温度适宜

呼吸困难类型
病情观察 —— 呼吸困难严重程度
血氧饱和度的监测

保持呼吸道通畅 —— 支气管舒张药
人工气道
对症护理 —— 纠正缺氧 —— 合理氧疗或机械通气
呼吸训练 —— 腹式呼吸
缩唇呼吸

用药护理 —— 支气管舒张药
呼吸兴奋药

心理护理 —— 心理支持，保持情绪稳定

遵医嘱用药
提高活动耐力 —— 充足睡眠
健康教育 —— 有氧运动
避免室内湿度过高
避免过敏原的接触

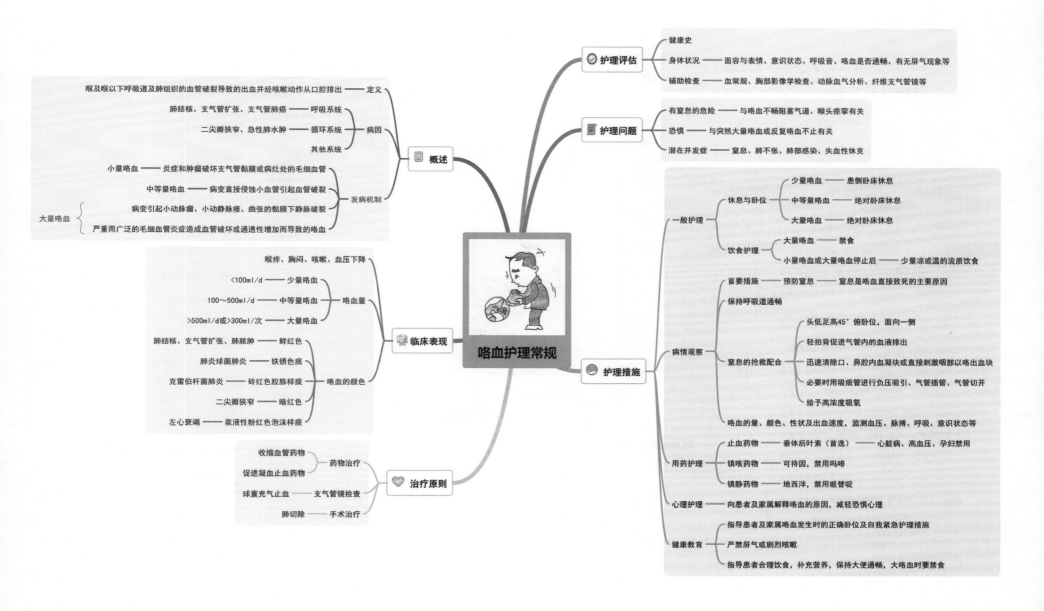

咯血护理常规

概述
- 喉及喉以下呼吸道及肺组织的血管破裂导致的出血并经咳嗽动作从口腔排出 —— 定义
- 病因
  - 肺结核、支气管扩张、支气管肺癌 —— 呼吸系统
  - 二尖瓣狭窄、急性肺水肿 —— 循环系统
  - 其他系统
- 发病机制
  - 小量咯血 —— 炎症和肿瘤破坏支气管黏膜或病灶处的毛细血管
  - 中等量咯血 —— 病变直接侵蚀小血管引起血管破裂
  - 大量咯血
    - 病变引起小动脉瘤、小动静脉瘘、曲张的黏膜下静脉破裂
    - 严重而广泛的毛细血管炎症造成血管破坏或通透性增加而导致的咯血

临床表现
- 喉痒、胸闷、咳嗽、血压下降
- 咯血量
  - <100ml/d —— 少量咯血
  - 100～500ml/d —— 中等量咯血
  - >500ml/d或>300ml/次 —— 大量咯血
- 咯血的颜色
  - 肺结核、支气管扩张、肺脓肿 —— 鲜红色
  - 肺炎球菌肺炎 —— 铁锈色痰
  - 克雷伯杆菌肺炎 —— 砖红色胶胨样痰
  - 二尖瓣狭窄 —— 暗红色
  - 左心衰竭 —— 浆液性粉红色泡沫样痰

治疗原则
- 药物治疗
  - 收缩血管药物
  - 促进凝血止血药物
- 支气管镜检查 —— 球囊充气止血
- 手术治疗 —— 肺切除

护理评估
- 健康史
- 身体状况 —— 面容与表情、意识状态、呼吸音、咯血是否通畅、有无屏气现象等
- 辅助检查 —— 血常规、胸部影像学检查、动脉血气分析、纤维支气管镜等

护理问题
- 有窒息的危险 —— 与咯血不畅阻塞气道、喉头痉挛有关
- 恐惧 —— 与突然大量咯血或反复咯血不止有关
- 潜在并发症 —— 窒息、肺不张、肺部感染、失血性休克

护理措施
- 一般护理
  - 休息与卧位
    - 少量咯血 —— 患侧卧床休息
    - 中等量咯血 —— 绝对卧床休息
    - 大量咯血 —— 绝对卧床休息
  - 饮食护理
    - 大量咯血 —— 禁食
    - 小量咯血或大量咯血停止后 —— 少量凉或温的流质饮食
- 病情观察
  - 首要措施 —— 预防窒息 —— 窒息是咯血直接致死的主要原因
  - 保持呼吸道通畅
  - 窒息的抢救配合
    - 头低足高45°俯卧位，面向一侧
    - 轻拍背促进气管内的血液排出
    - 迅速清除口、鼻腔内血凝块或直接刺激咽部以咯出血块
    - 必要时用吸痰管进行负压吸引、气管插管、气管切开
    - 给予高浓度吸氧
  - 咯血的量、颜色、性状及出血速度，监测血压、脉搏、呼吸、意识状态等
- 用药护理
  - 止血药物 —— 垂体后叶素（首选）—— 心脏病、高血压、孕妇禁用
  - 镇咳药物 —— 可待因，禁用吗啡
  - 镇静药物 —— 地西泮，禁用哌替啶
- 心理护理 —— 向患者及家属解释咯血的原因，减轻恐惧心理
- 健康教育
  - 指导患者及家属咯血发生时的正确卧位及自我紧急护理措施
  - 严禁屏气或剧烈咳嗽
  - 指导患者合理饮食，补充营养，保持大便通畅，大咯血时要禁食

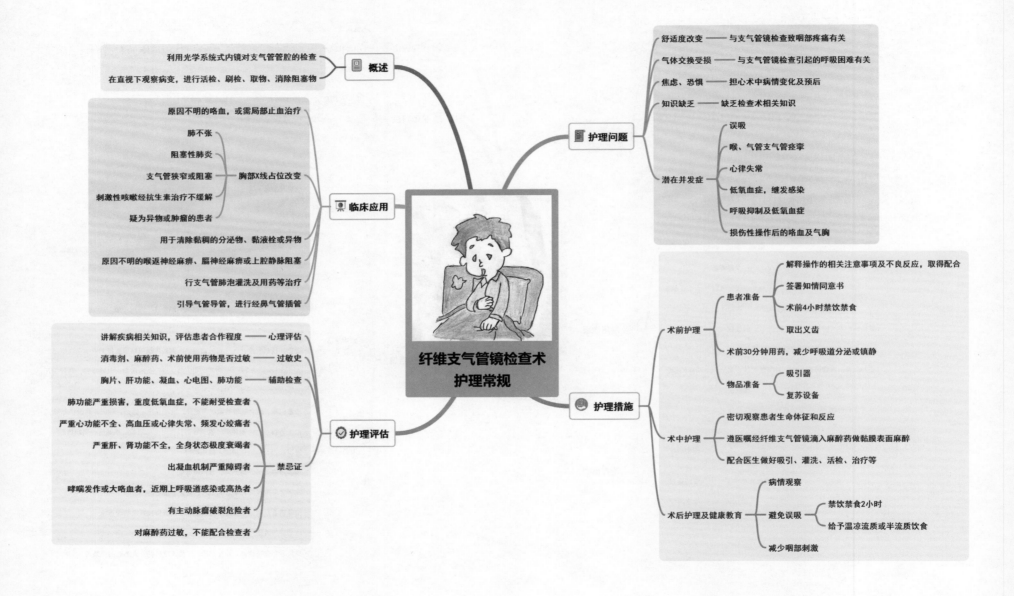

概述
- 利用光学系统式内镜对支气管管腔的检查
- 在直视下观察病变，进行活检、刷检、取物、消除阻塞物

临床应用
- 原因不明的咯血，或需局部止血治疗
- 肺不张 ┐
- 阻塞性肺炎 ├
- 支气管狭窄或阻塞 ┼ 胸部X线占位改变
- 刺激性咳嗽经抗生素治疗不缓解 ┤
- 疑为异物或肿瘤的患者 ┘
- 用于清除黏稠的分泌物、黏液栓或异物
- 原因不明的喉返神经麻痹、膈神经麻痹或上腔静脉阻塞
- 行支气管肺泡灌洗及用药等治疗
- 引导气管导管，进行经鼻气管插管

护理评估
- 讲解疾病相关知识，评估患者合作程度 —— 心理评估
- 消毒剂、麻醉药、术前使用药物是否过敏 —— 过敏史
- 胸片、肝功能、凝血、心电图、肺功能 —— 辅助检查
- 肺功能严重损害，重度低氧血症，不能耐受检查者 ┐
- 严重心功能不全、高血压或心律失常、频发心绞痛者 ├
- 严重肝、肾功能不全，全身状态极度衰竭者 ┤
- 出凝血机制严重障碍者 ┼ 禁忌证
- 哮喘发作或大咯血者，近期上呼吸道感染或高热者 ┤
- 有主动脉瘤破裂危险者 ┤
- 对麻醉药过敏，不能配合检查者 ┘

纤维支气管镜检查术
护理常规

护理问题
- 舒适度改变 —— 与支气管镜检查致咽部疼痛有关
- 气体交换受损 —— 与支气管镜检查引起的呼吸困难有关
- 焦虑、恐惧 —— 担心术中病情变化及预后
- 知识缺乏 —— 缺乏检查术相关知识
- 潜在并发症
  - 误吸
  - 喉、气管支气管痉挛
  - 心律失常
  - 低氧血症，继发感染
  - 呼吸抑制及低氧血症
  - 损伤性操作后的咯血及气胸

护理措施
- 术前护理
  - 患者准备
    - 解释操作的相关注意事项及不良反应，取得配合
    - 签署知情同意书
    - 术前4小时禁饮禁食
    - 取出义齿
  - 术前30分钟用药，减少呼吸道分泌或镇静
  - 物品准备
    - 吸引器
    - 复苏设备
- 术中护理
  - 密切观察患者生命体征和反应
  - 遵医嘱经纤维支气管镜滴入麻醉药做黏膜表面麻醉
  - 配合医生做好吸引、灌洗、活检、治疗等
- 术后护理及健康教育
  - 病情观察
  - 避免误吸
    - 禁饮禁食2小时
    - 给予温凉流质或半流质饮食
  - 减少咽部刺激

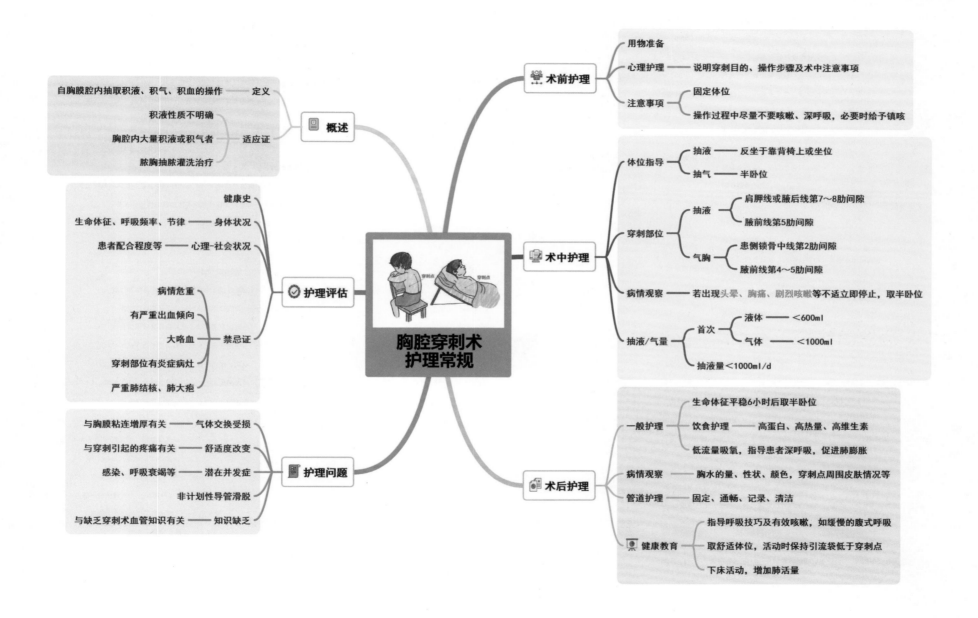

概述
- 定义 —— 自胸膜腔内抽取积液、积气、积血的操作
- 适应证
  - 积液性质不明确
  - 胸腔内大量积液或积气者
  - 脓胸抽脓灌洗治疗

护理评估
- 健康史
- 身体状况 —— 生命体征、呼吸频率、节律
- 心理-社会状况 —— 患者配合程度等
- 禁忌证
  - 病情危重
  - 有严重出血倾向
  - 大咯血
  - 穿刺部位有炎症病灶
  - 严重肺结核、肺大疱

护理问题
- 气体交换受损 —— 与胸膜粘连增厚有关
- 舒适度改变 —— 与穿刺引起的疼痛有关
- 潜在并发症 —— 感染、呼吸衰竭等
- 非计划性导管滑脱
- 知识缺乏 —— 与缺乏穿刺术血管知识有关

胸腔穿刺术护理常规

术前护理
- 用物准备
- 心理护理 —— 说明穿刺目的、操作步骤及术中注意事项
- 注意事项
  - 固定体位
  - 操作过程中尽量不要咳嗽、深呼吸，必要时给予镇咳

术中护理
- 体位指导
  - 抽液 —— 反坐于靠背椅上或坐位
  - 抽气 —— 半卧位
- 穿刺部位
  - 抽液
    - 肩胛线或腋后线第7~8肋间隙
    - 腋前线第5肋间隙
  - 气胸
    - 患侧锁骨中线第2肋间隙
    - 腋前线第4~5肋间隙
- 病情观察 —— 若出现头晕、胸痛、剧烈咳嗽等不适立即停止，取半卧位
- 抽液/气量
  - 首次
    - 液体 —— <600ml
    - 气体 —— <1000ml
  - 抽液量<1000ml/d

术后护理
- 一般护理
  - 生命体征平稳6小时后取半卧位
  - 饮食护理 —— 高蛋白、高热量、高维生素
  - 低流量吸氧，指导患者深呼吸，促进肺膨胀
- 病情观察 —— 胸水的量、性状、颜色，穿刺点周围皮肤情况等
- 管道护理 —— 固定、通畅、记录、清洁
- 健康教育
  - 指导呼吸技巧及有效咳嗽，如缓慢的腹式呼吸
  - 取舒适体位，活动时保持引流袋低于穿刺点
  - 下床活动，增加肺活量

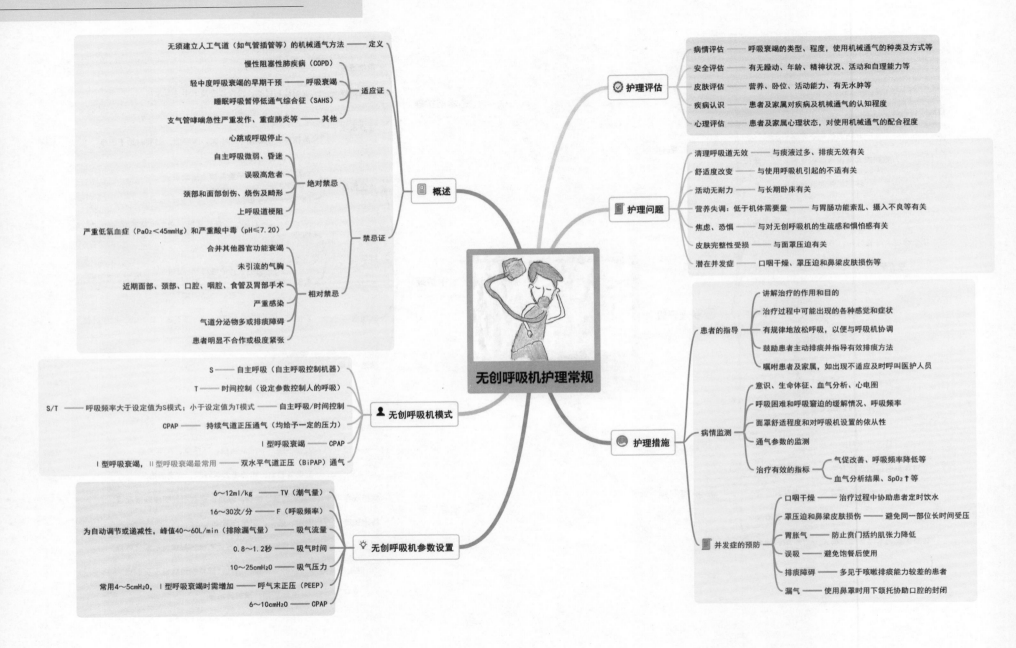

无须建立人工气道（如气管插管等）的机械通气方法 —— 定义

慢性阻塞性肺疾病（COPD）
轻中度呼吸衰竭的早期干预 —— 呼吸衰竭 —— 适应证
睡眠呼吸暂停低通气综合征（SAHS）
支气管哮喘急性严重发作、重症肺炎等 —— 其他

心跳或呼吸停止
自主呼吸微弱、昏迷
误吸高危者 —— 绝对禁忌
颈部和面部创伤、烧伤及畸形
上呼吸道梗阻
严重低氧血症（$PaO_2 < 45mmHg$）和严重酸中毒（$pH \leq 7.20$） —— 禁忌证

合并其他器官功能衰竭
未引流的气胸
近期面部、颈部、口腔、咽腔、食管及胃部手术 —— 相对禁忌
严重感染
气道分泌物多或排痰障碍
患者明显不合作或极度紧张

概述

无创呼吸机护理常规

护理评估
病情评估 —— 呼吸衰竭的类型、程度，使用机械通气的种类及方式等
安全评估 —— 有无躁动、年龄、精神状况、活动和自理能力等
皮肤评估 —— 营养、卧位、活动能力、有无水肿等
疾病认识 —— 患者及家属对疾病及机械通气的认知程度
心理评估 —— 患者及家属心理状态，对使用机械通气的配合程度

护理问题
清理呼吸道无效 —— 与痰液过多、排痰无效有关
舒适度改变 —— 与使用呼吸机引起的不适有关
活动无耐力 —— 与长期卧床有关
营养失调：低于机体需要量 —— 与胃肠功能紊乱、摄入不良等有关
焦虑、恐惧 —— 与对无创呼吸机的生疏感和惧怕感有关
皮肤完整性受损 —— 与面罩压迫有关
潜在并发症 —— 口咽干燥、罩压迫和鼻梁皮肤损伤等

无创呼吸机模式
S —— 自主呼吸（自主呼吸控制机器）
T —— 时间控制（设定参数控制人的呼吸）
S/T —— 呼吸频率大于设定值为S模式；小于设定值为T模式 —— 自主呼吸/时间控制
CPAP —— 持续气道正压通气（均给予一定的压力）
Ⅰ型呼吸衰竭 —— CPAP
Ⅰ型呼吸衰竭，Ⅱ型呼吸衰竭最常用 —— 双水平气道正压（BiPAP）通气

护理措施
患者的指导
讲解治疗的作用和目的
治疗过程中可能出现的各种感觉和症状
有规律地放松呼吸，以便与呼吸机协调
鼓励患者主动排痰并指导有效排痰方法
嘱咐患者及家属，如出现不适应及时叫医护人员

病情监测
意识、生命体征、血气分析、心电图
呼吸困难和呼吸窘迫的缓解情况、呼吸频率
面罩舒适程度和对呼吸机设置的依从性
通气参数的监测
治疗有效的指标 —— 气促改善、呼吸频率降低等
血气分析结果、$SpO_2 \uparrow$ 等

并发症的预防
口咽干燥 —— 治疗过程中协助患者定时饮水
罩压迫和鼻梁皮肤损伤 —— 避免同一部位长时间受压
胃胀气 —— 防止贲门括约肌张力降低
误吸 —— 避免饱餐后使用
排痰障碍 —— 多见于咳嗽排痰能力较差的患者
漏气 —— 使用鼻罩时用下颌托协助口腔的封闭

无创呼吸机参数设置
$6 \sim 12ml/kg$ —— TV（潮气量）
$16 \sim 30$ 次/分 —— F（呼吸频率）
为自动调节或递减性，峰值$40 \sim 60L/min$（排除漏气量） —— 吸气流量
$0.8 \sim 1.2$ 秒 —— 吸气时间
$10 \sim 25cmH_2O$ —— 吸气压力
常用$4 \sim 5cmH_2O$，Ⅰ型呼吸衰竭时需增加 —— 呼气末正压（PEEP）
$6 \sim 10cmH_2O$ —— CPAP

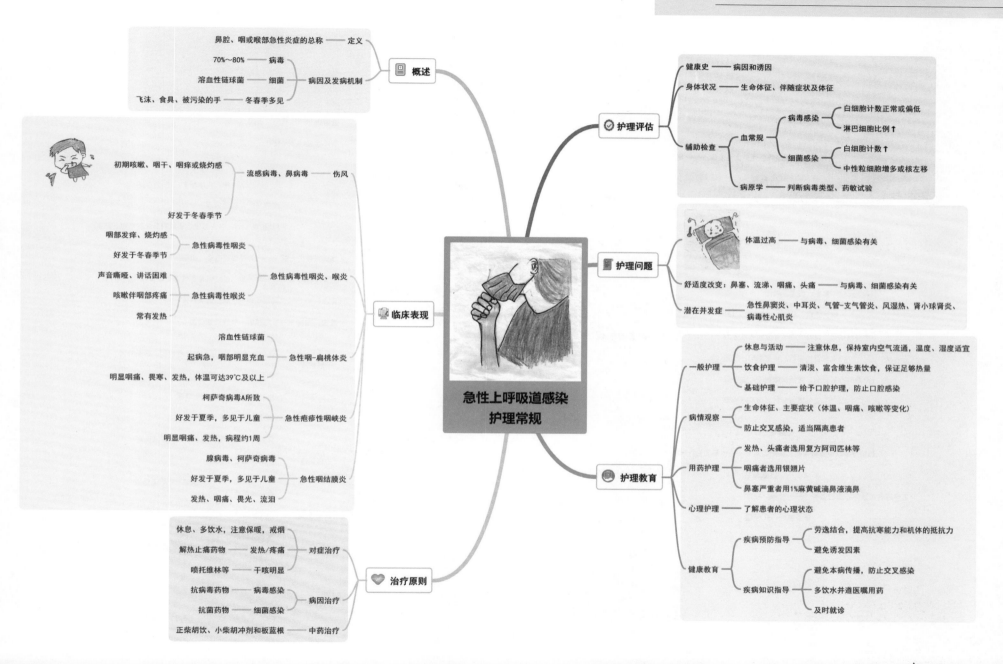

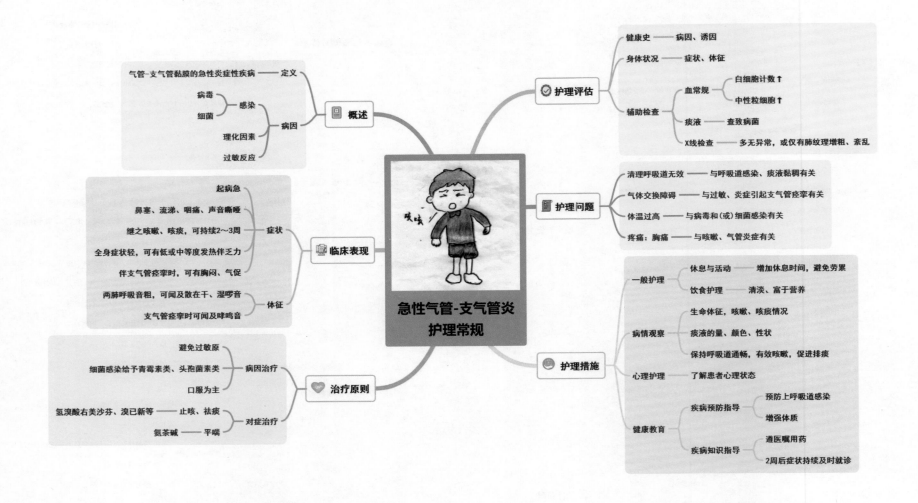

气管-支气管黏膜的急性炎症性疾病 —— 定义

病毒 —— 感染

细菌

理化因素 —— 病因

过敏反应

📖 概述

起病急

鼻塞、流涕、咽痛、声音嘶哑

继之咳嗽、咳痰，可持续2～3周 —— 症状

全身症状轻，可有低或中等度发热伴乏力

伴支气管痉挛时，可有胸闷、气促

两肺呼吸音粗，可闻及散在干、湿啰音 —— 体征

支气管痉挛时可闻及哮鸣音

🖥 临床表现

避免过敏原

细菌感染给予青霉素类、头孢菌素类 —— 病因治疗

口服为主

氢溴酸右美沙芬、溴已新等 —— 止咳、祛痰 —— 对症治疗

氨茶碱 —— 平喘

♥ 治疗原则

急性气管-支气管炎
护理常规

健康史 —— 病因、诱因

身体状况 —— 症状、体征

白细胞计数↑

血常规

中性粒细胞↑ —— 辅助检查

痰液 —— 查致病菌

X线检查 —— 多无异常，或仅有肺纹理增粗、紊乱

✓ 护理评估

清理呼吸道无效 —— 与呼吸道感染、痰液黏稠有关

气体交换障碍 —— 与过敏、炎症引起支气管痉挛有关

体温过高 —— 与病毒和(或)细菌感染有关

疼痛：胸痛 —— 与咳嗽、气管炎症有关

📋 护理问题

休息与活动 —— 增加休息时间，避免劳累

一般护理

饮食护理 —— 清淡、富于营养

生命体征、咳嗽、咳痰情况

病情观察 痰液的量、颜色、性状

保持呼吸道通畅，有效咳嗽，促进排痰

心理护理 —— 了解患者心理状态

预防上呼吸道感染

疾病预防指导

增强体质

健康教育

遵医嘱用药

疾病知识指导

2周后症状持续及时就诊

🖐 护理措施

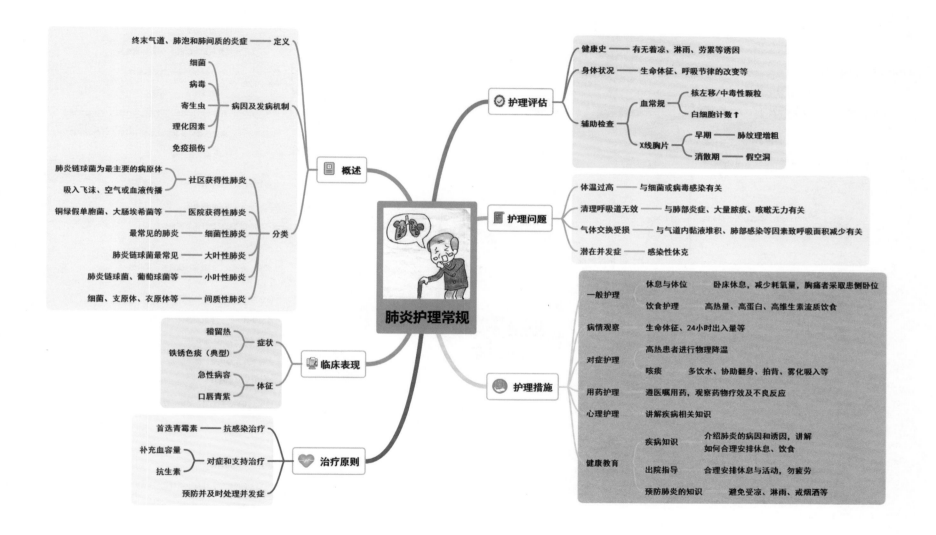

终末气道、肺泡和肺间质的炎症 —— 定义

细菌
病毒
寄生虫 —— 病因及发病机制
理化因素
免疫损伤

肺炎链球菌为最主要的病原体
吸入飞沫、空气或血液传播 —— 社区获得性肺炎
铜绿假单胞菌、大肠埃希菌等 —— 医院获得性肺炎
最常见的肺炎 —— 细菌性肺炎 —— 分类
肺炎链球菌最常见 —— 大叶性肺炎
肺炎链球菌、葡萄球菌等 —— 小叶性肺炎
细菌、支原体、衣原体等 —— 间质性肺炎

概述

稽留热
铁锈色痰（典型） —— 症状
急性病容
口唇青紫 —— 体征

临床表现

首选青霉素 —— 抗感染治疗
补充血容量
抗生素 —— 对症和支持治疗
预防并及时处理并发症

治疗原则

肺炎护理常规

护理评估
健康史 —— 有无着凉、淋雨、劳累等诱因
身体状况 —— 生命体征、呼吸节律的改变等
辅助检查
血常规
核左移/中毒性颗粒
白细胞计数↑
X线胸片
早期 —— 肺纹理增粗
消散期 —— 假空洞

护理问题
体温过高 —— 与细菌或病毒感染有关
清理呼吸道无效 —— 与肺部炎症、大量脓痰、咳嗽无力有关
气体交换受损 —— 与气道内黏液堆积、肺部感染等因素致呼吸面积减少有关
潜在并发症 —— 感染性休克

护理措施
一般护理
休息与体位 —— 卧床休息，减少耗氧量，胸痛者采取患侧卧位
饮食护理 —— 高热量、高蛋白、高维生素流质饮食
病情观察 —— 生命体征、24小时出入量等
对症护理
高热患者进行物理降温
咳痰 —— 多饮水、协助翻身、拍背、雾化吸入等
用药护理 —— 遵医嘱用药，观察药物疗效及不良反应
心理护理 —— 讲解疾病相关知识
健康教育
疾病知识 —— 介绍肺炎的病因和诱因，讲解如何合理安排休息、饮食
出院指导 —— 合理安排休息与活动，勿疲劳
预防肺炎的知识 —— 避免受凉、淋雨、戒烟酒等

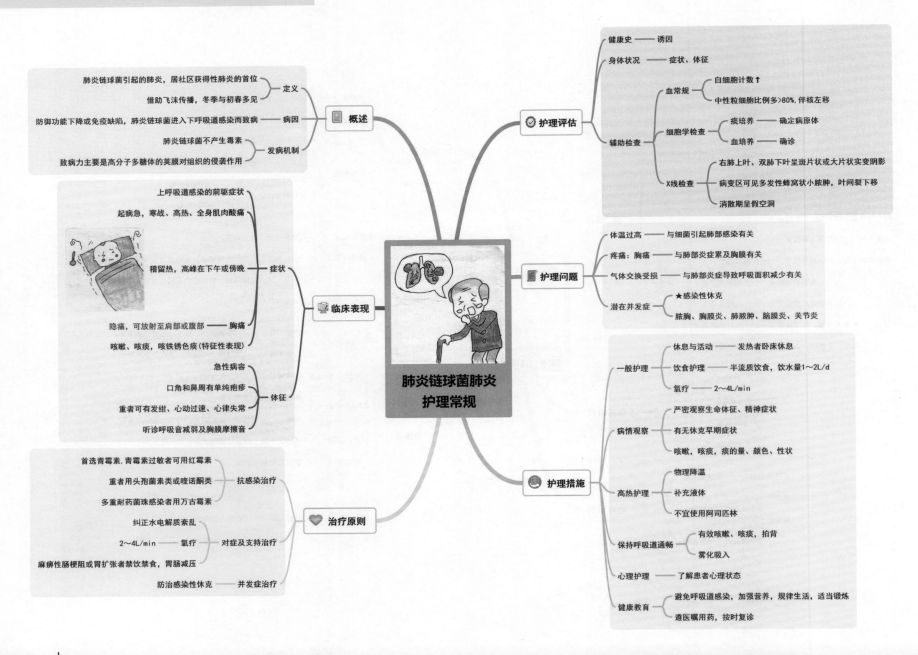

肺炎链球菌肺炎护理常规

概述
- 定义
  - 肺炎链球菌引起的肺炎,居社区获得性肺炎的首位
  - 借助飞沫传播,冬季与初春多见
- 病因
  - 防御功能下降或免疫缺陷,肺炎链球菌进入下呼吸道感染而致病
- 发病机制
  - 肺炎链球菌不产生毒素
  - 致病力主要是高分子多糖体的荚膜对组织的侵袭作用

临床表现
- 症状
  - 上呼吸道感染的前驱症状
  - 起病急,寒战、高热、全身肌肉酸痛
  - 稽留热,高峰在下午或傍晚
- 胸痛
  - 隐痛,可放射至肩部或腹部
  - 咳嗽、咳痰,咳铁锈色痰(特征性表现)
- 体征
  - 急性病容
  - 口角和鼻周有单纯疱疹
  - 重者可有发绀、心动过速、心律失常
  - 听诊呼吸音减弱及胸膜摩擦音

治疗原则
- 抗感染治疗
  - 首选青霉素,青霉素过敏者可用红霉素
  - 重者用头孢菌素类或喹诺酮类
  - 多重耐药菌珠感染者用万古霉素
- 对症及支持治疗
  - 纠正水电解质紊乱
  - 2~4L/min —— 氧疗
  - 麻痹性肠梗阻或胃扩张者禁饮禁食,胃肠减压
- 并发症治疗
  - 防治感染性休克

护理评估
- 健康史 —— 诱因
- 身体状况 —— 症状、体征
- 辅助检查
  - 血常规
    - 白细胞计数↑
    - 中性粒细胞比例多>80%,伴核左移
  - 细胞学检查
    - 痰培养 —— 确定病原体
    - 血培养 —— 确诊
  - X线检查
    - 右肺上叶、双肺下叶呈斑片状或大片状实变阴影
    - 病变区可见多发性蜂窝状小脓肿,叶间裂下移
    - 消散期呈假空洞

护理问题
- 体温过高 —— 与细菌引起肺部感染有关
- 疼痛:胸痛 —— 与肺部炎症累及胸膜有关
- 气体交换受损 —— 与肺部炎症导致呼吸面积减少有关
- 潜在并发症
  - ★感染性休克
  - 脓胸、胸膜炎、肺脓肿、脑膜炎、关节炎

护理措施
- 一般护理
  - 休息与活动 —— 发热者卧床休息
  - 饮食护理 —— 半流质饮食,饮水量1~2L/d
  - 氧疗 —— 2~4L/min
- 病情观察
  - 严密观察生命体征、精神症状
  - 有无休克早期症状
  - 咳嗽,咳痰,痰的量、颜色、性状
- 高热护理
  - 物理降温
  - 补充液体
  - 不宜使用阿司匹林
- 保持呼吸道通畅
  - 有效咳嗽、咳痰,拍背
  - 雾化吸入
- 心理护理 —— 了解患者心理状态
- 健康教育
  - 避免呼吸道感染,加强营养,规律生活,适当锻炼
  - 遵医嘱用药,按时复诊

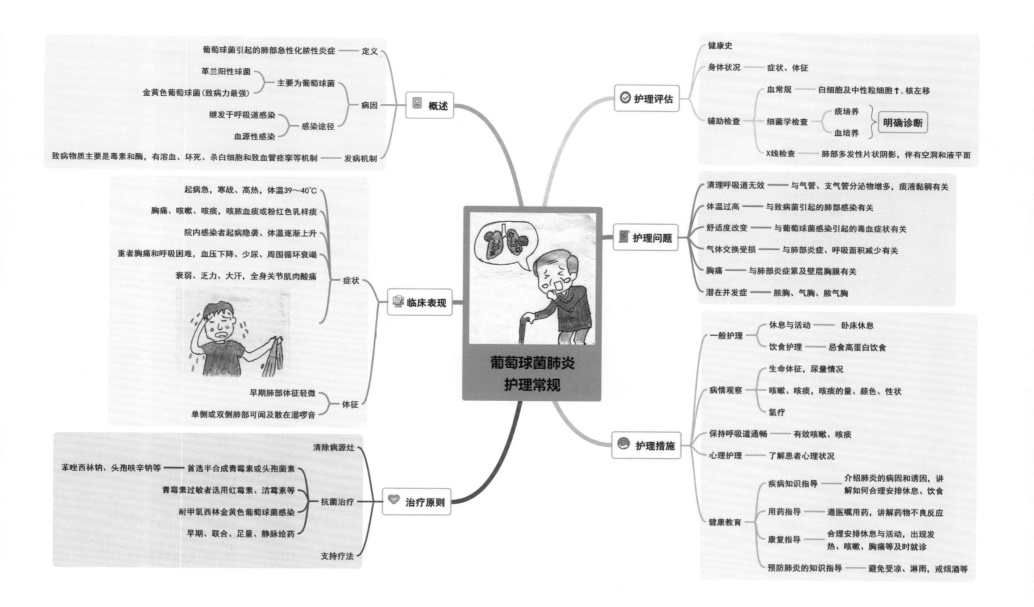

葡萄球菌引起的肺部急性化脓性炎症 —— 定义

革兰阳性球菌 —— 主要为葡萄球菌

金黄色葡萄球菌(致病力最强)

病因

继发于呼吸道感染 —— 感染途径

血源性感染

致病物质主要是毒素和酶,有溶血、坏死、杀白细胞和致血管痉挛等机制 —— 发病机制

📖 概述

起病急、寒战、高热、体温39~40℃

胸痛、咳嗽、咳痰,咳脓血痰或粉红色乳样痰

院内感染者起病隐袭、体温逐渐上升

重者胸痛和呼吸困难,血压下降、少尿、周围循环衰竭

衰弱、乏力、大汗,全身关节肌肉酸痛

症状

早期肺部体征轻微 —— 体征

单侧或双侧肺部可闻及散在湿啰音

🖥 临床表现

清除病源灶

苯唑西林钠、头孢呋辛钠等 —— 首选半合成青霉素或头孢菌素

青霉素过敏者选用红霉素、洁霉素等

耐甲氧西林金黄色葡萄球菌感染

早期、联合、足量、静脉给药

抗菌治疗

支持疗法

💗 治疗原则

葡萄球菌肺炎
护理常规

健康史

身体状况 —— 症状、体征

血常规 —— 白细胞及中性粒细胞↑,核左移

辅助检查 —— 细菌学检查 —— 痰培养 / 血培养 —— **明确诊断**

X线检查 —— 肺部多发性片状阴影,伴有空洞和液平面

✅ 护理评估

清理呼吸道无效 —— 与气管、支气管分泌物增多,痰液黏稠有关

体温过高 —— 与致病菌引起的肺部感染有关

舒适度改变 —— 与葡萄球菌感染引起的毒血症状有关

气体交换受损 —— 与肺部炎症、呼吸面积减少有关

胸痛 —— 与肺部炎症累及壁层胸膜有关

潜在并发症 —— 脓胸、气胸、脓气胸

📋 护理问题

一般护理 —— 休息与活动 —— 卧床休息

饮食护理 —— 忌食高蛋白饮食

病情观察 —— 生命体征,尿量情况 / 咳嗽、咳痰,咳痰的量、颜色、性状 / 氧疗

保持呼吸道通畅 —— 有效咳嗽、咳痰

心理护理 —— 了解患者心理状况

健康教育 —— 疾病知识指导 —— 介绍肺炎的病因和诱因,讲解如何合理安排休息、饮食

用药指导 —— 遵医嘱用药,讲解药物不良反应

康复指导 —— 合理安排休息与活动,出现发热、咳嗽、胸痛等及时就诊

预防肺炎的知识指导 —— 避免受凉、淋雨,戒烟酒等

🔷 护理措施

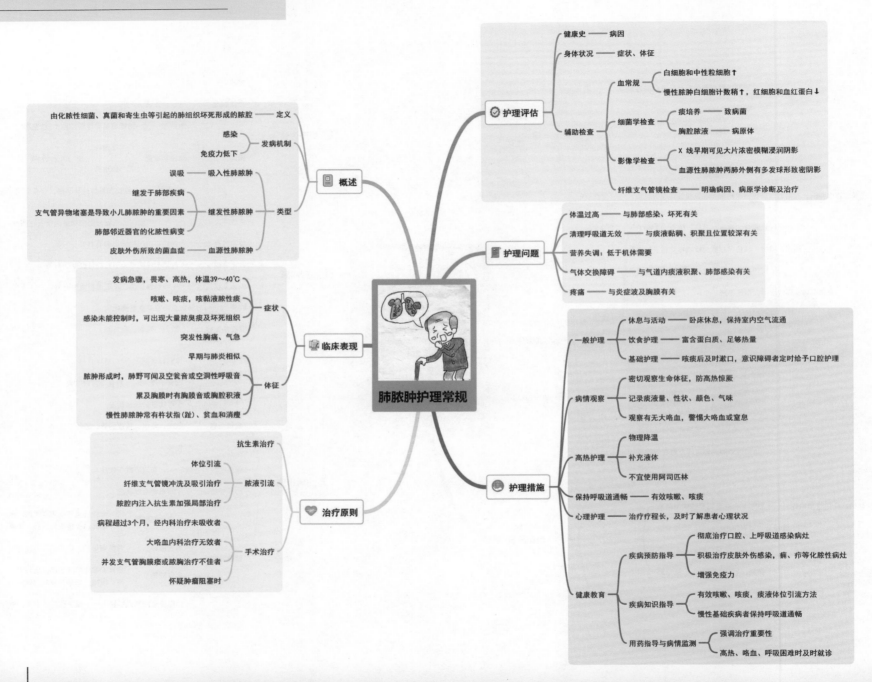

概述

由化脓性细菌、真菌和寄生虫等引起的肺组织坏死形成的脓腔 —— 定义

发病机制
- 感染
- 免疫力低下

类型
- 误吸 —— 吸入性肺脓肿
- 继发于肺部疾病
- 支气管异物堵塞是导致小儿肺脓肿的重要因素 —— 继发性肺脓肿
- 肺部邻近器官的化脓性病变
- 皮肤外伤所致的菌血症 —— 血源性肺脓肿

临床表现

症状
- 发病急骤，畏寒、高热，体温39~40℃
- 咳嗽、咳痰，咳黏液脓性痰
- 感染未能控制时，可出现大量脓臭痰及坏死组织
- 突发性胸痛、气急

体征
- 早期与肺炎相似
- 脓肿形成时，肺野可闻及空瓮音或空洞性呼吸音
- 累及胸膜时有胸膜音或胸腔积液
- 慢性肺脓肿常有杵状指(趾)、贫血和消瘦

治疗原则

抗生素治疗

脓液引流
- 体位引流
- 纤维支气管镜冲洗及吸引治疗
- 脓腔内注入抗生素加强局部治疗

手术治疗
- 病程超过3个月，经内科治疗未吸收者
- 大咯血内科治疗无效者
- 并发支气管胸膜瘘或脓胸治疗不佳者
- 怀疑肿瘤阻塞时

肺脓肿护理常规

护理评估

健康史 —— 病因

身体状况 —— 症状、体征

辅助检查
- 血常规
  - 白细胞和中性粒细胞↑
  - 慢性脓肿白细胞计数稍↑，红细胞和血红蛋白↓
- 细菌学检查
  - 痰培养 —— 致病菌
  - 胸腔脓液 —— 病原体
- 影像学检查
  - X 线早期可见大片浓密模糊浸润阴影
  - 血源性肺脓肿两肺外侧有多发球形致密阴影
- 纤维支气管镜检查 —— 明确病因、病原学诊断及治疗

护理问题
- 体温过高 —— 与肺部感染、坏死有关
- 清理呼吸道无效 —— 与痰液黏稠、积聚且位置较深有关
- 营养失调：低于机体需要
- 气体交换障碍 —— 与气道内痰液积聚、肺部感染有关
- 疼痛 —— 与炎症波及胸膜有关

护理措施

一般护理
- 休息与活动 —— 卧床休息，保持室内空气流通
- 饮食护理 —— 富含蛋白质、足够热量
- 基础护理 —— 咳痰后及时漱口，意识障碍者定时给予口腔护理

病情观察
- 密切观察生命体征，防高热惊厥
- 记录痰液量、性状、颜色、气味
- 观察有无大咯血，警惕大咯血或窒息

高热护理
- 物理降温
- 补充液体
- 不宜使用阿司匹林

保持呼吸道通畅 —— 有效咳嗽、咳痰

心理护理 —— 治疗疗程长，及时了解患者心理状况

健康教育
- 疾病预防指导
  - 彻底治疗口腔、上呼吸道感染病灶
  - 积极治疗皮肤外伤感染，痈、疖等化脓性病灶
  - 增强免疫力
- 疾病知识指导
  - 有效咳嗽、咳痰，痰液体位引流方法
  - 慢性基础疾病者保持呼吸道通畅
- 用药指导与病情监测
  - 强调治疗重要性
  - 高热、咯血、呼吸困难时及时就诊

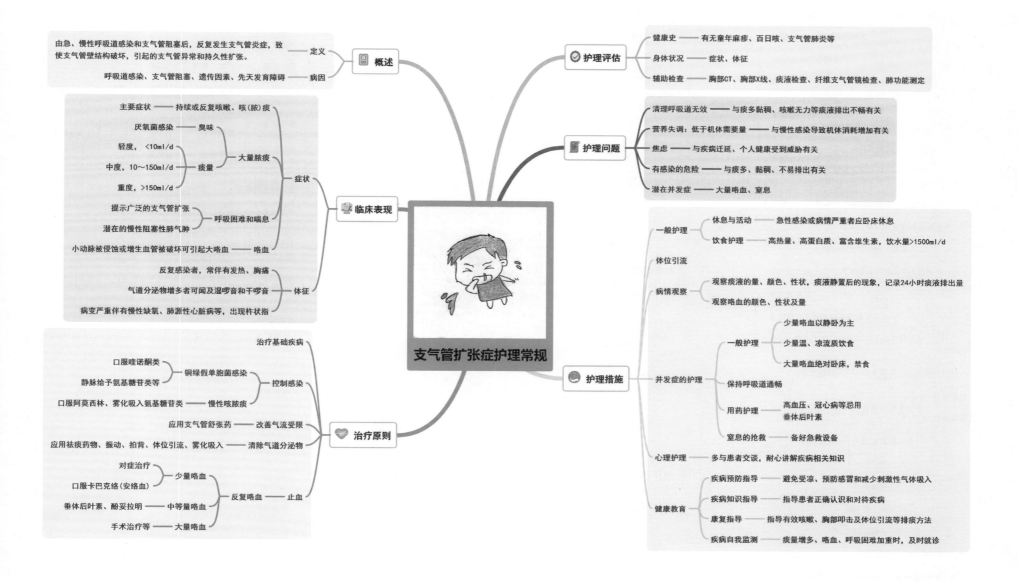

概述
- 定义 —— 由急、慢性呼吸道感染和支气管阻塞后，反复发生支气管炎症，致使支气管壁结构破坏，引起的支气管异常和持久性扩张。
- 病因 —— 呼吸道感染、支气管阻塞、遗传因素、先天发育障碍

临床表现
- 症状
  - 主要症状 —— 持续或反复咳嗽、咳（脓）痰
  - 大量脓痰
    - 臭味 —— 厌氧菌感染
    - 痰量
      - 轻度，<10ml/d
      - 中度，10～150ml/d
      - 重度，>150ml/d
  - 呼吸困难和喘息
    - 提示广泛的支气管扩张
    - 潜在的慢性阻塞性肺气肿
  - 咯血 —— 小动脉被侵蚀或增生血管被破坏可引起大咯血
- 体征
  - 反复感染者，常伴有发热、胸痛
  - 气道分泌物增多者可闻及湿啰音和干啰音
  - 病变严重伴有慢性缺氧、肺源性心脏病等，出现杵状指

治疗原则
- 治疗基础疾病
- 控制感染
  - 铜绿假单胞菌感染 —— 口服喹诺酮类、静脉给予氨基糖苷类等
  - 慢性咳脓痰 —— 口服阿莫西林、雾化吸入氨基糖苷类
- 改善气流受限 —— 应用支气管舒张药
- 清除气道分泌物 —— 应用祛痰药物、振动、拍背、体位引流、雾化吸入
- 止血
  - 少量咯血 —— 对症治疗
  - 中等量咯血 —— 口服卡巴克络（安络血）、垂体后叶素、酚妥拉明
  - 大量咯血 —— 手术治疗等

支气管扩张症护理常规

护理评估
- 健康史 —— 有无童年麻疹、百日咳、支气管肺炎等
- 身体状况 —— 症状、体征
- 辅助检查 —— 胸部CT、胸部X线、痰液检查、纤维支气管镜检查、肺功能测定

护理问题
- 清理呼吸道无效 —— 与痰多黏稠、咳嗽无力等痰液排出不畅有关
- 营养失调：低于机体需要量 —— 与慢性感染导致机体消耗增加有关
- 焦虑 —— 与疾病迁延、个人健康受到威胁有关
- 有感染的危险 —— 与痰多、黏稠、不易排出有关
- 潜在并发症 —— 大量咯血、窒息

护理措施
- 一般护理
  - 休息与活动 —— 急性感染或病情严重者应卧床休息
  - 饮食护理 —— 高热量、高蛋白质、富含维生素，饮水量>1500ml/d
- 体位引流
- 病情观察
  - 观察痰液的量、颜色、性状，痰液静置后的现象，记录24小时痰液排出量
  - 观察咯血的颜色、性状及量
- 并发症的护理
  - 一般护理
    - 少量咯血以静卧为主
    - 少量温、凉流质饮食
    - 大量咯血绝对卧床，禁食
  - 保持呼吸道通畅
  - 用药护理 —— 高血压、冠心病等忌用垂体后叶素
  - 窒息的抢救 —— 备好急救设备
- 心理护理 —— 多与患者交谈，耐心讲解疾病相关知识
- 健康教育
  - 疾病预防指导 —— 避免受凉、预防感冒和减少刺激性气体吸入
  - 疾病知识指导 —— 指导患者正确认识和对待疾病
  - 康复指导 —— 指导有效咳嗽、胸部叩击及体位引流等排痰方法
  - 疾病自我监测 —— 痰量增多、咯血、呼吸困难加重时，及时就诊

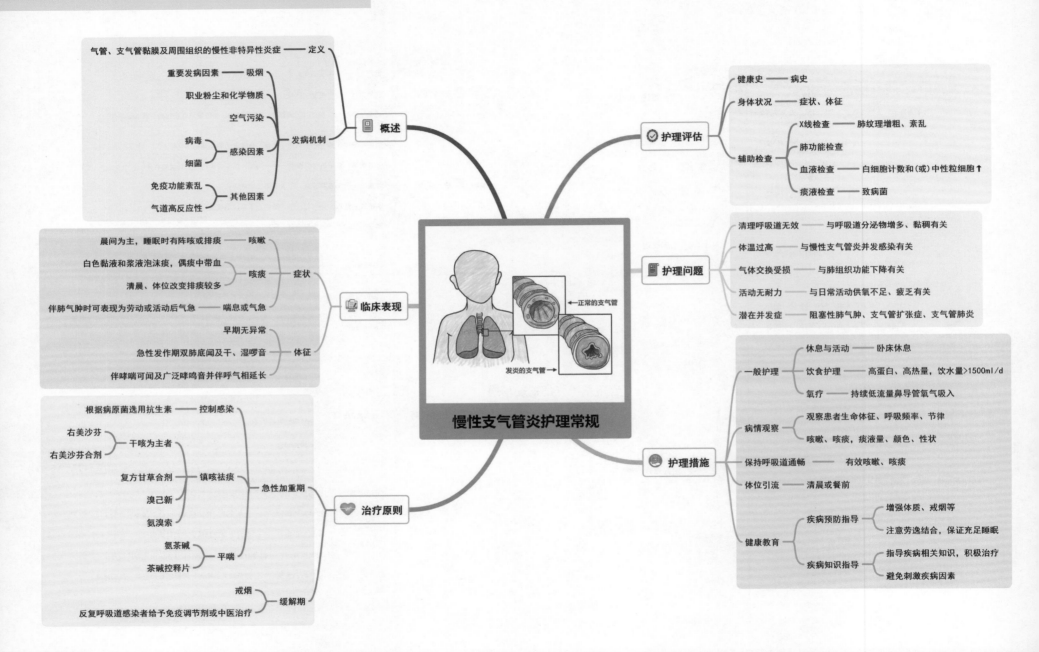

气管、支气管黏膜及周围组织的慢性非特异性炎症 —— 定义

重要发病因素 —— 吸烟
职业粉尘和化学物质
空气污染
病毒
细菌 —— 感染因素 —— 发病机制
免疫功能紊乱
气道高反应性 —— 其他因素

概述

晨间为主，睡眠时有阵咳或排痰 —— 咳嗽
白色黏液和浆液泡沫痰，偶痰中带血 —— 咳痰 —— 症状
清晨、体位改变排痰较多
伴肺气肿时可表现为劳动或活动后气急 —— 喘息或气急
早期无异常
急性发作期双肺底闻及干、湿啰音 —— 体征
伴哮喘可闻及广泛哮鸣音并伴呼气相延长

临床表现

根据病原菌选用抗生素 —— 控制感染
右美沙芬
右美沙芬合剂 —— 干咳为主者
复方甘草合剂
溴己新 —— 镇咳祛痰 —— 急性加重期
氨溴索
氨茶碱
茶碱控释片 —— 平喘
戒烟 —— 缓解期
反复呼吸道感染者给予免疫调节剂或中医治疗

治疗原则

慢性支气管炎护理常规

健康史 —— 病史
身体状况 —— 症状、体征
X线检查 —— 肺纹理增粗、紊乱
肺功能检查 —— 辅助检查
血液检查 —— 白细胞计数和(或)中性粒细胞↑
痰液检查 —— 致病菌

护理评估

清理呼吸道无效 —— 与呼吸道分泌物增多、黏稠有关
体温过高 —— 与慢性支气管炎并发感染有关
气体交换受损 —— 与肺组织功能下降有关
活动无耐力 —— 与日常活动供氧不足、疲乏有关
潜在并发症 —— 阻塞性肺气肿、支气管扩张症、支气管肺炎

护理问题

休息与活动 —— 卧床休息
饮食护理 —— 高蛋白、高热量，饮水量>1500ml/d —— 一般护理
氧疗 —— 持续低流量鼻导管氧气吸入
观察患者生命体征、呼吸频率、节律
咳嗽、咳痰，痰液量、颜色、性状 —— 病情观察
保持呼吸道通畅 —— 有效咳嗽、咳痰
体位引流 —— 清晨或餐前
增强体质、戒烟等
注意劳逸结合，保证充足睡眠 —— 疾病预防指导
健康教育
指导疾病相关知识，积极治疗
避免刺激疾病因素 —— 疾病知识指导

护理措施

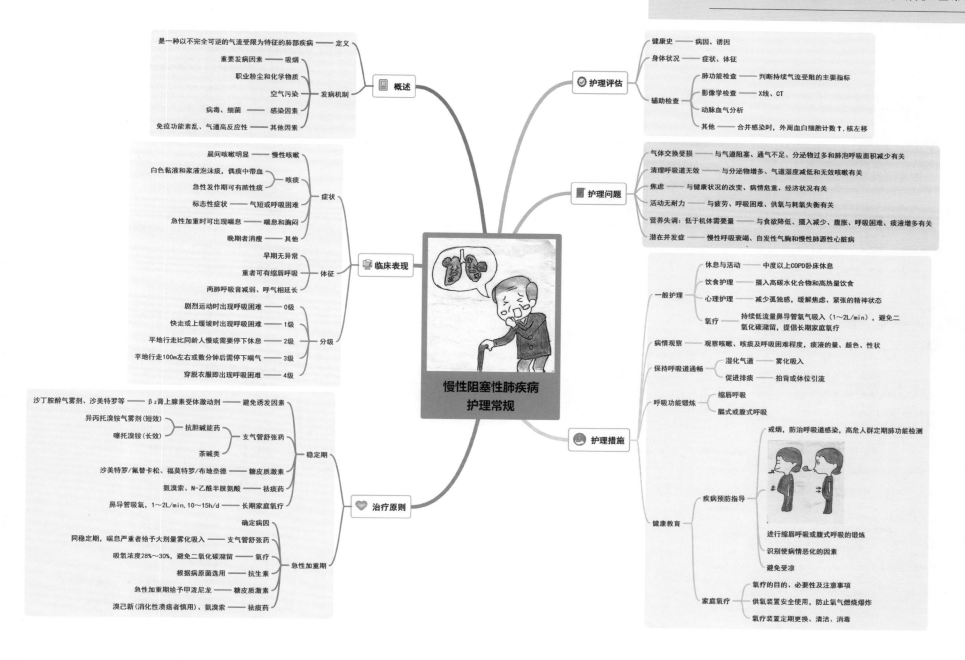

概述
- 定义 —— 是一种以不完全可逆的气流受限为特征的肺部疾病
- 发病机制
  - 吸烟 —— 重要发病因素
  - 职业粉尘和化学物质
  - 空气污染
  - 感染因素 —— 病毒、细菌
  - 其他因素 —— 免疫功能紊乱、气道高反应性

临床表现
- 症状
  - 慢性咳嗽 —— 晨间咳嗽明显
  - 咳痰 —— 白色黏液和浆液泡沫痰，偶痰中带血；急性发作期可有脓性痰
  - 气短或呼吸困难 —— 标志性症状
  - 喘息和胸闷 —— 急性加重时可出现喘息
  - 其他 —— 晚期者消瘦
- 体征
  - 早期无异常
  - 重者可有缩唇呼吸
  - 两肺呼吸音减弱、呼气相延长
- 分级
  - 0级 —— 剧烈运动时出现呼吸困难
  - 1级 —— 快走或上缓坡时出现呼吸困难
  - 2级 —— 平地行走比同龄人慢或需要停下休息
  - 3级 —— 平地行走100m左右或数分钟后需停下喘气
  - 4级 —— 穿脱衣服即出现呼吸困难

治疗原则
- 稳定期
  - 避免诱发因素
  - 支气管舒张药
    - β₂肾上腺素受体激动剂 —— 沙丁胺醇气雾剂、沙美特罗等
    - 抗胆碱能药 —— 异丙托溴铵气雾剂（短效）、噻托溴铵（长效）
    - 茶碱类
  - 糖皮质激素 —— 沙美特罗/氟替卡松、福莫特罗/布地奈德
  - 祛痰药 —— 氨溴索、N-乙酰半胱氨酸
  - 长期家庭氧疗 —— 鼻导管吸氧，1~2L/min，10~15h/d
- 急性加重期
  - 确定病因
  - 支气管舒张药 —— 同稳定期，喘息严重者给予大剂量雾化吸入
  - 氧疗 —— 吸氧浓度28%~30%，避免二氧化碳潴留
  - 抗生素 —— 根据病原菌选用
  - 糖皮质激素 —— 急性加重期给予甲泼尼龙
  - 祛痰药 —— 溴己新（消化性溃疡者慎用）、氨溴索

慢性阻塞性肺疾病
护理常规

护理评估
- 健康史 —— 病因、诱因
- 身体状况 —— 症状、体征
- 辅助检查
  - 肺功能检查 —— 判断持续气流受阻的主要指标
  - 影像学检查 —— X线、CT
  - 动脉血气分析
  - 其他 —— 合并感染时，外周血白细胞计数↑、核左移

护理问题
- 气体交换受损 —— 与气道阻塞、通气不足、分泌物过多和肺泡呼吸面积减少有关
- 清理呼吸道无效 —— 与分泌物增多、气道湿度减低和无效咳嗽有关
- 焦虑 —— 与健康状况的改变、病情危重、经济状况有关
- 活动无耐力 —— 与疲劳、呼吸困难、供氧与耗氧失衡有关
- 营养失调：低于机体需要量 —— 与食欲降低、摄入减少、腹胀、呼吸困难、痰液增多有关
- 潜在并发症 —— 慢性呼吸衰竭、自发性气胸和慢性肺源性心脏病

护理措施
- 一般护理
  - 休息与活动 —— 中度以上COPD卧床休息
  - 饮食护理 —— 摄入高碳水化合物和高热量饮食
  - 心理护理 —— 减少孤独感，缓解焦虑、紧张的精神状态
  - 氧疗 —— 持续低流量鼻导管氧气吸入（1~2L/min），避免二氧化碳潴留，提倡长期家庭氧疗
- 病情观察 —— 观察咳嗽、咳痰及呼吸困难程度，痰液的量、颜色、性状
- 保持呼吸道通畅
  - 湿化气道 —— 雾化吸入
  - 促进排痰 —— 拍背或体位引流
- 呼吸功能锻炼
  - 缩唇呼吸
  - 膈式或腹式呼吸
- 健康教育
  - 疾病预防指导 —— 戒烟，防治呼吸道感染，高危人群定期肺功能检测；进行缩唇呼吸或腹式呼吸的锻炼；识别使病情恶化的因素；避免受凉
  - 家庭氧疗 —— 氧疗的目的、必要性及注意事项；供氧装置安全使用，防止氧气燃烧爆炸；氧疗装置定期更换、清洁、消毒

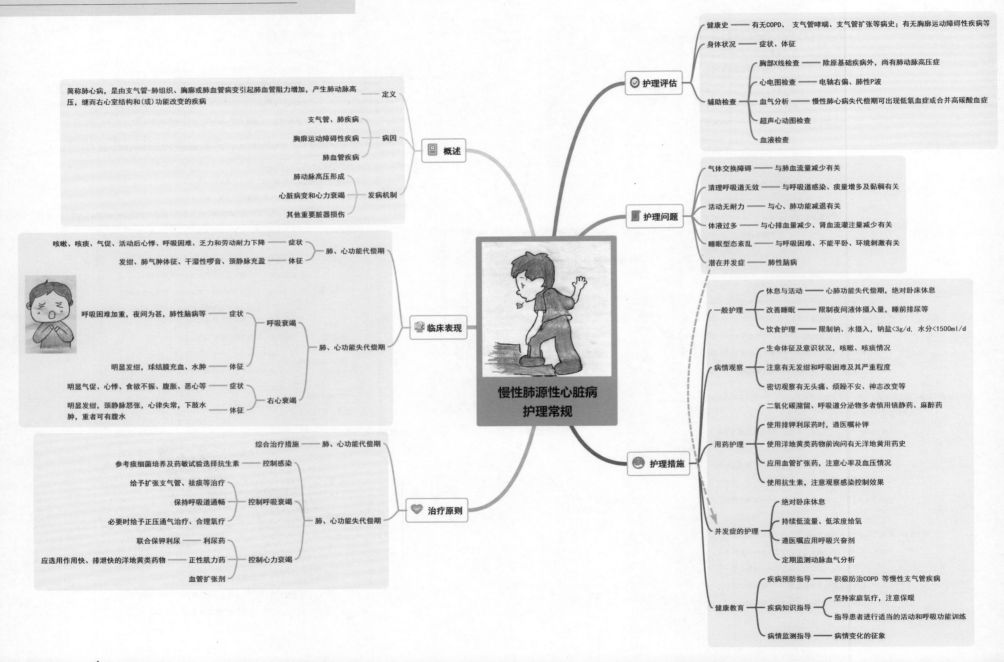

简称肺心病，是由支气管-肺组织、胸廓或肺血管病变引起肺血管阻力增加，产生肺动脉高压，继而右心室结构和(或)功能改变的疾病 —— 定义

支气管、肺疾病
胸廓运动障碍性疾病 —— 病因
肺血管疾病

肺动脉高压形成
心脏病变和心力衰竭 —— 发病机制
其他重要脏器损伤

概述

咳嗽、咳痰、气促、活动后心悸、呼吸困难、乏力和劳动耐力下降 —— 症状
发绀、肺气肿体征、干湿性啰音、颈静脉充盈 —— 体征
肺、心功能代偿期

呼吸困难加重，夜间为甚，肺性脑病等 —— 症状
明显发绀、球结膜充血、水肿 —— 体征
呼吸衰竭
肺、心功能失代偿期

明显气促、心悸、食欲不振、腹胀、恶心等 —— 症状
明显发绀、颈静脉怒张，心律失常，下肢水肿，重者可有腹水 —— 体征
右心衰竭

临床表现

综合治疗措施 —— 肺、心功能代偿期

参考痰细菌培养及药敏试验选择抗生素 —— 控制感染
给予扩张支气管、祛痰等治疗
保持呼吸道通畅 —— 控制呼吸衰竭
必要时给予正压通气治疗、合理氧疗
联合保钾利尿 —— 利尿药
应选用作用快、排泄快的洋地黄类药物 —— 正性肌力药 —— 控制心力衰竭
血管扩张剂
肺、心功能失代偿期

治疗原则

慢性肺源性心脏病
护理常规

护理评估

健康史 —— 有无COPD、支气管哮喘、支气管扩张等病史；有无胸廓运动障碍性疾病等
身体状况 —— 症状、体征
胸部X线检查 —— 除原基础疾病外，尚有肺动脉高压症
心电图检查 —— 电轴右偏、肺性P波
血气分析 —— 慢性肺心病失代偿期可出现低氧血症或合并高碳酸血症
超声心动图检查
血液检查
辅助检查

护理问题

气体交换障碍 —— 与肺血流量减少有关
清理呼吸道无效 —— 与呼吸道感染、痰量增多及黏稠有关
活动无耐力 —— 与心、肺功能减退有关
体液过多 —— 与心排血量减少、肾血流灌注量减少有关
睡眠型态紊乱 —— 与呼吸困难、不能平卧、环境刺激有关
潜在并发症 —— 肺性脑病

护理措施

休息与活动 —— 心肺功能失代偿期，绝对卧床休息
改善睡眠 —— 限制夜间液体摄入量，睡前排尿等
饮食护理 —— 限制钠、水摄入，钠盐<3g/d，水分<1500ml/d
一般护理

生命体征及意识状况，咳嗽、咳痰情况
注意有无发绀和呼吸困难及其严重程度
密切观察有无头痛、烦躁不安、神志改变等
病情观察

二氧化碳潴留、呼吸道分泌物多者慎用镇静药、麻醉药
使用排钾利尿药时，遵医嘱补钾
使用洋地黄类药物前询问有无洋地黄用药史
应用血管扩张药，注意心率及血压情况
使用抗生素，注意观察感染控制效果
用药护理

绝对卧床休息
持续低流量、低浓度给氧
遵医嘱应用呼吸兴奋剂
定期监测动脉血气分析
并发症的护理

疾病预防指导 —— 积极防治COPD 等慢性支气管疾病
坚持家庭氧疗，注意保暖
疾病知识指导
指导患者进行适当的活动和呼吸功能训练
病情监测指导 —— 病情变化的征象
健康教育

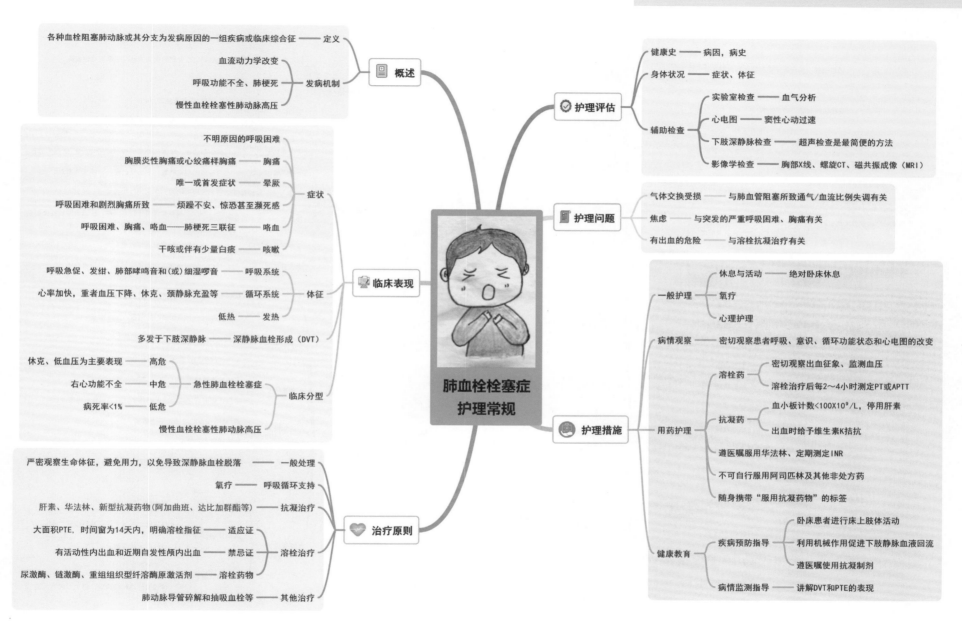

概述
- 定义 —— 各种血栓阻塞肺动脉或其分支为发病原因的一组疾病或临床综合征
- 发病机制
  - 血流动力学改变
  - 呼吸功能不全、肺梗死
  - 慢性血栓栓塞性肺动脉高压

临床表现
- 症状
  - 不明原因的呼吸困难
  - 胸痛 —— 胸膜炎性胸痛或心绞痛样胸痛
  - 晕厥 —— 唯一或首发症状
  - 烦躁不安、惊恐甚至濒死感 —— 呼吸困难和剧烈胸痛所致
  - 咯血 —— 呼吸困难、胸痛、咯血——肺梗死三联征
  - 咳嗽 —— 干咳或伴有少量白痰
- 体征
  - 呼吸系统 —— 呼吸急促、发绀、肺部哮鸣音和(或)细湿啰音
  - 循环系统 —— 心率加快，重者血压下降、休克、颈静脉充盈等
  - 发热 —— 低热
  - 深静脉血栓形成（DVT）—— 多发于下肢深静脉
- 临床分型
  - 急性肺血栓栓塞症
    - 高危 —— 休克、低血压为主要表现
    - 中危 —— 右心功能不全
    - 低危 —— 病死率<1%
  - 慢性血栓栓塞性肺动脉高压

治疗原则
- 一般处理 —— 严密观察生命体征，避免用力，以免导致深静脉血栓脱落
- 呼吸循环支持 —— 氧疗
- 抗凝治疗 —— 肝素、华法林、新型抗凝药物(阿加曲班、达比加群酯等)
- 溶栓治疗
  - 适应证 —— 大面积PTE，时间窗为14天内，明确溶栓指征
  - 禁忌证 —— 有活动性内出血和近期自发性颅内出血
  - 溶栓药物 —— 尿激酶、链激酶、重组组织型纤溶酶原激活剂
- 其他治疗 —— 肺动脉导管碎解和抽吸血栓等

肺血栓栓塞症
护理常规

护理评估
- 健康史 —— 病因，病史
- 身体状况 —— 症状、体征
- 辅助检查
  - 实验室检查 —— 血气分析
  - 心电图 —— 窦性心动过速
  - 下肢深静脉检查 —— 超声检查是最简便的方法
  - 影像学检查 —— 胸部X线、螺旋CT、磁共振成像（MRI）

护理问题
- 气体交换受损 —— 与肺血管阻塞所致通气/血流比例失调有关
- 焦虑 —— 与突发的严重呼吸困难、胸痛有关
- 有出血的危险 —— 与溶栓抗凝治疗有关

护理措施
- 一般护理
  - 休息与活动 —— 绝对卧床休息
  - 氧疗
  - 心理护理
- 病情观察 —— 密切观察患者呼吸、意识、循环功能状态和心电图的改变
- 用药护理
  - 溶栓药
    - 密切观察出血征象、监测血压
    - 溶栓治疗后每2～4小时测定PT或APTT
  - 抗凝药
    - 血小板计数<100X10⁹/L，停用肝素
    - 出血时给予维生素K拮抗
  - 遵医嘱服用华法林、定期测定INR
  - 不可自行服用阿司匹林及其他非处方药
  - 随身携带"服用抗凝药物"的标签
- 健康教育
  - 疾病预防指导
    - 卧床患者进行床上肢体活动
    - 利用机械作用促进下肢静脉血液回流
    - 遵医嘱使用抗凝制剂
  - 病情监测指导 —— 讲解DVT和PTE的表现

注：PTE 为肺血栓栓塞症

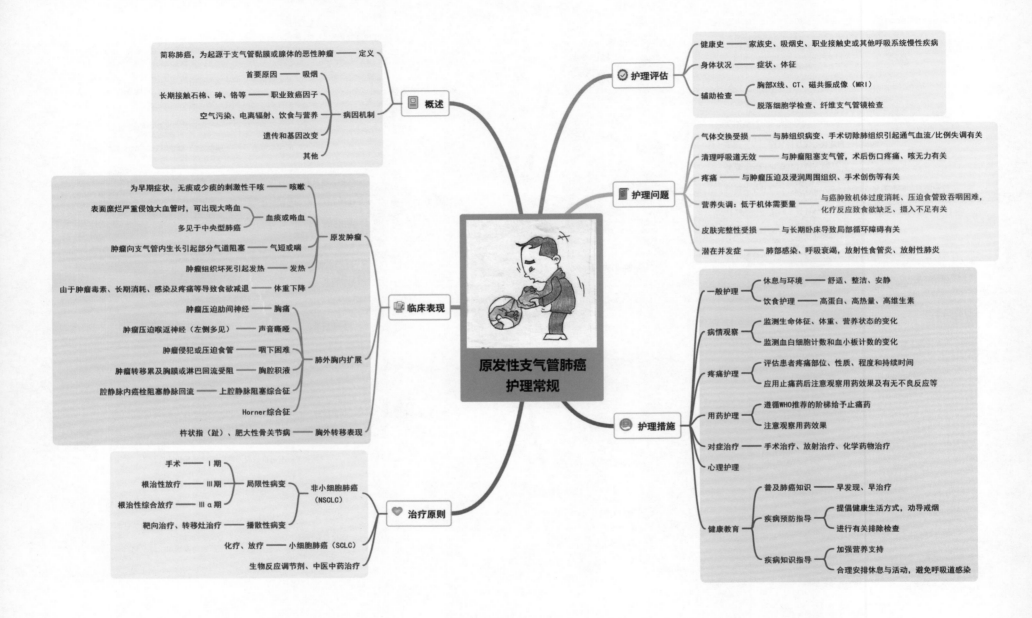

概述

定义 —— 简称肺癌，为起源于支气管黏膜或腺体的恶性肿瘤

病因机制
- 吸烟 —— 首要原因
- 职业致癌因子 —— 长期接触石棉、砷、铬等
- 空气污染、电离辐射、饮食与营养
- 遗传和基因改变
- 其他

临床表现

原发肿瘤
- 咳嗽 —— 为早期症状，无痰或少痰的刺激性干咳
- 血痰或咯血 —— 表面糜烂严重侵蚀大血管时，可出现大咯血；多见于中央型肺癌
- 气短或喘 —— 肿瘤向支气管内生长引起部分气道阻塞
- 发热 —— 肿瘤组织坏死引起发热
- 体重下降 —— 由于肿瘤毒素、长期消耗、感染及疼痛等导致食欲减退

肺外胸内扩展
- 胸痛 —— 肿瘤压迫肋间神经
- 声音嘶哑 —— 肿瘤压迫喉返神经（左侧多见）
- 咽下困难 —— 肿瘤侵犯或压迫食管
- 胸腔积液 —— 肿瘤转移累及胸膜或淋巴回流受阻
- 上腔静脉阻塞综合征 —— 腔静脉内癌栓阻塞静脉回流
- Horner综合征

胸外转移表现 —— 杵状指（趾）、肥大性骨关节病

治疗原则

非小细胞肺癌（NSCLC）
- 局限性病变
  - Ⅰ期 —— 手术
  - Ⅲ期 —— 根治性放疗
  - Ⅲa期 —— 根治性综合放疗
- 播散性病变 —— 靶向治疗、转移灶治疗

小细胞肺癌（SCLC） —— 化疗、放疗

生物反应调节剂、中医中药治疗

原发性支气管肺癌
护理常规

护理评估
- 健康史 —— 家族史、吸烟史、职业接触史或其他呼吸系统慢性疾病
- 身体状况 —— 症状、体征
- 辅助检查
  - 胸部X线、CT、磁共振成像（MRI）
  - 脱落细胞学检查、纤维支气管镜检查

护理问题
- 气体交换受损 —— 与肺组织病变、手术切除肺组织引起通气血流/比例失调有关
- 清理呼吸道无效 —— 与肿瘤阻塞支气管，术后伤口疼痛、咳无力有关
- 疼痛 —— 与肿瘤压迫及浸润周围组织、手术创伤等有关
- 营养失调：低于机体需要量 —— 与癌肿致机体过度消耗、压迫食管致吞咽困难、化疗反应致食欲缺乏、摄入不足有关
- 皮肤完整性受损 —— 与长期卧床导致局部循环障碍有关
- 潜在并发症 —— 肺部感染、呼吸衰竭，放射性食管炎、放射性肺炎

护理措施
- 一般护理
  - 休息与环境 —— 舒适、整洁、安静
  - 饮食护理 —— 高蛋白、高热量、高维生素
- 病情观察
  - 监测生命体征、体重、营养状态的变化
  - 监测血白细胞计数和血小板计数的变化
- 疼痛护理
  - 评估患者疼痛部位、性质、程度和持续时间
  - 应用止痛药后注意观察用药效果及有无不良反应等
- 用药护理
  - 遵循WHO推荐的阶梯给予止痛药
  - 注意观察用药效果
- 对症治疗 —— 手术治疗、放射治疗、化学药物治疗
- 心理护理
- 健康教育
  - 普及肺癌知识 —— 早发现、早治疗
  - 疾病预防指导
    - 提倡健康生活方式，劝导戒烟
    - 进行有关排除检查
  - 疾病知识指导
    - 加强营养支持
    - 合理安排休息与活动，避免呼吸道感染

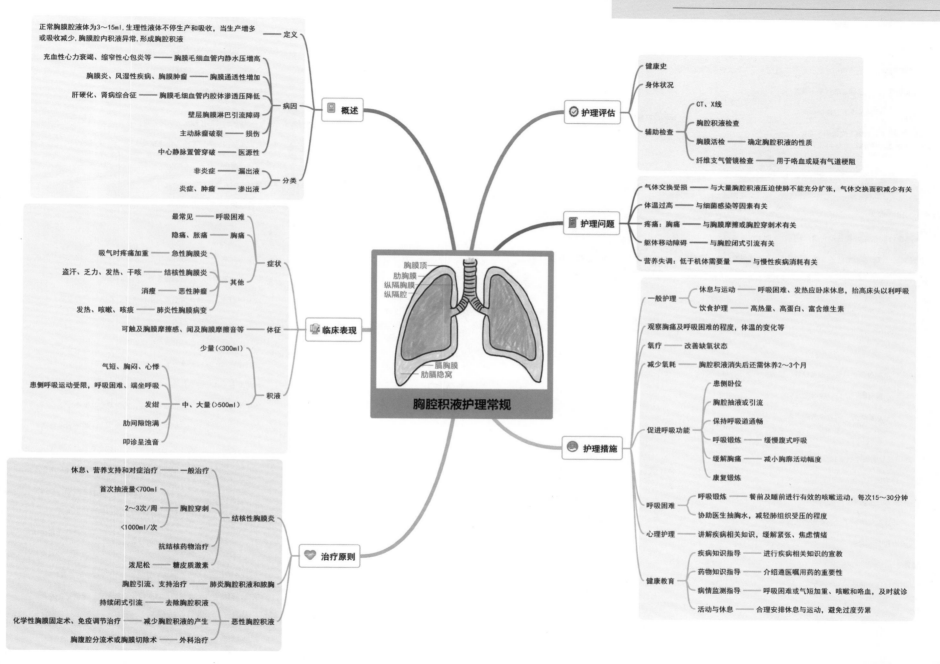

正常胸膜腔液体为3～15ml,生理性液体不停生产和吸收,当生产增多或吸收减少,胸膜腔内积液异常,形成胸腔积液 —— 定义

充血性心力衰竭、缩窄性心包炎等 —— 胸膜毛细血管内静水压增高

胸膜炎、风湿性疾病、胸膜肿瘤 —— 胸膜通透性增加

肝硬化、肾病综合征 —— 胸膜毛细血管内胶体渗透压降低

壁层胸膜淋巴引流障碍

主动脉瘤破裂 —— 损伤

中心静脉置管穿破 —— 医源性

病因

非炎症 —— 漏出液

炎症、肿瘤 —— 渗出液

分类

概述

最常见 —— 呼吸困难

隐痛、胀痛 —— 胸痛

吸气时疼痛加重 —— 急性胸膜炎

盗汗、乏力、发热、干咳 —— 结核性胸膜炎

消瘦 —— 恶性肿瘤

发热、咳嗽、咳痰 —— 肺炎性胸膜病变

其他

症状

可触及胸膜摩擦感、闻及胸膜摩擦音等 —— 体征

少量（<300ml）

气短、胸闷、心悸

患侧呼吸运动受限、呼吸困难、端坐呼吸

发绀 —— 中、大量（>500ml）

肋间隙饱满

叩诊呈浊音

积液

临床表现

胸膜顶
肋胸膜
纵隔胸膜
纵隔腔

膈胸膜
肋膈隐窝

胸腔积液护理常规

休息、营养支持和对症治疗 —— 一般治疗

首次抽液量<700ml

2～3次/周 —— 胸腔穿刺

<1000ml/次

抗结核药物治疗

泼尼松 —— 糖皮质激素

结核性胸膜炎

胸腔引流、支持治疗 —— 肺炎胸腔积液和脓胸

持续闭式引流 —— 去除胸腔积液

化学性胸膜固定术、免疫调节治疗 —— 减少胸腔积液的产生

胸腹腔分流术或胸膜切除术 —— 外科治疗

恶性胸腔积液

治疗原则

健康史

身体状况

CT、X线

胸腔积液检查

胸膜活检 —— 确定胸腔积液的性质

纤维支气管镜检查 —— 用于咯血或疑有气道梗阻

辅助检查

护理评估

气体交换受损 —— 与大量胸腔积液压迫使肺不能充分扩张,气体交换面积减少有关

体温过高 —— 与细菌感染等因素有关

疼痛:胸痛 —— 与胸膜摩擦或胸腔穿刺术有关

躯体移动障碍 —— 与胸腔闭式引流有关

营养失调:低于机体需要量 —— 与慢性疾病消耗有关

护理问题

休息与运动 —— 呼吸困难、发热应卧床休息,抬高床头以利呼吸

饮食护理 —— 高热量、高蛋白、富含维生素

一般护理

观察胸痛及呼吸困难的程度,体温的变化等

氧疗 —— 改善缺氧状态

减少氧耗 —— 胸腔积液消失后还需休养2～3个月

患侧卧位

胸腔抽液或引流

保持呼吸道通畅

呼吸锻炼 —— 缓慢腹式呼吸

缓解胸痛 —— 减小胸廓活动幅度

康复锻炼

促进呼吸功能

呼吸锻炼 —— 餐前及睡前进行有效的咳嗽运动,每次15～30分钟

协助医生抽胸水,减轻肺组织受压的程度

呼吸困难

心理护理 —— 讲解疾病相关知识,缓解紧张、焦虑情绪

疾病知识指导 —— 进行疾病相关知识的宣教

药物知识指导 —— 介绍遵医嘱用药的重要性

病情监测指导 —— 呼吸困难或气短加重、咳嗽和咯血,及时就诊

活动与休息 —— 合理安排休息与运动,避免过度劳累

健康教育

护理措施

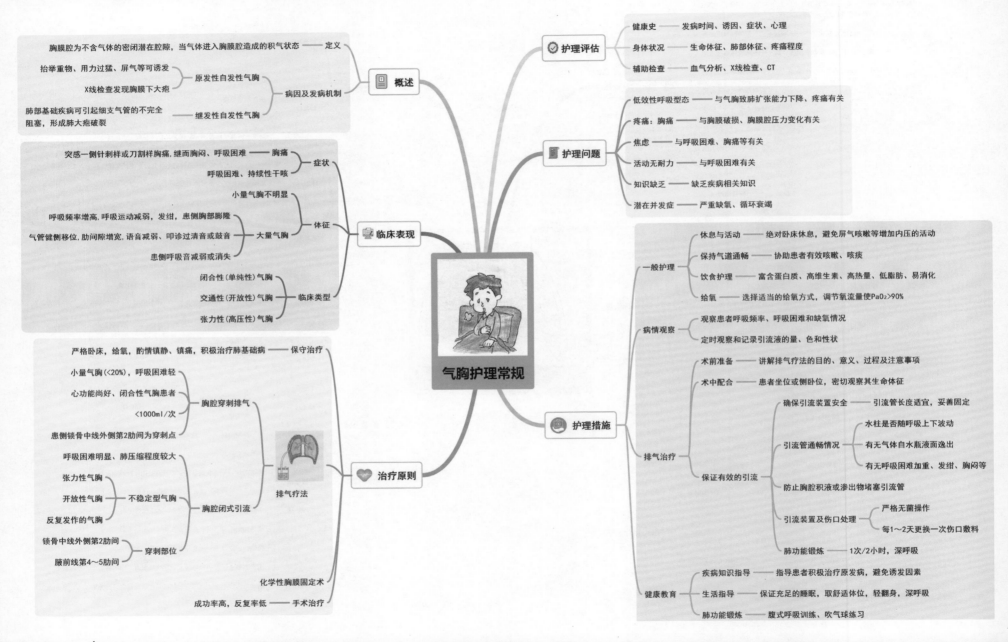

胸膜腔为不含气体的密闭潜在腔隙,当气体进入胸膜腔造成的积气状态 —— 定义

抬举重物、用力过猛、屏气等可诱发 —— 原发性自发性气胸

X线检查发现胸膜下大疱

肺部基础疾病可引起细支气管的不完全阻塞,形成肺大疱破裂 —— 继发性自发性气胸

病因及发病机制

概述

护理评估
- 健康史 —— 发病时间、诱因、症状、心理
- 身体状况 —— 生命体征、肺部体征、疼痛程度
- 辅助检查 —— 血气分析、X线检查、CT

突感一侧针刺样或刀割样胸痛,继而胸闷、呼吸困难 —— 胸痛

呼吸困难、持续性干咳

症状

小量气胸不明显

呼吸频率增高,呼吸运动减弱,发绀,患侧胸部膨隆

气管健侧移位,肋间隙增宽,语音减弱,叩诊过清音或鼓音

大量气胸

患侧呼吸音减弱或消失

体征

闭合性(单纯性)气胸

交通性(开放性)气胸

张力性(高压性)气胸

临床类型

临床表现

护理问题
- 低效性呼吸型态 —— 与气胸致肺扩张能力下降、疼痛有关
- 疼痛:胸痛 —— 与胸膜破损、胸膜腔压力变化有关
- 焦虑 —— 与呼吸困难、胸痛等有关
- 活动无耐力 —— 与呼吸困难有关
- 知识缺乏 —— 缺乏疾病相关知识
- 潜在并发症 —— 严重缺氧、循环衰竭

气胸护理常规

严格卧床,给氧,酌情镇静、镇痛,积极治疗肺基础病 —— 保守治疗

小量气胸(<20%),呼吸困难轻

心功能尚好、闭合性气胸患者

<1000ml/次

患侧锁骨中线外侧第2肋间为穿刺点

胸腔穿刺排气

呼吸困难明显、肺压缩程度较大

张力性气胸

开放性气胸

反复发作的气胸

不稳定型气胸

锁骨中线外侧第2肋间

腋前线第4～5肋间

穿刺部位

胸腔闭式引流

排气疗法

治疗原则

化学性胸膜固定术

成功率高,反复率低 —— 手术治疗

一般护理
- 休息与活动 —— 绝对卧床休息,避免屏气咳嗽等增加内压的活动
- 保持气道通畅 —— 协助患者有效咳嗽、咳痰
- 饮食护理 —— 富含蛋白质、高维生素、高热量、低脂肪、易消化
- 给氧 —— 选择适当的给氧方式,调节氧流量使PaO_2>90%

病情观察
- 观察患者呼吸频率、呼吸困难和缺氧情况
- 定时观察和记录引流液的量、色和性状

排气治疗
- 术前准备 —— 讲解排气疗法的目的、意义、过程及注意事项
- 术中配合 —— 患者坐位或侧卧位,密切观察其生命体征
- 确保引流装置安全 —— 引流管长度适宜,妥善固定
- 引流管通畅情况
  - 水柱是否随呼吸上下波动
  - 有无气体自水瓶液面逸出
  - 有无呼吸困难加重、发绀、胸闷等
- 保证有效的引流
- 防止胸腔积液或渗出物堵塞引流管
- 引流装置及伤口处理
  - 严格无菌操作
  - 每1～2天更换一次伤口敷料
- 肺功能锻炼 —— 1次/2小时,深呼吸

健康教育
- 疾病知识指导 —— 指导患者积极治疗原发病,避免诱发因素
- 生活指导 —— 保证充足的睡眠,取舒适体位,轻翻身,深呼吸
- 肺功能锻炼 —— 腹式呼吸训练、吹气球练习

护理措施

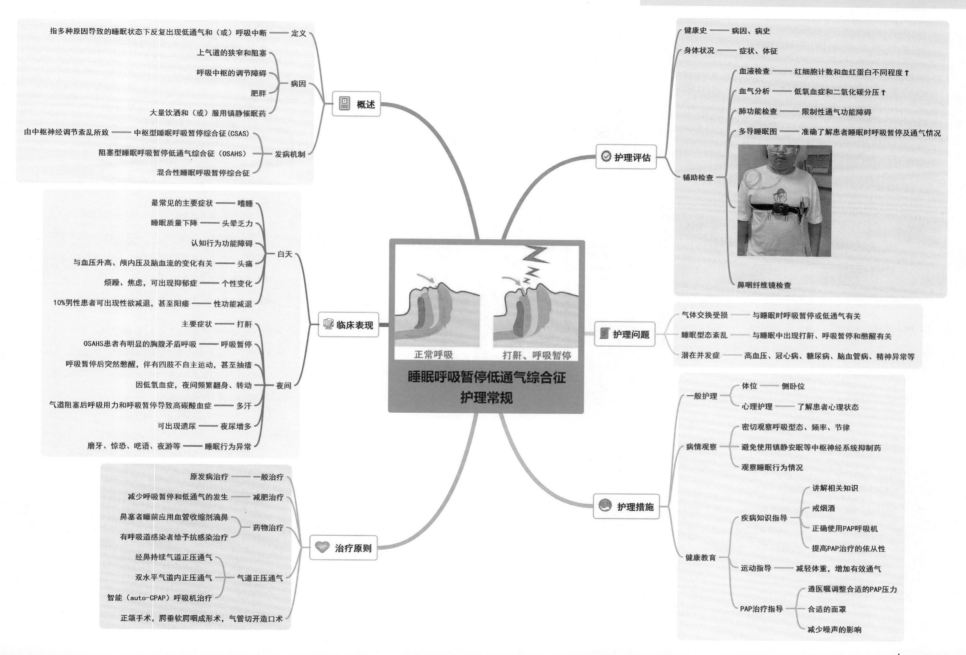

指多种原因导致的睡眠状态下反复出现低通气和（或）呼吸中断 —— 定义

上气道的狭窄和阻塞

呼吸中枢的调节障碍 —— 病因

肥胖

大量饮酒和（或）服用镇静催眠药

由中枢神经调节紊乱所致 —— 中枢型睡眠呼吸暂停综合征（CSAS）

阻塞型睡眠呼吸暂停低通气综合征（OSAHS） —— 发病机制

混合性睡眠呼吸暂停综合征

—— 概述

最常见的主要症状 —— 嗜睡

睡眠质量下降 —— 头晕乏力

认知行为功能障碍

与血压升高、颅内压及脑血流的变化有关 —— 头痛 —— 白天

烦躁、焦虑，可出现抑郁症 —— 个性变化

10%男性患者可出现性欲减退，甚至阳痿 —— 性功能减退

主要症状 —— 打鼾

OSAHS患者有明显的胸腹矛盾呼吸 —— 呼吸暂停

呼吸暂停后突然憋醒，伴有四肢不自主运动，甚至抽搐

因低氧血症，夜间频繁翻身、转动 —— 夜间

气道阻塞后呼吸用力和呼吸暂停导致高碳酸血症 —— 多汗

可出现遗尿 —— 夜尿增多

磨牙、惊恐、呓语、夜游等 —— 睡眠行为异常

—— 临床表现

原发病治疗 —— 一般治疗

减少呼吸暂停和低通气的发生 —— 减肥治疗

鼻塞者睡前应用血管收缩剂滴鼻 —— 药物治疗

有呼吸道感染者给予抗感染治疗

经鼻持续气道正压通气

双水平气道内正压通气 —— 气道正压通气

智能（auto-CPAP）呼吸机治疗

正颌手术，腭垂软腭咽成形术，气管切开造口术

—— 治疗原则

睡眠呼吸暂停低通气综合征护理常规

正常呼吸　　打鼾、呼吸暂停

健康史 —— 病因、病史

身体状况 —— 症状、体征

血液检查 —— 红细胞计数和血红蛋白不同程度↑

血气分析 —— 低氧血症和二氧化碳分压↑

肺功能检查 —— 限制性通气功能障碍

多导睡眠图 —— 准确了解患者睡眠时呼吸暂停及通气情况 —— 辅助检查

鼻咽纤维镜检查

—— 护理评估

气体交换受损 —— 与睡眠时呼吸暂停或低通气有关

睡眠型态紊乱 —— 与睡眠中出现打鼾、呼吸暂停和憋醒有关

潜在并发症 —— 高血压、冠心病、糖尿病、脑血管病、精神异常等

—— 护理问题

体位 —— 侧卧位 —— 一般护理

心理护理 —— 了解患者心理状态

密切观察呼吸型态、频率、节律

避免使用镇静安眠等中枢神经系统抑制药 —— 病情观察

观察睡眠行为情况

讲解相关知识

戒烟酒

正确使用PAP呼吸机 —— 疾病知识指导

提高PAP治疗的依从性 —— 健康教育

运动指导 —— 减轻体重，增加有效通气

遵医嘱调整合适的PAP压力

合适的面罩 —— PAP治疗指导

减少噪声的影响

—— 护理措施

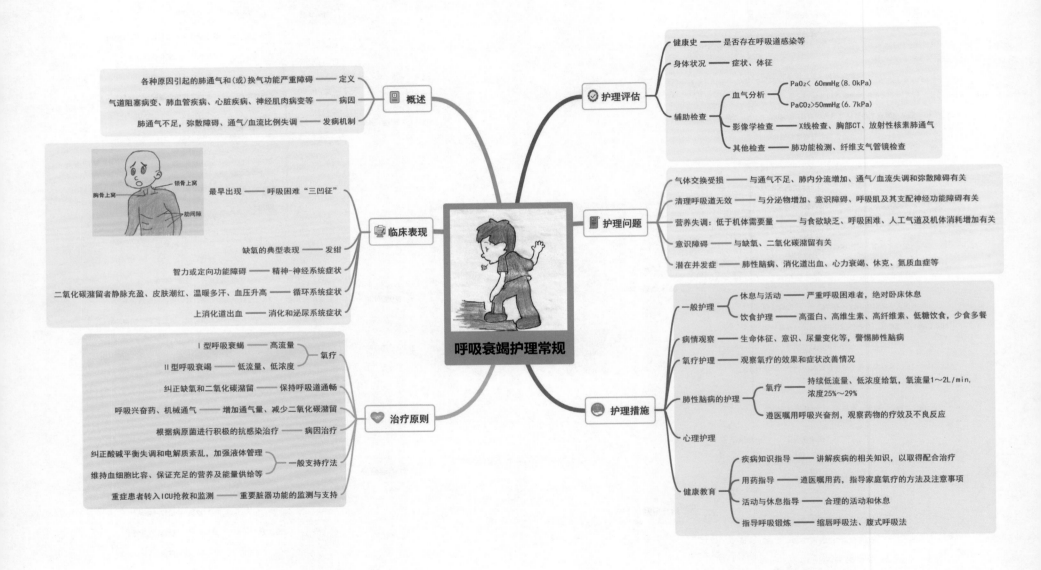

概述
- 各种原因引起的肺通气和(或)换气功能严重障碍 —— 定义
- 气道阻塞病变、肺血管疾病、心脏疾病、神经肌肉病变等 —— 病因
- 肺通气不足、弥散障碍、通气/血流比例失调 —— 发病机制

临床表现
- 最早出现 —— 呼吸困难 "三凹征"
- 缺氧的典型表现 —— 发绀
- 智力或定向功能障碍 —— 精神-神经系统症状
- 二氧化碳潴留者静脉充盈、皮肤潮红、温暖多汗、血压升高 —— 循环系统症状
- 上消化道出血 —— 消化和泌尿系统症状

（图中标注：锁骨上窝、胸骨上窝、肋间隙）

治疗原则
- 氧疗
  - I 型呼吸衰竭 —— 高流量
  - II 型呼吸衰竭 —— 低流量、低浓度
- 纠正缺氧和二氧化碳潴留 —— 保持呼吸道通畅
- 呼吸兴奋药、机械通气 —— 增加通气量、减少二氧化碳潴留
- 根据病原菌进行积极的抗感染治疗 —— 病因治疗
- 一般支持疗法
  - 纠正酸碱平衡失调和电解质紊乱，加强液体管理
  - 维持血细胞比容、保证充足的营养及能量供给等
- 重症患者转入ICU抢救和监测 —— 重要脏器功能的监测与支持

呼吸衰竭护理常规

护理评估
- 健康史 —— 是否存在呼吸道感染等
- 身体状况 —— 症状、体征
- 辅助检查
  - 血气分析
    - $PaO_2 < 60mmHg(8.0kPa)$
    - $PaCO_2 > 50mmHg(6.7kPa)$
  - 影像学检查 —— X线检查、胸部CT、放射性核素肺通气
  - 其他检查 —— 肺功能检测、纤维支气管镜检查

护理问题
- 气体交换受损 —— 与通气不足、肺内分流增加、通气/血流失调和弥散障碍有关
- 清理呼吸道无效 —— 与分泌物增加、意识障碍、呼吸肌及其支配神经功能障碍有关
- 营养失调：低于机体需要量 —— 与食欲缺乏、呼吸困难、人工气道及机体消耗增加有关
- 意识障碍 —— 与缺氧、二氧化碳潴留有关
- 潜在并发症 —— 肺性脑病、消化道出血、心力衰竭、休克、氮质血症等

护理措施
- 一般护理
  - 休息与活动 —— 严重呼吸困难者，绝对卧床休息
  - 饮食护理 —— 高蛋白、高维生素、高纤维素、低糖饮食，少食多餐
- 病情观察 —— 生命体征、意识、尿量变化等，警惕肺性脑病
- 氧疗护理 —— 观察氧疗的效果和症状改善情况
- 肺性脑病的护理
  - 氧疗 —— 持续低流量、低浓度给氧，氧流量1～2L/min，浓度25%～29%
  - 遵医嘱用呼吸兴奋剂，观察药物的疗效及不良反应
- 心理护理
- 健康教育
  - 疾病知识指导 —— 讲解疾病的相关知识，以取得配合治疗
  - 用药指导 —— 遵医嘱用药，指导家庭氧疗的方法及注意事项
  - 活动与休息指导 —— 合理的活动和休息
  - 指导呼吸锻炼 —— 缩唇呼吸法、腹式呼吸法

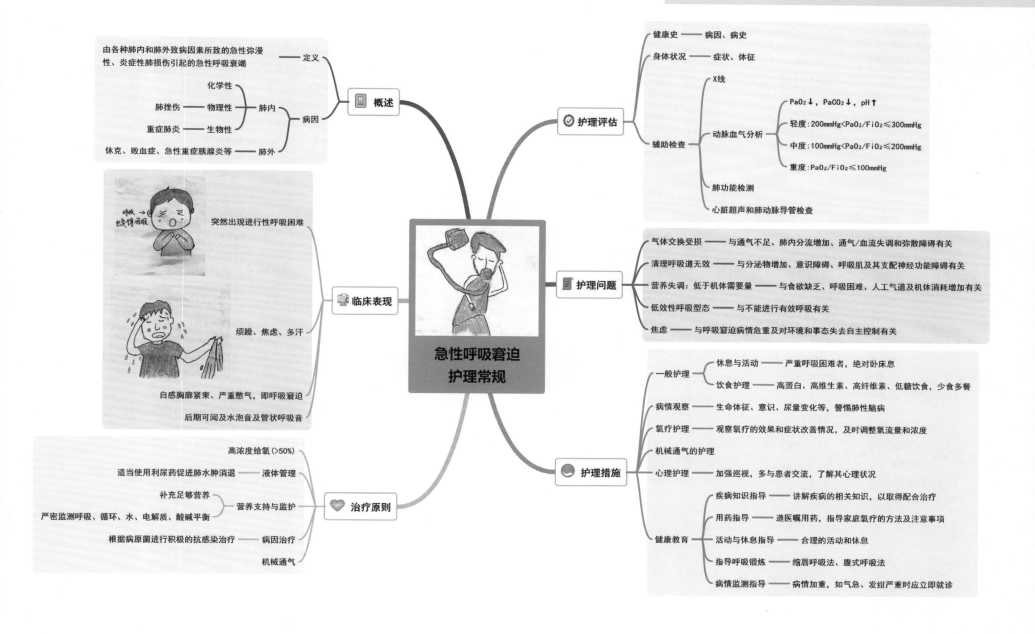

由各种肺内和肺外致病因素所致的急性弥漫性、炎症性肺损伤引起的急性呼吸衰竭 —— 定义

化学性

肺挫伤 —— 物理性 —— 肺内

重症肺炎 —— 生物性 —— 病因

休克、败血症、急性重症胰腺炎等 —— 肺外

📖 概述

✓ 护理评估

健康史 —— 病因、病史

身体状况 —— 症状、体征

X线

辅助检查

动脉血气分析

$PaO_2\downarrow$、$PaCO_2\downarrow$、$pH\uparrow$

轻度：$200mmHg<PaO_2/FiO_2\leq300mmHg$

中度：$100mmHg<PaO_2/FiO_2\leq200mmHg$

重度：$PaO_2/FiO_2\leq100mmHg$

肺功能检测

心脏超声和肺动脉导管检查

突然出现进行性呼吸困难

烦躁、焦虑、多汗

自感胸廓紧束、严重憋气，即呼吸窘迫

后期可闻及水泡音及管状呼吸音

🖥 临床表现

急性呼吸窘迫护理常规

📋 护理问题

气体交换受损 —— 与通气不足、肺内分流增加、通气/血流失调和弥散障碍有关

清理呼吸道无效 —— 与分泌物增加、意识障碍、呼吸肌及其支配神经功能障碍有关

营养失调：低于机体需要量 —— 与食欲缺乏、呼吸困难、人工气道及机体消耗增加有关

低效性呼吸型态 —— 与不能进行有效呼吸有关

焦虑 —— 与呼吸窘迫病情危重及对环境和事态失去自主控制有关

高浓度给氧(>50%)

适当使用利尿药促进肺水肿消退 —— 液体管理

补充足够营养

严密监测呼吸、循环、水、电解质、酸碱平衡 —— 营养支持与监护

根据病原菌进行积极的抗感染治疗 —— 病因治疗

机械通气

❤ 治疗原则

🛠 护理措施

一般护理

休息与活动 —— 严重呼吸困难者，绝对卧床休息

饮食护理 —— 高蛋白、高维生素、高纤维素、低糖饮食，少食多餐

病情观察 —— 生命体征、意识、尿量变化等，警惕肺性脑病

氧疗护理 —— 观察氧疗的效果和症状改善情况，及时调整氧流量和浓度

机械通气的护理

心理护理 —— 加强巡视，多与患者交流，了解其心理状况

健康教育

疾病知识指导 —— 讲解疾病的相关知识，以取得配合治疗

用药指导 —— 遵医嘱用药，指导家庭氧疗的方法及注意事项

活动与休息指导 —— 合理的活动和休息

指导呼吸锻炼 —— 缩唇呼吸法、腹式呼吸法

病情监测指导 —— 病情加重，如气急、发绀严重时应立即就诊

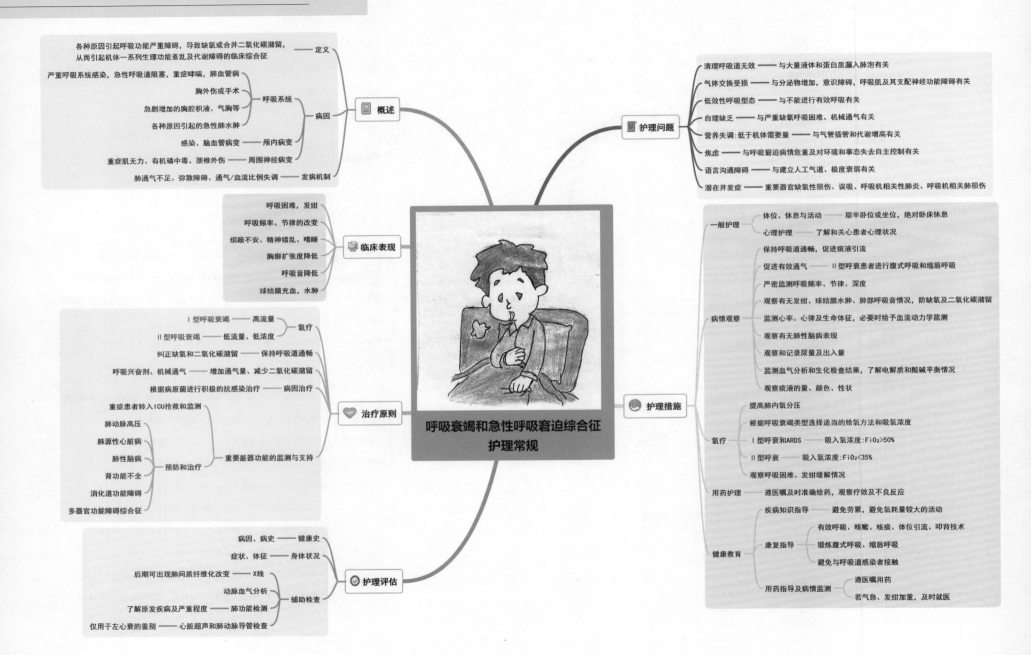

概述

定义 —— 各种原因引起呼吸功能严重障碍, 导致缺氧或合并二氧化碳潴留, 从而引起机体一系列生理功能紊乱及代谢障碍的临床综合征

病因

呼吸系统 —— 严重呼吸系感染, 急性呼吸道阻塞, 重症哮喘, 肺血管病
胸外伤或手术
急剧增加的胸腔积液、气胸等
各种原因引起的急性肺水肿

颅内病变 —— 感染、脑血管病变

周围神经病变 —— 重症肌无力、有机磷中毒、颈椎外伤

发病机制 —— 肺通气不足、弥散障碍、通气/血流比例失调

临床表现
呼吸困难, 发绀
呼吸频率、节律的改变
烦躁不安、精神错乱、嗜睡
胸廓扩张度降低
呼吸音降低
球结膜充血, 水肿

治疗原则

氧疗 —— I 型呼吸衰竭 —— 高流量
II 型呼吸衰竭 —— 低流量、低浓度
纠正缺氧和二氧化碳潴留 —— 保持呼吸道通畅
呼吸兴奋剂、机械通气 —— 增加通气量、减少二氧化碳潴留
病因治疗 —— 根据病原菌进行积极的抗感染治疗
重症患者转入ICU抢救和监测

预防和治疗
肺动脉高压
肺源性心脏病
肺性脑病
肾功能不全
消化道功能障碍
多器官功能障碍综合征
重要脏器功能的监测与支持

护理评估
健康史 —— 病因、病史
身体状况 —— 症状、体征
辅助检查
X线 —— 后期可出现肺间质纤维化改变
动脉血气分析
肺功能检测 —— 了解原发疾病及严重程度
心脏超声和肺动脉导管检查 —— 仅用于左心衰的鉴别

呼吸衰竭和急性呼吸窘迫综合征护理常规

护理问题
清理呼吸道无效 —— 与大量液体和蛋白质漏入肺泡有关
气体交换受损 —— 与分泌物增加, 意识障碍, 呼吸肌及其支配神经功能障碍有关
低效性呼吸型态 —— 与不能进行有效呼吸有关
自理缺乏 —— 与严重缺氧呼吸困难、机械通气有关
营养失调:低于机体需要量 —— 与气管插管和代谢增高有关
焦虑 —— 与呼吸窘迫病情危重及对环境和事态失去自主控制有关
语言沟通障碍 —— 与建立人工气道、极度衰弱有关
潜在并发症 —— 重要器官缺氧性损伤、误吸、呼吸机相关性肺炎、呼吸机相关肺损伤

护理措施

一般护理
体位、休息与活动 —— 取半卧位或坐位, 绝对卧床休息
心理护理 —— 了解和关心患者心理状况

病情观察
保持呼吸道通畅, 促进痰液引流
促进有效通气 —— II型呼衰患者进行腹式呼吸和缩唇呼吸
严密监测呼吸频率、节律、深度
观察有无发绀、球结膜水肿、肺部呼吸音情况, 防缺氧及二氧化碳潴留
监测心率、心律及生命体征, 必要时给予血流动力学监测
观察有无肺性脑病表现
观察和记录尿量及出入量
监测血气分析和生化检查结果, 了解电解质和酸碱平衡情况
观察痰液的量、颜色、性状

氧疗
提高肺内氧分压
根据呼吸衰竭类型选择适当的给氧方法和吸氧浓度
I型呼衰和ARDS —— 吸入氧浓度:FiO₂>50%
II型呼衰 —— 吸入氧浓度:FiO₂<35%
观察呼吸困难、发绀缓解情况

用药护理 —— 遵医嘱及时准确给药, 观察疗效及不良反应

健康教育
疾病知识指导 —— 避免劳累, 避免氧耗量较大的活动
康复指导
有效呼吸、咳嗽、咳痰、体位引流、叩背技术
锻炼腹式呼吸、缩唇呼吸
避免与呼吸道感染者接触
用药指导及病情监测
遵医嘱用药
若气急、发绀加重, 及时就医

第 3 章　儿科护理常规

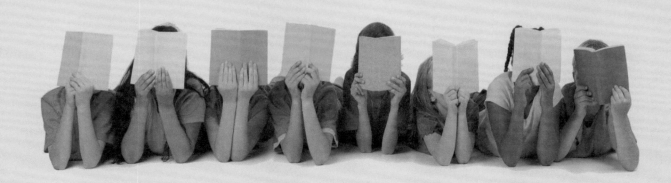

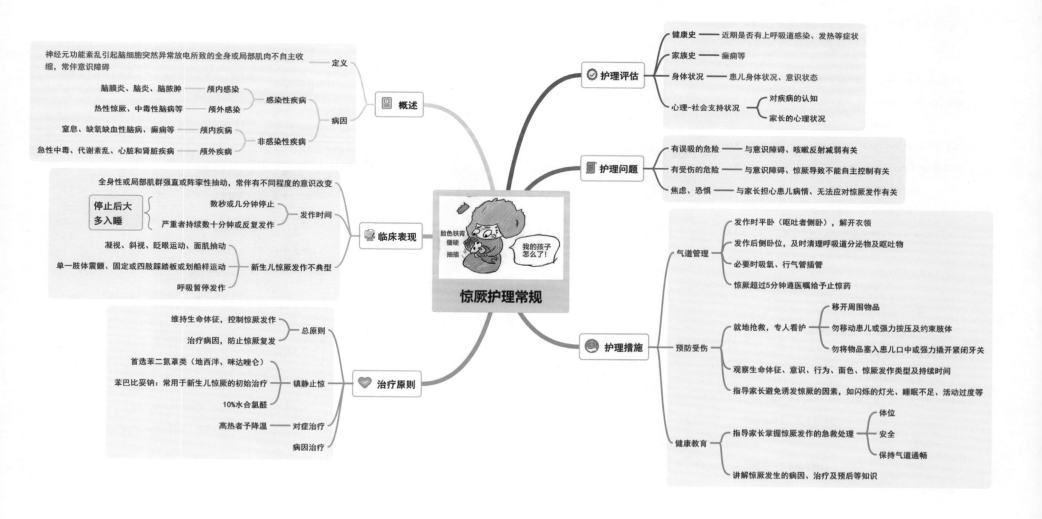

神经元功能紊乱引起脑细胞突然异常放电所致的全身或局部肌肉不自主收缩，常伴意识障碍 —— 定义

脑膜炎、脑炎、脑脓肿 —— 颅内感染
热性惊厥、中毒性脑病等 —— 颅外感染 —— 感染性疾病
窒息、缺氧缺血性脑病、癫痫等 —— 颅内疾病
急性中毒、代谢紊乱、心脏和肾脏疾病 —— 颅外疾病 —— 非感染性疾病
—— 病因

概述

全身性或局部肌群强直或阵挛性抽动，常伴有不同程度的意识改变

停止后大多入睡

数秒或几分钟停止
严重者持续数十分钟或反复发作 —— 发作时间

凝视、斜视、眨眼运动、面肌抽动
单一肢体震颤、固定或四肢踩踏板或划船样运动 —— 新生儿惊厥发作不典型
呼吸暂停发作

临床表现

维持生命体征，控制惊厥发作
治疗病因，防止惊厥复发 —— 总原则

首选苯二氮䓬类（地西泮、咪达唑仑）
苯巴比妥钠：常用于新生儿惊厥的初始治疗 —— 镇静止惊
10%水合氯醛

高热者予降温 —— 对症治疗
病因治疗

治疗原则

惊厥护理常规

脸色铁青
僵硬
抽搐

我的孩子怎么了！

健康史 —— 近期是否有上呼吸道感染、发热等症状
家族史 —— 癫痫等
身体状况 —— 患儿身体状况、意识状态
心理-社会支持状况 —— 对疾病的认知
家长的心理状况

护理评估

有误吸的危险 —— 与意识障碍、咳嗽反射减弱有关
有受伤的危险 —— 与意识障碍、惊厥导致不能自主控制有关
焦虑、恐惧 —— 与家长担心患儿病情、无法应对惊厥发作有关

护理问题

发作时平卧（呕吐者侧卧），解开衣领
发作后侧卧位，及时清理呼吸道分泌物及呕吐物
必要时吸氧、行气管插管 —— 气道管理
惊厥超过5分钟遵医嘱给予止惊药

移开周围物品
就地抢救，专人看护 —— 勿移动患儿或强力按压及约束肢体
勿将物品塞入患儿口中或强力撬开紧闭牙关
观察生命体征、意识、行为、面色、惊厥发作类型及持续时间 —— 预防受伤
指导家长避免诱发惊厥的因素，如闪烁的灯光、睡眠不足、活动过度等

体位
指导家长掌握惊厥发作的急救处理 —— 安全
保持气道通畅
讲解惊厥发生的病因、治疗及预后等知识 —— 健康教育

护理措施

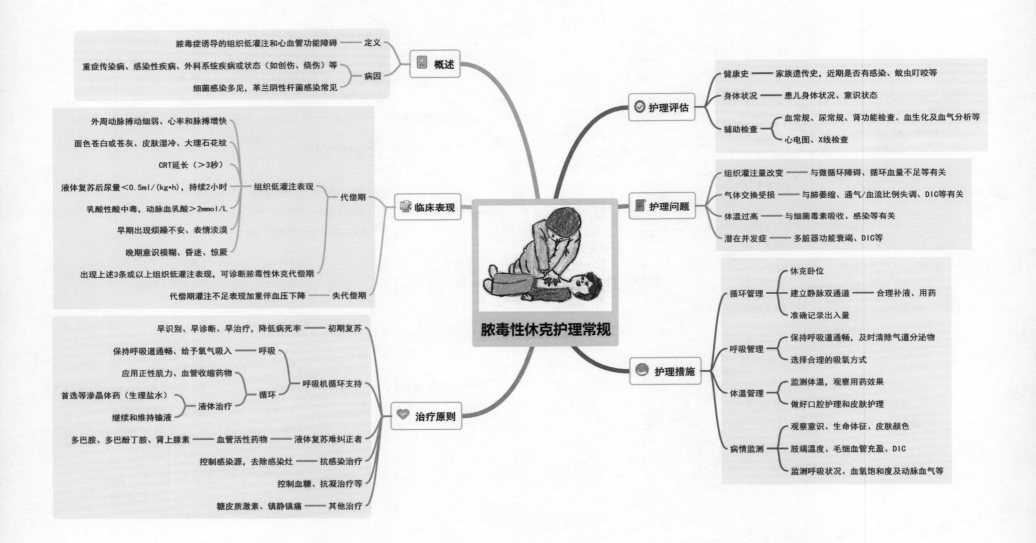

脓毒症诱导的组织低灌注和心血管功能障碍 —— 定义

—— 概述

重症传染病、感染性疾病、外科系统疾病或状态（如创伤、烧伤）等 —— 病因

细菌感染多见，革兰阴性杆菌感染常见

健康史 —— 家族遗传史，近期是否有感染、蚊虫叮咬等

—— 护理评估

身体状况 —— 患儿身体状况、意识状态

辅助检查 —— 血常规、尿常规、肾功能检查、血生化及血气分析等

心电图、X线检查

外周动脉搏动细弱、心率和脉搏增快

面色苍白或苍灰、皮肤湿冷、大理石花纹

CRT延长（＞3秒）

液体复苏后尿量＜0.5ml/（kg·h），持续2小时 —— 组织低灌注表现

—— 代偿期

乳酸性酸中毒，动脉血乳酸＞2mmol/L

早期出现烦躁不安、表情淡漠

晚期意识模糊、昏迷、惊厥

出现上述3条或以上组织低灌注表现，可诊断脓毒性休克代偿期

代偿期灌注不足表现加重伴血压下降 —— 失代偿期

—— 临床表现

脓毒性休克护理常规

组织灌注量改变 —— 与微循环障碍、循环血量不足等有关

—— 护理问题

气体交换受损 —— 与肺萎缩、通气/血流比例失调、DIC等有关

体温过高 —— 与细菌毒素吸收、感染等有关

潜在并发症 —— 多脏器功能衰竭、DIC等

早识别、早诊断、早治疗，降低病死率 —— 初期复苏

保持呼吸道通畅、给予氧气吸入 —— 呼吸

—— 治疗原则

应用正性肌力、血管收缩药物

首选等渗晶体药（生理盐水） —— 液体治疗 循环 呼吸机循环支持

继续和维持输液

多巴胺、多巴酚丁胺、肾上腺素 —— 血管活性药物 —— 液体复苏难纠正者

控制感染源，去除感染灶 —— 抗感染治疗

控制血糖、抗凝治疗等

糖皮质激素、镇静镇痛 —— 其他治疗

休克卧位

循环管理 建立静脉双通道 —— 合理补液、用药

准确记录出入量

保持呼吸道通畅，及时清除气道分泌物

呼吸管理

选择合理的吸氧方式

—— 护理措施

监测体温，观察用药效果

体温管理

做好口腔护理和皮肤护理

观察意识、生命体征、皮肤颜色

病情监测 肢端温度、毛细血管充盈、DIC

监测呼吸状况、血氧饱和度及动脉血气等

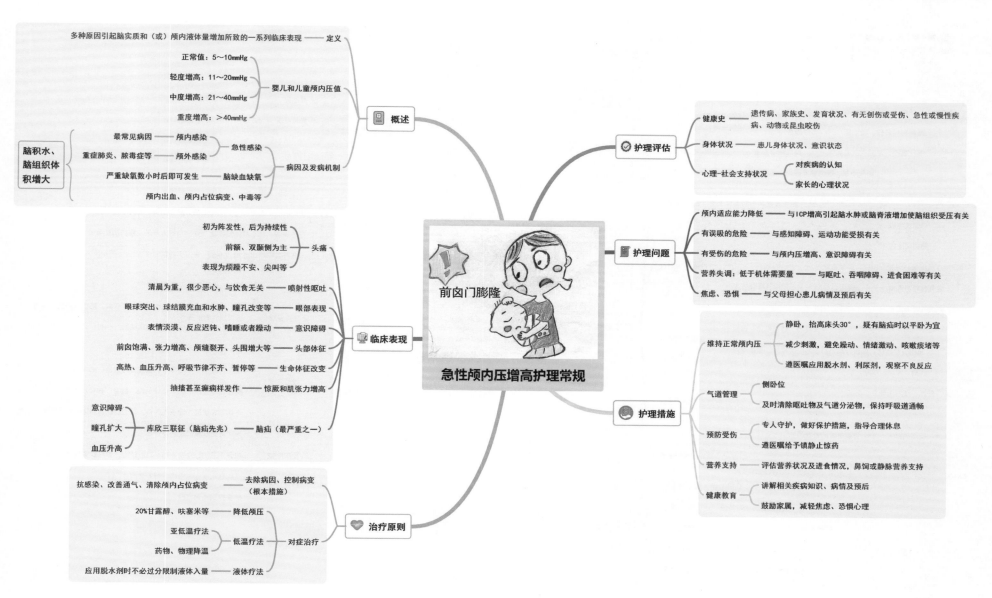

多种原因引起脑实质和（或）颅内液体量增加所致的一系列临床表现 —— 定义

正常值：5～10mmHg

轻度增高：11～20mmHg

中度增高：21～40mmHg —— 婴儿和儿童颅内压值

重度增高：＞40mmHg

📖 概述

脑积水、脑组织体积增大

最常见病因 —— 颅内感染

重症肺炎、脓毒症等 —— 颅外感染 —— 急性感染

严重缺氧数小时后即可发生 —— 脑缺血缺氧 —— 病因及发病机制

颅内出血、颅内占位病变、中毒等

初为阵发性，后为持续性

前额、双颞侧为主 —— 头痛

表现为烦躁不安、尖叫等

清晨为重，很少恶心，与饮食无关 —— 喷射性呕吐

眼球突出、球结膜充血和水肿、瞳孔改变等 —— 眼部表现

表情淡漠、反应迟钝、嗜睡或者躁动 —— 意识障碍

前囟饱满、张力增高、颅缝裂开、头围增大等 —— 头部体征

高热、血压升高、呼吸节律不齐、暂停等 —— 生命体征改变

抽搐甚至癫痫样发作 —— 惊厥和肌张力增高

🖥 临床表现

意识障碍
瞳孔扩大 —— 库欣三联征（脑疝先兆）—— 脑疝（最严重之一）
血压升高

抗感染、改善通气、清除颅内占位病变 —— 去除病因、控制病变（根本措施）

20%甘露醇、呋塞米等 —— 降低颅压

亚低温疗法
药物、物理降温 —— 低温疗法 —— 对症治疗

应用脱水剂时不必过分限制液体入量 —— 液体疗法

♥ 治疗原则

前囟门膨隆

急性颅内压增高护理常规

✓ 护理评估

健康史 —— 遗传病、家族史、发育状况、有无创伤或受伤、急性或慢性疾病、动物或昆虫咬伤

身体状况 —— 患儿身体状况、意识状态

心理-社会支持状况 —— 对疾病的认知
家长的心理状况

📋 护理问题

颅内适应能力降低 —— 与ICP增高引起脑水肿或脑脊液增加使脑组织受压有关

有误吸的危险 —— 与感知障碍、运动功能受损有关

有受伤的危险 —— 与颅内压增高、意识障碍有关

营养失调：低于机体需要量 —— 与呕吐、吞咽障碍、进食困难等有关

焦虑、恐惧 —— 与父母担心患儿病情及预后有关

🖥 护理措施

维持正常颅内压 —— 静卧，抬高床头30°，疑有脑疝时以平卧为宜
减少刺激，避免躁动、情绪激动、咳嗽痰堵等
遵医嘱应用脱水剂、利尿剂，观察不良反应

气道管理 —— 侧卧位
及时清除呕吐物及气道分泌物，保持呼吸道通畅

预防受伤 —— 专人守护，做好保护措施，指导合理休息
遵医嘱给予镇静止惊药

营养支持 —— 评估营养状况及进食情况，鼻饲或静脉营养支持

健康教育 —— 讲解相关疾病知识、病情及预后
鼓励家属，减轻焦虑、恐惧心理

注：ICP 为颅内压

53

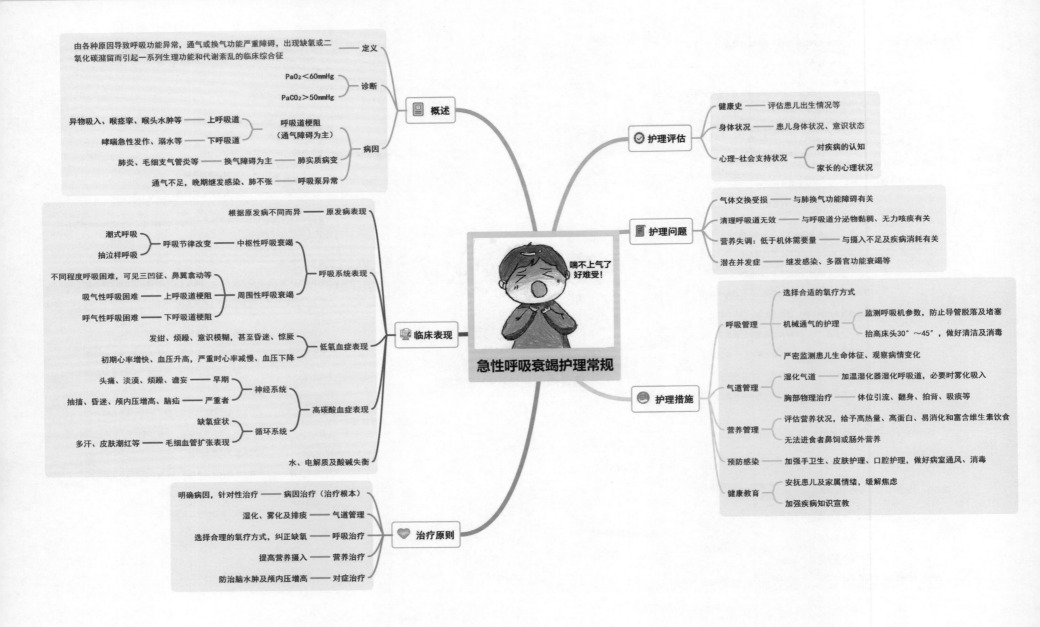

由各种原因导致呼吸功能异常，通气或换气功能严重障碍，出现缺氧或二氧化碳潴留而引起一系列生理功能和代谢紊乱的临床综合征 —— 定义

$PaO_2 < 60mmHg$
$PaCO_2 > 50mmHg$
—— 诊断

异物吸入、喉痉挛、喉头水肿等 —— 上呼吸道
哮喘急性发作、溺水等 —— 下呼吸道
—— 呼吸道梗阻（通气障碍为主）

肺炎、毛细支气管炎等 —— 换气障碍为主 —— 肺实质病变

通气不足、晚期继发感染、肺不张 —— 呼吸泵异常

—— 病因

概述

根据原发病不同而异 —— 原发病表现

潮式呼吸
抽泣样呼吸
—— 呼吸节律改变 —— 中枢性呼吸衰竭

不同程度呼吸困难，可见三凹征、鼻翼煽动等
吸气性呼吸困难 —— 上呼吸道梗阻
呼气性呼吸困难 —— 下呼吸道梗阻
—— 周围性呼吸衰竭
—— 呼吸系统表现

发绀、烦躁、意识模糊，甚至昏迷、惊厥 —— 低氧血症表现
初期心率增快、血压升高，严重时心率减慢、血压下降

头痛、淡漠、烦躁、谵妄 —— 早期
抽搐、昏迷、颅内压增高、脑疝 —— 严重者
—— 神经系统
—— 高碳酸血症表现

缺氧症状 —— 循环系统

多汗、皮肤潮红等 —— 毛细血管扩张表现

水、电解质及酸碱失衡

临床表现

急性呼吸衰竭护理常规

喘不上气了好难受！

护理评估

健康史 —— 评估患儿出生情况等
身体状况 —— 患儿身体状况、意识状态
心理-社会支持状况 —— 对疾病的认知 / 家长的心理状况

护理问题

气体交换受损 —— 与肺换气功能障碍有关
清理呼吸道无效 —— 与呼吸道分泌物黏稠、无力咳痰有关
营养失调：低于机体需要量 —— 与摄入不足及疾病消耗有关
潜在并发症 —— 继发感染、多器官功能衰竭等

护理措施

呼吸管理
选择合适的氧疗方式
机械通气的护理 —— 监测呼吸机参数，防止导管脱落及堵塞 / 抬高床头30°～45°，做好清洁及消毒
严密监测患儿生命体征、观察病情变化

气道管理
湿化气道 —— 加温湿化器湿化呼吸道，必要时雾化吸入
胸部物理治疗 —— 体位引流、翻身、拍背、吸痰等

营养管理
评估营养状况，给予高热量、高蛋白、易消化和富含维生素饮食
无法进食者鼻饲或肠外营养

预防感染 —— 加强手卫生、皮肤护理、口腔护理，做好病室通风、消毒

健康教育
安抚患儿及家属情绪，缓解焦虑
加强疾病知识宣教

治疗原则

明确病因，针对性治疗 —— 病因治疗（治疗根本）
湿化、雾化及排痰 —— 气道管理
选择合理的氧疗方式，纠正缺氧 —— 呼吸治疗
提高营养摄入 —— 营养治疗
防治脑水肿及颅内压增高 —— 对症治疗

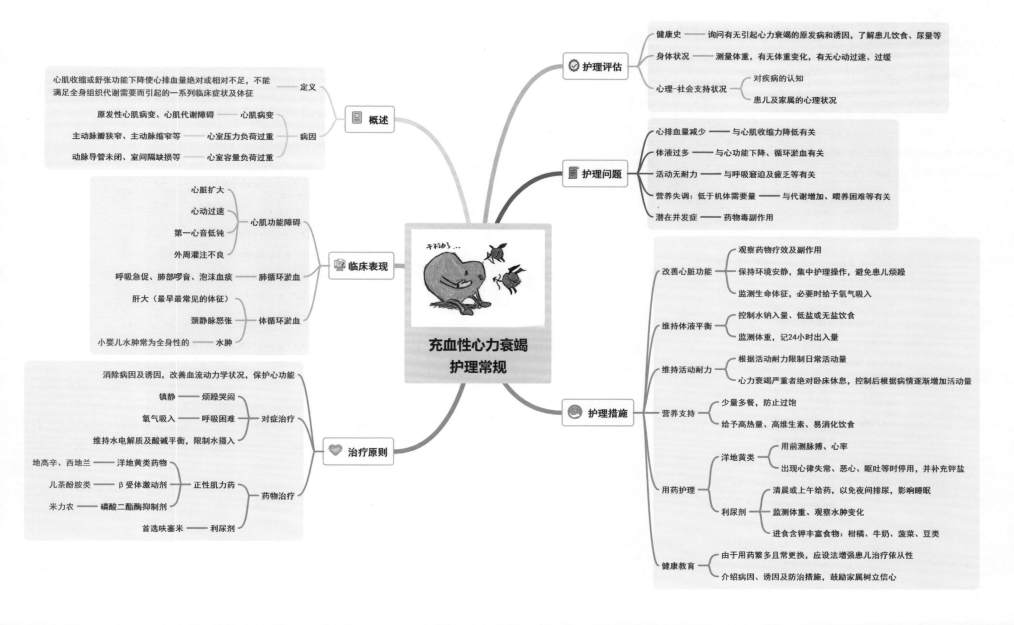

充血性心力衰竭护理常规

概述

定义 —— 心肌收缩或舒张功能下降使心排血量绝对或相对不足，不能满足全身组织代谢需要而引起的一系列临床症状及体征

病因
- 心肌病变 —— 原发性心肌病变、心肌代谢障碍
- 心室压力负荷过重 —— 主动脉瓣狭窄、主动脉缩窄等
- 心室容量负荷过重 —— 动脉导管未闭、室间隔缺损等

临床表现

心肌功能障碍
- 心脏扩大
- 心动过速
- 第一心音低钝
- 外周灌注不良

肺循环淤血 —— 呼吸急促、肺部啰音、泡沫血痰

体循环淤血
- 肝大（最早最常见的体征）
- 颈静脉怒张

水肿 —— 小婴儿水肿常为全身性的

治疗原则

消除病因及诱因，改善血流动力学状况，保护心功能

对症治疗
- 镇静 —— 烦躁哭闹
- 氧气吸入 —— 呼吸困难
- 维持水电解质及酸碱平衡，限制水摄入

药物治疗
- 洋地黄类药物 —— 地高辛、西地兰
- 正性肌力药
  - β 受体激动剂 —— 儿茶酚胺类
  - 磷酸二酯酶抑制剂 —— 米力农
- 利尿剂 —— 首选呋塞米

护理评估

健康史 —— 询问有无引起心力衰竭的原发病和诱因，了解患儿饮食、尿量等

身体状况 —— 测量体重，有无体重变化，有无心动过速、过缓

心理-社会支持状况
- 对疾病的认知
- 患儿及家属的心理状况

护理问题

- 心排血量减少 —— 与心肌收缩力降低有关
- 体液过多 —— 与心功能下降、循环淤血有关
- 活动无耐力 —— 与呼吸窘迫及疲乏等有关
- 营养失调：低于机体需要量 —— 与代谢增加、喂养困难等有关
- 潜在并发症 —— 药物毒副作用

护理措施

改善心脏功能
- 观察药物疗效及副作用
- 保持环境安静，集中护理操作，避免患儿烦躁
- 监测生命体征，必要时给予氧气吸入

维持体液平衡
- 控制水钠入量、低盐或无盐饮食
- 监测体重，记24小时出入量

维持活动耐力
- 根据活动耐力限制日常活动量
- 心力衰竭严重者绝对卧床休息，控制后根据病情逐渐增加活动量

营养支持
- 少量多餐，防止过饱
- 给予高热量、高维生素、易消化饮食

用药护理
- 洋地黄类
  - 用前测脉搏、心率
  - 出现心律失常、恶心、呕吐等时停用，并补充钾盐
- 利尿剂
  - 清晨或上午给药，以免夜间排尿，影响睡眠
  - 监测体重，观察水肿变化
  - 进食含钾丰富食物：柑橘、牛奶、菠菜、豆类

健康教育
- 由于用药繁多且常更换，应设法增强患儿治疗依从性
- 介绍病因、诱因及防治措施，鼓励家属树立信心

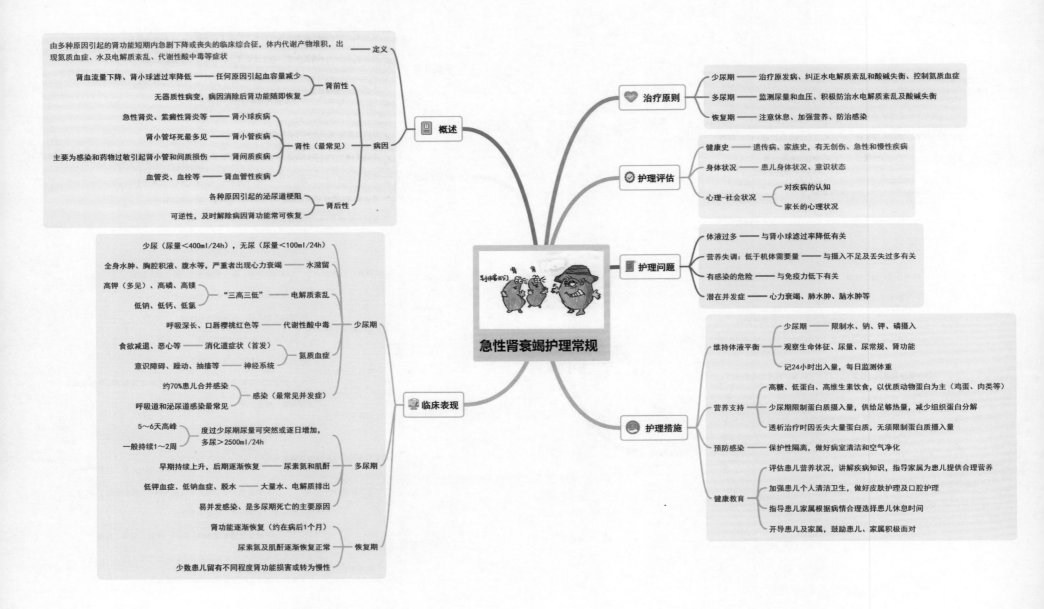

由多种原因引起的肾功能短期内急剧下降或丧失的临床综合征，体内代谢产物堆积，出现氮质血症、水及电解质紊乱、代谢性酸中毒等症状 —— 定义

肾血流量下降、肾小球滤过率降低 —— 任何原因引起血容量减少 ┐
无器质性病变，病因消除后肾功能随即恢复 ┘ —— 肾前性

急性肾炎、紫癜性肾炎等 —— 肾小球疾病 ┐
肾小管坏死最多见 —— 肾小管疾病 │
主要为感染和药物过敏引起肾小管和间质损伤 —— 肾间质疾病 ├ 肾性（最常见） —— 病因
血管炎、血栓等 —— 肾血管性疾病 ┘

各种原因引起的泌尿道梗阻 ┐
可逆性，及时解除病因肾功能常可恢复 ┘ —— 肾后性

概述

治疗原则
少尿期 —— 治疗原发病、纠正水电解质紊乱和酸碱失衡、控制氮质血症
多尿期 —— 监测尿量和血压、积极防治水电解质紊乱及酸碱失衡
恢复期 —— 注意休息、加强营养、防治感染

护理评估
健康史 —— 遗传病、家族史、有无创伤、急性和慢性疾病
身体状况 —— 患儿身体状况、意识状态
心理-社会状况 —— 对疾病的认知 / 家长的心理状况

急性肾衰竭护理常规

护理问题
体液过多 —— 与肾小球滤过率降低有关
营养失调：低于机体需要量 —— 与摄入不足及丢失过多有关
有感染的危险 —— 与免疫力低下有关
潜在并发症 —— 心力衰竭、肺水肿、脑水肿等

少尿（尿量<400ml/24h），无尿（尿量<100ml/24h）
全身水肿、胸腔积液、腹水等，严重者出现心力衰竭 —— 水潴留
高钾（多见）、高磷、高镁 ┐
低钠、低钙、低氯 ┘ —— "三高三低" —— 电解质紊乱
呼吸深长、口唇樱桃红色等 —— 代谢性酸中毒 ├ 少尿期
食欲减退、恶心等 —— 消化道症状（首发） ┐
意识障碍、躁动、抽搐等 —— 神经系统 ┘ —— 氮质血症
约70%患儿合并感染 ┐
呼吸道和泌尿道感染最常见 ┘ —— 感染（最常见并发症）

5～6天高峰 ┐
一般持续1～2周 ┘ —— 度过少尿期尿量可突然或逐日增加，多尿>2500ml/24h
早期持续上升，后期逐渐恢复 —— 尿素氮和肌酐 ├ 多尿期
低钾血症、低钠血症、脱水 —— 大量水、电解质排出 │
易并发感染、是多尿期死亡的主要原因 ┘

肾功能逐渐恢复（约在病后1个月）
尿素氮及肌酐逐渐恢复正常 ├ 恢复期
少数患儿留有不同程度肾功能损害或转为慢性

临床表现

护理措施
维持体液平衡 —— 少尿期 —— 限制水、钠、钾、磷摄入 / 观察生命体征、尿量、尿常规、肾功能 / 记24小时出入量，每日监测体重
营养支持 —— 高糖、低蛋白、高维生素饮食，以优质动物蛋白为主（鸡蛋、肉类等）/ 少尿期限制蛋白质摄入量，供给足够热量，减少组织蛋白分解 / 透析治疗时因丢失大量蛋白质，无须限制蛋白质摄入量
预防感染 —— 保护性隔离，做好病室清洁和空气净化
健康教育 —— 评估患儿营养状况，讲解疾病知识，指导家属为患儿提供合理营养 / 加强患儿个人清洁卫生，做好皮肤护理及口腔护理 / 指导患儿家属根据病情合理选择患儿休息时间 / 开导患儿及家属，鼓励患儿、家属积极面对

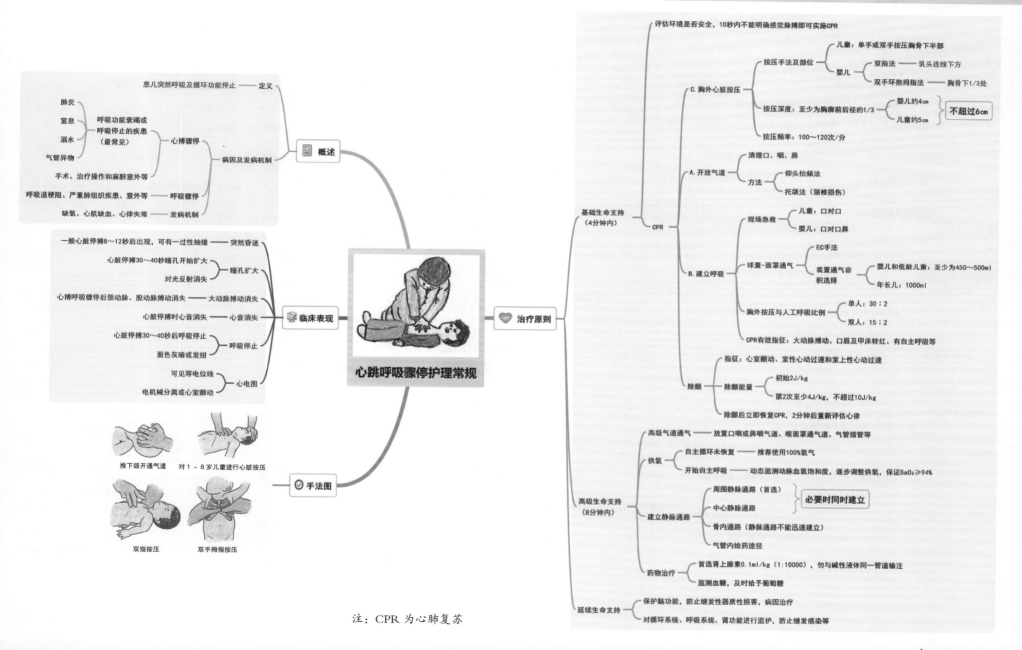

概述

定义 —— 患儿突然呼吸及循环功能停止

病因及发病机制
- 心搏骤停
  - 呼吸功能衰竭或呼吸停止的疾患（最常见）
    - 肺炎
    - 窒息
    - 溺水
    - 气管异物
    - 手术、治疗操作和麻醉意外等
- 呼吸骤停 —— 呼吸道梗阻、严重肺组织疾患、意外等
- 发病机制 —— 缺氧、心肌缺血、心律失常

临床表现
- 突然昏迷 —— 一般心脏停搏8～12秒后出现，可有一过性抽搐
- 瞳孔扩大
  - 心脏停搏30～40秒瞳孔开始扩大
  - 对光反射消失
- 大动脉搏动消失 —— 心搏呼吸骤停后颈动脉、股动脉搏动消失
- 心音消失 —— 心脏停搏时心音消失
- 呼吸停止 —— 心脏停搏30～40秒后呼吸停止
  - 面色灰暗或发绀
- 心电图
  - 可见等电位线
  - 电机械分离或心室颤动

心跳呼吸骤停护理常规

手法图
- 推下颌开通气道
- 对1～8岁儿童进行心脏按压
- 双指按压
- 双手拇指按压

治疗原则

基础生命支持（4分钟内）
- 评估环境是否安全，10秒内不能明确感觉脉搏即可实施CPR
- CPR
  - C. 胸外心脏按压
    - 按压手法及部位
      - 儿童：单手或双手按压胸骨下半部
      - 婴儿
        - 双指法 —— 乳头连线下方
        - 双手环抱拇指法 —— 胸骨下1/3处
    - 按压深度：至少为胸廓前后径的1/3
      - 婴儿约4cm
      - 儿童约5cm
      - **不超过6cm**
    - 按压频率：100～120次/分
  - A. 开放气道
    - 清理口、咽、鼻
    - 方法
      - 仰头抬颏法
      - 托颌法（颈椎损伤）
  - B. 建立呼吸
    - 现场急救
      - 儿童：口对口
      - 婴儿：口对口鼻
    - 球囊-面罩通气
      - EC手法
      - 装置通气容积选择
        - 婴儿和低龄儿童：至少为450～500ml
        - 年长儿：1000ml
    - 胸外按压与人工呼吸比例
      - 单人：30：2
      - 双人：15：2
    - CPR有效指征：大动脉搏动、口唇及甲床转红、有自主呼吸等
  - 除颤
    - 指征：心室颤动、室性心动过速和室上性心动过速
    - 除颤能量
      - 初始2J/kg
      - 第2次至少4J/kg，不超过10J/kg
    - 除颤后立即恢复CPR，2分钟后重新评估心律

高级生命支持（8分钟内）
- 高级气道通气 —— 放置口咽或鼻咽气道、喉罩通气道、气管插管等
- 供氧
  - 自主循环未恢复 —— 推荐使用100%氧气
  - 开始自主呼吸 —— 动态监测动脉血氧饱和度，逐步调整供氧，保证SaO₂≥94%
- 建立静脉通路
  - 周围静脉通路（首选）
  - 中心静脉通路
  - 骨内通路（静脉通路不能迅速建立）
  - 气管内给药途径
  - **必要时同时建立**
- 药物治疗
  - 首选肾上腺素0.1ml/kg（1:10000），勿与碱性液体同一管道输注
  - 监测血糖，及时给予葡萄糖

延续生命支持
- 保护脑功能，防止继发性器质性损害，病因治疗
- 对循环系统、呼吸系统、肾功能进行监护，防止继发感染等

注：CPR 为心肺复苏

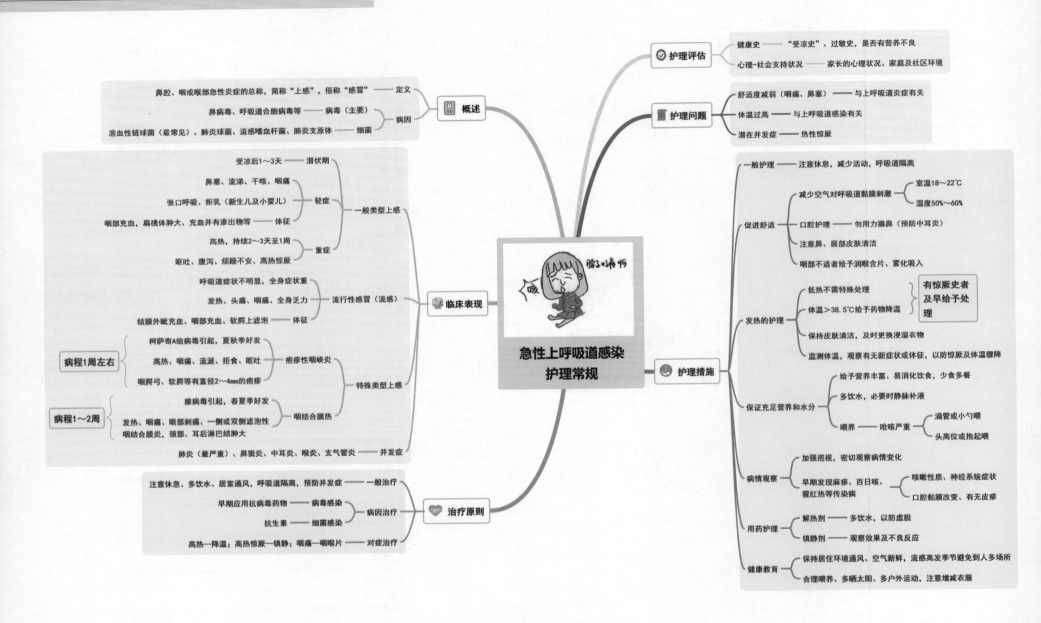

急性上呼吸道感染护理常规

概述
- 定义 —— 鼻腔、咽或喉部急性炎症的总称，简称"上感"，俗称"感冒"
- 病因
  - 病毒（主要）—— 鼻病毒、呼吸道合胞病毒等
  - 细菌 —— 溶血性链球菌（最常见）、肺炎球菌、流感嗜血杆菌、肺炎支原体

临床表现
- 一般类型上感
  - 潜伏期 —— 受凉后1～3天
  - 轻症
    - 鼻塞、流涕、干咳、咽痛
    - 张口呼吸、拒乳（新生儿及小婴儿）
  - 体征 —— 咽部充血，扁桃体肿大、充血并有渗出物等
  - 重症
    - 高热，持续2～3天至1周
    - 呕吐、腹泻、烦躁不安、高热惊厥
- 流行性感冒（流感）
  - 呼吸道症状不明显，全身症状重
  - 发热、头痛、咽痛、全身乏力
  - 体征 —— 结膜外眦充血、咽部充血、软腭上滤泡
- 特殊类型上感
  - 病程1周左右
    - 疱疹性咽峡炎
      - 柯萨奇A组病毒引起，夏秋季好发
      - 高热、咽痛、流涎、拒食、呕吐
      - 咽腭弓、软腭等有直径2～4mm的疱疹
  - 病程1～2周
    - 咽结合膜热
      - 腺病毒引起，春夏季好发
      - 发热、咽痛、眼部刺痛、一侧或双侧滤泡性咽结合膜炎，颈部、耳后淋巴结肿大
- 并发症 —— 肺炎（最严重）、鼻窦炎、中耳炎、喉炎、支气管炎

治疗原则
- 一般治疗 —— 注意休息、多饮水、居室通风，呼吸道隔离，预防并发症
- 病因治疗
  - 病毒感染 —— 早期应用抗病毒药物
  - 细菌感染 —— 抗生素
- 对症治疗 —— 高热—降温；高热惊厥—镇静；咽痛—咽喉片

护理评估
- 健康史 —— "受凉史"、过敏史，是否有营养不良
- 心理-社会支持状况 —— 家长的心理状况、家庭及社区环境

护理问题
- 舒适度减弱（咽痛、鼻塞）—— 与上呼吸道炎症有关
- 体温过高 —— 与上呼吸道感染有关
- 潜在并发症 —— 热性惊厥

护理措施
- 一般护理 —— 注意休息，减少活动，呼吸道隔离
- 促进舒适
  - 减少空气对呼吸道黏膜刺激
    - 室温18～22℃
    - 湿度50%～60%
  - 口腔护理 —— 勿用力擤鼻（预防中耳炎）
  - 注意鼻、唇部皮肤清洁
  - 咽部不适者给予润喉含片、雾化吸入
- 发热的护理
  - 低热不需特殊处理
  - 体温＞38.5℃给予药物降温 —— 有惊厥史者及早给予处理
  - 保持皮肤清洁，及时更换浸湿衣物
  - 监测体温，观察有无新症状或体征，以防惊厥及体温骤降
- 保证充足营养和水分
  - 给予营养丰富、易消化饮食，少食多餐
  - 多饮水，必要时静脉补液
  - 喂养 —— 呛咳严重
    - 滴管或小勺喂
    - 头高位或抱起喂
- 病情观察
  - 加强巡视，密切观察病情变化
  - 早期发现麻疹、百日咳、猩红热等传染病
    - 咳嗽性质、神经系统症状
    - 口腔黏膜改变、有无皮疹
- 用药护理
  - 解热剂 —— 多饮水，以防虚脱
  - 镇静剂 —— 观察效果及不良反应
- 健康教育
  - 保持居住环境通风、空气新鲜，流感高发季节避免到人多场所
  - 合理喂养、多晒太阳、多户外运动，注意增减衣服

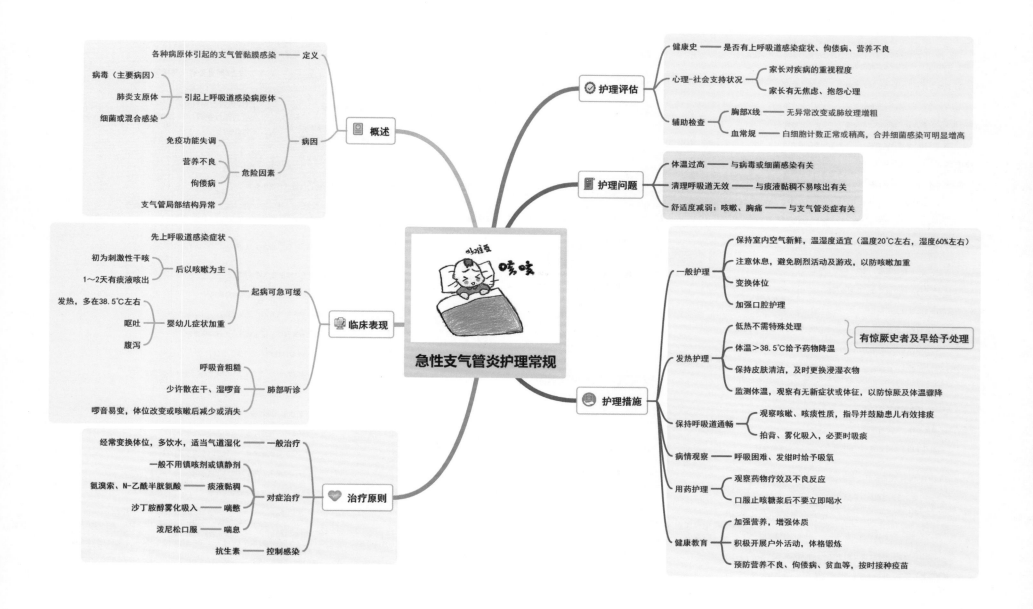

各种病原体引起的支气管黏膜感染 —— 定义

病毒（主要病因）
肺炎支原体 —— 引起上呼吸道感染病原体
细菌或混合感染

免疫功能失调
营养不良
佝偻病 —— 危险因素
支气管局部结构异常

病因

概述

先上呼吸道感染症状
初为刺激性干咳
1～2天有痰液咳出 —— 后以咳嗽为主
发热，多在38.5℃左右
呕吐 —— 婴幼儿症状加重
腹泻

起病可急可缓

临床表现

呼吸音粗糙
少许散在干、湿啰音 —— 肺部听诊
啰音易变，体位改变或咳嗽后减少或消失

经常变换体位，多饮水，适当气道湿化 —— 一般治疗
一般不用镇咳剂或镇静剂
氨溴索、N-乙酰半胱氨酸 —— 痰液黏稠 —— 对症治疗
沙丁胺醇雾化吸入 —— 喘憋
泼尼松口服 —— 喘息
抗生素 —— 控制感染

治疗原则

急性支气管炎护理常规

护理评估

健康史 —— 是否有上呼吸道感染症状、佝偻病、营养不良
心理-社会支持状况 —— 家长对疾病的重视程度
家长有无焦虑、抱怨心理
辅助检查 —— 胸部X线 —— 无异常改变或肺纹理增粗
血常规 —— 白细胞计数正常或稍高，合并细菌感染可明显增高

护理问题

体温过高 —— 与病毒或细菌感染有关
清理呼吸道无效 —— 与痰液黏稠不易咳出有关
舒适度减弱：咳嗽、胸痛 —— 与支气管炎症有关

护理措施

一般护理
保持室内空气新鲜，温湿度适宜（温度20℃左右，湿度60%左右）
注意休息，避免剧烈活动及游戏，以防咳嗽加重
变换体位
加强口腔护理

发热护理
低热不需特殊处理
体温＞38.5℃给予药物降温 —— 有惊厥史者及早给予处理
保持皮肤清洁，及时更换浸湿衣物
监测体温，观察有无新症状或体征，以防惊厥及体温骤降

保持呼吸道通畅
观察咳嗽、咳痰性质，指导并鼓励患儿有效排痰
拍背、雾化吸入，必要时吸痰

病情观察 —— 呼吸困难、发绀时给予吸氧

用药护理
观察药物疗效及不良反应
口服止咳糖浆后不要立即喝水

健康教育
加强营养，增强体质
积极开展户外活动，体格锻炼
预防营养不良、佝偻病、贫血等，按时接种疫苗

59

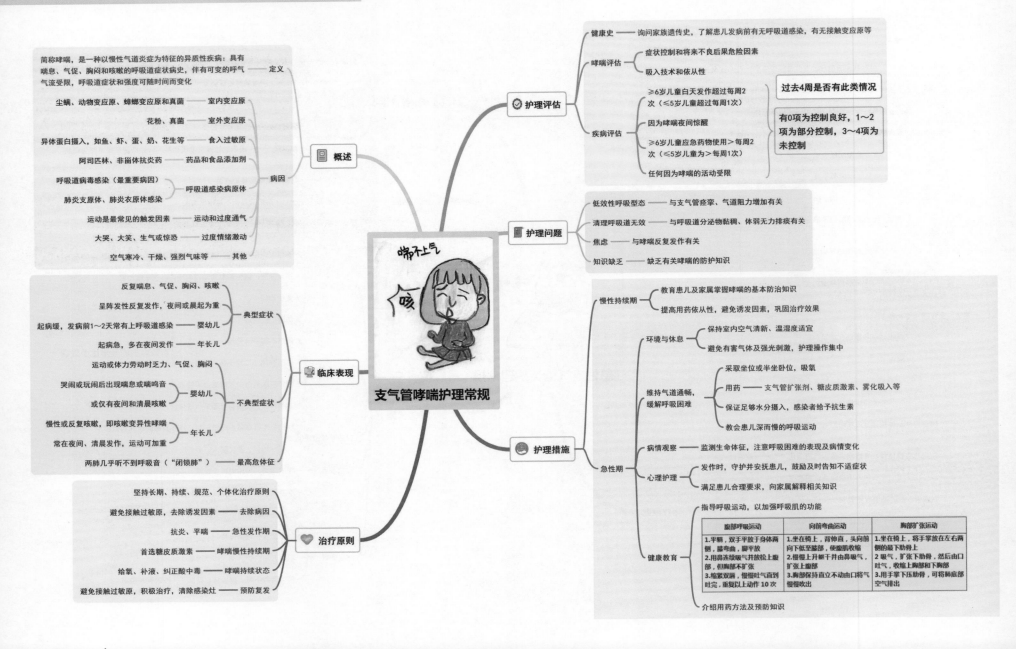

支气管哮喘护理常规

概述

定义 —— 简称哮喘,是一种以慢性气道炎症为特征的异质性疾病:具有喘息、气促、胸闷和咳嗽的呼吸道症状病史,伴有可变的呼气气流受限,呼吸道症状和强度可随时间而变化

病因
- 室内变应原 —— 尘螨、动物变应原、蟑螂变应原和真菌
- 室外变应原 —— 花粉、真菌
- 食入过敏原 —— 异体蛋白摄入,如鱼、虾、蛋、奶、花生等
- 药品和食品添加剂 —— 阿司匹林、非甾体抗炎药
- 呼吸道感染病原体
  - 呼吸道病毒感染(最重要病因)
  - 肺炎支原体、肺炎衣原体感染
- 运动和过度通气 —— 运动是最常见的触发因素
- 过度情绪激动 —— 大哭、大笑、生气或惊恐
- 其他 —— 空气寒冷、干燥、强烈气味等

临床表现

典型症状
- 反复喘息、气促、胸闷、咳嗽
- 呈阵发性反复发作,夜间或晨起为重
- 婴幼儿 —— 起病缓,发病前1~2天常有上呼吸道感染
- 年长儿 —— 起病急,多在夜间发作

不典型症状
- 运动或体力劳动时乏力、气促、胸闷
- 婴幼儿 —— 哭闹或玩闹后出现喘息或喘鸣音 / 或仅有夜间和清晨咳嗽
- 年长儿 —— 慢性或反复咳嗽,即咳嗽变异性哮喘 / 常在夜间、清晨发作,运动可加重

最高危体征 —— 两肺几乎听不到呼吸音("闭锁肺")

治疗原则
- 坚持长期、持续、规范、个体化治疗原则
- 去除病因 —— 避免接触过敏原,去除诱发因素
- 急性发作期 —— 抗炎、平喘
- 哮喘慢性持续期 —— 首选糖皮质激素
- 哮喘持续状态 —— 给氧、补液、纠正酸中毒
- 预防复发 —— 避免接触过敏原,积极治疗,清除感染灶

护理评估
- 健康史 —— 询问家族遗传史,了解患儿发病前有无呼吸道感染,有无接触变应原等
- 哮喘评估
  - 症状控制和将来不良后果危险因素
  - 吸入技术和依从性
- 疾病评估
  - ≥6岁儿童白天发作超过每周2次(≤5岁儿童超过每周1次)
  - 因为哮喘夜间惊醒
  - ≥6岁儿童应急药物使用>每周2次(≤5岁儿童为>每周1次)
  - 任何因为哮喘的活动受限
  - 过去4周是否有此类情况 —— 有0项为控制良好,1~2项为部分控制,3~4项为未控制

护理问题
- 低效性呼吸型态 —— 与支气管痉挛、气道阻力增加有关
- 清理呼吸道无效 —— 与呼吸道分泌物黏稠、体弱无力排痰有关
- 焦虑 —— 与哮喘反复发作有关
- 知识缺乏 —— 缺乏有关哮喘的防护知识

护理措施

慢性持续期
- 教育患儿及家属掌握哮喘的基本防治知识
- 提高用药依从性,避免诱发因素,巩固治疗效果

急性期
- 环境与休息
  - 保持室内空气清新、温湿度适宜
  - 避免有害气体及强光刺激,护理操作集中
- 维持气道通畅,缓解呼吸困难
  - 采取坐位或半坐卧位,吸氧
  - 用药 —— 支气管扩张剂、糖皮质激素、雾化吸入等
  - 保证足够水分摄入,感染者给予抗生素
  - 教会患儿深而慢的呼吸运动
- 病情观察 —— 监测生命体征,注意呼吸困难的表现及病情变化
- 心理护理
  - 发作时,守护并安抚患儿,鼓励及时告知不适症状
  - 满足患儿合理要求,向家属解释相关知识
- 健康教育
  - 指导呼吸运动,以加强呼吸肌的功能

腹部呼吸运动	向前弯曲运动	胸部扩张运动
1.平躺,双手平放于身体两侧,膝弯曲,脚平放	1.坐在椅上,背伸直,头向前向下低至膝部,使腹肌收缩	1.坐在椅上,将手掌放在左右两侧的最下肋骨上
2.用鼻连续吸气并放松上腹部,但胸部不扩张	2.慢慢上升躯干并由鼻吸气,扩张上腹部	2.吸气,扩张下肋部,然后由口吐气,收缩上胸部和下胸部
3.缩紧双唇,慢慢吐气直到吐完,重复以上动作10次	3.胸部保持直立不动由口将气慢慢吹出	3.用手掌下压肋骨,可将肺底部空气排出

  - 介绍用药方法及预防知识

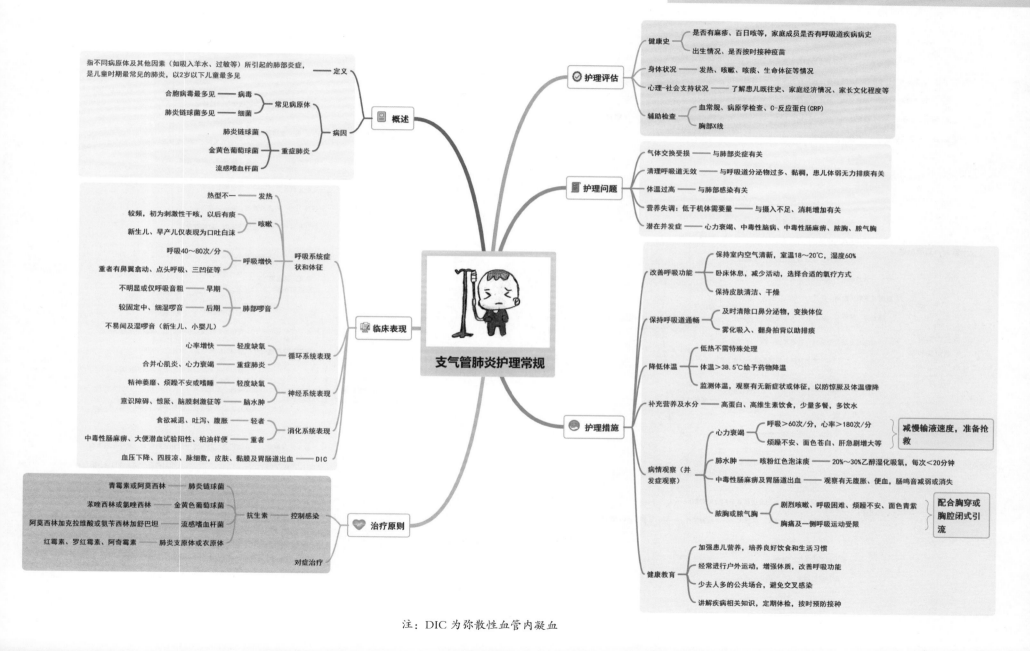

概述

定义 —— 指不同病原体及其他因素（如吸入羊水、过敏等）所引起的肺部炎症，是儿童时期最常见的肺炎，以2岁以下儿童最多见

常见病原体
- 病毒 —— 合胞病毒最多见
- 细菌 —— 肺炎链球菌多见

病因
- 重症肺炎
  - 肺炎链球菌
  - 金黄色葡萄球菌
  - 流感嗜血杆菌

护理评估

健康史
- 是否有麻疹、百日咳等，家庭成员是否有呼吸道疾病病史
- 出生情况、是否按时接种疫苗

身体状况 —— 发热、咳嗽、咳痰、生命体征等情况

心理-社会支持状况 —— 了解患儿既往史、家庭经济情况、家长文化程度等

辅助检查
- 血常规、病原学检查、C-反应蛋白（CRP）
- 胸部X线

护理问题

气体交换受损 —— 与肺部炎症有关

清理呼吸道无效 —— 与呼吸道分泌物过多、黏稠，患儿体弱无力排痰有关

体温过高 —— 与肺部感染有关

营养失调：低于机体需要量 —— 与摄入不足、消耗增加有关

潜在并发症 —— 心力衰竭、中毒性脑病、中毒性肠麻痹、脓胸、脓气胸

临床表现

呼吸系统症状和体征
- 发热 —— 热型不一
- 咳嗽
  - 较频，初为刺激性干咳，以后有痰
  - 新生儿、早产儿仅表现为口吐白沫
- 呼吸增快
  - 呼吸40~80次/分
  - 重者有鼻翼煽动、点头呼吸、三凹征等
- 肺部啰音
  - 早期 —— 不明显或仅呼吸音粗
  - 后期 —— 较固定中、细湿啰音
  - 不易闻及湿啰音（新生儿、小婴儿）

循环系统表现
- 轻度缺氧 —— 心率增快
- 重症肺炎 —— 合并心肌炎、心力衰竭

神经系统表现
- 轻度缺氧 —— 精神萎靡、烦躁不安或嗜睡
- 脑水肿 —— 意识障碍、惊厥、脑膜刺激征等

消化系统表现
- 轻者 —— 食欲减退、吐泻、腹胀
- 重者 —— 中毒性肠麻痹、大便潜血试验阳性、柏油样便

DIC —— 血压下降、四肢凉、脉细数，皮肤、黏膜及胃肠道出血

治疗原则

控制感染
- 抗生素
  - 肺炎链球菌 —— 青霉素或阿莫西林
  - 金黄色葡萄球菌 —— 苯唑西林或氯唑西林
  - 流感嗜血杆菌 —— 阿莫西林加克拉维酸或氨苄西林加舒巴坦
  - 肺炎支原体或衣原体 —— 红霉素、罗红霉素、阿奇霉素
- 对症治疗

护理措施

改善呼吸功能
- 保持室内空气清新，室温18~20℃，湿度60%
- 卧床休息，减少活动，选择合适的氧疗方式
- 保持皮肤清洁、干燥

保持呼吸道通畅
- 及时清除口鼻分泌物，变换体位
- 雾化吸入、翻身拍背以助排痰

降低体温
- 低热不需特殊处理
- 体温＞38.5℃给予药物降温
- 监测体温，观察有无新症状或体征，以防惊厥及体温骤降

补充营养及水分 —— 高蛋白、高维生素饮食，少量多餐，多饮水

病情观察（并发症观察）
- 心力衰竭
  - 呼吸＞60次/分，心率＞180次/分
  - 烦躁不安、面色苍白、肝急剧增大等
  - 减慢输液速度，准备抢救
- 肺水肿 —— 咳粉红色泡沫痰 —— 20%~30%乙醇湿化吸氧，每次＜20分钟
- 中毒性肠麻痹及胃肠道出血 —— 观察有无腹胀、便血，肠鸣音减弱或消失
- 脓胸或脓气胸
  - 剧烈咳嗽、呼吸困难、烦躁不安、面色青紫
  - 胸痛及一侧呼吸运动受限
  - 配合胸穿或胸腔闭式引流

健康教育
- 加强患儿营养，培养良好饮食和生活习惯
- 经常进行户外运动，增强体质，改善呼吸功能
- 少去人多的公共场合，避免交叉感染
- 讲解疾病相关知识，定期体检，按时预防接种

支气管肺炎护理常规

注：DIC 为弥散性血管内凝血

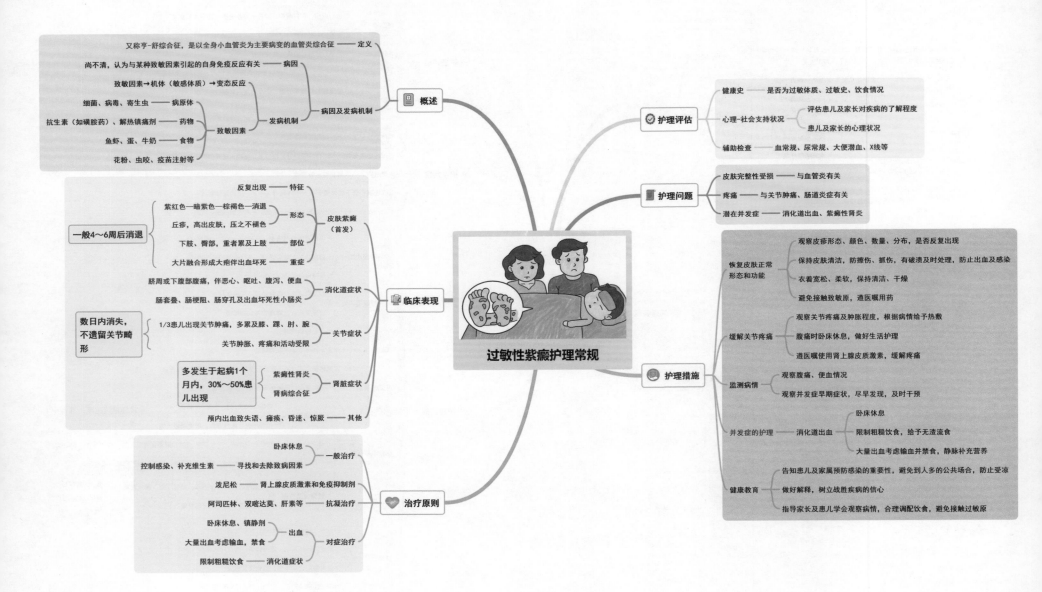

概述

病因及发病机制 —— 定义 —— 又称亨-舒综合征，是以全身小血管炎为主要病变的血管炎综合征

病因 —— 尚不清，认为与某种致敏因素引起的自身免疫反应有关

发病机制

致敏因素→机体（敏感体质）→变态反应

病原体 —— 细菌、病毒、寄生虫

致敏因素

药物 —— 抗生素（如磺胺药）、解热镇痛剂

食物 —— 鱼虾、蛋、牛奶

花粉、虫咬、疫苗注射等

临床表现

皮肤紫癜（首发）

特征 —— 反复出现

形态 —— 紫红色—暗紫色—棕褐色—消退

丘疹，高出皮肤，压之不褪色

部位 —— 下肢、臀部，重者累及上肢

重症 —— 大片融合形成大疱伴出血坏死

一般4～6周后消退

消化道症状

脐周或下腹部腹痛，伴恶心、呕吐、腹泻、便血

肠套叠、肠梗阻、肠穿孔及出血坏死性小肠炎

关节症状

1/3患儿出现关节肿痛，多累及膝、踝、肘、腕

关节肿胀、疼痛和活动受限

数日内消失，不遗留关节畸形

肾脏症状

紫癜性肾炎

肾病综合征

多发生于起病1个月内，30%～50%患儿出现

其他 —— 颅内出血致失语、瘫痪、昏迷、惊厥

治疗原则

一般治疗

卧床休息

寻找和去除致病因素 —— 控制感染、补充维生素

肾上腺皮质激素和免疫抑制剂 —— 泼尼松

抗凝治疗 —— 阿司匹林、双嘧达莫、肝素等

对症治疗

出血

卧床休息、镇静剂

大量出血考虑输血，禁食

消化道症状 —— 限制粗糙饮食

过敏性紫癜护理常规

护理评估

健康史 —— 是否为过敏体质、过敏史、饮食情况

心理-社会支持状况

评估患儿及家长对疾病的了解程度

患儿及家长的心理状况

辅助检查 —— 血常规、尿常规、大便潜血、X线等

护理问题

皮肤完整性受损 —— 与血管炎有关

疼痛 —— 与关节肿痛、肠道炎症有关

潜在并发症 —— 消化道出血、紫癜性肾炎

护理措施

恢复皮肤正常形态和功能

观察皮疹形态、颜色、数量、分布，是否反复出现

保持皮肤清洁，防擦伤、抓伤，有破溃及时处理，防止出血及感染

衣着宽松、柔软，保持清洁、干燥

避免接触致敏物，遵医嘱用药

缓解关节疼痛

观察关节疼痛及肿胀程度，根据病情给予热敷

腹痛时卧床休息，做好生活护理

遵医嘱使用肾上腺皮质激素，缓解疼痛

监测病情

观察腹痛、便血情况

观察并发症早期症状，尽早发现，及时干预

并发症的护理

消化道出血

卧床休息

限制粗糙饮食，给予无渣流食

大量出血考虑输血并禁食，静脉补充营养

健康教育

告知患儿及家属预防感染的重要性，避免到人多的公共场合，防止受凉

做好解释，树立战胜疾病的信心

指导家长及患儿学会观察病情，合理调配饮食，避免接触过敏原

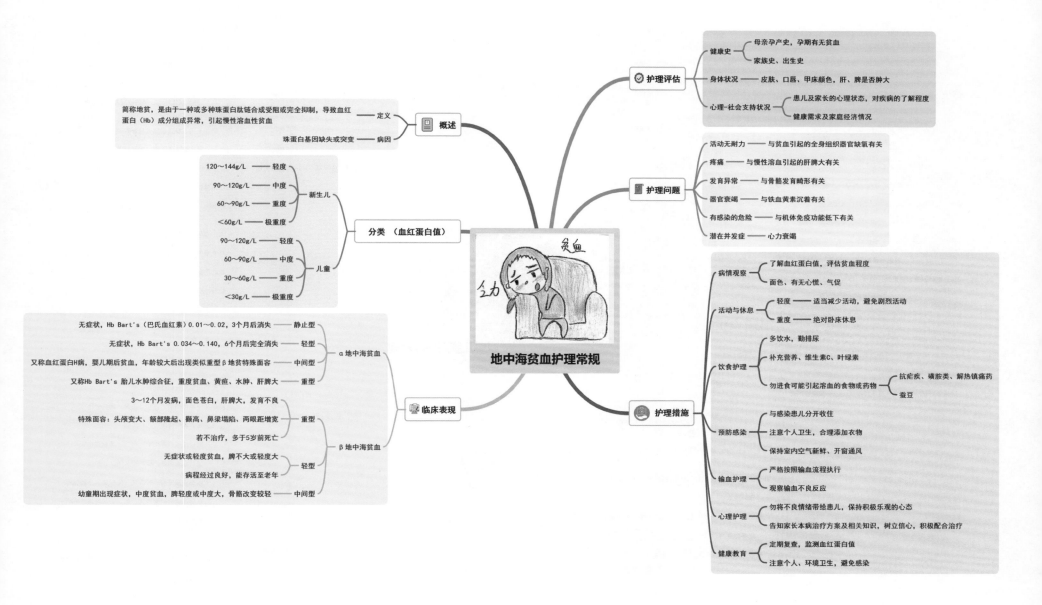

地中海贫血护理常规

概述
- 定义 —— 简称地贫,是由于一种或多种珠蛋白肽链合成受阻或完全抑制,导致血红蛋白(Hb)成分组成异常,引起慢性溶血性贫血
- 病因 —— 珠蛋白基因缺失或突变

分类 (血红蛋白值)
- 新生儿
  - 轻度 —— 120～144g/L
  - 中度 —— 90～120g/L
  - 重度 —— 60～90g/L
  - 极重度 —— <60g/L
- 儿童
  - 轻度 —— 90～120g/L
  - 中度 —— 60～90g/L
  - 重度 —— 30～60g/L
  - 极重度 —— <30g/L

临床表现
- α地中海贫血
  - 静止型 —— 无症状,Hb Bart's(巴氏血红素)0.01～0.02,3个月后消失
  - 轻型 —— 无症状,Hb Bart's 0.034～0.140,6个月后完全消失
  - 中间型 —— 又称血红蛋白H病,婴儿期后贫血,年龄较大后出现类似重型β地贫特殊面容
  - 重型 —— 又称Hb Bart's 胎儿水肿综合征,重度贫血、黄疸、水肿、肝脾大
- β地中海贫血
  - 重型
    - 3～12个月发病,面色苍白,肝脾大,发育不良
    - 特殊面容:头颅变大、额部隆起、颧高、鼻梁塌陷、两眼距增宽
    - 若不治疗,多于5岁前死亡
  - 轻型
    - 无症状或轻度贫血,脾不大或轻度大
    - 病程经过良好,能存活至老年
  - 中间型 —— 幼童期出现症状,中度贫血,脾轻度或中度大,骨骼改变较轻

护理评估
- 健康史
  - 母亲孕产史,孕期有无贫血
  - 家族史、出生史
- 身体状况 —— 皮肤、口唇、甲床颜色,肝、脾是否肿大
- 心理-社会支持状况
  - 患儿及家长的心理状态,对疾病的了解程度
  - 健康需求及家庭经济情况

护理问题
- 活动无耐力 —— 与贫血引起的全身组织器官缺氧有关
- 疼痛 —— 与慢性溶血引起的肝脾大有关
- 发育异常 —— 与骨骼发育畸形有关
- 器官衰竭 —— 与铁血黄素沉着有关
- 有感染的危险 —— 与机体免疫功能低下有关
- 潜在并发症 —— 心力衰竭

护理措施
- 病情观察
  - 了解血红蛋白值,评估贫血程度
  - 面色、有无心慌、气促
- 活动与休息
  - 轻度 —— 适当减少活动,避免剧烈活动
  - 重度 —— 绝对卧床休息
- 饮食护理
  - 多饮水,勤排尿
  - 补充营养、维生素C、叶绿素
  - 勿进食可能引起溶血的食物或药物
    - 抗疟疾、磺胺类、解热镇痛药
    - 蚕豆
- 预防感染
  - 与感染患儿分开收住
  - 注意个人卫生,合理添加衣物
  - 保持室内空气新鲜、开窗通风
- 输血护理
  - 严格按照输血流程执行
  - 观察输血不良反应
- 心理护理
  - 勿将不良情绪带给患儿,保持积极乐观的心态
  - 告知家长本病治疗方案及相关知识,树立信心,积极配合治疗
- 健康教育
  - 定期复查,监测血红蛋白值
  - 注意个人、环境卫生,避免感染

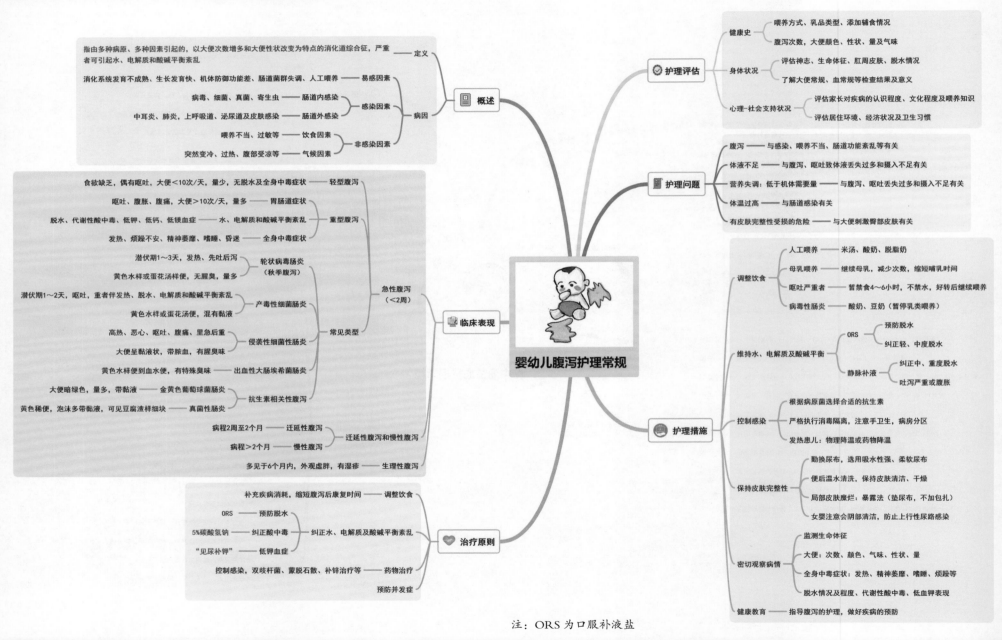

婴幼儿腹泻护理常规

概述

定义 —— 指由多种病原、多种因素引起的，以大便次数增多和大便性状改变为特点的消化道综合征，严重者可引起水、电解质和酸碱平衡紊乱

病因
- 易感因素 —— 消化系统发育不成熟、生长发育快、机体防御功能差、肠道菌群失调、人工喂养
- 感染因素
  - 肠道内感染 —— 病毒、细菌、真菌、寄生虫
  - 肠道外感染 —— 中耳炎、肺炎，上呼吸道、泌尿道及皮肤感染
- 非感染因素
  - 饮食因素 —— 喂养不当、过敏等
  - 气候因素 —— 突然变冷、过热、腹部受凉等

临床表现

- 轻型腹泻 —— 食欲缺乏，偶有呕吐，大便<10次/天，量少，无脱水及全身中毒症状
- 重型腹泻
  - 胃肠道症状 —— 呕吐、腹胀、腹痛，大便>10次/天，量多
  - 水、电解质和酸碱平衡紊乱 —— 脱水、代谢性酸中毒、低钾、低钙、低镁血症
  - 全身中毒症状 —— 发热、烦躁不安、精神萎靡、嗜睡、昏迷
- 急性腹泻（<2周）
  - 常见类型
    - 轮状病毒肠炎（秋季腹泻）—— 潜伏期1～3天，发热、先吐后泻；黄色水样或蛋花汤样便，无腥臭，量多
    - 产毒性细菌肠炎 —— 潜伏期1～2天，呕吐，重者伴发热、脱水、电解质和酸碱平衡紊乱；黄色水样或蛋花汤便，混有黏液
    - 侵袭性细菌性肠炎 —— 高热、恶心、呕吐、腹痛、里急后重；大便呈黏液状，带脓血，有腥臭味
    - 出血性大肠埃希菌肠炎 —— 黄色水样便到血水便，有特殊臭味
    - 金黄色葡萄球菌肠炎 —— 大便暗绿色，量多，带黏液
    - 抗生素相关性腹泻
    - 真菌性肠炎 —— 黄色稀便，泡沫多带黏液，可见豆腐渣样细块
- 迁延性腹泻和慢性腹泻
  - 迁延性腹泻 —— 病程2周至2个月
  - 慢性腹泻 —— 病程>2个月
- 生理性腹泻 —— 多见于6个月内，外观虚胖，有湿疹

治疗原则

- 调整饮食 —— 补充疾病消耗，缩短腹泻后康复时间
- 纠正水、电解质及酸碱平衡紊乱
  - 预防脱水 —— ORS
  - 纠正酸中毒 —— 5%碳酸氢钠
  - 低钾血症 —— "见尿补钾"
- 药物治疗 —— 控制感染，双歧杆菌、蒙脱石散、补锌治疗等
- 预防并发症

护理评估

- 健康史
  - 喂养方式、乳品类型、添加辅食情况
  - 腹泻次数，大便颜色、性状、量及气味
- 身体状况
  - 评估神志、生命体征、肛周皮肤、脱水情况
  - 了解大便常规、血常规等检查结果及意义
- 心理-社会支持状况
  - 评估家长对疾病的认识程度、文化程度及喂养知识
  - 评估居住环境、经济状况及卫生习惯

护理问题

- 腹泻 —— 与感染、喂养不当、肠道功能紊乱等有关
- 体液不足 —— 与腹泻、呕吐致体液丢失过多和摄入不足有关
- 营养失调：低于机体需要量 —— 与腹泻、呕吐丢失过多和摄入不足有关
- 体温过高 —— 与肠道感染有关
- 有皮肤完整性受损的危险 —— 与大便刺激臀部皮肤有关

护理措施

- 调整饮食
  - 人工喂养 —— 米汤、酸奶、脱脂奶
  - 母乳喂养 —— 继续母乳，减少次数，缩短哺乳时间
  - 呕吐严重者 —— 暂禁食4～6小时，不禁水，好转后继续喂养
  - 病毒性肠炎 —— 酸奶、豆奶（暂停乳类喂养）
- 维持水、电解质及酸碱平衡
  - ORS
    - 预防脱水
    - 纠正轻、中度脱水
  - 静脉补液
    - 纠正中、重度脱水
    - 吐泻严重或腹胀
- 控制感染
  - 根据病原菌选择合适的抗生素
  - 严格执行消毒隔离，注意手卫生，病房分区
  - 发热患儿：物理降温或药物降温
- 保持皮肤完整性
  - 勤换尿布，选用吸水性强、柔软尿布
  - 便后温水清洗，保持皮肤清洁、干燥
  - 局部皮肤糜烂：暴露法（垫尿布，不加包扎）
  - 女婴注意会阴部清洁，防止上行性尿路感染
- 密切观察病情
  - 监测生命体征
  - 大便：次数、颜色、气味、性状、量
  - 全身中毒症状：发热、精神萎靡、嗜睡、烦躁等
  - 脱水情况及程度、代谢性酸中毒、低血钾表现
- 健康教育 —— 指导腹泻的护理，做好疾病的预防

注：ORS 为口服补液盐

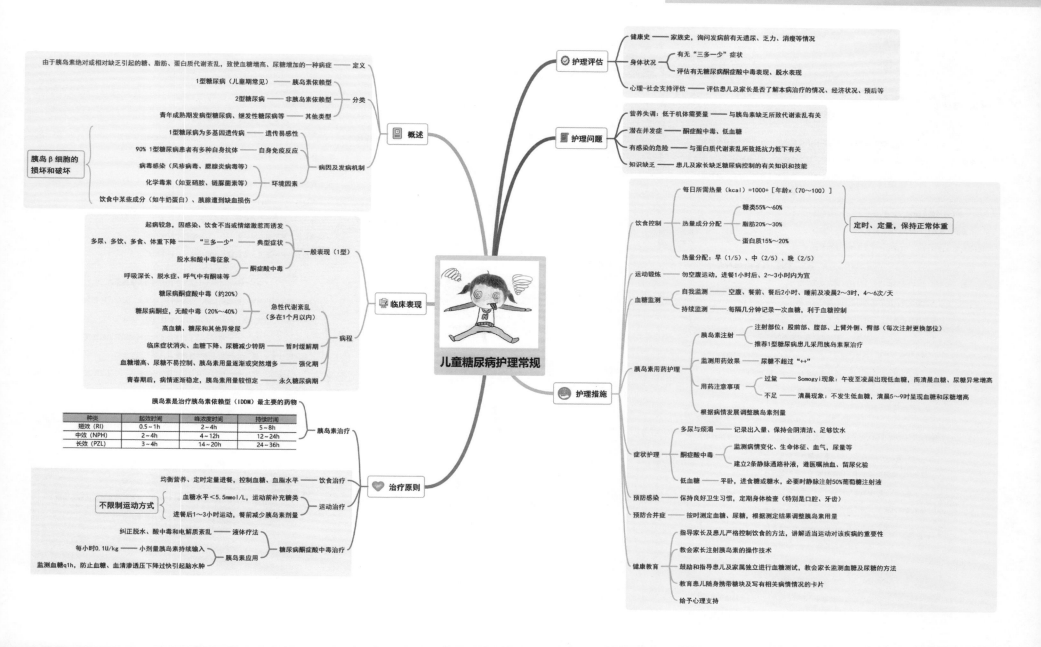

概述

定义 —— 由于胰岛素绝对或相对缺乏引起的糖、脂肪、蛋白质代谢紊乱，致使血糖增高、尿糖增加的一种病症

分类
- 1型糖尿病（儿童期常见）—— 胰岛素依赖型
- 2型糖尿病 —— 非胰岛素依赖型
- 其他类型 —— 青年成熟期发病型糖尿病、继发性糖尿病等

病因及发病机制
- 遗传易感性 —— 1型糖尿病为多基因遗传病
- 自身免疫反应 —— 90% 1型糖尿病患者有多种自身抗体
- 环境因素
  - 病毒感染（风疹病毒、腮腺炎病毒等）
  - 化学毒素（如亚硝胺、链脲菌素等）
  - 饮食中某些成分（如牛奶蛋白），胰腺遭到缺血损伤

胰岛 β 细胞的损坏和破坏

临床表现

一般表现（1型）
- 起病较急，因感染、饮食不当或情绪激惹而诱发
- 多尿、多饮、多食、体重下降 —— "三多一少" 典型症状

酮症酸中毒
- 脱水和酸中毒征象
- 呼吸深长、脱水症、呼气中有酮味等

病程
- 急性代谢紊乱（多在1个月以内）
  - 糖尿病酮症中毒（约20%）
  - 糖尿病酮症，无酸中毒（20%～40%）
  - 高血糖、糖尿和其他异常尿
- 暂时缓解期 —— 临床症状消失、血糖下降、尿糖减少转阴
- 强化期 —— 血糖增高、尿糖不易控制、胰岛素用量逐渐或突然增多
- 永久糖尿病期 —— 青春期后，病情逐渐稳定，胰岛素用量较恒定

治疗原则

胰岛素治疗 —— 胰岛素是治疗胰岛素依赖型（IDDM）最主要的药物

种类	起效时间	峰浓度时间	持续时间
短效（RI）	0.5～1h	2～4h	5～8h
中效（NPH）	2～4h	4～12h	12～24h
长效（PZL）	3～4h	14～20h	24～36h

饮食治疗 —— 均衡营养、定时定量进餐，控制血糖、血脂水平

运动治疗
- 血糖水平＜5.5mmol/L，运动前补充糖类
- 进餐后1～3小时运动，餐前减少胰岛素剂量

不限制运动方式

糖尿病酮症中毒治疗
- 液体疗法 —— 纠正脱水、酸中毒和电解质紊乱
- 胰岛素应用 —— 每小时0.1U/kg —— 小剂量胰岛素持续输入

监测血糖q1h，防止血糖、血清渗透压下降过快引起脑水肿

儿童糖尿病护理常规

护理评估

健康史 —— 家族史，询问发病前有无遗尿、乏力、消瘦等情况

身体状况
- 有无"三多一少"症状
- 评估有无糖尿病酮症酸中毒表现、脱水表现

心理-社会支持评估 —— 评估患儿及家长是否了解本病治疗的情况、经济状况、预后等

护理问题

营养失调：低于机体需要量 —— 与胰岛素缺乏所致代谢紊乱有关

潜在并发症 —— 酮症酸中毒、低血糖

有感染的危险 —— 与蛋白质代谢紊乱所致抵抗力低下有关

知识缺乏 —— 患儿及家长缺乏糖尿病控制的有关知识和技能

护理措施

饮食控制
- 每日所需热量（kcal）=1000+［年龄x（70～100）］
- 热量成分分配
  - 糖类55%～60%
  - 脂肪20%～30%
  - 蛋白质15%～20%
- 热量分配：早（1/5）、中（2/5）、晚（2/5）

定时、定量，保持正常体重

运动锻炼 —— 勿空腹运动，进餐1小时后、2～3小时内为宜

血糖监测
- 自我监测 —— 空腹、餐前、餐后2小时、睡前及凌晨2～3时，4～6次/天
- 持续监测 —— 每隔几分钟记录一次血糖，利于血糖控制

胰岛素用药护理
- 胰岛素注射
  - 注射部位：股前部、腹部、上臂外侧、臀部（每次注射更换部位）
  - 推荐1型糖尿病患儿采用胰岛素泵治疗
- 监测用药效果 —— 尿糖不超过"++"
- 用药注意事项
  - 过量 —— Somogyi现象：午夜至凌晨出现低血糖，而清晨血糖、尿糖异常增高
  - 不足 —— 清晨现象：不发生低血糖，清晨5～9时呈现血糖和尿糖增高
- 根据病情发展调整胰岛素剂量

症状护理
- 多尿与烦渴 —— 记录出入量、保持会阴清洁、足够饮水
- 酮症酸中毒
  - 监测病情变化、生命体征、血气、尿量等
  - 建立2条静脉通路补液，遵医嘱抽血、留尿化验
- 低血糖 —— 平卧，进食糖或糖水，必要时静脉注射50%葡萄糖注射液

预防感染 —— 保持良好卫生习惯，定期身体检查（特别是口腔、牙齿）

预防合并症 —— 按时测定血糖、尿糖，根据测定结果调整胰岛素用量

健康教育
- 指导家长及患儿严格控制饮食的方法，讲解适当运动对该疾病的重要性
- 教会家长注射胰岛素的操作技术
- 鼓励和指导患儿及家属独立进行血糖测试，教会家长监测血糖及尿糖的方法
- 教育患儿随身携带糖块及写有相关病情情况的卡片
- 给予心理支持

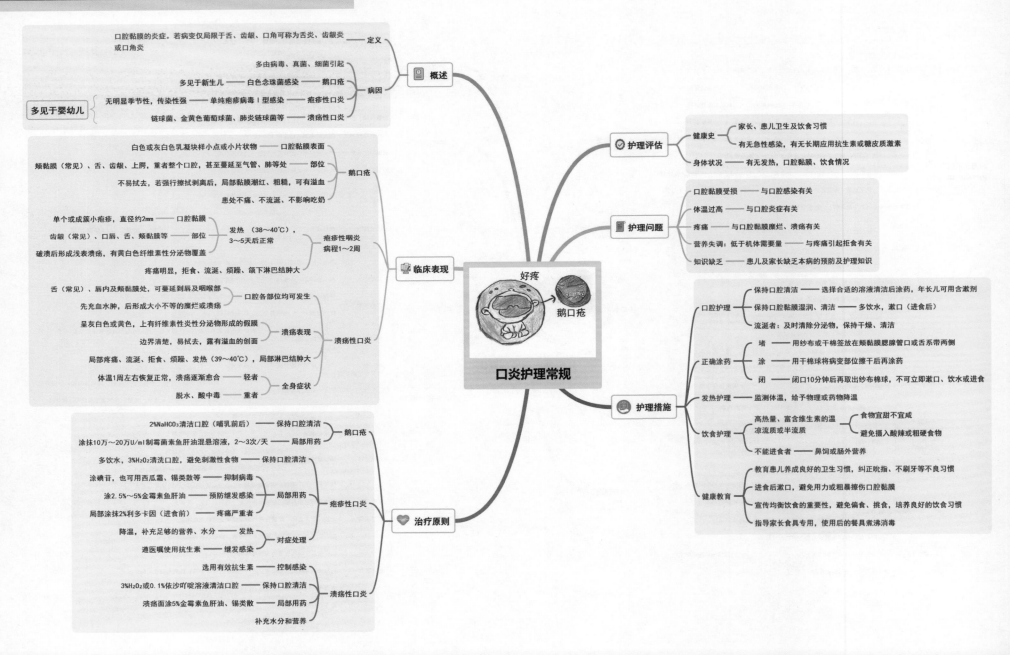

口腔黏膜的炎症。若病变仅局限于舌、齿龈、口角可称为舌炎、齿龈炎 —— 定义
或口角炎

多由病毒、真菌、细菌引起

多见于新生儿 —— 白色念珠菌感染 —— 鹅口疮

无明显季节性，传染性强 —— 单纯疱疹病毒Ⅰ型感染 —— 疱疹性口炎 —— 病因

链球菌、金黄色葡萄球菌、肺炎链球菌等 —— 溃疡性口炎

多见于婴幼儿

📖 概述

白色或灰白色乳凝块样小点或小片状物 —— 口腔黏膜表面

颊黏膜（常见）、舌、齿龈、上腭，重者整个口腔，甚至蔓延至气管、肺等处 —— 部位 —— 鹅口疮

不易拭去，若强行擦拭剥离后，局部黏膜潮红、粗糙，可有溢血

患处不痛、不流涎、不影响吃奶

单个或成簇小疱疹，直径约2mm —— 口腔黏膜

齿龈（常见）、口唇、舌、颊黏膜等 —— 部位 —— 发热 （38～40℃）， —— 疱疹性咽炎
3～5天后正常 病程1～2周

破溃后形成浅表溃疡，有黄白色纤维素性分泌物覆盖

疼痛明显，拒食、流涎、烦躁、颌下淋巴结肿大

舌（常见）、唇内及颊黏膜处，可蔓延到唇及咽喉部 —— 口腔各部位均可发生

先充血水肿，后形成大小不等的糜烂或溃疡

呈灰白色或黄色，上有纤维素性炎性分泌物形成的假膜 —— 溃疡表现 —— 溃疡性口炎

边界清楚，易拭去，露有溢血的创面

局部疼痛、流涎、拒食、烦躁、发热（39～40℃），局部淋巴结肿大

体温1周左右恢复正常，溃疡逐渐愈合 —— 轻者 —— 全身症状

脱水、酸中毒 —— 重者

🖥 临床表现

好疼

鹅口疮

口炎护理常规

2%NaHCO₃清洁口腔（哺乳前后） —— 保持口腔清洁 —— 鹅口疮

涂抹10万～20万U/ml制霉菌素鱼肝油混悬溶液，2～3次/天 —— 局部用药

多饮水，3%H₂O₂清洗口腔，避免刺激性食物 —— 保持口腔清洁

涂碘苷，也可用西瓜霜、锡类散等 —— 抑制病毒

涂2.5%～5%金霉素鱼肝油 —— 预防继发感染 —— 局部用药 —— 疱疹性口炎

局部涂抹2%利多卡因（进食前） —— 疼痛严重者

降温，补充足够的营养、水分 —— 发热 —— 对症处理

遵医嘱使用抗生素 —— 继发感染

选用有效抗生素 —— 控制感染

3%H₂O₂或0.1%依沙吖啶溶液清洁口腔 —— 保持口腔清洁 —— 溃疡性口炎

溃疡面涂5%金霉素鱼肝油、锡类散 —— 局部用药

补充水分和营养

💗 治疗原则

✓ 护理评估

家长、患儿卫生及饮食习惯 —— 健康史
有无急性感染，有无长期应用抗生素或糖皮质激素

身体状况 —— 有无发热，口腔黏膜、饮食情况

📋 护理问题

口腔黏膜受损 —— 与口腔感染有关

体温过高 —— 与口腔炎症有关

疼痛 —— 与口腔黏膜糜烂、溃疡有关

营养失调：低于机体需要量 —— 与疼痛引起拒食有关

知识缺乏 —— 患儿及家长缺乏本病的预防及护理知识

⊙ 护理措施

保持口腔清洁 —— 选择合适的溶液清洁后涂药，年长儿可用含漱剂

口腔护理 —— 保持口腔黏膜湿润、清洁 —— 多饮水，漱口（进食后）

流涎者：及时清除分泌物，保持干燥、清洁

堵 —— 用纱布或干棉签放在颊黏膜腮腺管口或舌系带两侧

正确涂药 —— 涂 —— 用干棉球将病变部位擦干后再涂药

闭 —— 闭口10分钟后再取出纱布棉球，不可立即漱口、饮水或进食

发热护理 —— 监测体温，给予物理或药物降温

高热量、富含维生素的温 —— 食物宜甜不宜咸
凉流质或半流质 —— 避免摄入酸辣或粗硬食物
饮食护理

不能进食者 —— 鼻饲或肠外营养

教育患儿养成良好的卫生习惯，纠正吮指、不刷牙等不良习惯

进食后漱口，避免用力或粗暴擦伤口腔黏膜

健康教育 —— 宣传均衡饮食的重要性，避免偏食、挑食，培养良好的饮食习惯

指导家长食具专用，使用后的餐具煮沸消毒

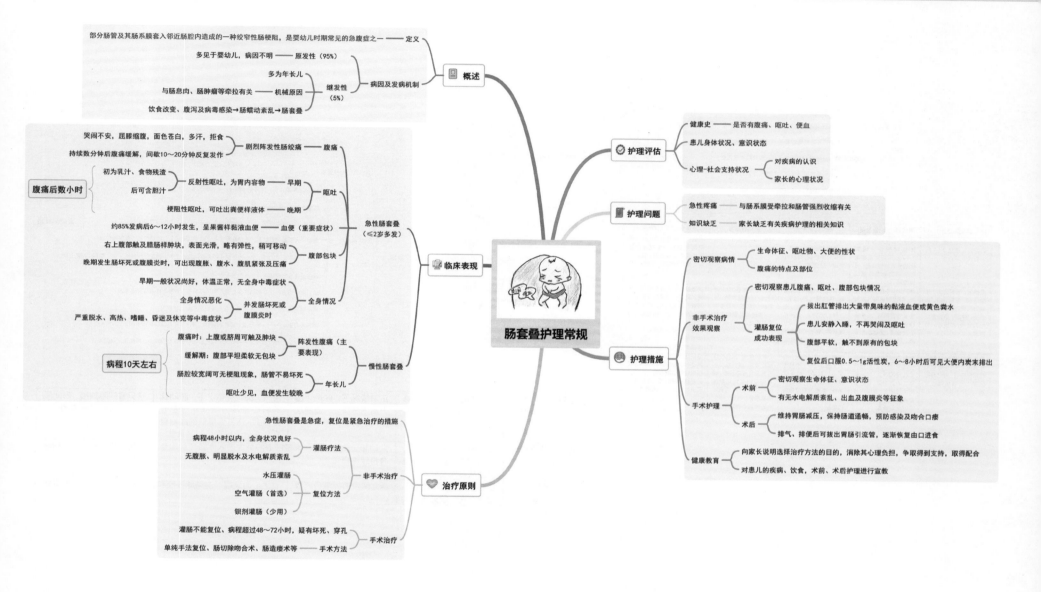

肠套叠护理常规

概述
- 定义 —— 部分肠管及其肠系膜套入邻近肠腔内造成的一种绞窄性肠梗阻，是婴幼儿时期常见的急腹症之一
- 病因及发病机制
  - 原发性（95%）—— 多见于婴幼儿，病因不明
  - 继发性（5%）
    - 机械原因 —— 多为年长儿
      - 与肠息肉、肠肿瘤等牵拉有关
    - 饮食改变、腹泻及病毒感染→肠蠕动紊乱→肠套叠

临床表现
- 急性肠套叠（≤2岁多发）
  - 腹痛 —— 剧烈阵发性肠绞痛
    - 哭闹不安，屈膝缩腹，面色苍白，多汗，拒食
    - 持续数分钟后腹痛缓解，间歇10～20分钟反复发作
  - 呕吐
    - 早期 —— 反射性呕吐，为胃内容物
      - 腹痛后数小时
        - 初为乳汁、食物残渣
        - 后可含胆汁
    - 晚期 —— 梗阻性呕吐，可吐出粪便样液体
  - 血便（重要症状）—— 约85%发病后6～12小时发生，呈果酱样黏液血便
  - 腹部包块 —— 右上腹部触及腊肠样肿块，表面光滑，略有弹性，稍可移动
  - 全身情况
    - 早期一般状况尚好，体温正常，无全身中毒症状
    - 并发肠坏死或腹膜炎时
      - 晚期发生肠坏死或腹膜炎时，可出现腹胀、腹水、腹肌紧张及压痛
      - 全身情况恶化
      - 严重脱水、高热、嗜睡、昏迷及休克等中毒症状
- 慢性肠套叠
  - 阵发性腹痛（主要表现）—— 病程10天左右
    - 腹痛时：上腹或脐周可触及肿块
    - 缓解期：腹部平坦柔软无包块
  - 年长儿
    - 肠腔较宽阔可无梗阻现象，肠管不易坏死
    - 呕吐少见，血便发生较晚

治疗原则
- 非手术治疗
  - 灌肠疗法 —— 急性肠套叠是急症，复位是紧急治疗的措施
    - 病程48小时以内，全身状况良好
    - 无腹胀、明显脱水及水电解质紊乱
  - 复位方法
    - 水压灌肠
    - 空气灌肠（首选）
    - 钡剂灌肠（少用）
- 手术治疗
  - 灌肠不能复位、病程超过48～72小时，疑有坏死、穿孔
  - 手术方法 —— 单纯手法复位、肠切除吻合术、肠造瘘术等

护理评估
- 健康史 —— 是否有腹痛、呕吐、便血
- 患儿身体状况、意识状态
- 心理-社会支持状况
  - 对疾病的认识
  - 家长的心理状况

护理问题
- 急性疼痛 —— 与肠系膜受牵拉和肠管强烈收缩有关
- 知识缺乏 —— 家长缺乏有关疾病护理的相关知识

护理措施
- 密切观察病情
  - 生命体征、呕吐物、大便的性状
  - 腹痛的特点及部位
- 非手术治疗效果观察
  - 密切观察患儿腹痛、呕吐、腹部包块情况
  - 灌肠复位成功表现
    - 拔出肛管排出大量带臭味的黏液血便或黄色粪水
    - 患儿安静入睡，不再哭闹及呕吐
    - 腹部平软，触不到原有的包块
    - 复位后口服0.5～1g活性炭，6～8小时后可见大便内炭末排出
- 手术护理
  - 术前
    - 密切观察生命体征、意识状态
    - 有无水电解质紊乱、出血及腹膜炎等征象
  - 术后
    - 维持胃肠减压，保持肠道通畅，预防感染及吻合口瘘
    - 排气、排便后可拔出胃肠引流管，逐渐恢复由口进食
- 健康教育
  - 向家长说明选择治疗方法的目的，消除其心理负担，争取得到支持，取得配合
  - 对患儿的疾病、饮食，术前、术后护理进行宣教

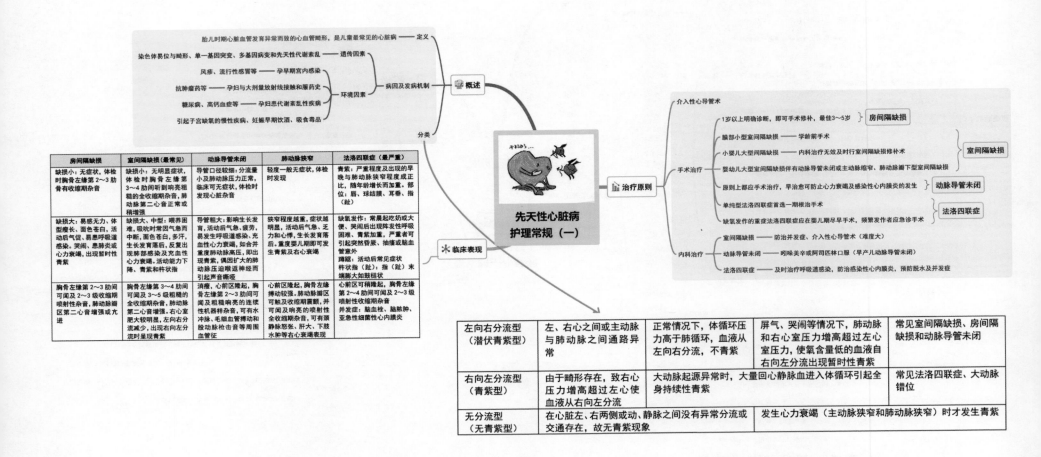

胎儿时期心脏血管发育异常而致的心血管畸形，是儿童最常见的心脏病 —— 定义

染色体易位与畸形、单一基因突变、多基因病变和先天性代谢紊乱 —— 遗传因素

风疹、流行性感冒等 —— 孕早期宫内感染

抗肿瘤药等 —— 孕妇与大剂量放射线接触和服药史

糖尿病、高钙血症等 —— 孕妇患代谢紊乱性疾病

引起子宫缺氧的慢性疾病、妊娠早期饮酒、吸食毒品

环境因素

病因及发病机制

概述

分类

先天性心脏病护理常规（一）

临床表现

治疗原则

介入性心导管术

1 岁以上明确诊断，即可手术修补，最佳 3～5 岁 —— 房间隔缺损

膜部小型室间隔缺损 —— 学龄前手术

小婴儿大型室间隔缺损 —— 内科治疗无效及时行室间隔缺损修补术

婴幼儿大型室间隔缺损伴有动脉导管未闭或主动脉缩窄、肺动脉瓣下型室间隔缺损

原则上都应手术治疗，早治愈可防止心力衰竭及感染性心内膜炎的发生 —— 动脉导管未闭

单纯型法洛四联症首选一期根治手术

缺氧发作的重症法洛四联症应在婴儿期尽早手术，频繁发作者应急诊手术

手术治疗

室间隔缺损 —— 防治并发症，介入性心导管术（难度大）

动脉导管未闭 —— 吲哚美辛或阿司匹林口服（早产儿动脉导管未闭）

法洛四联症 —— 及时治疗呼吸道感染，防治感染性心内膜炎，预防脱水及并发症

内科治疗

室间隔缺损

法洛四联症

房间隔缺损	室间隔缺损（最常见）	动脉导管未闭	肺动脉狭窄	法洛四联症（最严重）
缺损小：无症状，体检时胸骨左缘第 2～3 肋骨有收缩期杂音	缺损小：无明显症状，体检时胸骨左缘第 3～4 肋间听到响亮粗糙的全收缩期杂音，肺第二心音正常或稍增强	导管口径较细：分流量小及肺动脉压力正常，临床可无症状，体检时发现心脏杂音	轻度一般无症状，体检时发现	青紫：严重程度及出现的早晚与肺动脉狭窄程度成正比，随年龄增长而加重，部位：唇、球结膜、耳垂、指（趾）
缺损大：易感无力、体型瘦小、面色苍白，活动后气促、易患呼吸道感染。哭闹、患肺炎或心力衰竭时，出现暂时性青紫	缺损大、中型：喂养困难，吸吮时常因气急而中断，面色苍白，多汗，生长发育落后，反复出现肺部感染及充血性心力衰竭，即出现肺动脉高压，活动能力下降，青紫和杵状指	导管粗大：影响生长发育，活动后气急、疲劳，易发生呼吸道感染、充血性心力衰竭，如合并重度肺动脉高压，即出现青紫，偶因扩大的肺动脉压迫喉返神经而引起声音嘶哑	狭窄程度越重，症状越明显，活动后气急、乏力和心悸，生长发育落后。重度婴儿期即可发生青紫和右心衰竭	缺氧发作：常晨起吃奶或大便、哭闹后出现阵发性呼吸困难、青紫加重，严重者可引起突然昏厥、抽搐或脑血管意外 蹲踞：活动后常见症状 杵状指（趾）：指（趾）末端膨大如鼓槌状
胸骨左缘第 2～3 肋间可闻及 2～3 级收缩期喷射样杂音，肺动脉瓣区第二心音增强或亢进	胸骨左缘第 3～4 肋间可闻及 2～5 级粗糙的全收缩期杂音，肺动脉第二心音大较明显，左向右分流减少，出现右向左分流时呈青紫	消瘦，心前区隆起，胸骨搏动较强，胸骨左缘第 2～3 肋间可闻及粗糙响亮的连续性机器样杂音，可有水冲脉、毛细血管搏动和股动脉枪击音等周围血管征	心前区可稍隆起，胸骨左缘搏动较强，肺动脉瓣区可触及收缩期震颤，并胸骨左缘第 2～4 肋间可闻及 2～3 级喷射性收缩期杂音	心前区隆起，胸骨左缘第 2～4 肋间可闻及 2～3 级喷射性收缩期杂音，可有颈静脉怒张、肝大、下肢水肿等右心衰竭表现。并发症：脑血栓、脑脓肿、亚急性细菌性心内膜炎

左向右分流型（潜伏青紫型）	左、右心之间或主动脉与肺动脉之间通路异常	正常情况下，体循环压力高于肺循环，血液从左向右分流，不青紫	屏气、哭闹等情况下，肺动脉、右心室压力增高超过左心室压力，使氧含量低的血液自右向左分流出现暂时性青紫	常见室间隔缺损、房间隔缺损和动脉导管未闭
右向左分流型（青紫型）	由于畸形存在，致右心压力增高超过左心使血液从右向左分流	大动脉起源异常时，大量回心静脉血进入体循环引起全身持续性青紫		常见法洛四联症、大动脉错位
无分流型（无青紫型）	在心脏左、右两侧或动、静脉之间没有异常分流或交通存在，故无青紫现象	发生心力衰竭（主动脉狭窄和肺动脉狭窄）时才发生青紫		

了解家族史、母亲妊娠史，是否有代谢性疾病，有无相关环境因素影响

　　了解发现心脏病的时间，详细询问有无青紫、出现青紫的时间

　　　　儿童发育、体重增加情况　　　　　　　　健康史

有无喂养困难、反复呼吸道感染，是否喜欢蹲踞、有无阵发性呼
吸困难或突然昏厥发作

　　　　皮肤黏膜有无发绀及其程度

　　　　有无杵状指（趾）　　　　　身体状况

　　　　胸部有无畸形

　　　　有无震颤

　　家长是否焦虑和恐惧等　　　心理-社会支持状况

护理评估

与体循环血量减少或血氧饱和度下降有关　　　活动无耐力

与喂养困难及体循环血量减少、组织缺氧有关　　营养失调：低于机体需要量

与体循环血量减少或血氧下降影响生长发育有关　　生长发育迟缓

与肺血增多及心内缺损易导致心内膜损伤有关　　有感染的危险

心力衰竭、感染性心内膜炎、脑血栓　　　潜在并发症

与疾病的威胁、对检查手术担忧有关　　焦虑（家长）

护理问题

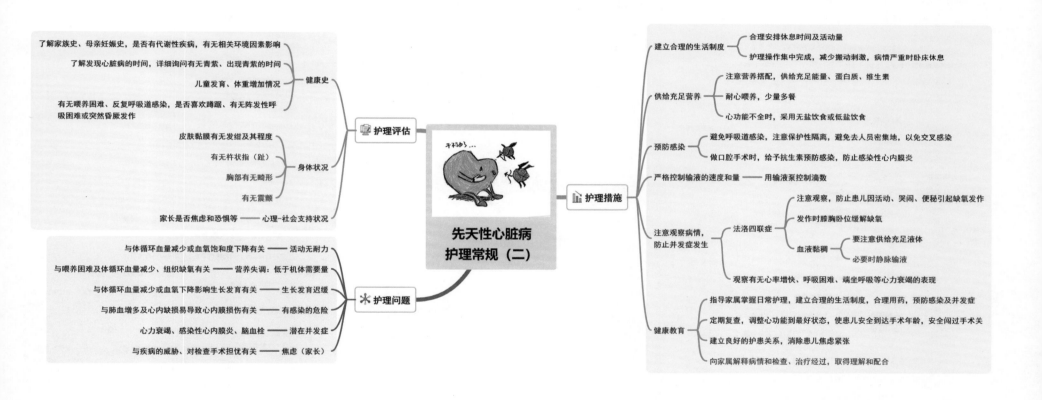

**先天性心脏病
护理常规（二）**

护理措施

建立合理的生活制度
　　合理安排休息时间及活动量
　　护理操作集中完成，减少搬动刺激，病情严重时卧床休息

供给充足营养
　　注意营养搭配，供给充足能量、蛋白质、维生素
　　耐心喂养，少量多餐
　　心功能不全时，采用无盐饮食或低盐饮食

预防感染
　　避免呼吸道感染，注意保护性隔离，避免去人员密集地，以免交叉感染
　　做口腔手术时，给予抗生素预防感染，防止感染性心内膜炎

严格控制输液的速度和量　　用输液泵控制滴数

注意观察病情，
防止并发症发生
　　注意观察，防止患儿因活动、哭闹、便秘引起缺氧发作
　　发作时膝胸卧位缓解缺氧
　　法洛四联症
　　血液黏稠　　要注意供给充足液体　　必要时静脉输液
　　观察有无心率增快、呼吸困难、端坐呼吸等心力衰竭的表现

健康教育
　　指导家属掌握日常护理，建立合理的生活制度，合理用药，预防感染及并发症
　　定期复查，调整心功能到最好状态，使患儿安全到达手术年龄，安全闯过手术关
　　建立良好的护患关系，消除患儿焦虑紧张
　　向家属解释病情和检查、治疗经过，取得理解和配合

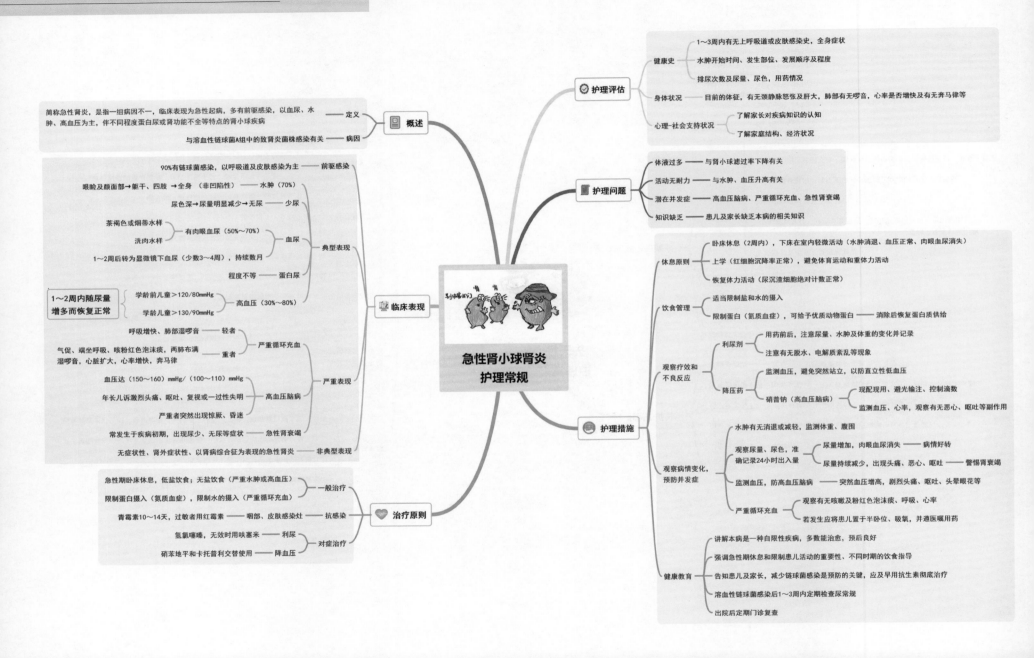

概述
- 定义 —— 简称急性肾炎，是指一组病因不一，临床表现为急性起病，多有前驱感染，以血尿、水肿、高血压为主，伴不同程度蛋白尿或肾功能不全等特点的肾小球疾病
- 病因 —— 与溶血性链球菌A组中的致肾炎菌株感染有关

临床表现
- 典型表现
  - 前驱感染 —— 90%有链球菌感染，以呼吸道及皮肤感染为主
  - 水肿（70%）—— 眼睑及颜面部→躯干、四肢 →全身（非凹陷性）
  - 少尿 —— 尿色深→尿量明显减少→无尿
  - 血尿 —— 有肉眼血尿（50%～70%）
    - 茶褐色或烟蒂水样
    - 洗肉水样
    - 1～2周后转为显微镜下血尿（少数3～4周），持续数月
  - 蛋白尿 —— 程度不等
  - 高血压（30%～80%）—— 学龄前儿童＞120/80mmHg / 学龄儿童＞130/90mmHg【1～2周内随尿量增多而恢复正常】
- 严重表现
  - 严重循环充血 —— 轻者：呼吸增快、肺部湿啰音 / 重者：气促、端坐呼吸、咳粉红色泡沫痰，两肺布满湿啰音，心脏扩大，心率增快，奔马律
  - 高血压脑病 —— 血压达（150～160）mmHg/（100～110）mmHg，年长儿诉激烈头痛、呕吐、复视或一过性失明，严重者突然出现惊厥、昏迷
  - 急性肾衰竭 —— 常发生于疾病初期，出现尿少、无尿等症状
- 非典型表现 —— 无症状性、肾外症状性、以肾病综合征为表现的急性肾炎

治疗原则
- 一般治疗
  - 急性期卧床休息，低盐饮食；无盐饮食（严重水肿或高血压）
  - 限制蛋白摄入（氮质血症），限制水的摄入（严重循环充血）
- 抗感染 —— 青霉素10～14天，过敏者用红霉素 —— 咽部、皮肤感染灶
- 对症治疗
  - 利尿 —— 氢氯噻嗪，无效时用呋塞米
  - 降血压 —— 硝苯地平和卡托普利交替使用

急性肾小球肾炎护理常规

护理评估
- 健康史
  - 1～3周内有无上呼吸道或皮肤感染史，全身症状
  - 水肿开始时间、发生部位、发展顺序及程度
  - 排尿次数及尿量、尿色，用药情况
- 身体状况 —— 目前的体征，有无颈静脉怒张及肝大，肺部有无啰音，心率是否增快及有无奔马律等
- 心理-社会支持状况
  - 了解家长对疾病知识的认知
  - 了解家庭结构、经济状况

护理问题
- 体液过多 —— 与肾小球滤过率下降有关
- 活动无耐力 —— 与水肿、血压升高有关
- 潜在并发症 —— 高血压脑病、严重循环充血、急性肾衰竭
- 知识缺乏 —— 患儿及家长缺乏本病的相关知识

护理措施
- 休息原则
  - 卧床休息（2周内），下床在室内轻微活动（水肿消退、血压正常、肉眼血尿消失）
  - 上学（红细胞沉降率正常），避免体育运动和重体力活动
  - 恢复体力活动（尿沉渣细胞绝对计数正常）
- 饮食管理
  - 适当限制盐和水的摄入
  - 限制蛋白（氮质血症），可给予优质动物蛋白 —— 消除后恢复蛋白质供给
- 观察疗效和不良反应
  - 利尿剂
    - 用药前后，注意尿量、水肿及体重的变化并记录
    - 注意有无脱水、电解质紊乱等现象
  - 降压药
    - 监测血压，避免突然站立，以防直立性低血压
    - 硝普钠（高血压脑病）—— 现配现用、避光输注、控制滴数 / 监测血压、心率，观察有无恶心、呕吐等副作用
- 观察病情变化，预防并发症
  - 水肿有无消退或减轻，监测体重、腹围
  - 观察尿量、尿色，准确记录24小时出入量 —— 尿量增加，肉眼血尿消失 —— 病情好转 / 尿量持续减少，出现头痛、恶心、呕吐 —— 警惕肾衰竭
  - 监测血压，防高血压脑病 —— 突然血压增高，剧烈头痛、呕吐、头晕眼花等
  - 严重循环充血 —— 观察有无咳嗽及粉红色泡沫痰、呼吸、心率 / 若发生应将患儿置于半卧位、吸氧，并遵医嘱用药
- 健康教育
  - 讲解本病是一种自限性疾病，多数能治愈，预后良好
  - 强调急性期休息和限制患儿活动的重要性、不同时期的饮食指导
  - 告知患儿及家长，减少链球菌感染是预防的关键，应及早用抗生素彻底治疗
  - 溶血性链球菌感染后1～3周内定期检查尿常规
  - 出院后定期门诊复查

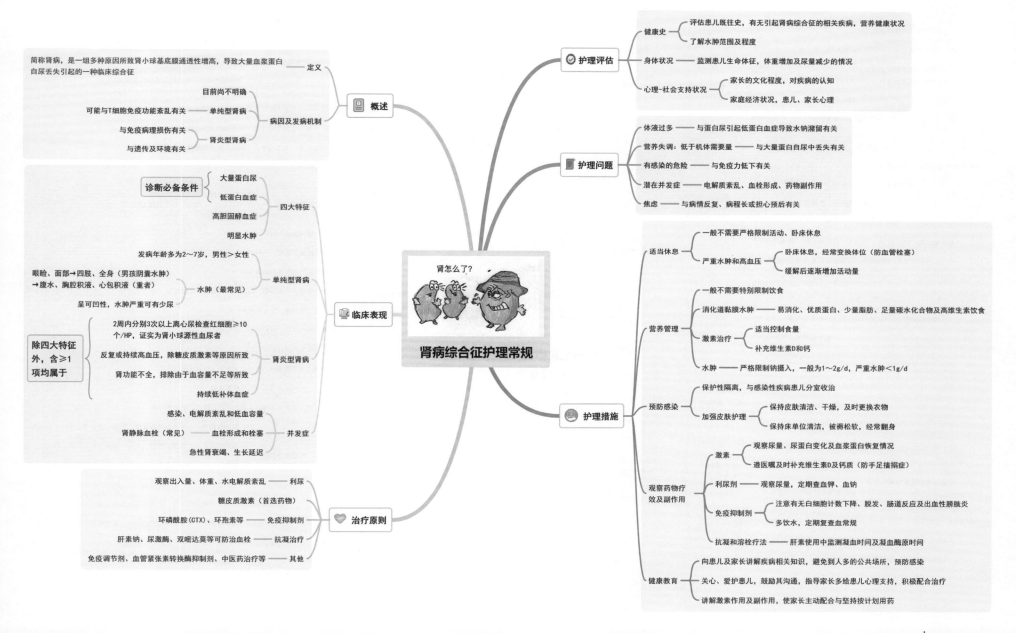

简称肾病，是一组多种原因所致肾小球基底膜通透性增高，导致大量血浆蛋白自尿失失引起的一种临床综合征 —— 定义

目前尚不明确
可能与T细胞免疫功能紊乱有关 —— 单纯型肾病
与免疫病理损伤有关
与遗传及环境有关 —— 肾炎型肾病

病因及发病机制

概述

护理评估
- 健康史 —— 评估患儿既往史，有无引起肾病综合征的相关疾病，营养健康状况 / 了解水肿范围及程度
- 身体状况 —— 监测患儿生命体征，体重增加及尿量减少的情况
- 心理-社会支持状况 —— 家长的文化程度，对疾病的认知 / 家庭经济状况，患儿、家长心理

护理问题
- 体液过多 —— 与蛋白尿引起低蛋白血症导致水钠潴留有关
- 营养失调：低于机体需要量 —— 与大量蛋白自尿中丢失有关
- 有感染的危险 —— 与免疫力低下有关
- 潜在并发症 —— 电解质紊乱、血栓形成、药物副作用
- 焦虑 —— 与病情反复、病程长或担心预后有关

诊断必备条件
- 大量蛋白尿
- 低蛋白血症
- 高胆固醇血症
- 明显水肿

四大特征

发病年龄多为2~7岁，男性＞女性
眼睑、面部→四肢、全身（男孩阴囊水肿）→腹水、胸腔积液、心包积液（重者）
呈可凹性，水肿严重可有少尿

单纯型肾病
水肿（最常见）

除四大特征外，含≥1项均属于
- 2周内分别3次以上离心尿检查红细胞≥10个/HP，证实为肾小球源性血尿者
- 反复或持续高血压，除糖皮质激素等原因所致
- 肾功能不全，排除由于血容量不足等所致
- 持续低补体血症

肾炎型肾病

临床表现

感染、电解质紊乱和低血容量
肾静脉血栓（常见）—— 血栓形成和栓塞
急性肾衰竭、生长延迟

并发症

肾怎么了？
肾病综合征护理常规

护理措施
- 适当休息
  - 一般不需要严格限制活动、卧床休息
  - 严重水肿和高血压 —— 卧床休息，经常变换体位（防血管栓塞）/ 缓解后逐渐增加活动量
- 营养管理
  - 一般不需要特别限制饮食
  - 消化道黏膜水肿 —— 易消化、优质蛋白、少量脂肪、足量碳水化合物及高维生素饮食
  - 激素治疗 —— 适当控制食量 / 补充维生素D和钙
  - 水肿 —— 严格限制钠摄入，一般为1~2g/d，严重水肿＜1g/d
- 预防感染
  - 保护性隔离，与感染性疾病患儿分室收治
  - 加强皮肤护理 —— 保持皮肤清洁、干燥，及时更换衣物 / 保持床单位清洁，被褥松软，经常翻身
- 观察药物疗效及副作用
  - 激素 —— 观察尿量、尿蛋白变化及血浆蛋白恢复情况 / 遵医嘱及时补充维生素D及钙质（防手足搐搦症）
  - 利尿剂 —— 观察尿量，定期查血钾、血钠
  - 免疫抑制剂 —— 注意有无白细胞计数下降、脱发、肠道反应及出血性膀胱炎 / 多饮水，定期复查血常规
  - 抗凝和溶栓疗法 —— 肝素使用中监测凝血时间及凝血酶原时间
- 健康教育
  - 向患儿及家长讲解疾病相关知识，避免到人多的公共场所，预防感染
  - 关心、爱护患儿，鼓励其沟通，指导家长多给患儿心理支持，积极配合治疗
  - 讲解激素作用及副作用，使家长主动配合与坚持按计划用药

治疗原则
- 观察出入量、体重、水电解质紊乱 —— 利尿
- 糖皮质激素（首选药物）
- 环磷酰胺(CTX)、环孢素等 —— 免疫抑制剂
- 肝素钠、尿激酶、双嘧达莫等可防治血栓 —— 抗凝治疗
- 免疫调节剂、血管紧张素转换酶抑制剂、中医药治疗等 —— 其他

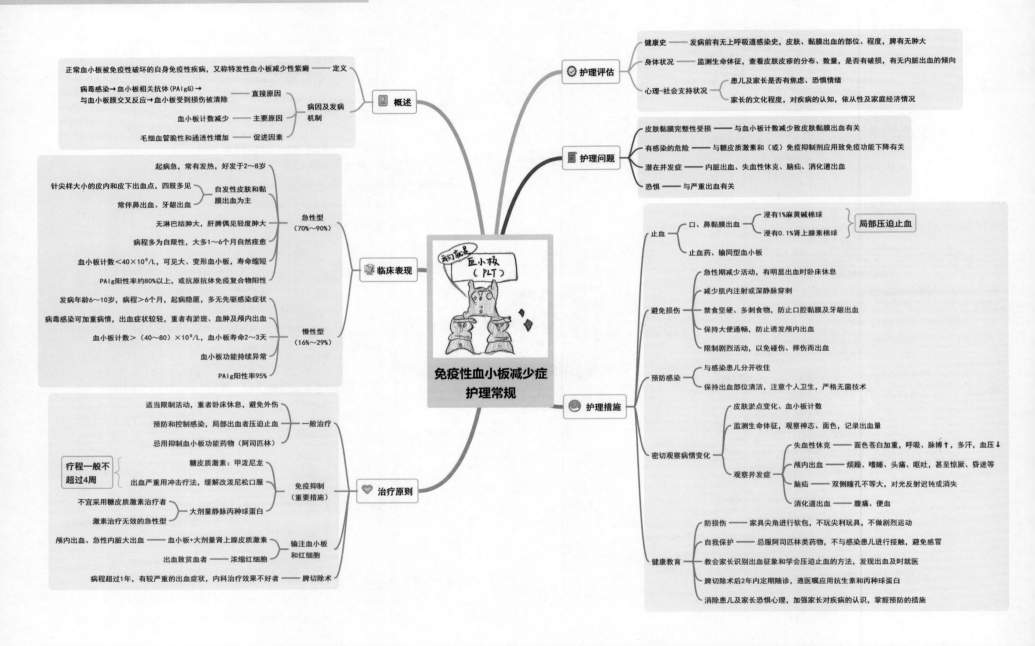

正常血小板被免疫性破坏的自身免疫性疾病，又称特发性血小板减少性紫癜 —— 定义

病毒感染→血小板相关抗体(PAIgG)→
与血小板膜交叉反应→血小板受到损伤被清除 —— 直接原因

血小板计数减少 —— 主要原因

毛细血管脆性和通透性增加 —— 促进因素

病因及发病机制

概述

护理评估
- 健康史 —— 发病前有无上呼吸道感染史，皮肤、黏膜出血的部位、程度，脾有无肿大
- 身体状况 —— 监测生命体征，查看皮肤皮疹的分布、数量，是否有破损，有无内脏出血的倾向
- 心理-社会支持状况
  - 患儿及家长是否有焦虑、恐惧情绪
  - 家长的文化程度，对疾病的认知，依从性及家庭经济情况

护理问题
- 皮肤黏膜完整性受损 —— 与血小板计数减少致皮肤黏膜出血有关
- 有感染的危险 —— 与糖皮质激素和（或）免疫抑制剂应用致免疫功能下降有关
- 潜在并发症 —— 内脏出血、失血性休克、脑疝、消化道出血
- 恐惧 —— 与严重出血有关

临床表现

起病急，常有发热，好发于2～8岁

针尖样大小的皮内和皮下出血点，四肢多见

常伴鼻出血、牙龈出血

自发性皮肤和黏膜出血为主

无淋巴结肿大，肝脾偶见轻度肿大

病程多为自限性，大多1～6个月自然痊愈

血小板计数<40×10⁹/L，可见大、变形血小板，寿命缩短

PAIg阳性率约80%以上，或抗原抗体免疫复合物阳性

急性型（70%～90%）

发病年龄6～10岁，病程>6个月，起病隐匿，多无先驱感染症状

病毒感染可加重病情，出血症状较轻，重者有淤斑、血肿及颅内出血

血小板计数>（40～80）×10⁹/L，血小板寿命2～3天

血小板功能持续异常

PAIg阳性率95%

慢性型（16%～29%）

治疗原则

适当限制活动，重者卧床休息，避免外伤

预防和控制感染，局部出血者压迫止血

忌用抑制血小板功能药物（阿司匹林）

一般治疗

疗程一般不超过4周

糖皮质激素：甲泼尼龙

出血严重用冲击疗法，缓解改泼尼松口服

免疫抑制（重要措施）

不宜采用糖皮质激素治疗者

激素治疗无效的急性型

大剂量静脉丙种球蛋白

颅内出血、急性内脏大出血 —— 血小板+大剂量肾上腺皮质激素

出血致贫血者 —— 浓缩红细胞

输注血小板和红细胞

病程超过1年，有较严重的出血症状，内科治疗效果不好者 —— 脾切除术

护理措施

止血
- 口、鼻黏膜出血
  - 浸有1%麻黄碱棉球
  - 浸有0.1%肾上腺素棉球
  - **局部压迫止血**
- 止血药、输同型血小板

避免损伤
- 急性期减少活动，有明显出血时卧床休息
- 减少肌内注射或深静脉穿刺
- 禁食坚硬、多刺食物，防止口腔黏膜及牙龈出血
- 保持大便通畅，防止诱发颅内出血
- 限制剧烈活动，以免碰伤、摔伤而出血

预防感染
- 与感染患儿分开收住
- 保持出血部位清洁，注意个人卫生，严格无菌技术

密切观察病情变化
- 皮肤淤点变化、血小板计数
- 监测生命体征，观察神志、面色，记录出血量
- 观察并发症
  - 失血性休克 —— 面色苍白加重，呼吸、脉搏↑，多汗，血压↓
  - 颅内出血 —— 烦躁、嗜睡、头痛、呕吐，甚至惊厥、昏迷等
  - 脑疝 —— 双侧瞳孔不等大，对光反射迟钝或消失
  - 消化道出血 —— 腹痛、便血

健康教育
- 防损伤 —— 家具尖角进行软包，不玩尖利玩具，不做剧烈运动
- 自我保护 —— 忌服阿司匹林类药物，不与感染患儿进行接触，避免感冒
- 教会家长识别出血征象和学会压迫止血的方法，发现出血及时就医
- 脾切除术后2年内定期随诊，遵医嘱应用抗生素和丙种球蛋白
- 消除患儿及家长恐惧心理，加强家长对疾病的认识，掌握预防的措施

免疫性血小板减少症护理常规

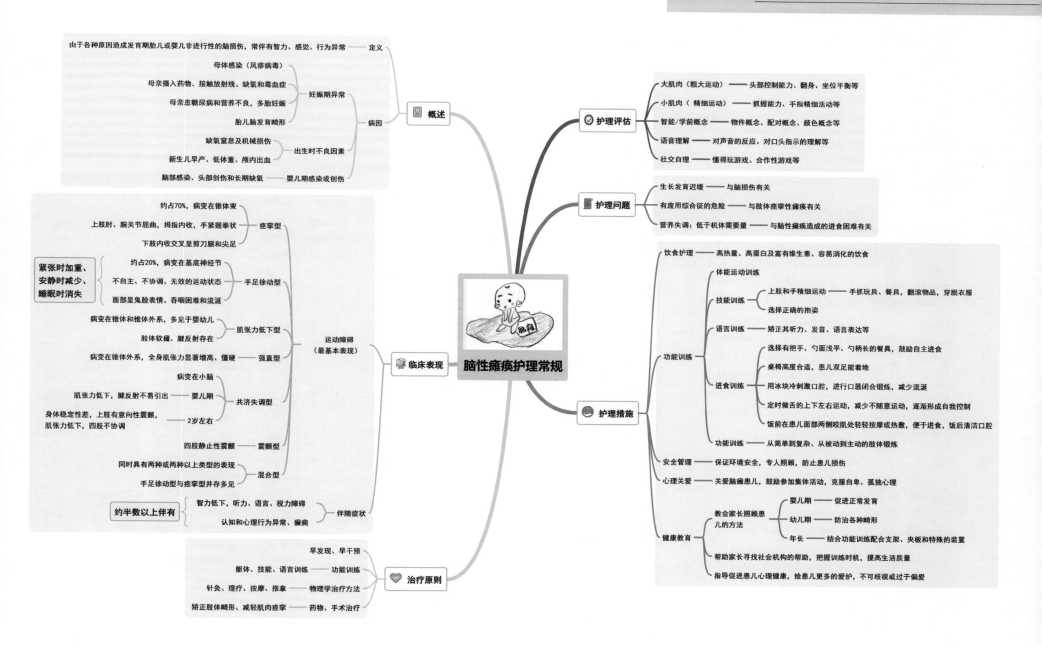

由于各种原因造成发育期胎儿或婴儿非进行性的脑损伤，常伴有智力、感觉、行为异常 —— 定义

母体感染（风疹病毒）

母亲摄入药物、接触放射线、缺氧和毒血症

母亲患糖尿病和营养不良，多胎妊娠 —— 妊娠期异常

胎儿脑发育畸形

缺氧窒息及机械损伤 —— 出生时不良因素

新生儿早产、低体重、颅内出血

脑部感染、头部创伤和长期缺氧 —— 婴儿期感染或创伤

病因

概述

护理评估

大肌肉（粗大运动）—— 头部控制能力、翻身、坐位平衡等

小肌肉（精细运动）—— 抓握能力、手指精细活动等

智能/学前概念 —— 物件概念、配对概念、颜色概念等

语音理解 —— 对声音的反应、对口头指示的理解等

社交自理 —— 懂得玩游戏、合作性游戏等

护理问题

生长发育迟缓 —— 与脑损伤有关

有废用综合征的危险 —— 与肢体痉挛性瘫痪有关

营养失调：低于机体需要量 —— 与脑性瘫痪造成的进食困难有关

约占70%，病变在锥体束 —— 痉挛型

上肢肘、腕关节屈曲，拇指内收，手紧握拳状

下肢内收交叉呈剪刀腿和尖足

紧张时加重、安静时减少、睡眠时消失

约占20%，病变在基底神经节

不自主、不协调、无效的运动状态 —— 手足徐动型

面部呈鬼脸表情、吞咽困难和流涎

病变在锥体和锥体外系，多见于婴幼儿

肢体软瘫、腱反射存在 —— 肌张力低下型

病变在锥体外系，全身肌张力显著增高、僵硬 —— 强直型

运动障碍（最基本表现）

病变在小脑

肌张力低下，腱反射不易引出 —— 婴儿期

身体稳定性差，上肢有意向性震颤，肌张力低下，四肢不协调 —— 2岁左右

共济失调型

四肢静止性震颤 —— 震颤型

同时具有两种或两种以上类型的表现

手足徐动型与痉挛型并存多见 —— 混合型

临床表现

脑性瘫痪护理常规

约半数以上伴有

智力低下，听力、语言、视力障碍

认知和心理行为异常、癫痫

伴随症状

饮食护理 —— 高热量、高蛋白及富有维生素、容易消化的饮食

体能运动训练

技能训练

上肢和手精细运动 —— 手抓玩具、餐具，翻滚物品，穿脱衣服

选择正确的抱姿

语言训练 —— 矫正其听力、发音、语言表达等

功能训练

选择有把手、勺面浅平、勺柄长的餐具，鼓励自主进食

桌椅高度合适，患儿双足能着地

进食训练

用冰块冷刺激口腔，进行口唇闭合锻炼，减少流涎

定时做舌的上下左右运动，减少不随意运动，逐渐形成自我控制

饭前在患儿面部两侧咬肌处轻轻按摩或热敷，便于进食，饭后清洁口腔

功能训练 —— 从简单到复杂、从被动到主动的肢体锻炼

安全管理 —— 保证环境安全，专人照顾，防止患儿损伤

心理关爱 —— 关爱脑瘫患儿，鼓励参加集体活动，克服自卑、孤独心理

护理措施

教会家长照顾患儿的方法

婴儿期 —— 促进正常发育

幼儿期 —— 防治各种畸形

年长 —— 结合功能训练配合支架、夹板和特殊的装置

健康教育

帮助家长寻找社会机构的帮助，把握训练时机，提高生活质量

指导促进患儿心理健康，给患儿更多的爱护，不可歧视或过于偏爱

早发现、早干预

躯体、技能、语言训练 —— 功能训练

针灸、理疗、按摩、推拿 —— 物理学治疗方法

矫正肢体畸形、减轻肌肉痉挛 —— 药物、手术治疗

治疗原则

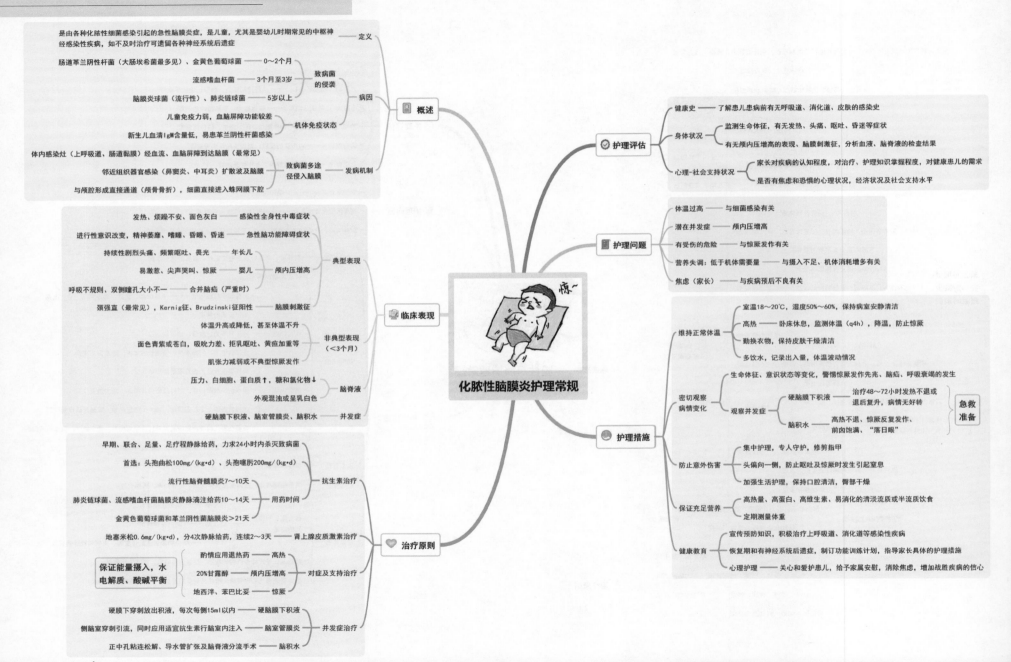

是由各种化脓性细菌感染引起的急性脑膜炎症，是儿童，尤其是婴幼儿时期常见的中枢神经感染性疾病，如不及时治疗可遗留各种神经系统后遗症 —— 定义

肠道革兰阴性杆菌（大肠埃希菌最多见）、金黄色葡萄球菌 —— 0～2个月
流感嗜血杆菌 —— 3个月至3岁
脑膜炎球菌（流行性）、肺炎链球菌 —— 5岁以上 } 致病菌的侵袭

儿童免疫力弱，血脑屏障功能较差
新生儿血清IgM含量低，易患革兰阴性杆菌感染 } 机体免疫状态 } 病因

体内感染灶（上呼吸道、肠道黏膜）经血流、血脑屏障到达脑膜（最常见）
邻近组织器官感染（鼻窦炎、中耳炎）扩散波及脑膜
与颅腔形成直接通道（颅骨骨折），细菌直接进入蛛网膜下腔 } 致病菌多途径侵入脑膜 —— 发病机制

} **概述**

发热、烦躁不安、面色灰白 —— 感染性全身性中毒症状
进行性意识改变，精神萎靡、嗜睡、昏睡、昏迷 —— 急性脑功能障碍症状
持续性剧烈头痛、频繁呕吐、畏光 —— 年长儿
易激惹、尖声哭叫、惊厥 —— 婴儿 } 颅内压增高
呼吸不规则、双侧瞳孔大小不一 —— 合并脑疝（严重时）
颈强直（最常见），Kernig征、Brudzinski征阳性 —— 脑膜刺激征 } 典型表现

体温升高或降低，甚至体温不升
面色青紫或苍白，吸吮力差、拒乳呕吐、黄疸加重等
肌张力减弱或不典型惊厥发作 } 非典型表现（<3个月）

压力、白细胞、蛋白质↑，糖和氯化物↓
外观混浊或呈乳白色 } 脑脊液
硬脑膜下积液、脑室管膜炎、脑积水 —— 并发症

} **临床表现**

早期、联合、足量、足疗程静脉给药，力求24小时内杀灭致病菌
首选：头孢曲松100mg/（kg·d）、头孢噻肟200mg/（kg·d）
流行性脑脊髓膜炎7～10天
肺炎链球菌、流感嗜血杆菌脑膜炎静脉滴注给药10～14天
金黄色葡萄球菌和革兰阴性菌脑膜炎>21天 } 用药时间 } 抗生素治疗

地塞米松0.6mg/（kg·d），分4次静脉给药，连续2～3天 —— 肾上腺皮质激素治疗

保证能量摄入，水电解质、酸碱平衡

酌情应用退热药 —— 高热
20%甘露醇 —— 颅内压增高
地西泮、苯巴比妥 —— 惊厥 } 对症及支持治疗

硬膜下穿刺放出积液，每次每侧15ml以内 —— 硬脑膜下积液
侧脑室穿刺引流，同时应用适宜抗生素行脑室内注入 —— 脑室管膜炎
正中孔粘连松解、导水管扩张及脑脊液分流手术 —— 脑积水 } 并发症治疗

} **治疗原则**

化脓性脑膜炎护理常规

健康史 —— 了解患儿患病前有无呼吸道、消化道、皮肤的感染史
身体状况 —— 监测生命体征，有无发热、头痛、呕吐、昏迷等症状
有无颅内压增高的表现、脑膜刺激征，分析血液、脑脊液的检查结果
心理-社会支持状况 —— 家长对疾病的认知程度，对治疗、护理知识掌握程度，对健康患儿的需求
是否有焦虑和恐惧的心理状况，经济状况及社会支持水平

} **护理评估**

体温过高 —— 与细菌感染有关
潜在并发症 —— 颅内压增高
有受伤的危险 —— 与惊厥发作有关
营养失调：低于机体需要量 —— 与摄入不足、机体消耗增多有关
焦虑（家长）—— 与疾病预后不良有关

} **护理问题**

室温18～20℃，湿度50%～60%，保持病室安静清洁
高热 —— 卧床休息，监测体温（q4h），降温，防止惊厥
勤换衣物，保持皮肤干燥清洁
多饮水，记录出入量，体温波动情况 } 维持正常体温

生命体征、意识状态等变化，警惕惊厥发作先兆、脑疝、呼吸衰竭的发生
硬脑膜下积液 —— 治疗48～72小时发热不退或退后复升，病情无好转
脑积水 —— 高热不退、惊厥反复发作、前囟饱满、"落日眼" } 观察并发症 } 密切观察病情变化 } 急救准备

集中护理，专人守护，修剪指甲
头偏向一侧，防止呕吐及惊厥时发生引起窒息
加强生活护理，保持口腔清洁，臀部干燥 } 防止意外伤害

高热量、高蛋白、高维生素、易消化的清淡流质或半流质饮食
定期测量体重 } 保证充足营养

宣传预防知识，积极治疗上呼吸道、消化道等感染性疾病
恢复期和神经系统后遗症，制订功能训练计划，指导家长具体的护理措施 } 健康教育
心理护理 —— 关心和爱护患儿，给予家属安慰，消除焦虑，增加战胜疾病的信心

} **护理措施**

第 **4** 章

新生儿科护理常规

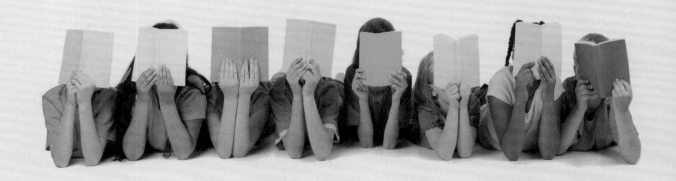

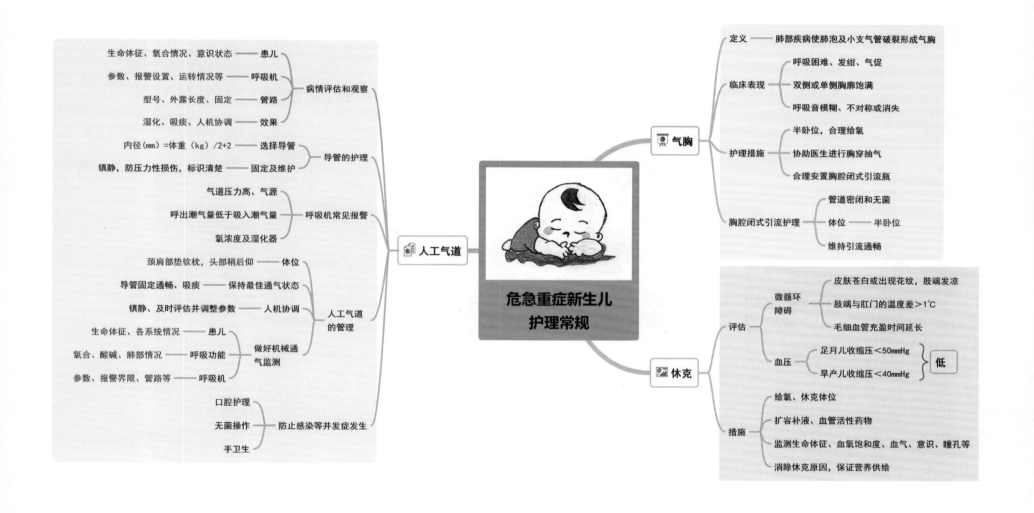

生命体征、氧合情况、意识状态 —— 患儿
参数、报警设置、运转情况等 —— 呼吸机 —— 病情评估和观察
型号、外露长度、固定 —— 管路
湿化、吸痰、人机协调 —— 效果

内径(mm)=体重(kg)/2+2 —— 选择导管 —— 导管的护理
镇静，防压力性损伤，标识清楚 —— 固定及维护

气道压力高、气源
呼出潮气量低于吸入潮气量 —— 呼吸机常见报警
氧浓度及湿化器

颈肩部垫软枕，头部稍后仰 —— 体位
导管固定通畅、吸痰 —— 保持最佳通气状态
镇静、及时评估并调整参数 —— 人机协调 —— 人工气道的管理
生命体征、各系统情况 —— 患儿
氧合、酸碱、肺部情况 —— 呼吸功能 —— 做好机械通气监测
参数、报警界限、管路等 —— 呼吸机

口腔护理
无菌操作 —— 防止感染等并发症发生
手卫生

人工气道

危急重症新生儿护理常规

气胸
定义 —— 肺部疾病使肺泡及小支气管破裂形成气胸
临床表现
呼吸困难、发绀、气促
双侧或单侧胸廓饱满
呼吸音模糊、不对称或消失
护理措施
半卧位，合理给氧
协助医生进行胸穿抽气
合理安置胸腔闭式引流瓶
胸腔闭式引流护理
管道密闭和无菌
体位 —— 半卧位
维持引流通畅

休克
评估
微循环障碍
皮肤苍白或出现花纹，肢端发凉
肢端与肛门的温度差>1℃
毛细血管充盈时间延长
血压
足月儿收缩压<50mmHg
早产儿收缩压<40mmHg
} 低
措施
给氧、休克体位
扩容补液、血管活性药物
监测生命体征、血氧饱和度、血气、意识、瞳孔等
消除休克原因，保证营养供给

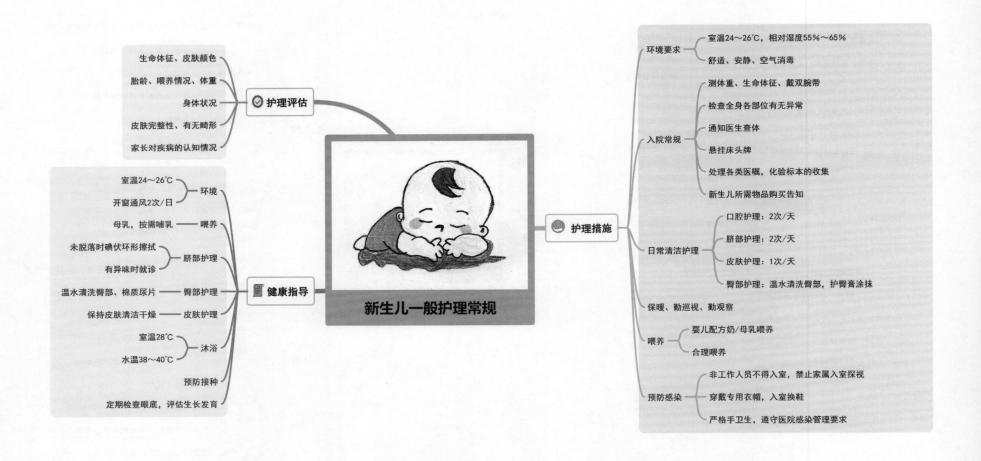

生命体征、皮肤颜色

胎龄、喂养情况、体重

身体状况

皮肤完整性、有无畸形

家长对疾病的认知情况

◎ 护理评估

室温24～26℃ —— 环境

开窗通风2次/日

母乳，按需哺乳 —— 喂养

未脱落时碘伏环形擦拭 —— 脐部护理

有异味时就诊

温水清洗臀部、棉质尿片 —— 臀部护理

保持皮肤清洁干燥 —— 皮肤护理

室温28℃ —— 沐浴

水温38～40℃

预防接种

定期检查眼底，评估生长发育

📖 健康指导

新生儿一般护理常规

🔘 护理措施

室温24～26℃，相对湿度55%～65% —— 环境要求

舒适、安静、空气消毒

测体重、生命体征、戴双腕带

检查全身各部位有无异常

通知医生查体

悬挂床头牌

处理各类医嘱，化验标本的收集

新生儿所需物品购买告知

入院常规

口腔护理：2次/天

脐部护理：2次/天

皮肤护理：1次/天

臀部护理：温水清洗臀部，护臀膏涂抹

日常清洁护理

保暖、勤巡视、勤观察

婴儿配方奶/母乳喂养

合理喂养

喂养

非工作人员不得入室，禁止家属入室探视

穿戴专用衣帽，入室换鞋

严格手卫生，遵守医院感染管理要求

预防感染

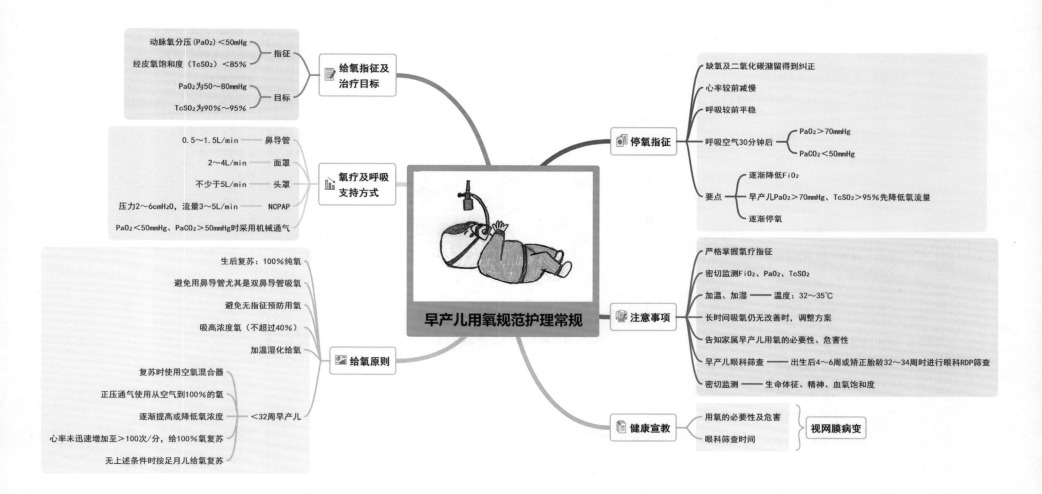

动脉氧分压（PaO₂）<50mmHg ── 指征

经皮氧饱和度（TcSO₂）<85%

PaO₂为50～80mmHg ── 目标

TcSO₂为90%～95%

给氧指征及治疗目标

0.5～1.5L/min ── 鼻导管

2～4L/min ── 面罩

不少于5L/min ── 头罩

压力2～6cmH₂O，流量3～5L/min ── NCPAP

PaO₂<50mmHg、PaCO₂>50mmHg时采用机械通气

氧疗及呼吸支持方式

生后复苏：100%纯氧

避免用鼻导管尤其是双鼻导管吸氧

避免无指征预防用氧

吸高浓度氧（不超过40%）

加温湿化给氧

复苏时使用空氧混合器

正压通气使用从空气到100%的氧

逐渐提高或降低氧浓度 ── <32周早产儿

心率未迅速增加至>100次/分，给100%氧复苏

无上述条件时按足月儿给氧复苏

给氧原则

早产儿用氧规范护理常规

缺氧及二氧化碳潴留得到纠正

心率较前减慢

呼吸较前平稳

呼吸空气30分钟后 ── PaO₂>70mmHg

PaCO₂<50mmHg

逐渐降低FiO₂

要点 ── 早产儿PaO₂>70mmHg、TcSO₂>95%先降低氧流量

逐渐停氧

停氧指征

严格掌握氧疗指征

密切监测FiO₂、PaO₂、TcSO₂

加温、加湿 ── 温度：32～35℃

长时间吸氧仍无改善时，调整方案

告知家属早产儿用氧的必要性、危害性

早产儿眼科筛查 ── 出生后4～6周或矫正胎龄32～34周时进行眼科RDP筛查

密切监测 ── 生命体征、精神、血氧饱和度

注意事项

用氧的必要性及危害

眼科筛查时间

视网膜病变

健康宣教

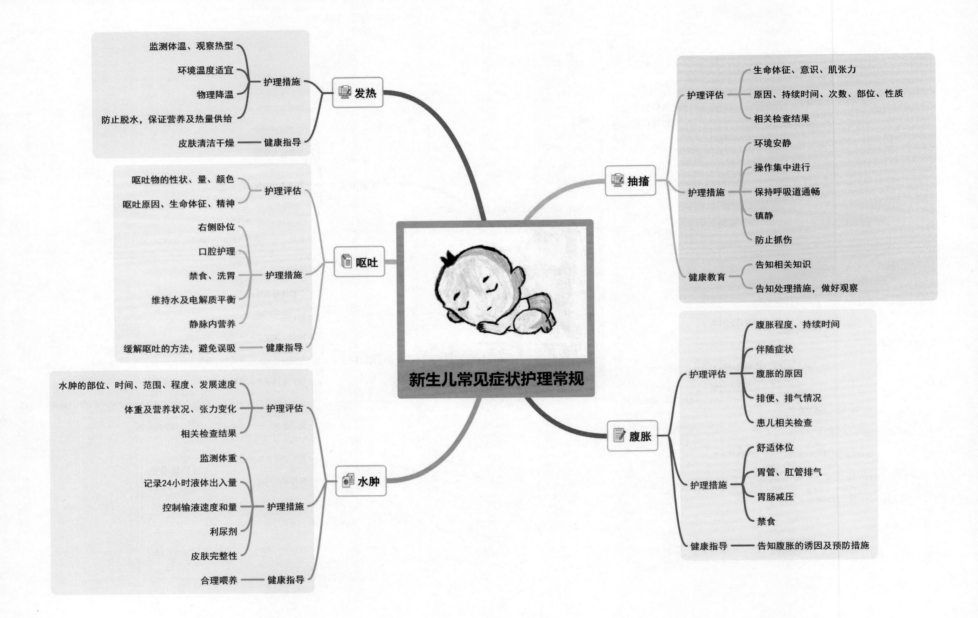

监测体温、观察热型
环境温度适宜 —— 护理措施
物理降温
防止脱水，保证营养及热量供给
皮肤清洁干燥 —— 健康指导

发热

呕吐物的性状、量、颜色 —— 护理评估
呕吐原因、生命体征、精神
右侧卧位
口腔护理
禁食、洗胃 —— 护理措施
维持水及电解质平衡
静脉内营养
缓解呕吐的方法，避免误吸 —— 健康指导

呕吐

水肿的部位、时间、范围、程度、发展速度
体重及营养状况、张力变化 —— 护理评估
相关检查结果
监测体重
记录24小时液体出入量
控制输液速度和量 —— 护理措施
利尿剂
皮肤完整性
合理喂养 —— 健康指导

水肿

新生儿常见症状护理常规

生命体征、意识、肌张力
原因、持续时间、次数、部位、性质 —— 护理评估
相关检查结果
环境安静
操作集中进行
保持呼吸道通畅 —— 护理措施
镇静
防止抓伤
告知相关知识
告知处理措施，做好观察 —— 健康教育

抽搐

腹胀程度、持续时间
伴随症状
腹胀的原因 —— 护理评估
排便、排气情况
患儿相关检查
舒适体位
胃管、肛管排气
胃肠减压 —— 护理措施
禁食
告知腹胀的诱因及预防措施 —— 健康指导

腹胀

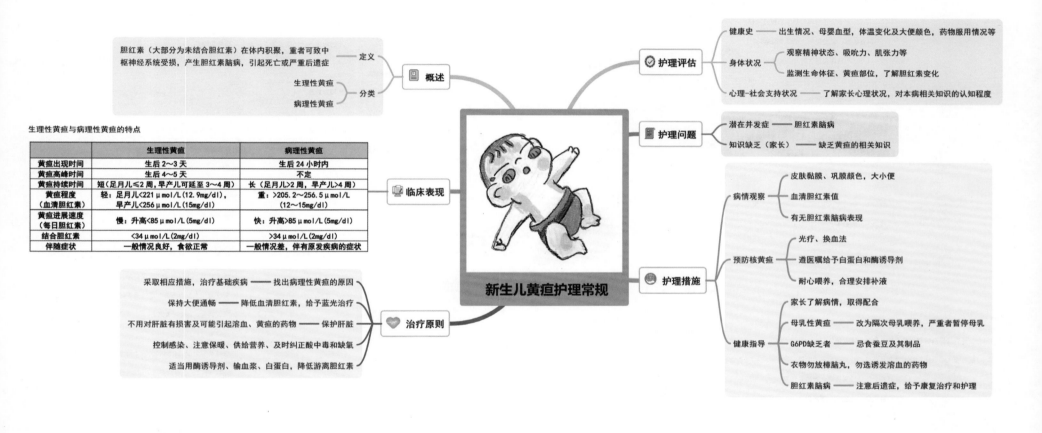

概述

定义 —— 胆红素（大部分为未结合胆红素）在体内积聚，重者可致中枢神经系统受损，产生胆红素脑病，引起死亡或严重后遗症

分类 —— 生理性黄疸 / 病理性黄疸

护理评估

健康史 —— 出生情况、母婴血型，体温变化及大便颜色，药物服用情况等

身体状况 —— 观察精神状态、吸吮力、肌张力等 / 监测生命体征、黄疸部位，了解胆红素变化

心理-社会支持状况 —— 了解家长心理状况，对本病相关知识的认知程度

护理问题

潜在并发症 —— 胆红素脑病

知识缺乏（家长） —— 缺乏黄疸的相关知识

生理性黄疸与病理性黄疸的特点

	生理性黄疸	病理性黄疸
黄疸出现时间	生后 2～3 天	生后 24 小时内
黄疸高峰时间	生后 4～5 天	不定
黄疸持续时间	短（足月儿≤2 周，早产儿可延至 3～4 周）	长（足月儿>2 周，早产儿>4 周）
黄疸程度（血清胆红素）	轻：足月儿<221μmol/L(12.9mg/dl)，早产儿<256μmol/L(15mg/dl)	重：>205.2～256.5μmol/L(12～15mg/dl)
黄疸进展速度（每日胆红素）	慢：升高<85μmol/L(5mg/dl)	快：升高>85μmol/L(5mg/dl)
结合胆红素	<34μmol/L(2mg/dl)	>34μmol/L(2mg/dl)
伴随症状	一般情况良好，食欲正常	一般情况差，伴有原发疾病的症状

临床表现

护理措施

病情观察 —— 皮肤黏膜、巩膜颜色，大小便 / 血清胆红素值 / 有无胆红素脑病表现

预防核黄疸 —— 光疗、换血法 / 遵医嘱给予白蛋白和酶诱导剂 / 耐心喂养，合理安排补液

健康指导 —— 家长了解病情，取得配合 / 母乳性黄疸 —— 改为隔次母乳喂养，严重者暂停母乳 / G6PD缺乏者 —— 忌食蚕豆及其制品 / 衣物勿放樟脑丸，勿选诱发溶血的药物 / 胆红素脑病 —— 注意后遗症，给予康复治疗和护理

治疗原则

采取相应措施，治疗基础疾病 —— 找出病理性黄疸的原因

保持大便通畅 —— 降低血清胆红素，给予蓝光治疗

不用对肝脏有损害及可能引起溶血、黄疸的药物 —— 保护肝脏

控制感染、注意保暖、供给营养、及时纠正酸中毒和缺氧

适当用酶诱导剂、输血浆、白蛋白，降低游离胆红素

新生儿黄疸护理常规

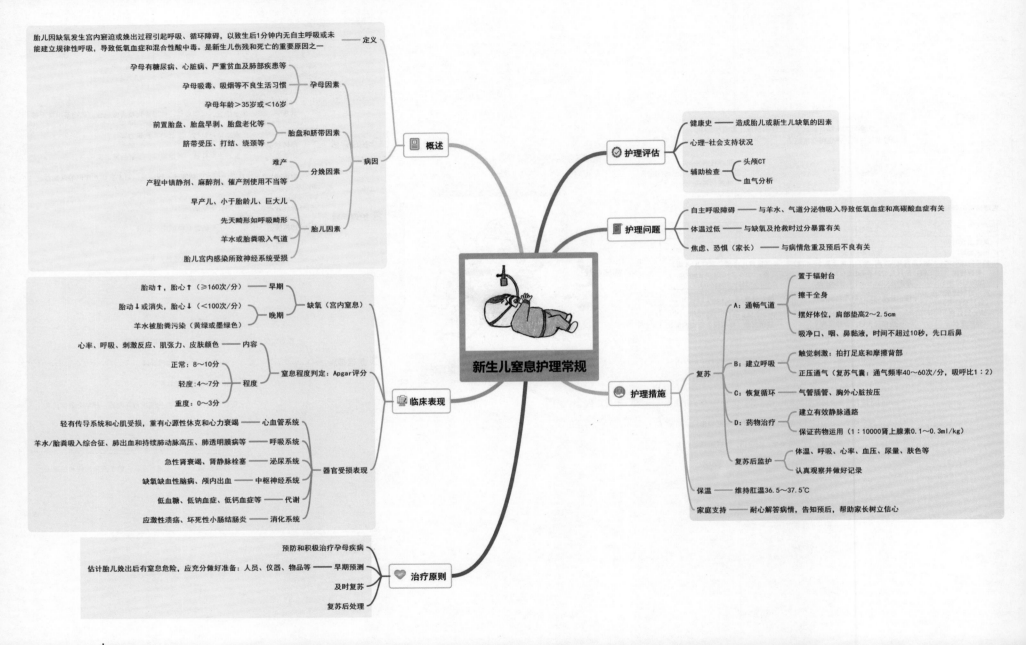

新生儿窒息护理常规

概述

定义 —— 胎儿因缺氧发生宫内窘迫或娩出过程引起呼吸、循环障碍，以致生后1分钟内无自主呼吸或未能建立规律性呼吸，导致低氧血症和混合性酸中毒。是新生儿伤残和死亡的重要原因之一

病因
- 孕母因素
  - 孕母有糖尿病、心脏病、严重贫血及肺部疾患等
  - 孕母吸毒、吸烟等不良生活习惯
  - 孕母年龄＞35岁或＜16岁
- 胎盘和脐带因素
  - 前置胎盘、胎盘早剥、胎盘老化等
  - 脐带受压、打结、绕颈等
- 分娩因素
  - 难产
  - 产程中镇静剂、麻醉剂、催产剂使用不当等
- 胎儿因素
  - 早产儿、小于胎龄儿、巨大儿
  - 先天畸形如呼吸畸形
  - 羊水或胎粪吸入气道
  - 胎儿宫内感染所致神经系统受损

临床表现

- 缺氧（宫内窒息）
  - 早期 —— 胎动↑，胎心↑（≥160次/分）
  - 晚期 —— 胎动↓或消失，胎心↓（＜100次/分）羊水被胎粪污染（黄绿或墨绿色）
- 窒息程度判定：Apgar评分
  - 内容 —— 心率、呼吸、刺激反应、肌张力、皮肤颜色
  - 程度
    - 正常：8～10分
    - 轻度：4～7分
    - 重度：0～3分
- 器官受损表现
  - 心血管系统 —— 轻有传导系统和心肌受损，重有心源性休克和心力衰竭
  - 呼吸系统 —— 羊水/胎粪吸入综合征、肺出血和持续肺动脉高压、肺透明膜病等
  - 泌尿系统 —— 急性肾衰竭、肾静脉栓塞
  - 中枢神经系统 —— 缺氧缺血性脑病、颅内出血
  - 代谢 —— 低血糖、低钠血症、低钙血症等
  - 消化系统 —— 应激性溃疡、坏死性小肠结肠炎

治疗原则

- 早期预测
  - 预防和积极治疗孕母疾病
  - 估计胎儿娩出后有窒息危险，应充分做好准备：人员、仪器、物品等
- 及时复苏
- 复苏后处理

护理评估

- 健康史 —— 造成胎儿或新生儿缺氧的因素
- 心理-社会支持状况
- 辅助检查
  - 头颅CT
  - 血气分析

护理问题

- 自主呼吸障碍 —— 与羊水、气道分泌物吸入导致低氧血症和高碳酸血症有关
- 体温过低 —— 与缺氧及抢救时过分暴露有关
- 焦虑、恐惧（家长）—— 与病情危重及预后不良有关

护理措施

- 复苏
  - A：通畅气道
    - 置于辐射台
    - 擦干全身
    - 摆好体位，肩部垫高2～2.5cm
    - 吸净口、咽、鼻黏液，时间不超过10秒，先口后鼻
  - B：建立呼吸
    - 触觉刺激：拍打足底和摩擦背部
    - 正压通气（复苏气囊：通气频率40～60次/分，吸呼比1：2）
  - C：恢复循环 —— 气管插管、胸外心脏按压
  - D：药物治疗
    - 建立有效静脉通路
    - 保证药物运用（1：10000肾上腺素0.1～0.3ml/kg）
  - 复苏后监护
    - 体温、呼吸、心率、血压、尿量、肤色等
    - 认真观察并做好记录
- 保温 —— 维持肛温36.5～37.5℃
- 家庭支持 —— 耐心解答病情，告知预后，帮助家长树立信心

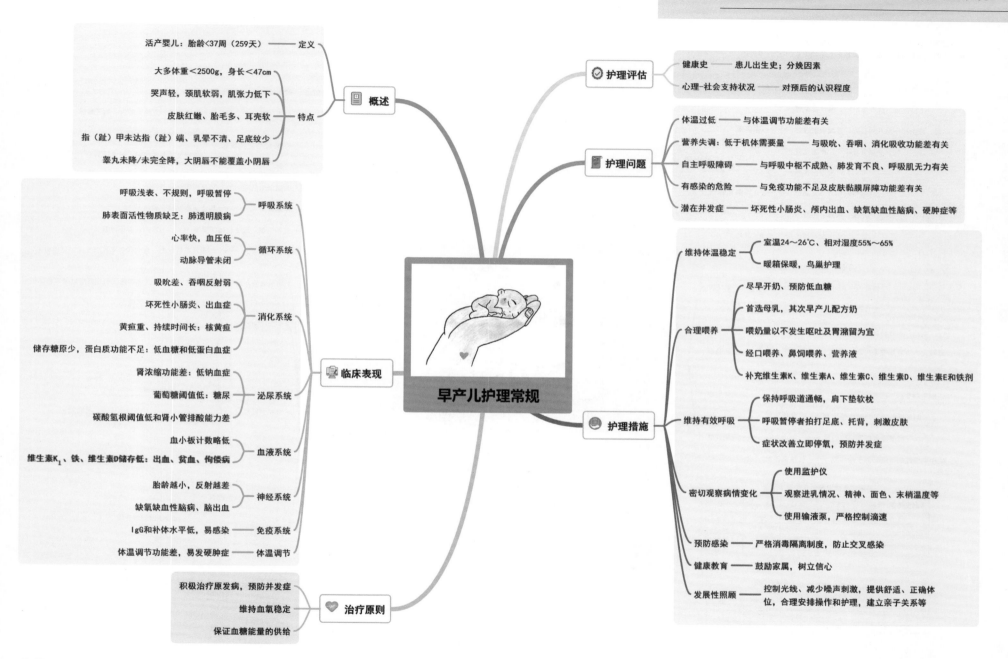

概述

定义 —— 活产婴儿：胎龄<37周（259天）

特点
- 大多体重＜2500g，身长＜47cm
- 哭声轻，颈肌软弱，肌张力低下
- 皮肤红嫩、胎毛多、耳壳软
- 指（趾）甲未达指（趾）端、乳晕不清、足底纹少
- 睾丸未降/未完全降，大阴唇不能覆盖小阴唇

临床表现

呼吸系统
- 呼吸浅表、不规则，呼吸暂停
- 肺表面活性物质缺乏：肺透明膜病

循环系统
- 心率快，血压低
- 动脉导管未闭

消化系统
- 吸吮差、吞咽反射弱
- 坏死性小肠炎、出血症
- 黄疸重、持续时间长：核黄疸
- 储存糖原少，蛋白质功能不足：低血糖和低蛋白血症

泌尿系统
- 肾浓缩功能差：低钠血症
- 葡萄糖阈值低：糖尿
- 碳酸氢根阈值低和肾小管排酸能力差

血液系统
- 血小板计数略低
- 维生素K_1、铁、维生素D储存低：出血、贫血、佝偻病

神经系统
- 胎龄越小，反射越差
- 缺氧缺血性脑病、脑出血

免疫系统 —— IgG和补体水平低，易感染

体温调节 —— 体温调节功能差，易发硬肿症

治疗原则
- 积极治疗原发病，预防并发症
- 维持血氧稳定
- 保证血糖能量的供给

早产儿护理常规

护理评估
- 健康史 —— 患儿出生史：分娩因素
- 心理-社会支持状况 —— 对预后的认识程度

护理问题
- 体温过低 —— 与体温调节功能差有关
- 营养失调：低于机体需要量 —— 与吸吮、吞咽、消化吸收功能差有关
- 自主呼吸障碍 —— 与呼吸中枢不成熟、肺发育不良、呼吸肌无力有关
- 有感染的危险 —— 与免疫功能不足及皮肤黏膜屏障功能差有关
- 潜在并发症 —— 坏死性小肠炎、颅内出血、缺氧缺血性脑病、硬肿症等

护理措施

维持体温稳定
- 室温24～26℃，相对湿度55%～65%
- 暖箱保暖，鸟巢护理

合理喂养
- 尽早开奶，预防低血糖
- 首选母乳，其次早产儿配方奶
- 喂奶量以不发生呕吐及胃潴留为宜
- 经口喂养、鼻饲喂养、营养液
- 补充维生素K、维生素A、维生素C、维生素D、维生素E和铁剂

维持有效呼吸
- 保持呼吸道通畅，肩下垫软枕
- 呼吸暂停者拍打足底、托背，刺激皮肤
- 症状改善立即停氧，预防并发症

密切观察病情变化
- 使用监护仪
- 观察进乳情况、精神、面色、末梢温度等
- 使用输液泵，严格控制滴速

预防感染 —— 严格消毒隔离制度，防止交叉感染

健康教育 —— 鼓励家属，树立信心

发展性照顾 —— 控制光线、减少噪声刺激，提供舒适、正确体位，合理安排操作和护理，建立亲子关系等

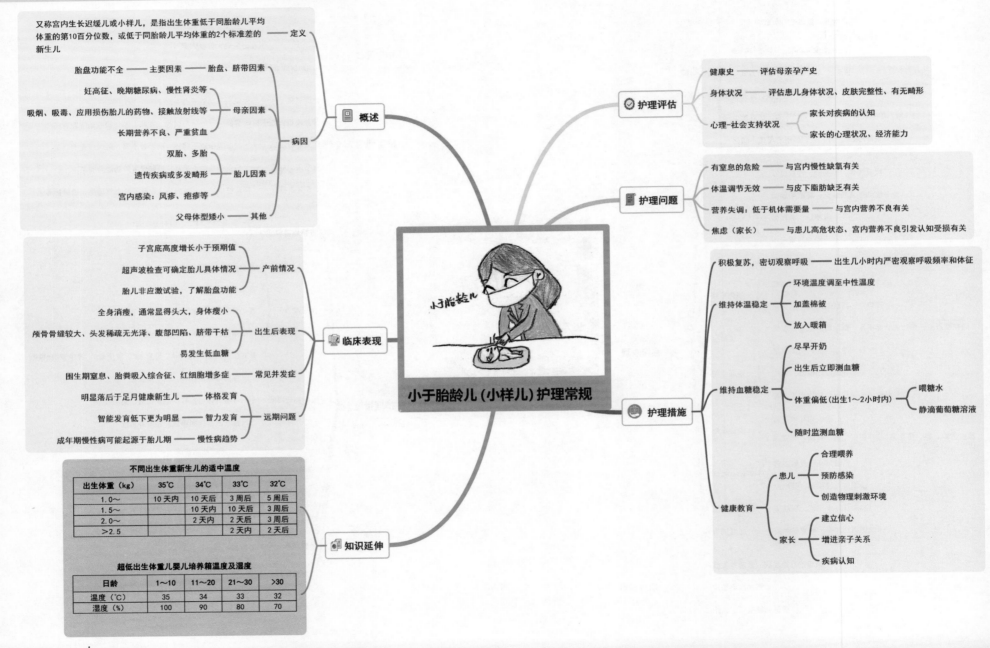

又称宫内生长迟缓儿或小样儿，是指出生体重低于同胎龄儿平均体重的第10百分位数，或低于同胎龄儿平均体重的2个标准差的新生儿 —— 定义

胎盘功能不全 —— 主要因素 —— 胎盘、脐带因素

妊高征、晚期糖尿病、慢性肾炎等

吸烟、吸毒、应用损伤胎儿的药物、接触放射线等 —— 母亲因素

长期营养不良、严重贫血

双胎、多胎

遗传疾病或多发畸形 —— 胎儿因素

宫内感染：风疹、疱疹等

父母体型矮小 —— 其他

病因

概述

护理评估

健康史 —— 评估母亲孕产史

身体状况 —— 评估患儿身体状况、皮肤完整性、有无畸形

心理-社会支持状况 —— 家长对疾病的认知 / 家长的心理状况、经济能力

护理问题

有窒息的危险 —— 与宫内慢性缺氧有关

体温调节无效 —— 与皮下脂肪缺乏有关

营养失调：低于机体需要量 —— 与宫内营养不良有关

焦虑（家长）—— 与患儿高危状态、宫内营养不良引发认知受损有关

临床表现

子宫底高度增长小于预期值

超声波检查可确定胎儿具体情况 —— 产前情况

胎儿非应激试验，了解胎盘功能

全身消瘦，通常显得头大，身体瘦小

颅骨骨缝较大、头发稀疏无光泽、腹部凹陷、脐带干枯 —— 出生后表现

易发生低血糖

围生期窒息、胎粪吸入综合征、红细胞增多症 —— 常见并发症

明显落后于足月健康新生儿 —— 体格发育

智能发育低下更为明显 —— 智力发育 —— 远期问题

成年期慢性病可能起源于胎儿期 —— 慢性病趋势

小于胎龄儿（小样儿）护理常规

小于胎龄儿

护理措施

积极复苏，密切观察呼吸 —— 出生几小时内严密观察呼吸频率和体征

维持体温稳定 —— 环境温度调至中性温度 / 加盖棉被 / 放入暖箱

维持血糖稳定 —— 尽早开奶 / 出生后立即测血糖 / 体重偏低（出生1～2小时内）—— 喂糖水 / 静滴葡萄糖溶液 / 随时监测血糖

健康教育 —— 患儿 —— 合理喂养 / 预防感染 / 创造物理刺激环境

家长 —— 建立信心 / 增进亲子关系 / 疾病认知

知识延伸

不同出生体重新生儿的适中温度

出生体重（kg）	35℃	34℃	33℃	32℃
1.0～	10 天内	10 天后	3 周后	5 周后
1.5～		10 天内	10 天后	3 周后
2.0～		2 天内	2 天后	3 周后
>2.5			2 天内	2 天后

超低出生体重儿婴儿培养箱温度及湿度

日龄	1～10	11～20	21～30	>30
温度（℃）	35	34	33	32
湿度（%）	100	90	80	70

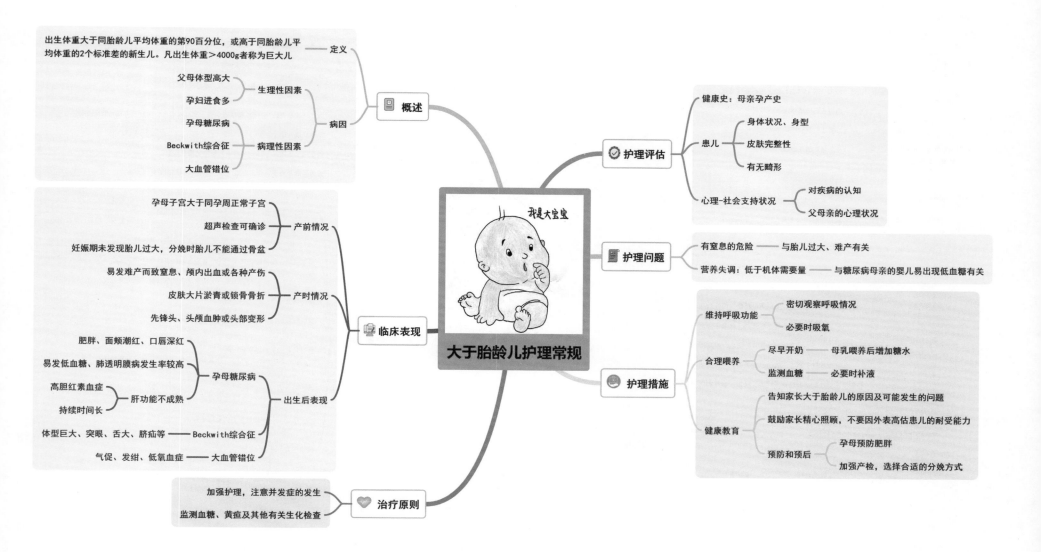

出生体重大于同胎龄儿平均体重的第90百分位，或高于同胎龄儿平均体重的2个标准差的新生儿。凡出生体重>4000g者称为巨大儿 —— 定义

父母体型高大 —— 生理性因素

孕妇进食多

孕母糖尿病

Beckwith综合征 —— 病理性因素

大血管错位

病因

概述

孕母子宫大于同孕周正常子宫

超声检查可确诊 —— 产前情况

妊娠期未发现胎儿过大，分娩时胎儿不能通过骨盆

易发难产而致窒息、颅内出血或各种产伤

皮肤大片淤青或锁骨骨折 —— 产时情况

先锋头、头颅血肿或头部变形

肥胖、面颊潮红、口唇深红

易发低血糖、肺透明膜病发生率较高 —— 孕母糖尿病

高胆红素血症

持续时间长 —— 肝功能不成熟

体型巨大、突眼、舌大、脐疝等 —— Beckwith综合征

气促、发绀、低氧血症 —— 大血管错位

出生后表现

临床表现

健康史：母亲孕产史

身体状况、身型

皮肤完整性 —— 患儿

有无畸形

对疾病的认知

心理-社会支持状况

父母亲的心理状况

护理评估

大于胎龄儿护理常规

护理问题

有窒息的危险 —— 与胎儿过大、难产有关

营养失调：低于机体需要量 —— 与糖尿病母亲的婴儿易出现低血糖有关

密切观察呼吸情况

维持呼吸功能

必要时吸氧

尽早开奶 —— 母乳喂养后增加糖水

合理喂养

监测血糖 —— 必要时补液

告知家长大于胎龄儿的原因及可能发生的问题

鼓励家长精心照顾，不要因外表高估患儿的耐受能力

健康教育

孕母预防肥胖

预防和预后

加强产检，选择合适的分娩方式

护理措施

加强护理，注意并发症的发生

监测血糖、黄疸及其他有关生化检查

治疗原则

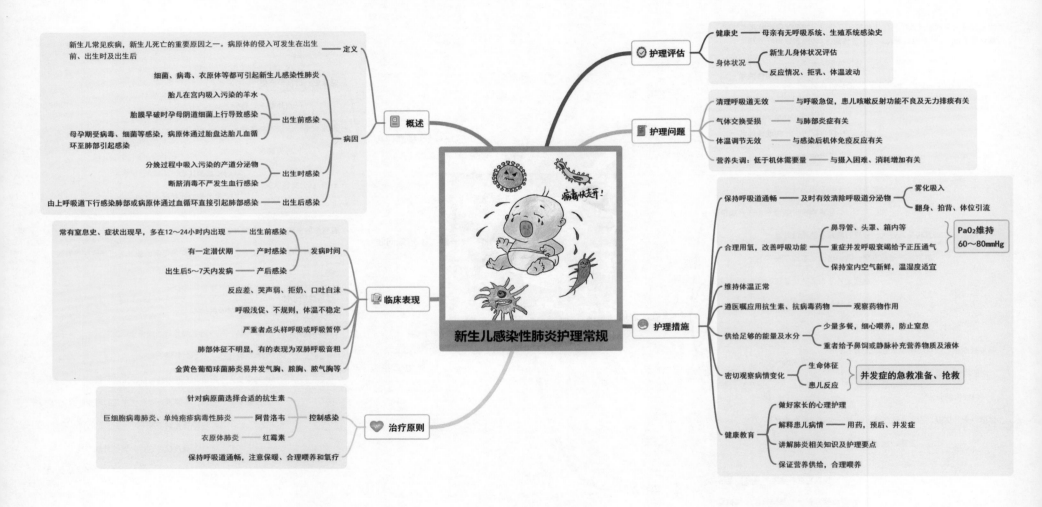

新生儿常见疾病，新生儿死亡的重要原因之一。病原体的侵入可发生在出生前、出生时及出生后 —— 定义

细菌、病毒、衣原体等都可引起新生儿感染性肺炎

胎儿在宫内吸入污染的羊水

胎膜早破时孕母阴道细菌上行导致感染 —— 出生前感染

母孕期受病毒、细菌等感染，病原体通过胎盘达胎儿血循环至肺部引起感染

分娩过程中吸入污染的产道分泌物 —— 出生时感染

断脐消毒不严发生血行感染

由上呼吸道下行感染肺部或病原体通过血循环直接引起肺部感染 —— 出生后感染

病因

概述

常有窒息史、症状出现早，多在12～24小时内出现 —— 出生前感染

有一定潜伏期 —— 产时感染

出生后5～7天内发病 —— 产后感染

发病时间

反应差、哭声弱、拒奶、口吐白沫

呼吸浅促、不规则，体温不稳定

严重者点头样呼吸或呼吸暂停

肺部体征不明显，有的表现为双肺呼吸音粗

金黄色葡萄球菌肺炎易并发气胸、脓胸、脓气胸等

临床表现

针对病原菌选择合适的抗生素

巨细胞病毒肺炎、单纯疱疹病毒性肺炎 —— 阿昔洛韦 —— 控制感染

衣原体肺炎 —— 红霉素

保持呼吸道通畅，注意保暖、合理喂养和氧疗

治疗原则

新生儿感染性肺炎护理常规

护理评估

健康史 —— 母亲有无呼吸系统、生殖系统感染史

身体状况 —— 新生儿身体状况评估

反应情况、拒乳、体温波动

护理问题

清理呼吸道无效 —— 与呼吸急促、患儿咳嗽反射功能不良及无力排痰有关

气体交换受损 —— 与肺部炎症有关

体温调节无效 —— 与感染后机体免疫反应有关

营养失调：低于机体需要量 —— 与摄入困难、消耗增加有关

护理措施

保持呼吸道通畅 —— 及时有效清除呼吸道分泌物 —— 雾化吸入

翻身、拍背、体位引流

合理用氧，改善呼吸功能 —— 鼻导管、头罩、箱内等

重症并发呼吸衰竭给予正压通气 } PaO₂维持60～80mmHg

保持室内空气新鲜，温湿度适宜

维持体温正常

遵医嘱应用抗生素、抗病毒药物 —— 观察药物作用

供给足够的能量及水分 —— 少量多餐，细心喂养，防止窒息

重者给予鼻饲或静脉补充营养物质及液体

密切观察病情变化 —— 生命体征 / 患儿反应 } 并发症的急救准备、抢救

健康教育 —— 做好家长的心理护理

解释患儿病情 —— 用药，预后，并发症

讲解肺炎相关知识及护理要点

保证营养供给，合理喂养

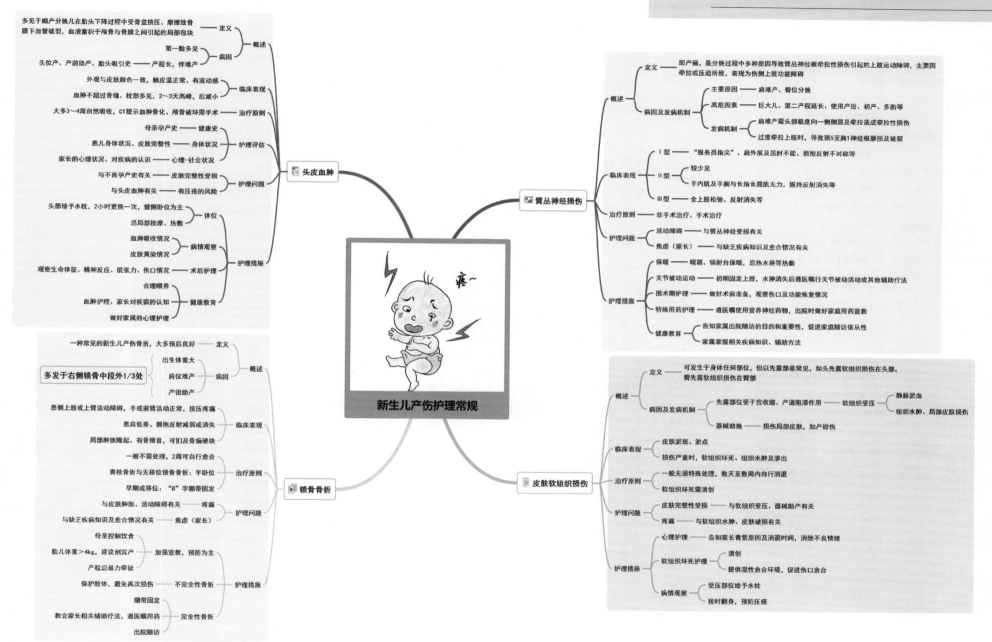

多见于顺产分娩儿在胎头下降过程中受骨盆挤压、摩擦致骨膜下血管破裂，血液蓄积于颅骨与骨膜之间引起的局部包块 —— 定义 ┐
┘ 概述
第一胎多见 —— 病因
头位产、产前助产、胎头吸引史 —— 产程长，伴难产
外观与皮肤颜色一致，触皮温正常，有波动感 —— 临床表现
血肿不超过骨缝、枕部多见，2～3天高峰，后减小
大多3～4周自然吸收，CT提示血肿骨化、颅骨破坏需手术 —— 治疗原则
母亲孕产史 —— 健康史 ┐
┘ 护理评估
患儿身体状况、皮肤完整性 —— 身体状况
家长的心理状况、对疾病的认识 —— 心理-社会状况
与不良孕产史有关 —— 皮肤完整性受损 ┐
┘ 护理问题
与头皮血肿有关 —— 有压疮的风险
头部给予水枕，2小时更换一次，健侧卧位为主 —— 体位 ┐
┘ 护理措施
忌局部按摩、热敷
血肿吸收情况 —— 病情观察
皮肤黄染情况
观察生命体征、精神反应、肌张力、伤口情况 —— 术后护理
合理喂养
血肿护理、家长对疾病的认知 —— 健康教育
做好家属的心理护理

头皮血肿

一种常见的新生儿产伤骨折，大多预后良好 —— 定义 ┐
┘ 概述
出生体重大
多发于右侧锁骨中段外1/3处 肩位难产 —— 病因
产钳助产
患侧上肢或上臂活动障碍，手或前臂活动正常，按压疼痛 —— 临床表现
患肩低垂、拥抱反射减弱或消失
局部肿胀隆起、有骨擦音，可扪及骨痂硬块
一般不需处理，2周可自行愈合 —— 治疗原则
青枝骨折与无移位锁骨骨折：平卧位
早期或移位："8"字绷带固定
与皮肤肿胀、活动障碍有关 —— 疼痛 ┐
┘ 护理问题
与缺乏疾病知识及愈合情况有关 —— 焦虑（家长）
母亲控制饮食 ┐
胎儿体重>4kg，建议剖宫产 —— 加强宣教，预防为主
产程忌暴力牵扯 ┘
保护肢体，避免再次损伤 —— 不完全性骨折 ┐
┘ 护理措施
绷带固定
教会家长相关辅助疗法，遵医嘱用药 —— 完全性骨折
出院随访

锁骨骨折

新生儿产伤护理常规

臂丛神经损伤

定义 —— 即产瘫，是分娩过程中多种原因导致臂丛神经根牵拉性损伤引起的上肢运动障碍，主要因牵拉或压迫所致，表现为伤侧上肢功能障碍 ┐
┘ 概述
病因及发病机制 ┐ 主要原因 —— 肩难产、臀位分娩
高危因素 —— 巨大儿、第二产程延长、使用产钳、初产、多胎等
发病机制 ┐ 肩难产需头部极度向一侧侧屈及牵拉造成牵拉性损伤
┘ 过度牵拉上肢时，导致颈5至胸1神经根磨损及破裂
Ⅰ型 —— "服务员指尖"、肩外展及屈肘不能、拥抱反射不对称等 ┐
┘ 临床表现
Ⅱ型 ┐ 较少见
┘ 手内肌及手腕与长指长屈肌无力，握持反射消失等
Ⅲ型 —— 全上肢松弛、反射消失等
治疗原则 —— 非手术治疗、手术治疗
活动障碍 —— 与臂丛神经受损有关 ┐
┘ 护理问题
焦虑（家长）—— 与缺乏疾病知识及愈合情况有关
保暖 —— 暖箱、辐射台保暖，忌热水袋等热敷 ┐
┘ 护理措施
关节被动运动 —— 初期固定上肢，水肿消失后遵医嘱行关节被动活动或其他辅助疗法
围术期护理 —— 做好术前准备，观察伤口及功能恢复情况
特殊用药护理 —— 遵医嘱使用营养神经药物，出院时做好家庭用药宣教
健康教育 ┐ 告知家属出院随访的目的和重要性，促进家庭随访依从性
┘ 家属掌握相关疾病知识、辅助方法

皮肤软组织损伤

定义 —— 可发生于身体任何部位，但以先露部最常见，如头先露软组织损伤在头部，臀先露软组织损伤在臀部 ┐
┘ 概述
病因及发病机制 ┐ 先露部位受子宫收缩、产道阻滞作用 —— 软组织受压 ┐ 静脉淤血
┘ 器械助娩 —— 损伤局部皮肤，如产钳伤 ┘ 组织水肿、局部皮肤损伤
皮肤淤斑、淤点 ┐
┘ 临床表现
损伤严重时，软组织坏死、组织水肿及渗出
一般无须特殊处理，数天至数周内自行消退 ┐
┘ 治疗原则
软组织坏死需清创
皮肤完整性受损 —— 与软组织受压、器械助产有关 ┐
┘ 护理问题
疼痛 —— 与软组织水肿、皮肤破损有关
心理护理 —— 告知家长青紫原因及消退时间，消除不良情绪 ┐
┘ 护理措施
软组织坏死护理 ┐ 清创
┘ 提供湿性愈合环境，促进伤口愈合
病情观察 ┐ 受压部位给予水枕
┘ 按时翻身，预防压疮

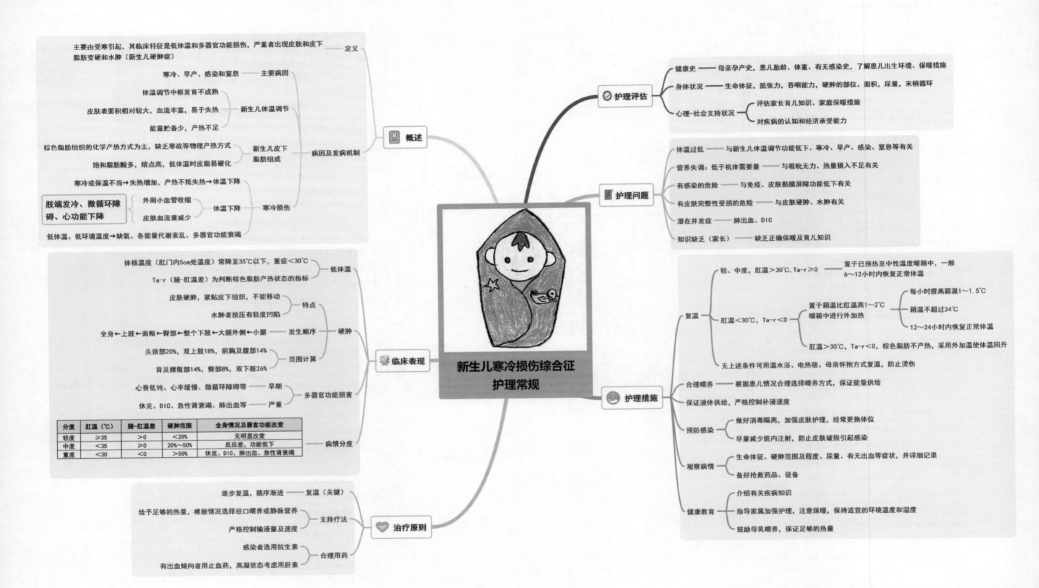

主要由受寒引起，其临床特征是低体温和多器官功能损伤，严重者出现皮肤和皮下脂肪变硬和水肿（新生儿硬肿症）—— 定义

寒冷、早产、感染和窒息 —— 主要病因

体温调节中枢发育不成熟

皮肤表面积相对较大，血流丰富，易于失热 —— 新生儿体温调节

能量贮备少，产热不足

棕色脂肪组织的化学产热方式为主，缺乏寒战等物理产热方式

饱和脂肪酸多，熔点高，低体温时皮脂易硬化 —— 新生儿皮下脂肪组成

寒冷或保温不当→失热增加，产热不抵失热→体温下降

肢端发冷、微循环障碍、心功能下降

外周小血管收缩
皮肤血流量减少 —— 体温下降

低体温、低环境温度→缺氧、各能量代谢紊乱，多器官功能衰竭 —— 寒冷损伤

—— 病因及发病机制 —— 概述

护理评估

健康史 —— 母亲孕产史，患儿胎龄、体重、有无感染史，了解患儿出生环境、保暖措施

身体状况 —— 生命体征，肌张力，吞咽能力，硬肿的部位、面积，尿量，末梢循环

心理-社会支持状况 —— 评估家长育儿知识、家庭保暖措施
对疾病的认知和经济承受能力

护理问题

体温过低 —— 与新生儿体温调节功能低下、寒冷、早产、感染、窒息等有关

营养失调：低于机体需要量 —— 与吸吮无力、热量摄入不足有关

有感染的危险 —— 与免疫、皮肤黏膜屏障功能低下有关

有皮肤完整性受损的危险 —— 与皮肤硬肿、水肿有关

潜在并发症 —— 肺出血、DIC

知识缺乏（家长）—— 缺乏正确保暖及育儿知识

体核温度（肛门内5cm处温度）常降至35℃以下，重症<30℃ —— 低体温
Ta-r（腋-肛温差）为判断棕色脂肪产热状态的指标

皮肤硬肿，紧贴皮下组织，不能移动 —— 特点
水肿者按压有轻度凹陷

全身→上肢→面颊→臀部→整个下肢→大腿外侧→小腿 —— 发生顺序 —— 硬肿

头颈部20%，双上肢18%，前胸及腹部14% —— 范围计算
背及腰骶部14%，臀部8%，双下肢26%

心音低钝、心率缓慢、微循环障碍等 —— 早期 —— 多器官功能损害
休克、DIC、急性肾衰竭、肺出血等 —— 严重

—— 临床表现

分度	肛温（℃）	腋-肛温差	硬肿范围	全身情况及器官功能改变
轻度	≥35	>0	<20%	无明显改变
中度	<35	≥0	20%～50%	反应差，功能低下
重度	<30	<0	>50%	休克、DIC、肺出血、急性肾衰竭

—— 病情分度

护理措施

轻、中度，肛温>30℃，Ta-r≥0 —— 置于已预热至中性温度暖箱中，一般6～12小时内恢复正常体温

复温

肛温<30℃，Ta-r<0 —— 置于箱温比肛温高1～2℃暖箱中进行外加热

每小时提高箱温1～1.5℃
箱温不超过34℃
12～24小时内恢复正常体温

肛温>30℃，Ta-r<0，棕色脂肪不产热，采用外加温使体温回升

无上述条件可用温水浴、电热毯、母亲怀抱方式复温，防止烫伤

合理喂养 —— 根据患儿情况合理选择喂养方式，保证能量供给

保证液体供给，严格控制补液速度

预防感染 —— 做好消毒隔离，加强皮肤护理，经常更换体位
尽量减少肌内注射，防止皮肤破损引起感染

观察病情 —— 生命体征、硬肿范围及程度、尿量、有无出血等症状，并详细记录
备好抢救药品、设备

健康教育 —— 介绍有关疾病知识
指导家属加强护理，注意保暖，保持适宜的环境温度和湿度
鼓励母乳喂养，保证足够的热量

逐步复温，循序渐进 —— 复温（关键）

给予足够的热量，根据情况选择经口喂养或静脉营养 —— 支持疗法
严格控制输液量及速度

感染者选用抗生素 —— 合理用药
有出血倾向者用止血药，高凝状态考虑用肝素

治疗原则

新生儿寒冷损伤综合征护理常规

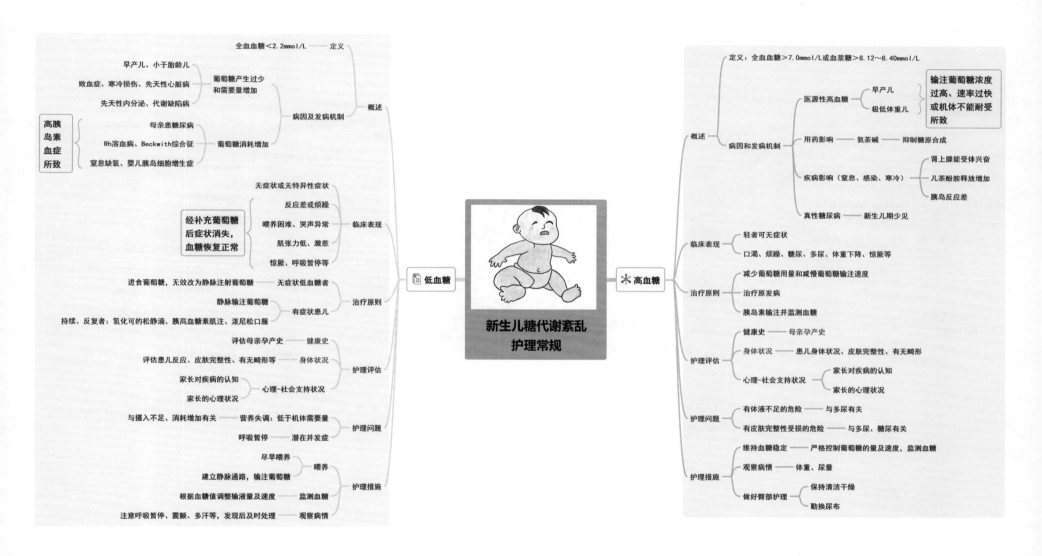

低血糖

概述
- 定义 —— 全血血糖＜2.2mmol/L
- 病因及发病机制
  - 葡萄糖产生过少和需要量增加
    - 早产儿、小于胎龄儿
    - 败血症、寒冷损伤、先天性心脏病
    - 先天性内分泌、代谢缺陷病
  - 葡萄糖消耗增加
    - 母亲患糖尿病
    - Rh溶血病、Beckwith综合征
    - 窒息缺氧、婴儿胰岛细胞增生症
  - 高胰岛素血症所致

临床表现 — 经补充葡萄糖后症状消失，血糖恢复正常
- 无症状或无特异性症状
- 反应差或烦躁
- 喂养困难、哭声异常
- 肌张力低、激惹
- 惊厥、呼吸暂停等

治疗原则
- 无症状低血糖者 —— 进食葡萄糖，无效改为静脉注射葡萄糖
- 有症状患儿 —— 静脉输注葡萄糖
- 持续、反复者：氢化可的松静滴、胰高血糖素肌注、泼尼松口服

护理评估
- 健康史 —— 评估母亲孕产史
- 身体状况 —— 评估患儿反应、皮肤完整性、有无畸形等
- 心理-社会支持状况
  - 家长对疾病的认知
  - 家长的心理状况

护理问题
- 营养失调：低于机体需要量 —— 与摄入不足、消耗增加有关
- 潜在并发症 —— 呼吸暂停

护理措施
- 喂养
  - 尽早喂养
  - 建立静脉通路，输注葡萄糖
- 监测血糖 —— 根据血糖值调整输液量及速度
- 观察病情 —— 注意呼吸暂停、震颤、多汗等，发现后及时处理

新生儿糖代谢紊乱护理常规

高血糖

概述
- 定义：全血血糖＞7.0mmol/L或血浆糖＞8.12～8.40mmol/L
- 病因和发病机制
  - 医源性高血糖 —— 输注葡萄糖浓度过高、速率过快或机体不能耐受所致
    - 早产儿
    - 极低体重儿
  - 用药影响 —— 氨茶碱 —— 抑制糖原合成
  - 疾病影响（窒息、感染、寒冷）
    - 肾上腺能受体兴奋
    - 儿茶酚胺释放增加
    - 胰岛反应差
  - 真性糖尿病 —— 新生儿期少见

临床表现
- 轻者可无症状
- 口渴、烦躁、糖尿、多尿、体重下降、惊厥等

治疗原则
- 减少葡萄糖用量和减慢葡萄糖输注速度
- 治疗原发病
- 胰岛素输注并监测血糖

护理评估
- 健康史 —— 母亲孕产史
- 身体状况 —— 患儿身体状况、皮肤完整性、有无畸形
- 心理-社会支持状况
  - 家长对疾病的认知
  - 家长的心理状况

护理问题
- 有体液不足的危险 —— 与多尿有关
- 有皮肤完整性受损的危险 —— 与多尿、糖尿有关

护理措施
- 维持血糖稳定 —— 严格控制葡萄糖的量及速度，监测血糖
- 观察病情 —— 体重、尿量
- 做好臀部护理
  - 保持清洁干燥
  - 勤换尿布

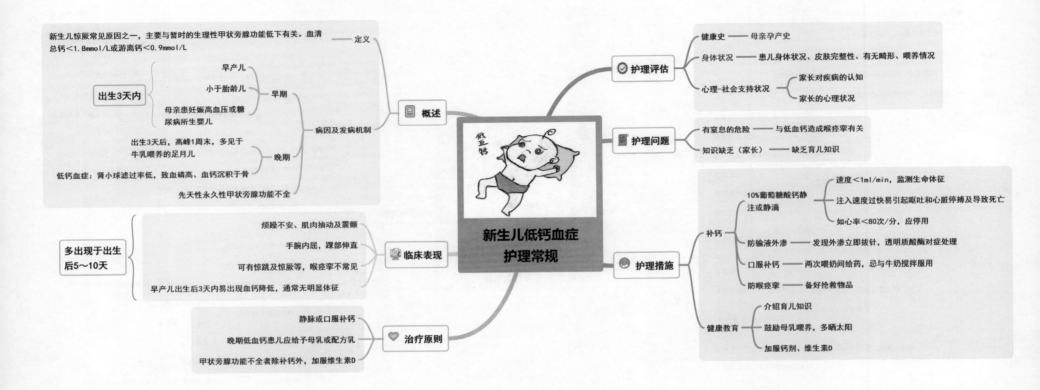

新生儿惊厥常见原因之一，主要与暂时的生理性甲状旁腺功能低下有关。血清总钙＜1.8mmol/L或游离钙＜0.9mmol/L ── 定义

出生3天内
早产儿
小于胎龄儿 ── 早期
母亲患妊娠高血压或糖尿病所生婴儿

出生3天后，高峰1周末，多见于牛乳喂养的足月儿 ── 晚期

低钙血症：肾小球滤过率低，致血磷高、血钙沉积于骨
先天性永久性甲状旁腺功能不全

病因及发病机制 ── 概述

多出现于出生后5～10天
烦躁不安、肌肉抽动及震颤
手腕内屈，踝部伸直
可有惊跳及惊厥等，喉痉挛不常见 ── 临床表现
早产儿出生后3天内易出现血钙降低，通常无明显体征

静脉或口服补钙
晚期低血钙患儿应给予母乳或配方乳 ── 治疗原则
甲状旁腺功能不全者除补钙外，加服维生素D

新生儿低钙血症护理常规

护理评估
健康史 ── 母亲孕产史
身体状况 ── 患儿身体状况、皮肤完整性、有无畸形、喂养情况
心理-社会支持状况
　　家长对疾病的认知
　　家长的心理状况

护理问题
有窒息的危险 ── 与低血钙造成喉痉挛有关
知识缺乏（家长）── 缺乏育儿知识

护理措施
补钙
　10%葡萄糖酸钙静注或静滴
　　速度＜1ml/min，监测生命体征
　　注入速度过快易引起呕吐和心脏停搏及导致死亡
　　如心率＜80次/分，应停用
　防输液外渗 ── 发现外渗立即拔针，透明质酸酶对症处理
　口服补钙 ── 两次喂奶间给药，忌与牛奶搅拌服用
　防喉痉挛 ── 备好抢救物品
健康教育
　介绍育儿知识
　鼓励母乳喂养，多晒太阳
　加服钙剂、维生素D

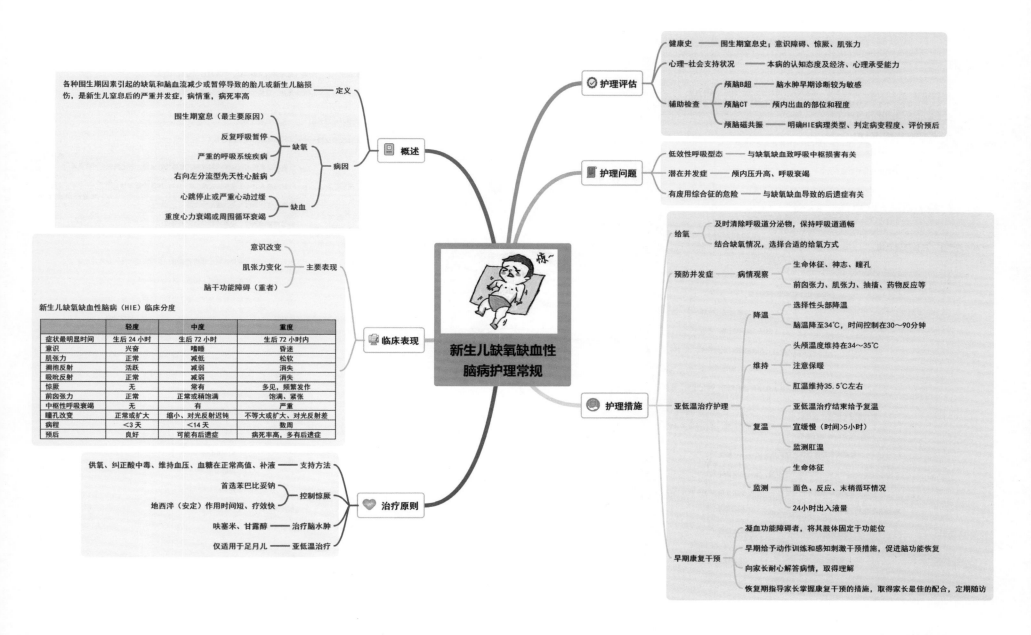

概述

定义 —— 各种围生期因素引起的缺氧和脑血流减少或暂停导致的胎儿或新生儿脑损伤，是新生儿窒息后的严重并发症，病情重，病死率高

病因
- 缺氧
  - 围生期窒息（最主要原因）
  - 反复呼吸暂停
  - 严重的呼吸系统疾病
  - 右向左分流型先天性心脏病
- 缺血
  - 心跳停止或严重心动过缓
  - 重度心力衰竭或周围循环衰竭

临床表现

主要表现
- 意识改变
- 肌张力变化
- 脑干功能障碍（重者）

新生儿缺氧缺血性脑病（HIE）临床分度

	轻度	中度	重度
症状最明显时间	生后 24 小时	生后 72 小时	生后 72 小时内
意识	兴奋	嗜睡	昏迷
肌张力	正常	减低	松软
拥抱反射	活跃	减弱	消失
吸吮反射	正常	减弱	消失
惊厥	无	常有	多见，频繁发作
前囟张力	正常	正常或稍饱满	饱满、紧张
中枢性呼吸衰竭	无	有	严重
瞳孔改变	正常或扩大	缩小、对光反射迟钝	不等大或扩大、对光反射差
病程	<3 天	<14 天	数周
预后	良好	可能有后遗症	病死率高，多有后遗症

治疗原则

支持方法 —— 供氧、纠正酸中毒、维持血压、血糖在正常高值、补液

控制惊厥
- 首选苯巴比妥钠
- 地西泮（安定）作用时间短、疗效快

治疗脑水肿 —— 呋塞米、甘露醇

亚低温治疗 —— 仅适用于足月儿

新生儿缺氧缺血性脑病护理常规

护理评估

健康史 —— 围生期窒息史；意识障碍、惊厥、肌张力

心理-社会支持状况 —— 本病的认知态度及经济、心理承受能力

辅助检查
- 颅脑B超 —— 脑水肿早期诊断较为敏感
- 颅脑CT —— 颅内出血的部位和程度
- 颅脑磁共振 —— 明确HIE病理类型、判定病变程度、评价预后

护理问题

低效性呼吸型态 —— 与缺氧缺血致呼吸中枢损害有关

潜在并发症 —— 颅内压升高、呼吸衰竭

有废用综合征的危险 —— 与缺氧缺血导致的后遗症有关

护理措施

给氧
- 及时清除呼吸道分泌物，保持呼吸道通畅
- 结合缺氧情况，选择合适的给氧方式

预防并发症 —— 病情观察
- 生命体征、神志、瞳孔
- 前囟张力、肌张力、抽搐、药物反应等

亚低温治疗护理
- 降温
  - 选择性头部降温
  - 脑温降至34℃，时间控制在30～90分钟
- 维持
  - 头颅温度维持在34～35℃
  - 注意保暖
  - 肛温维持35.5℃左右
- 复温
  - 亚低温治疗结束给予复温
  - 宜缓慢（时间>5小时）
  - 监测肛温
- 监测
  - 生命体征
  - 面色、反应、末梢循环情况
  - 24小时出入液量

早期康复干预
- 凝血功能障碍者，将其肢体固定于功能位
- 早期给予动作训练和感知刺激干预措施，促进脑功能恢复
- 向家长耐心解答病情，取得理解
- 恢复期指导家长掌握康复干预的措施，取得家长最佳的配合，定期随访

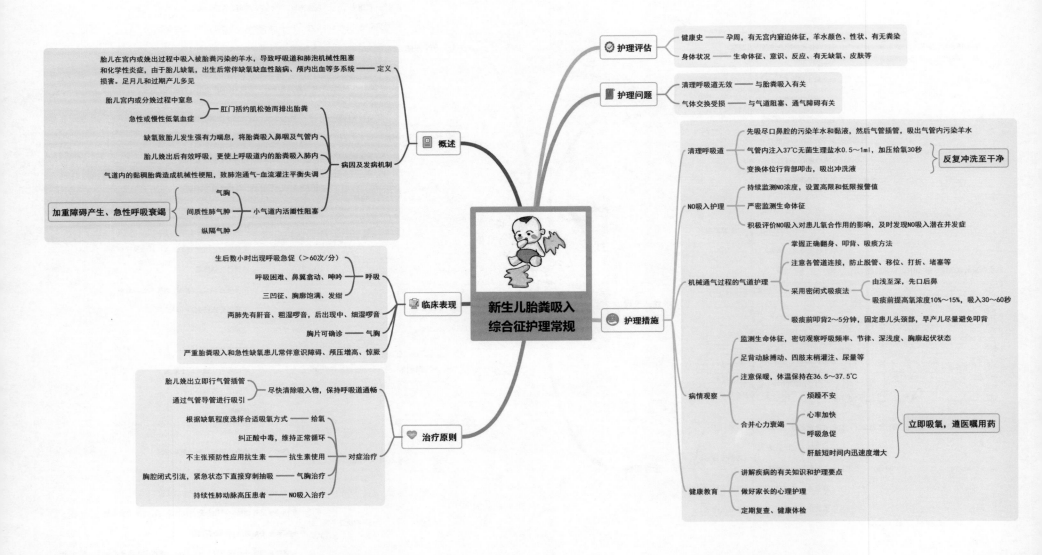

胎儿在宫内或娩出过程中吸入被胎粪污染的羊水，导致呼吸道和肺泡机械性阻塞和化学性炎症，由于胎儿缺氧，出生后常伴缺氧缺血性脑病、颅内出血等多系统损害。足月儿和过期产儿多见 —— 定义

胎儿宫内或分娩过程中窒息
急性或慢性低氧血症 —— 肛门括约肌松弛而排出胎粪

缺氧致胎儿发生强有力喘息，将胎粪吸入鼻咽及气管内
胎儿娩出后有效呼吸，更使上呼吸道内的胎粪吸入肺内
气道内的黏稠胎粪造成机械性梗阻，致肺泡通气-血流灌注平衡失调 —— 病因及发病机制

气胸
间质性肺气肿 —— 小气道内活瓣性阻塞
纵隔气肿

加重障碍产生、急性呼吸衰竭

概述

生后数小时出现呼吸急促（＞60次/分）
呼吸困难、鼻翼翕动、呻吟 —— 呼吸
三凹征、胸廓饱满、发绀
两肺先有肝音、粗湿啰音，后出现中、细湿啰音
胸片可确诊 —— 气胸
严重胎粪吸入和急性缺氧患儿常伴意识障碍、颅压增高、惊厥

临床表现

胎儿娩出立即行气管插管
通过气管导管进行吸引 —— 尽快清除吸入物，保持呼吸道通畅

根据缺氧程度选择合适吸氧方式 —— 给氧
纠正酸中毒，维持正常循环
不主张预防性应用抗生素 —— 抗生素使用 —— 对症治疗
胸腔闭式引流，紧急状态下直接穿刺抽吸 —— 气胸治疗
持续性肺动脉高压患者 —— NO吸入治疗

治疗原则

新生儿胎粪吸入综合征护理常规

护理评估
健康史 —— 孕周，有无宫内窘迫体征，羊水颜色、性状、有无粪染
身体状况 —— 生命体征、意识、反应、有无缺氧、皮肤等

护理问题
清理呼吸道无效 —— 与胎粪吸入有关
气体交换受损 —— 与气道阻塞、通气障碍有关

清理呼吸道
先吸尽口鼻腔的污染羊水和黏液，然后气管插管，吸出气管内污染羊水
气管内注入37℃无菌生理盐水0.5～1ml，加压给氧30秒 } 反复冲洗至干净
变换体位行背部叩击，吸出冲洗液

NO吸入护理
持续监测NO浓度，设置高限和低限报警值
严密监测生命体征
积极评价NO吸入对患儿氧合作用的影响，及时发现NO吸入潜在并发症

机械通气过程的气道护理
掌握正确翻身、叩背、吸痰方法
注意各管道连接，防止脱管、移位、打折、堵塞等
采用密闭式吸痰法 —— 由浅至深，先口后鼻
吸痰前提高氧浓度10%～15%，吸入30～60秒
吸前叩背2～5分钟，固定患儿头颈部，早产儿尽量避免叩背

病情观察
监测生命体征，密切观察呼吸频率、节律、深浅度、胸廓起伏状态
足背动脉搏动、四肢末梢灌注、尿量等
注意保暖，体温保持在36.5～37.5℃
合并心力衰竭
烦躁不安
心率加快
呼吸急促
肝脏短时间内迅速度增大
立即吸氧，遵医嘱用药

健康教育
讲解疾病的有关知识和护理要点
做好家长的心理护理
定期复查、健康体检

护理措施

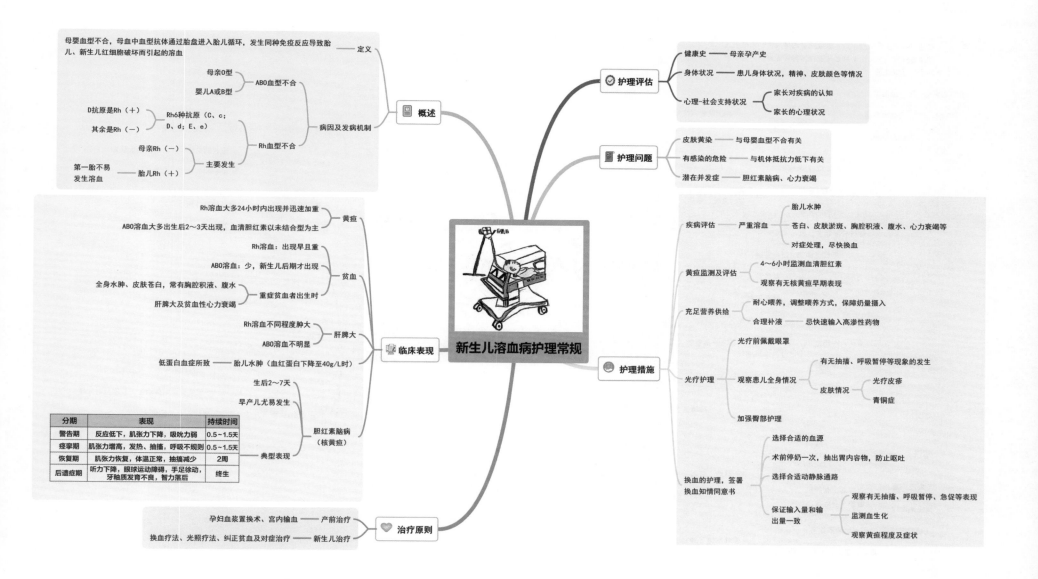

新生儿溶血病护理常规

概述

- 定义 —— 母婴血型不合，母血中血型抗体通过胎盘进入胎儿循环，发生同种免疫反应导致胎儿、新生儿红细胞破坏而引起的溶血
- 病因及发病机制
  - ABO血型不合
    - 母亲O型
    - 婴儿A或B型
  - Rh血型不合 —— Rh6种抗原（C、c；D、d；E、e）
    - D抗原是Rh（+）
    - 其余是Rh（-）
  - 主要发生
    - 母亲Rh（-）
    - 胎儿Rh（+） —— 第一胎不易发生溶血

临床表现

- 黄疸
  - Rh溶血大多24小时内出现并迅速加重
  - ABO溶血大多出生后2～3天出现，血清胆红素以未结合型为主
- 贫血
  - Rh溶血：出现早且重
  - ABO溶血：少，新生儿后期才出现
  - 重症贫血者出生时 —— 全身水肿、皮肤苍白，常有胸腔积液、腹水；肝脾大及贫血性心力衰竭
- 肝脾大
  - Rh溶血不同程度肿大
  - ABO溶血不明显
- 胎儿水肿（血红蛋白下降至40g/L时） —— 低蛋白血症所致
- 胆红素脑病（核黄疸）
  - 生后2～7天
  - 早产儿尤易发生
  - 典型表现

分期	表现	持续时间
警告期	反应低下，肌张力下降，吸吮力弱	0.5～1.5天
痉挛期	肌张力增高，发热、抽搐，呼吸不规则	0.5～1.5天
恢复期	肌张力恢复，体温正常，抽搐减少	2周
后遗症期	听力下降，眼球运动障碍，手足徐动，牙釉质发育不良，智力落后	终生

治疗原则

- 产前治疗 —— 孕妇血浆置换术、宫内输血
- 新生儿治疗 —— 换血疗法、光照疗法、纠正贫血及对症治疗

护理评估

- 健康史 —— 母亲孕产史
- 身体状况 —— 患儿身体状况，精神、皮肤颜色等情况
- 心理-社会支持状况
  - 家长对疾病的认知
  - 家长的心理状况

护理问题

- 皮肤黄染 —— 与母婴血型不合有关
- 有感染的危险 —— 与机体抵抗力低下有关
- 潜在并发症 —— 胆红素脑病、心力衰竭

护理措施

- 疾病评估
  - 严重溶血
    - 胎儿水肿
    - 苍白、皮肤淤斑、胸腔积液、腹水、心力衰竭等
  - 对症处理，尽快换血
- 黄疸监测及评估
  - 4～6小时监测血清胆红素
  - 观察有无核黄疸早期表现
- 充足营养供给
  - 耐心喂养，调整喂养方式，保障奶量摄入
  - 合理补液 —— 忌快速输入高渗性药物
- 光疗护理
  - 光疗前佩戴眼罩
  - 观察患儿全身情况
    - 有无抽搐、呼吸暂停等现象的发生
    - 皮肤情况
      - 光疗皮疹
      - 青铜症
  - 加强臀部护理
- 换血的护理，签署换血知情同意书
  - 选择合适的血源
  - 术前停奶一次，抽出胃内容物，防止呕吐
  - 选择合适动静脉通路
  - 保证输入量和输出量一致
    - 观察有无抽搐、呼吸暂停、急促等表现
    - 监测血生化
    - 观察黄疸程度及症状

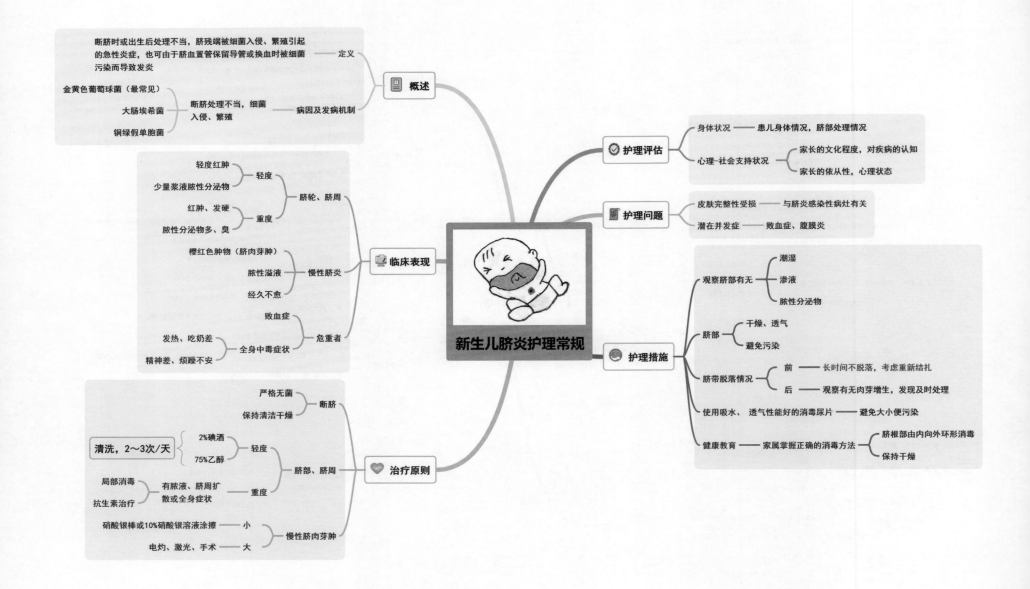

断脐时或出生后处理不当，脐残端被细菌入侵、繁殖引起的急性炎症，也可由于脐血置管保留导管或换血时被细菌污染而导致发炎 —— 定义

金黄色葡萄球菌（最常见）
大肠埃希菌 —— 断脐处理不当，细菌入侵、繁殖 —— 病因及发病机制
铜绿假单胞菌

轻度红肿 —— 轻度
少量浆液脓性分泌物
红肿、发硬 —— 重度 —— 脐轮、脐周
脓性分泌物多、臭

樱红色肿物（脐肉芽肿）
脓性溢液 —— 慢性脐炎
经久不愈

败血症
发热、吃奶差 —— 全身中毒症状 —— 危重者
精神差、烦躁不安

概述

临床表现

严格无菌 —— 断脐
保持清洁干燥

清洗，2～3次/天
2%碘酒 —— 轻度
75%乙醇 —— 脐部、脐周
局部消毒 —— 有脓液、脐周扩散或全身症状 —— 重度
抗生素治疗

硝酸银棒或10%硝酸银溶液涂擦 —— 小 —— 慢性脐肉芽肿
电灼、激光、手术 —— 大

治疗原则

新生儿脐炎护理常规

护理评估
身体状况 —— 患儿身体情况，脐部处理情况
心理-社会支持状况 —— 家长的文化程度，对疾病的认知
家长的依从性，心理状态

护理问题
皮肤完整性受损 —— 与脐炎感染性病灶有关
潜在并发症 —— 败血症、腹膜炎

护理措施
观察脐部有无 —— 潮湿、渗液、脓性分泌物
脐部 —— 干燥、透气、避免污染
脐带脱落情况 —— 前 —— 长时间不脱落，考虑重新结扎
后 —— 观察有无肉芽增生，发现及时处理
使用吸水、透气性能好的消毒尿片 —— 避免大小便污染
健康教育 —— 家属掌握正确的消毒方法 —— 脐根部由内向外环形消毒
保持干燥

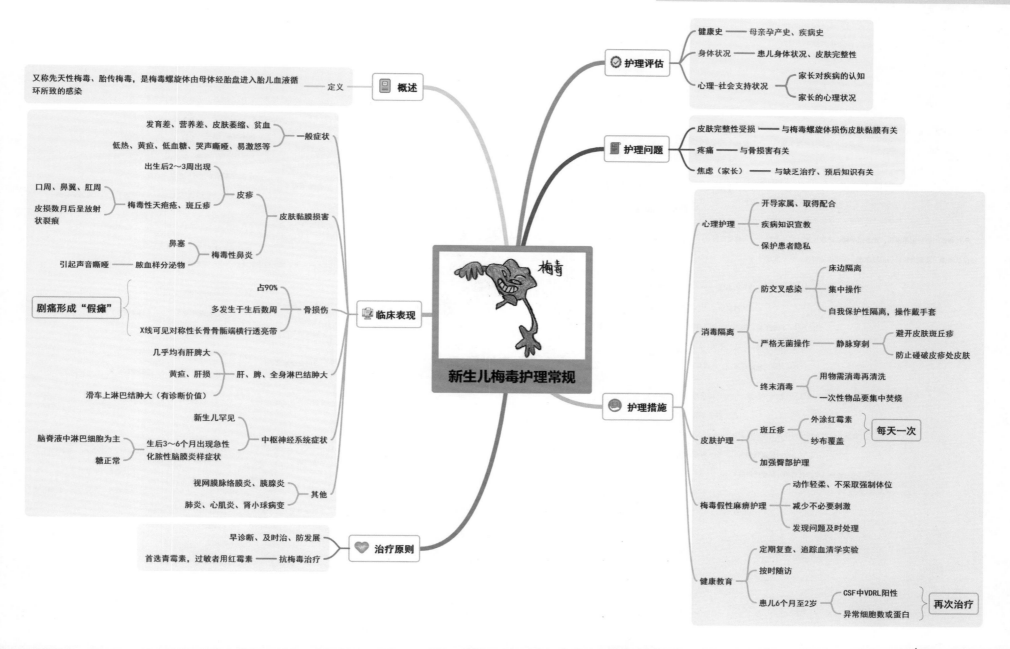

又称先天性梅毒、胎传梅毒，是梅毒螺旋体由母体经胎盘进入胎儿血液循环所致的感染 —— 定义 —— **概述**

护理评估
- 健康史 —— 母亲孕产史、疾病史
- 身体状况 —— 患儿身体状况、皮肤完整性
- 心理-社会支持状况
  - 家长对疾病的认知
  - 家长的心理状况

护理问题
- 皮肤完整性受损 —— 与梅毒螺旋体损伤皮肤黏膜有关
- 疼痛 —— 与骨损害有关
- 焦虑（家长）—— 与缺乏治疗、预后知识有关

临床表现

一般症状
- 发育差、营养差、皮肤萎缩、贫血
- 低热、黄疸、低血糖、哭声嘶哑、易激怒等

皮肤黏膜损害
- 皮疹
  - 出生后2~3周出现
  - 口周、鼻翼、肛周
  - 皮损数月后呈放射状裂痕
  - 梅毒性天疱疮、斑丘疹
- 梅毒性鼻炎
  - 鼻塞
  - 引起声音嘶哑 —— 脓血样分泌物

骨损伤
- 剧痛形成"假瘫"
- 占90%
- 多发生于生后数周
- X线可见对称性长骨骨骺端横行透亮带

肝、脾、全身淋巴结肿大
- 几乎均有肝脾大
- 黄疸、肝损
- 滑车上淋巴结肿大（有诊断价值）

中枢神经系统症状
- 脑脊液中淋巴细胞为主
- 糖正常
- 新生儿罕见
- 生后3~6个月出现急性化脓性脑膜炎样症状

其他
- 视网膜脉络膜炎、胰腺炎
- 肺炎、心肌炎、肾小球病变

治疗原则
- 早诊断、及时治、防发展
- 抗梅毒治疗 —— 首选青霉素，过敏者用红霉素

护理措施

心理护理
- 开导家属、取得配合
- 疾病知识宣教
- 保护患者隐私

消毒隔离
- 防交叉感染
  - 床边隔离
  - 集中操作
  - 自我保护性隔离，操作戴手套
- 严格无菌操作 —— 静脉穿刺
  - 避开皮肤斑丘疹
  - 防止碰破皮疹处皮肤
- 终末消毒
  - 用物需消毒再清洗
  - 一次性物品要集中焚烧

皮肤护理
- 斑丘疹
  - 外涂红霉素
  - 纱布覆盖 —— **每天一次**
- 加强臀部护理

梅毒假性麻痹护理
- 动作轻柔、不采取强制体位
- 减少不必要刺激
- 发现问题及时处理

健康教育
- 定期复查、追踪血清学实验
- 按时随访
- 患儿6个月至2岁
  - CSF中VDRL阳性
  - 异常细胞数或蛋白 —— **再次治疗**

新生儿梅毒护理常规

梅毒

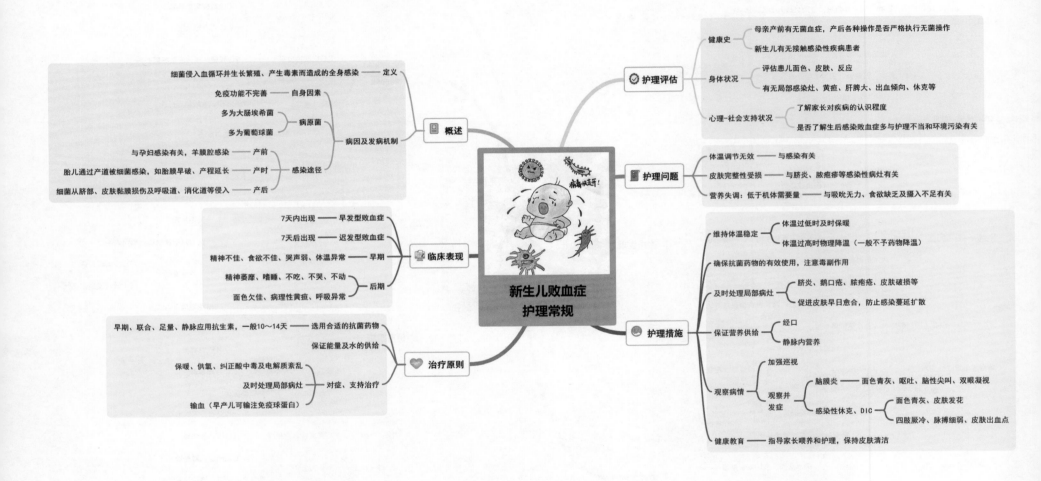

细菌侵入血循环并生长繁殖、产生毒素而造成的全身感染 —— 定义

免疫功能不完善 —— 自身因素

多为大肠埃希菌 —— 病原菌
多为葡萄球菌

与孕妇感染有关，羊膜腔感染 —— 产前
胎儿通过产道被细菌感染，如胎膜早破、产程延长 —— 产时 —— 感染途径
细菌从脐部、皮肤黏膜损伤及呼吸道、消化道等侵入 —— 产后

病因及发病机制 —— 概述

7天内出现 —— 早发型败血症
7天后出现 —— 迟发型败血症
精神不佳、食欲不佳、哭声弱、体温异常 —— 早期
精神萎靡、嗜睡、不吃、不哭、不动 —— 后期
面色欠佳、病理性黄疸、呼吸异常

临床表现

早期、联合、足量、静脉应用抗生素，一般10～14天 —— 选用合适的抗菌药物
保证能量及水的供给
保暖、供氧、纠正酸中毒及电解质紊乱 —— 对症、支持治疗
及时处理局部病灶
输血（早产儿可输注免疫球蛋白）

治疗原则

新生儿败血症
护理常规

健康史
母亲产前有无菌血症，产后各种操作是否严格执行无菌操作
新生儿有无接触感染性疾病患者

身体状况
评估患儿面色、皮肤、反应
有无局部感染灶、黄疸、肝脾大、出血倾向、休克等

心理-社会支持状况
了解家长对疾病的认识程度
是否了解生后感染败血症多与护理不当和环境污染有关

护理评估

体温调节无效 —— 与感染有关
皮肤完整性受损 —— 与脐炎、脓疱疹等感染性病灶有关
营养失调：低于机体需要量 —— 与吸吮无力、食欲缺乏及摄入不足有关

护理问题

维持体温稳定
体温过低时及时保暖
体温过高时物理降温（一般不予药物降温）

确保抗菌药物的有效使用，注意毒副作用

及时处理局部病灶
脐炎、鹅口疮、脓疱疮、皮肤破损等
促进皮肤早日愈合，防止感染蔓延扩散

保证营养供给
经口
静脉内营养

观察病情
加强巡视
观察并发症
脑膜炎 —— 面色青灰、呕吐、脑性尖叫、双眼凝视
感染性休克、DIC
面色青灰、皮肤发花
四肢厥冷、脉搏细弱、皮肤出血点

健康教育 —— 指导家长喂养和护理，保持皮肤清洁

护理措施

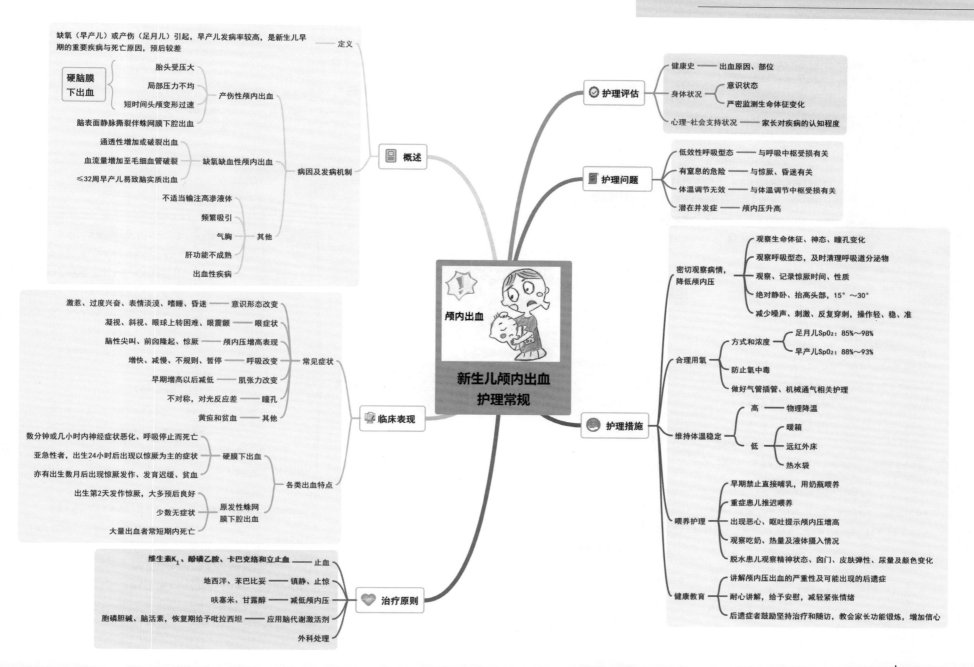

概述

定义 —— 缺氧（早产儿）或产伤（足月儿）引起，早产儿发病率较高，是新生儿早期的重要疾病与死亡原因，预后较差

病因及发病机制
- 产伤性颅内出血
  - 硬脑膜下出血
    - 胎头受压大
    - 局部压力不均
    - 短时间头颅变形过速
  - 脑表面静脉撕裂伴蛛网膜下腔出血
- 缺氧缺血性颅内出血
  - 通透性增加或破裂出血
  - 血流量增加至毛细血管破裂
  - ≤32周早产儿易致脑实质出血
- 其他
  - 不适当输注高渗液体
  - 频繁吸引
  - 气胸
  - 肝功能不成熟
  - 出血性疾病

临床表现

常见症状
- 意识形态改变 —— 激惹、过度兴奋、表情淡漠、嗜睡、昏迷
- 眼症状 —— 凝视、斜视、眼球上转困难、眼震颤
- 颅内压增高表现 —— 脑性尖叫、前囟隆起、惊厥
- 呼吸改变 —— 增快、减慢、不规则、暂停
- 肌张力改变 —— 早期增高以后减低
- 瞳孔 —— 不对称，对光反应差
- 其他 —— 黄疸和贫血

各类出血特点
- 硬膜下出血
  - 数分钟或几小时内神经症状恶化、呼吸停止而死亡
  - 亚急性者，出生24小时后出现以惊厥为主的症状
  - 亦有出生数月后出现惊厥发作、发育迟缓、贫血
- 原发性蛛网膜下腔出血
  - 出生第2天发作惊厥，大多预后良好
  - 少数无症状
  - 大量出血者常短期内死亡

治疗原则

- 止血 —— 维生素K₁、酚磺乙胺、卡巴克络和立止血
- 镇静、止惊 —— 地西泮、苯巴比妥
- 减低颅内压 —— 呋塞米、甘露醇
- 应用脑代谢激活剂 —— 胞磷胆碱、脑活素，恢复期给予吡拉西坦
- 外科处理

颅内出血

新生儿颅内出血护理常规

护理评估
- 健康史 —— 出血原因、部位
- 身体状况
  - 意识状态
  - 严密监测生命体征变化
- 心理-社会支持状况 —— 家长对疾病的认知程度

护理问题
- 低效性呼吸型态 —— 与呼吸中枢受损有关
- 有窒息的危险 —— 与惊厥、昏迷有关
- 体温调节无效 —— 与体温调节中枢受损有关
- 潜在并发症 —— 颅内压升高

护理措施

密切观察病情，降低颅内压
- 观察生命体征、神态、瞳孔变化
- 观察呼吸型态，及时清理呼吸道分泌物
- 观察、记录惊厥时间、性质
- 绝对静卧、抬高头部，15°～30°
- 减少噪声、刺激、反复穿刺，操作轻、稳、准

合理用氧
- 方式和浓度
  - 足月儿SpO₂：85%～98%
  - 早产儿SpO₂：88%～93%
- 防止氧中毒
- 做好气管插管、机械通气相关护理

维持体温稳定
- 高 —— 物理降温
- 低
  - 暖箱
  - 远红外床
  - 热水袋

喂养护理
- 早期禁止直接哺乳，用奶瓶喂养
- 重症患儿推迟喂养
- 出现恶心、呕吐提示颅内压增高
- 观察吃奶、热量及液体摄入情况
- 脱水患儿观察精神状态、囟门、皮肤弹性、尿量及颜色变化

健康教育
- 讲解颅内压出血的严重性及可能出现的后遗症
- 耐心讲解，给予安慰，减轻紧张情绪
- 后遗症者鼓励坚持治疗和随访，教会家长功能锻炼，增加信心

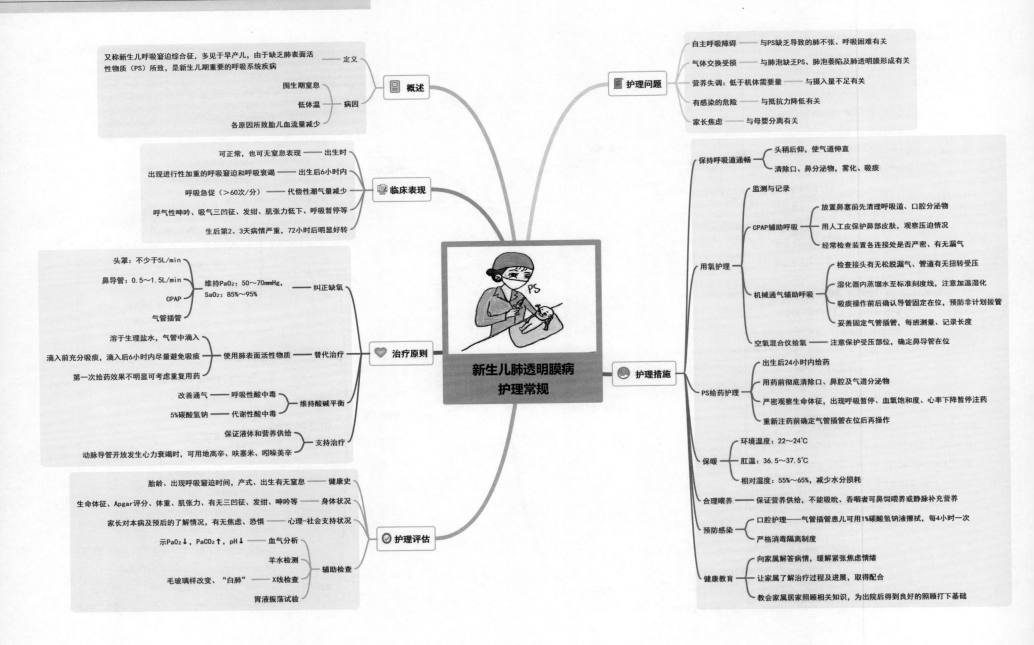

又称新生儿呼吸窘迫综合征,多见于早产儿,由于缺乏肺表面活性物质(PS)所致,是新生儿期重要的呼吸系统疾病 —— 定义

概述

围生期窒息

低体温 —— 病因

各原因所致胎儿血流量减少

概述

可正常,也可无窒息表现 —— 出生时

出现进行性加重的呼吸窘迫和呼吸衰竭 —— 出生后6小时内

呼吸急促(>60次/分)—— 代偿性潮气量减少

呼气性呻吟、吸气三凹征、发绀、肌张力低下、呼吸暂停等

生后第2、3天病情严重,72小时后明显好转

临床表现

头罩:不少于5L/min

鼻导管:0.5~1.5L/min

CPAP —— 维持PaO₂:50~70mmHg,SaO₂:85%~95% —— 纠正缺氧

气管插管

溶于生理盐水,气管中滴入

滴入前充分吸痰,滴入后6小时内尽量避免吸痰 —— 使用肺表面活性物质 —— 替代治疗

第一次给药效果不明显可考虑重复用药

改善通气 —— 呼吸性酸中毒

5%碳酸氢钠 —— 代谢性酸中毒 —— 维持酸碱平衡

保证液体和营养供给

动脉导管开放发生心力衰竭时,可用地高辛、呋塞米、吲哚美辛 —— 支持治疗

治疗原则

胎龄、出现呼吸窘迫时间,产式、出生有无窒息 —— 健康史

生命体征、Apgar评分、体重、肌张力、有无三凹征、发绀、呻吟等 —— 身体状况

家长对本病及预后的了解情况,有无焦虑、恐惧 —— 心理-社会支持状况

示PaO₂↓,PaCO₂↑,pH↓ —— 血气分析

羊水检测

毛玻璃样改变、"白肺" —— X线检查 —— 辅助检查

胃液振荡试验

护理评估

新生儿肺透明膜病护理常规

自主呼吸障碍 —— 与PS缺乏导致的肺不张、呼吸困难有关

气体交换受损 —— 与肺泡缺乏PS、肺泡萎陷及肺透明膜形成有关

营养失调:低于机体需要量 —— 与摄入量不足有关

有感染的危险 —— 与抵抗力降低有关

家长焦虑 —— 与母婴分离有关

护理问题

保持呼吸道通畅 —— 头稍后仰,使气道伸直

清除口、鼻分泌物,雾化、吸痰

监测与记录

CPAP辅助呼吸 —— 放置鼻塞前先清理呼吸道、口腔分泌物

用人工皮保护鼻部皮肤,观察压迫情况

经常检查装置各连接处是否严密、有无漏气

用氧护理

机械通气辅助呼吸 —— 检查接头有无松脱漏气、管道有无扭转受压

湿化器内蒸馏水至标准刻度线,注意加温湿化

吸痰操作前后确认导管固定在位,预防非计划拔管

妥善固定气管插管,每班测量、记录长度

空氧混合仪给氧 —— 注意保护受压部位,确定鼻导管在位

PS给药护理 —— 出生后24小时内给药

用药前彻底清除口、鼻腔及气道分泌物

严密观察生命体征,出现呼吸暂停、血氧饱和度、心率下降暂停注药

重新注药前确定气管插管在位后再操作

保暖 —— 环境温度:22~24℃

肛温:36.5~37.5℃

相对湿度:55%~65%,减少水分损耗

合理喂养 —— 保证营养供给,不能吸吮、吞咽者可鼻饲喂养或静脉补充营养

预防感染 —— 口腔护理——气管插管患儿可用1%碳酸氢钠液擦拭,每4小时一次

严格消毒隔离制度

健康教育 —— 向家属解答病情,缓解紧张焦虑情绪

让家属了解治疗过程及进展,取得配合

教会家属居家照顾相关知识,为出院后得到良好的照顾打下基础

护理措施

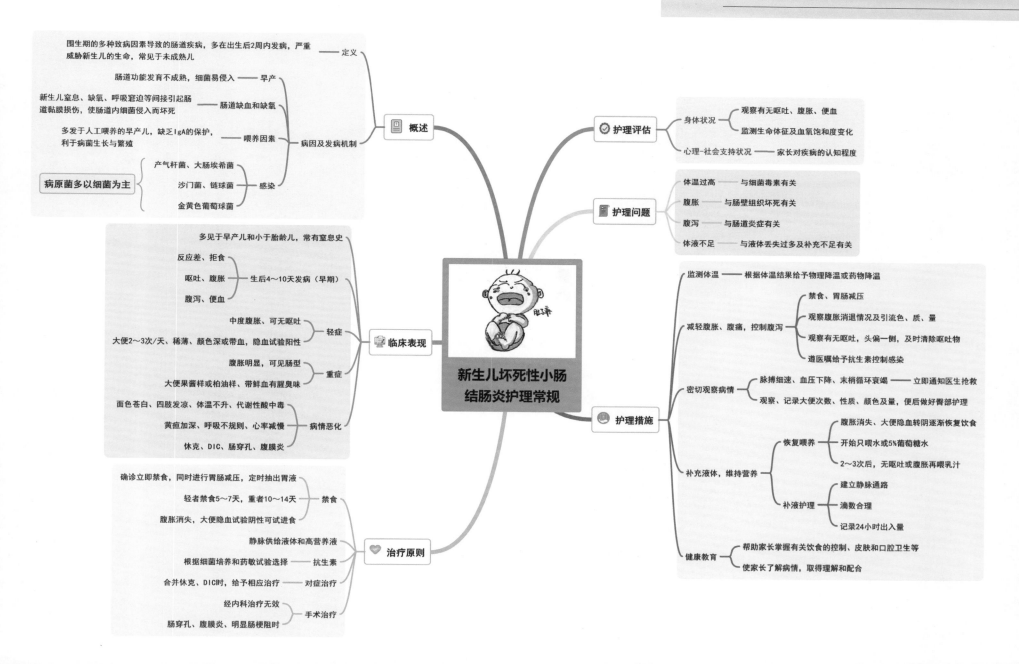

围生期的多种致病因素导致的肠道疾病，多在出生后2周内发病，严重威胁新生儿的生命，常见于未成熟儿 —— 定义

肠道功能发育不成熟，细菌易侵入 —— 早产

新生儿窒息、缺氧、呼吸窘迫等间接引起肠道黏膜损伤，使肠道内细菌侵入而坏死 —— 肠道缺血和缺氧

多发于人工喂养的早产儿，缺乏IgA的保护，利于病菌生长与繁殖 —— 喂养因素

病因及发病机制

概述

产气杆菌、大肠埃希菌
沙门菌、链球菌 —— 感染
金黄色葡萄球菌

病原菌多以细菌为主

护理评估

身体状况 —— 观察有无呕吐、腹胀、便血
监测生命体征及血氧饱和度变化

心理-社会支持状况 —— 家长对疾病的认知程度

护理问题

体温过高 —— 与细菌毒素有关
腹胀 —— 与肠壁组织坏死有关
腹泻 —— 与肠道炎症有关
体液不足 —— 与液体丢失过多及补充不足有关

多见于早产儿和小于胎龄儿，常有窒息史

反应差、拒食
呕吐、腹胀 —— 生后4～10天发病（早期）
腹泻、便血

中度腹胀、可无呕吐 —— 轻症
大便2～3次/天、稀薄、颜色深或带血，隐血试验阳性

腹胀明显，可见肠型 —— 重症
大便果酱样或柏油样、带鲜血有腥臭味

面色苍白、四肢发凉、体温不升、代谢性酸中毒
黄疸加深、呼吸不规则、心率减慢 —— 病情恶化
休克、DIC、肠穿孔、腹膜炎

临床表现

新生儿坏死性小肠结肠炎护理常规

护理措施

监测体温 —— 根据体温结果给予物理降温或药物降温

禁食、胃肠减压
观察腹胀消退情况及引流色、质、量
减轻腹胀、腹痛，控制腹泻 —— 观察有无呕吐，头偏一侧，及时清除呕吐物
遵医嘱给予抗生素控制感染

密切观察病情 —— 脉搏细速、血压下降、末梢循环衰竭 —— 立即通知医生抢救
观察、记录大便次数、性质、颜色及量，便后做好臀部护理

腹胀消失、大便隐血转阴逐渐恢复饮食
恢复喂养 —— 开始只喂水或5%葡萄糖水
2～3次后，无呕吐或腹胀再喂乳汁

补充液体，维持营养

建立静脉通路
补液护理 —— 滴数合理
记录24小时出入量

健康教育 —— 帮助家长掌握有关饮食的控制、皮肤和口腔卫生等
使家长了解病情，取得理解和配合

确诊立即禁食，同时进行胃肠减压，定时抽出胃液
轻者禁食5～7天，重者10～14天 —— 禁食
腹胀消失，大便隐血试验阴性可试进食

静脉供给液体和高营养液
根据细菌培养和药敏试验选择 —— 抗生素
合并休克、DIC时，给予相应治疗 —— 对症治疗

经内科治疗无效
肠穿孔、腹膜炎、明显肠梗阻时 —— 手术治疗

治疗原则

第 5 章　急诊科护理常规

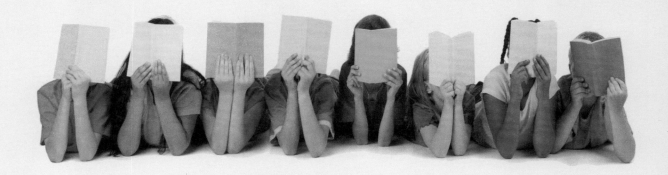

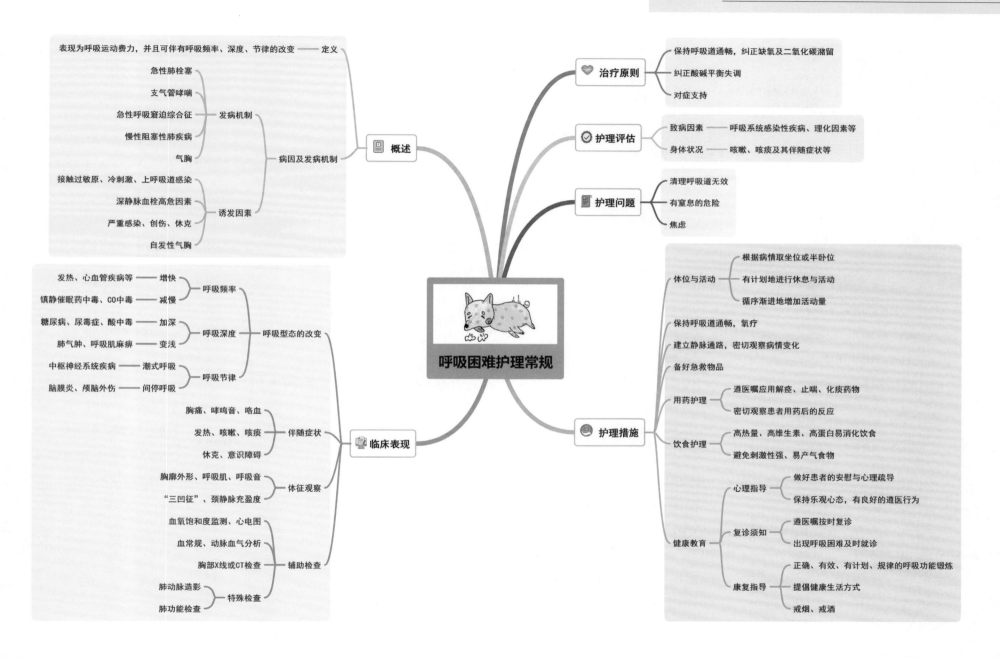

表现为呼吸运动费力，并且可伴有呼吸频率、深度、节律的改变 —— 定义

急性肺栓塞
支气管哮喘
急性呼吸窘迫综合征 —— 发病机制
慢性阻塞性肺疾病
气胸

接触过敏原、冷刺激、上呼吸道感染
深静脉血栓高危因素
严重感染、创伤、休克 —— 诱发因素
自发性气胸

病因及发病机制

概述

治疗原则
- 保持呼吸道通畅，纠正缺氧及二氧化碳潴留
- 纠正酸碱平衡失调
- 对症支持

护理评估
- 致病因素 —— 呼吸系统感染性疾病、理化因素等
- 身体状况 —— 咳嗽、咳痰及其伴随症状等

护理问题
- 清理呼吸道无效
- 有窒息的危险
- 焦虑

呼吸困难护理常规

发热、心血管疾病等 —— 增快
镇静催眠药中毒、CO中毒 —— 减慢 —— 呼吸频率
糖尿病、尿毒症、酸中毒 —— 加深
肺气肿、呼吸肌麻痹 —— 变浅 —— 呼吸深度 —— 呼吸型态的改变
中枢神经系统疾病 —— 潮式呼吸
脑膜炎、颅脑外伤 —— 间停呼吸 —— 呼吸节律

胸痛、哮鸣音、咯血
发热、咳嗽、咳痰 —— 伴随症状
休克、意识障碍

胸廓外形、呼吸肌、呼吸音
"三凹征"、颈静脉充盈度 —— 体征观察

血氧饱和度监测、心电图
血常规、动脉血气分析
胸部X线或CT检查 —— 辅助检查

肺动脉造影
肺功能检查 —— 特殊检查

临床表现

护理措施
- 体位与活动
  - 根据病情取坐位或半卧位
  - 有计划地进行休息与活动
  - 循序渐进地增加活动量
- 保持呼吸道通畅，氧疗
- 建立静脉通路，密切观察病情变化
- 备好急救物品
- 用药护理
  - 遵医嘱应用解痉、止喘、化痰药物
  - 密切观察患者用药后的反应
- 饮食护理
  - 高热量、高维生素、高蛋白易消化饮食
  - 避免刺激性强、易产气食物
- 健康教育
  - 心理指导
    - 做好患者的安慰与心理疏导
    - 保持乐观心态，有良好的遵医行为
  - 复诊须知
    - 遵医嘱按时复诊
    - 出现呼吸困难及时就诊
  - 康复指导
    - 正确、有效、有计划、规律的呼吸功能锻炼
    - 提倡健康生活方式
    - 戒烟、戒酒

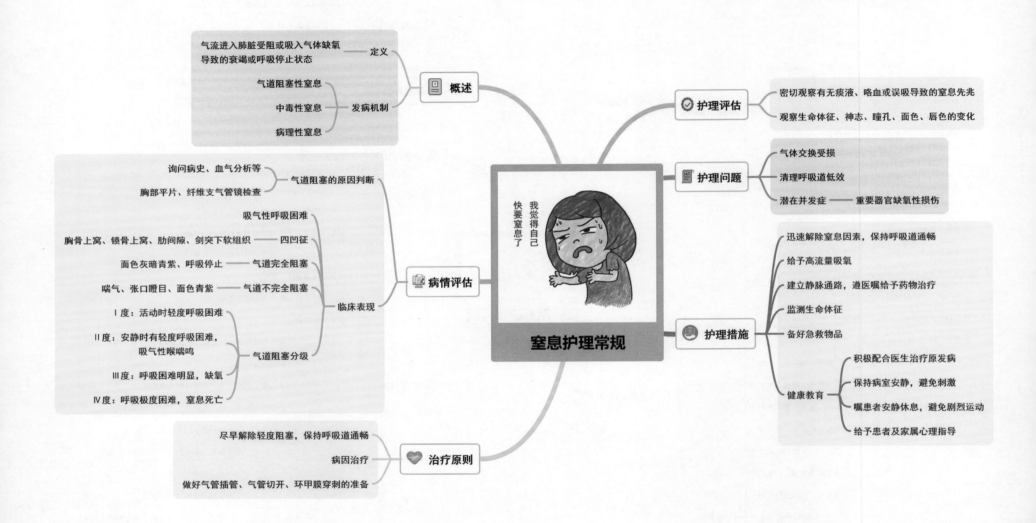

概述
- 定义 —— 气流进入肺脏受阻或吸入气体缺氧导致的衰竭或呼吸停止状态
- 发病机制
  - 气道阻塞性窒息
  - 中毒性窒息
  - 病理性窒息

病情评估
- 气道阻塞的原因判断
  - 询问病史、血气分析等
  - 胸部平片、纤维支气管镜检查
- 临床表现
  - 吸气性呼吸困难
  - 四凹征 —— 胸骨上窝、锁骨上窝、肋间隙、剑突下软组织
  - 气道完全阻塞 —— 面色灰暗青紫、呼吸停止
  - 气道不完全阻塞 —— 喘气、张口瞪目、面色青紫
- 气道阻塞分级
  - Ⅰ度：活动时轻度呼吸困难
  - Ⅱ度：安静时有轻度呼吸困难，吸气性喉喘鸣
  - Ⅲ度：呼吸困难明显，缺氧
  - Ⅳ度：呼吸极度困难，窒息死亡

治疗原则
- 尽早解除轻度阻塞，保持呼吸道通畅
- 病因治疗
- 做好气管插管、气管切开、环甲膜穿刺的准备

窒息护理常规

（我觉得自己快要窒息了）

护理评估
- 密切观察有无痰液、咯血或误吸导致的窒息先兆
- 观察生命体征、神志、瞳孔、面色、唇色的变化

护理问题
- 气体交换受损
- 清理呼吸道低效
- 潜在并发症 —— 重要器官缺氧性损伤

护理措施
- 迅速解除窒息因素，保持呼吸道通畅
- 给予高流量吸氧
- 建立静脉通路，遵医嘱给予药物治疗
- 监测生命体征
- 备好急救物品
- 健康教育
  - 积极配合医生治疗原发病
  - 保持病室安静，避免刺激
  - 嘱患者安静休息，避免剧烈运动
  - 给予患者及家属心理指导

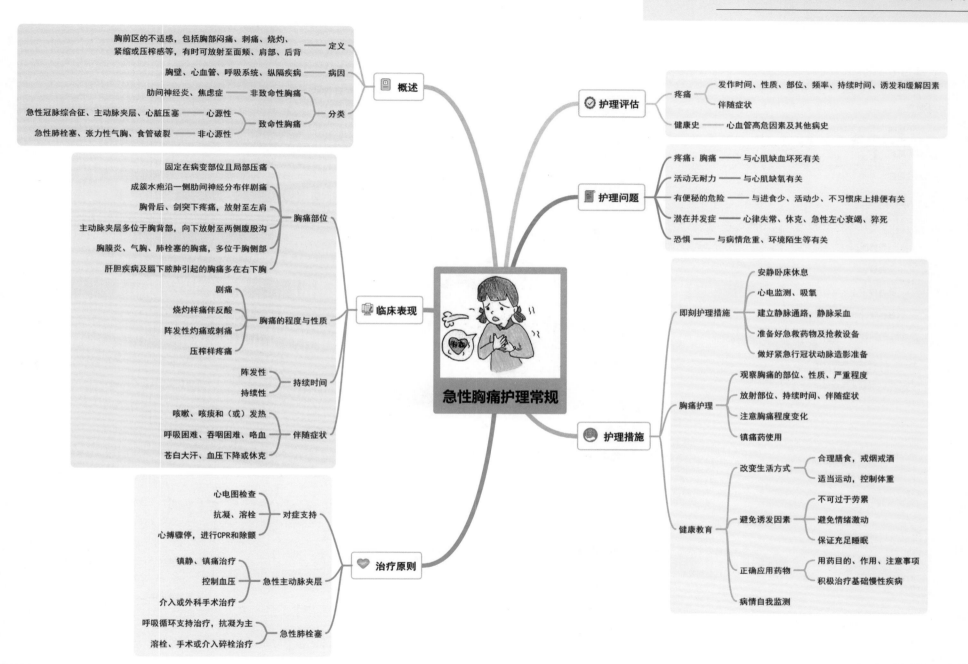

概述

定义 —— 胸前区的不适感，包括胸部闷痛、刺痛、烧灼、紧缩或压榨感等，有时可放射至面颊、肩部、后背

病因 —— 胸壁、心血管、呼吸系统、纵隔疾病

分类
　非致命性胸痛 —— 肋间神经炎、焦虑症
　致命性胸痛
　　心源性 —— 急性冠脉综合征、主动脉夹层、心脏压塞
　　非心源性 —— 急性肺栓塞、张力性气胸、食管破裂

临床表现

胸痛部位
　固定在病变部位且局部压痛
　成簇水疱沿一侧肋间神经分布伴剧痛
　胸骨后、剑突下疼痛，放射至左肩
　主动脉夹层多位于胸背部，向下放射至两侧腹股沟
　胸膜炎、气胸、肺栓塞的胸痛，多位于胸侧部
　肝胆疾病及膈下脓肿引起的胸痛多在右下胸

胸痛的程度与性质
　剧痛
　烧灼样痛伴反酸
　阵发性灼痛或刺痛
　压榨样疼痛

持续时间
　阵发性
　持续性

伴随症状
　咳嗽、咳痰和（或）发热
　呼吸困难、吞咽困难、咯血
　苍白大汗、血压下降或休克

治疗原则

对症支持
　心电图检查
　抗凝、溶栓
　心搏骤停，进行CPR和除颤

急性主动脉夹层
　镇静、镇痛治疗
　控制血压
　介入或外科手术治疗

急性肺栓塞
　呼吸循环支持治疗，抗凝为主
　溶栓、手术或介入碎栓治疗

急性胸痛护理常规

护理评估
　疼痛
　　发作时间、性质、部位、频率、持续时间、诱发和缓解因素
　　伴随症状
　健康史 —— 心血管高危因素及其他病史

护理问题
　疼痛：胸痛 —— 与心肌缺血坏死有关
　活动无耐力 —— 与心肌缺氧有关
　有便秘的危险 —— 与进食少、活动少、不习惯床上排便有关
　潜在并发症 —— 心律失常、休克、急性左心衰竭、猝死
　恐惧 —— 与病情危重、环境陌生等有关

护理措施
　即刻护理措施
　　安静卧床休息
　　心电监测、吸氧
　　建立静脉通路，静脉采血
　　准备好急救药物及抢救设备
　　做好紧急行冠状动脉造影准备
　胸痛护理
　　观察胸痛的部位、性质、严重程度
　　放射部位、持续时间、伴随症状
　　注意胸痛程度变化
　　镇痛药使用
　健康教育
　　改变生活方式
　　　合理膳食，戒烟戒酒
　　　适当运动，控制体重
　　避免诱发因素
　　　不可过于劳累
　　　避免情绪激动
　　　保证充足睡眠
　　正确应用药物
　　　用药目的、作用、注意事项
　　　积极治疗基础慢性疾病
　　病情自我监测

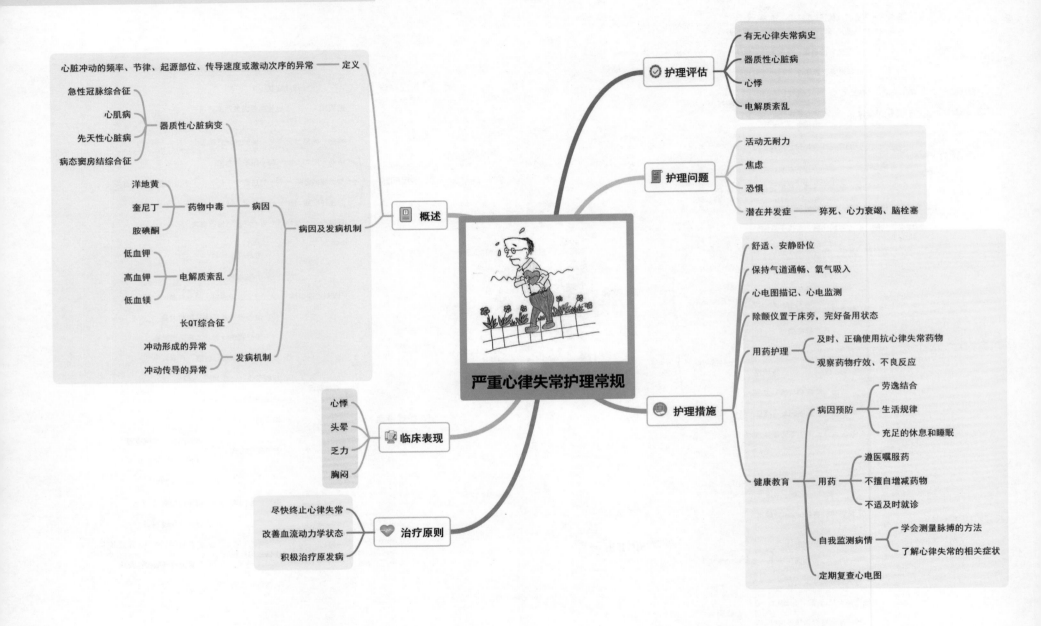

心脏冲动的频率、节律、起源部位、传导速度或激动次序的异常 —— 定义

急性冠脉综合征
心肌病 ——器质性心脏病变
先天性心脏病
病态窦房结综合征

洋地黄
奎尼丁 —— 药物中毒 —— 病因
胺碘酮

低血钾
高血钾 —— 电解质紊乱
低血镁

长QT综合征

冲动形成的异常 —— 发病机制
冲动传导的异常

病因及发病机制 —— 概述

护理评估
- 有无心律失常病史
- 器质性心脏病
- 心悸
- 电解质紊乱

护理问题
- 活动无耐力
- 焦虑
- 恐惧
- 潜在并发症 —— 猝死、心力衰竭、脑栓塞

严重心律失常护理常规

临床表现
- 心悸
- 头晕
- 乏力
- 胸闷

治疗原则
- 尽快终止心律失常
- 改善血流动力学状态
- 积极治疗原发病

护理措施
- 舒适、安静卧位
- 保持气道通畅、氧气吸入
- 心电图描记、心电监测
- 除颤仪置于床旁，完好备用状态
- 用药护理
  - 及时、正确使用抗心律失常药物
  - 观察药物疗效、不良反应
- 健康教育
  - 病因预防
    - 劳逸结合
    - 生活规律
    - 充足的休息和睡眠
  - 用药
    - 遵医嘱服药
    - 不擅自增减药物
    - 不适及时就诊
  - 自我监测病情
    - 学会测量脉搏的方法
    - 了解心律失常的相关症状
  - 定期复查心电图

急性腹痛护理常规

概述

定义 —— 发生在1周之内，由各种原因引起的腹腔内外脏器急性病变而表现在腹部的疼痛

病因
- 腹腔脏器病变
  - 急性炎症 —— 急性胃炎、肠炎、阑尾炎等
  - 急性梗阻或扭转 —— 急性肠梗阻、腹内外疝等
  - 急性穿孔 —— 胃穿孔、胆囊穿孔等
  - 急性内出血 —— 肝、脾破裂，异位妊娠等
  - 血管病变 —— 腹主动脉瘤、肾梗死等
  - 其他 —— 急性胃穿孔、痛经等
- 腹腔外脏器或全身性疾病
  - 胸部疾病 —— 气胸、胸膜炎、心肌梗死等
  - 代谢及中毒疾病 —— 铅、汞、乙醇中毒等
  - 变态反应性疾病 —— 腹型过敏性紫癜
  - 神经源性疾病 —— 脊柱结核、带状疱疹等

发病机制 —— 体性痛、内脏痛、牵涉痛

临床表现

- 发热 —— 提示炎症、脓肿、恶性肿瘤、结缔组织病
- 休克
  - 贫血者 —— 提示腹腔脏器破裂
  - 无贫血 —— 多见于胃肠穿孔、绞窄性肠梗阻
- 恶心、呕吐 —— 见于腹腔脏器炎症
- 排便异常
  - 腹痛而不伴排便、排气者，多为肠梗阻
  - 腹痛伴腹泻，提示肠道炎症、胰腺疾病
- 消化道出血
  - 柏油样便或呕血，提示上消化道出血
  - 鲜血样便，提示下消化道出血
- 排尿异常 —— 腹痛伴尿频、尿急和血尿者，多提示泌尿系疾病
- 腹痛伴黄疸 —— 可能与肝胆胰疾病有关

治疗原则

- 手术治疗
- 非手术治疗
- 不能确诊者
  - 禁食
  - 禁灌肠
  - 禁止痛
  - 禁用泻药

护理评估

- 身体状况
  - 全身情况
  - 腹部检查
  - 疼痛
    - 腹痛发生的原因或诱因
    - 腹痛的部位、性质、程度、时间、伴随症状
- 心理反应
- 辅助检查 —— 实验室及其他检查

护理问题

- 疼痛：腹痛
- 体液不足
- 排便异常
- 有皮肤完整性受损的危险
- 活动无耐力
- 焦虑
- 潜在并发症

护理措施

- 急救措施
  - 先处理威胁生命的情况
  - 休克 —— 及时补液纠正
  - 呕吐 —— 防止误吸
  - 病因明确 —— 做好术前准备
  - 病因未明确 —— 暂时非手术治疗
- 饮食及胃肠减压
  - 病情轻，无禁忌者，少量流质或半流质饮食
  - 病因未明，病情重，禁食
  - 脏器穿孔、肠梗阻行胃肠减压，观察记录引流液性状
- 补液
- 抗生素控制感染
- 严密观察病情变化
  - 意识状态及生命体征
  - 腹痛部位、性质、程度、范围及腹膜刺激征
- 对症处理
  - 病因明确，给予解痉镇痛药
  - 病因未明，禁用镇痛药
  - 高热者，给予物理或药物降温
- 卧床休息
- 健康教育
  - 讲解引发腹痛的诱因
  - 生活规律，注意寒温适宜
  - 告知患者学会调节情绪
  - 戒除烟酒，不喝浓茶、咖啡

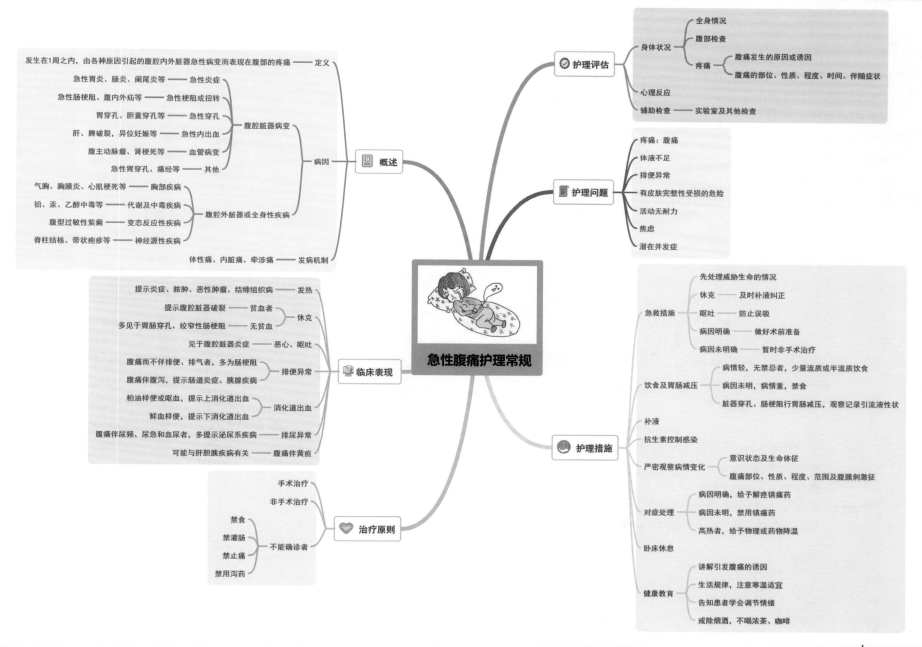

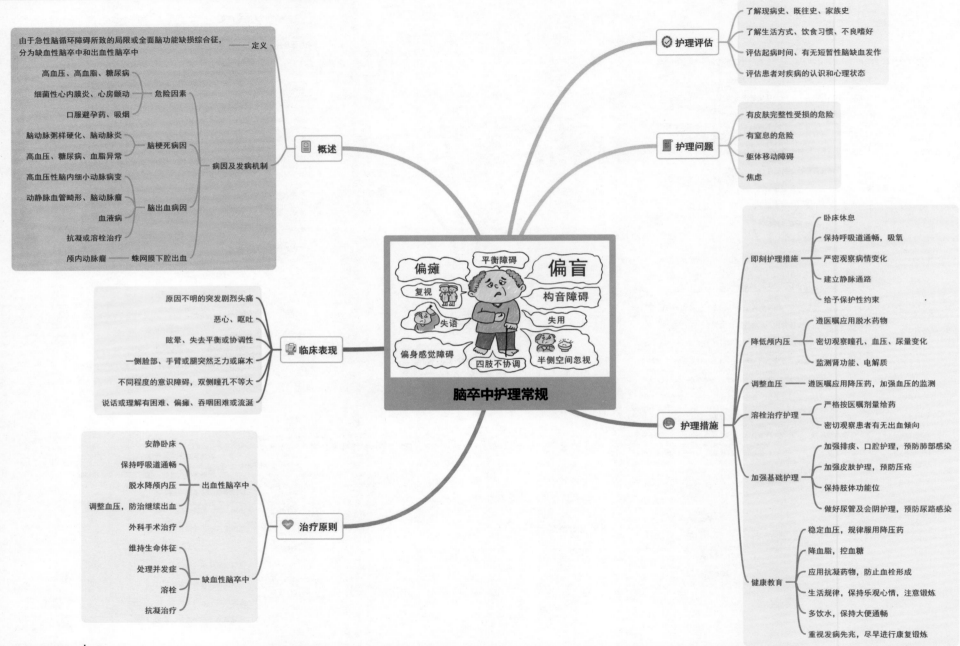

由于急性脑循环障碍所致的局限或全面脑功能缺损综合征，分为缺血性脑卒中和出血性脑卒中 —— 定义

高血压、高血脂、糖尿病
细菌性心内膜炎、心房颤动 —— 危险因素
口服避孕药、吸烟

脑动脉粥样硬化、脑动脉炎
高血压、糖尿病、血脂异常 —— 脑梗死病因

高血压性脑内小动脉病变
动静脉血管畸形、脑动脉瘤 —— 脑出血病因
血液病

抗凝或溶栓治疗
颅内动脉瘤 —— 蛛网膜下腔出血

病因及发病机制

概述

原因不明的突发剧烈头痛
恶心、呕吐
眩晕、失去平衡或协调性
一侧脸部、手臂或腿突然乏力或麻木
不同程度的意识障碍，双侧瞳孔不等大
说话或理解有困难、偏瘫、吞咽困难或流涎

临床表现

安静卧床
保持呼吸道通畅
脱水降颅内压 —— 出血性脑卒中
调整血压，防治继续出血
外科手术治疗

维持生命体征
处理并发症
溶栓 —— 缺血性脑卒中
抗凝治疗

治疗原则

脑卒中护理常规

了解病史、既往史、家族史
了解生活方式、饮食习惯、不良嗜好
评估起病时间、有无短暂性脑缺血发作
评估患者对疾病的认识和心理状态

护理评估

有皮肤完整性受损的危险
有窒息的危险
躯体移动障碍
焦虑

护理问题

卧床休息
保持呼吸道通畅，吸氧
严密观察病情变化 —— 即刻护理措施
建立静脉通路
给予保护性约束

遵医嘱应用脱水药物
密切观察瞳孔、血压、尿量变化 —— 降低颅内压
监测肾功能、电解质

调整血压 —— 遵医嘱应用降压药，加强血压的监测

严格按医嘱剂量给药
溶栓治疗护理
密切观察患者有无出血倾向

加强排痰、口腔护理，预防肺部感染
加强皮肤护理，预防压疮 —— 加强基础护理
保持肢体功能位
做好尿管及会阴护理，预防尿路感染

稳定血压，规律服用降压药
降血脂，控血糖
应用抗凝药物，防止血栓形成
生活规律，保持乐观心情，注意锻炼 —— 健康教育
多饮水，保持大便通畅
重视发病先兆，尽早进行康复锻炼

护理措施

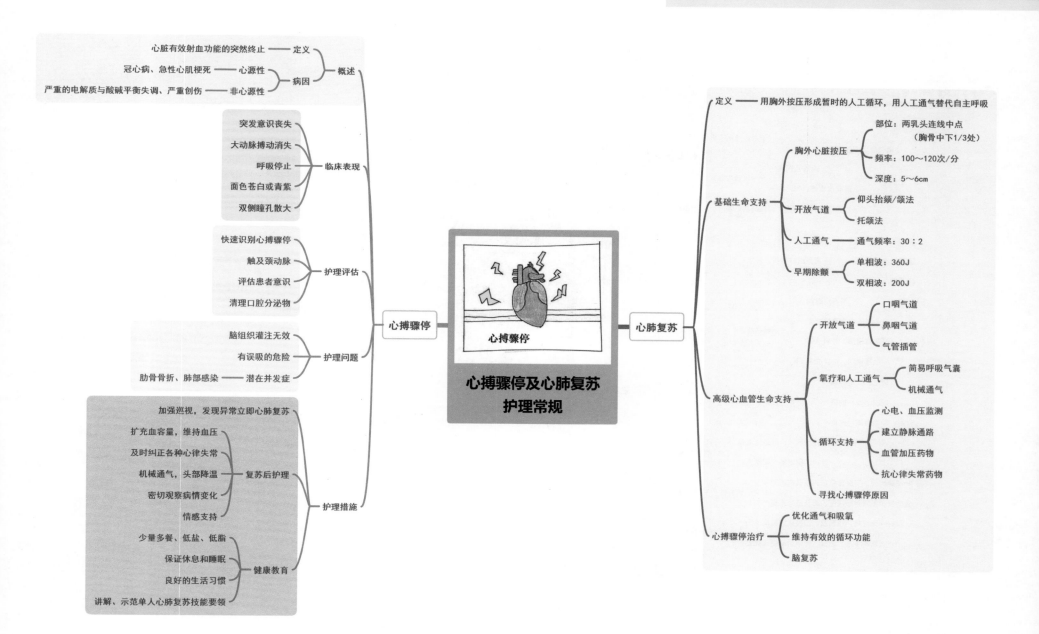

心脏有效射血功能的突然终止 —— 定义

冠心病、急性心肌梗死 —— 心源性 ——┐
　　　　　　　　　　　　　　　　　　病因 ── 概述
严重的电解质与酸碱平衡失调、严重创伤 —— 非心源性 ┘

突发意识丧失
大动脉搏动消失
呼吸停止 —— 临床表现
面色苍白或青紫
双侧瞳孔散大

快速识别心搏骤停
触及颈动脉
评估患者意识 —— 护理评估
清理口腔分泌物

脑组织灌注无效
有误吸的危险 —— 护理问题
肋骨骨折、肺部感染 —— 潜在并发症

心搏骤停

加强巡视，发现异常立即心肺复苏
扩充血容量，维持血压
及时纠正各种心律失常
机械通气，头部降温 —— 复苏后护理
密切观察病情变化
情感支持
—— 护理措施
少量多餐、低盐、低脂
保证休息和睡眠
良好的生活习惯 —— 健康教育
讲解、示范单人心肺复苏技能要领

心搏骤停及心肺复苏
护理常规

定义 —— 用胸外按压形成暂时的人工循环，用人工通气替代自主呼吸

部位：两乳头连线中点
　　　（胸骨中下1/3处）
胸外心脏按压 ── 频率：100～120次/分
深度：5～6cm

开放气道 —— 仰头抬颏/颌法
托颌法
—— 基础生命支持
人工通气 —— 通气频率：30：2

早期除颤 —— 单相波：360J
双相波：200J

口咽气道
开放气道 —— 鼻咽气道
气管插管

氧疗和人工通气 —— 简易呼吸气囊
机械通气
—— 高级心血管生命支持
心电、血压监测
循环支持 —— 建立静脉通路
血管加压药物
抗心律失常药物

寻找心搏骤停原因

优化通气和吸氧
心搏骤停治疗 —— 维持有效的循环功能
脑复苏

心肺复苏

机体非正常接触有机磷，乙酰胆碱酯酶活性受到抑制引起体内乙酰胆碱蓄积，胆碱能神经持续冲动产生的一系列人体器官功能紊乱 —— 定义

生产防护不当 —— 生产或使用不当

使用时经过皮肤或呼吸道中毒

误服或自服 —— 生活性毒性 —— 病因

水源或食物被药物污染

药物抑制体内胆碱酯酶的活性 —— 中毒机制

概述

恶心、呕吐、多汗

流泪、流涕、流涎 —— 毒蕈碱样症状（最早）

瞳孔缩小，肺水肿

肌纤维颤动

全身肌肉强直性痉挛

呼吸肌麻痹，呼吸衰竭 —— 烟碱样症状 —— 急性中毒

血压增高、心律失常

疲乏、共济失调

烦躁不安、抽搐 —— 中枢神经系统症状

昏迷、呼吸衰竭、死亡

发生在数日及1周后，胆碱能危象 —— 反跳现象

昏迷、肺水肿、突然死亡

2～3周出现，下肢瘫痪、四肢肌肉萎缩 —— 迟发性多发神经病

运动型多发性神经病变，累及肢体末梢

1～4天发病，屈颈肌、四肢近端肌肉无力 —— 中间综合征

眼睑下垂，面瘫，呼吸肌麻痹，死亡

临床表现

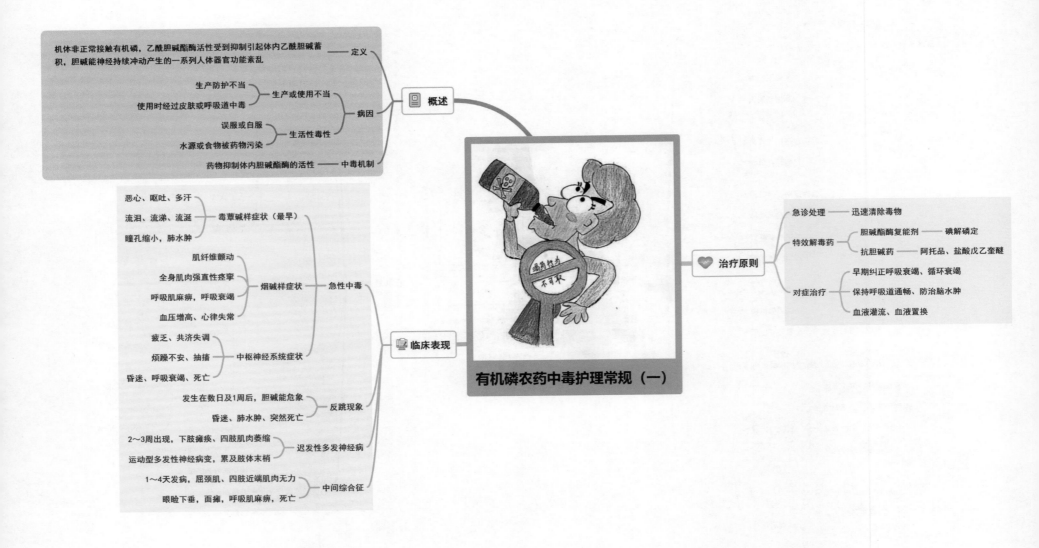

有机磷农药中毒护理常规（一）

急诊处理 —— 迅速清除毒物

胆碱酯酶复能剂 —— 碘解磷定

特效解毒药

抗胆碱药 —— 阿托品、盐酸戊乙奎醚

早期纠正呼吸衰竭、循环衰竭

对症治疗 —— 保持呼吸道通畅、防治脑水肿

血液灌流、血液置换

治疗原则

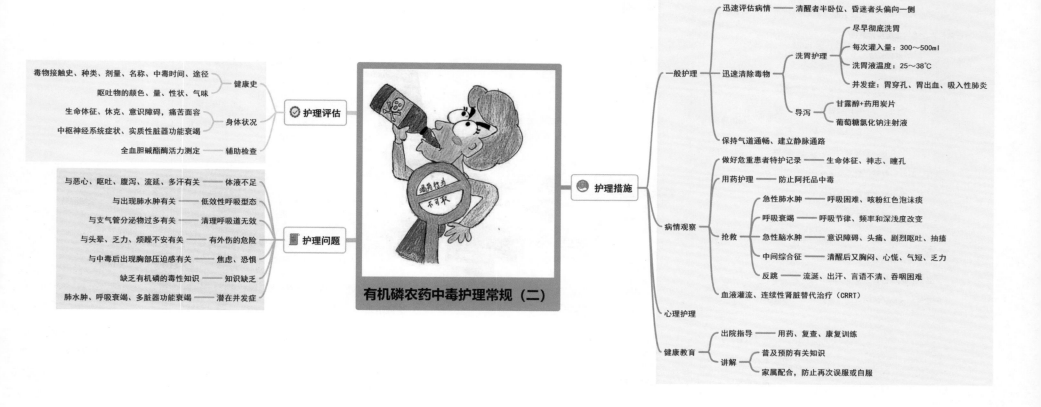

毒物接触史、种类、剂量、名称、中毒时间、途径 ——┐
呕吐物的颜色、量、性状、气味 ——┤—— 健康史
生命体征、休克、意识障碍，痛苦面容 ——┤—— 身体状况 ——┐—— ✓ 护理评估
中枢神经系统症状、实质性脏器功能衰竭 ——┘
全血胆碱酯酶活力测定 —— 辅助检查

与恶心、呕吐、腹泻、流涎、多汗有关 —— 体液不足 ——┐
与出现肺水肿有关 —— 低效性呼吸型态 ——┤
与支气管分泌物过多有关 —— 清理呼吸道无效 ——┤
与头晕、乏力、烦躁不安有关 —— 有外伤的危险 ——┤—— 📋 护理问题
与中毒后出现胸部压迫感有关 —— 焦虑、恐惧 ——┤
缺乏有机磷的毒性知识 —— 知识缺乏 ——┤
肺水肿、呼吸衰竭、多脏器功能衰竭 —— 潜在并发症 ——┘

有机磷农药中毒护理常规（二）

迅速评估病情 —— 清醒者半卧位、昏迷者头偏向一侧
　　　　　　　　　┌—— 尽早彻底洗胃
　　　　　　　　　├—— 每次灌入量：300～500ml
一般护理 ——┬—— 迅速清除毒物 ——┬—— 洗胃护理 ——┼—— 洗胃液温度：25～38℃
　　　　　　　├　　　　　　　　　　　　　　└—— 并发症：胃穿孔、胃出血、吸入性肺炎
　　　　　　　├—— 导泻 ——┬—— 甘露醇+药用炭片
　　　　　　　│　　　　　　 └—— 葡萄糖氯化钠注射液
　　　　　　　└—— 保持气道通畅、建立静脉通路

　　　　　　　 做好危重患者特护记录 —— 生命体征、神志、瞳孔
　　　　　　　 用药护理 —— 防止阿托品中毒
　　　　　　　　　　　　　　┌—— 急性肺水肿 —— 呼吸困难、咳粉红色泡沫痰
病情观察 ——┼—— 抢救 ——┼—— 呼吸衰竭 —— 呼吸节律、频率和深浅度改变
　　　　　　　│　　　　　　├—— 急性脑水肿 —— 意识障碍、头痛、剧烈呕吐、抽搐
　　　　　　　│　　　　　　├—— 中间综合征 —— 清醒后又胸闷、心慌、气短、乏力
　　　　　　　│　　　　　　└—— 反跳 —— 流涎、出汗、言语不清、吞咽困难
　　　　　　　└—— 血液灌流、连续性肾脏替代治疗（CRRT）

心理护理

　　　　　　　 出院指导 —— 用药、复查、康复训练
健康教育 ——┤　　　　　　　┌—— 普及预防有关知识
　　　　　　　 讲解 ——┤
　　　　　　　　　　　　　└—— 家属配合，防止再次误服或自服

护理措施

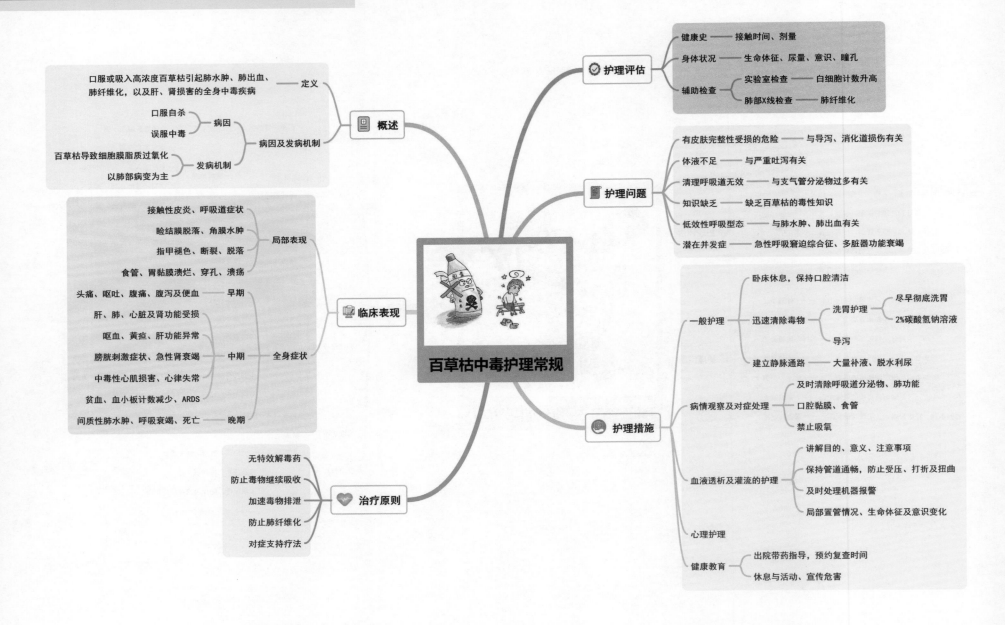

概述

定义 —— 口服或吸入高浓度百草枯引起肺水肿、肺出血、肺纤维化，以及肝、肾损害的全身中毒疾病

病因及发病机制
- 病因
  - 口服自杀
  - 误服中毒
- 发病机制
  - 百草枯导致细胞膜脂质过氧化
  - 以肺部病变为主

临床表现

局部表现
- 接触性皮炎、呼吸道症状
- 睑结膜脱落、角膜水肿
- 指甲褪色、断裂、脱落
- 食管、胃黏膜溃烂、穿孔、溃疡

全身症状
- 早期
  - 头痛、呕吐、腹痛、腹泻及便血
  - 肝、肺、心脏及肾功能受损
- 中期
  - 呕血、黄疸、肝功能异常
  - 膀胱刺激症状、急性肾衰竭
  - 中毒性心肌损害、心律失常
- 晚期
  - 贫血、血小板计数减少、ARDS
  - 间质性肺水肿、呼吸衰竭、死亡

治疗原则
- 无特效解毒药
- 防止毒物继续吸收
- 加速毒物排泄
- 防止肺纤维化
- 对症支持疗法

护理评估
- 健康史 —— 接触时间、剂量
- 身体状况 —— 生命体征、尿量、意识、瞳孔
- 辅助检查
  - 实验室检查 —— 白细胞计数升高
  - 肺部X线检查 —— 肺纤维化

护理问题
- 有皮肤完整性受损的危险 —— 与导泻、消化道损伤有关
- 体液不足 —— 与严重吐泻有关
- 清理呼吸道无效 —— 与支气管分泌物过多有关
- 知识缺乏 —— 缺乏百草枯的毒性知识
- 低效性呼吸型态 —— 与肺水肿、肺出血有关
- 潜在并发症 —— 急性呼吸窘迫综合征、多脏器功能衰竭

护理措施
- 一般护理
  - 卧床休息，保持口腔清洁
  - 迅速清除毒物
    - 洗胃护理
      - 尽早彻底洗胃
      - 2%碳酸氢钠溶液
    - 导泻
  - 建立静脉通路 —— 大量补液、脱水利尿
- 病情观察及对症处理
  - 及时清除呼吸道分泌物、肺功能
  - 口腔黏膜、食管
  - 禁止吸氧
- 血液透析及灌流的护理
  - 讲解目的、意义、注意事项
  - 保持管道通畅，防止受压、打折及扭曲
  - 及时处理机器报警
  - 局部置管情况、生命体征及意识变化
- 心理护理
- 健康教育
  - 出院带药指导，预约复查时间
  - 休息与活动、宣传危害

百草枯中毒护理常规

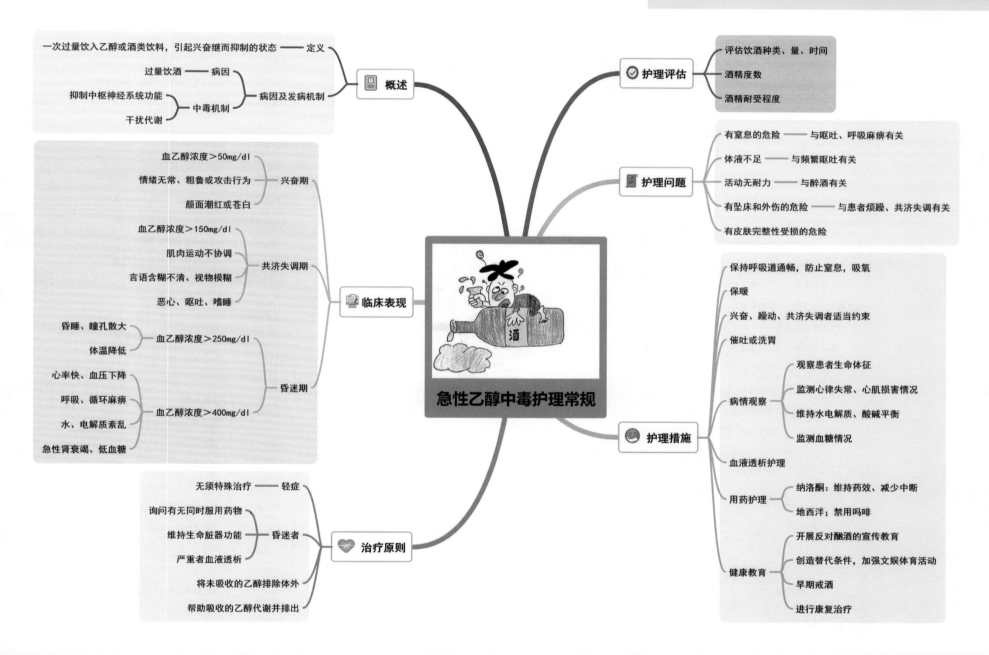

一次过量饮入乙醇或酒类饮料，引起兴奋继而抑制的状态 —— 定义

过量饮酒 —— 病因

抑制中枢神经系统功能

干扰代谢 —— 中毒机制

病因及发病机制

概述

护理评估

评估饮酒种类、量、时间

酒精度数

酒精耐受程度

血乙醇浓度＞50mg/dl

情绪无常、粗鲁或攻击行为

颜面潮红或苍白 —— 兴奋期

血乙醇浓度＞150mg/dl

肌肉运动不协调

言语含糊不清、视物模糊 —— 共济失调期

恶心、呕吐、嗜睡

昏睡、瞳孔散大

体温降低 —— 血乙醇浓度＞250mg/dl

心率快、血压下降

呼吸、循环麻痹

水、电解质紊乱 —— 血乙醇浓度＞400mg/dl

急性肾衰竭、低血糖

昏迷期

临床表现

急性乙醇中毒护理常规

护理问题

有窒息的危险 —— 与呕吐、呼吸麻痹有关

体液不足 —— 与频繁呕吐有关

活动无耐力 —— 与醉酒有关

有坠床和外伤的危险 —— 与患者烦躁、共济失调有关

有皮肤完整性受损的危险

护理措施

保持呼吸道通畅，防止窒息，吸氧

保暖

兴奋、躁动、共济失调者适当约束

催吐或洗胃

病情观察

观察患者生命体征

监测心律失常、心肌损害情况

维持水电解质、酸碱平衡

监测血糖情况

血液透析护理

用药护理

纳洛酮：维持药效、减少中断

地西泮；禁用吗啡

健康教育

开展反对酗酒的宣传教育

创造替代条件，加强文娱体育活动

早期戒酒

进行康复治疗

无须特殊治疗 —— 轻症

询问有无同时用药物

维持生命脏器功能

严重者血液透析 —— 昏迷者

将未吸收的乙醇排除体外

帮助吸收的乙醇代谢并排出

治疗原则

113

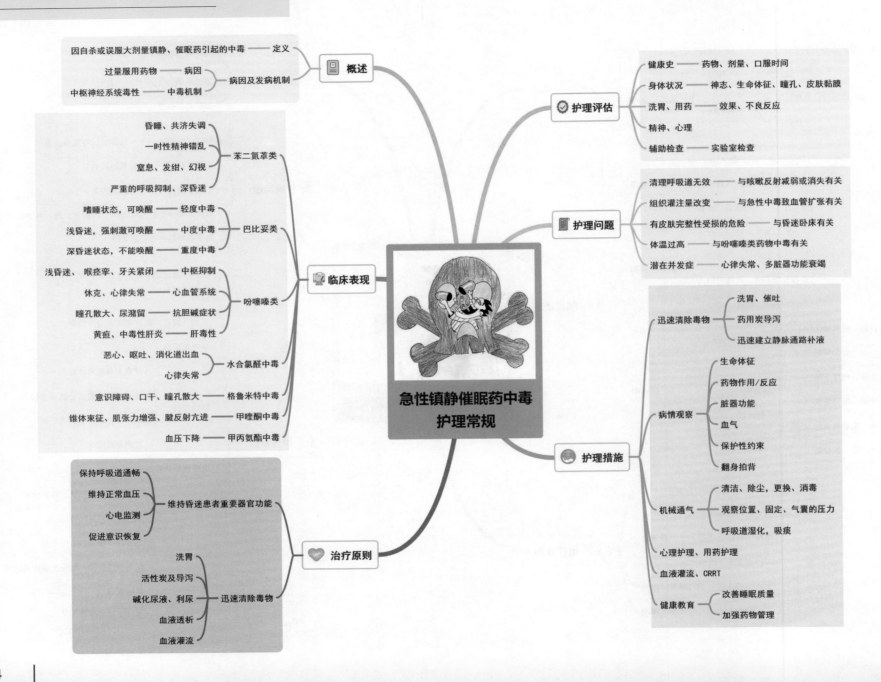

概述
- 定义 —— 因自杀或误服大剂量镇静、催眠药引起的中毒
- 病因及发病机制
  - 病因 —— 过量服用药物
  - 中毒机制 —— 中枢神经系统毒性

临床表现
- 苯二氮䓬类
  - 昏睡、共济失调
  - 一时性精神错乱
  - 窒息、发绀、幻视
  - 严重的呼吸抑制、深昏迷
- 巴比妥类
  - 轻度中毒 —— 嗜睡状态，可唤醒
  - 中度中毒 —— 浅昏迷，强刺激可唤醒
  - 重度中毒 —— 深昏迷状态，不能唤醒
- 吩噻嗪类
  - 中枢抑制 —— 浅昏迷、喉痉挛、牙关紧闭
  - 心血管系统 —— 休克、心律失常
  - 抗胆碱症状 —— 瞳孔散大、尿潴留
  - 肝毒性 —— 黄疸、中毒性肝炎
- 水合氯醛中毒
  - 恶心、呕吐、消化道出血
  - 心律失常
- 格鲁米特中毒 —— 意识障碍、口干、瞳孔散大
- 甲喹酮中毒 —— 锥体束征、肌张力增强、腱反射亢进
- 甲丙氨酯中毒 —— 血压下降

治疗原则
- 维持昏迷患者重要器官功能
  - 保持呼吸道通畅
  - 维持正常血压
  - 心电监测
  - 促进意识恢复
- 迅速清除毒物
  - 洗胃
  - 活性炭及导泻
  - 碱化尿液、利尿
  - 血液透析
  - 血液灌流

护理评估
- 健康史 —— 药物、剂量、口服时间
- 身体状况 —— 神志、生命体征、瞳孔、皮肤黏膜
- 洗胃、用药 —— 效果、不良反应
- 精神、心理
- 辅助检查 —— 实验室检查

护理问题
- 清理呼吸道无效 —— 与咳嗽反射减弱或消失有关
- 组织灌注量改变 —— 与急性中毒致血管扩张有关
- 有皮肤完整性受损的危险 —— 与昏迷卧床有关
- 体温过高 —— 与吩噻嗪类药物中毒有关
- 潜在并发症 —— 心律失常、多脏器功能衰竭

护理措施
- 迅速清除毒物
  - 洗胃、催吐
  - 药用炭导泻
  - 迅速建立静脉通路补液
- 病情观察
  - 生命体征
  - 药物作用/反应
  - 脏器功能
  - 血气
  - 保护性约束
  - 翻身拍背
- 机械通气
  - 清洁、除尘，更换、消毒
  - 观察位置、固定、气囊的压力
  - 呼吸道湿化，吸痰
- 心理护理、用药护理
- 血液灌流、CRRT
- 健康教育
  - 改善睡眠质量
  - 加强药物管理

急性镇静催眠药中毒护理常规

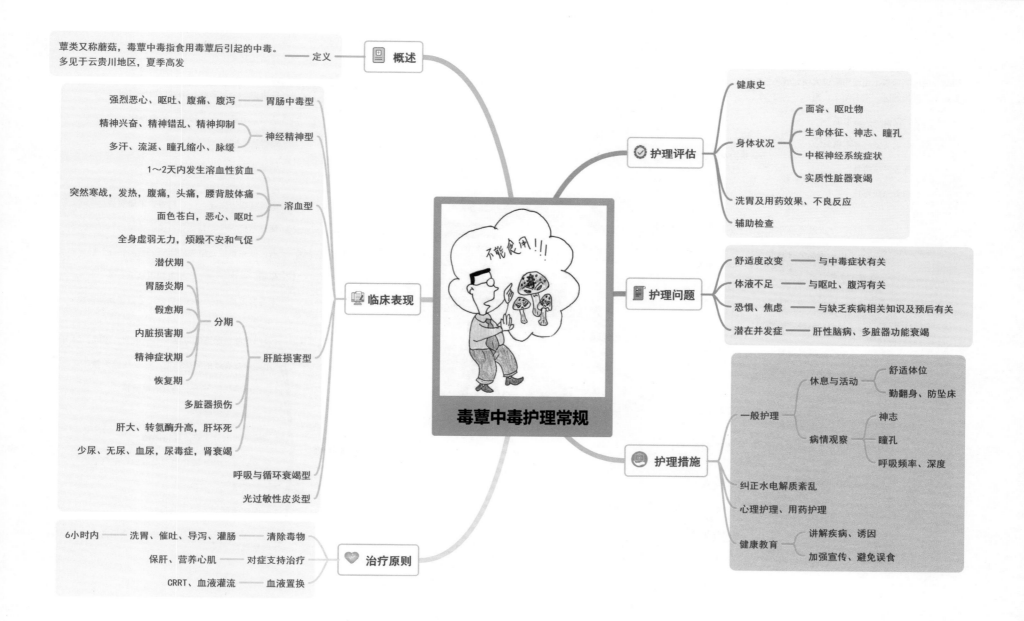

蕈类又称蘑菇，毒蕈中毒指食用毒蕈后引起的中毒。
多见于云贵川地区，夏季高发 —— 定义 —— 概述

强烈恶心、呕吐、腹痛、腹泻 —— 胃肠中毒型

精神兴奋、精神错乱、精神抑制
多汗、流涎、瞳孔缩小、脉缓 —— 神经精神型

1～2天内发生溶血性贫血
突然寒战，发热，腹痛，头痛，腰背肢体痛
面色苍白，恶心、呕吐
全身虚弱无力，烦躁不安和气促 —— 溶血型

潜伏期
胃肠炎期
假愈期
内脏损害期 —— 分期
精神症状期
恢复期

多脏器损伤
肝大、转氨酶升高，肝坏死 —— 肝脏损害型
少尿、无尿、血尿，尿毒症，肾衰竭

呼吸与循环衰竭型
光过敏性皮炎型

临床表现

毒蕈中毒护理常规

6小时内 —— 洗胃、催吐、导泻、灌肠 —— 清除毒物
保肝、营养心肌 —— 对症支持治疗
CRRT、血液灌流 —— 血液置换 —— 治疗原则

护理评估

健康史
身体状况
　　面容、呕吐物
　　生命体征、神志、瞳孔
　　中枢神经系统症状
　　实质性脏器衰竭
洗胃及用药效果、不良反应
辅助检查

护理问题

舒适度改变 —— 与中毒症状有关
体液不足 —— 与呕吐、腹泻有关
恐惧、焦虑 —— 与缺乏疾病相关知识及预后有关
潜在并发症 —— 肝性脑病、多脏器功能衰竭

护理措施

一般护理
　　休息与活动 —— 舒适体位
　　　　　　　　　 勤翻身、防坠床
　　病情观察 —— 神志
　　　　　　　　 瞳孔
　　　　　　　　 呼吸频率、深度
纠正水电解质紊乱
心理护理、用药护理
健康教育 —— 讲解疾病、诱因
　　　　　　 加强宣传、避免误食

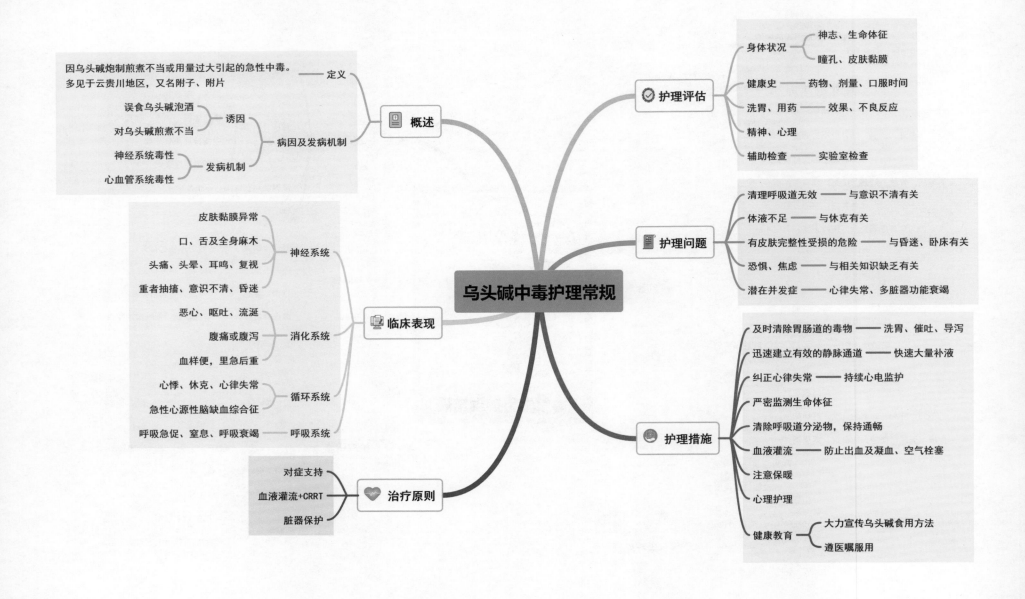

乌头碱中毒护理常规

概述
- 定义——因乌头碱炮制煎煮不当或用量过大引起的急性中毒。多见于云贵川地区，又名附子、附片
- 病因及发病机制
  - 诱因
    - 误食乌头碱泡酒
    - 对乌头碱煎煮不当
  - 发病机制
    - 神经系统毒性
    - 心血管系统毒性

护理评估
- 身体状况
  - 神志、生命体征
  - 瞳孔、皮肤黏膜
- 健康史——药物、剂量、口服时间
- 洗胃、用药——效果、不良反应
- 精神、心理
- 辅助检查——实验室检查

临床表现
- 神经系统
  - 皮肤黏膜异常
  - 口、舌及全身麻木
  - 头痛、头晕、耳鸣、复视
  - 重者抽搐、意识不清、昏迷
- 消化系统
  - 恶心、呕吐、流涎
  - 腹痛或腹泻
  - 血样便，里急后重
- 循环系统
  - 心悸、休克、心律失常
  - 急性心源性脑缺血综合征
- 呼吸系统——呼吸急促、窒息、呼吸衰竭

护理问题
- 清理呼吸道无效——与意识不清有关
- 体液不足——与休克有关
- 有皮肤完整性受损的危险——与昏迷、卧床有关
- 恐惧、焦虑——与相关知识缺乏有关
- 潜在并发症——心律失常、多脏器功能衰竭

治疗原则
- 对症支持
- 血液灌流+CRRT
- 脏器保护

护理措施
- 及时清除胃肠道的毒物——洗胃、催吐、导泻
- 迅速建立有效的静脉通道——快速大量补液
- 纠正心律失常——持续心电监护
- 严密监测生命体征
- 清除呼吸道分泌物，保持通畅
- 血液灌流——防止出血及凝血、空气栓塞
- 注意保暖
- 心理护理
- 健康教育
  - 大力宣传乌头碱食用方法
  - 遵医嘱服用

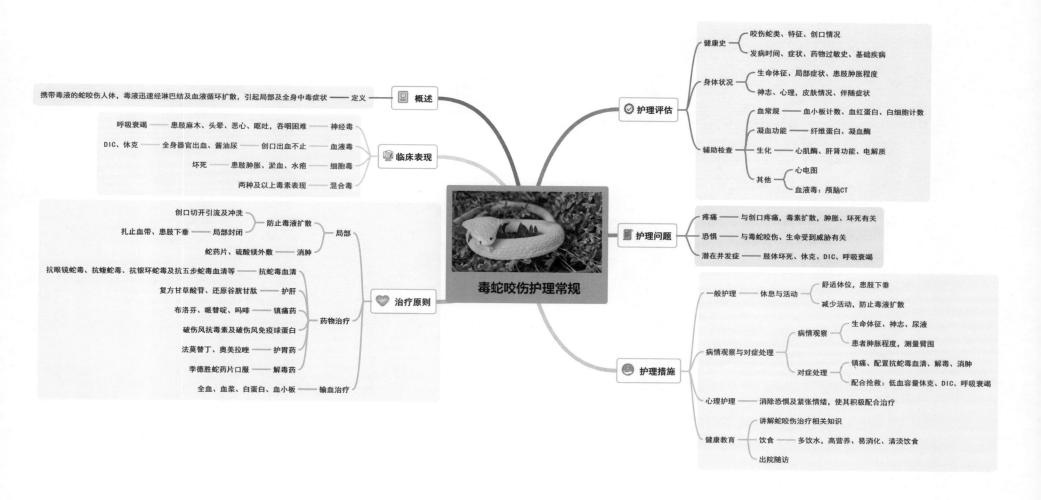

概述 — 定义 — 携带毒液的蛇咬伤人体，毒液迅速经淋巴结及血液循环扩散，引起局部及全身中毒症状

临床表现
- 神经毒 — 患肢麻木、头晕、恶心、呕吐，吞咽困难 — 呼吸衰竭
- 血液毒 — 创口出血不止 — 全身器官出血、酱油尿 — DIC、休克
- 细胞毒 — 患肢肿胀、淤血、水疱 — 坏死
- 混合毒 — 两种及以上毒素表现

治疗原则
- 局部
  - 防止毒液扩散 — 创口切开引流及冲洗
  - 局部封闭 — 扎止血带、患肢下垂
  - 消肿 — 蛇药片、硫酸镁外敷
- 药物治疗
  - 抗蛇毒血清 — 抗眼镜蛇毒、抗蝮蛇毒、抗银环蛇毒及抗五步蛇毒血清等
  - 护肝 — 复方甘草酸苷、还原谷胱甘肽
  - 镇痛药 — 布洛芬、哌替啶、吗啡
  - 破伤风抗毒素及破伤风免疫球蛋白
  - 护胃药 — 法莫替丁、奥美拉唑
  - 解毒药 — 季德胜蛇药片口服
- 输血治疗 — 全血、血浆、白蛋白、血小板

毒蛇咬伤护理常规

护理评估
- 健康史
  - 咬伤蛇类、特征、创口情况
  - 发病时间、症状、药物过敏史、基础疾病
- 身体状况
  - 生命体征、局部症状、患肢肿胀程度
  - 神志、心理，皮肤情况、伴随症状
- 辅助检查
  - 血常规 — 血小板计数、血红蛋白、白细胞计数
  - 凝血功能 — 纤维蛋白、凝血酶
  - 生化 — 心肌酶、肝肾功能、电解质
  - 其他
    - 心电图
    - 血液毒：颅脑CT

护理问题
- 疼痛 — 与创口疼痛，毒素扩散，肿胀、坏死有关
- 恐惧 — 与毒蛇咬伤、生命受到威胁有关
- 潜在并发症 — 肢体坏死、休克、DIC、呼吸衰竭

护理措施
- 一般护理 — 休息与活动
  - 舒适体位，患肢下垂
  - 减少活动，防止毒液扩散
- 病情观察与对症处理
  - 病情观察
    - 生命体征、神志、尿液
    - 患者肿胀程度，测量臂围
  - 对症处理
    - 镇痛、配置抗蛇毒血清、解毒、消肿
    - 配合抢救：低血容量休克、DIC、呼吸衰竭
- 心理护理 — 消除恐惧与紧张情绪，使其积极配合治疗
- 健康教育
  - 讲解蛇咬伤治疗相关知识
  - 饮食 — 多饮水，高营养、易消化、清淡饮食
  - 出院随访

第 6 章

康复医学科
护理常规

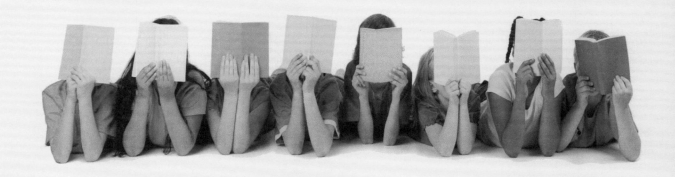

一种运动性或位置性错觉造成人与周围环境空间关系在大脑皮质中反映失真，产生旋转、倾倒及起伏等感觉 —— 定义

耳源性疾病、耳毒性药物中毒
脑血管疾病、脑肿瘤、颅脑外伤
颈部疾病、眼部疾病 —— 病因及发病机制
感染性疾病、心血管疾病、其他

概述

急性前庭疾病 —— 旋转性眩晕
良性阵发性位置性眩晕 —— 位置性眩晕
前庭神经炎 —— 单发性急性眩晕 —— 眩晕的表现形式
偏头痛 —— 复发性眩晕

数秒 —— 前庭眩晕
数分钟 —— TIA及偏头痛性眩晕
数小时 —— 梅尼埃病 —— 持续时间
数天 —— 前庭神经炎
神经系统疾病、双侧前庭功能减退、慢性中毒 —— 持续性眩晕

真性眩晕-伴有平衡障碍、步态不稳、恶心和呕吐 —— 真性眩晕
合并畏光、头痛或视觉症状 —— 偏头痛性眩晕
合并耳鸣、听力减退、耳胀感 —— 梅尼埃病或听神经瘤 —— 伴随症状及特点
合并黑矇、晕厥 —— 心律失常或直立性低血压
合并心悸、气短、惊恐、震颤 —— 焦虑型疾病

头位改变 —— 真性位置性眩晕或良性阵发性位置性眩晕
与月经、睡眠不良有关 —— 偏头痛性眩晕 —— 诱发因素
因移动或视觉图案导致 —— 视觉性眩晕
突然站立等体位改变导致 —— 直立性低血压

是否合并心血管系统疾病、内分泌代谢疾病、眼部和耳部疾患，以及感染、贫血、中毒等疾病 —— 病史

有无眼震和后组脑神经的损害、姿势与步态 —— 身体状况
对生活、工作影响，是否因眩晕导致严重不适或生活自理缺陷 —— 心理-社会支持状况
是否因反复发作出现烦躁、恐惧或情绪低落

健康史

护理评估

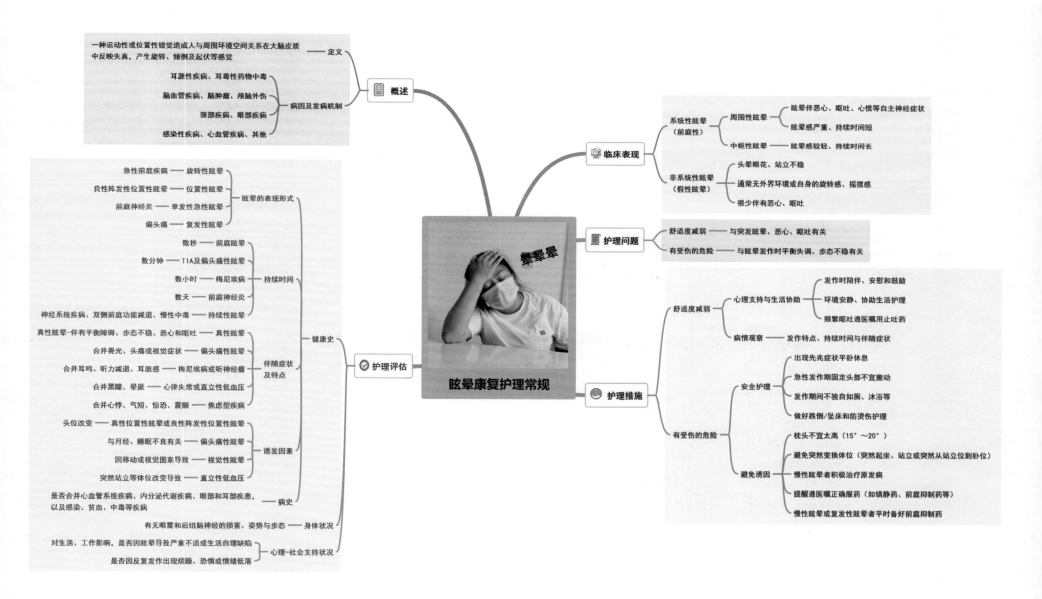

眩晕康复护理常规

晕晕晕

临床表现

系统性眩晕（前庭性）
　周围性眩晕 —— 眩晕伴恶心、呕吐、心慌等自主神经症状
　　　　　　 —— 眩晕感严重、持续时间短
　中枢性眩晕 —— 眩晕感较轻、持续时间长

非系统性眩晕（假性眩晕）
　头晕眼花、站立不稳
　通常无外界环境或自身的旋转感、摇摆感
　很少伴有恶心、呕吐

护理问题
舒适度减弱 —— 与突发眩晕、恶心、呕吐有关
有受伤的危险 —— 与眩晕发作时平衡失调、步态不稳有关

护理措施

舒适度减弱
　心理支持与生活协助
　　发作时陪伴、安慰和鼓励
　　环境安静、协助生活护理
　　频繁呕吐遵医嘱用止吐药
　病情观察 —— 发作特点、持续时间与伴随症状

有受伤的危险
　安全护理
　　出现先兆症状平卧休息
　　急性发作期固定头部不宜搬动
　　发作期间不独自如厕、沐浴等
　　做好跌倒/坠床和防烫伤护理
　避免诱因
　　枕头不宜太高（15°～20°）
　　避免突然变换体位（突然起坐、站立或突然从站立位到卧位）
　　慢性眩晕者积极治疗原发病
　　提醒遵医嘱正确服药（如镇静药、前庭抑制药等）
　　慢性眩晕或复发性眩晕者平时备好前庭抑制药

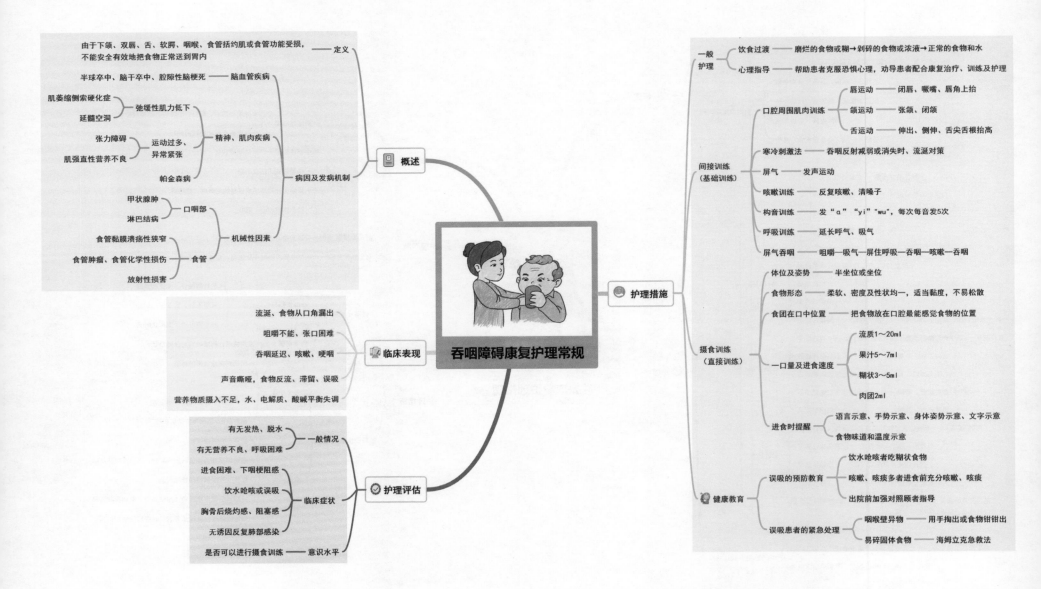

吞咽障碍康复护理常规

概述

定义 —— 由于下颌、双唇、舌、软腭、咽喉、食管括约肌或食管功能受损，不能安全有效地把食物正常送到胃内

病因及发病机制
- 脑血管疾病 —— 半球卒中、脑干卒中、腔隙性脑梗死
- 精神、肌肉疾病
  - 弛缓性肌力低下 —— 肌萎缩侧索硬化症、延髓空洞
  - 运动过多、异常紧张 —— 张力障碍、肌强直性营养不良
  - 帕金森病
- 机械性因素
  - 口咽部 —— 甲状腺肿、淋巴结病
  - 食管 —— 食管黏膜溃疡性狭窄、食管肿瘤、食管化学性损伤、放射性损害

临床表现
- 流涎、食物从口角漏出
- 咀嚼不能、张口困难
- 吞咽延迟、咳嗽、哽咽
- 声音嘶哑，食物反流、滞留、误吸
- 营养物质摄入不足，水、电解质、酸碱平衡失调

护理评估
- 一般情况
  - 有无发热、脱水
  - 有无营养不良、呼吸困难
- 临床症状
  - 进食困难、下咽梗阻感
  - 饮水呛咳或误吸
  - 胸骨后烧灼感、阻塞感
  - 无诱因反复肺部感染
- 意识水平 —— 是否可以进行摄食训练

护理措施

一般护理
- 饮食过渡 —— 磨烂的食物或糊→剁碎的食物或浓液→正常的食物和水
- 心理指导 —— 帮助患者克服恐惧心理，劝导患者配合康复治疗、训练及护理

间接训练（基础训练）
- 口腔周围肌肉训练
  - 唇运动 —— 闭唇、噘嘴、唇角上抬
  - 颌运动 —— 张颌、闭颌
  - 舌运动 —— 伸出、侧伸、舌尖舌根抬高
- 寒冷刺激法 —— 吞咽反射减弱或消失时、流涎对策
- 屏气 —— 发声运动
- 咳嗽训练 —— 反复咳嗽、清嗓子
- 构音训练 —— 发"a""yi""wu"，每次每音发5次
- 呼吸训练 —— 延长呼气、吸气
- 屏气吞咽 —— 咀嚼→吸气→屏住呼吸→吞咽→咳嗽→吞咽

摄食训练（直接训练）
- 体位及姿势 —— 半坐位或坐位
- 食物形态 —— 柔软、密度及性状均一，适当黏度，不易松散
- 食团在口中位置 —— 把食物放在口腔最能感觉食物的位置
- 一口量及进食速度
  - 流质1~20ml
  - 果汁5~7ml
  - 糊状3~5ml
  - 肉团2ml
- 进食时提醒
  - 语言示意、手势示意、身体姿势示意、文字示意
  - 食物味道和温度示意

健康教育
- 误吸的预防教育
  - 饮水呛咳者吃糊状食物
  - 咳嗽、咳痰多者进食前充分咳嗽、咳痰
  - 出院前加强对照顾者指导
- 误吸患者的紧急处理
  - 咽喉壁异物 —— 用手掏出或食物钳掏出
  - 易碎固体食物 —— 海姆立克急救法

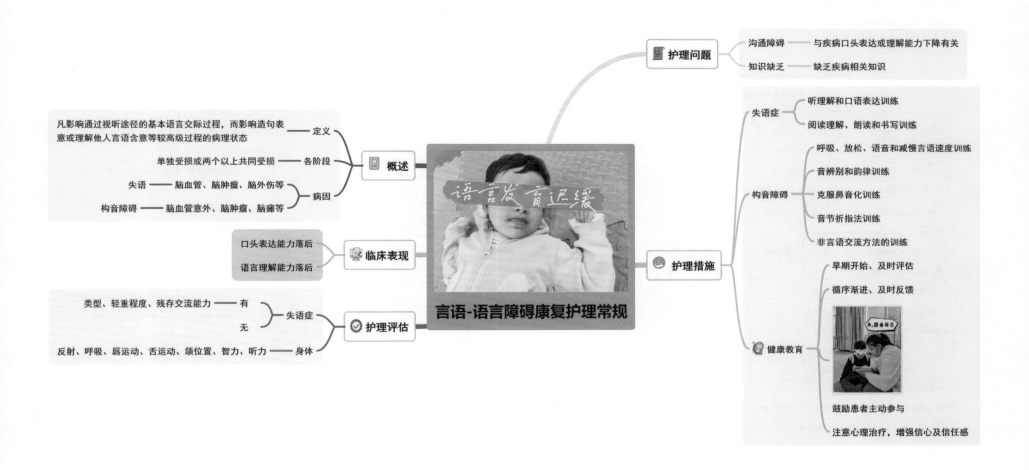

凡影响通过视听途径的基本语言交际过程，而影响造句表意或理解他人言语含意等较高级过程的病理状态 —— 定义

单独受损或两个以上共同受损 —— 各阶段

失语 —— 脑血管、脑肿瘤、脑外伤等

构音障碍 —— 脑血管意外、脑肿瘤、脑瘫等

病因

📖 概述

口头表达能力落后

语言理解能力落后

🖥 临床表现

类型、轻重程度、残存交流能力 —— 有

无

失语症

反射、呼吸、唇运动、舌运动、颌位置、智力、听力 —— 身体

✓ 护理评估

言语-语言障碍康复护理常规

📋 护理问题

沟通障碍 —— 与疾病口头表达或理解能力下降有关

知识缺乏 —— 缺乏疾病相关知识

失语症

听理解和口语表达训练

阅读理解、朗读和书写训练

构音障碍

呼吸、放松、语音和减慢言语速度训练

音辨别和韵律训练

克服鼻音化训练

音节折指法训练

非言语交流方法的训练

⚙ 护理措施

早期开始、及时评估

循序渐进、及时反馈

🏥 健康教育

鼓励患者主动参与

注意心理治疗，增强信心及信任感

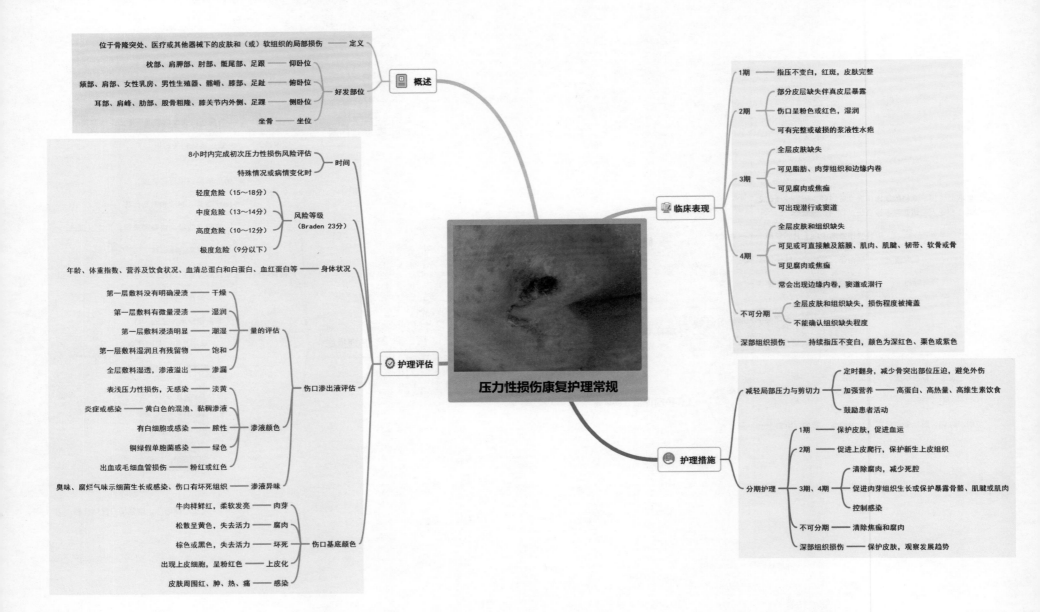

位于骨隆突处、医疗或其他器械下的皮肤和（或）软组织的局部损伤 —— 定义

枕部、肩胛部、肘部、骶尾部、足跟 —— 仰卧位

颏部、肩部、女性乳房、男性生殖器、髂嵴、膝部、足趾 —— 俯卧位 ┐好发部位

耳部、肩峰、肋部、股骨粗隆、膝关节内外侧、足踝 —— 侧卧位

坐骨 —— 坐位

概述

8小时内完成初次压力性损伤风险评估 —— 时间
特殊情况或病情变化时

轻度危险（15～18分）
中度危险（13～14分）
高度危险（10～12分）
极度危险（9分以下）

风险等级
（Braden 23分）

年龄、体重指数、营养及饮食状况、血清总蛋白和白蛋白、血红蛋白等 —— 身体状况

第一层敷料没有明确浸渍 —— 干燥
第一层敷料有微量浸渍 —— 湿润
第一层敷料浸渍明显 —— 潮湿 ┤量的评估
第一层敷料湿润且有残留物 —— 饱和
全层敷料湿透，渗液溢出 —— 渗漏

表浅压力性损伤，无感染 —— 淡黄
炎症或感染 —— 黄白色的混浊、黏稠渗液 ┤渗液颜色
有白细胞或感染 —— 脓性
铜绿假单胞菌感染 —— 绿色
出血或毛细血管损伤 —— 粉红或红色

臭味、腐烂气味示细菌生长或感染、伤口有坏死组织 —— 渗液异味

伤口渗出液评估

护理评估

牛肉样鲜红，柔软发亮 —— 肉芽
松散呈黄色，失去活力 —— 腐肉
棕色或黑色，失去活力 —— 坏死 ┤伤口基底颜色
出现上皮细胞，呈粉红色 —— 上皮化
皮肤周围红、肿、热、痛 —— 感染

压力性损伤康复护理常规

临床表现

1期 —— 指压不变白，红斑，皮肤完整

部分皮层缺失伴真皮层暴露
2期 —— 伤口呈粉红色或红色，湿润
可有完整或破损的浆液性水疱

全层皮肤缺失
可见脂肪、肉芽组织和边缘内卷
3期 —— 可见腐肉或焦痂
可出现潜行或窦道

全层皮肤和组织缺失
可见或可直接触及筋膜、肌肉、肌腱、韧带、软骨或骨
4期 —— 可见腐肉或焦痂
常会出现边缘内卷，窦道或潜行

不可分期 —— 全层皮肤和组织缺失，损伤程度被掩盖
不能确认组织缺失程度

深部组织损伤 —— 持续指压不变白，颜色为深红色、栗色或紫色

护理措施

定时翻身，减少骨突出部位压迫，避免外伤
减轻局部压力与剪切力 —— 加强营养 —— 高蛋白、高热量、高维生素饮食
鼓励患者活动

1期 —— 保护皮肤，促进血运
2期 —— 促进上皮爬行，保护新生上皮组织

清除腐肉，减少死腔
分期护理 —— 3期、4期 —— 促进肉芽组织生长或保护暴露骨骼、肌腱或肌肉
控制感染

不可分期 —— 清除焦痂和腐肉

深部组织损伤 —— 保护皮肤，观察发展趋势

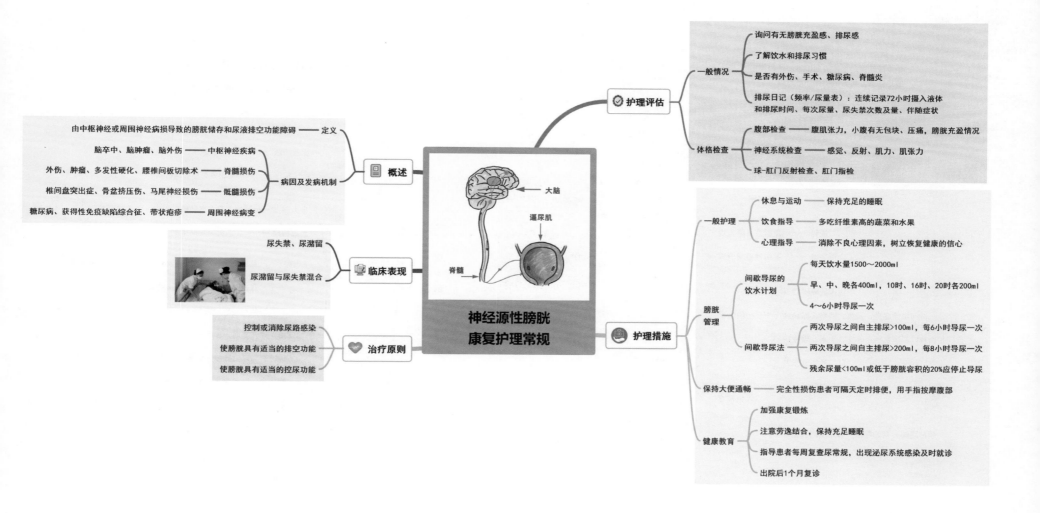

概述

定义 —— 由中枢神经或周围神经病损导致的膀胱储存和尿液排空功能障碍

病因及发病机制
- 中枢神经疾病 —— 脑卒中、脑肿瘤、脑外伤
- 脊髓损伤 —— 外伤、肿瘤、多发性硬化、腰椎间板切除术
- 骶髓损伤 —— 椎间盘突出症、骨盆挤压伤、马尾神经损伤
- 周围神经病变 —— 糖尿病、获得性免疫缺陷综合征、带状疱疹

临床表现
- 尿失禁、尿潴留
- 尿潴留与尿失禁混合

治疗原则
- 控制或消除尿路感染
- 使膀胱具有适当的排空功能
- 使膀胱具有适当的控尿功能

神经源性膀胱康复护理常规

（图标注：大脑、逼尿肌、脊髓）

护理评估

一般情况
- 询问有无膀胱充盈感、排尿感
- 了解饮水和排尿习惯
- 是否有外伤、手术、糖尿病、脊髓炎
- 排尿日记（频率/尿量表）：连续记录72小时摄入液体和排尿时间、每次尿量、尿失禁次数及数量、伴随症状

体格检查
- 腹部检查 —— 腹肌张力，小腹有无包块，压痛，膀胱充盈情况
- 神经系统检查 —— 感觉、反射、肌力、肌张力
- 球-肛门反射检查、肛门指检

护理措施

一般护理
- 休息与运动 —— 保持充足的睡眠
- 饮食指导 —— 多吃纤维素高的蔬菜和水果
- 心理指导 —— 消除不良心理因素，树立恢复健康的信心

膀胱管理
- 间歇导尿的饮水计划
  - 每天饮水量1500～2000ml
  - 早、中、晚各400ml，10时、16时、20时各200ml
  - 4～6小时导尿一次
- 间歇导尿法
  - 两次导尿之间自主排尿>100ml，每6小时导尿一次
  - 两次导尿之间自主排尿>200ml，每8小时导尿一次
  - 残余尿量<100ml或低于膀胱容积的20%应停止导尿

保持大便通畅 —— 完全性损伤患者可隔天定时排便，用手指按摩腹部

健康教育
- 加强康复锻炼
- 注意劳逸结合，保持充足睡眠
- 指导患者每周复查尿常规，出现泌尿系统感染及时就诊
- 出院后1个月复诊

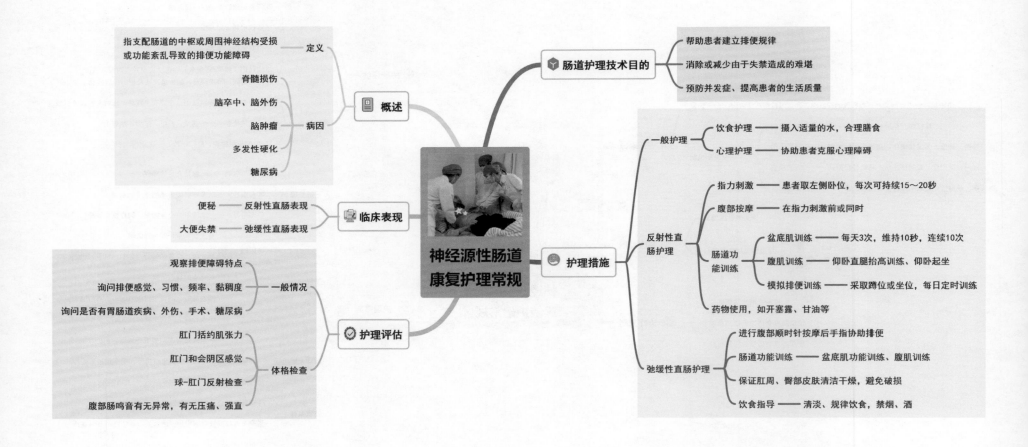

指支配肠道的中枢或周围神经结构受损或功能紊乱导致的排便功能障碍 —— 定义

概述

脊髓损伤
脑卒中、脑外伤
脑肿瘤 —— 病因
多发性硬化
糖尿病

便秘 —— 反射性直肠表现

临床表现

大便失禁 —— 弛缓性直肠表现

观察排便障碍特点
询问排便感觉、习惯、频率、黏稠度 —— 一般情况
询问是否有胃肠道疾病、外伤、手术、糖尿病

护理评估

肛门括约肌张力
肛门和会阴区感觉
球-肛门反射检查 —— 体格检查
腹部肠鸣音有无异常，有无压痛、强直

神经源性肠道康复护理常规

肠道护理技术目的

帮助患者建立排便规律
消除或减少由于失禁造成的难堪
预防并发症、提高患者的生活质量

护理措施

一般护理
　饮食护理 —— 摄入适量的水，合理膳食
　心理护理 —— 协助患者克服心理障碍

反射性直肠护理
　指力刺激 —— 患者取左侧卧位，每次可持续15~20秒
　腹部按摩 —— 在指力刺激前或同时
　肠道功能训练
　　盆底肌训练 —— 每天3次，维持10秒，连续10次
　　腹肌训练 —— 仰卧直腿抬高训练、仰卧起坐
　　模拟排便训练 —— 采取蹲位或坐位，每日定时训练
　药物使用，如开塞露、甘油等

弛缓性直肠护理
　进行腹部顺时针按摩后手指协助排便
　肠道功能训练 —— 盆底肌功能训练、腹肌训练
　保证肛周、臀部皮肤清洁干燥，避免破损
　饮食指导 —— 清淡、规律饮食，禁烟、酒

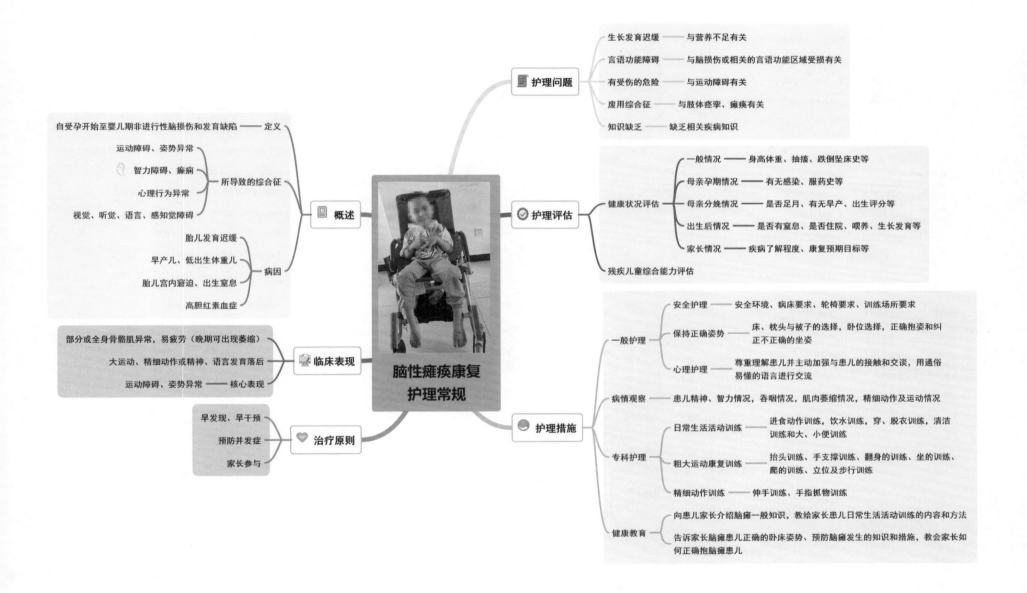

护理问题
- 生长发育迟缓 —— 与营养不足有关
- 言语功能障碍 —— 与脑损伤或相关的言语功能区域受损有关
- 有受伤的危险 —— 与运动障碍有关
- 废用综合征 —— 与肢体痉挛、瘫痪有关
- 知识缺乏 —— 缺乏相关疾病知识

概述
- 自受孕开始至婴儿期非进行性脑损伤和发育缺陷 —— 定义
- 所导致的综合征
  - 运动障碍、姿势异常
  - 智力障碍、癫痫
  - 心理行为异常
  - 视觉、听觉、语言、感知觉障碍
- 病因
  - 胎儿发育迟缓
  - 早产儿、低出生体重儿
  - 胎儿宫内窘迫、出生窒息
  - 高胆红素血症

临床表现
- 部分或全身骨骼肌异常，易疲劳（晚期可出现萎缩）
- 大运动、精细动作或精神、语言发育落后
- 运动障碍、姿势异常 —— 核心表现

治疗原则
- 早发现、早干预
- 预防并发症
- 家长参与

脑性瘫痪康复护理常规

护理评估
- 健康状况评估
  - 一般情况 —— 身高体重、抽搐、跌倒坠床史等
  - 母亲孕期情况 —— 有无感染、服药史等
  - 母亲分娩情况 —— 是否足月、有无早产、出生评分等
  - 出生后情况 —— 是否有窒息、是否住院、喂养、生长发育等
  - 家长情况 —— 疾病了解程度、康复预期目标等
- 残疾儿童综合能力评估

护理措施
- 一般护理
  - 安全护理 —— 安全环境、病床要求、轮椅要求、训练场所要求
  - 保持正确姿势 —— 床、枕头与被子的选择，卧位选择，正确抱姿和纠正不正确的坐姿
  - 心理护理 —— 尊重理解患儿并主动加强与患儿的接触和交谈，用通俗易懂的语言进行交流
- 病情观察 —— 患儿精神、智力情况，吞咽情况，肌肉萎缩情况，精细动作及运动情况
- 专科护理
  - 日常生活活动训练 —— 进食动作训练，饮水训练，穿、脱衣训练，清洁训练和大、小便训练
  - 粗大运动康复训练 —— 抬头训练、手支撑训练、翻身的训练、坐的训练、爬的训练、立位及步行训练
  - 精细动作训练 —— 伸手训练、手指抓物训练
- 健康教育
  - 向患儿家长介绍脑瘫一般知识，教给家长患儿日常生活活动训练的内容和方法
  - 告诉家长脑瘫患儿正确的卧床姿势、预防脑瘫发生的知识和措施，教会家长如何正确抱脑瘫患儿

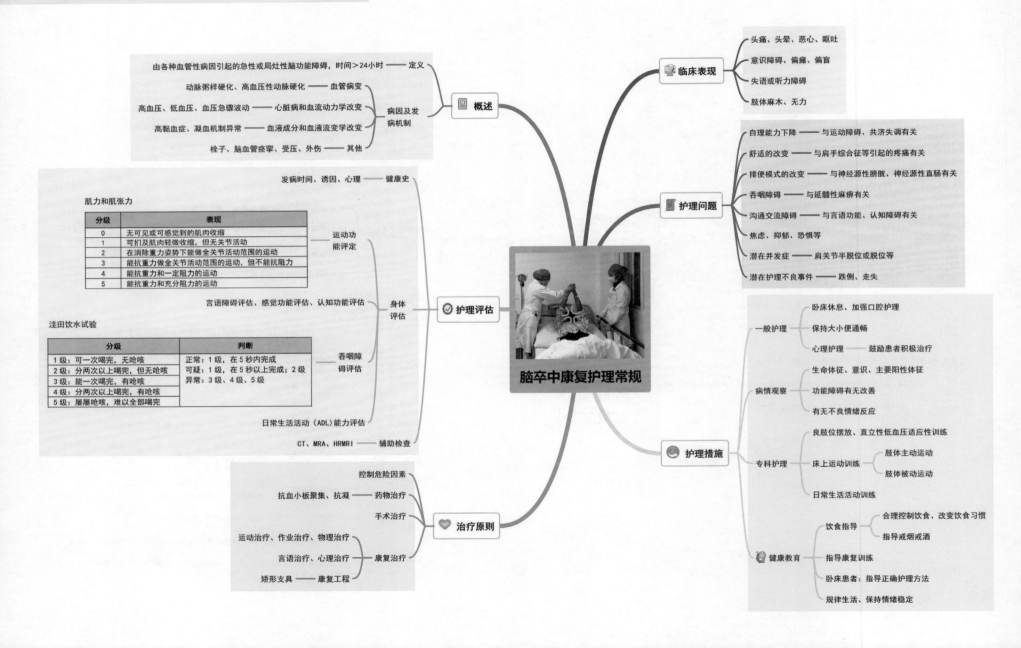

临床表现
- 头痛、头晕、恶心、呕吐
- 意识障碍、偏瘫、偏盲
- 失语或听力障碍
- 肢体麻木、无力

概述
- 定义 —— 由各种血管性病因引起的急性或局灶性脑功能障碍，时间 > 24小时
- 病因及发病机制
  - 血管病变 —— 动脉粥样硬化、高血压性动脉硬化
  - 心脏病和血流动力学改变 —— 高血压、低血压、血压急骤波动
  - 血液成分和血液流变学改变 —— 高黏血症、凝血机制异常
  - 其他 —— 栓子、脑血管痉挛、受压、外伤

护理问题
- 自理能力下降 —— 与运动障碍、共济失调有关
- 舒适的改变 —— 与肩手综合征等引起的疼痛有关
- 排便模式的改变 —— 与神经源性膀胱、神经源性直肠有关
- 吞咽障碍 —— 与延髓性麻痹有关
- 沟通交流障碍 —— 与言语功能、认知障碍有关
- 焦虑、抑郁、恐惧等
- 潜在并发症 —— 肩关节半脱位或脱位等
- 潜在护理不良事件 —— 跌倒、走失

护理评估
- 健康史 —— 发病时间、诱因、心理
- 运动功能评定
- 身体评估 —— 言语障碍评估、感觉功能评估、认知功能评估
- 吞咽障碍评估
- 日常生活活动（ADL）能力评估
- 辅助检查 —— CT、MRA、HRMRI

肌力和肌张力

分级	表现
0	无可见或可感觉到的肌肉收缩
1	可扪及肌肉轻微收缩，但无关节活动
2	在消除重力姿势下能做全关节活动范围的运动
3	能抗重力做全关节活动范围的运动，但不能抗阻力
4	能抗重力和一定阻力的运动
5	能抗重力和充分阻力的运动

洼田饮水试验

分级	判断
1级：可一次喝完，无呛咳	正常：1级，在5秒内完成
2级：分两次以上喝完，但无呛咳	可疑：1级，在5秒以上完成；2级
3级：能一次喝完，有呛咳	异常：3级、4级、5级
4级：分两次以上喝完，有呛咳	
5级：屡屡呛咳，难以全部喝完	

脑卒中康复护理常规

护理措施
- 一般护理
  - 卧床休息、加强口腔护理
  - 保持大小便通畅
  - 心理护理 —— 鼓励患者积极治疗
- 病情观察
  - 生命体征、意识、主要阳性体征
  - 功能障碍有无改善
  - 有无不良情绪反应
- 专科护理
  - 良肢位摆放、直立性低血压适应性训练
  - 床上运动训练
    - 肢体主动运动
    - 肢体被动运动
  - 日常生活活动训练
- 健康教育
  - 饮食指导
    - 合理控制饮食、改变饮食习惯
    - 指导戒烟戒酒
  - 指导康复训练
  - 卧床患者：指导正确护理方法
  - 规律生活、保持情绪稳定

治疗原则
- 控制危险因素
- 药物治疗 —— 抗血小板聚集、抗凝
- 手术治疗
- 康复治疗
  - 运动治疗、作业治疗、物理治疗
  - 言语治疗、心理治疗
- 康复工程 —— 矫形支具

概述 ━ 定义 ━ 由于颈椎椎间盘退行性变及其继发病理改变累及周围组织结构（神经根、脊髓、椎动脉、交感神经等），出现一系列功能障碍的临床综合征

概述 ━ 病因 ━ 颈椎间盘退行性变（最基本） 损伤、发育性椎管狭窄或过短

临床表现
- 神经根型（最常见）━ 颈肩痛、上肢放射痛 、上肢牵拉试验+、压头试验+
- 脊髓型（最严重）━ 下肢异常（踩棉花感）、双手精细动作障碍（扣纽扣、写字）腱反射活跃亢进、病理征
- 椎动脉型 ━ 头晕、头痛，伴恶心、耳鸣（发作性眩晕）
- 颈型（早期型）━ 颈项强直、疼痛发展到整个颈肩背疼痛
- 混合型 ━ 某一类型为主合并其他类型症状

治疗原则
- 非手术治疗
  - 适应证 ━ 神经根型、椎动脉型、交感神经型
  - 方法 ━ 牵引（2~6kg）、颈托和围领，推拿按摩、理疗、药物、高位硬脊膜外封闭
- 手术治疗 ━ 非手术治疗无效、反复发作、脊髓型颈椎病进行性加重

护理评估
- 健康史 ━ 发病时间、症状、诱因、职业、心理
- 身体状况 ━ 疼痛程度、精神状态、颈椎活动范围（屈曲、伸展、侧屈、旋转）
- 辅助检查
  - X线 ━ 颈椎生理曲度变化、颈椎骨质增生、颈椎小关节错位
  - CT ━ 椎间隙明显变窄、椎间盘明显突出、后韧带明显受压
  - 磁共振成像（MRI）━ 椎间盘颜色发黑、黄韧带肥厚及脊髓受压信号增量 椎间盘膨出、突出、脱出，游离到椎管内

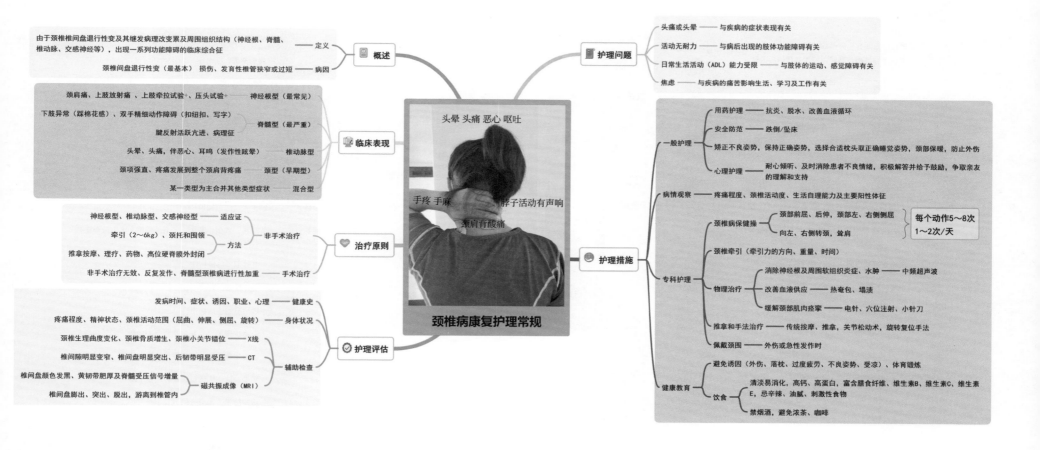

头晕 头痛 恶心 呕吐

手疼 手麻　　脖子活动有声响

颈肩背酸痛

颈椎病康复护理常规

护理问题
- 头痛或头晕 ━ 与疾病的症状表现有关
- 活动无耐力 ━ 与病后出现的肢体功能障碍有关
- 日常生活活动（ADL）能力受限 ━ 与肢体的运动、感觉障碍有关
- 焦虑 ━ 与疾病的痛苦影响生活、学习及工作有关

护理措施
- 一般护理
  - 用药护理 ━ 抗炎、脱水、改善血液循环
  - 安全防范 ━ 跌倒/坠床
  - 矫正不良姿势，保持正确姿势，选择合适枕头采取正确睡觉姿势，颈部保暖，防止外伤
  - 心理护理 ━ 耐心倾听、及时消除患者不良情绪，积极解答并给予鼓励，争取亲友的理解和支持
- 病情观察 ━ 疼痛程度、颈椎活动度、生活自理能力及主要阳性体征
- 专科护理
  - 颈椎病保健操
    - 颈部前屈、后伸，颈部左、右侧侧屈 ┐ 每个动作5~8次
    - 向左、右侧转颈、耸肩 ┘ 1~2次/天
  - 颈椎牵引（牵引力的方向、重量、时间）
  - 物理治疗
    - 消除神经根及周围软组织炎症、水肿 ━ 中频超声波
    - 改善血液供应 ━ 热奄包、塌渍
    - 缓解颈部肌肉痉挛 ━ 电针、穴位注射、小针刀
  - 推拿和手法治疗 ━ 传统按摩、推拿，关节松动术，旋转复位手法
  - 佩戴颈围 ━ 外伤或急性发作时
- 健康教育
  - 避免诱因（外伤、落枕、过度疲劳、不良姿势、受凉）、体育锻炼
  - 饮食
    - 清淡易消化、高钙、高蛋白、富含膳食纤维、维生素B、维生素C、维生素E，忌辛辣、油腻、刺激性食物
    - 禁烟酒，避免浓茶、咖啡

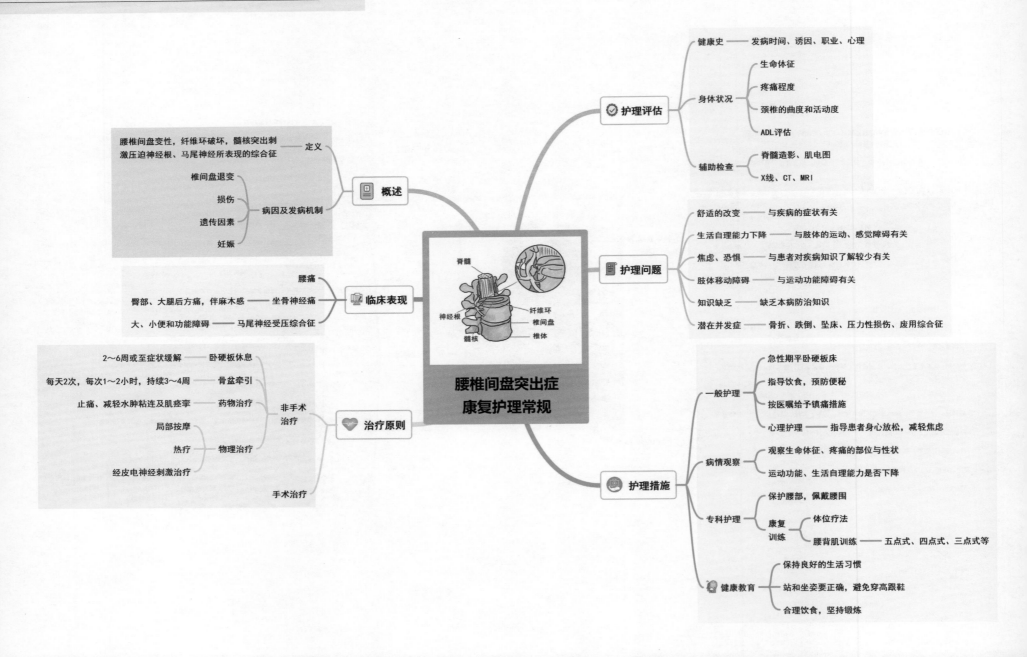

概述

定义 —— 腰椎间盘变性，纤维环破坏，髓核突出刺激压迫神经根、马尾神经所表现的综合征

病因及发病机制
- 椎间盘退变
- 损伤
- 遗传因素
- 妊娠

临床表现
- 腰痛
- 坐骨神经痛 —— 臀部、大腿后方痛，伴麻木感
- 马尾神经受压综合征 —— 大、小便和功能障碍

治疗原则

非手术治疗
- 卧硬板休息 —— 2～6周或至症状缓解
- 骨盆牵引 —— 每天2次，每次1～2小时，持续3～4周
- 药物治疗 —— 止痛、减轻水肿粘连及肌痉挛
- 物理治疗
  - 局部按摩
  - 热疗
  - 经皮电神经刺激治疗

手术治疗

腰椎间盘突出症康复护理常规

（图中标注：脊髓、神经根、髓核、纤维环、椎间盘、椎体）

护理评估
- 健康史 —— 发病时间、诱因、职业、心理
- 身体状况
  - 生命体征
  - 疼痛程度
  - 颈椎的曲度和活动度
  - ADL评估
- 辅助检查
  - 脊髓造影、肌电图
  - X线、CT、MRI

护理问题
- 舒适的改变 —— 与疾病的症状有关
- 生活自理能力下降 —— 与肢体的运动、感觉障碍有关
- 焦虑、恐惧 —— 与患者对疾病知识了解较少有关
- 肢体移动障碍 —— 与运动功能障碍有关
- 知识缺乏 —— 缺乏本病防治知识
- 潜在并发症 —— 骨折、跌倒、坠床、压力性损伤、废用综合征

护理措施
- 一般护理
  - 急性期平卧硬板床
  - 指导饮食，预防便秘
  - 按医嘱给予镇痛措施
  - 心理护理 —— 指导患者身心放松，减轻焦虑
- 病情观察
  - 观察生命体征、疼痛的部位与性状
  - 运动功能、生活自理能力是否下降
- 专科护理
  - 保护腰部，佩戴腰围
  - 康复训练
    - 体位疗法
    - 腰背肌训练 —— 五点式、四点式、三点式等
- 健康教育
  - 保持良好的生活习惯
  - 站和坐姿要正确，避免穿高跟鞋
  - 合理饮食，坚持锻炼

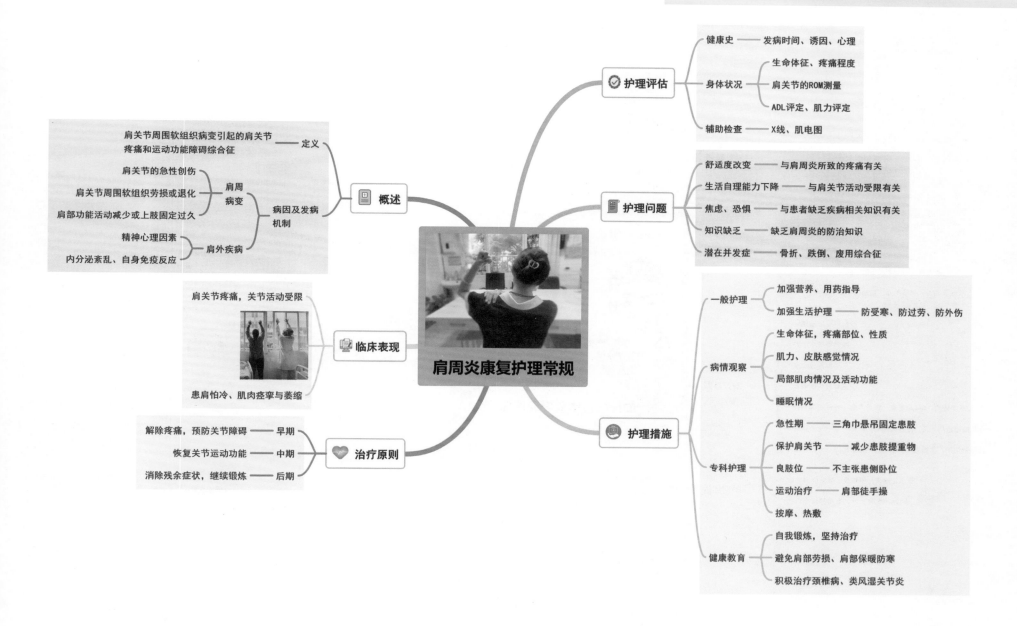

护理评估

健康史 —— 发病时间、诱因、心理

身体状况
  生命体征、疼痛程度
  肩关节的ROM测量
  ADL评定、肌力评定

辅助检查 —— X线、肌电图

概述

定义 —— 肩关节周围软组织病变引起的肩关节疼痛和运动功能障碍综合征

病因及发病机制
  肩周病变
    肩关节的急性创伤
    肩关节周围软组织劳损或退化
    肩部功能活动减少或上肢固定过久
  肩外疾病
    精神心理因素
    内分泌紊乱、自身免疫反应

护理问题

舒适度改变 —— 与肩周炎所致的疼痛有关

生活自理能力下降 —— 与肩关节活动受限有关

焦虑、恐惧 —— 与患者缺乏疾病相关知识有关

知识缺乏 —— 缺乏肩周炎的防治知识

潜在并发症 —— 骨折、跌倒、废用综合征

临床表现
  肩关节疼痛，关节活动受限
  患肩怕冷、肌肉痉挛与萎缩

肩周炎康复护理常规

护理措施

一般护理
  加强营养、用药指导
  加强生活护理 —— 防受寒、防过劳、防外伤

病情观察
  生命体征，疼痛部位、性质
  肌力、皮肤感觉情况
  局部肌肉情况及活动功能
  睡眠情况

治疗原则
  早期 —— 解除疼痛，预防关节障碍
  中期 —— 恢复关节运动功能
  后期 —— 消除残余症状，继续锻炼

专科护理
  急性期 —— 三角巾悬吊固定患肢
  保护肩关节 —— 减少患肢提重物
  良肢位 —— 不主张患侧卧位
  运动治疗 —— 肩部徒手操
  按摩、热敷

健康教育
  自我锻炼，坚持治疗
  避免肩部劳损、肩部保暖防寒
  积极治疗颈椎病、类风湿关节炎

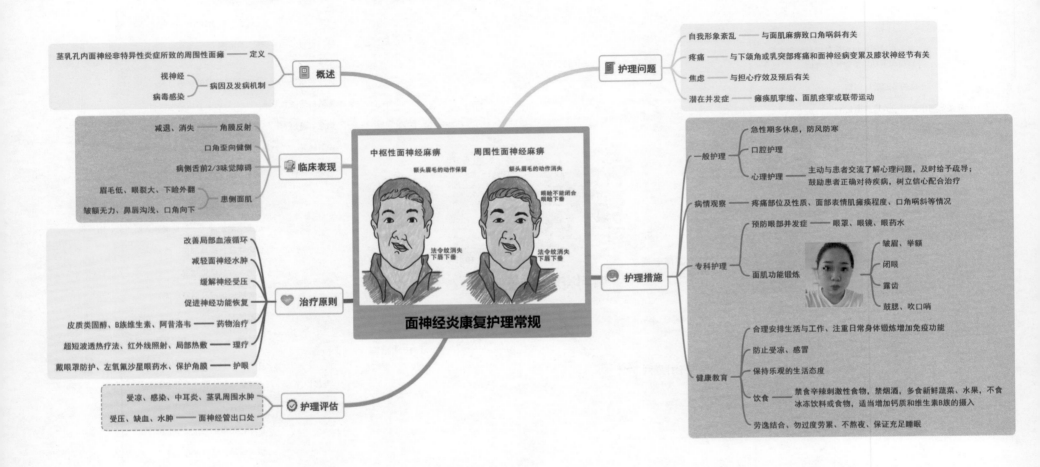

茎乳孔内面神经非特异性炎症所致的周围性面瘫 —— 定义

视神经
　　　　　　病因及发病机制
病毒感染

概述

自我形象紊乱 —— 与面肌麻痹致口角㖞斜有关

疼痛 —— 与下颌角或乳突部疼痛和面神经病变累及膝状神经节有关

焦虑 —— 与担心疗效及预后有关

潜在并发症 —— 瘫痪肌挛缩、面肌痉挛或联带运动

护理问题

减退、消失 —— 角膜反射

口角歪向健侧

病侧舌前 2/3 味觉障碍

临床表现

眉毛低、眼裂大、下睑外翻
　　　　　　　　　　　　患侧面肌
皱额无力、鼻唇沟浅、口角向下

中枢性面神经麻痹　　　　周围性面神经麻痹

额头眉毛的动作保留　　　额头眉毛的动作消失

眼睑不能闭合
眼睑下垂

法令纹消失
下唇下垂　　　　　　　　法令纹消失
　　　　　　　　　　　　下唇下垂

面神经炎康复护理常规

改善局部血液循环

减轻面神经水肿

缓解神经受压

促进神经功能恢复

治疗原则

皮质类固醇、B族维生素、阿昔洛韦 —— 药物治疗

超短波透热疗法、红外线照射、局部热敷 —— 理疗

戴眼罩防护、左氧氟沙星眼药水、保护角膜 —— 护眼

受凉、感染、中耳炎、茎乳周围水肿
　　　　　　　　　　　　　　　　护理评估
受压、缺血、水肿 —— 面神经管出口处

护理措施

急性期多休息，防风防寒

口腔护理

一般护理　　心理护理 —— 主动与患者交流了解心理问题，及时给予疏导；
　　　　　　　　　　　　鼓励患者正确对待疾病，树立信心配合治疗

病情观察 —— 疼痛部位及性质、面部表情肌瘫痪程度、口角㖞斜等情况

预防眼部并发症 —— 眼罩、眼镜、眼药水

专科护理　　　　　　　　　　　　　　皱眉、举额

面肌功能锻炼　　　闭眼

　　　　　　　　　露齿

　　　　　　　　　鼓腮、吹口哨

合理安排生活与工作、注重日常身体锻炼增加免疫功能

防止受凉、感冒

保持乐观的生活态度

健康教育　　饮食 —— 禁食辛辣刺激性食物，禁烟酒，多食新鲜蔬菜、水果，不食
　　　　　　　　　　冰冻饮料或食物，适当增加钙质和维生素B族的摄入

劳逸结合、勿过度劳累、不熬夜、保证充足睡眠

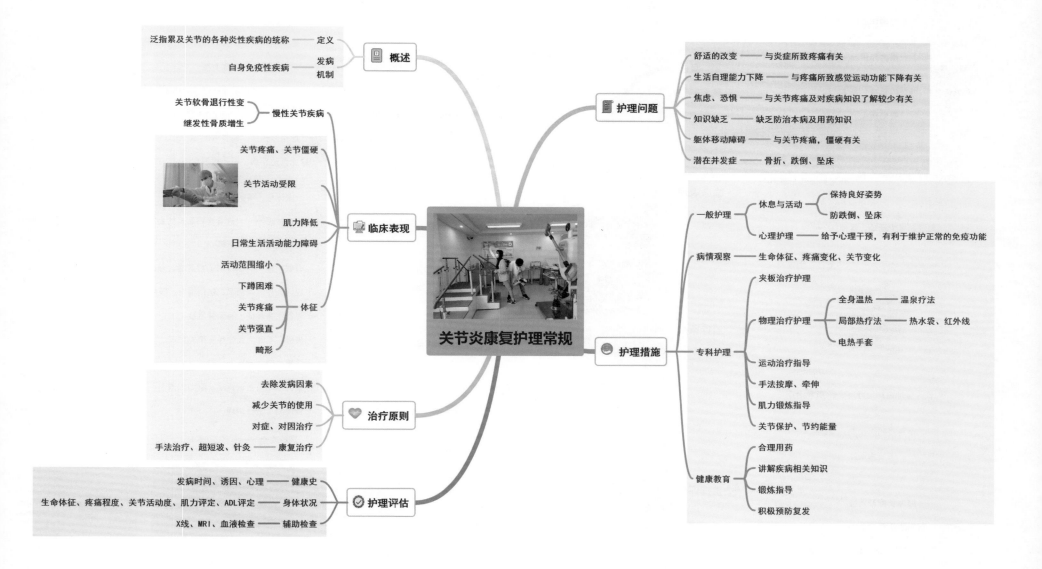

泛指累及关节的各种炎性疾病的统称 —— 定义
自身免疫性疾病 —— 发病机制
概述

关节软骨退行性变
继发性骨质增生 —— 慢性关节疾病

关节疼痛、关节僵硬
关节活动受限
肌力降低
日常生活活动能力障碍
活动范围缩小
下蹲困难
关节疼痛 —— 体征
关节强直
畸形
临床表现

去除发病因素
减少关节的使用
对症、对因治疗
手法治疗、超短波、针灸 —— 康复治疗
治疗原则

发病时间、诱因、心理 —— 健康史
生命体征、疼痛程度、关节活动度、肌力评定、ADL评定 —— 身体状况
X线、MRI、血液检查 —— 辅助检查
护理评估

关节炎康复护理常规

护理问题
舒适的改变 —— 与炎症所致疼痛有关
生活自理能力下降 —— 与疼痛所致感觉运动功能下降有关
焦虑、恐惧 —— 与关节疼痛及对疾病知识了解较少有关
知识缺乏 —— 缺乏防治本病及用药知识
躯体移动障碍 —— 与关节疼痛，僵硬有关
潜在并发症 —— 骨折、跌倒、坠床

护理措施

一般护理
休息与活动 —— 保持良好姿势
防跌倒、坠床
心理护理 —— 给予心理干预，有利于维护正常的免疫功能
病情观察 —— 生命体征、疼痛变化、关节变化
夹板治疗护理
物理治疗护理 —— 全身温热 —— 温泉疗法
局部热疗法 —— 热水袋、红外线
电热手套
专科护理
运动治疗指导
手法按摩、牵伸
肌力锻炼指导
关节保护、节约能量

健康教育
合理用药
讲解疾病相关知识
锻炼指导
积极预防复发

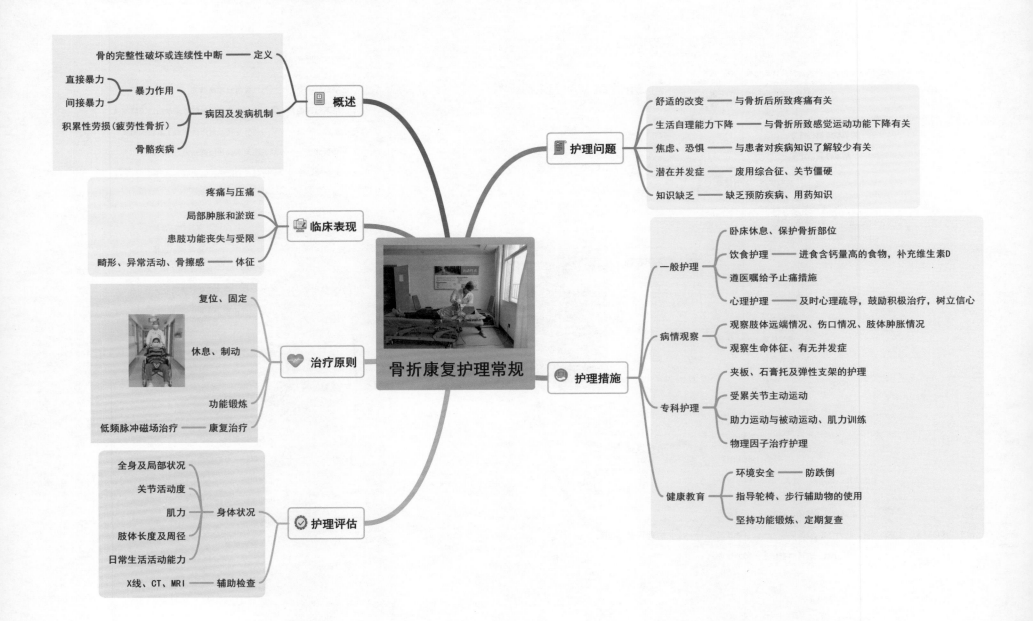

骨折康复护理常规

概述
- 定义 —— 骨的完整性破坏或连续性中断
- 病因及发病机制
  - 暴力作用
    - 直接暴力
    - 间接暴力
  - 积累性劳损（疲劳性骨折）
  - 骨骼疾病

临床表现
- 疼痛与压痛
- 局部肿胀和淤斑
- 患肢功能丧失与受限
- 体征 —— 畸形、异常活动、骨擦感

治疗原则
- 复位、固定
- 休息、制动
- 功能锻炼
- 康复治疗 —— 低频脉冲磁场治疗

护理评估
- 身体状况
  - 全身及局部状况
  - 关节活动度
  - 肌力
  - 肢体长度及周径
  - 日常生活活动能力
- 辅助检查 —— X线、CT、MRI

护理问题
- 舒适的改变 —— 与骨折后所致疼痛有关
- 生活自理能力下降 —— 与骨折所致感觉运动功能下降有关
- 焦虑、恐惧 —— 与患者对疾病知识了解较少有关
- 潜在并发症 —— 废用综合征、关节僵硬
- 知识缺乏 —— 缺乏预防疾病、用药知识

护理措施
- 一般护理
  - 卧床休息、保护骨折部位
  - 饮食护理 —— 进食含钙量高的食物，补充维生素D
  - 遵医嘱给予止痛措施
  - 心理护理 —— 及时心理疏导，鼓励积极治疗，树立信心
- 病情观察
  - 观察肢体远端情况、伤口情况、肢体肿胀情况
  - 观察生命体征、有无并发症
- 专科护理
  - 夹板、石膏托及弹性支架的护理
  - 受累关节主动运动
  - 助力运动与被动运动、肌力训练
  - 物理因子治疗护理
- 健康教育
  - 环境安全 —— 防跌倒
  - 指导轮椅、步行辅助物的使用
  - 坚持功能锻炼、定期复查

第 **7** 章

内分泌科
护理常规

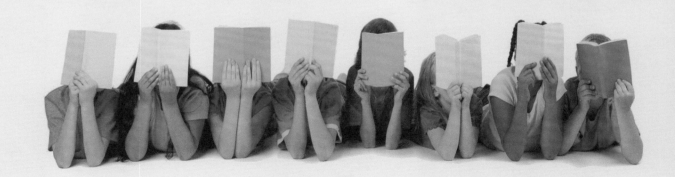

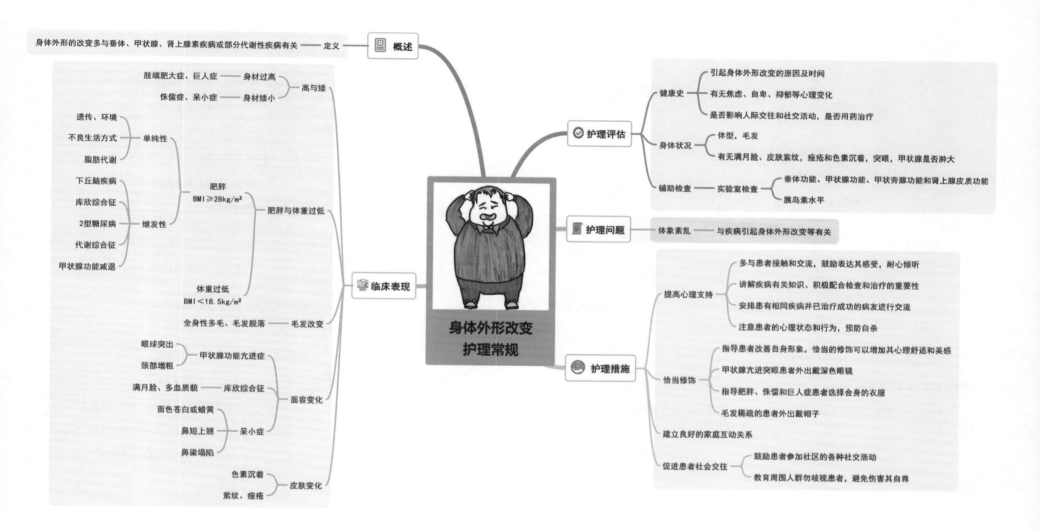

概述 —— 定义 —— 身体外形的改变多与垂体、甲状腺、肾上腺素疾病或部分代谢性疾病有关

护理评估
- 健康史
  - 引起身体外形改变的原因及时间
  - 有无焦虑、自卑、抑郁等心理变化
  - 是否影响人际交往和社交活动，是否用药治疗
- 身体状况
  - 体型，毛发
  - 有无满月脸、皮肤紫纹，痤疮和色素沉着，突眼，甲状腺是否肿大
- 辅助检查 —— 实验室检查
  - 垂体功能、甲状腺功能、甲状旁腺功能和肾上腺皮质功能
  - 胰岛素水平

护理问题 —— 体象紊乱 —— 与疾病引起身体外形改变等有关

临床表现
- 高与矮
  - 身材过高 —— 肢端肥大症、巨人症
  - 身材矮小 —— 侏儒症、呆小症
- 肥胖与体重过低
  - 肥胖 BMI≥28kg/m²
    - 单纯性
      - 遗传、环境
      - 不良生活方式
      - 脂肪代谢
    - 继发性
      - 下丘脑疾病
      - 库欣综合征
      - 2型糖尿病
      - 代谢综合征
      - 甲状腺功能减退
  - 体重过低 BMI＜18.5kg/m²
- 毛发改变 —— 全身性多毛、毛发脱落
- 面容变化
  - 甲状腺功能亢进症
    - 眼球突出
    - 颈部增粗
  - 库欣综合征 —— 满月脸、多血质貌
  - 呆小症
    - 面色苍白或蜡黄
    - 鼻短上翘
    - 鼻梁塌陷
- 皮肤变化
  - 色素沉着
  - 紫纹、痤疮

身体外形改变护理常规

护理措施
- 提高心理支持
  - 多与患者接触和交流，鼓励表达其感受，耐心倾听
  - 讲解疾病有关知识、积极配合检查和治疗的重要性
  - 安排患有相同疾病并已治疗成功的病友进行交流
  - 注意患者的心理状态和行为，预防自杀
- 恰当修饰
  - 指导患者改善自身形象，恰当的修饰可以增加其心理舒适和美感
  - 甲状腺亢进突眼患者外出戴深色眼镜
  - 指导肥胖、侏儒和巨人症患者选择合身的衣服
  - 毛发稀疏的患者外出戴帽子
- 建立良好的家庭互动关系
- 促进患者社会交往
  - 鼓励患者参加社区的各种社交活动
  - 教育周围人群勿歧视患者，避免伤害其自尊

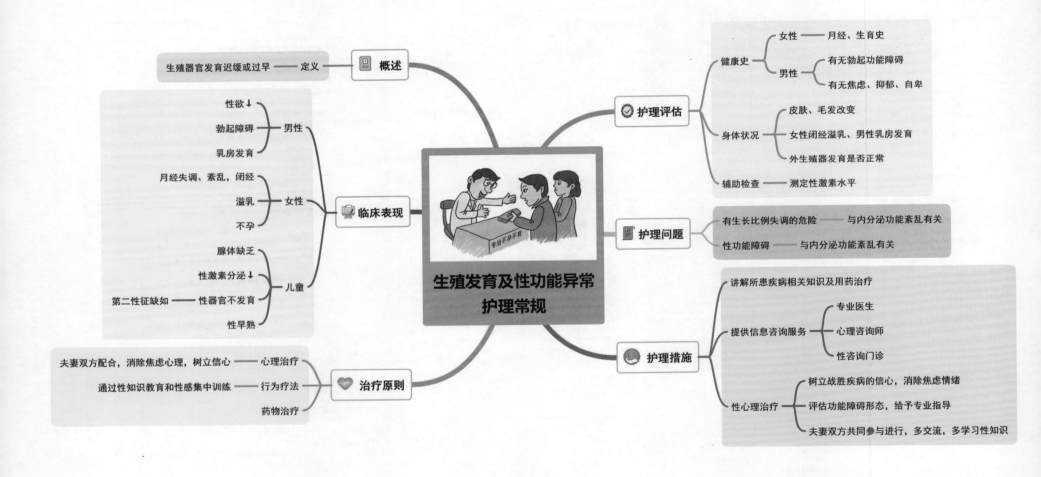

生殖器官发育迟缓或过早 —— 定义 —— 📖 概述

🎖 护理评估
- 健康史
  - 女性 —— 月经、生育史
  - 男性
    - 有无勃起功能障碍
    - 有无焦虑、抑郁、自卑
- 身体状况
  - 皮肤、毛发改变
  - 女性闭经溢乳、男性乳房发育
  - 外生殖器发育是否正常
- 辅助检查 —— 测定性激素水平

📋 护理问题
- 有生长比例失调的危险 —— 与内分泌功能紊乱有关
- 性功能障碍 —— 与内分泌功能紊乱有关

🖥 临床表现
- 男性
  - 性欲↓
  - 勃起障碍
  - 乳房发育
- 女性
  - 月经失调、紊乱，闭经
  - 溢乳
  - 不孕
- 儿童
  - 腺体缺乏
  - 性激素分泌↓
  - 第二性征缺如 —— 性器官不发育
  - 性早熟

生殖发育及性功能异常护理常规

📷 护理措施
- 讲解所患疾病相关知识及用药治疗
- 提供信息咨询服务
  - 专业医生
  - 心理咨询师
  - 性咨询门诊
- 性心理治疗
  - 树立战胜疾病的信心，消除焦虑情绪
  - 评估功能障碍形态，给予专业指导
  - 夫妻双方共同参与进行，多交流，多学习性知识

❤ 治疗原则
- 心理治疗 —— 夫妻双方配合，消除焦虑心理，树立信心
- 行为疗法 —— 通过性知识教育和性感集中训练
- 药物治疗

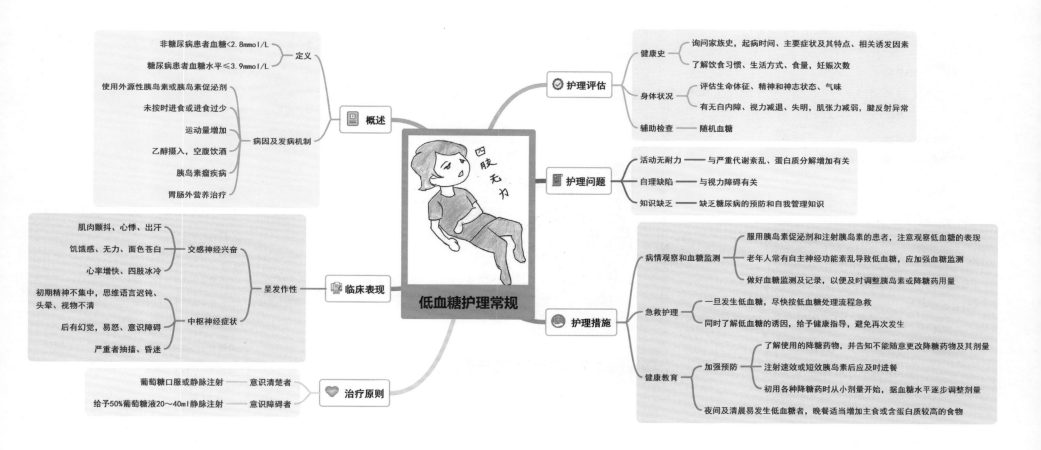

非糖尿病患者血糖＜2.8mmol/L ── 定义

糖尿病患者血糖水平≤3.9mmol/L

使用外源性胰岛素或胰岛素促泌剂

未按时进食或进食过少

运动量增加 ── 病因及发病机制

乙醇摄入，空腹饮酒

胰岛素瘤疾病

胃肠外营养治疗

概述

肌肉颤抖、心悸、出汗

饥饿感、无力、面色苍白 ── 交感神经兴奋

心率增快、四肢冰冷

呈发作性

初期精神不集中，思维语言迟钝、头晕、视物不清

后有幻觉，易怒、意识障碍 ── 中枢神经症状

严重者抽搐、昏迷

临床表现

葡萄糖口服或静脉注射 ── 意识清楚者

给予50%葡萄糖液20～40ml静脉注射 ── 意识障碍者

治疗原则

低血糖护理常规

四肢无力

护理评估

健康史
  询问家族史，起病时间、主要症状及其特点、相关诱发因素
  了解饮食习惯、生活方式、食量，妊娠次数

身体状况
  评估生命体征、精神和神志状态、气味
  有无白内障、视力减退、失明，肌张力减弱，腱反射异常

辅助检查 ── 随机血糖

护理问题

活动无耐力 ── 与严重代谢紊乱、蛋白质分解增加有关

自理缺陷 ── 与视力障碍有关

知识缺乏 ── 缺乏糖尿病的预防和自我管理知识

护理措施

病情观察和血糖监测
  服用胰岛素促泌剂和注射胰岛素的患者，注意观察低血糖的表现
  老年人常有自主神经功能紊乱导致低血糖，应加强血糖监测
  做好血糖监测及记录，以便及时调整胰岛素或降糖药用量

急救护理
  一旦发生低血糖，尽快按低血糖处理流程急救
  同时了解低血糖的诱因，给予健康指导，避免再次发生

健康教育
  加强预防
    了解使用的降糖药物，并告知不能随意更改降糖药物及其剂量
    注射速效或短效胰岛素后应及时进餐
    初用各种降糖药时从小剂量开始，据血糖水平逐步调整剂量
  夜间及清晨易发生低血糖者，晚餐适当增加主食或含蛋白质较高的食物

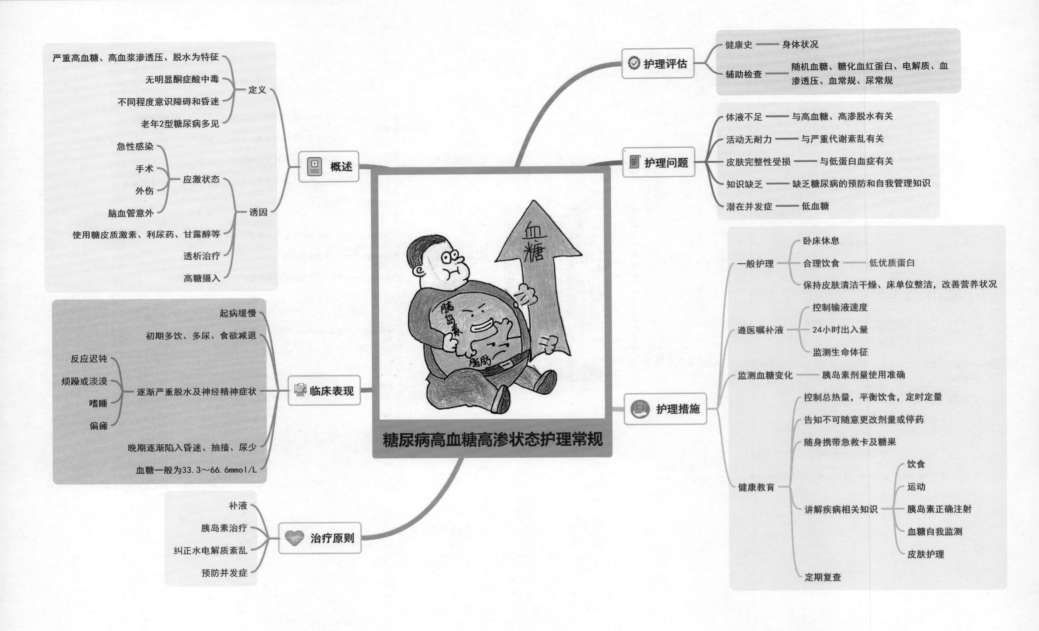

严重高血糖、高血浆渗透压、脱水为特征
无明显酮症酸中毒
不同程度意识障碍和昏迷 — 定义
老年2型糖尿病多见

急性感染
手术
外伤 — 应激状态
脑血管意外
使用糖皮质激素、利尿药、甘露醇等 — 诱因
透析治疗
高糖摄入

概述

护理评估 — 健康史 — 身体状况
辅助检查 — 随机血糖、糖化血红蛋白、电解质、血渗透压、血常规、尿常规

护理问题
体液不足 — 与高血糖、高渗脱水有关
活动无耐力 — 与严重代谢紊乱有关
皮肤完整性受损 — 与低蛋白血症有关
知识缺乏 — 缺乏糖尿病的预防和自我管理知识
潜在并发症 — 低血糖

起病缓慢
初期多饮、多尿、食欲减退
反应迟钝
烦躁或淡漠
嗜睡 — 逐渐严重脱水及神经精神症状
偏瘫
晚期逐渐陷入昏迷、抽搐、尿少
血糖一般为33.3～66.6mmol/L

临床表现

糖尿病高血糖高渗状态护理常规

护理措施

一般护理
卧床休息
合理饮食 — 低优质蛋白
保持皮肤清洁干燥、床单位整洁，改善营养状况

遵医嘱补液
控制输液速度
24小时出入量
监测生命体征

监测血糖变化 — 胰岛素剂量使用准确

控制总热量，平衡饮食，定时定量
告知不可随意更改剂量或停药
随身携带急救卡及糖果

健康教育
讲解疾病相关知识
饮食
运动
胰岛素正确注射
血糖自我监测
皮肤护理

定期复查

补液
胰岛素治疗
纠正水电解质紊乱 — 治疗原则
预防并发症

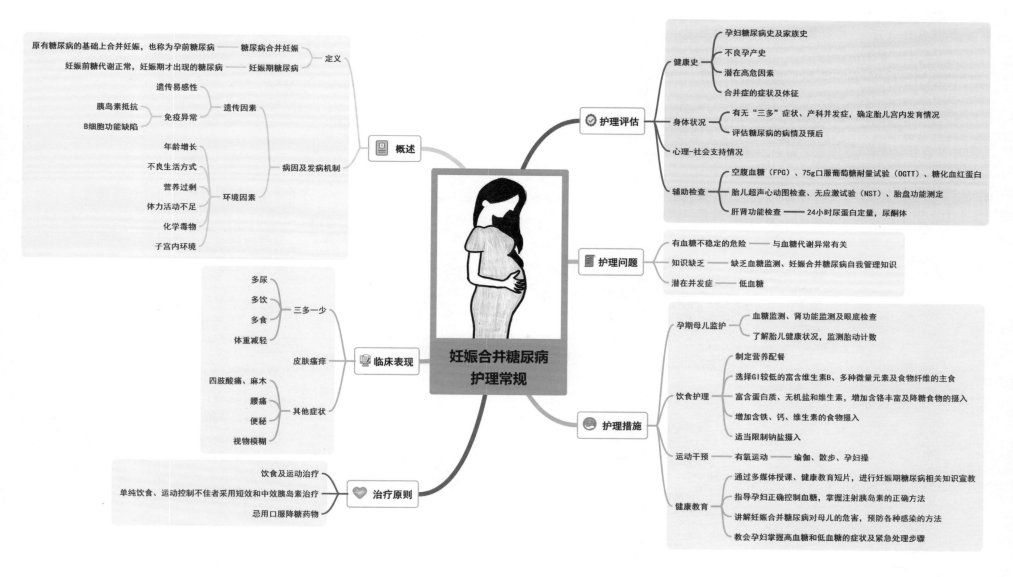

概述

定义
- 糖尿病合并妊娠 —— 原有糖尿病的基础上合并妊娠，也称为孕前糖尿病
- 妊娠期糖尿病 —— 妊娠前糖代谢正常，妊娠期才出现的糖尿病

病因及发病机制
- 遗传因素
  - 遗传易感性
  - 免疫异常 —— 胰岛素抵抗、B细胞功能缺陷
- 环境因素
  - 年龄增长
  - 不良生活方式
  - 营养过剩
  - 体力活动不足
  - 化学毒物
  - 子宫内环境

临床表现
- 三多一少
  - 多尿
  - 多饮
  - 多食
  - 体重减轻
- 皮肤瘙痒
- 其他症状
  - 四肢酸痛、麻木
  - 腰痛
  - 便秘
  - 视物模糊

治疗原则
- 饮食及运动治疗
- 单纯饮食、运动控制不佳者采用短效和中效胰岛素治疗
- 忌用口服降糖药物

妊娠合并糖尿病护理常规

护理评估
- 健康史
  - 孕妇糖尿病史及家族史
  - 不良孕产史
  - 潜在高危因素
  - 合并症的症状及体征
- 身体状况
  - 有无"三多"症状、产科并发症，确定胎儿宫内发育情况
  - 评估糖尿病的病情及预后
- 心理-社会支持情况
- 辅助检查
  - 空腹血糖（FPG）、75g口服葡萄糖耐量试验（OGTT）、糖化血红蛋白
  - 胎儿超声心动图检查、无应激试验（NST）、胎盘功能测定
  - 肝肾功能检查 —— 24小时尿蛋白定量，尿酮体

护理问题
- 有血糖不稳定的危险 —— 与血糖代谢异常有关
- 知识缺乏 —— 缺乏血糖监测、妊娠合并糖尿病自我管理知识
- 潜在并发症 —— 低血糖

护理措施
- 孕期母儿监护
  - 血糖监测、肾功能监测及眼底检查
  - 了解胎儿健康状况，监测胎动计数
- 饮食护理
  - 制定营养配餐
  - 选择GI较低的富含维生素B、多种微量元素及食物纤维的主食
  - 富含蛋白质、无机盐和维生素，增加含铬丰富及降糖食物的摄入
  - 增加含铁、钙、维生素的食物摄入
  - 适当限制钠盐摄入
- 运动干预 —— 有氧运动 —— 瑜伽、散步、孕妇操
- 健康教育
  - 通过多媒体授课、健康教育短片，进行妊娠期糖尿病相关知识宣教
  - 指导孕妇正确控制血糖，掌握注射胰岛素的正确方法
  - 讲解妊娠合并糖尿病对母儿的危害，预防各种感染的方法
  - 教会孕妇掌握高血糖和低血糖的症状及紧急处理步骤

注：GI 为血糖生成指数

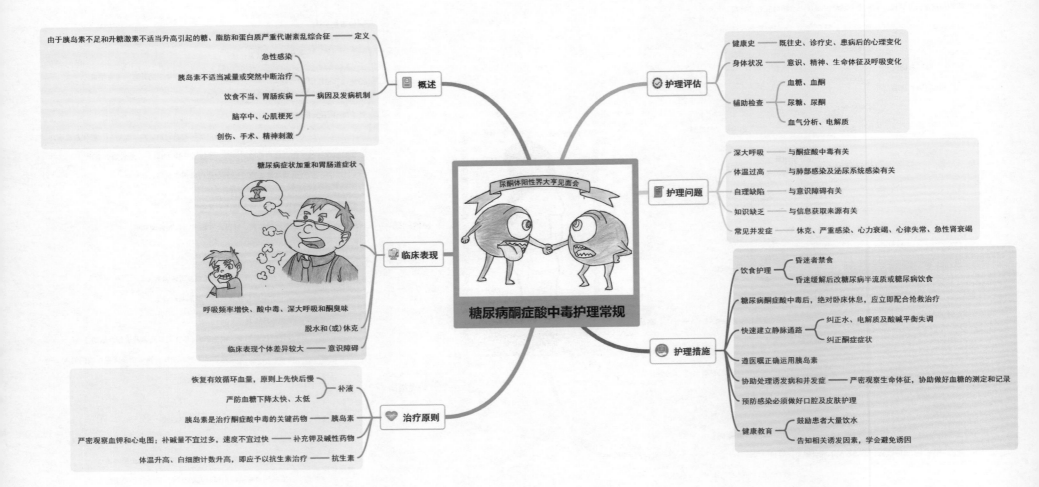

由于胰岛素不足和升糖激素不适当升高引起的糖、脂肪和蛋白质严重代谢紊乱综合征 —— 定义

急性感染

胰岛素不适当减量或突然中断治疗

饮食不当、胃肠疾病 —— 病因及发病机制

脑卒中、心肌梗死

创伤、手术、精神刺激

概述

糖尿病症状加重和胃肠道症状

呼吸频率增快、酸中毒、深大呼吸和酮臭味

脱水和(或)休克

临床表现个体差异较大 —— 意识障碍

临床表现

恢复有效循环血量，原则上先快后慢 —— 补液

严防血糖下降太快、太低

胰岛素是治疗酮症酸中毒的关键药物 —— 胰岛素

严密观察血钾和心电图；补碱量不宜过多，速度不宜过快 —— 补充钾及碱性药物

体温升高、白细胞计数升高，即应予以抗生素治疗 —— 抗生素

治疗原则

尿酮体阳性界大亨见面会

糖尿病酮症酸中毒护理常规

健康史 —— 既往史、诊疗史、患病后的心理变化

身体状况 —— 意识、精神、生命体征及呼吸变化

血糖、血酮

尿糖、尿酮

辅助检查

血气分析、电解质

护理评估

深大呼吸 —— 与酮症酸中毒有关

体温过高 —— 与肺部感染及泌尿系统感染有关

自理缺陷 —— 与意识障碍有关

知识缺乏 —— 与信息获取来源有关

常见并发症 —— 休克、严重感染、心力衰竭、心律失常、急性肾衰竭

护理问题

饮食护理

昏迷者禁食

昏迷缓解后改糖尿病半流质或糖尿病饮食

糖尿病酮症酸中毒后，绝对卧床休息，应立即配合抢救治疗

快速建立静脉通路

纠正失水、电解质及酸碱平衡失调

纠正酮症症状

遵医嘱正确运用胰岛素

协助处理诱发病和并发症 —— 严密观察生命体征，协助做好血糖的测定和记录

预防感染必须做好口腔及皮肤护理

健康教育

鼓励患者大量饮水

告知相关诱发因素，学会避免诱因

护理措施

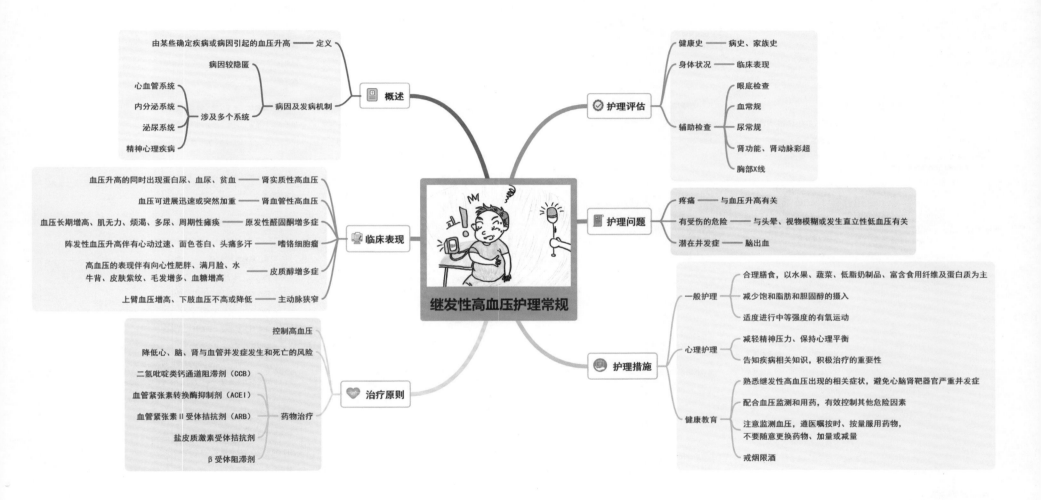

概述
- 定义 —— 由某些确定疾病或病因引起的血压升高
- 病因及发病机制
  - 病因较隐匿
  - 涉及多个系统
    - 心血管系统
    - 内分泌系统
    - 泌尿系统
    - 精神心理疾病

护理评估
- 健康史 —— 病史、家族史
- 身体状况 —— 临床表现
- 辅助检查
  - 眼底检查
  - 血常规
  - 尿常规
  - 肾功能、肾动脉彩超
  - 胸部X线

临床表现
- 肾实质性高血压 —— 血压升高的同时出现蛋白尿、血尿、贫血
- 肾血管性高血压 —— 血压可进展迅速或突然加重
- 原发性醛固酮增多症 —— 血压长期增高、肌无力、烦渴、多尿、周期性瘫痪
- 嗜铬细胞瘤 —— 阵发性血压升高伴有心动过速、面色苍白、头痛多汗
- 皮质醇增多症 —— 高血压的表现伴有向心性肥胖、满月脸、水牛背、皮肤紫纹、毛发增多、血糖增高
- 主动脉狭窄 —— 上臂血压增高、下肢血压不高或降低

继发性高血压护理常规

护理问题
- 疼痛 —— 与血压升高有关
- 有受伤的危险 —— 与头晕、视物模糊或发生直立性低血压有关
- 潜在并发症 —— 脑出血

治疗原则
- 控制高血压
- 降低心、脑、肾与血管并发症发生和死亡的风险
- 药物治疗
  - 二氢吡啶类钙通道阻滞剂（CCB）
  - 血管紧张素转换酶抑制剂（ACEI）
  - 血管紧张素 II 受体拮抗剂（ARB）
  - 盐皮质激素受体拮抗剂
  - β 受体阻滞剂

护理措施
- 一般护理
  - 合理膳食，以水果、蔬菜、低脂奶制品、富含食用纤维及蛋白质为主
  - 减少饱和脂肪和胆固醇的摄入
  - 适度进行中等强度的有氧运动
- 心理护理
  - 减轻精神压力、保持心理平衡
  - 告知疾病相关知识，积极治疗的重要性
- 健康教育
  - 熟悉继发性高血压出现的相关症状，避免心脑肾靶器官严重并发症
  - 配合血压监测和用药，有效控制其他危险因素
  - 注意监测血压，遵医嘱按时、按量服用药物，不要随意更换药物、加量或减量
  - 戒烟限酒

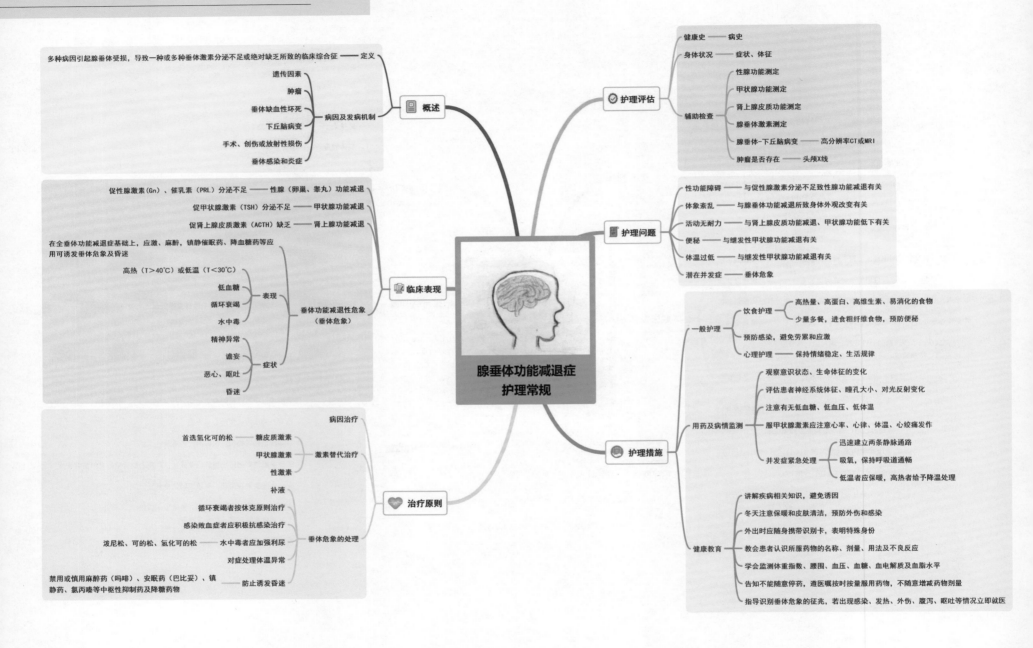

多种病因引起腺垂体受损，导致一种或多种垂体激素分泌不足或绝对缺乏所致的临床综合征 —— 定义

遗传因素
肿瘤
垂体缺血性坏死
下丘脑病变
手术、创伤或放射性损伤
垂体感染和炎症

病因及发病机制 —— 概述

健康史 —— 病史
身体状况 —— 症状、体征
性腺功能测定
甲状腺功能测定
肾上腺皮质功能测定
腺垂体激素测定
腺垂体-下丘脑病变 —— 高分辨率CT或MRI
肿瘤是否存在 —— 头颅X线

辅助检查 —— 护理评估

促性腺激素（Gn）、催乳素（PRL）分泌不足 —— 性腺（卵巢、睾丸）功能减退
促甲状腺素（TSH）分泌不足 —— 甲状腺功能减退
促肾上腺皮质激素（ACTH）缺乏 —— 肾上腺功能减退

在全垂体功能减退症基础上，应激、麻醉、镇静催眠药、降血糖药等应用可诱发垂体危象及昏迷

高热（T>40℃）或低温（T<30℃）
低血糖
循环衰竭
水中毒

表现

精神异常
谵妄
恶心、呕吐
昏迷

症状

垂体功能减退性危象（垂体危象）—— 临床表现

性功能障碍 —— 与促性腺激素分泌不足致性腺功能减退有关
体象紊乱 —— 与腺垂体功能减退所致身体外观改变有关
活动无耐力 —— 与肾上腺皮质功能减退、甲状腺功能低下有关
便秘 —— 与继发性甲状腺功能减退有关
体温过低 —— 与继发性甲状腺功能减退有关
潜在并发症 —— 垂体危象

护理问题

腺垂体功能减退症护理常规

高热量、高蛋白、高维生素、易消化的食物
少量多餐，进食粗纤维食物，预防便秘

饮食护理
预防感染，避免劳累和应激
心理护理 —— 保持情绪稳定、生活规律

一般护理

观察意识状态、生命体征的变化
评估患者神经系统体征、瞳孔大小、对光反射变化
注意有无低血糖、低血压、低体温
服甲状腺激素应注意心率、心律、体温、心绞痛发作

用药及病情监测

迅速建立两条静脉通路
吸氧，保持呼吸道通畅
低温者应保暖，高热者给予降温处理

并发症紧急处理

讲解疾病相关知识，避免诱因
冬天注意保暖和皮肤清洁，预防外伤和感染
外出时应随身携带识别卡，表明特殊身份
教会患者认识所服药物的名称、剂量、用法及不良反应
学会监测体重指数、腰围、血压、血糖、血电解质及血脂水平
告知不能随意停药，遵医嘱按时按量服用药物，不随意增减药物剂量
指导识别垂体危象的征兆，若出现感染、发热、外伤、腹泻、呕吐等情况立即就医

健康教育 —— 护理措施

病因治疗
首选氢化可的松 —— 糖皮质激素
甲状腺激素 —— 激素替代治疗
性激素

补液
循环衰竭者按休克原则治疗
感染败血症者应积极抗感染治疗
泼尼松、可的松、氢化可的松 —— 水中毒者应加强利尿
对症处理体温异常
禁用或慎用麻醉药（吗啡）、安眠药（巴比妥）、镇静药、氯丙嗪等中枢性抑制药及降糖药物 —— 防止诱发昏迷

垂体危象的处理 —— 治疗原则

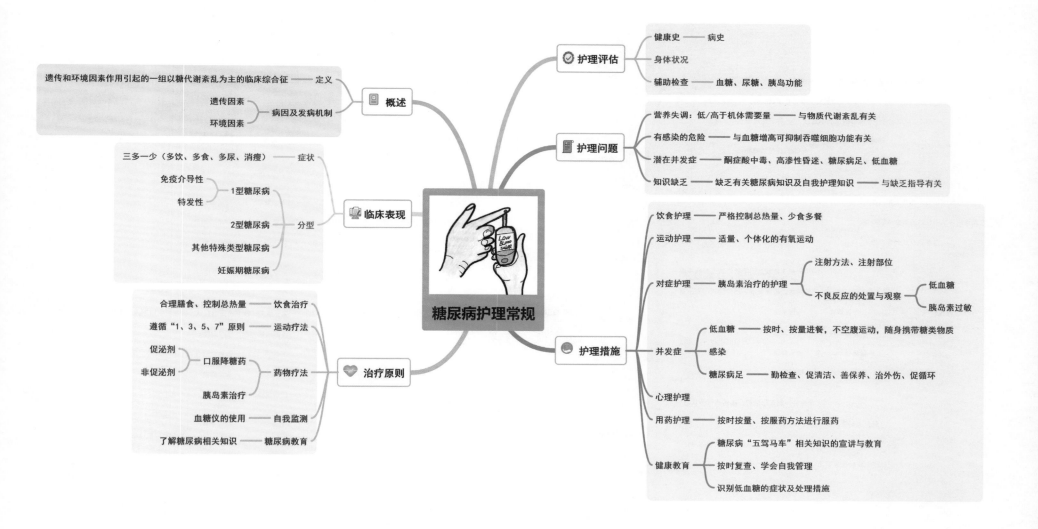

概述
- 定义 —— 遗传和环境因素作用引起的一组以糖代谢紊乱为主的临床综合征
- 病因及发病机制
  - 遗传因素
  - 环境因素

临床表现
- 症状 —— 三多一少（多饮、多食、多尿、消瘦）
- 分型
  - 1型糖尿病
    - 免疫介导性
    - 特发性
  - 2型糖尿病
  - 其他特殊类型糖尿病
  - 妊娠期糖尿病

治疗原则
- 饮食治疗 —— 合理膳食、控制总热量
- 运动疗法 —— 遵循"1、3、5、7"原则
- 药物疗法
  - 口服降糖药
    - 促泌剂
    - 非促泌剂
  - 胰岛素治疗
- 自我监测 —— 血糖仪的使用
- 糖尿病教育 —— 了解糖尿病相关知识

糖尿病护理常规

护理评估
- 健康史 —— 病史
- 身体状况
- 辅助检查 —— 血糖、尿糖、胰岛功能

护理问题
- 营养失调：低/高于机体需要量 —— 与物质代谢紊乱有关
- 有感染的危险 —— 与血糖增高可抑制吞噬细胞功能有关
- 潜在并发症 —— 酮症酸中毒、高渗性昏迷、糖尿病足、低血糖
- 知识缺乏 —— 缺乏有关糖尿病知识及自我护理知识 —— 与缺乏指导有关

护理措施
- 饮食护理 —— 严格控制总热量、少食多餐
- 运动护理 —— 适量、个体化的有氧运动
- 对症护理 —— 胰岛素治疗的护理
  - 注射方法、注射部位
  - 不良反应的处置与观察
    - 低血糖
    - 胰岛素过敏
- 并发症
  - 低血糖 —— 按时、按量进餐，不空腹运动，随身携带糖类物质
  - 感染
  - 糖尿病足 —— 勤检查、促清洁、善保养、治外伤、促循环
- 心理护理
- 用药护理 —— 按时按量、按服药方法进行服药
- 健康教育
  - 糖尿病"五驾马车"相关知识的宣讲与教育
  - 按时复查、学会自我管理
  - 识别低血糖的症状及处理措施

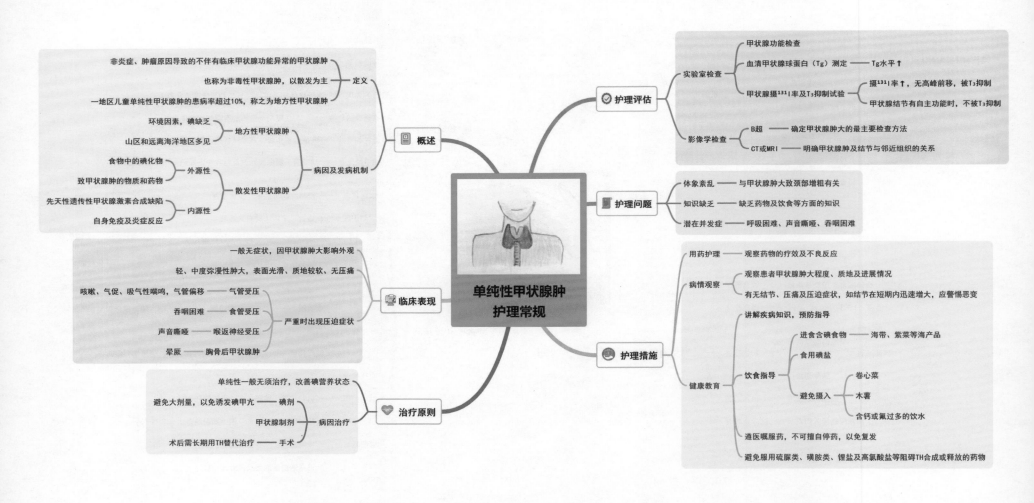

概述

定义
- 非炎症、肿瘤原因导致的不伴有临床甲状腺功能异常的甲状腺肿
- 也称为非毒性甲状腺肿,以散发为主
- 一地区儿童单纯性甲状腺肿的患病率超过10%,称之为地方性甲状腺肿

病因及发病机制
- 地方性甲状腺肿
  - 环境因素,碘缺乏
  - 山区和远离海洋地区多见
- 散发性甲状腺肿
  - 外源性
    - 食物中的碘化物
    - 致甲状腺肿的物质和药物
  - 内源性
    - 先天性遗传性甲状腺激素合成缺陷
    - 自身免疫及炎症反应

临床表现
- 一般无症状,因甲状腺肿大影响外观
- 轻、中度弥漫性肿大,表面光滑、质地较软、无压痛
- 严重时出现压迫症状
  - 气管受压——咳嗽、气促、吸气性喘鸣,气管偏移
  - 食管受压——吞咽困难
  - 喉返神经受压——声音嘶哑
  - 胸骨后甲状腺肿——晕厥

治疗原则
- 单纯性一般无须治疗,改善碘营养状态
- 病因治疗
  - 碘剂——避免大剂量,以免诱发碘甲亢
  - 甲状腺制剂
  - 手术——术后需长期用TH替代治疗

护理评估
- 实验室检查
  - 甲状腺功能检查
  - 血清甲状腺球蛋白(Tg)测定——Tg水平↑
  - 甲状腺摄¹³¹I率及T₃抑制试验
    - 摄¹³¹I率↑,无高峰前移,被T₃抑制
    - 甲状腺结节有自主功能时,不被T₃抑制
- 影像学检查
  - B超——确定甲状腺肿大的最主要检查方法
  - CT或MRI——明确甲状腺肿及结节与邻近组织的关系

护理问题
- 体象紊乱——与甲状腺肿大致颈部增粗有关
- 知识缺乏——缺乏药物及饮食等方面的知识
- 潜在并发症——呼吸困难、声音嘶哑、吞咽困难

护理措施
- 用药护理——观察药物的疗效及不良反应
- 病情观察
  - 观察患者甲状腺肿大程度、质地及进展情况
  - 有无结节、压痛及压迫症状,如结节在短期内迅速增大,应警惕恶变
- 健康教育
  - 讲解疾病知识,预防指导
  - 饮食指导
    - 进食含碘食物——海带、紫菜等海产品
    - 食用碘盐
    - 避免摄入
      - 卷心菜
      - 木薯
      - 含钙或氟过多的饮水
  - 遵医嘱服药,不可擅自停药,以免复发
  - 避免服用硫脲类、磺胺类、锂盐及高氯酸盐等阻碍TH合成或释放的药物

单纯性甲状腺肿
护理常规

注:TH 为甲状腺激素

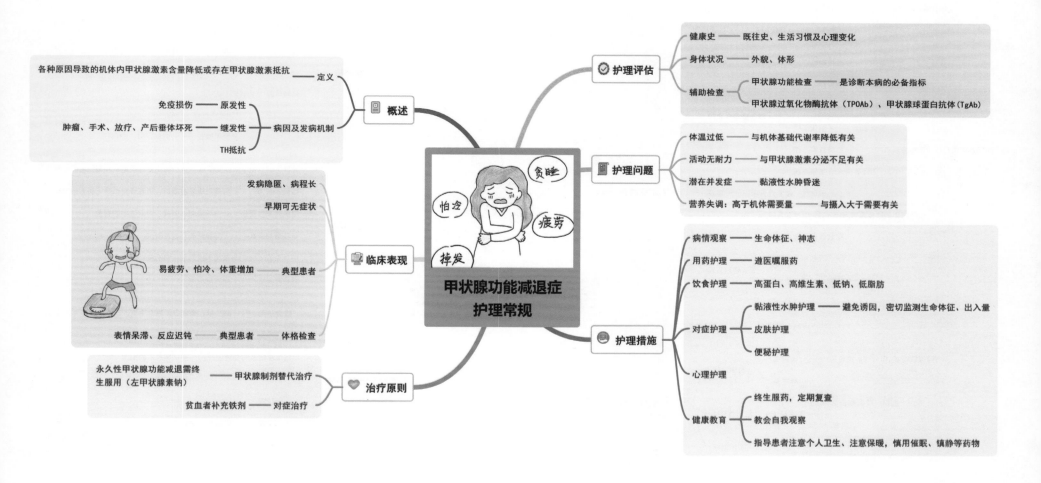

各种原因导致的机体内甲状腺激素含量降低或存在甲状腺激素抵抗 —— 定义

免疫损伤 —— 原发性

肿瘤、手术、放疗、产后垂体坏死 —— 继发性 —— 病因及发病机制

TH抵抗

概述

发病隐匿、病程长

早期可无症状

易疲劳、怕冷、体重增加 —— 典型患者

临床表现

表情呆滞、反应迟钝 —— 典型患者 —— 体格检查

永久性甲状腺功能减退需终生服用（左甲状腺素钠）—— 甲状腺制剂替代治疗

贫血者补充铁剂 —— 对症治疗

治疗原则

甲状腺功能减退症护理常规

护理评估

健康史 —— 既往史、生活习惯及心理变化

身体状况 —— 外貌、体形

辅助检查 —— 甲状腺功能检查 —— 是诊断本病的必备指标

甲状腺过氧化物酶抗体（TPOAb）、甲状腺球蛋白抗体（TgAb）

护理问题

体温过低 —— 与机体基础代谢率降低有关

活动无耐力 —— 与甲状腺激素分泌不足有关

潜在并发症 —— 黏液性水肿昏迷

营养失调：高于机体需要量 —— 与摄入大于需要有关

护理措施

病情观察 —— 生命体征、神志

用药护理 —— 遵医嘱服药

饮食护理 —— 高蛋白、高维生素、低钠、低脂肪

对症护理 —— 黏液性水肿护理 —— 避免诱因，密切监测生命体征、出入量

皮肤护理

便秘护理

心理护理

健康教育 —— 终生服药，定期复查

教会自我观察

指导患者注意个人卫生、注意保暖，慎用催眠、镇静等药物

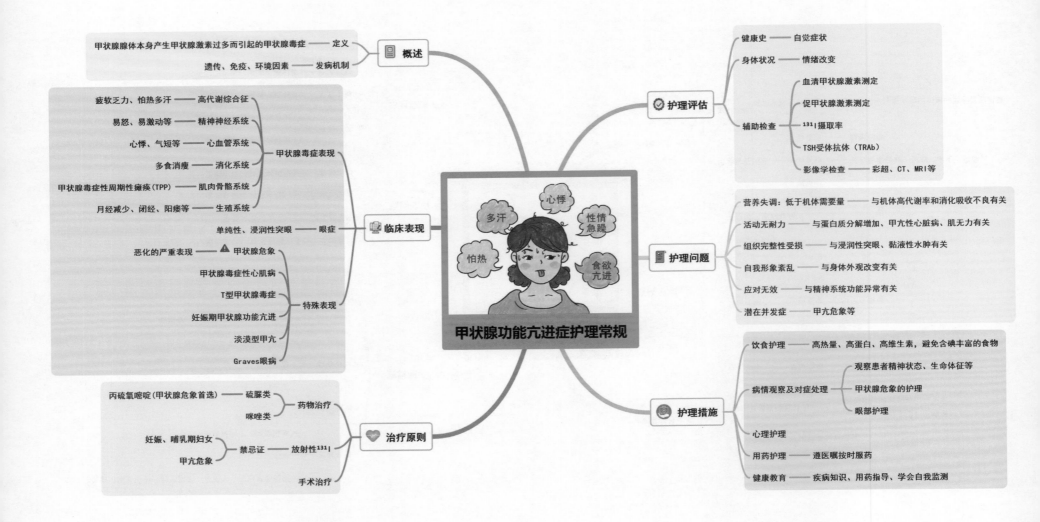

甲状腺腺体本身产生甲状腺激素过多而引起的甲状腺毒症 —— 定义 —— 📖 概述

遗传、免疫、环境因素 —— 发病机制

疲软乏力、怕热多汗 —— 高代谢综合征

易怒、易激动等 —— 精神神经系统

心悸、气短等 —— 心血管系统

多食消瘦 —— 消化系统　　　甲状腺毒症表现

甲状腺毒症性周期性瘫痪(TPP) —— 肌肉骨骼系统

月经减少、闭经、阳痿等 —— 生殖系统

单纯性、浸润性突眼 —— 眼症　　　💻 临床表现

恶化的严重表现 —— ⚠️ 甲状腺危象

甲状腺毒症性心肌病

T型甲状腺毒症

妊娠期甲状腺功能亢进　　　特殊表现

淡漠型甲亢

Graves眼病

丙硫氧嘧啶(甲状腺危象首选) —— 硫脲类

咪唑类　　　药物治疗

妊娠、哺乳期妇女 —— 禁忌证 —— 放射性¹³¹I

甲亢危象

手术治疗　　　💗 治疗原则

健康史 —— 自觉症状

身体状况 —— 情绪改变　　　✅ 护理评估

血清甲状腺激素测定

促甲状腺激素测定

辅助检查 —— 131I摄取率

TSH受体抗体（TRAb）

影像学检查 —— 彩超、CT、MRI等

营养失调：低于机体需要量 —— 与机体高代谢率和消化吸收不良有关

活动无耐力 —— 与蛋白质分解增加、甲亢性心脏病、肌无力有关

组织完整性受损 —— 与浸润性突眼、黏液性水肿有关　　　📖 护理问题

自我形象紊乱 —— 与身体外观改变有关

应对无效 —— 与精神系统功能异常有关

潜在并发症 —— 甲亢危象等

饮食护理 —— 高热量、高蛋白、高维生素，避免含碘丰富的食物

观察患者精神状态、生命体征等

病情观察及对症处理 —— 甲状腺危象的护理

眼部护理　　　📋 护理措施

心理护理

用药护理 —— 遵医嘱按时服药

健康教育 —— 疾病知识、用药指导、学会自我监测

心悸

多汗　　性情急躁

怕热　　食欲亢进

甲状腺功能亢进症护理常规

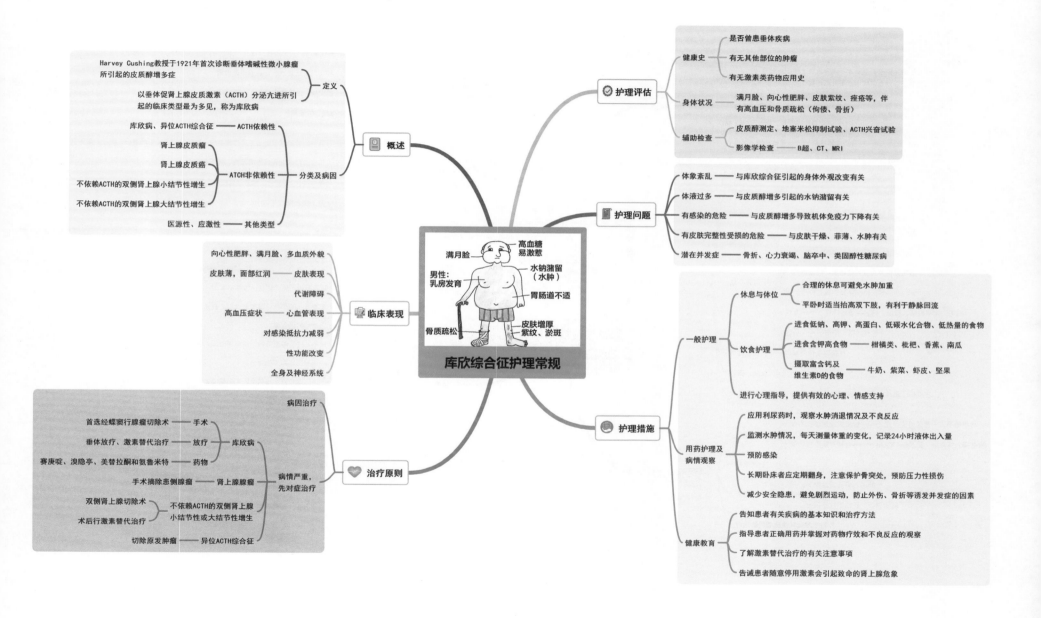

概述

定义
- Harvey Cushing教授于1921年首次诊断垂体嗜碱性微小腺瘤所引起的皮质醇增多症
- 以垂体促肾上腺皮质激素（ACTH）分泌亢进所引起的临床类型最为多见，称为库欣病

分类及病因
- ACTH依赖性 —— 库欣病、异位ACTH综合征
- ATCH非依赖性
  - 肾上腺皮质瘤
  - 肾上腺皮质癌
  - 不依赖ACTH的双侧肾上腺小结节性增生
  - 不依赖ACTH的双侧肾上腺大结节性增生
- 其他类型 —— 医源性、应激性

临床表现
- 多血质外貌 —— 向心性肥胖、满月脸、多血质外貌
- 皮肤表现 —— 皮肤薄，面部红润
- 代谢障碍
- 心血管表现 —— 高血压症状
- 对感染抵抗力减弱
- 性功能改变
- 全身及神经系统

治疗原则
- 病因治疗
- 库欣病
  - 手术 —— 首选经蝶窦行腺瘤切除术
  - 放疗 —— 垂体放疗、激素替代治疗
  - 药物 —— 赛庚啶、溴隐亭、美替拉酮和氨鲁米特
- 肾上腺腺瘤 —— 手术摘除患侧腺瘤
- 不依赖ACTH的双侧肾上腺小结节性或大结节性增生 —— 双侧肾上腺切除术、术后行激素替代治疗
- 异位ACTH综合征 —— 切除原发肿瘤
- 病情严重，先对症治疗

护理评估
- 健康史
  - 是否曾患垂体疾病
  - 有无其他部位的肿瘤
  - 有无激素类药物应用史
- 身体状况 —— 满月脸、向心性肥胖、皮肤紫纹、痤疮等，伴有高血压和骨质疏松（佝偻、骨折）
- 辅助检查
  - 皮质醇测定、地塞米松抑制试验、ACTH兴奋试验
  - 影像学检查 —— B超、CT、MRI

护理问题
- 体象紊乱 —— 与库欣综合征引起的身体外观改变有关
- 体液过多 —— 与皮质醇增多引起的水钠潴留有关
- 有感染的危险 —— 与皮质醇增多导致机体免疫力下降有关
- 有皮肤完整性受损的危险 —— 与皮肤干燥、菲薄、水肿有关
- 潜在并发症 —— 骨折、心力衰竭、脑卒中、类固醇性糖尿病

护理措施
- 一般护理
  - 休息与体位
    - 合理的休息可避免水肿加重
    - 平卧时适当抬高双下肢，有利于静脉回流
  - 饮食护理
    - 进食低钠、高钾、高蛋白、低碳水化合物、低热量的食物
    - 进食含钾高食物 —— 柑橘类、枇杷、香蕉、南瓜
    - 摄取富含钙及维生素D的食物 —— 牛奶、紫菜、虾皮、坚果
  - 进行心理指导，提供有效的心理、情感支持
- 用药护理及病情观察
  - 应用利尿药时，观察水肿消退情况及不良反应
  - 监测水肿情况，每天测量体重的变化，记录24小时液体出入量
  - 预防感染
  - 长期卧床者应定期翻身，注意保护骨突处，预防压力性损伤
  - 减少安全隐患，避免剧烈运动，防止外伤、骨折等诱发并发症的因素
- 健康教育
  - 告知患者有关疾病的基本知识和治疗方法
  - 指导患者正确用药并掌握对药物疗效和不良反应的观察
  - 了解激素替代治疗的有关注意事项
  - 告诫患者随意停用激素会引起致命的肾上腺危象

库欣综合征护理常规
- 满月脸
- 高血糖、易激惹
- 男性：乳房发育
- 水钠潴留（水肿）
- 胃肠道不适
- 皮肤增厚紫纹、淤斑
- 骨质疏松

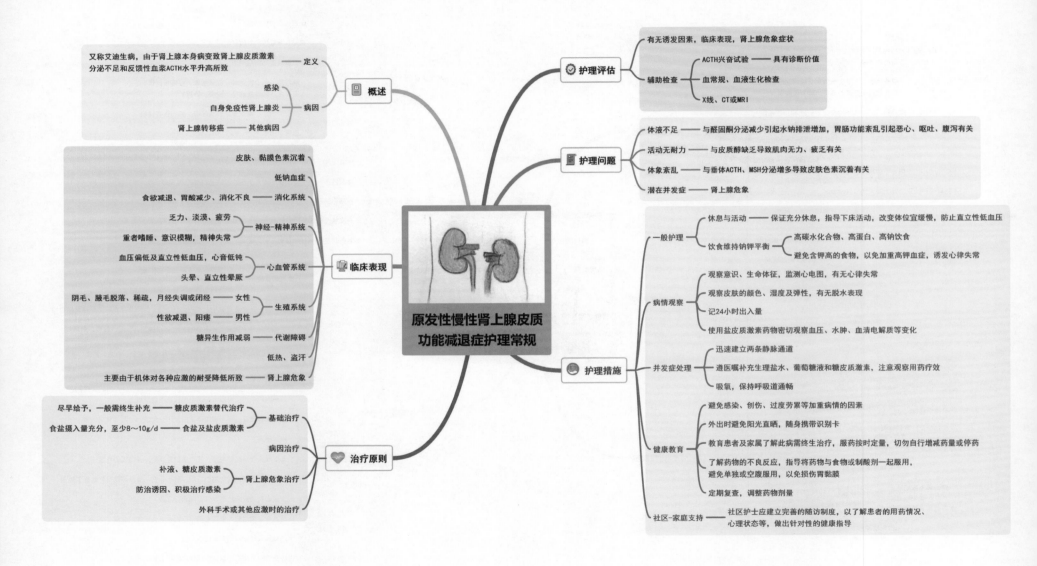

又称艾迪生病，由于肾上腺本身病变致肾上腺皮质激素分泌不足和反馈性血浆ACTH水平升高所致 —— 定义

概述

病因 —— 感染
　　　　　自身免疫性肾上腺炎
　　　　　肾上腺转移癌 —— 其他病因

临床表现

皮肤、黏膜色素沉着
低钠血症
食欲减退、胃酸减少、消化不良 —— 消化系统
乏力、淡漠、疲劳
重者嗜睡、意识模糊、精神失常 —— 神经-精神系统
血压偏低及直立性低血压，心音低钝
头晕、直立性晕厥 —— 心血管系统
阴毛、腋毛脱落、稀疏，月经失调或闭经 —— 女性
性欲减退、阳痿 —— 男性 —— 生殖系统
糖异生作用减弱 —— 代谢障碍
低热、盗汗
主要由于机体对各种应激的耐受降低所致 —— 肾上腺危象

治疗原则

尽早给予，一般需终生补充 —— 糖皮质激素替代治疗
食盐摄入量充分，至少8～10g/d —— 食盐及盐皮质激素 —— 基础治疗
病因治疗
补液、糖皮质激素
防治诱因、积极治疗感染 —— 肾上腺危象治疗
外科手术或其他应激时的治疗

原发性慢性肾上腺皮质功能减退症护理常规

护理评估

有无诱发因素，临床表现，肾上腺危象症状
辅助检查 —— ACTH兴奋试验 —— 具有诊断价值
　　　　　血常规、血液生化检查
　　　　　X线、CT或MRI

护理问题

体液不足 —— 与醛固酮分泌减少引起水钠排泄增加，胃肠功能紊乱引起恶心、呕吐、腹泻有关
活动无耐力 —— 与皮质醇缺乏导致肌肉无力、疲乏有关
体象紊乱 —— 与垂体ACTH、MSH分泌增多导致皮肤色素沉着有关
潜在并发症 —— 肾上腺危象

护理措施

一般护理 —— 休息与活动 —— 保证充分休息，指导下床活动，改变体位宜缓慢，防止直立性低血压
　　　　　饮食维持钠钾平衡 —— 高碳水化合物、高蛋白、高钠饮食
　　　　　　　　　　　　　　避免含钾高的食物，以免加重高钾血症，诱发心律失常

病情观察 —— 观察意识、生命体征，监测心电图，有无心律失常
　　　　　观察皮肤的颜色、湿度及弹性，有无脱水表现
　　　　　记24小时出入量
　　　　　使用盐皮质激素药物密切观察血压、水肿、血清电解质等变化

并发症处理 —— 迅速建立两条静脉通道
　　　　　遵医嘱补充生理盐水、葡萄糖液和糖皮质激素，注意观察用药疗效
　　　　　吸氧，保持呼吸道通畅

健康教育 —— 避免感染、创伤、过度劳累等加重病情的因素
　　　　　外出时避免阳光直晒，随身携带识别卡
　　　　　教育患者及家属了解此病需终生治疗，服药按时定量，切勿自行增减药量或停药
　　　　　了解药物的不良反应，指导将药物与食物或制酸剂一起服用，避免单独或空腹服用，以免损伤胃黏膜
　　　　　定期复查，调整药物剂量

社区-家庭支持 —— 社区护士应建立完善的随访制度，以了解患者的用药情况、心理状态等，做出针对性的健康指导

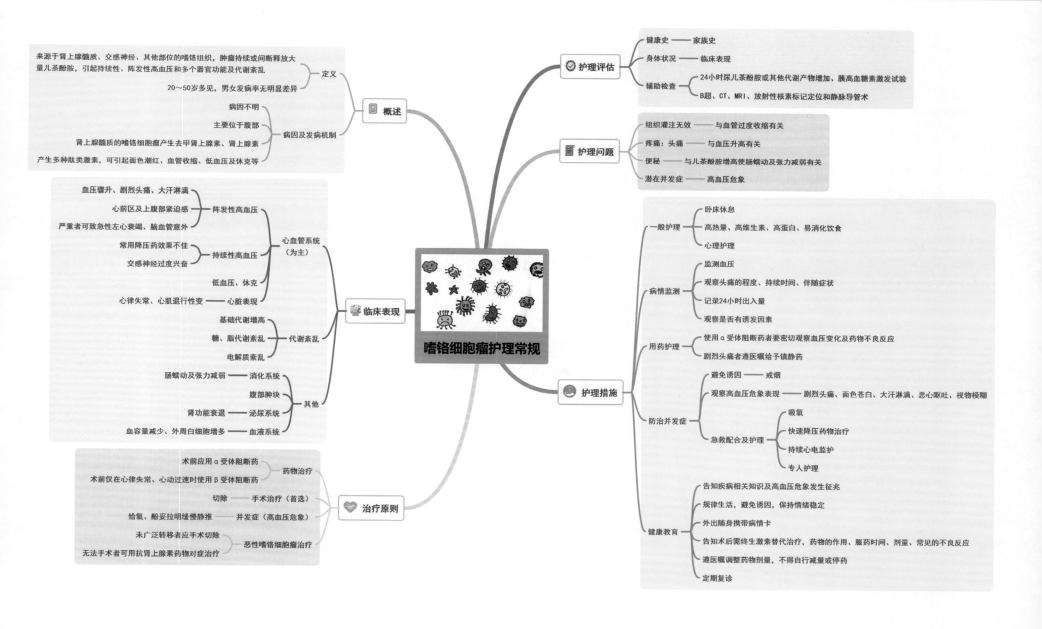

来源于肾上腺髓质、交感神经、其他部位的嗜铬组织，肿瘤持续或间断释放大量儿茶酚胺，引起持续性、阵发性高血压和多个器官功能及代谢紊乱 —— 定义

20～50岁多见，男女发病率无明显差异

病因不明

主要位于腹部

肾上腺髓质的嗜铬细胞瘤产生去甲肾上腺素、肾上腺素 —— 病因及发病机制

产生多种肽类激素，可引起面色潮红、血管收缩、低血压及休克等

概述

血压骤升、剧烈头痛、大汗淋漓

心前区及上腹部紧迫感 —— 阵发性高血压

严重者可致急性左心衰竭、脑血管意外

常用降压药效果不佳 —— 持续性高血压

交感神经过度兴奋

心血管系统（为主）

低血压、休克

心律失常、心肌退行性变 —— 心脏表现

基础代谢增高

糖、脂代谢紊乱 —— 代谢紊乱

电解质紊乱

肠蠕动及张力减弱 —— 消化系统

腹部肿块

肾功能衰退 —— 泌尿系统   其他

血容量减少、外周白细胞增多 —— 血液系统

临床表现

术前应用 α 受体阻断药 —— 药物治疗

术前仅在心律失常、心动过速时使用 β 受体阻断药

切除 —— 手术治疗（首选）

给氧、酚妥拉明缓慢静推 —— 并发症（高血压危象）

未广泛转移者应手术切除 —— 恶性嗜铬细胞瘤治疗

无法手术者可用抗肾上腺素药物对症治疗

治疗原则

嗜铬细胞瘤护理常规

健康史 —— 家族史

身体状况 —— 临床表现

辅助检查

24小时尿儿茶酚胺或其他代谢产物增加、胰高血糖素激发试验

B超、CT、MRI、放射性核素标记定位和静脉导管术

护理评估

组织灌注无效 —— 与血管过度收缩有关

疼痛：头痛 —— 与血压升高有关

便秘 —— 与儿茶酚胺增高使肠蠕动及张力减弱有关

潜在并发症 —— 高血压危象

护理问题

卧床休息

高热量、高维生素、高蛋白、易消化饮食 —— 一般护理

心理护理

监测血压

观察头痛的程度、持续时间、伴随症状 —— 病情监测

记录24小时出入量

观察是否有诱发因素

使用 α 受体阻断药者要密切观察血压变化及药物不良反应 —— 用药护理

剧烈头痛者遵医嘱给予镇静药

避免诱因 —— 戒烟

观察高血压危象表现 —— 剧烈头痛、面色苍白、大汗淋漓、恶心呕吐、视物模糊 —— 防治并发症

吸氧

快速降压药物治疗

急救配合及护理   持续心电监护

专人护理

告知疾病相关知识及高血压危象发生征兆

规律生活，避免诱因，保持情绪稳定

外出随身携带病情卡 —— 健康教育

告知术后需终生激素替代治疗，药物的作用、服药时间、剂量、常见的不良反应

遵医嘱调整药物剂量，不得自行减量或停药

定期复诊

护理措施

151

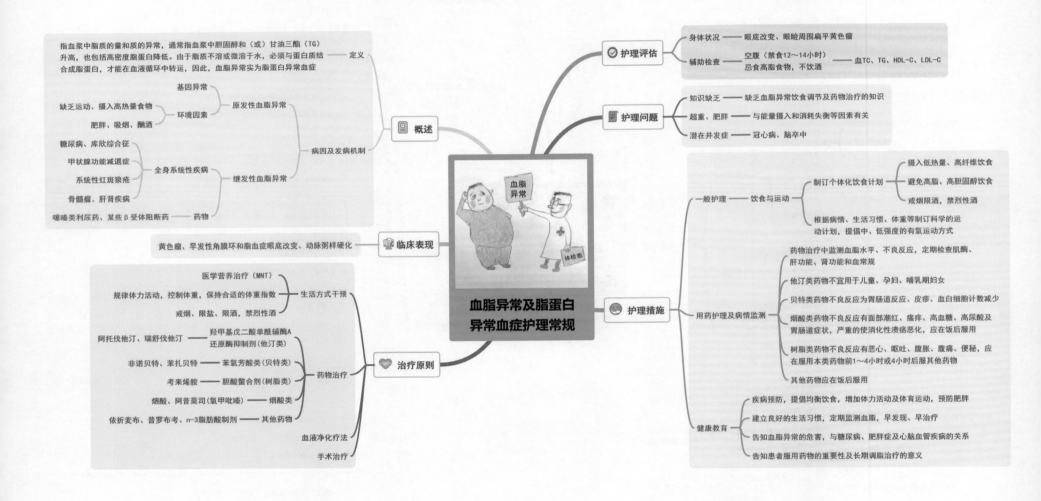

指血浆中脂质的量和质的异常，通常指血浆中胆固醇和（或）甘油三酯（TG）升高，也包括高密度脂蛋白降低。由于脂质不溶或微溶于水，必须与蛋白质结合成脂蛋白，才能在血液循环中转运，因此，血脂异常实为脂蛋白异常血症 —— 定义

基因异常
缺乏运动、摄入高热量食物 —— 环境因素 —— 原发性血脂异常
肥胖、吸烟、酗酒

糖尿病、库欣综合征
甲状腺功能减退症
系统性红斑狼疮 —— 全身系统性疾病 —— 继发性血脂异常
骨髓瘤、肝肾疾病
噻嗪类利尿药、某些 β 受体阻断药 —— 药物

病因及发病机制

概述

黄色瘤、早发性角膜环和脂血症眼底改变、动脉粥样硬化 —— **临床表现**

医学营养治疗（MNT）
规律体力活动，控制体重，保持合适的体重指数 —— 生活方式干预
戒烟、限盐、限酒，禁烈性酒

羟甲基戊二酸单酰辅酶A
阿托伐他汀、瑞舒伐他汀 —— 还原酶抑制剂（他汀类）
非诺贝特、苯扎贝特 —— 苯氧芳酸类（贝特类）
考来烯胺 —— 胆酸螯合剂（树脂类） —— 药物治疗
烟酸、阿昔莫司（氧甲吡嗪） —— 烟酸类
依折麦布、普罗布考、n-3脂肪酸制剂 —— 其他药物

血液净化疗法
手术治疗

治疗原则

身体状况 —— 眼底改变、眼睑周围扁平黄色瘤
辅助检查 —— 空腹（禁食12～14小时）忌食高脂食物，不饮酒 —— 血TC、TG、HDL-C、LDL-C

护理评估

知识缺乏 —— 缺乏血脂异常饮食调节及药物治疗的知识
超重、肥胖 —— 与能量摄入和消耗失衡等因素有关
潜在并发症 —— 冠心病、脑卒中

护理问题

摄入低热量、高纤维饮食
制订个体化饮食计划 —— 避免高脂、高胆固醇饮食
戒烟限酒，禁烈性酒
一般护理 —— 饮食与运动
根据病情、生活习惯、体重等制订科学的运动计划，提倡中、低强度的有氧运动方式

药物治疗中监测血脂水平、不良反应，定期检查肌酶、肝功能、肾功能和血常规
他汀类药物不宜用于儿童、孕妇、哺乳期妇女
贝特类药物不良反应为胃肠道反应、皮疹、血白细胞计数减少
用药护理及病情监测 —— 烟酸类药物不良反应有面部潮红、瘙痒、高血糖、高尿酸及胃肠道症状，严重的使消化性溃疡恶化，应在饭后服用
树脂类药物不良反应有恶心、呕吐、腹胀、腹痛、便秘，应在服用本类药物前1～4小时或4小时后服其他药物
其他药物应在饭后服用

疾病预防，提倡均衡饮食，增加体力活动及体育运动，预防肥胖
建立良好的生活习惯，定期监测血脂，早发现、早治疗
健康教育 —— 告知血脂异常的危害，与糖尿病、肥胖症及心脑血管疾病的关系
告知患者服用药物的重要性及长期调脂治疗的意义

护理措施

血脂异常及脂蛋白异常血症护理常规

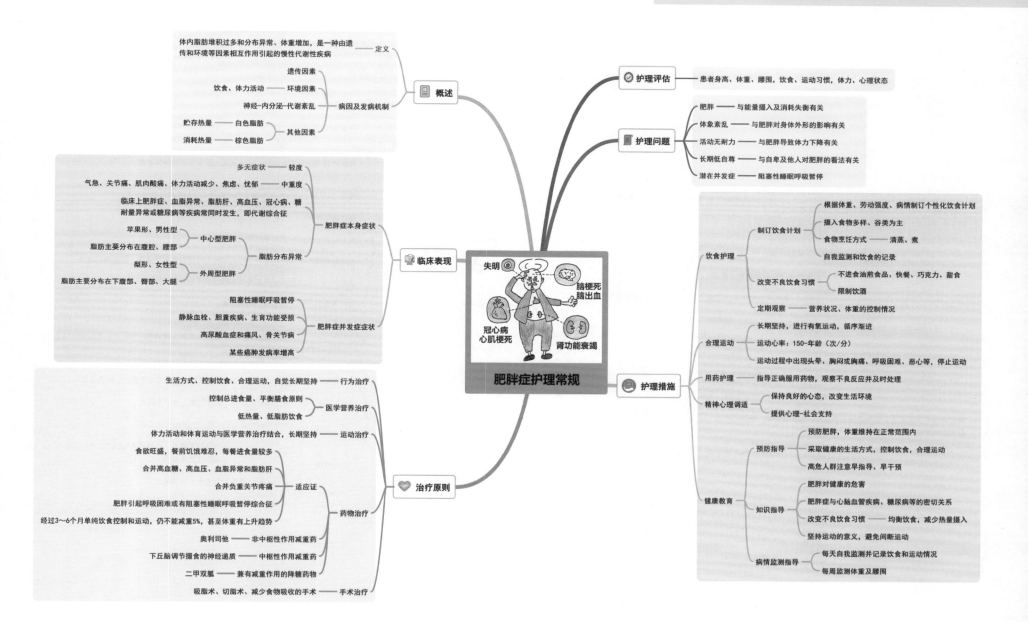

概述

定义 —— 体内脂肪堆积过多和分布异常、体重增加，是一种由遗传和环境等因素相互作用引起的慢性代谢性疾病

病因及发病机制
- 遗传因素
- 环境因素 —— 饮食、体力活动
- 神经-内分泌-代谢紊乱
- 其他因素
  - 白色脂肪 —— 贮存热量
  - 棕色脂肪 —— 消耗热量

临床表现

肥胖症本身症状
- 轻度 —— 多无症状
- 中重度 —— 气急、关节痛、肌肉酸痛、体力活动减少、焦虑、忧郁
- 临床上肥胖症、血脂异常、脂肪肝、高血压、冠心病、糖耐量异常或糖尿病等疾病常同时发生，即代谢综合征

脂肪分布异常
- 中心型肥胖
  - 苹果形、男性型
  - 脂肪主要分布在腹腔、腰部
- 外周型肥胖
  - 梨形、女性型
  - 脂肪主要分布在下腹部、臀部、大腿

肥胖症并发症症状
- 阻塞性睡眠呼吸暂停
- 静脉血栓、胆囊疾病、生育功能受损
- 高尿酸血症和痛风、骨关节病
- 某些癌肿发病率增高

治疗原则

行为治疗 —— 生活方式、控制饮食、合理运动，自觉长期坚持

医学营养治疗
- 控制总进食量、平衡膳食原则
- 低热量、低脂肪饮食

运动治疗 —— 体力活动和体育运动与医学营养治疗结合，长期坚持

药物治疗
- 适应证
  - 食欲旺盛，餐前饥饿难忍，每餐进食量较多
  - 合并高血糖、高血压、血脂异常和脂肪肝
  - 合并负重关节疼痛
  - 肥胖引起呼吸困难或有阻塞性睡眠呼吸暂停综合征
  - 经过3~6个月单纯饮食控制和运动，仍不能减重5%，甚至体重有上升趋势
  - 奥利司他 —— 非中枢性作用减重药
  - 下丘脑调节摄食的神经递质 —— 中枢性作用减重药
  - 二甲双胍 —— 兼有减重作用的降糖药物

手术治疗 —— 吸脂术、切脂术、减少食物吸收的手术

护理评估 —— 患者身高、体重、腰围，饮食、运动习惯，体力、心理状态

护理问题
- 肥胖 —— 与能量摄入及消耗失衡有关
- 体象紊乱 —— 与肥胖对身体外形的影响有关
- 活动无耐力 —— 与肥胖导致活动力下降有关
- 长期低自尊 —— 与自卑及他人对肥胖的看法有关
- 潜在并发症 —— 阻塞性睡眠呼吸暂停

护理措施

饮食护理
- 制订饮食计划
  - 根据体重、劳动强度、病情制订个性化饮食计划
  - 摄入食物多样、谷类为主
  - 食物烹饪方式 —— 清蒸、煮
  - 自我监测和饮食的记录
- 改变不良饮食习惯
  - 不进食油煎食品、快餐、巧克力、甜食
  - 限制饮酒
- 定期观察 —— 营养状况、体重的控制情况

合理运动
- 长期坚持，进行有氧运动，循序渐进
- 运动心率：150-年龄（次/分）
- 运动过程中出现头晕、胸闷或胸痛、呼吸困难、恶心等，停止运动

用药护理 —— 指导正确服用药物，观察不良反应并及时处理

精神心理调适
- 保持良好的心态，改变生活环境
- 提供心理-社会支持

健康教育
- 预防指导
  - 预防肥胖，体重维持在正常范围内
  - 采取健康的生活方式，控制饮食，合理运动
  - 高危人群注意早指导、早干预
- 知识指导
  - 肥胖对健康的危害
  - 肥胖症与心脑血管疾病、糖尿病等的密切关系
  - 改变不良饮食习惯 —— 均衡饮食，减少热量摄入
  - 坚持运动的意义，避免间断运动
- 病情监测指导
  - 每天自我监测并记录饮食和运动情况
  - 每周监测体重和腰围

肥胖症护理常规
- 失明
- 脑梗死 脑出血
- 冠心病 心肌梗死
- 肾功能衰竭

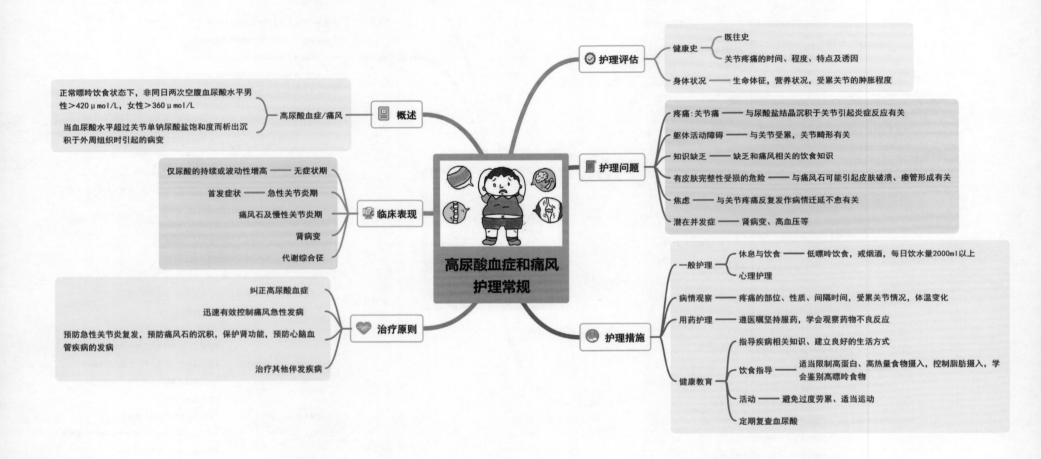

正常嘌呤饮食状态下，非同日两次空腹血尿酸水平男性 >420μmol/L，女性 >360μmol/L

当血尿酸水平超过关节单钠尿酸盐饱和度而析出沉积于外周组织时引起的病变

高尿酸血症/痛风 —— 概述

仅尿酸的持续或波动性增高 —— 无症状期

首发症状 —— 急性关节炎期

痛风石及慢性关节炎期

肾病变

代谢综合征

临床表现

纠正高尿酸血症

迅速有效控制痛风急性发病

预防急性关节炎复发，预防痛风石的沉积，保护肾功能，预防心脑血管疾病的发病

治疗其他伴发疾病

治疗原则

高尿酸血症和痛风护理常规

护理评估

健康史 —— 既往史

关节疼痛的时间、程度、特点及诱因

身体状况 —— 生命体征，营养状况，受累关节的肿胀程度

护理问题

疼痛：关节痛 —— 与尿酸盐结晶沉积于关节引起炎症反应有关

躯体活动障碍 —— 与关节受累，关节畸形有关

知识缺乏 —— 缺乏和痛风相关的饮食知识

有皮肤完整性受损的危险 —— 与痛风石可能引起皮肤破溃、瘘管形成有关

焦虑 —— 与关节疼痛反复发作病情迁延不愈有关

潜在并发症 —— 肾病变、高血压等

护理措施

一般护理 —— 休息与饮食 —— 低嘌呤饮食，戒烟酒，每日饮水量2000ml以上

心理护理

病情观察 —— 疼痛的部位、性质、间隔时间，受累关节情况，体温变化

用药护理 —— 遵医嘱坚持服药，学会观察药物不良反应

健康教育 —— 指导疾病相关知识、建立良好的生活方式

饮食指导 —— 适当限制高蛋白、高热量食物摄入，控制脂肪摄入，学会鉴别高嘌呤食物

活动 —— 避免过度劳累、适当运动

定期复查血尿酸

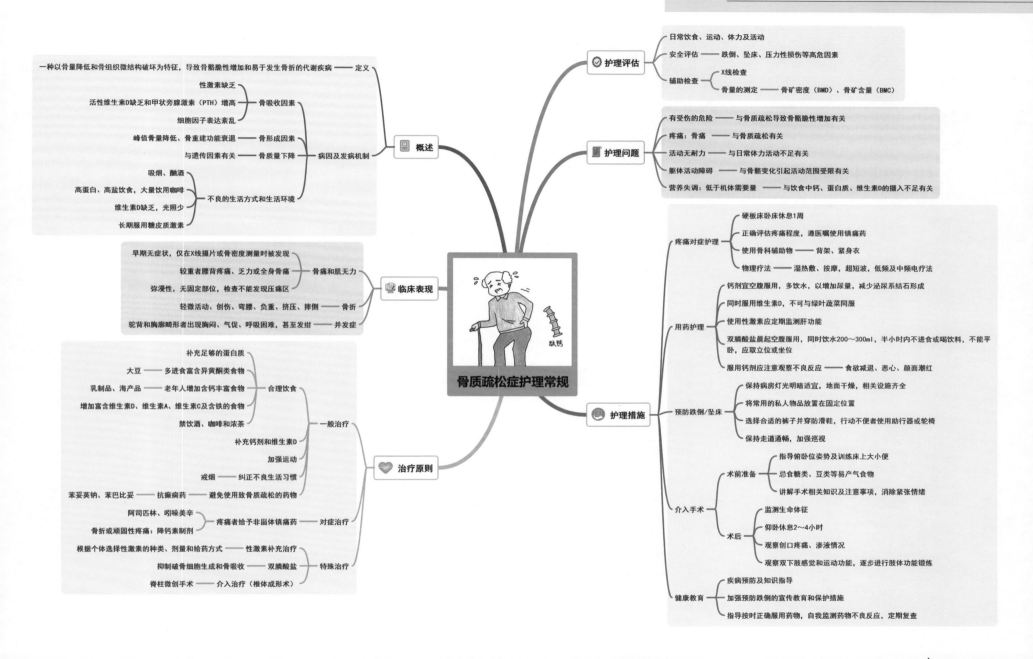

护理评估
- 日常饮食、运动、体力及活动
- 安全评估 —— 跌倒、坠床、压力性损伤等高危因素
- 辅助检查
  - X线检查
  - 骨量的测定 —— 骨矿密度（BMD）、骨矿含量（BMC）

护理问题
- 有受伤的危险 —— 与骨质疏松导致骨骼脆性增加有关
- 疼痛：骨痛 —— 与骨质疏松有关
- 活动无耐力 —— 与日常体力活动不足有关
- 躯体活动障碍 —— 与骨骼变化引起活动范围受限有关
- 营养失调：低于机体需要量 —— 与饮食中钙、蛋白质、维生素D的摄入不足有关

护理措施
- 疼痛对症护理
  - 硬板床卧床休息1周
  - 正确评估疼痛程度，遵医嘱使用镇痛药
  - 使用骨科辅助物 —— 背架、紧身衣
  - 物理疗法 —— 湿热敷、按摩，超短波，低频及中频电疗法
- 用药护理
  - 钙剂宜空腹服用，多饮水，以增加尿量，减少泌尿系结石形成
  - 同时服用维生素D，不可与绿叶蔬菜同服
  - 使用性激素应定期监测肝功能
  - 双膦酸盐晨起空腹服用，同时饮水200～300ml，半小时内不进食或喝饮料，不能平卧，应取立位或坐位
  - 服用钙剂应注意观察不良反应 —— 食欲减退、恶心、颜面潮红
- 预防跌倒/坠床
  - 保持病房灯光明暗适宜，地面干燥，相关设施齐全
  - 将常用的私人物品放置在固定位置
  - 选择合适的裤子并穿防滑鞋，行动不便者使用助行器或轮椅
  - 保持走道通畅，加强巡视
- 介入手术
  - 术前准备
    - 指导俯卧位姿势及训练床上大小便
    - 忌食糖类、豆类等易产气食物
    - 讲解手术相关知识及注意事项，消除紧张情绪
  - 术后
    - 监测生命体征
    - 仰卧休息2～4小时
    - 观察创口疼痛、渗液情况
    - 观察双下肢感觉和运动功能，逐步进行肢体功能锻炼
- 健康教育
  - 疾病预防及知识指导
  - 加强预防跌倒的宣传教育和保护措施
  - 指导按时正确服用药物，自我监测药物不良反应，定期复查

概述
- 一种以骨量降低和骨组织微结构破坏为特征，导致骨骼脆性增加和易于发生骨折的代谢疾病 —— 定义
- 病因及发病机制
  - 骨吸收因素
    - 性激素缺乏
    - 活性维生素D缺乏和甲状旁腺激素（PTH）增高
    - 细胞因子表达紊乱
  - 骨形成因素 —— 峰值骨量降低、骨重建功能衰退
  - 骨质量下降 —— 与遗传因素有关
  - 不良的生活方式和生活环境
    - 吸烟、酗酒
    - 高蛋白、高盐饮食，大量饮用咖啡
    - 维生素D缺乏，光照少
    - 长期服用糖皮质激素

临床表现
- 骨痛和肌无力
  - 早期无症状，仅在X线摄片或骨密度测量时被发现
  - 较重者腰背疼痛、乏力或全身骨痛
  - 弥漫性，无固定部位，检查不能发现压痛区
- 骨折 —— 轻微活动、创伤、弯腰、负重、挤压、摔倒
- 并发症 —— 驼背和胸廓畸形者出现胸闷、气促、呼吸困难，甚至发绀

治疗原则
- 一般治疗
  - 合理饮食
    - 补充足够的蛋白质
    - 大豆 —— 多进食富含异黄酮类食物
    - 乳制品、海产品 —— 老年人增加含钙丰富食物
    - 增加富含维生素D、维生素A、维生素C及含铁的食物
    - 禁饮酒、咖啡和浓茶
  - 补充钙剂和维生素D
  - 加强运动
- 纠正不良生活习惯 —— 戒烟
- 对症治疗
  - 避免使用致骨质疏松的药物 —— 抗癫痫药 —— 苯妥英钠、苯巴比妥
  - 疼痛者给予非甾体镇痛药 —— 阿司匹林、吲哚美辛
  - 骨折或顽固性疼痛：降钙素制剂
- 特殊治疗
  - 性激素补充治疗 —— 根据个体选择性激素的种类、剂量和给药方式
  - 双膦酸盐 —— 抑制破骨细胞生成和骨吸收
  - 介入治疗（椎体成形术） —— 脊柱微创手术

骨质疏松症护理常规

缺钙

第 **8** 章

肾内科护理常规

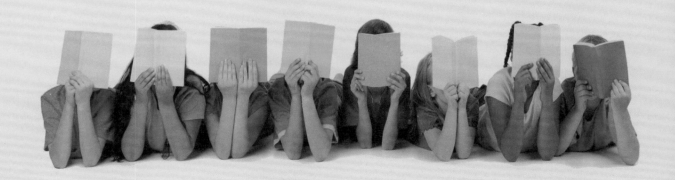

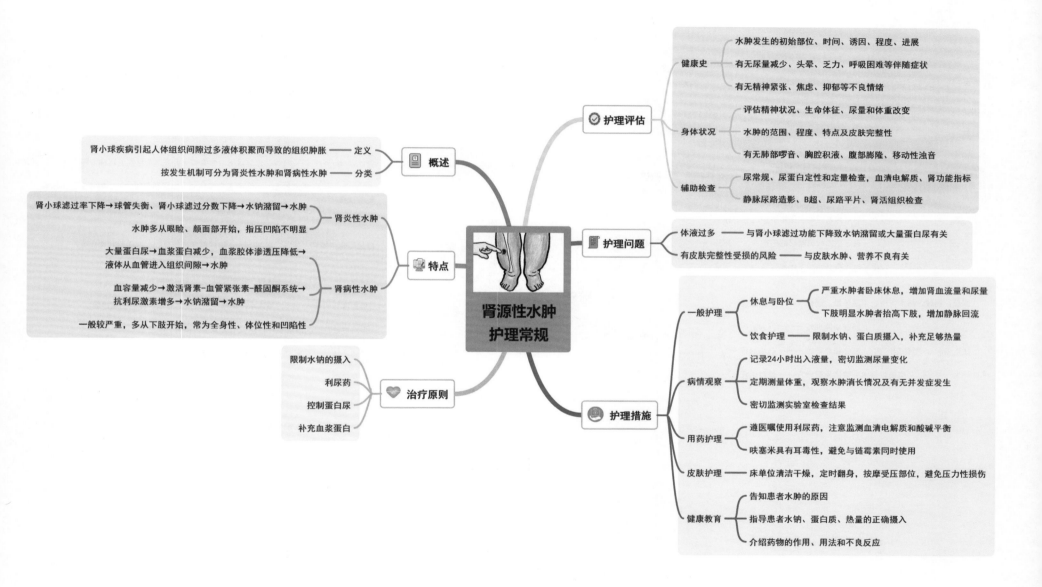

概述
- 肾小球疾病引起人体组织间隙过多液体积聚而导致的组织肿胀 —— 定义
- 按发生机制可分为肾炎性水肿和肾病性水肿 —— 分类

特点
- 肾小球滤过率下降→球管失衡、肾小球滤过分数下降→水钠潴留→水肿
- 水肿多从眼睑、颜面部开始，指压凹陷不明显 —— 肾炎性水肿
- 大量蛋白尿→血浆蛋白减少，血浆胶体渗透压降低→液体从血管进入组织间隙→水肿
- 血容量减少→激活肾素-血管紧张素-醛固酮系统、抗利尿激素增多→水钠潴留→水肿 —— 肾病性水肿
- 一般较严重，多从下肢开始，常为全身性、体位性和凹陷性

治疗原则
- 限制水钠的摄入
- 利尿药
- 控制蛋白尿
- 补充血浆蛋白

肾源性水肿护理常规

护理评估
- 健康史
  - 水肿发生的初始部位、时间、诱因、程度、进展
  - 有无尿量减少、头晕、乏力、呼吸困难等伴随症状
  - 有无精神紧张、焦虑、抑郁等不良情绪
- 身体状况
  - 评估精神状况、生命体征、尿量和体重改变
  - 水肿的范围、程度、特点及皮肤完整性
  - 有无肺部啰音、胸腔积液、腹部膨隆、移动性浊音
- 辅助检查
  - 尿常规、尿蛋白定性和定量检查，血清电解质、肾功能指标
  - 静脉尿路造影、B超、尿路平片、肾活组织检查

护理问题
- 体液过多 —— 与肾小球滤过功能下降致水钠潴留或大量蛋白尿有关
- 有皮肤完整性受损的风险 —— 与皮肤水肿、营养不良有关

护理措施
- 一般护理
  - 休息与卧位
    - 严重水肿者卧床休息，增加肾血流量和尿量
    - 下肢明显水肿者抬高下肢，增加静脉回流
  - 饮食护理 —— 限制水钠、蛋白质摄入，补充足够热量
- 病情观察
  - 记录24小时出入液量，密切监测尿量变化
  - 定期测量体重，观察水肿消长情况及有无并发症发生
  - 密切监测实验室检查结果
- 用药护理
  - 遵医嘱使用利尿药，注意监测血清电解质和酸碱平衡
  - 呋塞米具有耳毒性，避免与链霉素同时使用
- 皮肤护理 —— 床单位清洁干燥，定时翻身，按摩受压部位，避免压力性损伤
- 健康教育
  - 告知患者水肿的原因
  - 指导患者水钠、蛋白质、热量的正确摄入
  - 介绍药物的作用、用法和不良反应

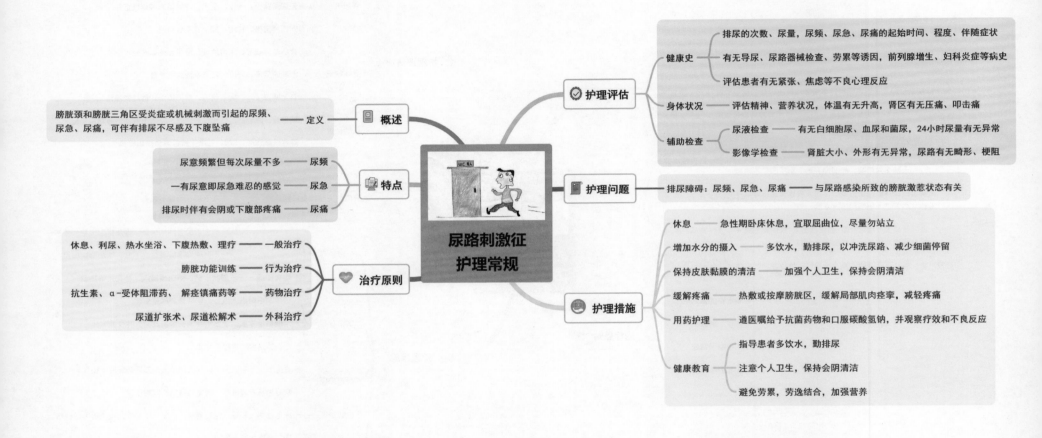

概述 — 定义 — 膀胱颈和膀胱三角区受炎症或机械刺激而引起的尿频、尿急、尿痛，可伴有排尿不尽感及下腹坠痛

特点
- 尿意频繁但每次尿量不多 — 尿频
- 一有尿意即尿急难忍的感觉 — 尿急
- 排尿时伴有会阴或下腹部疼痛 — 尿痛

治疗原则
- 休息、利尿、热水坐浴、下腹热敷、理疗 — 一般治疗
- 膀胱功能训练 — 行为治疗
- 抗生素、α-受体阻滞药、解痉镇痛药等 — 药物治疗
- 尿道扩张术、尿道松解术 — 外科治疗

尿路刺激征护理常规

护理评估
- 健康史
  - 排尿的次数、尿量，尿频、尿急、尿痛的起始时间、程度、伴随症状
  - 有无导尿、尿路器械检查、劳累等诱因，前列腺增生、妇科炎症等病史
  - 评估患者有无紧张、焦虑等不良心理反应
- 身体状况 — 评估精神、营养状况，体温有无升高，肾区有无压痛、叩击痛
- 辅助检查
  - 尿液检查 — 有无白细胞尿、血尿和菌尿，24小时尿量有无异常
  - 影像学检查 — 肾脏大小、外形有无异常，尿路有无畸形、梗阻

护理问题 — 排尿障碍：尿频、尿急、尿痛 — 与尿路感染所致的膀胱激惹状态有关

护理措施
- 休息 — 急性期卧床休息，宜取屈曲位，尽量勿站立
- 增加水分的摄入 — 多饮水，勤排尿，以冲洗尿路、减少细菌停留
- 保持皮肤黏膜的清洁 — 加强个人卫生，保持会阴清洁
- 缓解疼痛 — 热敷或按摩膀胱区，缓解局部肌肉痉挛，减轻疼痛
- 用药护理 — 遵医嘱给予抗菌药物和口服碳酸氢钠，并观察疗效和不良反应
- 健康教育
  - 指导患者多饮水，勤排尿
  - 注意个人卫生，保持会阴清洁
  - 避免劳累，劳逸结合，加强营养

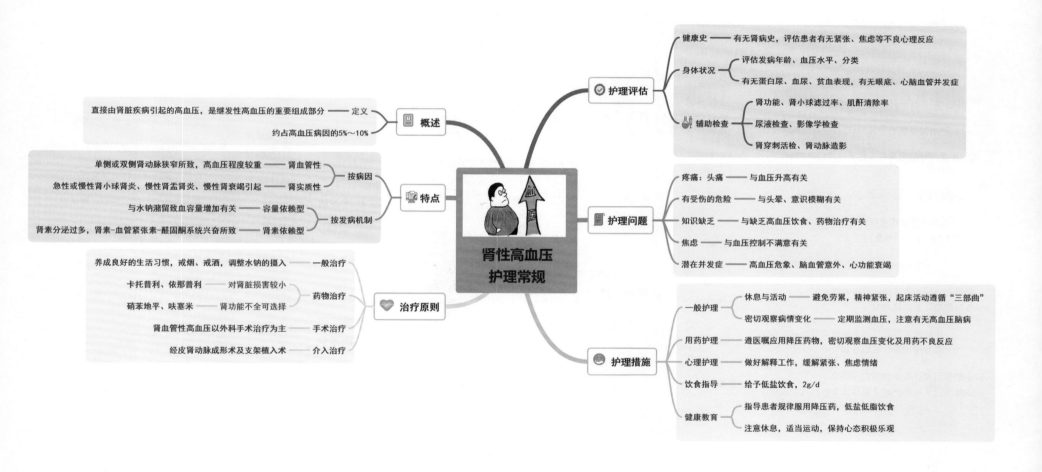

概述
- 直接由肾脏疾病引起的高血压，是继发性高血压的重要组成部分 —— 定义
- 约占高血压病因的5%～10%

特点
- 按病因
  - 单侧或双侧肾动脉狭窄所致，高血压程度较重 —— 肾血管性
  - 急性或慢性肾小球肾炎、慢性肾盂肾炎、慢性肾衰竭引起 —— 肾实质性
- 按发病机制
  - 与水钠潴留致血容量增加有关 —— 容量依赖型
  - 肾素分泌过多，肾素-血管紧张素-醛固酮系统兴奋所致 —— 肾素依赖型

治疗原则
- 一般治疗 —— 养成良好的生活习惯，戒烟、戒酒，调整水钠的摄入
- 药物治疗
  - 卡托普利、依那普利 —— 对肾脏损害较小
  - 硝苯地平、呋塞米 —— 肾功能不全可选择
- 手术治疗 —— 肾血管性高血压以外科手术治疗为主
- 介入治疗 —— 经皮肾动脉成形术及支架植入术

肾性高血压护理常规

护理评估
- 健康史 —— 有无肾病史，评估患者有无紧张、焦虑等不良心理反应
- 身体状况
  - 评估发病年龄、血压水平、分类
  - 有无蛋白尿、血尿、贫血表现，有无眼底、心脑血管并发症
- 辅助检查
  - 肾功能、肾小球滤过率、肌酐清除率
  - 尿液检查、影像学检查
  - 肾穿刺活检、肾动脉造影

护理问题
- 疼痛：头痛 —— 与血压升高有关
- 有受伤的危险 —— 与头晕、意识模糊有关
- 知识缺乏 —— 与缺乏高血压饮食、药物治疗有关
- 焦虑 —— 与血压控制不满意有关
- 潜在并发症 —— 高血压危象、脑血管意外、心功能衰竭

护理措施
- 一般护理
  - 休息与活动 —— 避免劳累，精神紧张，起床活动遵循"三部曲"
  - 密切观察病情变化 —— 定期监测血压，注意有无高血压脑病
- 用药护理 —— 遵医嘱应用降压药物，密切观察血压变化及用药不良反应
- 心理护理 —— 做好解释工作，缓解紧张、焦虑情绪
- 饮食指导 —— 给予低盐饮食，2g/d
- 健康教育
  - 指导患者规律服用降压药，低盐低脂饮食
  - 注意休息，适当运动，保持心态积极乐观

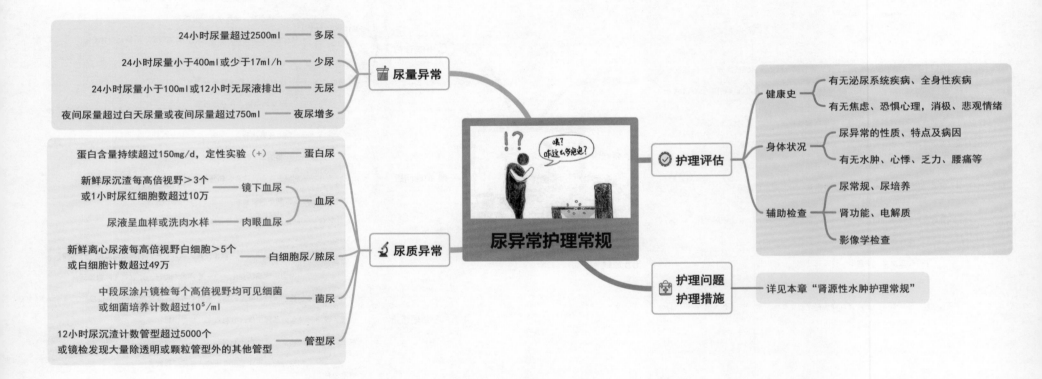

24小时尿量超过2500ml —— 多尿

24小时尿量小于400ml或少于17ml/h —— 少尿

24小时尿量小于100ml或12小时无尿液排出 —— 无尿

夜间尿量超过白天尿量或夜间尿量超过750ml —— 夜尿增多

尿量异常

蛋白含量持续超过150mg/d，定性实验（+）—— 蛋白尿

新鲜尿沉渣每高倍视野＞3个
或1小时尿红细胞数超过10万 —— 镜下血尿

尿液呈血样或洗肉水样 —— 肉眼血尿

血尿

新鲜离心尿液每高倍视野白细胞＞5个
或白细胞计数超过49万 —— 白细胞尿/脓尿

中段尿涂片镜检每个高倍视野均可见细菌
或细菌培养计数超过10^5/ml —— 菌尿

12小时尿沉渣计数管型超过5000个
或镜检发现大量除透明或颗粒管型外的其他管型 —— 管型尿

尿质异常

尿异常护理常规

护理评估

健康史 —— 有无泌尿系统疾病、全身性疾病
　　　　 —— 有无焦虑、恐惧心理，消极、悲观情绪

身体状况 —— 尿异常的性质、特点及病因
　　　　　 —— 有无水肿、心悸、乏力、腰痛等

辅助检查 —— 尿常规、尿培养
　　　　　 —— 肾功能、电解质
　　　　　 —— 影像学检查

护理问题
护理措施 —— 详见本章"肾源性水肿护理常规"

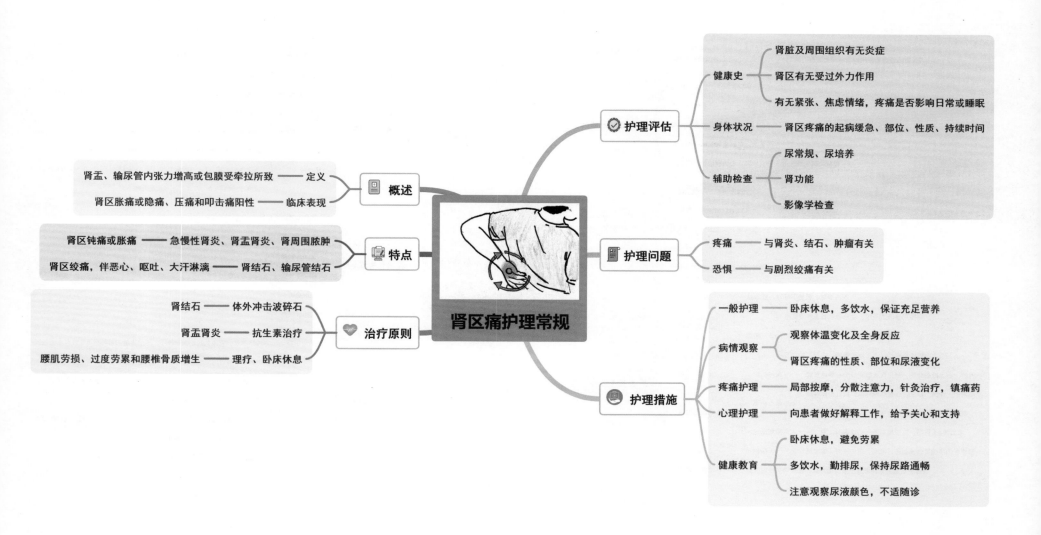

概述

定义 —— 肾盂、输尿管内张力增高或包膜受牵拉所致

临床表现 —— 肾区胀痛或隐痛、压痛和叩击痛阳性

特点

急慢性肾炎、肾盂肾炎、肾周围脓肿 —— 肾区钝痛或胀痛

肾结石、输尿管结石 —— 肾区绞痛，伴恶心、呕吐、大汗淋漓

治疗原则

体外冲击波碎石 —— 肾结石

抗生素治疗 —— 肾盂肾炎

理疗、卧床休息 —— 腰肌劳损、过度劳累和腰椎骨质增生

肾区痛护理常规

护理评估

健康史
- 肾脏及周围组织有无炎症
- 肾区有无受过外力作用
- 有无紧张、焦虑情绪，疼痛是否影响日常或睡眠

身体状况 —— 肾区疼痛的起病缓急、部位、性质、持续时间

辅助检查
- 尿常规、尿培养
- 肾功能
- 影像学检查

护理问题

疼痛 —— 与肾炎、结石、肿瘤有关

恐惧 —— 与剧烈绞痛有关

护理措施

一般护理 —— 卧床休息，多饮水，保证充足营养

病情观察
- 观察体温变化及全身反应
- 肾区疼痛的性质、部位和尿液变化

疼痛护理 —— 局部按摩，分散注意力，针灸治疗，镇痛药

心理护理 —— 向患者做好解释工作，给予关心和支持

健康教育
- 卧床休息，避免劳累
- 多饮水，勤排尿，保持尿路通畅
- 注意观察尿液颜色，不适随诊

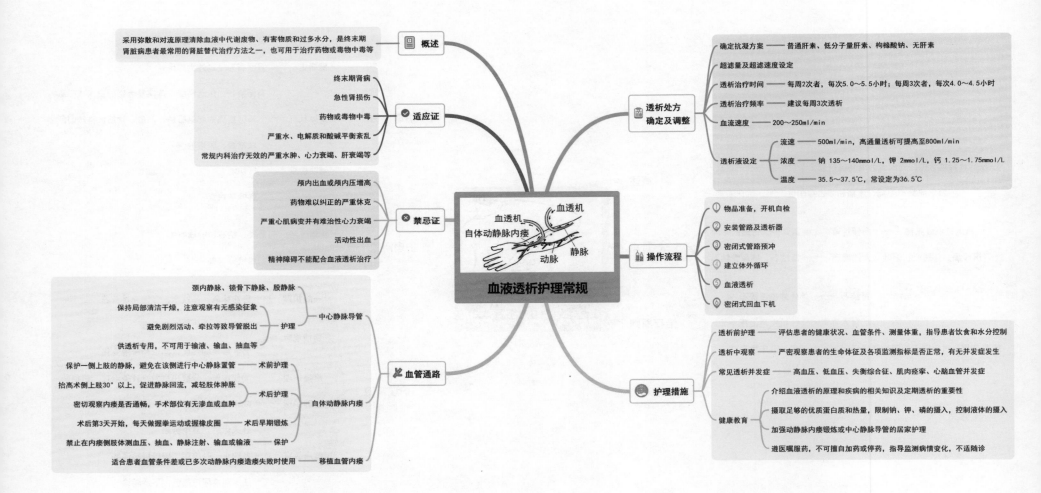

采用弥散和对流原理清除血液中代谢废物、有害物质和过多水分，是终末期肾脏病患者最常用的肾脏替代治疗方法之一，也可用于治疗药物或毒物中毒等 —— 概述

终末期肾病
急性肾损伤
药物或毒物中毒 —— 适应证
严重水、电解质和酸碱平衡紊乱
常规内科治疗无效的严重水肿、心力衰竭、肝衰竭等

颅内出血或颅内压增高
药物难以纠正的严重休克
严重心肌病变并有难治性心力衰竭 —— 禁忌证
活动性出血
精神障碍不能配合血液透析治疗

颈内静脉、锁骨下静脉、股静脉
保持局部清洁干燥，注意观察有无感染征象
避免剧烈活动、牵拉等致导管脱出 —— 护理 —— 中心静脉导管
供透析专用，不可用于输液、输血、抽血等
保护一侧上肢的静脉，避免在该侧进行中心静脉置管 —— 术前护理
抬高术侧上肢30°以上，促进静脉回流，减轻肢体肿胀 —— 术后护理 —— 自体动静脉内瘘 —— 血管通路
密切观察内瘘是否通畅，手术部位有无渗血或血肿
术后第3天开始，每天做握拳运动或握橡皮圈 —— 术后早期锻炼
禁止在内瘘侧肢体测血压、抽血、静脉注射、输血或输液 —— 保护
适合患者血管条件差或已多次动静脉内瘘造瘘失败时使用 —— 移植血管内瘘

血液透析护理常规

确定抗凝方案 —— 普通肝素、低分子量肝素、枸橼酸钠、无肝素
超滤量及超滤速度设定
透析治疗时间 —— 每周2次者，每次5.0～5.5小时；每周3次者，每次4.0～4.5小时 —— 透析处方确定及调整
透析治疗频率 —— 建议每周3次透析
血流速度 —— 200～250ml/min
透析液设定 —— 流速 —— 500ml/min，高通量透析可提高至800ml/min
浓度 —— 钠 135～140mmol/L，钾 2mmol/L，钙 1.25～1.75mmol/L
温度 —— 35.5～37.5℃，常设定为36.5℃

① 物品准备，开机自检
② 安装管路及透析器
③ 密闭式管路预冲 —— 操作流程
④ 建立体外循环
⑤ 血液透析
⑥ 密闭式回血下机

透析前护理 —— 评估患者的健康状况、血管条件、测量体重，指导患者饮食和水分控制
透析中观察 —— 严密观察患者的生命体征及各项监测指标是否正常，有无并发症发生
常见透析并发症 —— 高血压、低血压、失衡综合征、肌肉痉挛、心脑血管并发症 —— 护理措施
介绍血液透析的原理和疾病的相关知识及定期透析的重要性
摄取足够的优质蛋白质和热量，限制钠、钾、磷的摄入，控制液体的摄入 —— 健康教育
加强动静脉内瘘锻炼或中心静脉导管的居家护理
遵医嘱服药，不可擅自加药或停药，指导监测病情变化，不适随诊

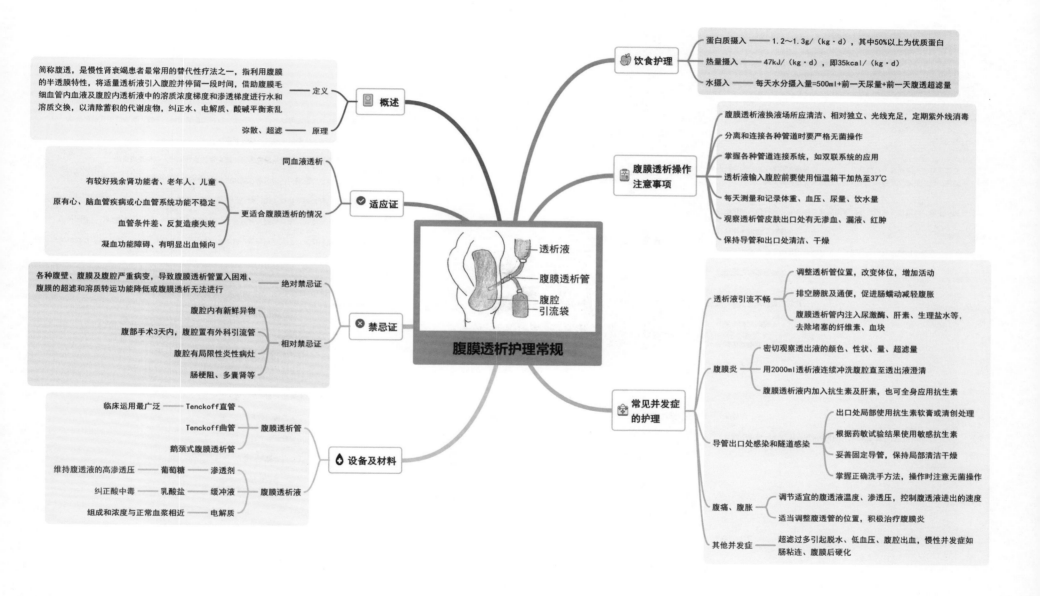

简称腹透，是慢性肾衰竭患者最常用的替代性疗法之一，指利用腹膜的半透膜特性，将适量透析液引入腹腔并停留一段时间，借助腹膜毛细血管内血液及腹腔内透析液中的溶质浓度梯度和渗透梯度进行水和溶质交换，以清除蓄积的代谢废物，纠正水、电解质、酸碱平衡紊乱 —— 定义

弥散、超滤 —— 原理

概述

饮食护理
- 蛋白质摄入 —— 1.2～1.3g/（kg·d），其中50%以上为优质蛋白
- 热量摄入 —— 47kJ/（kg·d），即35kcal/（kg·d）
- 水摄入 —— 每天水分摄入量=500ml+前一天尿量+前一天腹透超滤量

适应证

同血液透析

更适合腹膜透析的情况
- 有较好残余肾功能者、老年人、儿童
- 原有心、脑血管疾病或心血管系统功能不稳定
- 血管条件差、反复造瘘失败
- 凝血功能障碍、有明显出血倾向

腹膜透析操作注意事项
- 腹膜透析液换液场所应清洁、相对独立、光线充足，定期紫外线消毒
- 分离和连接各种管道时要严格无菌操作
- 掌握各种管道连接系统，如双联系统的应用
- 透析液输入腹腔前要使用恒温箱干加热至37℃
- 每天测量和记录体重、血压、尿量、饮水量
- 观察透析管皮肤出口处有无渗血、漏液、红肿
- 保持导管和出口处清洁、干燥

禁忌证

绝对禁忌证 —— 各种腹壁、腹膜及腹腔严重病变，导致腹膜透析管置入困难、腹膜的超滤和溶质转运功能降低或腹膜透析无法进行

相对禁忌证
- 腹腔内有新鲜异物
- 腹部手术3天内，腹腔置有外科引流管
- 腹腔有局限性炎性病灶
- 肠梗阻、多囊肾等

腹膜透析护理常规

设备及材料

腹膜透析管
- 临床运用最广泛 —— Tenckoff 直管
- Tenckoff 曲管
- 鹅颈式腹膜透析管

腹膜透析液
- 维持腹透液的高渗透压 —— 葡萄糖 —— 渗透剂
- 纠正酸中毒 —— 乳酸盐 —— 缓冲液
- 组成和浓度与正常血浆相近 —— 电解质

常见并发症的护理

透析液引流不畅
- 调整透析管位置，改变体位，增加活动
- 排空膀胱及通便，促进肠蠕动减轻腹胀
- 腹膜透析管内注入尿激酶、肝素、生理盐水等，去除堵塞的纤维素、血块

腹膜炎
- 密切观察透出液的颜色、性状、量、超滤量
- 用2000ml透析液连续冲洗腹腔直至透出液澄清
- 腹膜透析液内加入抗生素及肝素，也可全身应用抗生素

导管出口处感染和隧道感染
- 出口处局部使用抗生素软膏或清创处理
- 根据药敏试验结果使用敏感抗生素
- 妥善固定导管，保持局部清洁干燥
- 掌握正确洗手方法，操作时注意无菌操作

腹痛、腹胀
- 调节适宜的腹透液温度、渗透压，控制腹透液进出的速度
- 适当调整腹透管的位置，积极治疗腹膜炎

其他并发症 —— 超滤过多引起脱水、低血压、腹腔出血，慢性并发症如肠粘连、腹膜后硬化

165

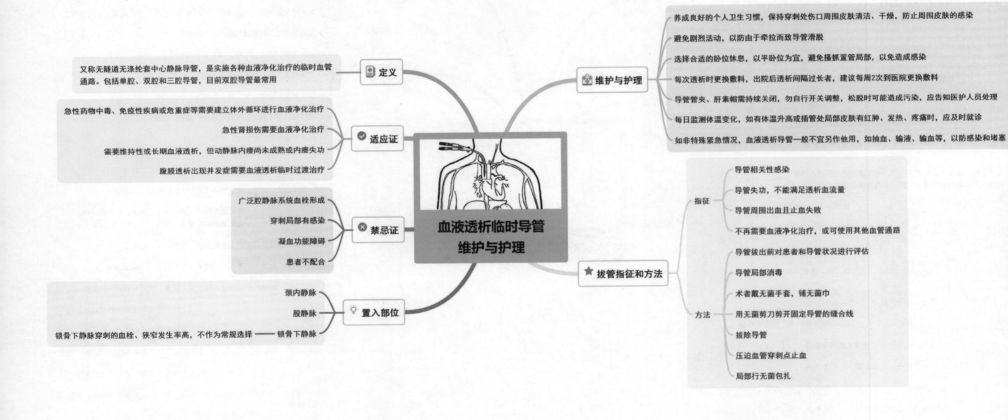

又称无隧道无涤纶套中心静脉导管，是实施各种血液净化治疗的临时血管通路。包括单腔、双腔和三腔导管，目前双腔导管最常用 —— **定义**

急性药物中毒、免疫性疾病或危重症等需要建立体外循环进行血液净化治疗
急性肾损伤需要血液净化治疗
需要维持性或长期血液透析，但动静脉内瘘尚未成熟或内瘘失功
腹膜透析出现并发症需要血液透析临时过渡治疗 —— **适应证**

广泛腔静脉系统血栓形成
穿刺局部有感染
凝血功能障碍
患者不配合 —— **禁忌证**

颈内静脉
股静脉
锁骨下静脉穿刺的血栓、狭窄发生率高，不作为常规选择 —— 锁骨下静脉 —— **置入部位**

血液透析临时导管维护与护理

维护与护理
养成良好的个人卫生习惯，保持穿刺处伤口周围皮肤清洁、干燥，防止周围皮肤的感染
避免剧烈活动，以防由于牵拉而致导管滑脱
选择合适的卧位休息，以平卧位为宜，避免搔抓置管局部，以免造成感染
每次透析时更换敷料，出院后透析间隔过长者，建议每周2次到医院更换敷料
导管管夹、肝素帽需持续关闭，勿自行开关调整，松脱时可能造成污染，应告知医护人员处理
每日监测体温变化，如有体温升高或插管处局部皮肤有红肿、发热、疼痛时，应及时就诊
如非特殊紧急情况，血液透析导管一般不宜另作他用，如抽血、输液、输血等，以防感染和堵塞

拔管指征和方法
指征
导管相关性感染
导管失功，不能满足透析血流量
导管周围出血且止血失败
不再需要血液净化治疗，或可使用其他血管通路

方法
导管拔出前对患者和导管状况进行评估
导管局部消毒
术者戴无菌手套，铺无菌巾
用无菌剪刀剪开固定导管的缝合线
拔除导管
压迫血管穿刺点止血
局部行无菌包扎

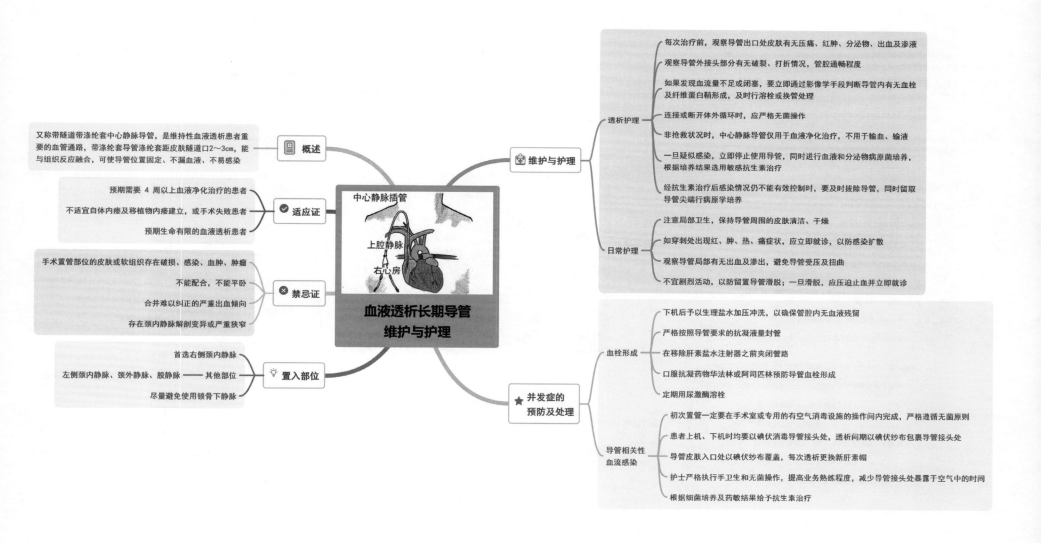

概述

又称带隧道带涤纶套中心静脉导管，是维持性血液透析患者重要的血管通路，带涤纶套导管涤纶套距皮肤隧道出口2～3cm，能与组织反应融合，可使导管位置固定、不漏血液、不易感染

适应证

预期需要 4 周以上血液净化治疗的患者

不适宜自体内瘘及移植物内瘘建立，或手术失败患者

预期生命有限的血液透析患者

禁忌证

手术置管部位的皮肤或软组织存在破损、感染、血肿、肿瘤

不能配合，不能平卧

合并难以纠正的严重出血倾向

存在颈内静脉解剖变异或严重狭窄

置入部位

首选右侧颈内静脉

左侧颈内静脉、颈外静脉、股静脉 —— 其他部位

尽量避免使用锁骨下静脉

中心静脉插管
上腔静脉
右心房

血液透析长期导管维护与护理

维护与护理

透析护理

每次治疗前，观察导管出口处皮肤有无压痛、红肿、分泌物、出血及渗液

观察导管外接头部分有无破裂、打折情况，管腔通畅程度

如果发现血流量不足或闭塞，要立即通过影像学手段判断导管内有无血栓及纤维蛋白鞘形成，及时行溶栓或换管处理

连接或断开体外循环时，应严格无菌操作

非抢救状况时，中心静脉导管仅用于血液净化治疗，不用于输血、输液

一旦疑似感染，立即停止使用导管，同时进行血液和分泌物病原菌培养，根据培养结果选用敏感抗生素治疗

经抗生素治疗后感染情况仍不能有效控制时，要及时拔除导管，同时留取导管尖端行病原学培养

日常护理

注意局部卫生，保持导管周围的皮肤清洁、干燥

如穿刺处出现红、肿、热、痛症状，应立即就诊，以防感染扩散

观察导管局部有无出血及渗出，避免导管受压及扭曲

不宜剧烈活动，以防留置导管滑脱；一旦滑脱，应压迫止血并立即就诊

并发症的预防及处理

血栓形成

下机后予以生理盐水加压冲洗，以确保管腔内无血液残留

严格按照导管要求的抗凝液量封管

在移除肝素盐水注射器之前夹闭管路

口服抗凝药物华法林或阿司匹林预防导管血栓形成

定期用尿激酶溶栓

导管相关性血流感染

初次置管一定要在手术室或专用的有空气消毒设施的操作间内完成，严格遵循无菌原则

患者上机、下机时均要以碘伏消毒导管接头处，透析间期以碘伏纱布包裹导管接头处

导管皮肤入口处以碘伏纱布覆盖，每次透析更换新肝素帽

护士严格执行手卫生和无菌操作，提高业务熟练程度，减少导管接头处暴露于空气中的时间

根据细菌培养及药敏结果给予抗生素治疗

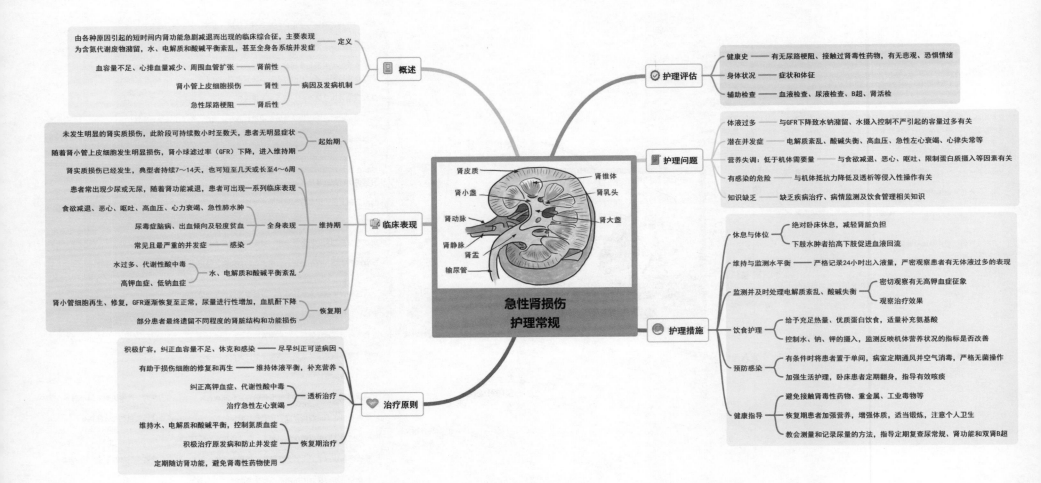

由各种原因引起的短时间内肾功能急剧减退而出现的临床综合征，主要表现 —— 定义
为含氮代谢废物潴留，水、电解质和酸碱平衡紊乱，甚至全身各系统并发症

血容量不足、心排血量减少、周围血管扩张 —— 肾前性
肾小管上皮细胞损伤 —— 肾性 —— 病因及发病机制
急性尿路梗阻 —— 肾后性

📖 概述

未发生明显的肾实质损伤，此阶段可持续数小时至数天，患者无明显症状 —— 起始期
随着肾小管上皮细胞发生明显损伤，肾小球滤过率（GFR）下降，进入维持期

肾实质损伤已经发生，典型者持续7～14天，也可短至几天或长至4～6周
患者常出现少尿或无尿，随着肾功能减退，患者可出现一系列临床表现
食欲减退、恶心、呕吐、高血压、心力衰竭、急性肺水肿 —— 全身表现 —— 维持期
尿毒症脑病、出血倾向及轻度贫血
常见且最严重的并发症 —— 感染

水过多、代谢性酸中毒 —— 水、电解质和酸碱平衡紊乱
高钾血症、低钠血症

肾小管细胞再生、修复，GFR逐渐恢复至正常，尿量进行性增加，血肌酐下降 —— 恢复期
部分患者最终遗留不同程度的肾脏结构和功能损伤

🖥 临床表现

急性肾损伤
护理常规

肾皮质 —— 肾锥体
肾小盏 —— 肾乳头
肾动脉
肾静脉 —— 肾大盏
肾盂
输尿管

✓ 护理评估

健康史 —— 有无尿路梗阻、接触过肾毒性药物，有无悲观、恐惧情绪
身体状况 —— 症状和体征
辅助检查 —— 血液检查、尿液检查、B超、肾活检

🖥 护理问题

体液过多 —— 与GFR下降致水钠潴留、水摄入控制不严引起的容量过多有关
潜在并发症 —— 电解质紊乱、酸碱失衡、高血压、急性左心衰竭、心律失常等
营养失调：低于机体需要量 —— 与食欲减退、恶心、呕吐、限制蛋白质摄入等因素有关
有感染的危险 —— 与机体抵抗力降低及透析等侵入性操作有关
知识缺乏 —— 缺乏疾病治疗、病情监测及饮食管理相关知识

休息与体位 —— 绝对卧床休息，减轻肾脏负担
下肢水肿者抬高下肢促进血液回流

维持与监测水平衡 —— 严格记录24小时出入液量，严密观察患者有无体液过多的表现

监测并及时处理电解质紊乱、酸碱失衡 —— 密切观察有无高钾血症征象
观察治疗效果

饮食护理 —— 给予充足热量、优质蛋白饮食，适量补充氨基酸
控制水、钠、钾的摄入，监测反映机体营养状况的指标是否改善

预防感染 —— 有条件时将患者置于单间，病室定期通风并空气消毒，严格无菌操作
加强生活护理，卧床患者定期翻身，指导有效咳痰

健康指导 —— 避免接触肾毒性药物、重金属、工业毒物等
恢复期患者加强营养，增强体质，适当锻炼，注意个人卫生
教会测量和记录尿量的方法，指导定期复查尿常规、肾功能和双肾B超

❤ 护理措施

积极扩容，纠正血容量不足、休克和感染 —— 尽早纠正可逆病因
有助于损伤细胞的修复和再生 —— 维持体液平衡，补充营养
纠正高钾血症、代谢性酸中毒 —— 透析治疗
治疗急性左心衰竭
维持水、电解质和酸碱平衡，控制氮质血症 —— 恢复期治疗
积极治疗原发病和防止并发症
定期随访肾功能，避免肾毒性药物使用

❤ 治疗原则

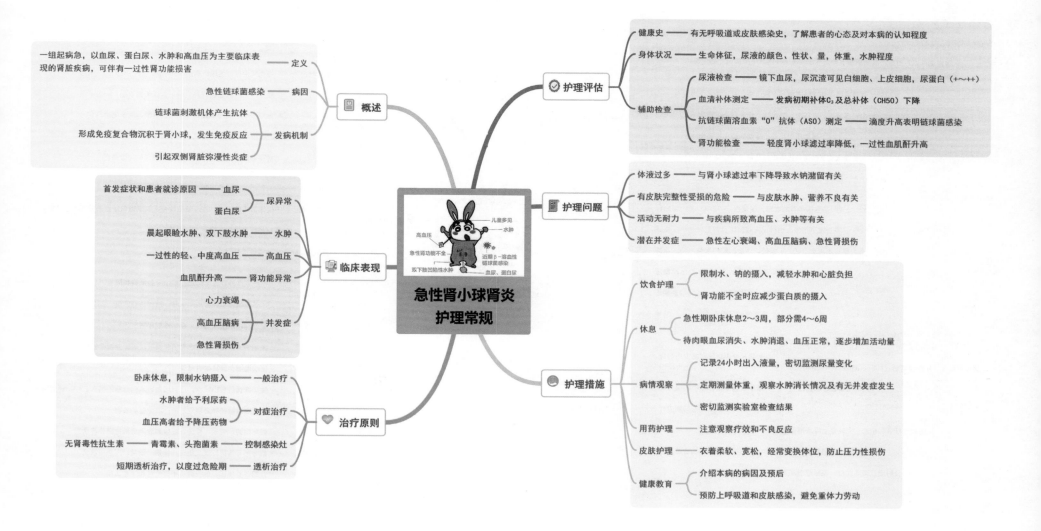

一组起病急，以血尿、蛋白尿、水肿和高血压为主要临床表现的肾脏疾病，可伴有一过性肾功能损害 —— 定义

急性链球菌感染 —— 病因

链球菌刺激机体产生抗体
形成免疫复合物沉积于肾小球，发生免疫反应 —— 发病机制
引起双侧肾脏弥漫性炎症

概述

首发症状和患者就诊原因 —— 血尿
蛋白尿 —— 尿异常

晨起眼睑水肿、双下肢水肿 —— 水肿

一过性的轻、中度高血压 —— 高血压

血肌酐升高 —— 肾功能异常

心力衰竭
高血压脑病 —— 并发症
急性肾损伤

临床表现

卧床休息，限制水钠摄入 —— 一般治疗

水肿者给予利尿药
血压高者给予降压药物 —— 对症治疗

无肾毒性抗生素 —— 青霉素、头孢菌素 —— 控制感染灶

短期透析治疗，以度过危险期 —— 透析治疗

治疗原则

急性肾小球肾炎护理常规

高血压
急性肾功能不全
双下肢凹陷性水肿
儿童多见
水肿
近期β-溶血性链球菌感染
血尿、蛋白尿

护理评估

健康史 —— 有无呼吸道或皮肤感染史，了解患者的心态及对本病的认知程度

身体状况 —— 生命体征，尿液的颜色、性状、量，体重，水肿程度

辅助检查
尿液检查 —— 镜下血尿，尿沉渣可见白细胞、上皮细胞，尿蛋白（+～++）
血清补体测定 —— 发病初期补体C_3及总补体（CH50）下降
抗链球菌溶血素"O"抗体（ASO）测定 —— 滴度升高表明链球菌感染
肾功能检查 —— 轻度肾小球滤过率降低，一过性血肌酐升高

护理问题

体液过多 —— 与肾小球滤过率下降导致水钠潴留有关
有皮肤完整性受损的危险 —— 与皮肤水肿、营养不良有关
活动无耐力 —— 与疾病所致高血压、水肿等有关
潜在并发症 —— 急性左心衰竭、高血压脑病、急性肾损伤

护理措施

饮食护理
限制水、钠的摄入，减轻水肿和心脏负担
肾功能不全时应减少蛋白质的摄入

休息
急性期卧床休息2～3周，部分需4～6周
待肉眼血尿消失、水肿消退、血压正常，逐步增加活动量

病情观察
记录24小时出入液量，密切监测尿量变化
定期测量体重，观察水肿消长情况及有无并发症发生
密切监测实验室检查结果

用药护理 —— 注意观察疗效和不良反应

皮肤护理 —— 衣着柔软、宽松，经常变换体位，防止压力性损伤

健康教育
介绍本病的病因及预后
预防上呼吸道和皮肤感染，避免重体力劳动

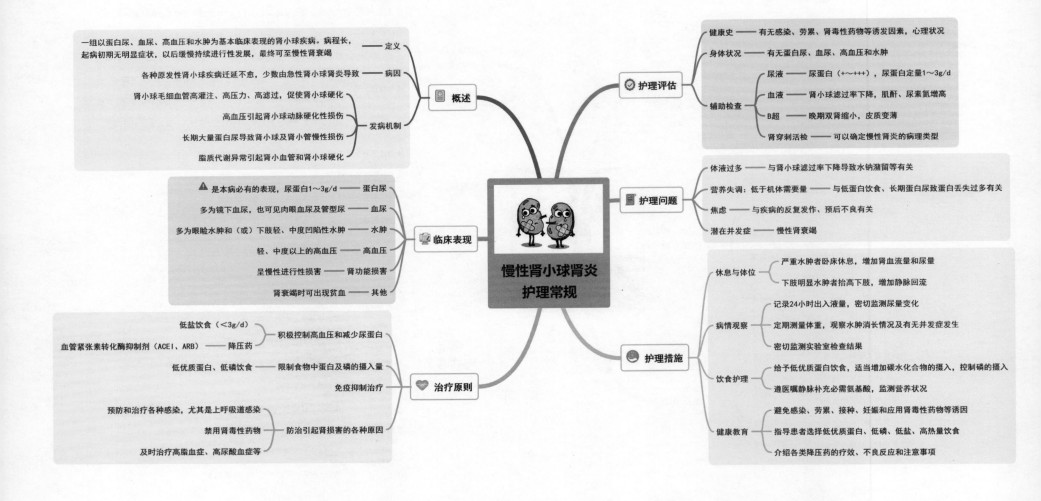

一组以蛋白尿、血尿、高血压和水肿为基本临床表现的肾小球疾病。病程长，起病初期无明显症状，以后缓慢持续进行性发展，最终可至慢性肾衰竭 —— 定义

各种原发性肾小球疾病迁延不愈，少数由急性肾小球肾炎导致 —— 病因

肾小球毛细血管高灌注、高压力、高滤过，促使肾小球硬化

高血压引起肾小球动脉硬化性损伤

长期大量蛋白尿导致肾小球及肾小管慢性损伤

脂质代谢异常引起肾小血管和肾小球硬化

—— 发病机制

概述

护理评估

健康史 —— 有无感染、劳累、肾毒性药物等诱发因素，心理状况

身体状况 —— 有无蛋白尿、血尿、高血压和水肿

尿液 —— 尿蛋白（+～+++），尿蛋白定量1～3g/d

血液 —— 肾小球滤过率下降，肌酐、尿素氮增高

B超 —— 晚期双肾缩小，皮质变薄

辅助检查

肾穿刺活检 —— 可以确定慢性肾炎的病理类型

⚠ 是本病必有的表现，尿蛋白1～3g/d —— 蛋白尿

多为镜下血尿，也可见肉眼血尿及管型尿 —— 血尿

多为眼睑水肿和（或）下肢轻、中度凹陷性水肿 —— 水肿

轻、中度以上的高血压 —— 高血压

呈慢性进行性损害 —— 肾功能损害

肾衰竭时可出现贫血 —— 其他

临床表现

慢性肾小球肾炎护理常规

护理问题

体液过多 —— 与肾小球滤过率下降导致水钠潴留等有关

营养失调：低于机体需要量 —— 与低蛋白饮食、长期蛋白尿致蛋白丢失过多有关

焦虑 —— 与疾病的反复发作、预后不良有关

潜在并发症 —— 慢性肾衰竭

护理措施

休息与体位

严重水肿者卧床休息，增加肾血流量和尿量

下肢明显水肿者抬高下肢，增加静脉回流

病情观察

记录24小时出入液量，密切监测尿量变化

定期测量体重，观察水肿消长情况及有无并发症发生

密切监测实验室检查结果

饮食护理

给予低优质蛋白饮食，适当增加碳水化合物的摄入，控制磷的摄入

遵医嘱静脉补充必需氨基酸，监测营养状况

健康教育

避免感染、劳累、接种、妊娠和应用肾毒性药物等诱因

指导患者选择低优质蛋白、低磷、低盐、高热量饮食

介绍各类降压药的疗效、不良反应和注意事项

低盐饮食（＜3g/d）

血管紧张素转化酶抑制剂（ACEI、ARB） —— 降压药

积极控制高血压和减少尿蛋白

低优质蛋白、低磷饮食 —— 限制食物中蛋白及磷的摄入量

免疫抑制治疗

治疗原则

预防和治疗各种感染，尤其是上呼吸道感染

禁用肾毒性药物 —— 防治引起肾损害的各种原因

及时治疗高脂血症、高尿酸血症等

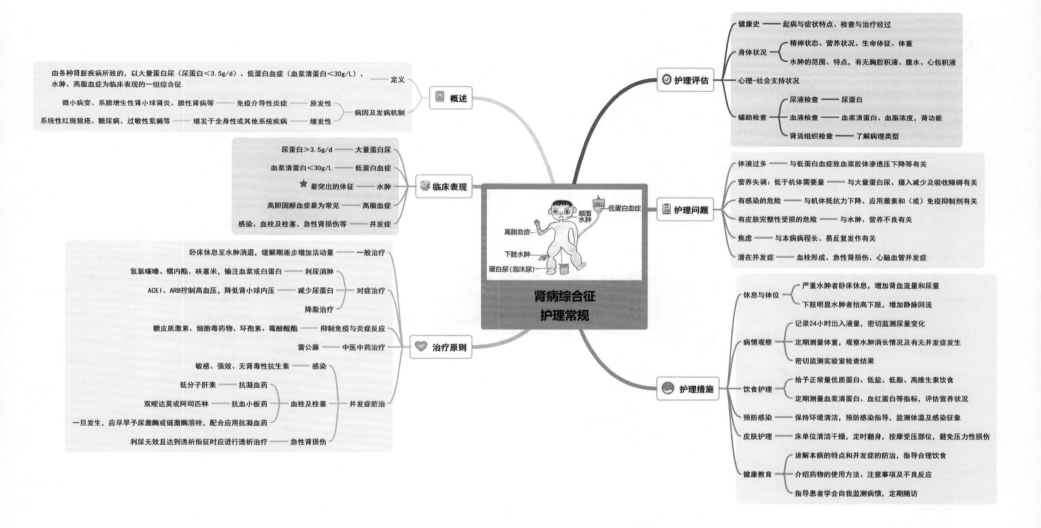

由各种肾脏疾病所致的，以大量蛋白尿（尿蛋白<3.5g/d）、低蛋白血症（血浆清蛋白<30g/L）、水肿、高脂血症为临床表现的一组综合征 —— 定义

微小病变、系膜增生性肾小球肾炎、膜性肾病等 —— 免疫介导性炎症 —— 原发性

系统性红斑狼疮、糖尿病、过敏性紫癜等 —— 继发于全身性或其他系统疾病 —— 继发性

病因及发病机制

📖 概述

尿蛋白>3.5g/d —— 大量蛋白尿

血浆清蛋白<30g/L —— 低蛋白血症

★ 最突出的体征 —— 水肿

高胆固醇血症最为常见 —— 高脂血症

感染、血栓及栓塞、急性肾损伤等 —— 并发症

🏛 临床表现

卧床休息至水肿消退，缓解期逐步增加活动量 —— 一般治疗

氢氯噻嗪、螺内酯、呋塞米，输注血浆或白蛋白 —— 利尿消肿

ACEI、ARB控制高血压，降低肾小球内压 —— 减少尿蛋白

对症治疗

降脂治疗

糖皮质激素、细胞毒药物、环孢素、霉酚酸酯 —— 抑制免疫与炎症反应

雷公藤 —— 中医中药治疗

敏感、强效、无肾毒性抗生素 —— 感染

低分子肝素 —— 抗凝血药

双嘧达莫或阿司匹林 —— 抗血小板药 —— 血栓及栓塞

并发症防治

一旦发生，应尽早予尿激酶或链激酶溶栓，配合应用抗凝血药

利尿无效且达到透析指征时应进行透析治疗 —— 急性肾损伤

💜 治疗原则

**肾病综合征
护理常规**

低蛋白血症

颜面水肿

高脂血症

下肢水肿

蛋白尿（泡沫尿）

健康史 —— 起病与症状特点、检查与治疗经过

精神状态、营养状况、生命体征、体重

身体状况

水肿的范围、特点，有无胸腔积液、腹水、心包积液

心理-社会支持状况

尿液检查 —— 尿蛋白

血液检查 —— 血浆清蛋白、血脂浓度、肾功能

辅助检查

肾活组织检查 —— 了解病理类型

👁 护理评估

体液过多 —— 与低蛋白血症致血浆胶体渗透压下降等有关

营养失调：低于机体需要量 —— 与大量蛋白尿、摄入减少及吸收障碍有关

有感染的危险 —— 与机体抵抗力下降、应用激素和（或）免疫抑制剂有关

有皮肤完整性受损的危险 —— 与水肿、营养不良有关

焦虑 —— 与本病病程长、易反复发作有关

潜在并发症 —— 血栓形成、急性肾损伤、心脑血管并发症

📋 护理问题

严重水肿者卧床休息，增加肾血流量和尿量

休息与体位

下肢明显水肿者抬高下肢，增加静脉回流

记录24小时出入液量，密切监测尿量变化

病情观察 —— 定期测量体重，观察水肿消长情况及有无并发症发生

密切监测实验室检查结果

饮食护理 —— 给予正常量优质蛋白、低盐、低脂、高维生素饮食

定期测量血浆清蛋白、血红蛋白等指标，评估营养状况

预防感染 —— 保持环境清洁，预防感染指导，监测体温及感染征象

皮肤护理 —— 床单位清洁干燥，定时翻身，按摩受压部位，避免压力性损伤

讲解本病的特点和并发症的防治，指导合理饮食

健康教育 —— 介绍药物的使用方法、注意事项及不良反应

指导患者学会自我监测病情，定期随访

🩹 护理措施

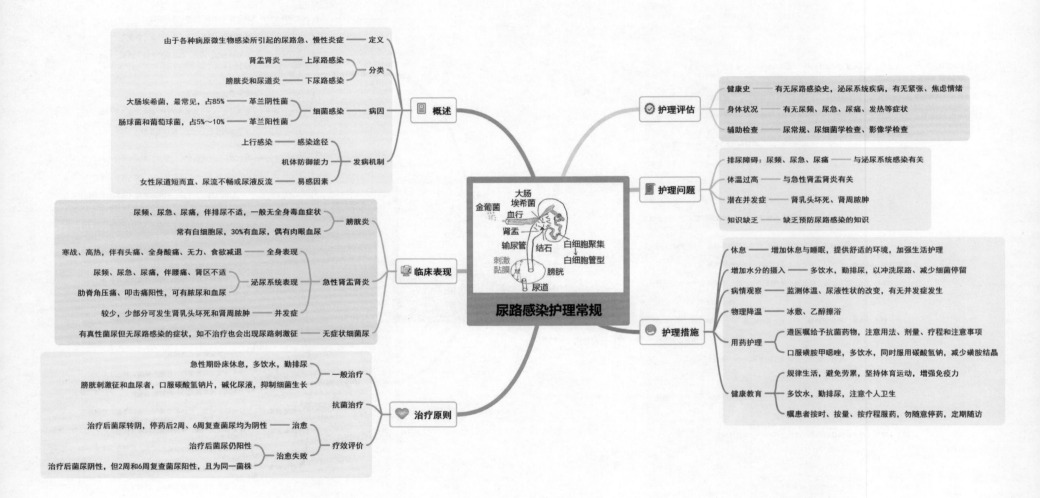

由于各种病原微生物感染所引起的尿路急、慢性炎症 —— 定义

肾盂肾炎 —— 上尿路感染
膀胱炎和尿道炎 —— 下尿路感染 }—— 分类

大肠埃希菌，最常见，占85% —— 革兰阴性菌
肠球菌和葡萄球菌，占5%～10% —— 革兰阳性菌 }—— 细菌感染 —— 病因

上行感染 —— 感染途径
机体防御能力 —— 发病机制
女性尿道短而直、尿流不畅或尿液反流 —— 易感因素

概述

尿频、尿急、尿痛，伴排尿不适，一般无全身毒血症状 —— 膀胱炎
常有白细胞尿，30%有血尿，偶有肉眼血尿

寒战、高热，伴有头痛、全身酸痛、无力、食欲减退 —— 全身表现
尿频、尿急、尿痛，伴腰痛、肾区不适
肋脊角压痛、叩击痛阳性，可有脓尿和血尿 }—— 泌尿系统表现 —— 急性肾盂肾炎
较少，少部分可发生肾乳头坏死和肾周脓肿 —— 并发症
有真性菌尿但无尿路感染的症状，如不治疗也会出现尿路刺激征 —— 无症状细菌尿

临床表现

急性期卧床休息，多饮水，勤排尿 —— 一般治疗
膀胱刺激征和血尿者，口服碳酸氢钠片，碱化尿液，抑制细菌生长

抗菌治疗

治疗后菌尿转阴，停药后2周、6周复查菌尿均为阴性 —— 治愈
治疗后菌尿仍阳性 —— 治愈失败
治疗后菌尿阴性，但2周和6周复查菌尿阳性，且为同一菌株 }—— 疗效评价

治疗原则

尿路感染护理常规

健康史 —— 有无尿路感染史，泌尿系统疾病，有无紧张、焦虑情绪
身体状况 —— 有无尿频、尿急、尿痛、发热等症状
辅助检查 —— 尿常规、尿细菌学检查、影像学检查 }—— **护理评估**

排尿障碍：尿频、尿急、尿痛 —— 与泌尿系统感染有关
体温过高 —— 与急性肾盂肾炎有关
潜在并发症 —— 肾乳头坏死、肾周脓肿
知识缺乏 —— 缺乏预防尿路感染的知识 }—— **护理问题**

休息 —— 增加休息与睡眠，提供舒适的环境，加强生活护理
增加水分的摄入 —— 多饮水，勤排尿，以冲洗尿路、减少细菌停留
病情观察 —— 监测体温、尿液性状的改变，有无并发症发生
物理降温 —— 冰敷、乙醇擦浴
用药护理 ┬ 遵医嘱给予抗菌药物，注意用法、剂量、疗程和注意事项
        └ 口服磺胺甲噁唑，多饮水，同时服用碳酸氢钠，减少磺胺结晶
健康教育 ┬ 规律生活，避免劳累，坚持体育运动，增强免疫力
        ├ 多饮水，勤排尿，注意个人卫生
        └ 嘱患者按时、按量、按疗程服药，勿随意停药，定期随访 }—— **护理措施**

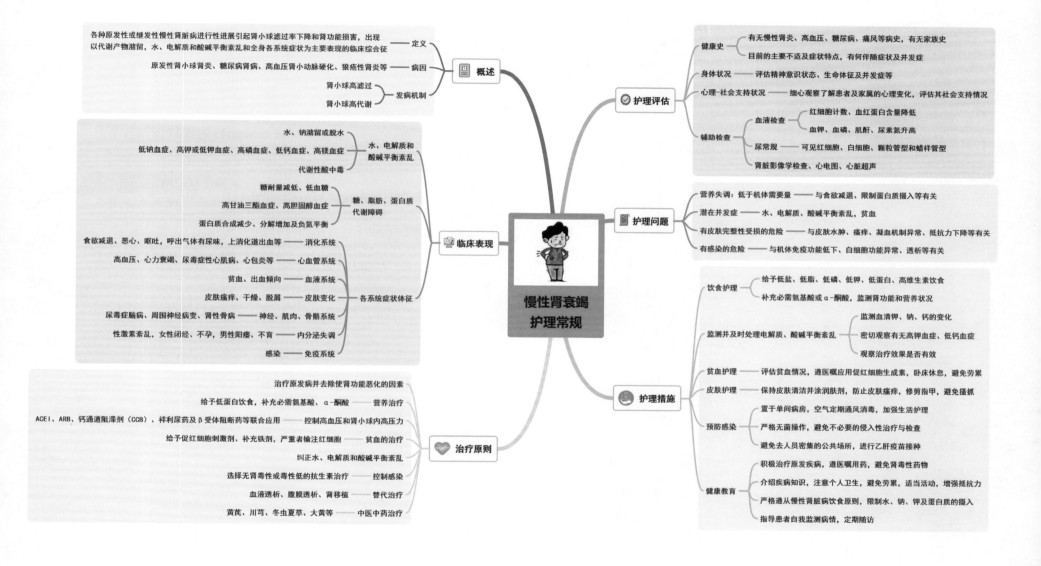

概述

定义 —— 各种原发性或继发性慢性肾脏病进行性进展引起肾小球滤过率下降和肾功能损害，出现以代谢产物潴留，水、电解质和酸碱平衡紊乱和全身各系统症状为主要表现的临床综合征

病因 —— 原发性肾小球肾炎、糖尿病肾病、高血压肾小动脉硬化、狼疮性肾炎等

发病机制 —— 肾小球高滤过 / 肾小球高代谢

临床表现

各系统症状体征

水、电解质和酸碱平衡紊乱 —— 水、钠潴留或脱水 / 低钠血症、高钾或低钾血症、高磷血症、低钙血症、高镁血症 / 代谢性酸中毒

糖、脂肪、蛋白质代谢障碍 —— 糖耐量减低、低血糖 / 高甘油三酯血症、高胆固醇血症 / 蛋白质合成减少、分解增加及负氮平衡

消化系统 —— 食欲减退、恶心、呕吐，呼出气体有尿味，上消化道出血等

心血管系统 —— 高血压、心力衰竭、尿毒症性心肌病、心包炎等

血液系统 —— 贫血、出血倾向

皮肤变化 —— 皮肤瘙痒、干燥、脱屑

神经、肌肉、骨骼系统 —— 尿毒症脑病、周围神经病变、肾性骨病

内分泌失调 —— 性激素紊乱，女性闭经、不孕，男性阳痿、不育

免疫系统 —— 感染

治疗原则

治疗原发病并去除使肾功能恶化的因素

营养治疗 —— 给予低蛋白饮食，补充必需氨基酸、α-酮酸

控制高血压和肾小球内高压力 —— ACEI、ARB、钙通道阻滞剂（CCB）、袢利尿药及 β 受体阻断药等联合应用

贫血的治疗 —— 给予促红细胞刺激剂、补充铁剂，严重者输注红细胞

纠正水、电解质和酸碱平衡紊乱

控制感染 —— 选择无肾毒性或毒性低的抗生素治疗

替代治疗 —— 血液透析、腹膜透析、肾移植

中医中药治疗 —— 黄芪、川芎、冬虫夏草、大黄等

慢性肾衰竭护理常规

护理评估

健康史 —— 有无慢性肾炎、高血压、糖尿病、痛风等病史，有无家族史 / 目前的主要不适及症状特点，有何伴随症状及并发症

身体状况 —— 评估精神意识状态、生命体征及并发症等

心理-社会支持状况 —— 细心观察了解患者及家属的心理变化，评估其社会支持情况

辅助检查

血液检查 —— 红细胞计数、血红蛋白含量降低 / 血钾、血磷、肌酐、尿素氮升高

尿常规 —— 可见红细胞、白细胞、颗粒管型和蜡样管型

肾脏影像学检查、心电图、心脏超声

护理问题

营养失调：低于机体需要量 —— 与食欲减退、限制蛋白质摄入等有关

潜在并发症 —— 水、电解质、酸碱平衡紊乱，贫血

有皮肤完整性受损的危险 —— 与皮肤水肿、瘙痒、凝血机制异常、抵抗力下降等有关

有感染的危险 —— 与机体免疫功能低下、白细胞功能异常、透析等有关

护理措施

饮食护理 —— 给予低盐、低脂、低磷、低钾、低蛋白、高维生素饮食 / 补充必需氨基酸或 α-酮酸，监测肾功能和营养状况

监测并及时处理电解质、酸碱平衡紊乱 —— 监测血清钾、钠、钙的变化 / 密切观察有无高钾血症、低钙血症 / 观察治疗效果是否有效

贫血护理 —— 评估贫血情况，遵医嘱应用促红细胞生成素，卧床休息，避免劳累

皮肤护理 —— 保持皮肤清洁并涂润肤剂，防止皮肤瘙痒，修剪指甲，避免搔抓

预防感染 —— 置于单间病房，空气定期通风消毒，加强生活护理 / 严格无菌操作，避免不必要的侵入性治疗与检查 / 避免去人员密集的公共场所，进行乙肝疫苗接种

健康教育 —— 积极治疗原发疾病，遵医嘱用药，避免肾毒性药物 / 介绍疾病知识，注意个人卫生，避免劳累，适当活动，增强抵抗力 / 严格遵从慢性肾脏病饮食原则，限制水、钠、钾及蛋白质的摄入 / 指导患者自我监测病情，定期随访

第 **9** 章

血液科
护理常规

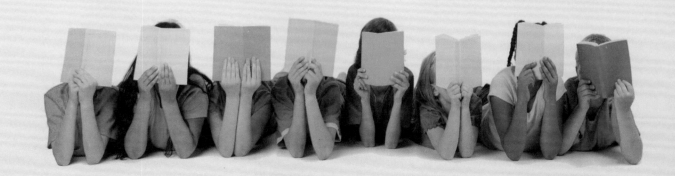

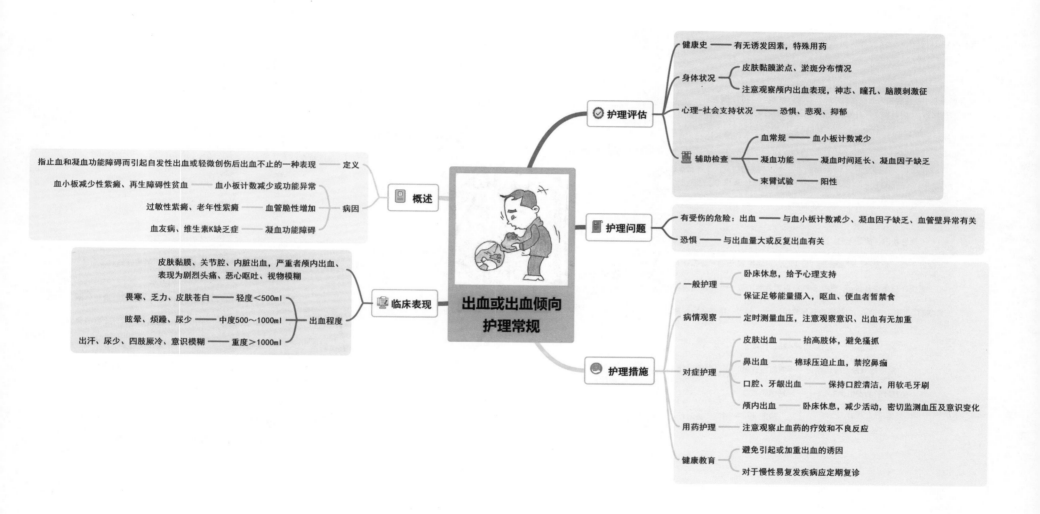

概述
- 定义 —— 指止血和凝血功能障碍而引起自发性出血或轻微创伤后出血不止的一种表现
- 病因
  - 血小板计数减少或功能异常 —— 血小板减少性紫癜、再生障碍性贫血
  - 血管脆性增加 —— 过敏性紫癜、老年性紫癜
  - 凝血功能障碍 —— 血友病、维生素K缺乏症

临床表现
- 皮肤黏膜、关节腔、内脏出血，严重者颅内出血、表现为剧烈头痛、恶心呕吐、视物模糊
- 出血程度
  - 轻度<500ml —— 畏寒、乏力、皮肤苍白
  - 中度500～1000ml —— 眩晕、烦躁、尿少
  - 重度>1000ml —— 出汗、尿少、四肢厥冷、意识模糊

出血或出血倾向护理常规

护理评估
- 健康史 —— 有无诱发因素，特殊用药
- 身体状况
  - 皮肤黏膜淤点、淤斑分布情况
  - 注意观察颅内出血表现，神志、瞳孔、脑膜刺激征
- 心理-社会支持状况 —— 恐惧、悲观、抑郁
- 辅助检查
  - 血常规 —— 血小板计数减少
  - 凝血功能 —— 凝血时间延长、凝血因子缺乏
  - 束臂试验 —— 阳性

护理问题
- 有受伤的危险：出血 —— 与血小板计数减少、凝血因子缺乏、血管壁异常有关
- 恐惧 —— 与出血量大或反复出血有关

护理措施
- 一般护理
  - 卧床休息，给予心理支持
  - 保证足够能量摄入，呕血、便血者暂禁食
- 病情观察 —— 定时测量血压，注意观察意识、出血有无加重
- 对症护理
  - 皮肤出血 —— 抬高肢体，避免搔抓
  - 鼻出血 —— 棉球压迫止血，禁挖鼻痂
  - 口腔、牙龈出血 —— 保持口腔清洁，用软毛牙刷
  - 颅内出血 —— 卧床休息，减少活动，密切监测血压及意识变化
- 用药护理 —— 注意观察止血药的疗效和不良反应
- 健康教育
  - 避免引起或加重出血的诱因
  - 对于慢性易复发疾病应定期复诊

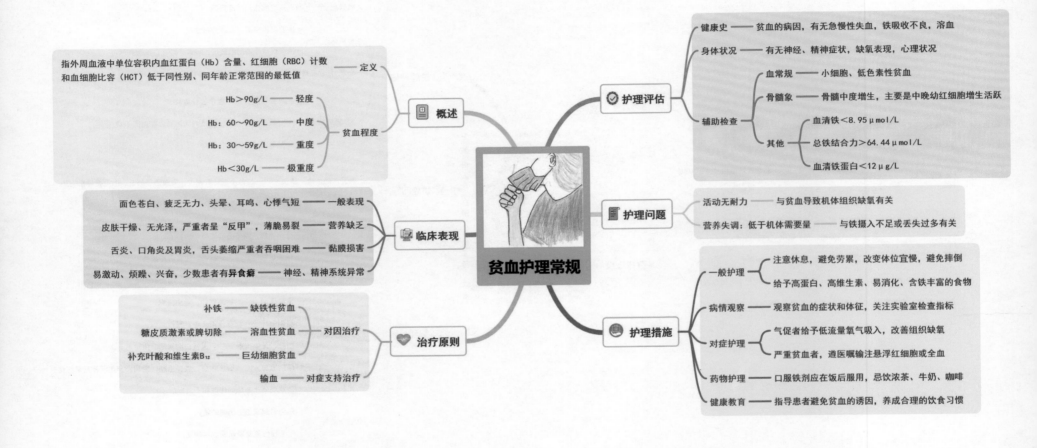

概述

指外周血液中单位容积内血红蛋白（Hb）含量、红细胞（RBC）计数和血细胞比容（HCT）低于同性别、同年龄正常范围的最低值 —— 定义

- Hb＞90g/L —— 轻度
- Hb：60～90g/L —— 中度 —— 贫血程度
- Hb：30～59g/L —— 重度
- Hb＜30g/L —— 极重度

临床表现

- 面色苍白、疲乏无力、头晕、耳鸣、心悸气短 —— 一般表现
- 皮肤干燥、无光泽，严重者呈"反甲"，薄脆易裂 —— 营养缺乏
- 舌炎、口角炎及胃炎，舌头萎缩严重者吞咽困难 —— 黏膜损害
- 易激动、烦躁、兴奋，少数患者有**异食癖** —— 神经、精神系统异常

治疗原则

- 补铁 —— 缺铁性贫血
- 糖皮质激素或脾切除 —— 溶血性贫血 —— 对因治疗
- 补充叶酸和维生素B₁₂ —— 巨幼细胞贫血
- 输血 —— 对症支持治疗

贫血护理常规

护理评估

- 健康史 —— 贫血的病因，有无急慢性失血，铁吸收不良，溶血
- 身体状况 —— 有无神经、精神症状，缺氧表现，心理状况
- 血常规 —— 小细胞、低色素性贫血
- 骨髓象 —— 骨髓中度增生，主要是中晚幼红细胞增生活跃
- 辅助检查
- 其他
  - 血清铁＜8.95μmol/L
  - 总铁结合力＞64.44μmol/L
  - 血清铁蛋白＜12μg/L

护理问题

- 活动无耐力 —— 与贫血导致机体组织缺氧有关
- 营养失调：低于机体需要量 —— 与铁摄入不足或丢失过多有关

护理措施

- 一般护理
  - 注意休息，避免劳累，改变体位宜慢，避免摔倒
  - 给予高蛋白、高维生素、易消化、含铁丰富的食物
- 病情观察 —— 观察贫血的症状和体征，关注实验室检查指标
- 对症护理
  - 气促者给予低流量氧气吸入，改善组织缺氧
  - 严重贫血者，遵医嘱输注悬浮红细胞或全血
- 药物护理 —— 口服铁剂应在饭后服用，忌饮浓茶、牛奶、咖啡
- 健康教育 —— 指导患者避免贫血的诱因，养成合理的饮食习惯

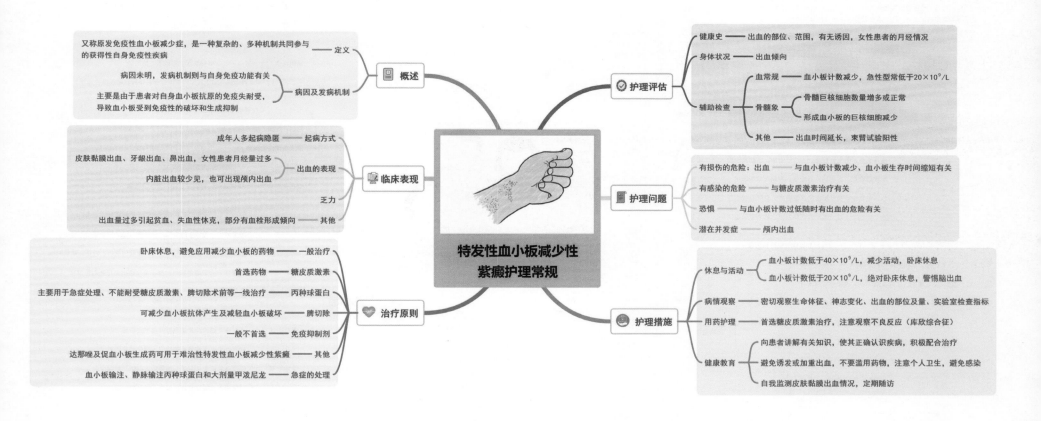

概述
- 定义 —— 又称原发免疫性血小板减少症，是一种复杂的、多种机制共同参与的获得性自身免疫性疾病
- 病因及发病机制
  - 病因未明，发病机制则与自身免疫功能有关
  - 主要是由于患者对自身血小板抗原的免疫失耐受，导致血小板受到免疫性的破坏和生成抑制

临床表现
- 起病方式 —— 成年人多起病隐匿
- 出血的表现
  - 皮肤黏膜出血、牙龈出血、鼻出血、女性患者月经量过多
  - 内脏出血较少见，也可出现颅内出血
- 乏力
- 其他 —— 出血量过多引起贫血、失血性休克，部分有血栓形成倾向

治疗原则
- 一般治疗 —— 卧床休息，避免应用减少血小板的药物
- 首选药物 —— 糖皮质激素
- 丙种球蛋白 —— 主要用于急症处理、不能耐受糖皮质激素、脾切除术前等一线治疗
- 脾切除 —— 可减少血小板抗体产生及减轻血小板破坏
- 免疫抑制剂 —— 一般不首选
- 其他 —— 达那唑及促血小板生成药可用于难治性特发性血小板减少性紫癜
- 急症的处理 —— 血小板输注、静脉输注丙种球蛋白和大剂量甲泼尼龙

特发性血小板减少性紫癜护理常规

护理评估
- 健康史 —— 出血的部位、范围，有无诱因，女性患者的月经情况
- 身体状况 —— 出血倾向
- 辅助检查
  - 血常规 —— 血小板计数减少，急性型常低于 20×10^9/L
  - 骨髓象
    - 骨髓巨核细胞数量增多或正常
    - 形成血小板的巨核细胞减少
  - 其他 —— 出血时间延长，束臂试验阳性

护理问题
- 有损伤的危险：出血 —— 与血小板计数减少、血小板生存时间缩短有关
- 有感染的危险 —— 与糖皮质激素治疗有关
- 恐惧 —— 与血小板计数过低随时有出血的危险有关
- 潜在并发症 —— 颅内出血

护理措施
- 休息与活动
  - 血小板计数低于 40×10^9/L，减少活动，卧床休息
  - 血小板计数低于 20×10^9/L，绝对卧床休息，警惕脑出血
- 病情观察 —— 密切观察生命体征、神志变化、出血的部位及量、实验室检查指标
- 用药护理 —— 首选糖皮质激素治疗，注意观察不良反应（库欣综合征）
- 健康教育
  - 向患者讲解有关知识，使其正确认识疾病，积极配合治疗
  - 避免诱发或加重出血，不要滥用药物，注意个人卫生，避免感染
  - 自我监测皮肤黏膜出血情况，定期随访

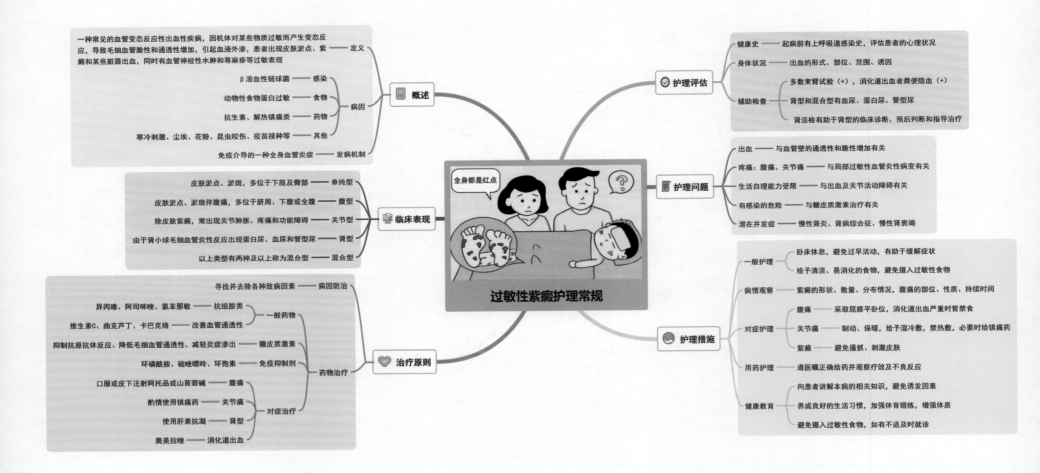

一种常见的血管变态反应性出血性疾病，因机体对某些物质过敏而产生变态反应，导致毛细血管脆性和通透性增加，引起血液外渗，患者出现皮肤淤点、紫癜和某些脏器出血，同时有血管神经性水肿和荨麻疹等过敏表现 —— 定义

β 溶血性链球菌 —— 感染

动物性食物蛋白过敏 —— 食物

抗生素、解热镇痛类 —— 药物

寒冷刺激、尘埃、花粉、昆虫咬伤、疫苗接种等 —— 其他

免疫介导的一种全身血管炎症 —— 发病机制

病因

概述

皮肤淤点、淤斑，多位于下肢及臀部 —— 单纯型

皮肤淤点、淤斑伴腹痛，多位于脐周、下腹或全腹 —— 腹型

除皮肤紫癜，常出现关节肿胀、疼痛和功能障碍 —— 关节型

由于肾小球毛细血管炎性反应出现蛋白尿、血尿和管型尿 —— 肾型

以上类型有两种及以上称为混合型 —— 混合型

临床表现

寻找并去除各种致病因素 —— 病因防治

异丙嗪、阿司咪唑、氯苯那敏 —— 抗组胺类

维生素C、曲克芦丁、卡巴克络 —— 改善血管通透性

抑制抗原抗体反应、降低毛细血管通透性、减轻炎症渗出 —— 糖皮质激素

环磷酰胺、硫唑嘌呤、环孢素 —— 免疫抑制剂

一般药物

口服或皮下注射阿托品或山莨菪碱 —— 腹痛

酌情使用镇痛药 —— 关节痛

使用肝素抗凝 —— 肾型

奥美拉唑 —— 消化道出血

对症治疗

药物治疗

治疗原则

健康史 —— 起病前有上呼吸道感染史，评估患者的心理状况

身体状况 —— 出血的形式、部位、范围、诱因

多数束臂试验（+）、消化道出血者粪便隐血（+）

肾型和混合型有血尿、蛋白尿、管型尿

肾活检有助于肾型的临床诊断、预后判断和指导治疗

辅助检查

护理评估

出血 —— 与血管壁的通透性和脆性增加有关

疼痛：腹痛、关节痛 —— 与局部过敏性血管炎性病变有关

生活自理能力受限 —— 与出血及关节活动障碍有关

有感染的危险 —— 与糖皮质激素治疗有关

潜在并发症 —— 慢性肾炎、肾病综合征、慢性肾衰竭

护理问题

卧床休息，避免过早活动，有助于缓解症状

给予清淡、易消化的食物，避免摄入过敏性食物

一般护理

病情观察 —— 紫癜的形状、数量、分布情况，腹痛的部位、性质、持续时间

腹痛 —— 采取屈膝平卧位，消化道出血严重时暂禁食

关节痛 —— 制动、保暖，给予湿冷敷，禁热敷，必要时给镇痛药

紫癜 —— 避免搔抓、刺激皮肤

对症护理

用药护理 —— 遵医嘱正确给药并观察疗效及不良反应

向患者讲解本病的相关知识，避免诱发因素

养成良好的生活习惯，加强体育锻炼，增强体质

避免摄入过敏性食物，如有不适及时就诊

健康教育

护理措施

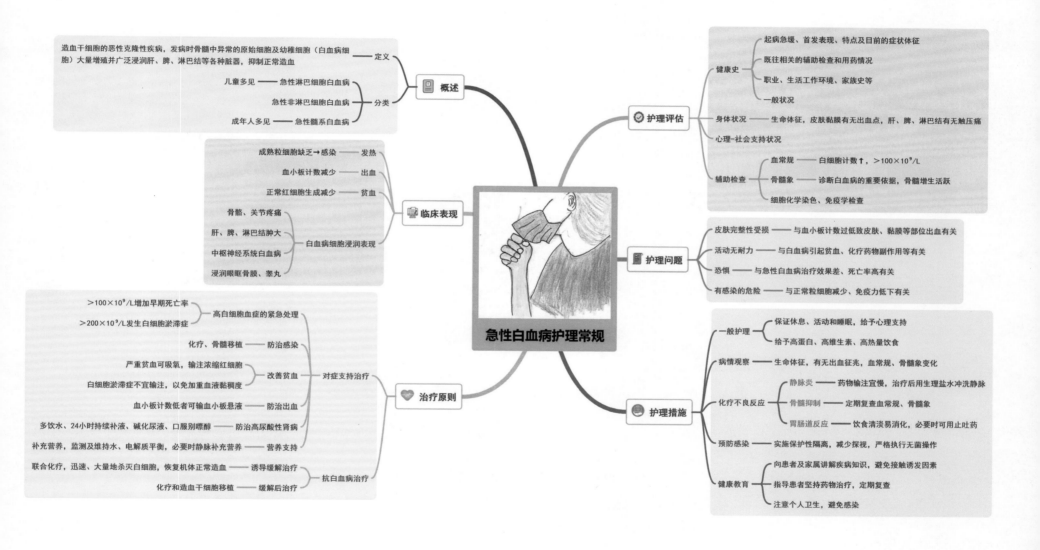

造血干细胞的恶性克隆性疾病，发病时骨髓中异常的原始细胞及幼稚细胞（白血病细胞）大量增殖并广泛浸润肝、脾、淋巴结等各种脏器，抑制正常造血 —— 定义

儿童多见 —— 急性淋巴细胞白血病
急性非淋巴细胞白血病 —— 分类
成年人多见 —— 急性髓系白血病

概述

成熟粒细胞缺乏→感染 —— 发热
血小板计数减少 —— 出血
正常红细胞生成减少 —— 贫血

骨骼、关节疼痛
肝、脾、淋巴结肿大
中枢神经系统白血病 —— 白血病细胞浸润表现
浸润眼眶骨膜、睾丸

临床表现

>100×10⁹/L增加早期死亡率
>200×10⁹/L发生白细胞淤滞症 —— 高白细胞血症的紧急处理

化疗、骨髓移植 —— 防治感染

严重贫血可吸氧，输注浓缩红细胞
白细胞淤滞症不宜输注，以免加重血液黏稠度 —— 改善贫血 —— 对症支持治疗

血小板计数低者可输血小板悬液 —— 防治出血

多饮水、24小时持续补液、碱化尿液、口服别嘌醇 —— 防治高尿酸性肾病

补充营养，监测及维持水、电解质平衡，必要时静脉补充营养 —— 营养支持

联合化疗，迅速、大量地杀灭白细胞，恢复机体正常造血 —— 诱导缓解治疗 —— 抗白血病治疗

化疗和造血干细胞移植 —— 缓解后治疗

治疗原则

急性白血病护理常规

起病急缓、首发表现、特点及目前的症状体征
既往相关的辅助检查和用药情况
职业、生活工作环境、家族史等 —— 健康史
一般状况

生命体征，皮肤黏膜有无出血点，肝、脾、淋巴结有无触压痛 —— 身体状况

心理-社会支持状况

血常规 —— 白细胞计数↑，>100×10⁹/L
骨髓象 —— 诊断白血病的重要依据，骨髓增生活跃 —— 辅助检查
细胞化学染色、免疫学检查

护理评估

皮肤完整性受损 —— 与血小板计数过低致皮肤、黏膜等部位出血有关
活动无耐力 —— 与白血病引起贫血、化疗药物副作用等有关
恐惧 —— 与急性白血病治疗效果差、死亡率高有关
有感染的危险 —— 与正常粒细胞减少、免疫力低下有关

护理问题

保证休息、活动和睡眠，给予心理支持
给予高蛋白、高维生素、高热量饮食 —— 一般护理

生命体征，有无出血征兆，血常规、骨髓象变化 —— 病情观察

静脉炎 —— 药物输注宜慢，治疗后用生理盐水冲洗静脉
骨髓抑制 —— 定期复查血常规、骨髓象 —— 化疗不良反应
胃肠道反应 —— 饮食清淡易消化，必要时可用止吐药

实施保护性隔离，减少探视，严格执行无菌操作 —— 预防感染

向患者及家属讲解疾病知识，避免接触诱发因素
指导患者坚持药物治疗，定期复查 —— 健康教育
注意个人卫生，避免感染

护理措施

第 **10** 章

风湿免疫科护理常规

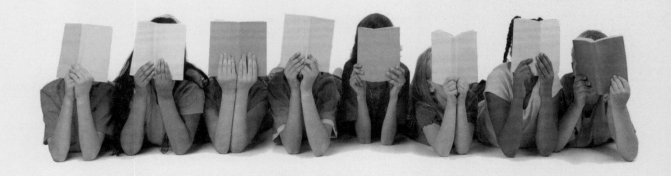

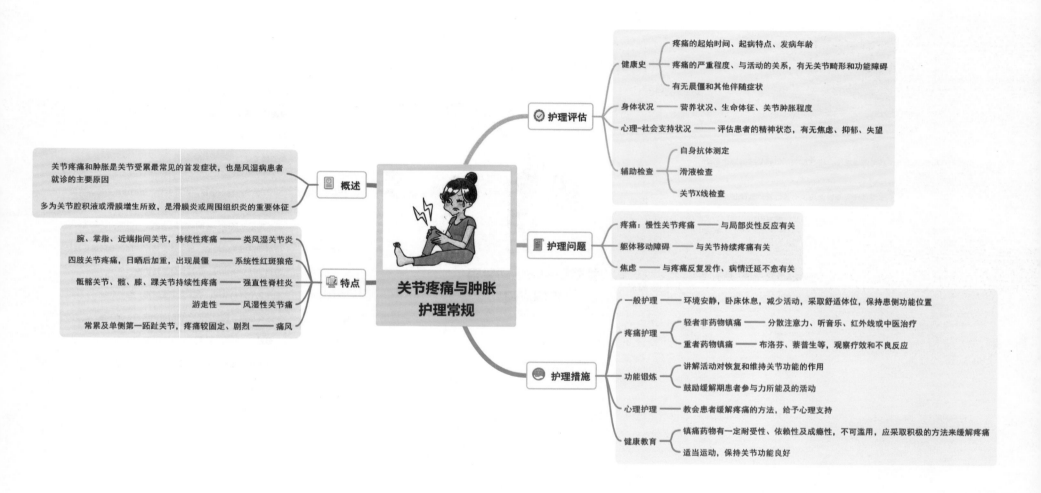

关节疼痛与肿胀护理常规

概述
- 关节疼痛和肿胀是关节受累最常见的首发症状，也是风湿病患者就诊的主要原因
- 多为关节腔积液或滑膜增生所致，是滑膜炎或周围组织炎的重要体征

特点
- 腕、掌指、近端指间关节，持续性疼痛 —— 类风湿关节炎
- 四肢关节疼痛，日晒后加重，出现晨僵 —— 系统性红斑狼疮
- 骶髂关节、髋、膝、踝关节持续性疼痛 —— 强直性脊柱炎
- 游走性 —— 风湿性关节痛
- 常累及单侧第一跖趾关节，疼痛较固定、剧烈 —— 痛风

护理评估
- 健康史
  - 疼痛的起始时间、起病特点、发病年龄
  - 疼痛的严重程度、与活动的关系，有无关节畸形和功能障碍
  - 有无晨僵和其他伴随症状
- 身体状况 —— 营养状况、生命体征、关节肿胀程度
- 心理-社会支持状况 —— 评估患者的精神状态，有无焦虑、抑郁、失望
- 辅助检查
  - 自身抗体测定
  - 滑液检查
  - 关节X线检查

护理问题
- 疼痛：慢性关节疼痛 —— 与局部炎性反应有关
- 躯体移动障碍 —— 与关节持续疼痛有关
- 焦虑 —— 与疼痛反复发作、病情迁延不愈有关

护理措施
- 一般护理 —— 环境安静，卧床休息，减少活动，采取舒适体位，保持患侧功能位置
- 疼痛护理
  - 轻者非药物镇痛 —— 分散注意力、听音乐、红外线或中医治疗
  - 重者药物镇痛 —— 布洛芬、萘普生等，观察疗效和不良反应
- 功能锻炼
  - 讲解活动对恢复和维持关节功能的作用
  - 鼓励缓解期患者参与力所能及的活动
- 心理护理 —— 教会患者缓解疼痛的方法，给予心理支持
- 健康教育
  - 镇痛药物有一定耐受性、依赖性及成瘾性，不可滥用，应采取积极的方法来缓解疼痛
  - 适当运动，保持关节功能良好

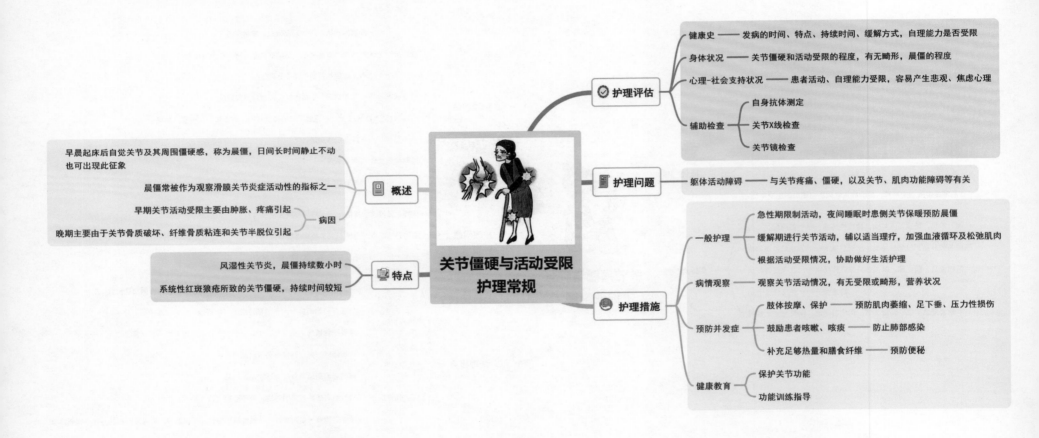

早晨起床后自觉关节及其周围僵硬感，称为晨僵，日间长时间静止不动也可出现此征象

晨僵常被作为观察滑膜关节炎症活动性的指标之一

概述

病因 —— 早期关节活动受限主要由肿胀、疼痛引起

晚期主要由于关节骨质破坏、纤维骨质粘连和关节半脱位引起

特点
- 风湿性关节炎，晨僵持续数小时
- 系统性红斑狼疮所致的关节僵硬，持续时间较短

关节僵硬与活动受限护理常规

护理评估
- 健康史 —— 发病的时间、特点、持续时间、缓解方式，自理能力是否受限
- 身体状况 —— 关节僵硬和活动受限的程度，有无畸形，晨僵的程度
- 心理-社会支持状况 —— 患者活动、自理能力受限，容易产生悲观、焦虑心理
- 辅助检查
  - 自身抗体测定
  - 关节X线检查
  - 关节镜检查

护理问题
- 躯体活动障碍 —— 与关节疼痛、僵硬，以及关节、肌肉功能障碍等有关

护理措施
- 一般护理
  - 急性期限制活动，夜间睡眠时患侧关节保暖预防晨僵
  - 缓解期进行关节活动，辅以适当理疗，加强血液循环及松弛肌肉
  - 根据活动受限情况，协助做好生活护理
- 病情观察 —— 观察关节活动情况，有无受限或畸形，营养状况
- 预防并发症
  - 肢体按摩、保护 —— 预防肌肉萎缩、足下垂、压力性损伤
  - 鼓励患者咳嗽、咳痰 —— 防止肺部感染
  - 补充足够热量和膳食纤维 —— 预防便秘
- 健康教育
  - 保护关节功能
  - 功能训练指导

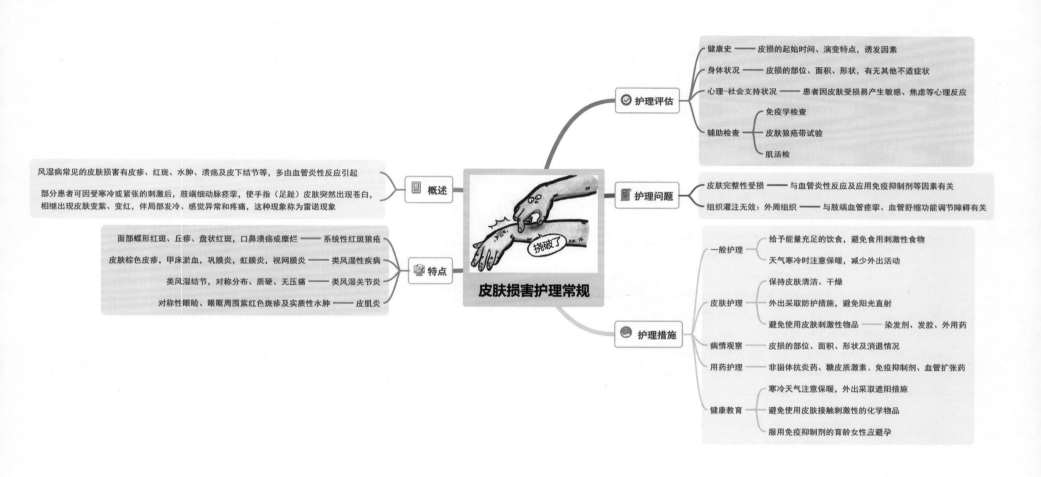

护理评估

健康史 —— 皮损的起始时间、演变特点，诱发因素

身体状况 —— 皮损的部位、面积、形状，有无其他不适症状

心理-社会支持状况 —— 患者因皮肤受损易产生敏感、焦虑等心理反应

辅助检查 —— 免疫学检查 / 皮肤狼疮带试验 / 肌活检

概述

风湿病常见的皮肤损害有皮疹、红斑、水肿、溃疡及皮下结节等，多由血管炎性反应引起

部分患者可因受寒冷或紧张的刺激后，肢端细动脉痉挛，使手指（足趾）皮肤突然出现苍白，相继出现皮肤变紫、变红，伴局部发冷、感觉异常和疼痛，这种现象称为雷诺现象

特点

面部蝶形红斑、丘疹、盘状红斑，口鼻溃疡或糜烂 —— 系统性红斑狼疮

皮肤棕色皮疹，甲床淤血，巩膜炎，虹膜炎，视网膜炎 —— 类风湿性疾病

类风湿结节，对称分布、质硬、无压痛 —— 类风湿关节炎

对称性眼睑、眼眶周围紫红色斑疹及实质性水肿 —— 皮肌炎

皮肤损害护理常规

挠破了

护理问题

皮肤完整性受损 —— 与血管炎性反应及应用免疫抑制剂等因素有关

组织灌注无效：外周组织 —— 与肢端血管痉挛、血管舒缩功能调节障碍有关

护理措施

一般护理 —— 给予能量充足的饮食，避免食用刺激性食物 / 天气寒冷时注意保暖，减少外出活动

皮肤护理 —— 保持皮肤清洁、干燥 / 外出采取防护措施，避免阳光直射 / 避免使用皮肤刺激性物品 —— 染发剂、发胶、外用药

病情观察 —— 皮损的部位、面积、形状及消退情况

用药护理 —— 非甾体抗炎药、糖皮质激素，免疫抑制剂、血管扩张药

健康教育 —— 寒冷天气注意保暖，外出采取遮阳措施 / 避免使用皮肤接触刺激性的化学物品 / 服用免疫抑制剂的育龄女性应避孕

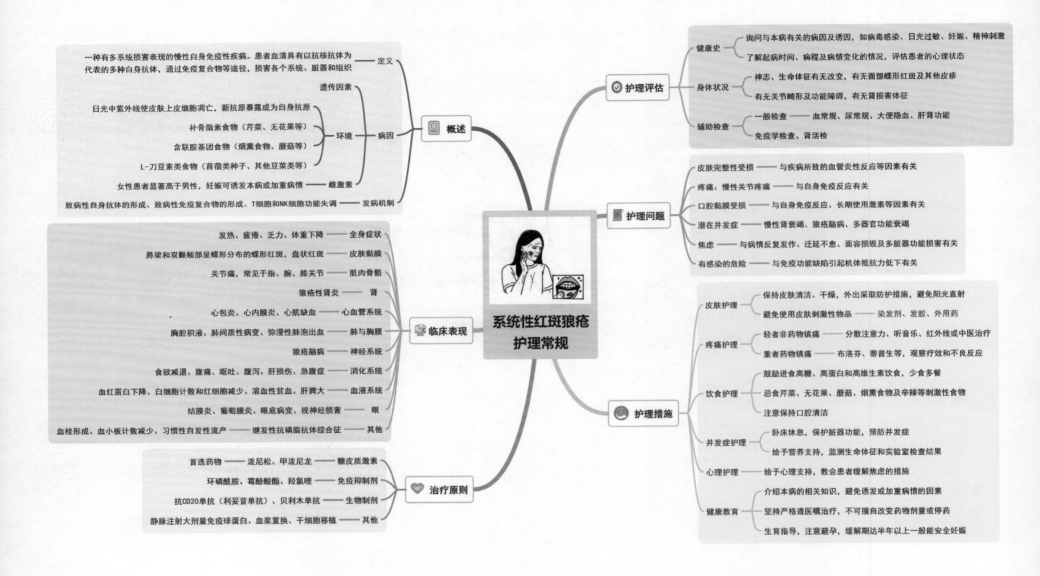

概述

定义 —— 一种有多系统损害表现的慢性自身免疫性疾病。患者血清具有以抗核抗体为代表的多种自身抗体，通过免疫复合物等途径，损害各个系统、脏器和组织

病因
- 遗传因素
- 环境
  - 日光中紫外线使皮肤上皮细胞凋亡，新抗原暴露成为自身抗原
  - 补骨脂素食物（芹菜、无花果等）
  - 含联胺基团食物（烟熏食物、蘑菇等）
  - L-刀豆素类食物（苜蓿类种子、其他豆菜类等）
- 雌激素 —— 女性患者显著高于男性，妊娠可诱发本病或加重病情
- 发病机制 —— 致病性自身抗体的形成、致病性免疫复合物的形成、T细胞和NK细胞功能失调

临床表现
- 全身症状 —— 发热、疲倦、乏力、体重下降
- 皮肤黏膜 —— 鼻梁和双颧颊部呈蝶形分布的蝶形红斑，盘状红斑
- 肌肉骨骼 —— 关节痛，常见于指、腕、膝关节
- 肾 —— 狼疮性肾炎
- 心血管系统 —— 心包炎、心内膜炎、心肌缺血
- 肺与胸膜 —— 胸腔积液、肺间质性病变、弥漫性肺泡出血
- 神经系统 —— 狼疮脑病
- 消化系统 —— 食欲减退、腹痛、呕吐、腹泻、肝损伤、急腹症
- 血液系统 —— 血红蛋白下降、白细胞计数和红细胞减少、溶血性贫血、肝脾大
- 眼 —— 结膜炎、葡萄膜炎、眼底病变、视神经损害
- 其他 —— 继发性抗磷脂抗体综合征 —— 血栓形成、血小板计数减少、习惯性自发性流产

治疗原则
- 糖皮质激素 —— 首选药物 —— 泼尼松、甲泼尼龙
- 免疫抑制剂 —— 环磷酰胺、霉酚酸酯、羟氯喹
- 生物制剂 —— 抗CD20单抗（利妥昔单抗）、贝利木单抗
- 其他 —— 静脉注射大剂量免疫球蛋白、血浆置换、干细胞移植

系统性红斑狼疮护理常规

护理评估
- 健康史
  - 询问与本病有关的病因及诱因，如病毒感染、日光过敏、妊娠、精神刺激
  - 了解起病时间、病程及病情变化的情况，评估患者的心理状态
- 身体状况
  - 神志、生命体征有无改变，有无面部蝶形红斑及其他皮疹
  - 有无关节畸形及功能障碍，有无肾损害体征
- 辅助检查
  - 一般检查 —— 血常规、尿常规、大便隐血、肝肾功能
  - 免疫学检查、肾活检

护理问题
- 皮肤完整性受损 —— 与疾病所致的血管炎性反应等因素有关
- 疼痛：慢性关节疼痛 —— 与自身免疫反应有关
- 口腔黏膜受损 —— 与自身免疫反应、长期使用激素等因素有关
- 潜在并发症 —— 慢性肾衰竭、狼疮脑病、多器官功能衰竭
- 焦虑 —— 与病情反复发作、迁延不愈、面容损毁及多脏器功能损害有关
- 有感染的危险 —— 与免疫功能缺陷引起机体抵抗力低下有关

护理措施
- 皮肤护理
  - 保持皮肤清洁、干燥，外出采取防护措施，避免阳光直射
  - 避免使用皮肤刺激性物品 —— 染发剂、发胶、外用药
- 疼痛护理
  - 轻者非药物镇痛 —— 分散注意力、听音乐、红外线或中医治疗
  - 重者药物镇痛 —— 布洛芬、萘普生等，观察疗效和不良反应
- 饮食护理
  - 鼓励进食高糖、高蛋白和高维生素饮食，少食多餐
  - 忌食芹菜、无花果、蘑菇、烟熏食物及辛辣等刺激性食物
  - 注意保持口腔清洁
- 并发症护理
  - 卧床休息，保护脏器功能，预防并发症
  - 给予营养支持，监测生命体征和实验室检查结果
- 心理护理 —— 给予心理支持，教会患者缓解焦虑的措施
- 健康教育
  - 介绍本病的相关知识，避免诱发或加重病情的因素
  - 坚持严格遵医嘱治疗，不可擅自改变药物剂量或停药
  - 生育指导，注意避孕，缓解期达半年以上一般能安全妊娠

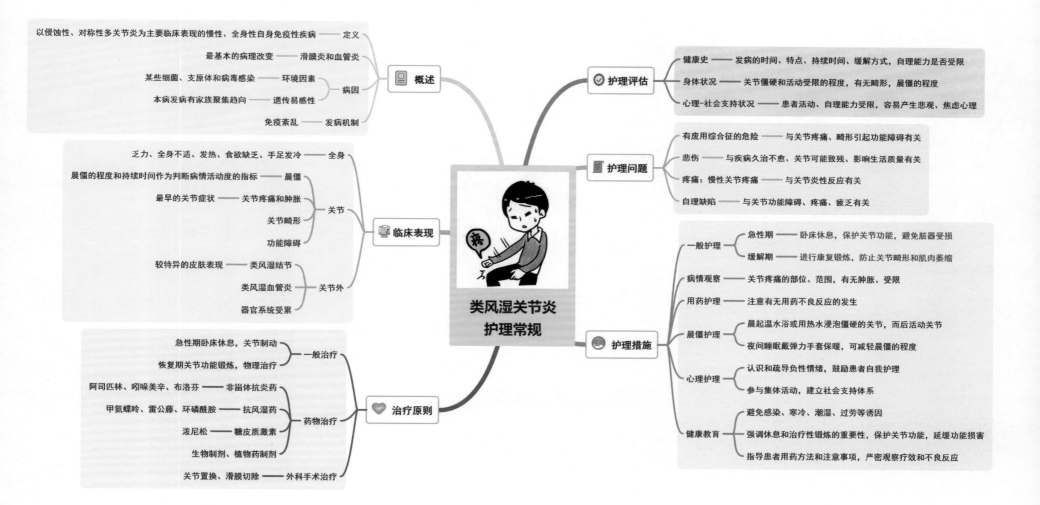

以侵蚀性、对称性多关节炎为主要临床表现的慢性、全身性自身免疫性疾病 —— 定义

最基本的病理改变 —— 滑膜炎和血管炎

某些细菌、支原体和病毒感染 —— 环境因素 —— 病因

本病发病有家族聚集趋向 —— 遗传易感性

免疫紊乱 —— 发病机制

概述

乏力、全身不适、发热、食欲缺乏、手足发冷 —— 全身

晨僵的程度和持续时间作为判断病情活动度的指标 —— 晨僵

最早的关节症状 —— 关节疼痛和肿胀 —— 关节

关节畸形

功能障碍

较特异的皮肤表现 —— 类风湿结节

类风湿血管炎 —— 关节外

器官系统受累

临床表现

急性期卧床休息，关节制动 —— 一般治疗

恢复期关节功能锻炼，物理治疗

阿司匹林、吲哚美辛、布洛芬 —— 非甾体抗炎药

甲氨蝶呤、雷公藤、环磷酰胺 —— 抗风湿药 —— 药物治疗

泼尼松 —— 糖皮质激素

生物制剂、植物药制剂

关节置换、滑膜切除 —— 外科手术治疗

治疗原则

类风湿关节炎
护理常规

健康史 —— 发病的时间、特点、持续时间、缓解方式，自理能力是否受限

身体状况 —— 关节僵硬和活动受限的程度，有无畸形，晨僵的程度

心理-社会支持状况 —— 患者活动、自理能力受限，容易产生悲观、焦虑心理

护理评估

有废用综合征的危险 —— 与关节疼痛、畸形引起功能障碍有关

悲伤 —— 与疾病久治不愈、关节可能致残、影响生活质量有关

疼痛：慢性关节疼痛 —— 与关节炎性反应有关

自理缺陷 —— 与关节功能障碍、疼痛、疲乏有关

护理问题

一般护理 —— 急性期 —— 卧床休息，保护关节功能，避免脏器受损

缓解期 —— 进行康复锻炼，防止关节畸形和肌肉萎缩

病情观察 —— 关节疼痛的部位、范围，有无肿胀、受限

用药护理 —— 注意有无用药不良反应的发生

晨僵护理 —— 晨起温水浴或用热水浸泡僵硬的关节，而后活动关节

夜间睡眠戴弹力手套保暖，可减轻晨僵的程度

心理护理 —— 认识和疏导负性情绪，鼓励患者自我护理

参与集体活动，建立社会支持体系

健康教育 —— 避免感染、寒冷、潮湿、过劳等诱因

强调休息和治疗性锻炼的重要性，保护关节功能，延缓功能损害

指导患者用药方法和注意事项，严密观察疗效和不良反应

护理措施

第 11 章

神经内科护理常规

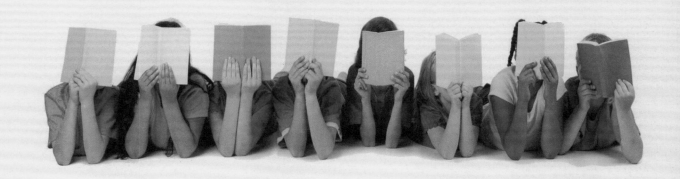

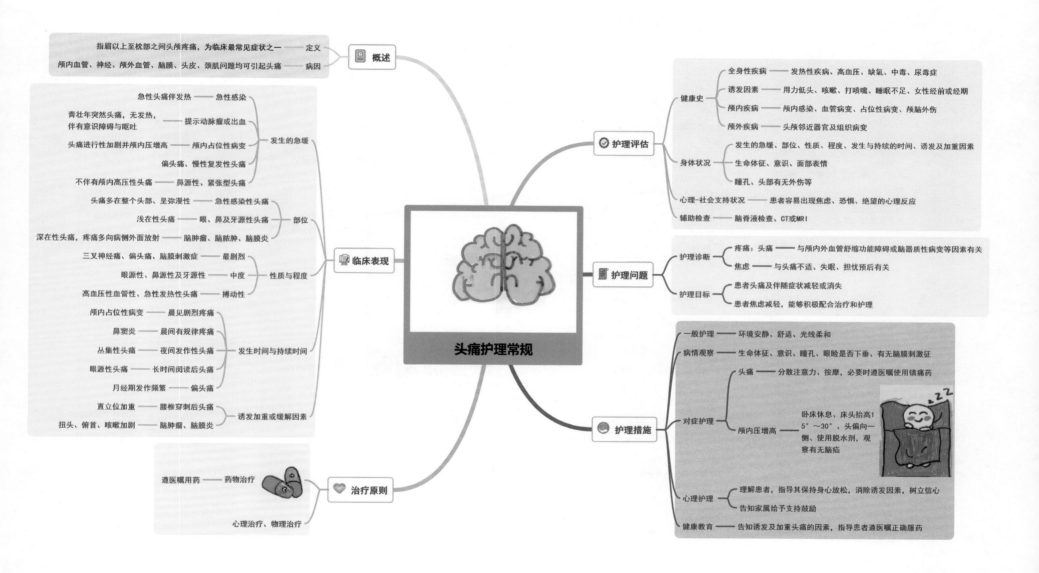

概述
- 定义 —— 指眉以上至枕部之间头颅疼痛，为临床最常见症状之一
- 病因 —— 颅内血管、神经、颅外血管、脑膜、头皮、颈肌问题均可引起头痛

临床表现
- 发生的急缓
  - 急性感染 —— 急性头痛伴发热
  - 提示动脉瘤或出血 —— 青壮年突然头痛，无发热，伴有意识障碍与呕吐
  - 颅内占位性病变 —— 头痛进行性加剧并颅内压增高
  - 偏头痛、慢性复发性头痛
  - 鼻源性、紧张型头痛 —— 不伴有颅内高压性头痛
- 部位
  - 急性感染性头痛 —— 头痛多在整个头部，呈弥漫性
  - 眼、鼻及牙源性头痛 —— 浅在性头痛
  - 脑肿瘤、脑脓肿、脑膜炎 —— 深在性头痛，疼痛多向病侧外面放射
- 性质与程度
  - 最剧烈 —— 三叉神经痛、偏头痛、脑膜刺激症
  - 中度 —— 眼源性、鼻源性及牙源性
  - 搏动性 —— 高血压性血管性、急性发热性头痛
- 发生时间与持续时间
  - 晨见剧烈疼痛 —— 颅内占位性病变
  - 晨间有规律疼痛 —— 鼻窦炎
  - 夜间发作性头痛 —— 丛集性头痛
  - 长时间阅读后头痛 —— 眼源性头痛
  - 偏头痛 —— 月经期发作频繁
- 诱发加重或缓解因素
  - 腰椎穿刺后头痛 —— 直立位加重
  - 脑肿瘤、脑膜炎 —— 扭头、俯首、咳嗽加剧

治疗原则
- 药物治疗 —— 遵医嘱用药
- 心理治疗、物理治疗

护理评估
- 健康史
  - 全身性疾病 —— 发热性疾病、高血压、缺氧、中毒、尿毒症
  - 诱发因素 —— 用力低头、咳嗽、打喷嚏、睡眠不足、女性经前或经期
  - 颅内疾病 —— 颅内感染、血管病变、占位性病变、颅脑外伤
  - 颅外疾病 —— 头颅邻近器官及组织病变
- 身体状况
  - 发生的急缓、部位、性质、程度、发生与持续的时间、诱发及加重因素
  - 生命体征、意识、面部表情
  - 瞳孔、头部有无外伤等
- 心理-社会支持状况 —— 患者容易出现焦虑、恐惧、绝望的心理反应
- 辅助检查 —— 脑脊液检查、CT或MRI

护理问题
- 护理诊断
  - 疼痛：头痛 —— 与颅内外血管舒缩功能障碍或脑器质性病变等因素有关
  - 焦虑 —— 与头痛不适、失眠、担忧预后有关
- 护理目标
  - 患者头痛及伴随症状减轻或消失
  - 患者焦虑减轻，能够积极配合治疗和护理

护理措施
- 一般护理 —— 环境安静、舒适、光线柔和
- 病情观察 —— 生命体征、意识、瞳孔、眼睑是否下垂、有无脑膜刺激征
- 对症护理
  - 头痛 —— 分散注意力、按摩，必要时遵医嘱使用镇痛药
  - 颅内压增高 —— 卧床休息、床头抬高15°～30°、头偏向一侧、使用脱水剂，观察有无脑疝
- 心理护理
  - 理解患者，指导其保持身心放松，消除诱发因素，树立信心
  - 告知家属给予支持鼓励
- 健康教育 —— 告知诱发及加重头痛的因素，指导患者遵医嘱正确服药

头痛护理常规

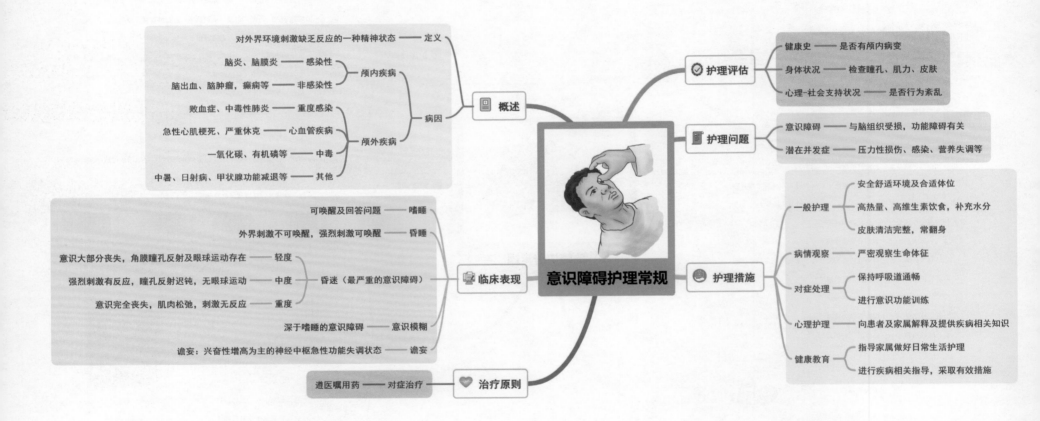

对外界环境刺激缺乏反应的一种精神状态 —— 定义

脑炎、脑膜炎 —— 感染性
脑出血、脑肿瘤，癫痫等 —— 非感染性 —— 颅内疾病
败血症、中毒性肺炎 —— 重度感染
急性心肌梗死、严重休克 —— 心血管疾病 —— 颅外疾病 —— 病因
一氧化碳、有机磷等 —— 中毒
中暑、日射病、甲状腺功能减退等 —— 其他

概述

可唤醒及回答问题 —— 嗜睡
外界刺激不可唤醒，强烈刺激可唤醒 —— 昏睡
意识大部分丧失，角膜瞳孔反射及眼球运动存在 —— 轻度
强烈刺激有反应，瞳孔反射迟钝，无眼球运动 —— 中度 —— 昏迷（最严重的意识障碍）
意识完全丧失，肌肉松弛，刺激无反应 —— 重度
深于嗜睡的意识障碍 —— 意识模糊
谵妄：兴奋性增高为主的神经中枢急性功能失调状态 —— 谵妄

临床表现

遵医嘱用药 —— 对症治疗 —— 治疗原则

意识障碍护理常规

护理评估
健康史 —— 是否有颅内病变
身体状况 —— 检查瞳孔、肌力、皮肤
心理-社会支持状况 —— 是否行为紊乱

护理问题
意识障碍 —— 与脑组织受损，功能障碍有关
潜在并发症 —— 压力性损伤、感染、营养失调等

护理措施
一般护理
安全舒适环境及合适体位
高热量、高维生素饮食，补充水分
皮肤清洁完整，常翻身
病情观察 —— 严密观察生命体征
对症处理
保持呼吸道通畅
进行意识功能训练
心理护理 —— 向患者及家属解释及提供疾病相关知识
健康教育
指导家属做好日常生活护理
进行疾病相关指导，采取有效措施

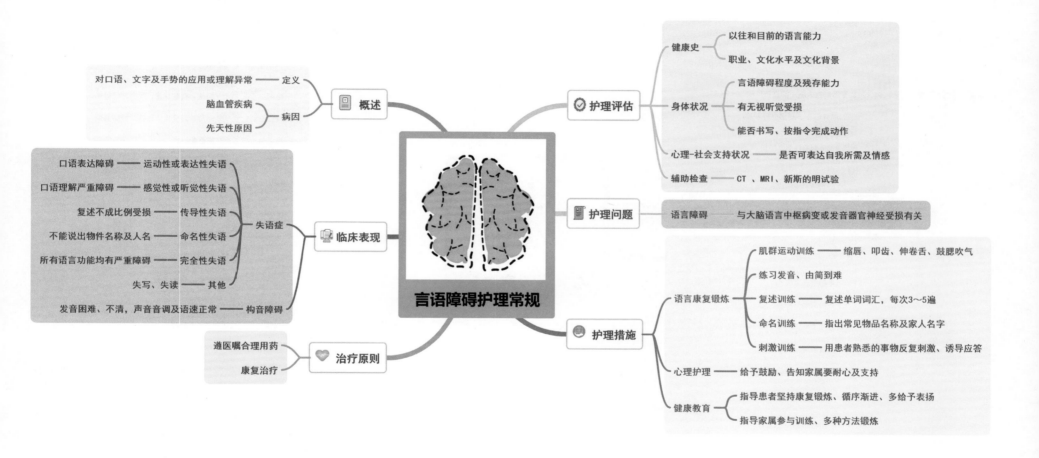

言语障碍护理常规

概述
- 定义 —— 对口语、文字及手势的应用或理解异常
- 病因
  - 脑血管疾病
  - 先天性原因

临床表现
- 失语症
  - 运动性或表达性失语 —— 口语表达障碍
  - 感觉性或听觉性失语 —— 口语理解严重障碍
  - 传导性失语 —— 复述不成比例受损
  - 命名性失语 —— 不能说出物件名称及人名
  - 完全性失语 —— 所有语言功能均有严重障碍
  - 其他 —— 失写、失读
- 构音障碍 —— 发音困难、不清，声音音调及语速正常

治疗原则
- 遵医嘱合理用药
- 康复治疗

护理评估
- 健康史
  - 以往和目前的语言能力
  - 职业、文化水平及文化背景
- 身体状况
  - 言语障碍程度及残存能力
  - 有无视听觉受损
  - 能否书写、按指令完成动作
- 心理-社会支持状况 —— 是否可表达自我所需及情感
- 辅助检查 —— CT、MRI、新斯的明试验

护理问题
- 语言障碍 —— 与大脑语言中枢病变或发音器官神经受损有关

护理措施
- 语言康复锻炼
  - 肌群运动训练 —— 缩唇、叩齿、伸卷舌、鼓腮吹气
  - 练习发音、由简到难
  - 复述训练 —— 复述单词词汇，每次3～5遍
  - 命名训练 —— 指出常见物品名称及家人名字
  - 刺激训练 —— 用患者熟悉的事物反复刺激、诱导应答
- 心理护理 —— 给予鼓励、告知家属要耐心及支持
- 健康教育
  - 指导患者坚持康复锻炼、循序渐进、多给予表扬
  - 指导家属参与训练、多种方法锻炼

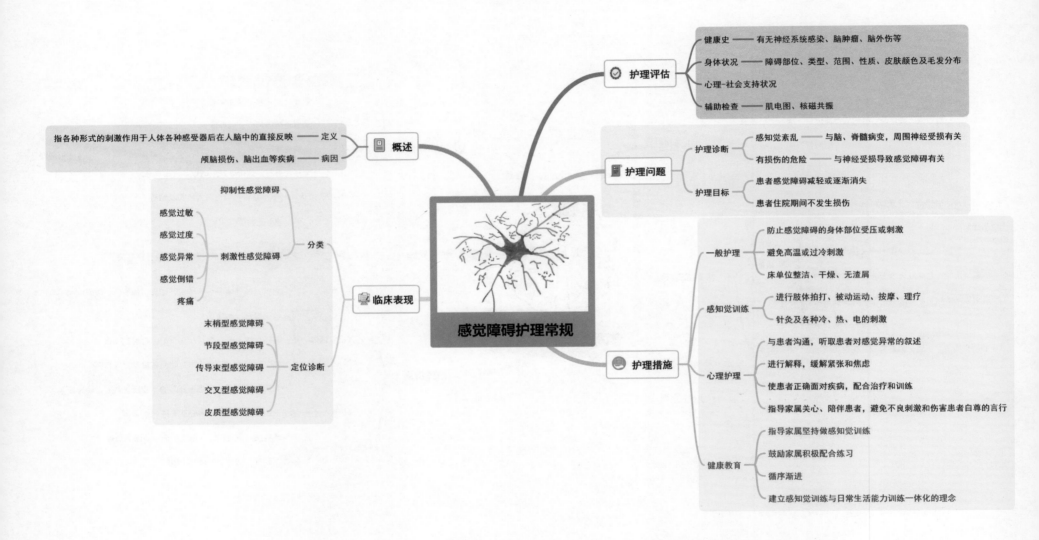

护理评估
健康史 —— 有无神经系统感染、脑肿瘤、脑外伤等
身体状况 —— 障碍部位、类型、范围、性质、皮肤颜色及毛发分布
心理-社会支持状况
辅助检查 —— 肌电图、核磁共振

概述
定义 —— 指各种形式的刺激作用于人体各种感受器后在人脑中的直接反映
病因 —— 颅脑损伤、脑出血等疾病

护理问题
护理诊断 —— 感知觉紊乱 —— 与脑、脊髓病变，周围神经受损有关
有损伤的危险 —— 与神经受损导致感觉障碍有关
护理目标 —— 患者感觉障碍减轻或逐渐消失
患者住院期间不发生损伤

临床表现
分类
抑制性感觉障碍
刺激性感觉障碍 —— 感觉过敏、感觉过度、感觉异常、感觉倒错、疼痛
定位诊断
末梢型感觉障碍
节段型感觉障碍
传导束型感觉障碍
交叉型感觉障碍
皮质型感觉障碍

感觉障碍护理常规

护理措施
一般护理
防止感觉障碍的身体部位受压或刺激
避免高温或过冷刺激
床单位整洁、干燥、无渣屑
感知觉训练
进行肢体拍打、被动运动、按摩、理疗
针灸及各种冷、热、电的刺激
心理护理
与患者沟通，听取患者对感觉异常的叙述
进行解释，缓解紧张和焦虑
使患者正确面对疾病，配合治疗和训练
指导家属关心、陪伴患者，避免不良刺激和伤害患者自尊的言行
健康教育
指导家属坚持做感知觉训练
鼓励家属积极配合练习
循序渐进
建立感知觉训练与日常生活能力训练一体化的理念

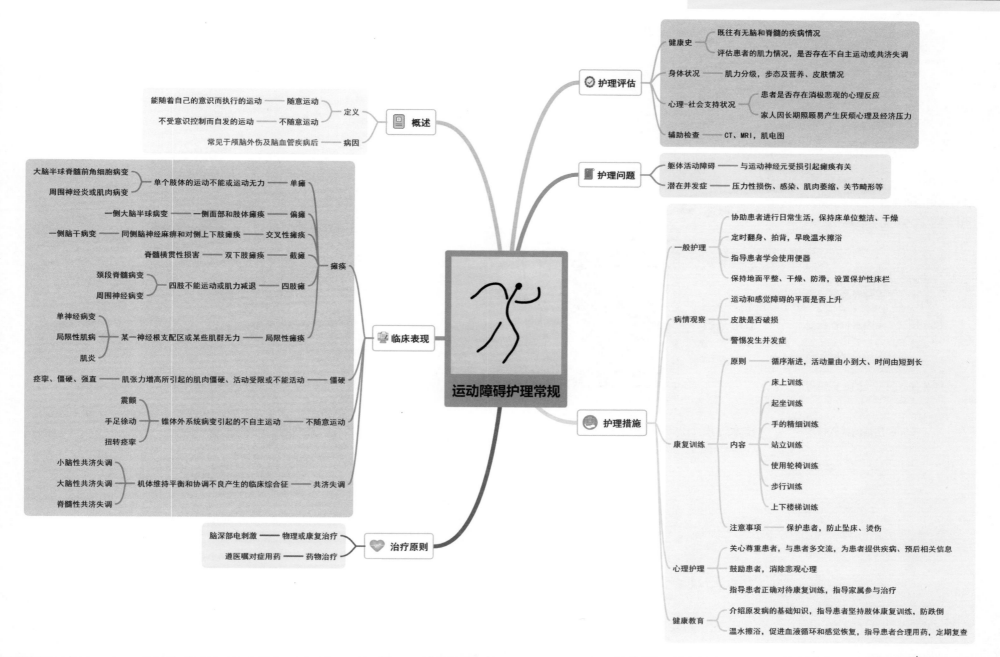

概述
- 定义
  - 随意运动 —— 能随着自己的意识而执行的运动
  - 不随意运动 —— 不受意识控制而自发的运动
- 病因 —— 常见于颅脑外伤及脑血管疾病后

临床表现
- 瘫痪
  - 单瘫 —— 单个肢体的运动不能或运动无力
    - 大脑半球脊髓前角细胞病变
    - 周围神经炎或肌肉病变
  - 偏瘫 —— 一侧面部和肢体瘫痪 —— 一侧大脑半球病变
  - 交叉性瘫痪 —— 同侧脑神经麻痹和对侧上下肢瘫痪 —— 一侧脑干病变
  - 截瘫 —— 双下肢瘫痪 —— 脊髓横贯性损害
  - 四肢瘫 —— 四肢不能运动或肌力减退
    - 颈段脊髓病变
    - 周围神经病变
  - 局限性瘫痪 —— 某一神经根支配区或某些肌群无力
    - 单神经病变
    - 局限性肌病
    - 肌炎
- 僵硬 —— 肌张力增高所引起的肌肉僵硬、活动受限或不能活动 —— 痉挛、僵硬、强直
- 不随意运动 —— 锥体外系统病变引起的不自主运动
  - 震颤
  - 手足徐动
  - 扭转痉挛
- 共济失调 —— 机体维持平衡和协调不良产生的临床综合征
  - 小脑性共济失调
  - 大脑性共济失调
  - 脊髓性共济失调

治疗原则
- 物理或康复治疗 —— 脑深部电刺激
- 药物治疗 —— 遵医嘱对症用药

护理评估
- 健康史
  - 既往有无脑和脊髓的疾病情况
  - 评估患者的肌力情况，是否存在不自主运动或共济失调
- 身体状况 —— 肌力分级，步态及营养、皮肤情况
- 心理-社会支持状况
  - 患者是否存在消极悲观的心理反应
  - 家人因长期照顾易产生厌烦心理及经济压力
- 辅助检查 —— CT、MRI，肌电图

护理问题
- 躯体活动障碍 —— 与运动神经元受损引起瘫痪有关
- 潜在并发症 —— 压力性损伤、感染、肌肉萎缩、关节畸形等

护理措施
- 一般护理
  - 协助患者进行日常生活，保持床单位整洁、干燥
  - 定时翻身、拍背，早晚温水擦浴
  - 指导患者学会使用便器
  - 保持地面平整、干燥、防滑，设置保护性床栏
- 病情观察
  - 运动和感觉障碍的平面是否上升
  - 皮肤是否破损
  - 警惕发生并发症
- 康复训练
  - 原则 —— 循序渐进，活动量由小到大、时间由短到长
  - 内容
    - 床上训练
    - 起坐训练
    - 手的精细训练
    - 站立训练
    - 使用轮椅训练
    - 步行训练
    - 上下楼梯训练
  - 注意事项 —— 保护患者，防止坠床、烫伤
- 心理护理
  - 关心尊重患者，与患者多交流，为患者提供疾病、预后相关信息
  - 鼓励患者，消除悲观心理
  - 指导患者正确对待康复训练，指导家属参与治疗
- 健康教育
  - 介绍原发病的基础知识，指导患者坚持肢体康复训练，防跌倒
  - 温水擦浴，促进血液循环和感觉恢复，指导患者合理用药，定期复查

运动障碍护理常规

通过脑电图机将微小的脑生物电讯号
进行多级放大并记录的脑功能检查法 ── 概述

癫痫

中枢神经系统感染

颅内占位性病变 ── 适用范围

颅脑损伤及颅脑外伤

各种原因引起的意识障碍

无痛无创伤性的检查技术 ── 技术性质

脑电图检查护理常规

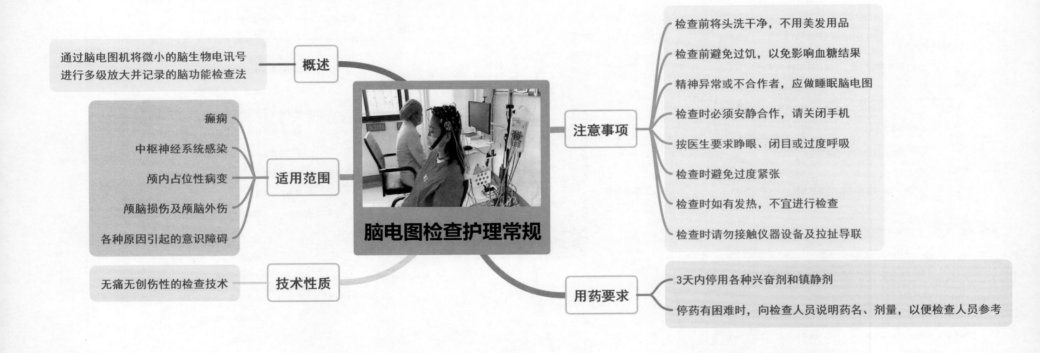

注意事项

检查前将头洗干净，不用美发用品

检查前避免过饥，以免影响血糖结果

精神异常或不合作者，应做睡眠脑电图

检查时必须安静合作，请关闭手机

按医生要求睁眼、闭目或过度呼吸

检查时避免过度紧张

检查时如有发热，不宜进行检查

检查时请勿接触仪器设备及拉扯导联

用药要求

3天内停用各种兴奋剂和镇静剂

停药有困难时，向检查人员说明药名、剂量，以便检查人员参考

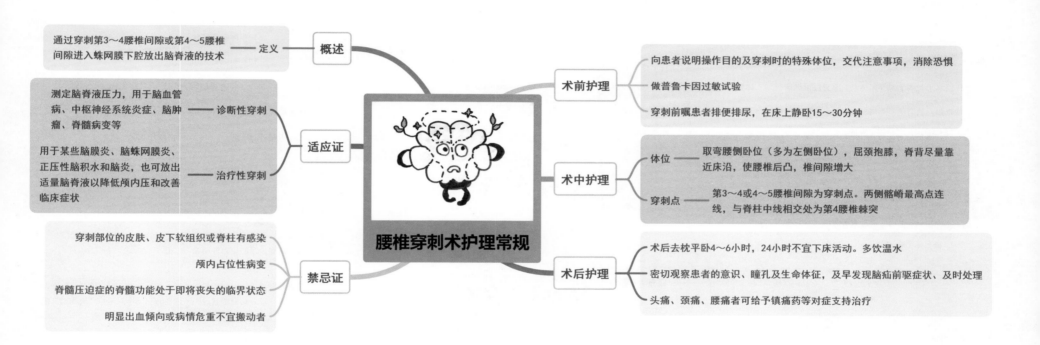

概述 —— 定义 —— 通过穿刺第3~4腰椎间隙或第4~5腰椎间隙进入蛛网膜下腔放出脑脊液的技术

适应证
—— 诊断性穿刺 —— 测定脑脊液压力，用于脑血管病、中枢神经系统炎症、脑肿瘤、脊髓病变等
—— 治疗性穿刺 —— 用于某些脑膜炎、脑蛛网膜炎、正压性脑积水和脑炎，也可放出适量脑脊液以降低颅内压和改善临床症状

禁忌证
—— 穿刺部位的皮肤、皮下软组织或脊柱有感染
—— 颅内占位性病变
—— 脊髓压迫症的脊髓功能处于即将丧失的临界状态
—— 明显出血倾向或病情危重不宜搬动者

腰椎穿刺术护理常规

术前护理
—— 向患者说明操作目的及穿刺时的特殊体位，交代注意事项，消除恐惧
—— 做普鲁卡因过敏试验
—— 穿刺前嘱患者排便排尿，在床上静卧15~30分钟

术中护理
—— 体位 —— 取弯腰侧卧位（多为左侧卧位），屈颈抱膝，脊背尽量靠近床沿，使腰椎后凸，椎间隙增大
—— 穿刺点 —— 第3~4或4~5腰椎间隙为穿刺点。两侧髂嵴最高点连线，与脊柱中线相交处为第4腰椎棘突

术后护理
—— 术后去枕平卧4~6小时，24小时不宜下床活动。多饮温水
—— 密切观察患者的意识、瞳孔及生命体征，及早发现脑疝前驱症状、及时处理
—— 头痛、颈痛、腰痛者可给予镇痛药等对症支持治疗

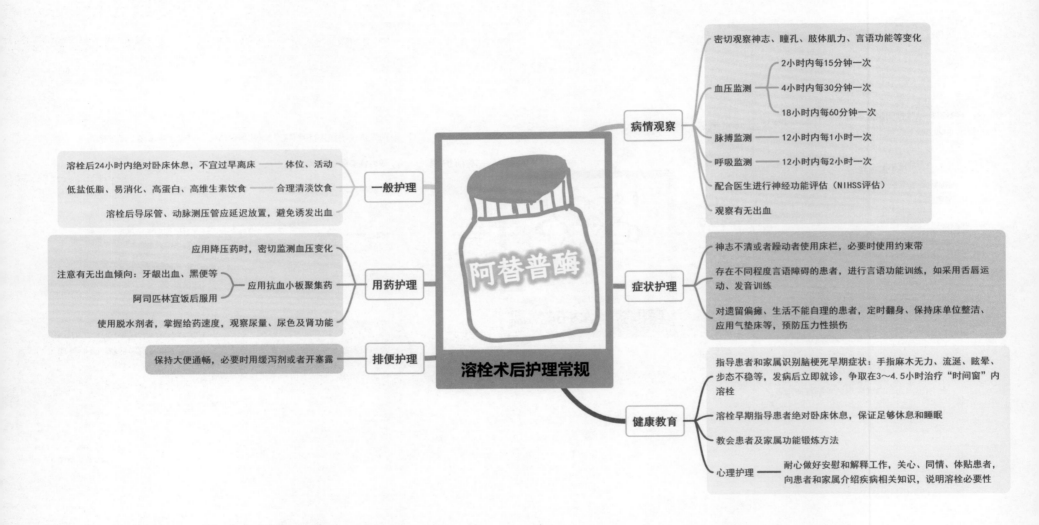

病情观察
- 密切观察神志、瞳孔、肢体肌力、言语功能等变化
- 血压监测
  - 2小时内每15分钟一次
  - 4小时内每30分钟一次
  - 18小时内每60分钟一次
- 脉搏监测 —— 12小时内每1小时一次
- 呼吸监测 —— 12小时内每2小时一次
- 配合医生进行神经功能评估（NIHSS评估）
- 观察有无出血

一般护理
- 溶栓后24小时内绝对卧床休息，不宜过早离床 —— 体位、活动
- 低盐低脂、易消化、高蛋白、高维生素饮食 —— 合理清淡饮食
- 溶栓后导尿管、动脉测压管应延迟放置，避免诱发出血

用药护理
- 应用降压药时，密切监测血压变化
- 注意有无出血倾向：牙龈出血、黑便等 —— 应用抗血小板聚集药
- 阿司匹林宜饭后服用
- 使用脱水剂者，掌握给药速度，观察尿量、尿色及肾功能

症状护理
- 神志不清或者躁动者使用床栏，必要时使用约束带
- 存在不同程度言语障碍的患者，进行言语功能训练，如采用舌唇运动、发音训练
- 对遗留偏瘫、生活不能自理的患者，定时翻身、保持床单位整洁、应用气垫床等，预防压力性损伤

排便护理
- 保持大便通畅，必要时用缓泻剂或者开塞露

阿替普酶

溶栓术后护理常规

健康教育
- 指导患者和家属识别脑梗死早期症状：手指麻木无力、流涎、眩晕、步态不稳等，发病后立即就诊，争取在3～4.5小时治疗"时间窗"内溶栓
- 溶栓早期指导患者绝对卧床休息，保证足够休息和睡眠
- 教会患者及家属功能锻炼方法
- 心理护理 —— 耐心做好安慰和解释工作，关心、同情、体贴患者，向患者和家属介绍疾病相关知识，说明溶栓必要性

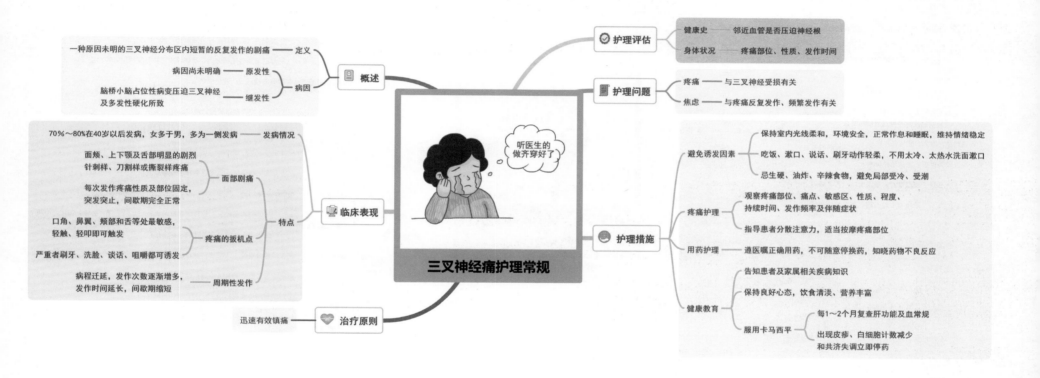

一种原因未明的三叉神经分布区内短暂的反复发作的剧痛 —— 定义

病因尚未明确 —— 原发性

脑桥小脑占位性病变压迫三叉神经 及多发性硬化所致 —— 继发性 —— 病因 —— 概述

70%～80%在40岁以后发病，女多于男，多为一侧发病 —— 发病情况

面颊、上下颌及舌部明显的剧烈 针刺样、刀割样或撕裂样疼痛

每次发作疼痛性质及部位固定， 突发突止，间歇期完全正常 —— 面部剧痛 —— 特点

口角、鼻翼、颊部和舌等处最敏感， 轻触、轻叩即可触发

严重者刷牙、洗脸、谈话、咀嚼都可诱发 —— 疼痛的扳机点

病程迁延，发作次数逐渐增多， 发作时间延长，间歇期缩短 —— 周期性发作 —— 临床表现

迅速有效镇痛 —— 治疗原则

三叉神经痛护理常规

护理评估

健康史 —— 邻近血管是否压迫神经根

身体状况 —— 疼痛部位、性质、发作时间

护理问题

疼痛 —— 与三叉神经受损有关

焦虑 —— 与疼痛反复发作、频繁发作有关

护理措施

避免诱发因素

保持室内光线柔和，环境安全，正常作息和睡眠，维持情绪稳定

吃饭、漱口、说话、刷牙动作轻柔，不用太冷、太热水洗面漱口

忌生硬、油炸、辛辣食物，避免局部受冷、受潮

疼痛护理

观察疼痛部位、痛点、敏感区、性质、程度、 持续时间、发作频率及伴随症状

指导患者分散注意力，适当按摩疼痛部位

用药护理 —— 遵医嘱正确用药，不可随意停换药，知晓药物不良反应

健康教育

告知患者及家属相关疾病知识

保持良好心态，饮食清淡、营养丰富

服用卡马西平

每1～2个月复查肝功能及血常规

出现皮疹、白细胞计数减少 和共济失调立即停药

听医生的 做齐穿好了

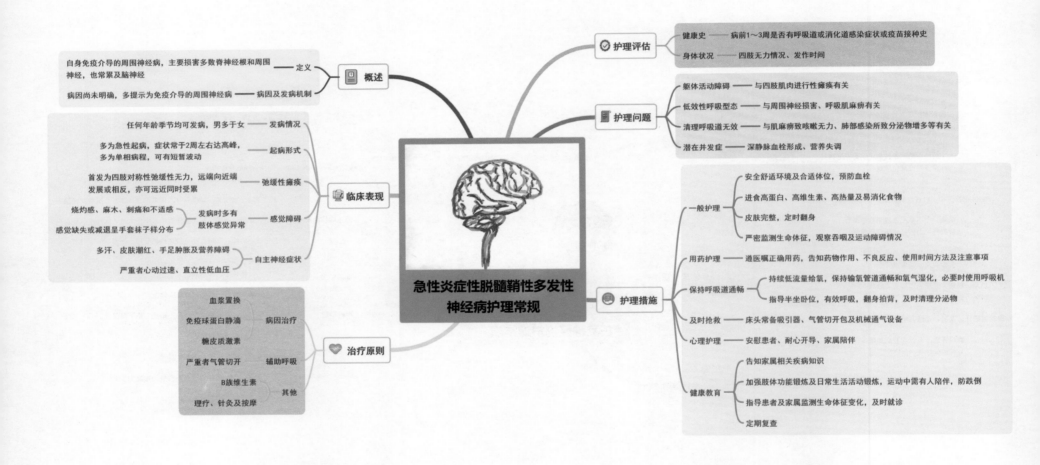

概述
- 定义 —— 自身免疫介导的周围神经病, 主要损害多数脊神经根和周围神经, 也常累及脑神经
- 病因及发病机制 —— 病因尚未明确, 多提示为免疫介导的周围神经病

临床表现
- 发病情况 —— 任何年龄季节均可发病, 男多于女
- 起病形式 —— 多为急性起病, 症状常于2周左右达高峰, 多为单相病程, 可有短暂波动
- 弛缓性瘫痪 —— 首发为四肢对称性弛缓性无力, 远端向近端发展或相反, 亦可远近同时受累
- 感觉障碍 —— 发病时多有肢体感觉异常 —— 烧灼感、麻木、刺痛和不适感; 感觉缺失或减退呈手套袜子样分布
- 自主神经症状 —— 多汗、皮肤潮红、手足肿胀及营养障碍; 严重者心动过速、直立性低血压

治疗原则
- 病因治疗 —— 血浆置换; 免疫球蛋白静滴; 糖皮质激素
- 辅助呼吸 —— 严重者气管切开
- 其他 —— B族维生素; 理疗、针灸及按摩

护理评估
- 健康史 —— 病前1~3周是否有呼吸道或消化道感染症状或疫苗接种史
- 身体状况 —— 四肢无力情况、发作时间

护理问题
- 躯体活动障碍 —— 与四肢肌肉进行性瘫痪有关
- 低效性呼吸型态 —— 与周围神经损害、呼吸肌麻痹有关
- 清理呼吸道无效 —— 与肌麻痹致咳嗽无力、肺部感染所致分泌物增多等有关
- 潜在并发症 —— 深静脉血栓形成、营养失调

护理措施
- 一般护理
  - 安全舒适环境及合适体位, 预防血栓
  - 进食高蛋白、高维生素、高热量及易消化食物
  - 皮肤完整, 定时翻身
  - 严密监测生命体征, 观察吞咽及运动障碍情况
- 用药护理 —— 遵医嘱正确用药, 告知药物作用、不良反应、使用时间方法及注意事项
- 保持呼吸道通畅
  - 持续低流量给氧, 保持输氧管道通畅和氧气湿化, 必要时使用呼吸机
  - 指导半坐卧位, 有效呼吸, 翻身拍背, 及时清理分泌物
- 及时抢救 —— 床头常备吸引器、气管切开包及机械通气设备
- 心理护理 —— 安慰患者、耐心开导、家属陪伴
- 健康教育
  - 告知家属相关疾病知识
  - 加强肢体功能锻炼及日常生活活动锻炼, 运动中需有人陪伴, 防跌倒
  - 指导患者及家属监测生命体征变化, 及时就诊
  - 定期复查

急性炎症性脱髓鞘性多发性神经病护理常规

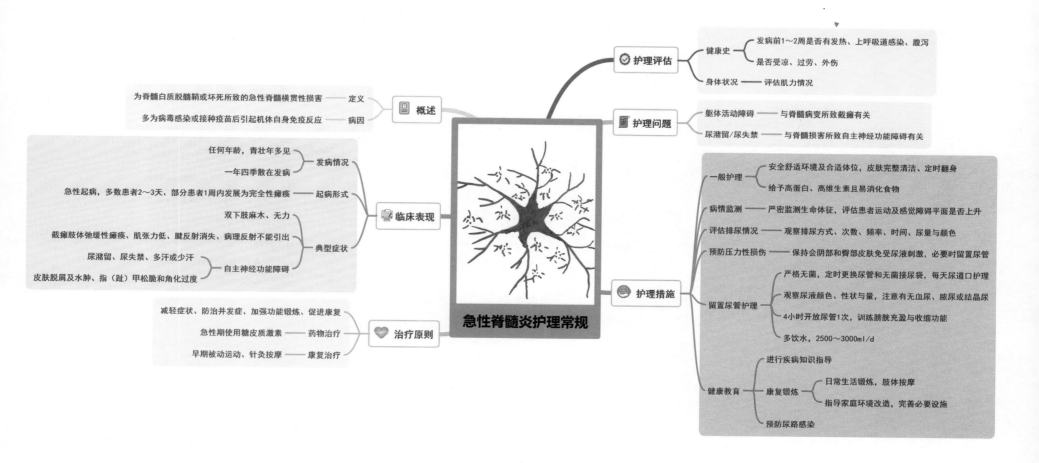

概述

为脊髓白质脱髓鞘或坏死所致的急性脊髓横贯性损害 —— 定义

多为病毒感染或接种疫苗后引起机体自身免疫反应 —— 病因

临床表现

任何年龄，青壮年多见 —— 发病情况

一年四季散在发病

急性起病，多数患者2~3天、部分患者1周内发展为完全性瘫痪 —— 起病形式

双下肢麻木、无力 —— 典型症状

截瘫肢体弛缓性瘫痪、肌张力低、腱反射消失、病理反射不能引出

尿潴留、尿失禁、多汗或少汗 —— 自主神经功能障碍

皮肤脱屑及水肿、指（趾）甲松脆和角化过度

治疗原则

减轻症状、防治并发症、加强功能锻炼、促进康复

急性期使用糖皮质激素 —— 药物治疗

早期被动运动、针灸按摩 —— 康复治疗

急性脊髓炎护理常规

护理评估

健康史 —— 发病前1~2周是否有发热、上呼吸道感染、腹泻

是否受凉、过劳、外伤

身体状况 —— 评估肌力情况

护理问题

躯体活动障碍 —— 与脊髓病变所致截瘫有关

尿潴留/尿失禁 —— 与脊髓损害所致自主神经功能障碍有关

护理措施

一般护理 —— 安全舒适环境及合适体位，皮肤完整清洁、定时翻身

给予高蛋白、高维生素且易消化食物

病情监测 —— 严密监测生命体征，评估患者运动及感觉障碍平面是否上升

评估排尿情况 —— 观察排尿方式、次数、频率、时间、尿量与颜色

预防压力性损伤 —— 保持会阴部和臀部皮肤免受尿液刺激，必要时留置尿管

留置尿管护理 —— 严格无菌，定时更换尿管和无菌接尿袋，每天尿道口护理

观察尿液颜色、性状与量，注意有无血尿、脓尿或结晶尿

4小时开放尿管1次，训练膀胱充盈与收缩功能

多饮水，2500~3000ml/d

健康教育 —— 进行疾病知识指导

康复锻炼 —— 日常生活锻炼，肢体按摩

指导家庭环境改造，完善必要设施

预防尿路感染

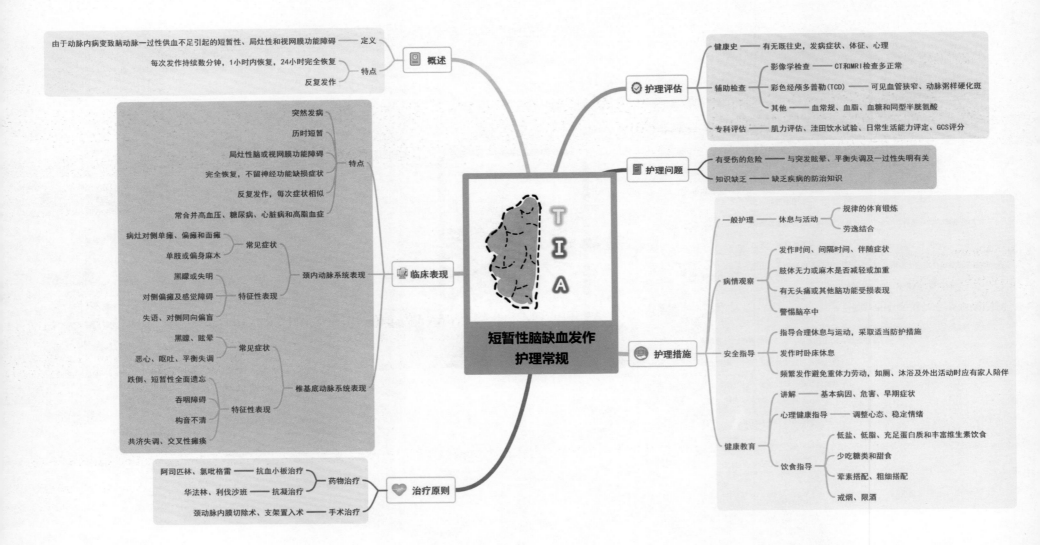

由于动脉内病变致脑动脉一过性供血不足引起的短暂性、局灶性和视网膜功能障碍 —— 定义

每次发作持续数分钟，1小时内恢复，24小时完全恢复 —— 特点

反复发作

概述

突然发病

历时短暂

局灶性脑或视网膜功能障碍

完全恢复，不留神经功能缺损症状 —— 特点

反复发作，每次症状相似

常合并高血压、糖尿病、心脏病和高脂血症

病灶对侧单瘫、偏瘫和面瘫 —— 常见症状

单肢或偏身麻木

黑矇或失明 —— 特征性表现

对侧偏瘫及感觉障碍

失语、对侧同向偏盲

颈内动脉系统表现

临床表现

黑矇、眩晕 —— 常见症状

恶心、呕吐、平衡失调

跌倒、短暂性全面遗忘

吞咽障碍 —— 特征性表现

构音不清

共济失调、交叉性瘫痪

椎基底动脉系统表现

阿司匹林、氯吡格雷 —— 抗血小板治疗

华法林、利伐沙班 —— 抗凝治疗 —— 药物治疗

颈动脉内膜切除术、支架置入术 —— 手术治疗

治疗原则

短暂性脑缺血发作
护理常规

健康史 —— 有无既往史，发病症状、体征、心理

影像学检查 —— CT和MRI检查多正常

辅助检查 —— 彩色经颅多普勒(TCD) —— 可见血管狭窄、动脉粥样硬化斑

其他 —— 血常规、血脂、血糖和同型半胱氨酸

专科评估 —— 肌力评估、洼田饮水试验、日常生活能力评定、GCS评分

护理评估

有受伤的危险 —— 与突发眩晕、平衡失调及一过性失明有关

知识缺乏 —— 缺乏疾病的防治知识

护理问题

一般护理 —— 休息与活动 —— 规律的体育锻炼

劳逸结合

发作时间、间隔时间、伴随症状

肢体无力或麻木是否减轻或加重

病情观察 —— 有无头痛或其他脑功能受损表现

警惕脑卒中

指导合理休息与运动，采取适当防护措施

发作时卧床休息

安全指导 —— 频繁发作避免重体力劳动，如厕、沐浴及外出活动时应有家人陪伴

讲解 —— 基本病因、危害、早期症状

心理健康指导 —— 调整心态、稳定情绪

低盐、低脂、充足蛋白质和丰富维生素饮食

少吃糖类和甜食

饮食指导 —— 荤素搭配、粗细搭配

戒烟、限酒

健康教育

护理措施

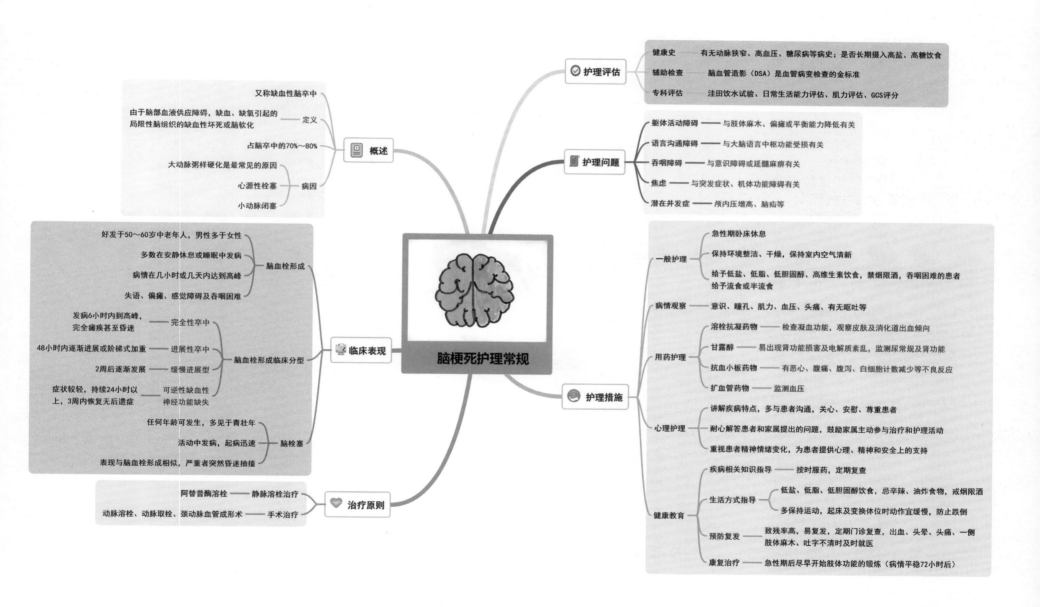

概述

又称缺血性脑卒中

由于脑部血液供应障碍，缺血、缺氧引起的局限性脑组织的缺血性坏死或脑软化 —— 定义

占脑卒中的70%～80%

大动脉粥样硬化是最常见的原因

心源性栓塞 —— 病因

小动脉闭塞

护理评估

健康史 —— 有无动脉狭窄、高血压、糖尿病等病史；是否长期摄入高盐、高糖饮食

辅助检查 —— 脑血管造影（DSA）是血管病变检查的金标准

专科评估 —— 洼田饮水试验、日常生活能力评估、肌力评估、GCS评分

护理问题

躯体活动障碍 —— 与肢体麻木、偏瘫或平衡能力降低有关

语言沟通障碍 —— 与大脑语言中枢功能受损有关

吞咽障碍 —— 与意识障碍或延髓麻痹有关

焦虑 —— 与突发症状、机体功能障碍有关

潜在并发症 —— 颅内压增高、脑疝等

临床表现

好发于50～60岁中老年人，男性多于女性

多数在安静休息或睡眠中发病

病情在几小时或几天内达到高峰 —— 脑血栓形成

失语、偏瘫、感觉障碍及吞咽困难

发病6小时内到高峰，完全瘫痪甚至昏迷 —— 完全性卒中

48小时内逐渐进展或阶梯式加重 —— 进展性卒中 —— 脑血栓形成临床分型

2周后逐渐发展 —— 缓慢进展型

症状较轻，持续24小时以上，3周内恢复无后遗症 —— 可逆性缺血性神经功能缺失

任何年龄可发生，多见于青壮年

活动中发病，起病迅速 —— 脑栓塞

表现与脑血栓形成相似，严重者突然昏迷抽搐

治疗原则

阿替普酶溶栓 —— 静脉溶栓治疗

动脉溶栓、动脉取栓、颈动脉血管成形术 —— 手术治疗

护理措施

一般护理
急性期卧床休息
保持环境整洁、干燥，保持室内空气清新
给予低盐、低脂、低胆固醇、高维生素饮食，禁烟限酒，吞咽困难的患者给予流食或半流食

病情观察 —— 意识、瞳孔、肌力、血压、头痛、有无呕吐等

用药护理
溶栓抗凝药物 —— 检查凝血功能，观察皮肤及消化道出血倾向
甘露醇 —— 易出现肾功能损害及电解质紊乱，监测尿常规及肾功能
抗血小板药物 —— 有恶心、腹痛、腹泻、白细胞计数减少等不良反应
扩血管药物 —— 监测血压

心理护理
讲解疾病特点，多与患者沟通，关心、安慰、尊重患者
耐心解答患者和家属提出的问题，鼓励家属主动参与治疗和护理活动
重视患者精神情绪变化，为患者提供心理、精神和安全上的支持

健康教育
疾病相关知识指导 —— 按时服药，定期复查
生活方式指导
低盐、低脂、低胆固醇饮食，忌辛辣、油炸食物，戒烟限酒
多保持运动，起床及变换体位时动作宜缓慢，防止跌倒
预防复发 —— 致残率高，易复发，定期门诊复查，出血、头晕、头痛、一侧肢体麻木、吐字不清时及时就医
康复治疗 —— 急性期后尽早开始肢体功能的锻炼（病情平稳72小时后）

脑梗死护理常规

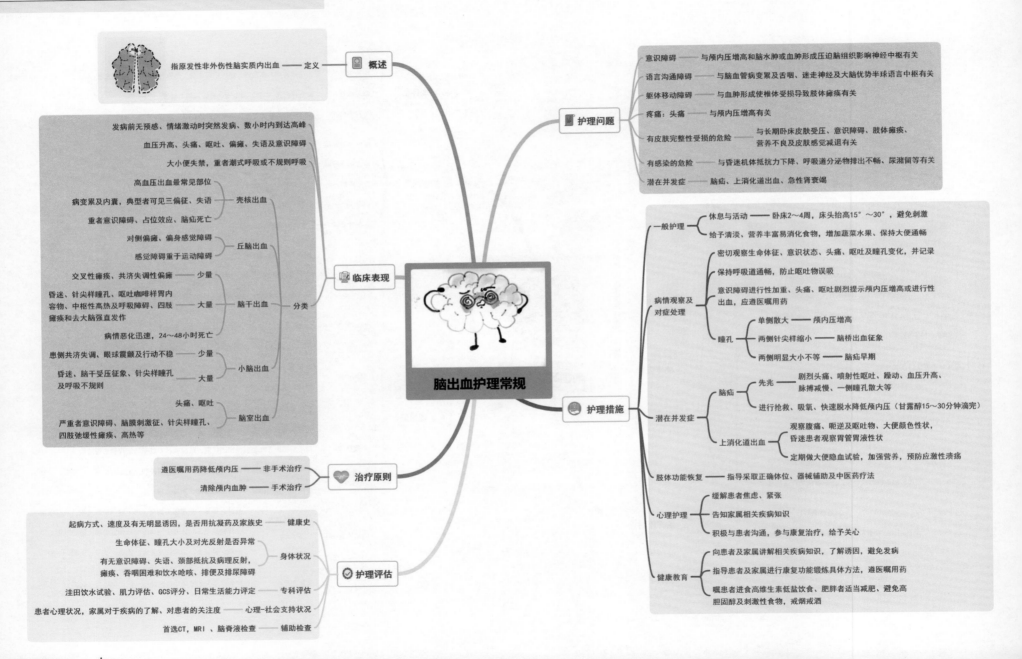

概述 — 定义 — 指原发性非外伤性脑实质内出血

临床表现
- 发病前无预感、情绪激动时突然发病，数小时内到达高峰
- 血压升高、头痛、呕吐、偏瘫、失语及意识障碍
- 大小便失禁，重者潮式呼吸或不规则呼吸
- 分类
  - 壳核出血
    - 高血压出血最常见部位
    - 病变累及内囊，典型者可见三偏征、失语
    - 重者意识障碍、占位效应、脑疝死亡
  - 丘脑出血
    - 对侧偏瘫、偏身感觉障碍
    - 感觉障碍重于运动障碍
  - 脑干出血
    - 少量 — 交叉性瘫痪、共济失调性偏瘫
    - 大量 — 昏迷、针尖样瞳孔、呕吐咖啡样胃内容物、中枢性高热及呼吸障碍、四肢瘫痪和去大脑强直发作
    - 病情恶化迅速，24～48小时死亡
  - 小脑出血
    - 少量 — 患侧共济失调、眼球震颤及行动不稳
    - 大量 — 昏迷、脑干受压征象、针尖样瞳孔及呼吸不规则
  - 脑室出血
    - 头痛、呕吐
    - 严重者意识障碍、脑膜刺激征、针尖样瞳孔、四肢弛缓性瘫痪、高热等

治疗原则
- 非手术治疗 — 遵医嘱用药降低颅内压
- 手术治疗 — 清除颅内血肿

护理评估
- 健康史 — 起病方式、速度及有无明显诱因，是否用抗凝药及家族史
- 身体状况 — 生命体征、瞳孔大小及对光反射是否异常；有无意识障碍、失语、颈部抵抗及病理反射、瘫痪、吞咽困难和饮水呛咳、排便及排尿障碍
- 专科评估 — 洼田饮水试验、肌力评估、GCS评分、日常生活能力评定
- 心理-社会支持状况 — 患者心理状况，家属对于疾病的了解、对患者的关注度
- 辅助检查 — 首选CT、MRI、脑脊液检查

脑出血护理常规

护理问题
- 意识障碍 — 与颅内压增高和脑水肿或血肿形成压迫脑组织影响神经中枢有关
- 语言沟通障碍 — 与脑血管病变及舌咽、迷走神经及大脑优势半球语言中枢有关
- 躯体移动障碍 — 与血肿形成使椎体受损导致肢体瘫痪有关
- 疼痛：头痛 — 与颅内压增高有关
- 有皮肤完整性受损的危险 — 与长期卧床皮肤受压、意识障碍、肢体瘫痪、营养不良及皮肤感觉减退有关
- 有感染的危险 — 与昏迷机体抵抗力下降、呼吸道分泌物排出不畅、尿潴留等有关
- 潜在并发症 — 脑疝、上消化道出血、急性肾衰竭

护理措施
- 一般护理
  - 休息与活动 — 卧床2～4周，床头抬高15°～30°，避免刺激
  - 给予清淡、营养丰富易消化食物，增加蔬菜水果、保持大便通畅
- 病情观察及对症处理
  - 密切观察生命体征、意识状态、头痛、呕吐及瞳孔变化，并记录
  - 保持呼吸道通畅，防止呕吐物误吸
  - 意识障碍进行性加重、头痛、呕吐剧烈提示颅内压增高或进行性出血，应遵医嘱用药
  - 瞳孔
    - 单侧散大 — 颅内压增高
    - 两侧针尖样缩小 — 脑桥出血征象
    - 两侧明显大小不等 — 脑疝早期
- 潜在并发症
  - 脑疝
    - 先兆 — 剧烈头痛、喷射性呕吐、躁动、血压升高、脉搏减慢、一侧瞳孔散大等
    - 进行抢救、吸氧、快速脱水降低颅内压（甘露醇15～30分钟滴完）
  - 上消化道出血
    - 观察腹痛、呃逆及呕吐物、大便颜色性状，昏迷患者观察胃管胃液性状
    - 定期做大便隐血试验，加强营养，预防应激性溃疡
- 肢体功能恢复 — 指导采取正确体位、器械辅助及中医药疗法
- 心理护理
  - 缓解患者焦虑、紧张
  - 告知家属相关疾病知识
  - 积极与患者沟通，参与康复治疗，给予关心
- 健康教育
  - 向患者及家属讲解相关疾病知识，了解诱因，避免发病
  - 指导患者及家属进行康复功能锻炼具体方法，遵医嘱用药
  - 嘱患者进食高维生素低盐饮食、肥胖者适当减肥、避免高胆固醇及刺激性食物，戒烟戒酒

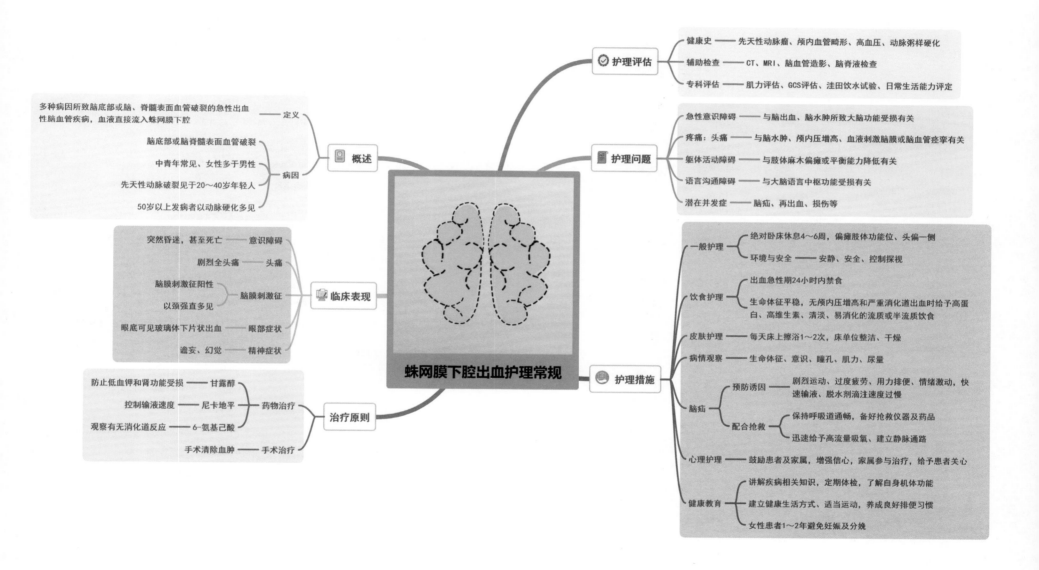

护理评估
— 健康史 —— 先天性动脉瘤、颅内血管畸形、高血压、动脉粥样硬化
— 辅助检查 —— CT、MRI、脑血管造影、脑脊液检查
— 专科评估 —— 肌力评估、GCS评估、洼田饮水试验、日常生活能力评定

护理问题
— 急性意识障碍 —— 与脑出血、脑水肿所致大脑功能受损有关
— 疼痛：头痛 —— 与脑水肿、颅内压增高、血液刺激脑膜或脑血管痉挛有关
— 躯体活动障碍 —— 与肢体麻木偏瘫或平衡能力降低有关
— 语言沟通障碍 —— 与大脑语言中枢功能受损有关
— 潜在并发症 —— 脑疝、再出血、损伤等

概述
— 定义 —— 多种病因所致脑底部或脑、脊髓表面血管破裂的急性出血性脑血管疾病，血液直接流入蛛网膜下腔
— 病因
　　— 脑底部或脑脊髓表面血管破裂
　　— 中青年常见、女性多于男性
　　— 先天性动脉破裂见于20～40岁年轻人
　　— 50岁以上发病者以动脉硬化多见

临床表现
— 意识障碍 —— 突然昏迷，甚至死亡
— 头痛 —— 剧烈全头痛
— 脑膜刺激征 —— 脑膜刺激征阳性、以颈强直多见
— 眼部症状 —— 眼底可见玻璃体下片状出血
— 精神症状 —— 谵妄、幻觉

蛛网膜下腔出血护理常规

治疗原则
— 药物治疗
　　— 甘露醇 —— 防止低血钾和肾功能受损
　　— 尼卡地平 —— 控制输液速度
　　— 6-氨基己酸 —— 观察有无消化道反应
— 手术治疗 —— 手术清除血肿

护理措施
— 一般护理
　　— 绝对卧床休息4～6周，偏瘫肢体功能位、头偏一侧
　　— 环境与安全 —— 安静、安全、控制探视
— 饮食护理
　　— 出血急性期24小时内禁食
　　— 生命体征平稳，无颅内压增高和严重消化道出血时给予高蛋白、高维生素、清淡、易消化的流质或半流质饮食
— 皮肤护理 —— 每天床上擦浴1～2次，床单位整洁、干燥
— 病情观察 —— 生命体征、意识、瞳孔、肌力、尿量
— 脑疝
　　— 预防诱因 —— 剧烈运动、过度疲劳、用力排便、情绪激动，快速输液、脱水剂滴注速度过慢
　　— 配合抢救
　　　　— 保持呼吸道通畅，备好抢救仪器及药品
　　　　— 迅速给予高流量吸氧、建立静脉通路
— 心理护理 —— 鼓励患者及家属，增强信心，家属参与治疗，给予患者关心
— 健康教育
　　— 讲解疾病相关知识，定期体检，了解自身机体功能
　　— 建立健康生活方式、适当运动，养成良好排便习惯
　　— 女性患者1～2年避免妊娠及分娩

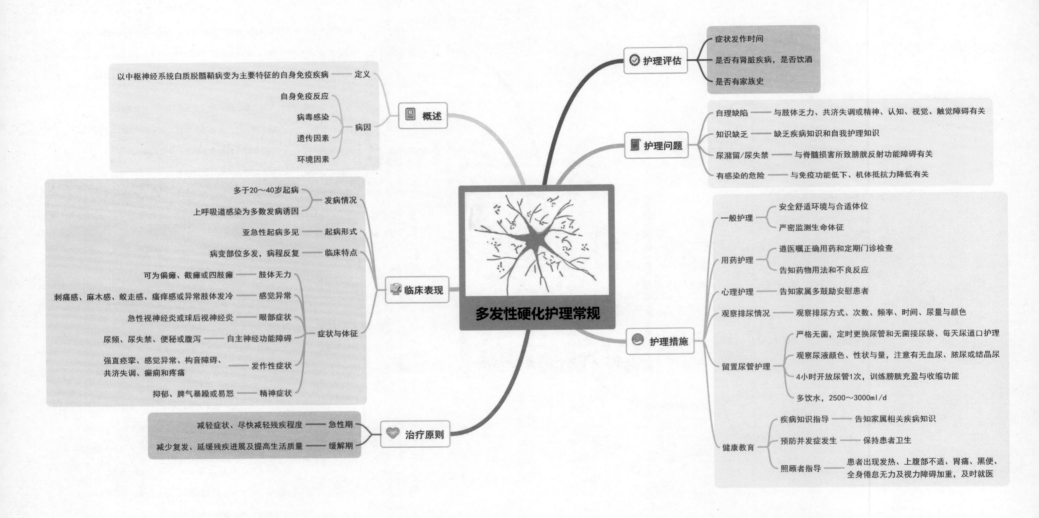

概述

以中枢神经系统白质脱髓鞘病变为主要特征的自身免疫疾病 —— 定义

病因
- 自身免疫反应
- 病毒感染
- 遗传因素
- 环境因素

临床表现

发病情况
- 多于20~40岁起病
- 上呼吸道感染为多数发病诱因

起病形式 —— 亚急性起病多见

临床特点 —— 病变部位多发，病程反复

症状与体征
- 肢体无力 —— 可为偏瘫、截瘫或四肢瘫
- 感觉异常 —— 刺痛感、麻木感、蚁走感、瘙痒感或异常肢体发冷
- 眼部症状 —— 急性视神经炎或球后视神经炎
- 自主神经功能障碍 —— 尿频、尿失禁、便秘或腹泻
- 发作性症状 —— 强直痉挛、感觉异常、构音障碍、共济失调、癫痫和疼痛
- 精神症状 —— 抑郁、脾气暴躁或易怒

治疗原则
- 急性期 —— 减轻症状、尽快减轻残疾程度
- 缓解期 —— 减少复发、延缓残疾进展及提高生活质量

多发性硬化护理常规

护理评估
- 症状发作时间
- 是否有肾脏疾病，是否饮酒
- 是否有家族史

护理问题
- 自理缺陷 —— 与肢体乏力、共济失调或精神、认知、视觉、触觉障碍有关
- 知识缺乏 —— 缺乏疾病知识和自我护理知识
- 尿潴留/尿失禁 —— 与脊髓损害所致膀胱反射功能障碍有关
- 有感染的危险 —— 与免疫功能低下、机体抵抗力降低有关

护理措施

一般护理
- 安全舒适环境与合适体位
- 严密监测生命体征

用药护理
- 遵医嘱正确用药和定期门诊检查
- 告知药物用法和不良反应

心理护理 —— 告知家属多鼓励安慰患者

观察排尿情况 —— 观察排尿方式、次数、频率、时间、尿量与颜色

留置尿管护理
- 严格无菌，定时更换尿管和无菌接尿袋、每天尿道口护理
- 观察尿液颜色、性状与量，注意有无血尿、脓尿或结晶尿
- 4小时开放尿管1次，训练膀胱充盈与收缩功能
- 多饮水，2500~3000ml/d

健康教育
- 疾病知识指导 —— 告知家属相关疾病知识
- 预防并发症发生 —— 保持患者卫生
- 照顾者指导 —— 患者出现发热、上腹部不适、胃痛、黑便、全身倦怠无力及视力障碍加重，及时就医

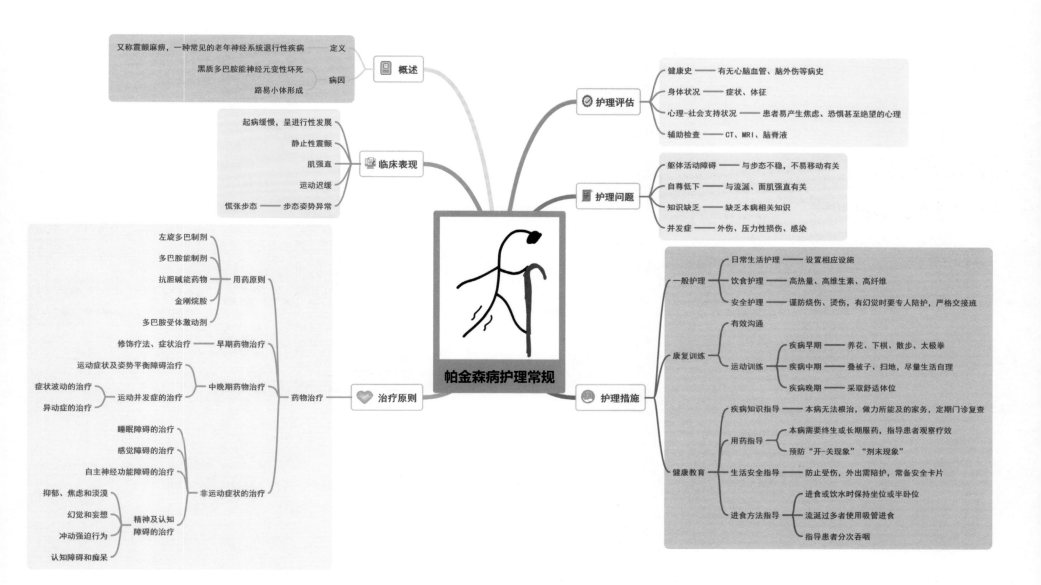

又称震颤麻痹，一种常见的老年神经系统退行性疾病 —— 定义
黑质多巴胺能神经元变性坏死 —— 病因
路易小体形成
概述

健康史 —— 有无心脑血管、脑外伤等病史
身体状况 —— 症状、体征
心理-社会支持状况 —— 患者易产生焦虑、恐惧甚至绝望的心理
辅助检查 —— CT、MRI、脑脊液
护理评估

起病缓慢，呈进行性发展
静止性震颤
肌强直
运动迟缓
慌张步态 —— 步态姿势异常
临床表现

躯体活动障碍 —— 与步态不稳，不易移动有关
自尊低下 —— 与流涎、面肌强直有关
知识缺乏 —— 缺乏本病相关知识
并发症 —— 外伤、压力性损伤、感染
护理问题

帕金森病护理常规

左旋多巴制剂
多巴胺能制剂
抗胆碱能药物 —— 用药原则
金刚烷胺
多巴胺受体激动剂
修饰疗法、症状治疗 —— 早期药物治疗
运动症状及姿势平衡障碍治疗
症状波动的治疗 —— 运动并发症的治疗 —— 中晚期药物治疗
异动症的治疗
睡眠障碍的治疗
感觉障碍的治疗
自主神经功能障碍的治疗 —— 非运动症状的治疗
抑郁、焦虑和淡漠
幻觉和妄想
冲动强迫行为 —— 精神及认知障碍的治疗
认知障碍和痴呆
药物治疗
治疗原则

护理措施

日常生活护理 —— 设置相应设施
饮食护理 —— 高热量、高维生素、高纤维
安全护理 —— 谨防烧伤、烫伤，有幻觉时要专人陪护，严格交接班
一般护理

有效沟通
疾病早期 —— 养花、下棋、散步、太极拳
运动训练 —— 疾病中期 —— 叠被子、扫地，尽量生活自理
疾病晚期 —— 采取舒适体位
康复训练

疾病知识指导 —— 本病无法根治，做力所能及的家务，定期门诊复查
用药指导 —— 本病需要终生或长期服药，指导患者观察疗效
预防"开-关现象""剂末现象"
生活安全指导 —— 防止受伤，外出需陪护，常备安全卡片
进食或饮水时保持坐位或半卧位
进食方法指导 —— 流涎过多者使用吸管进食
指导患者分次吞咽
健康教育

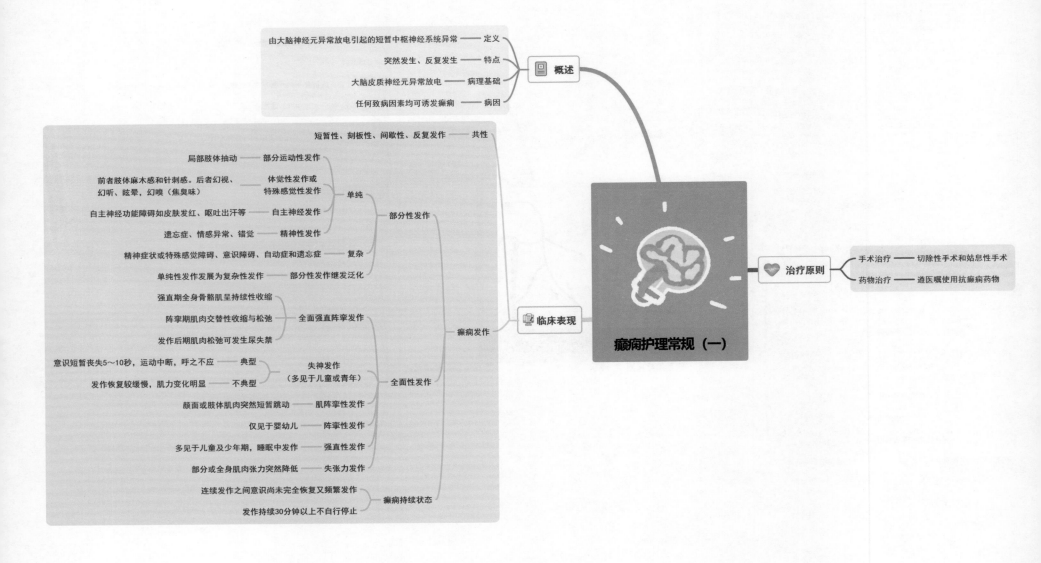

由大脑神经元异常放电引起的短暂中枢神经系统异常 —— 定义

突然发生、反复发生 —— 特点

大脑皮质神经元异常放电 —— 病理基础

任何致病因素均可诱发癫痫 —— 病因

概述

短暂性、刻板性、间歇性、反复发作 —— 共性

局部肢体抽动 —— 部分运动性发作

前者肢体麻木感和针刺感。后者幻视、幻听、眩晕，幻嗅（焦臭味） —— 体觉性发作或特殊感觉性发作 —— 单纯

自主神经功能障碍如皮肤发红、呕吐出汗等 —— 自主神经发作

遗忘症、情感异常、错觉 —— 精神性发作

精神症状或特殊感觉障碍、意识障碍、自动症和遗忘症 —— 复杂

部分性发作

单纯性发作发展为复杂性发作 —— 部分性发作继发泛化

强直期全身骨骼肌呈持续性收缩

阵挛期肌肉交替性收缩与松弛 —— 全面强直阵挛发作

发作后期肌肉松弛可发生尿失禁

意识短暂丧失5～10秒，运动中断，呼之不应 —— 典型

发作恢复较缓慢，肌力变化明显 —— 不典型 —— 失神发作（多见于儿童或青年）

全面性发作

颜面或肢体肌肉突然短暂跳动 —— 肌阵挛性发作

仅见于婴幼儿 —— 阵挛性发作

多见于儿童及少年期，睡眠中发作 —— 强直性发作

部分或全身肌肉张力突然降低 —— 失张力发作

连续发作之间意识尚未完全恢复又频繁发作 —— 癫痫持续状态

发作持续30分钟以上不自行停止

癫痫发作

临床表现

癫痫护理常规（一）

治疗原则

手术治疗 —— 切除性手术和姑息性手术

药物治疗 —— 遵医嘱使用抗癫痫药物

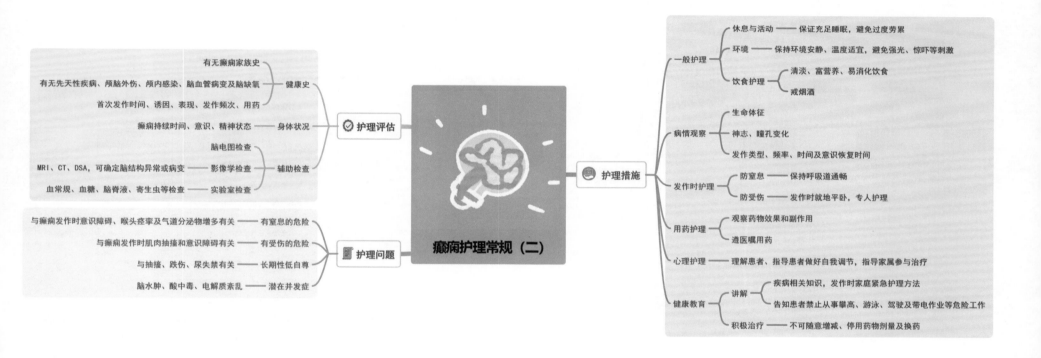

有无癫痫家族史

有无先天性疾病、颅脑外伤、颅内感染、脑血管病变及脑缺氧 —— 健康史

首次发作时间、诱因、表现、发作频次、用药

癫痫持续时间、意识、精神状态 —— 身体状况 —— 护理评估

脑电图检查

MRI、CT、DSA，可确定脑结构异常或病变 —— 影像学检查 —— 辅助检查

血常规、血糖、脑脊液、寄生虫等检查 —— 实验室检查

与癫痫发作时意识障碍、喉头痉挛及气道分泌物增多有关 —— 有窒息的危险

与癫痫发作时肌肉抽搐和意识障碍有关 —— 有受伤的危险

与抽搐、跌伤、尿失禁有关 —— 长期性低自尊 —— 护理问题

脑水肿、酸中毒、电解质紊乱 —— 潜在并发症

癫痫护理常规（二）

休息与活动 —— 保证充足睡眠，避免过度劳累

环境 —— 保持环境安静、温度适宜，避免强光、惊吓等刺激 —— 一般护理

饮食护理 —— 清淡、富营养、易消化饮食

戒烟酒

生命体征

神志、瞳孔变化 —— 病情观察

发作类型、频率、时间及意识恢复时间

防窒息 —— 保持呼吸道通畅 —— 发作时护理

防受伤 —— 发作时就地平卧，专人护理 —— 护理措施

观察药物效果和副作用 —— 用药护理

遵医嘱用药

理解患者、指导患者做好自我调节，指导家属参与治疗 —— 心理护理

讲解 —— 疾病相关知识，发作时家庭紧急护理方法 —— 健康教育

告知患者禁止从事攀高、游泳、驾驶及带电作业等危险工作

积极治疗 —— 不可随意增减、停用药物剂量及换药

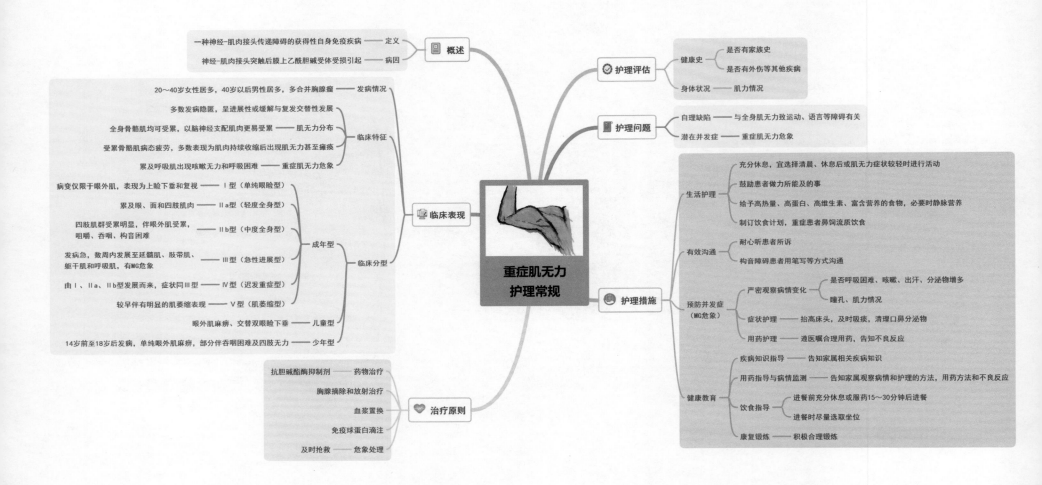

一种神经-肌肉接头传递障碍的获得性自身免疫疾病 —— 定义

神经-肌肉接头突触后膜上乙酰胆碱受体受损引起 —— 病因

📖 概述

20～40岁女性居多，40岁以后男性居多，多合并胸腺瘤 —— 发病情况

多数发病隐匿，呈进展性或缓解与复发交替性发展

全身骨骼肌均可受累，以脑神经支配肌肉更易受累 —— 肌无力分布

受累骨骼肌病态疲劳，多数表现为肌肉持续收缩后出现肌无力甚至瘫痪

累及呼吸肌出现咳嗽无力和呼吸困难 —— 重症肌无力危象

临床特征

病变仅限于眼外肌，表现为上睑下垂和复视 —— I型（单纯眼睑型）

累及眼、面和四肢肌肉 —— IIa型（轻度全身型）

四肢肌群受累明显，伴眼外肌受累，咀嚼、吞咽、构音困难 —— IIb型（中度全身型）

发病急，数周内发展至延髓肌、肢带肌、躯干肌和呼吸肌，有MG危象 —— III型（急性进展型）

由 I、IIa、IIb型发展而来，症状同III型 —— IV型（迟发重症型）

较早伴有明显的肌萎缩表现 —— V型（肌萎缩型）

成年型

临床分型

眼外肌麻痹、交替双眼睑下垂 —— 儿童型

14岁前至18岁后发病，单纯眼外肌麻痹，部分伴吞咽困难及四肢无力 —— 少年型

🖥 临床表现

抗胆碱酯酶抑制剂 —— 药物治疗

胸腺摘除和放射治疗

血浆置换

免疫球蛋白滴注

及时抢救 —— 危象处理

❤ 治疗原则

**重症肌无力
护理常规**

🔍 护理评估

健康史

是否有家族史

是否有外伤等其他疾病

身体状况 —— 肌力情况

📋 护理问题

自理缺陷 —— 与全身肌无力致运动、语言等障碍有关

潜在并发症 —— 重症肌无力危象

📋 护理措施

生活护理

充分休息，宜选择清晨、休息后或肌无力症状较轻时进行活动

鼓励患者做力所能及的事

给予高热量、高蛋白、高维生素、富含营养的食物，必要时静脉营养

制订饮食计划，重症患者鼻饲流质饮食

有效沟通

耐心听患者所诉

构音障碍患者用笔写等方式沟通

预防并发症
（MG危象）

严密观察病情变化

是否呼吸困难、咳嗽、出汗、分泌物增多

瞳孔、肌力情况

症状护理 —— 抬高床头，及时吸痰，清理口鼻分泌物

用药护理 —— 遵医嘱合理用药，告知不良反应

健康教育

疾病知识指导 —— 告知家属相关疾病知识

用药指导与病情监测 —— 告知家属观察病情和护理的方法，用药方法和不良反应

饮食指导

进餐前充分休息或服药15～30分钟后进餐

进餐时尽量选取坐位

康复锻炼 —— 积极合理锻炼

注：MG 为重症肌无力

第 **12** 章

消化内科护理常规

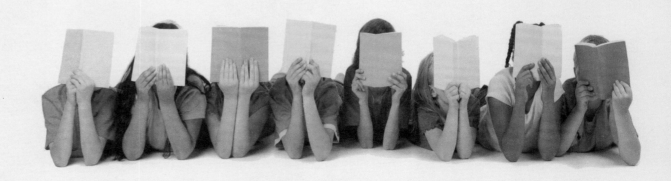

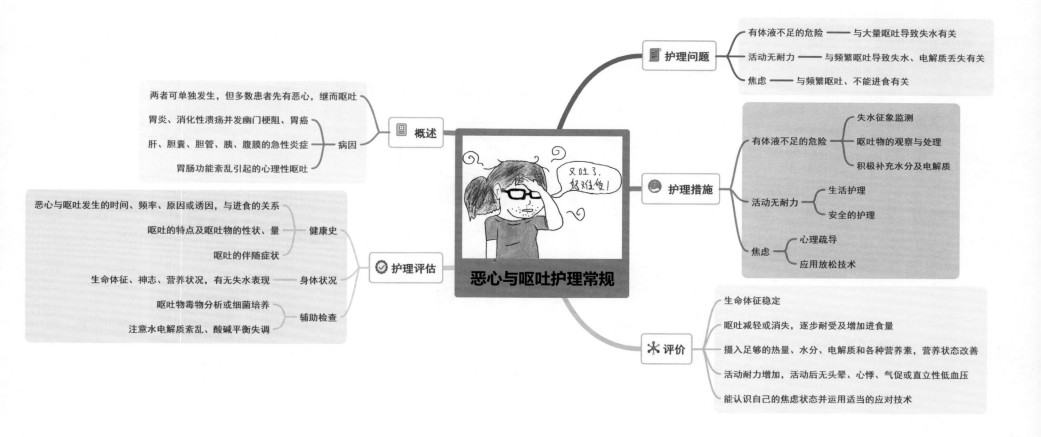

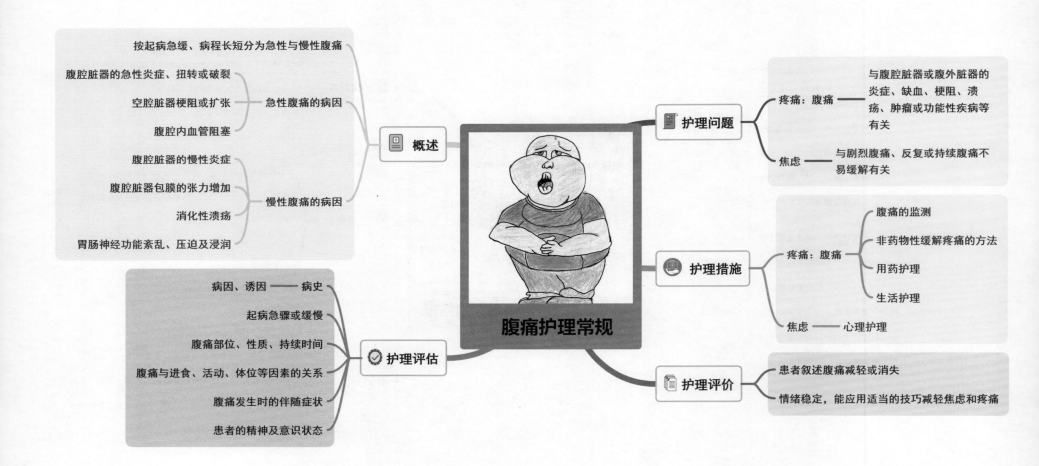

按起病急缓、病程长短分为急性与慢性腹痛

腹腔脏器的急性炎症、扭转或破裂

空腔脏器梗阻或扩张 ── 急性腹痛的病因

腹腔内血管阻塞

腹腔脏器的慢性炎症

腹腔脏器包膜的张力增加 ── 慢性腹痛的病因

消化性溃疡

胃肠神经功能紊乱、压迫及浸润

概述

护理问题

疼痛：腹痛 ── 与腹腔脏器或腹外脏器的炎症、缺血、梗阻、溃疡、肿瘤或功能性疾病等有关

焦虑 ── 与剧烈腹痛、反复或持续腹痛不易缓解有关

护理措施

疼痛：腹痛

腹痛的监测

非药物性缓解疼痛的方法

用药护理

生活护理

焦虑 ── 心理护理

腹痛护理常规

病因、诱因 ── 病史

起病急骤或缓慢

腹痛部位、性质、持续时间

腹痛与进食、活动、体位等因素的关系

腹痛发生时的伴随症状

患者的精神及意识状态

护理评估

护理评价

患者叙述腹痛减轻或消失

情绪稳定，能应用适当的技巧减轻焦虑和疼痛

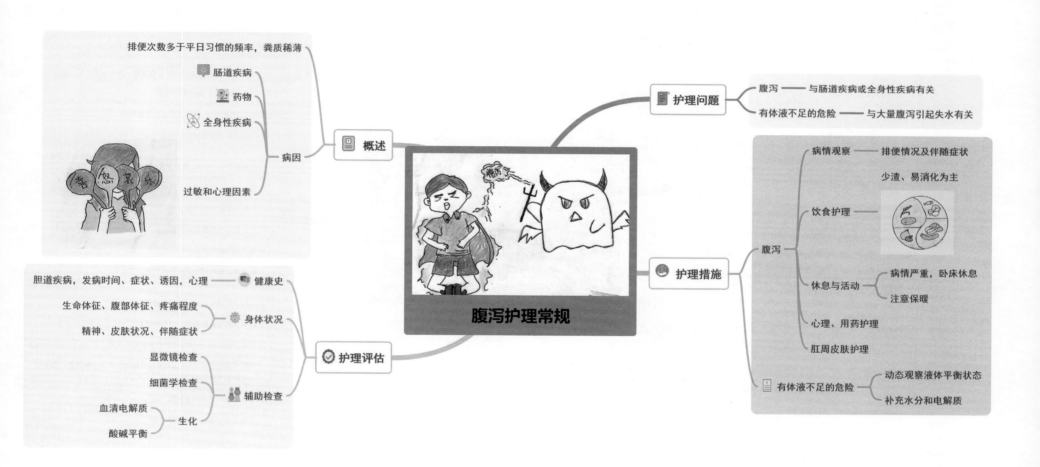

排便次数多于平日习惯的频率，粪质稀薄

肠道疾病

药物

全身性疾病

病因

过敏和心理因素

概述

护理问题

腹泻 —— 与肠道疾病或全身性疾病有关

有体液不足的危险 —— 与大量腹泻引起失水有关

胆道疾病，发病时间、症状、诱因，心理 —— 健康史

生命体征、腹部体征、疼痛程度

精神、皮肤状况、伴随症状

身体状况

显微镜检查

细菌学检查

辅助检查

血清电解质

生化

酸碱平衡

护理评估

腹泻护理常规

护理措施

病情观察 —— 排便情况及伴随症状

少渣、易消化为主

饮食护理

休息与活动

病情严重，卧床休息

注意保暖

心理、用药护理

肛周皮肤护理

腹泻

有体液不足的危险

动态观察液体平衡状态

补充水分和电解质

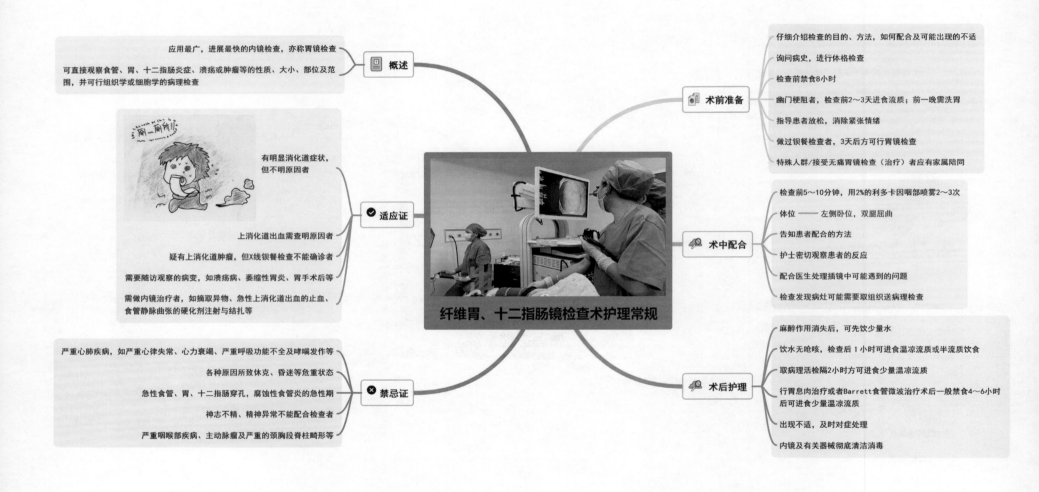

概述
- 应用最广，进展最快的内镜检查，亦称胃镜检查
- 可直接观察食管、胃、十二指肠炎症、溃疡或肿瘤等的性质、大小、部位及范围，并可行组织学或细胞学的病理检查

适应证
- 有明显消化道症状，但不明原因者
- 上消化道出血需查明原因者
- 疑有上消化道肿瘤，但X线钡餐检查不能确诊者
- 需要随访观察的病变，如溃疡病、萎缩性胃炎、胃手术后等
- 需做内镜治疗者，如摘取异物、急性上消化道出血的止血、食管静脉曲张的硬化剂注射与结扎等

禁忌证
- 严重心肺疾病，如严重心律失常、心力衰竭、严重呼吸功能不全及哮喘发作等
- 各种原因所致休克、昏迷等危重状态
- 急性食管、胃、十二指肠穿孔，腐蚀性食管炎的急性期
- 神志不清、精神异常不能配合检查者
- 严重咽喉部疾病、主动脉瘤及严重的颈胸段脊柱畸形等

纤维胃、十二指肠镜检查术护理常规

术前准备
- 仔细介绍检查的目的、方法，如何配合及可能出现的不适
- 询问病史，进行体格检查
- 检查前禁食8小时
- 幽门梗阻者，检查前2～3天进食流质；前一晚需洗胃
- 指导患者放松，消除紧张情绪
- 做过钡餐检查者，3天后方可行胃镜检查
- 特殊人群/接受无痛胃镜检查（治疗）者应有家属陪同

术中配合
- 检查前5～10分钟，用2%的利多卡因咽部喷雾2～3次
- 体位——左侧卧位，双腿屈曲
- 告知患者配合的方法
- 护士密切观察患者的反应
- 配合医生处理插镜中可能遇到的问题
- 检查发现病灶可能需要取组织送病理检查

术后护理
- 麻醉作用消失后，可先饮少量水
- 饮水无呛咳，检查后1小时可进食温凉流质或半流质饮食
- 取病理活检隔2小时方可进食少量温凉流质
- 行胃息肉治疗或者Barrett食管微波治疗术后一般禁食4～6小时后可进食少量温凉流质
- 出现不适，及时对症处理
- 内镜及有关器械彻底清洁消毒

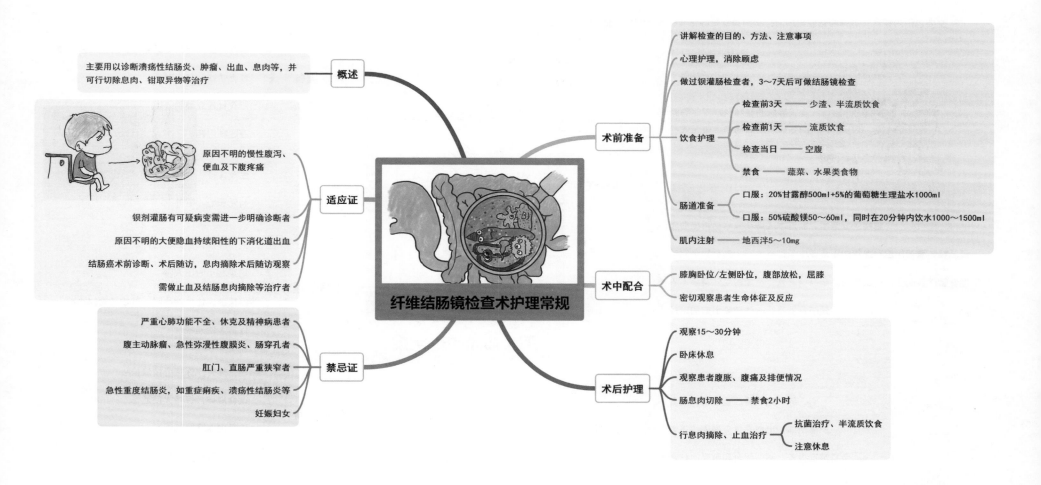

概述 —— 主要用以诊断溃疡性结肠炎、肿瘤、出血、息肉等，并可行切除息肉、钳取异物等治疗

适应证
- 原因不明的慢性腹泻、便血及下腹疼痛
- 钡剂灌肠有可疑病变需进一步明确诊断者
- 原因不明的大便隐血持续阳性的下消化道出血
- 结肠癌术前诊断、术后随访，息肉摘除术后随访观察
- 需做止血及结肠息肉摘除等治疗者

禁忌证
- 严重心肺功能不全、休克及精神病患者
- 腹主动脉瘤、急性弥漫性腹膜炎、肠穿孔者
- 肛门、直肠严重狭窄者
- 急性重度结肠炎，如重症痢疾、溃疡性结肠炎等
- 妊娠妇女

纤维结肠镜检查术护理常规

术前准备
- 讲解检查的目的、方法、注意事项
- 心理护理，消除顾虑
- 做过钡灌肠检查者，3～7天后可做结肠镜检查
- 饮食护理
  - 检查前3天 —— 少渣、半流质饮食
  - 检查前1天 —— 流质饮食
  - 检查当日 —— 空腹
  - 禁食 —— 蔬菜、水果类食物
- 肠道准备
  - 口服：20%甘露醇500ml＋5%的葡萄糖生理盐水1000ml
  - 口服：50%硫酸镁50～60ml，同时在20分钟内饮水1000～1500ml
- 肌内注射 —— 地西泮5～10mg

术中配合
- 膝胸卧位/左侧卧位，腹部放松，屈膝
- 密切观察患者生命体征及反应

术后护理
- 观察15～30分钟
- 卧床休息
- 观察患者腹胀、腹痛及排便情况
- 肠息肉切除 —— 禁食2小时
- 行息肉摘除、止血治疗
  - 抗菌治疗、半流质饮食
  - 注意休息

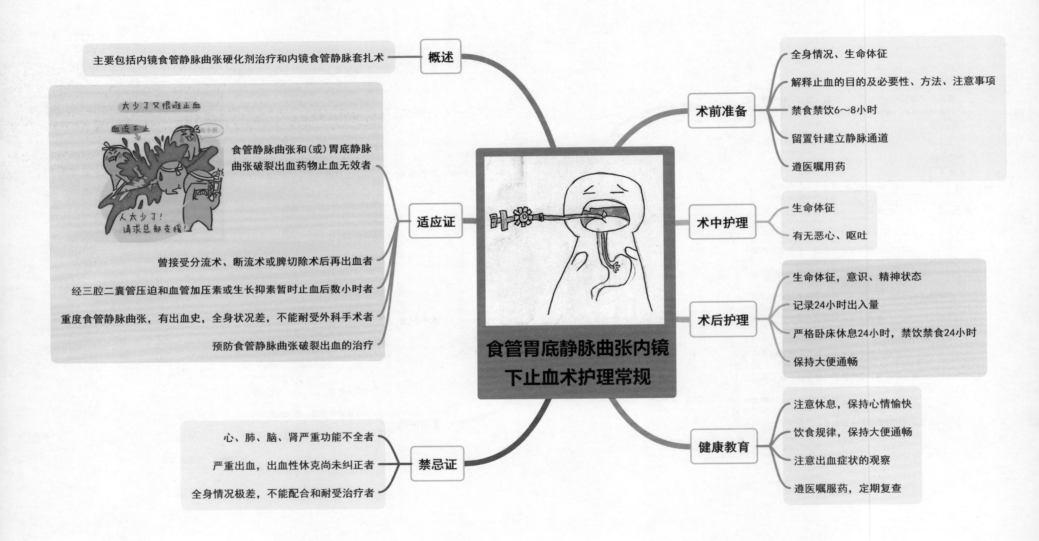

主要包括内镜食管静脉曲张硬化剂治疗和内镜食管静脉套扎术 —— 概述

食管静脉曲张和(或)胃底静脉曲张破裂出血药物止血无效者

曾接受分流术、断流术或脾切除术后再出血者

经三腔二囊管压迫和血管加压素或生长抑素暂时止血后数小时者

重度食管静脉曲张,有出血史,全身状况差,不能耐受外科手术者

预防食管静脉曲张破裂出血的治疗

—— 适应证

心、肺、脑、肾严重功能不全者

严重出血,出血性休克尚未纠正者

全身情况极差,不能配合和耐受治疗者

—— 禁忌证

食管胃底静脉曲张内镜
下止血术护理常规

术前准备

全身情况、生命体征

解释止血的目的及必要性、方法、注意事项

禁食禁饮6～8小时

留置针建立静脉通道

遵医嘱用药

术中护理

生命体征

有无恶心、呕吐

术后护理

生命体征,意识、精神状态

记录24小时出入量

严格卧床休息24小时,禁饮禁食24小时

保持大便通畅

健康教育

注意休息,保持心情愉快

饮食规律,保持大便通畅

注意出血症状的观察

遵医嘱服药,定期复查

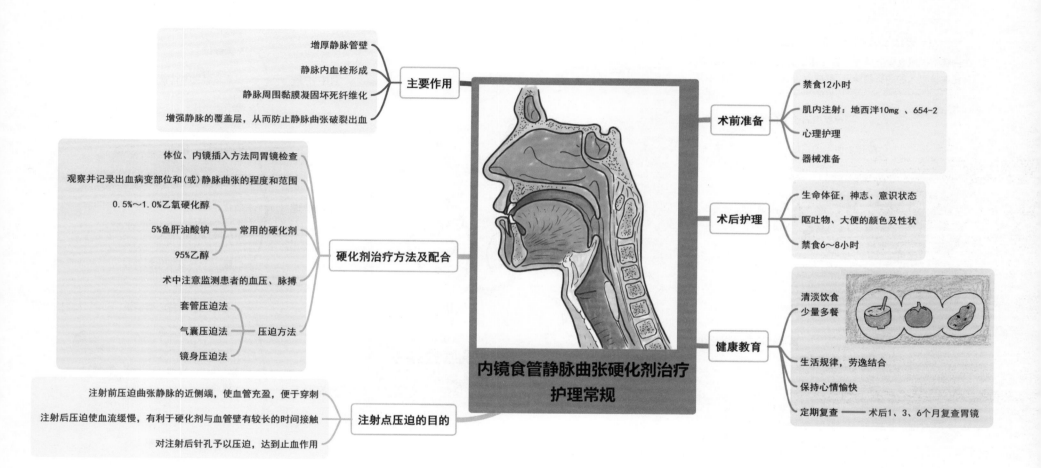

主要作用
- 增厚静脉管壁
- 静脉内血栓形成
- 静脉周围黏膜凝固坏死纤维化
- 增强静脉的覆盖层，从而防止静脉曲张破裂出血

硬化剂治疗方法及配合
- 体位、内镜插入方法同胃镜检查
- 观察并记录出血病变部位和（或）静脉曲张的程度和范围
- 常用的硬化剂
  - 0.5%～1.0%乙氧硬化醇
  - 5%鱼肝油酸钠
  - 95%乙醇
- 术中注意监测患者的血压、脉搏
- 压迫方法
  - 套管压迫法
  - 气囊压迫法
  - 镜身压迫法

注射点压迫的目的
- 注射前压迫曲张静脉的近侧端，使血管充盈，便于穿刺
- 注射后压迫使血流缓慢，有利于硬化剂与血管壁有较长的时间接触
- 对注射后针孔予以压迫，达到止血作用

内镜食管静脉曲张硬化剂治疗护理常规

术前准备
- 禁食12小时
- 肌内注射：地西泮10mg 、654-2
- 心理护理
- 器械准备

术后护理
- 生命体征，神志、意识状态
- 呕吐物、大便的颜色及性状
- 禁食6～8小时

健康教育
- 清淡饮食
- 少量多餐
- 生活规律，劳逸结合
- 保持心情愉快
- 定期复查 —— 术后1、3、6个月复查胃镜

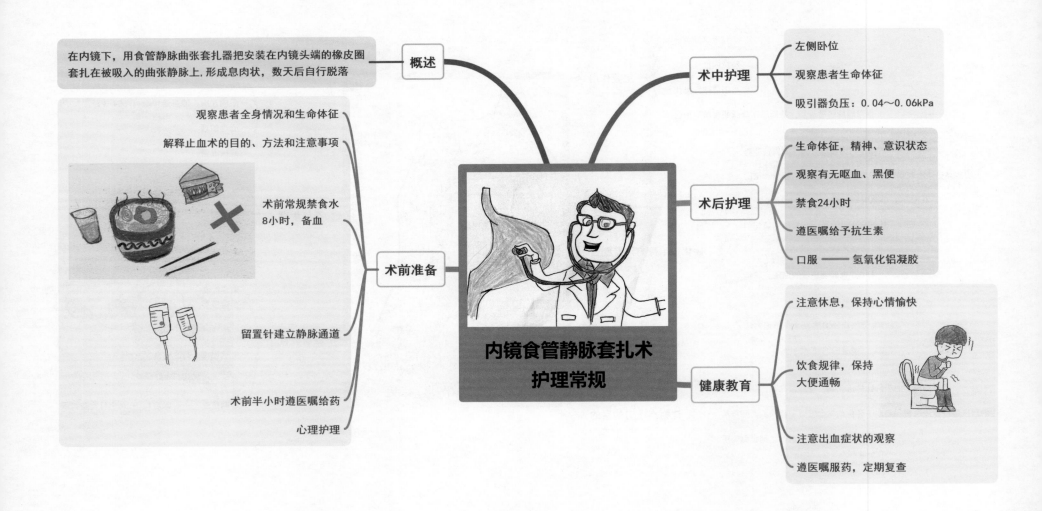

概述 —— 在内镜下，用食管静脉曲张套扎器把安装在内镜头端的橡皮圈套扎在被吸入的曲张静脉上，形成息肉状，数天后自行脱落

术前准备
- 观察患者全身情况和生命体征
- 解释止血术的目的、方法和注意事项
- 术前常规禁食水8小时，备血
- 留置针建立静脉通道
- 术前半小时遵医嘱给药
- 心理护理

术中护理
- 左侧卧位
- 观察患者生命体征
- 吸引器负压：0.04～0.06kPa

术后护理
- 生命体征，精神、意识状态
- 观察有无呕血、黑便
- 禁食24小时
- 遵医嘱给予抗生素
- 口服 —— 氢氧化铝凝胶

健康教育
- 注意休息，保持心情愉快
- 饮食规律，保持大便通畅
- 注意出血症状的观察
- 遵医嘱服药，定期复查

内镜食管静脉套扎术护理常规

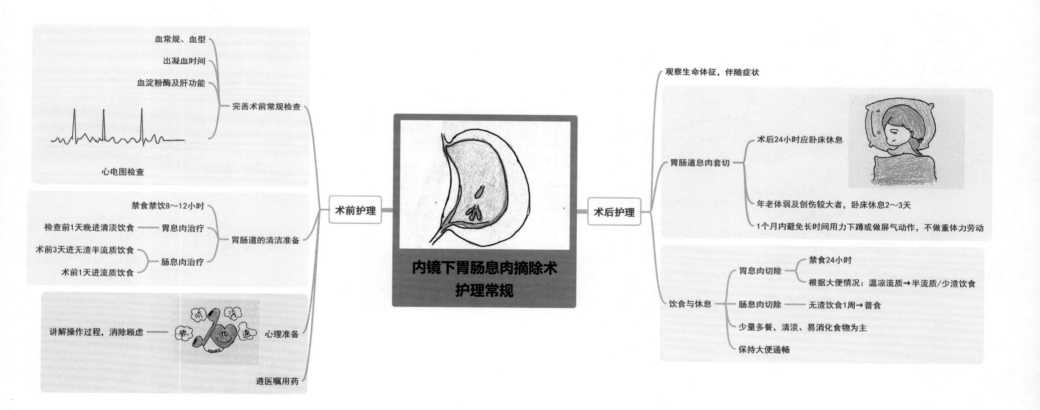

血常规、血型

出凝血时间

血淀粉酶及肝功能

完善术前常规检查

心电图检查

禁食禁饮8～12小时

检查前1天晚进清淡饮食 —— 胃息肉治疗

术前3天进无渣半流质饮食

术前1天进流质饮食 —— 肠息肉治疗

胃肠道的清洁准备

讲解操作过程，消除顾虑 —— 心理准备

遵医嘱用药

术前护理

内镜下胃肠息肉摘除术
护理常规

术后护理

观察生命体征，伴随症状

术后24小时应卧床休息

胃肠道息肉套切

年老体弱及创伤较大者，卧床休息2～3天

1个月内避免长时间用力下蹲或做屏气动作，不做重体力劳动

饮食与休息

胃息肉切除

禁食24小时

根据大便情况：温凉流质→半流质/少渣饮食

肠息肉切除 —— 无渣饮食1周→普食

少量多餐，清淡、易消化食物为主

保持大便通畅

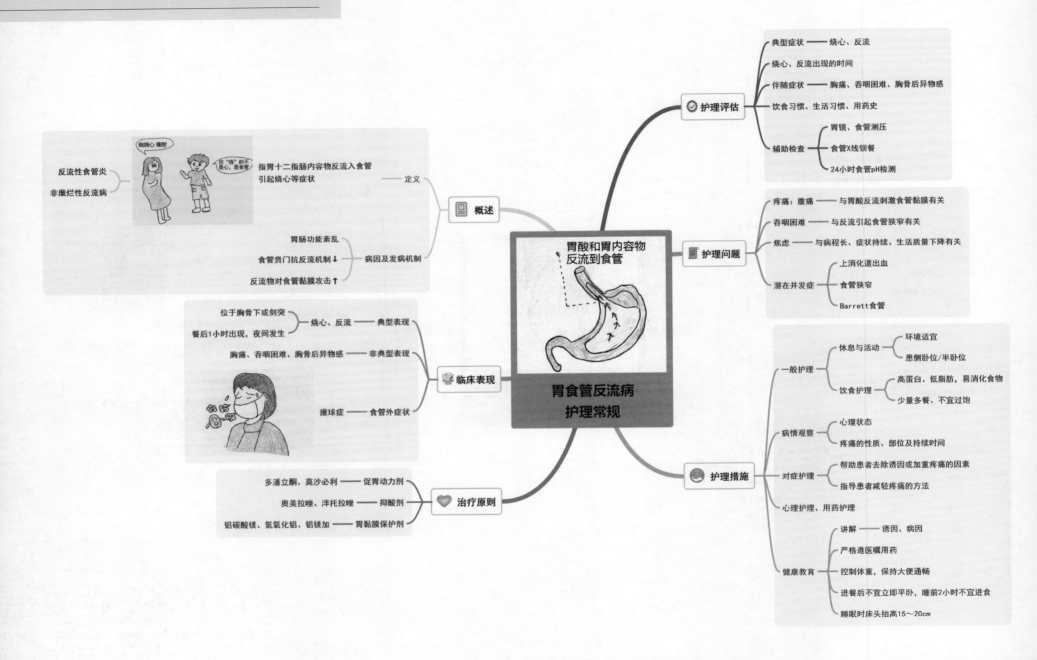

护理评估
- 典型症状 —— 烧心、反流
- 烧心、反流出现的时间
- 伴随症状 —— 胸痛、吞咽困难、胸骨后异物感
- 饮食习惯、生活习惯、用药史
- 辅助检查
  - 胃镜、食管测压
  - 食管X线钡餐
  - 24小时食管pH检测

概述
- 反流性食管炎
- 非糜烂性反流病
- 我烧心 难耐
- 你"烧"的不是心，是食管
- 指胃十二指肠内容物反流入食管引起烧心等症状 —— 定义
- 病因及发病机制
  - 胃肠功能紊乱
  - 食管贲门抗反流机制↓
  - 反流物对食管黏膜攻击↑

护理问题
- 疼痛：腹痛 —— 与胃酸反流刺激食管黏膜有关
- 吞咽困难 —— 与反流引起食管狭窄有关
- 焦虑 —— 与病程长、症状持续、生活质量下降有关
- 潜在并发症
  - 上消化道出血
  - 食管狭窄
  - Barrett食管

临床表现
- 典型表现 —— 烧心、反流
  - 位于胸骨下或剑突
  - 餐后1小时出现，夜间发生
- 非典型表现 —— 胸痛、吞咽困难、胸骨后异物感
- 食管外症状 —— 癔球症

胃酸和胃内容物反流到食管

胃食管反流病护理常规

治疗原则
- 促胃动力剂 —— 多潘立酮、莫沙必利
- 抑酸剂 —— 奥美拉唑、泮托拉唑
- 胃黏膜保护剂 —— 铝碳酸镁、氢氧化铝、铝镁加

护理措施
- 一般护理
  - 休息与活动
    - 环境适宜
    - 患侧卧位/半卧位
  - 饮食护理
    - 高蛋白、低脂肪，易消化食物
    - 少量多餐、不宜过饱
- 病情观察
  - 心理状态
  - 疼痛的性质、部位及持续时间
- 对症护理
  - 帮助患者去除诱因或加重疼痛的因素
  - 指导患者减轻疼痛的方法
- 心理护理、用药护理
- 健康教育
  - 讲解 —— 诱因、病因
  - 严格遵医嘱用药
  - 控制体重，保持大便通畅
  - 进餐后不宜立即平卧，睡前2小时不宜进食
  - 睡眠时床头抬高15～20cm

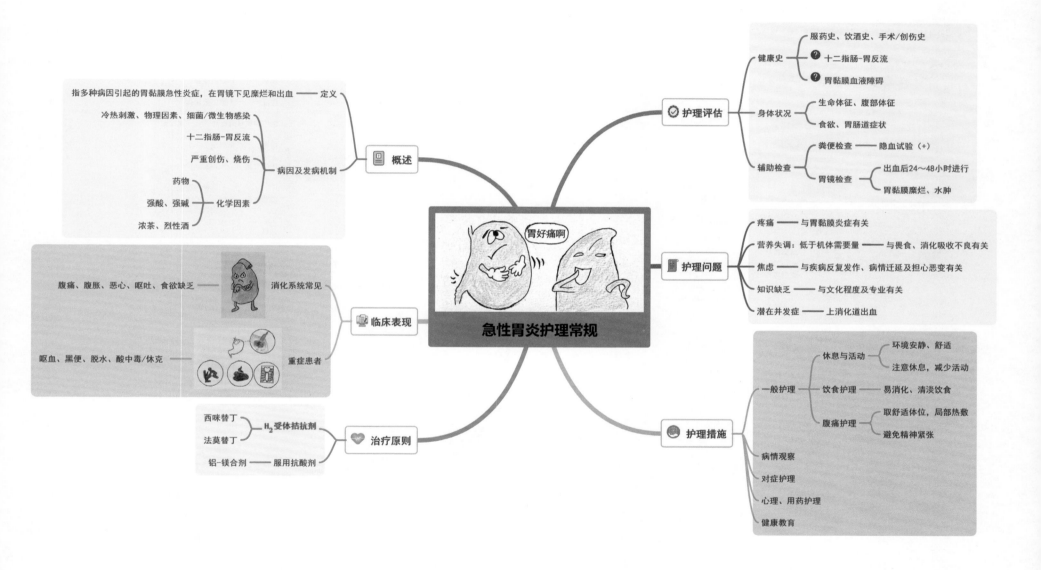

概述

定义 —— 指多种病因引起的胃黏膜急性炎症,在胃镜下见糜烂和出血

病因及发病机制
- 冷热刺激、物理因素、细菌/微生物感染
- 十二指肠-胃反流
- 严重创伤、烧伤
- 化学因素
  - 药物
  - 强酸、强碱
  - 浓茶、烈性酒

临床表现
- 消化系统常见 —— 腹痛、腹胀、恶心、呕吐、食欲缺乏
- 重症患者 —— 呕血、黑便、脱水、酸中毒/休克

治疗原则
- H₂受体拮抗剂
  - 西咪替丁
  - 法莫替丁
- 服用抗酸剂 —— 铝-镁合剂

急性胃炎护理常规

胃好痛啊

护理评估
- 健康史
  - 服药史、饮酒史、手术/创伤史
  - 十二指肠-胃反流
  - 胃黏膜血液障碍
- 身体状况
  - 生命体征、腹部体征
  - 食欲、胃肠道症状
- 辅助检查
  - 粪便检查 —— 隐血试验(+)
  - 胃镜检查
    - 出血后24～48小时进行
    - 胃黏膜糜烂、水肿

护理问题
- 疼痛 —— 与胃黏膜炎症有关
- 营养失调:低于机体需要量 —— 与畏食、消化吸收不良有关
- 焦虑 —— 与疾病反复发作、病情迁延及担心恶变有关
- 知识缺乏 —— 与文化程度及专业有关
- 潜在并发症 —— 上消化道出血

护理措施
- 一般护理
  - 休息与活动
    - 环境安静、舒适
    - 注意休息,减少活动
  - 饮食护理 —— 易消化、清淡饮食
  - 腹痛护理
    - 取舒适体位,局部热敷
    - 避免精神紧张
- 病情观察
- 对症护理
- 心理、用药护理
- 健康教育

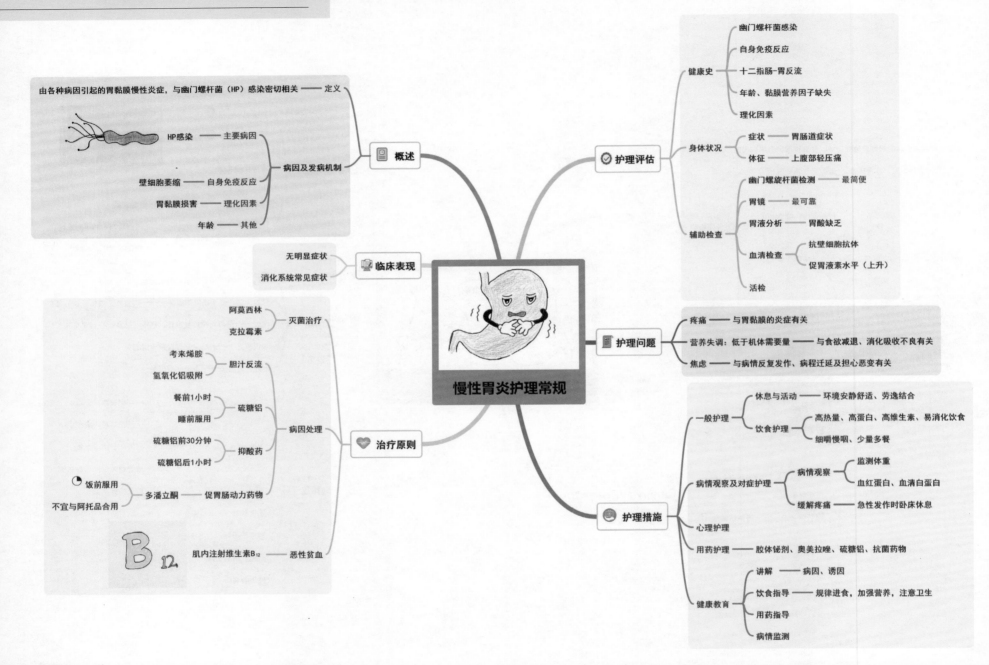

由各种病因引起的胃黏膜慢性炎症，与幽门螺杆菌（HP）感染密切相关 —— 定义

HP感染 —— 主要病因

病因及发病机制

壁细胞萎缩 —— 自身免疫反应

胃黏膜损害 —— 理化因素

年龄 —— 其他

概述

临床表现
无明显症状
消化系统常见症状

治疗原则

阿莫西林
克拉霉素
灭菌治疗

考来烯胺
氢氧化铝吸附
胆汁反流

餐前1小时
睡前服用
硫糖铝

硫糖铝前30分钟
硫糖铝后1小时
抑酸药

病因处理

饭前服用
不宜与阿托品合用
多潘立酮 —— 促胃肠动力药物

肌内注射维生素B₁₂ —— 恶性贫血

慢性胃炎护理常规

护理评估

健康史
幽门螺杆菌感染
自身免疫反应
十二指肠-胃反流
年龄、黏膜营养因子缺失
理化因素

身体状况
症状 —— 胃肠道症状
体征 —— 上腹部轻压痛

辅助检查
幽门螺旋杆菌检测 —— 最简便
胃镜 —— 最可靠
胃液分析 —— 胃酸缺乏
血清检查
抗壁细胞抗体
促胃液素水平（上升）
活检

护理问题
疼痛 —— 与胃黏膜的炎症有关
营养失调：低于机体需要量 —— 与食欲减退、消化吸收不良有关
焦虑 —— 与病情反复发作、病程迁延及担心恶变有关

护理措施

一般护理
休息与活动 —— 环境安静舒适、劳逸结合
饮食护理
高热量、高蛋白、高维生素、易消化饮食
细嚼慢咽、少量多餐

病情观察及对症护理
病情观察
监测体重
血红蛋白、血清白蛋白
缓解疼痛 —— 急性发作时卧床休息

心理护理

用药护理 —— 胶体铋剂、奥美拉唑、硫糖铝、抗菌药物

健康教育
讲解 —— 病因、诱因
饮食指导 —— 规律进食，加强营养，注意卫生
用药指导
病情监测

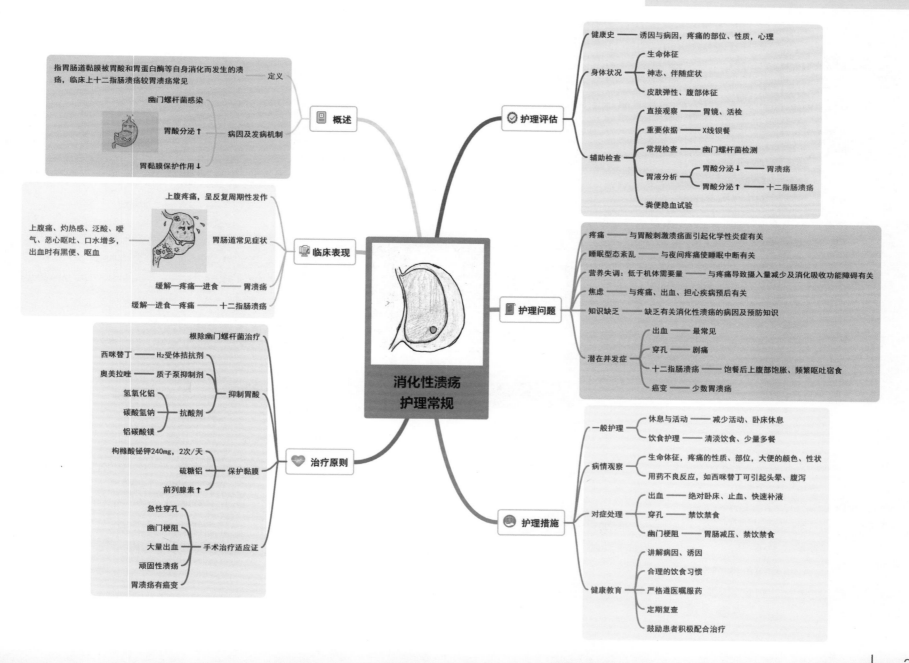

概述

指胃肠道黏膜被胃酸和胃蛋白酶等自身消化而发生的溃疡，临床上十二指肠溃疡较胃溃疡常见 —— 定义

病因及发病机制
- 幽门螺杆菌感染
- 胃酸分泌↑
- 胃黏膜保护作用↓

临床表现

上腹痛、灼热感、泛酸、嗳气、恶心呕吐、口水增多，出血时有黑便、呕血 —— 胃肠道常见症状
- 上腹疼痛，呈反复周期性发作
- 缓解—疼痛—进食 —— 胃溃疡
- 缓解—进食—疼痛 —— 十二指肠溃疡

治疗原则

- 根除幽门螺杆菌治疗
- 抑制胃酸
  - 西咪替丁 —— H₂受体拮抗剂
  - 奥美拉唑 —— 质子泵抑制剂
- 抗酸剂
  - 氢氧化铝
  - 碳酸氢钠
  - 铝碳酸镁
- 保护黏膜
  - 枸橼酸铋钾240mg，2次/天
  - 硫糖铝
  - 前列腺素↑
- 手术治疗适应证
  - 急性穿孔
  - 幽门梗阻
  - 大量出血
  - 顽固性溃疡
  - 胃溃疡有癌变

消化性溃疡护理常规

护理评估

- 健康史 —— 诱因与病因，疼痛的部位、性质，心理
- 身体状况
  - 生命体征
  - 神志、伴随症状
  - 皮肤弹性、腹部体征
- 辅助检查
  - 直接观察 —— 胃镜、活检
  - 重要依据 —— X线钡餐
  - 常规检查 —— 幽门螺杆菌检测
  - 胃液分析
    - 胃酸分泌↓ —— 胃溃疡
    - 胃酸分泌↑ —— 十二指肠溃疡
  - 粪便隐血试验

护理问题

- 疼痛 —— 与胃酸刺激溃疡面引起化学性炎症有关
- 睡眠型态紊乱 —— 与夜间疼痛使睡眠中断有关
- 营养失调：低于机体需要量 —— 与疼痛导致摄入量减少及消化吸收功能障碍有关
- 焦虑 —— 与疼痛、出血、担心疾病预后有关
- 知识缺乏 —— 缺乏有关消化性溃疡的病因及预防知识
- 潜在并发症
  - 出血 —— 最常见
  - 穿孔 —— 剧痛
  - 十二指肠溃疡 —— 饱餐后上腹部饱胀、频繁呕吐宿食
  - 癌变 —— 少数胃溃疡

护理措施

- 一般护理
  - 休息与活动 —— 减少活动、卧床休息
  - 饮食护理 —— 清淡饮食、少量多餐
- 病情观察
  - 生命体征，疼痛的性质、部位，大便的颜色、性状
  - 用药不良反应，如西咪替丁可引起头晕、腹泻
- 对症处理
  - 出血 —— 绝对卧床、止血、快速补液
  - 穿孔 —— 禁饮禁食
  - 幽门梗阻 —— 胃肠减压、禁饮禁食
- 健康教育
  - 讲解病因、诱因
  - 合理的饮食习惯
  - 严格遵医嘱服药
  - 定期复查
  - 鼓励患者积极配合治疗

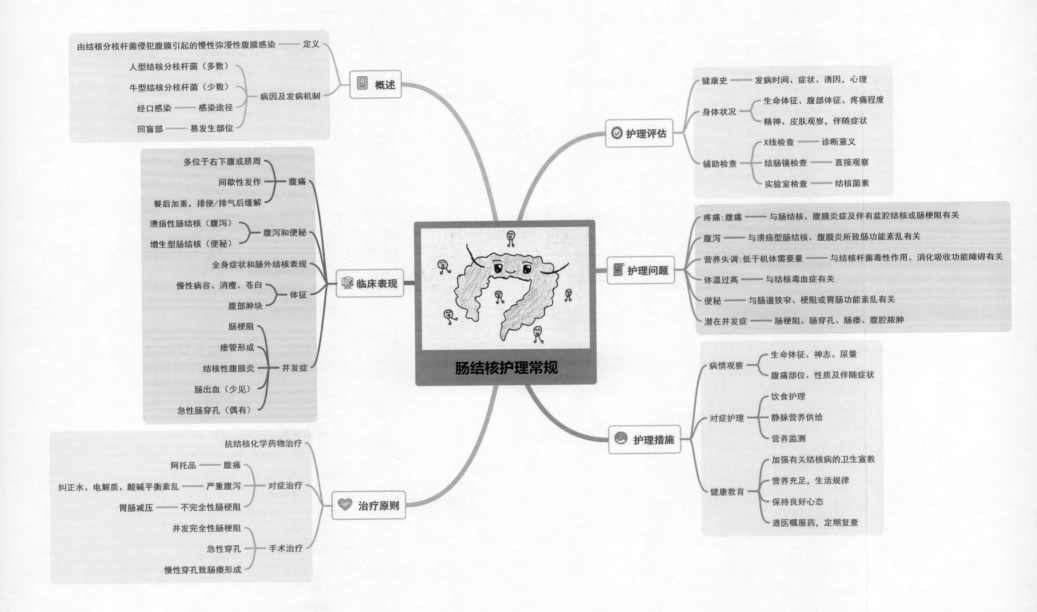

由结核分枝杆菌侵犯腹膜引起的慢性弥漫性腹膜感染 —— 定义

人型结核分枝杆菌（多数）

牛型结核分枝杆菌（少数）

经口感染 —— 感染途径

回盲部 —— 易发生部位

病因及发病机制

概述

多位于右下腹或脐周

间歇性发作 —— 腹痛

餐后加重，排便/排气后缓解

溃疡性肠结核（腹泻）

增生型肠结核（便秘） 腹泻和便秘

全身症状和肠外结核表现

慢性病容、消瘦、苍白 —— 体征

腹部肿块

肠梗阻

瘘管形成

结核性腹膜炎 —— 并发症

肠出血（少见）

急性肠穿孔（偶有）

临床表现

抗结核化学药物治疗

阿托品 —— 腹痛

纠正水、电解质、酸碱平衡紊乱 —— 严重腹泻 对症治疗

胃肠减压 —— 不完全性肠梗阻

并发完全性肠梗阻

急性穿孔 —— 手术治疗

慢性穿孔致肠瘘形成

治疗原则

肠结核护理常规

健康史 —— 发病时间、症状、诱因，心理

生命体征、腹部体征、疼痛程度

身体状况

精神、皮肤观察，伴随症状

X线检查 —— 诊断意义

辅助检查 结肠镜检查 —— 直接观察

实验室检查 —— 结核菌素

护理评估

疼痛：腹痛 —— 与肠结核、腹膜炎症及伴有盆腔结核或肠梗阻有关

腹泻 —— 与溃疡型肠结核、腹膜炎所致肠功能紊乱有关

营养失调：低于机体需要量 —— 与结核杆菌毒性作用、消化吸收功能障碍有关

体温过高 —— 与结核毒血症有关

便秘 —— 与肠道狭窄、梗阻或胃肠功能紊乱有关

潜在并发症 —— 肠梗阻、肠穿孔、肠瘘、腹腔脓肿

护理问题

生命体征、神志、尿量

病情观察

腹痛部位、性质及伴随症状

饮食护理

对症护理 静脉营养供给

营养监测

加强有关结核病的卫生宣教

营养充足，生活规律

健康教育

保持良好心态

遵医嘱服药，定期复查

护理措施

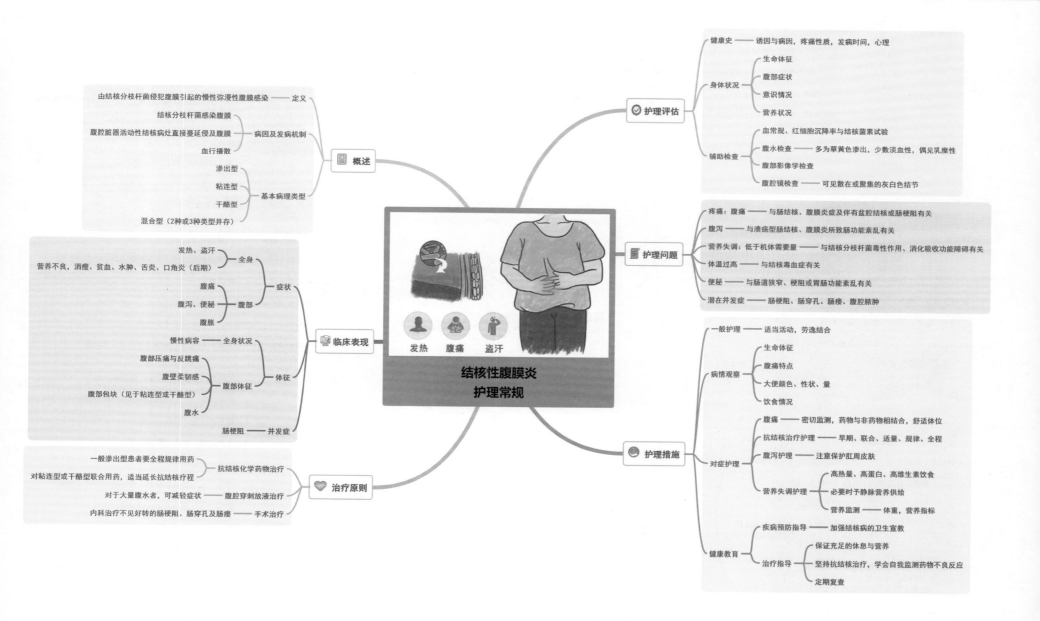

概述

定义 —— 由结核分枝杆菌侵犯腹膜引起的慢性弥漫性腹膜感染

病因及发病机制
- 结核分枝杆菌感染腹膜
- 腹腔脏器活动性结核病灶直接蔓延侵及腹膜
- 血行播散

基本病理类型
- 渗出型
- 粘连型
- 干酪型
- 混合型（2种或3种类型并存）

临床表现

症状
- 全身 —— 发热、盗汗
- 全身 —— 营养不良，消瘦、贫血、水肿、舌炎、口角炎（后期）
- 腹部 —— 腹痛
- 腹部 —— 腹泻、便秘
- 腹部 —— 腹胀

体征
- 全身状况 —— 慢性病容
- 腹部体征 —— 腹部压痛与反跳痛
- 腹部体征 —— 腹壁柔韧感
- 腹部体征 —— 腹部包块（见于粘连型或干酪型）
- 腹部体征 —— 腹水

并发症 —— 肠梗阻

治疗原则

抗结核化学药物治疗
- 一般渗出型患者要全程规律用药
- 对粘连型或干酪型联合用药，适当延长抗结核疗程

腹腔穿刺放液治疗 —— 对于大量腹水者，可减轻症状

手术治疗 —— 内科治疗不见好转的肠梗阻、肠穿孔及肠瘘

结核性腹膜炎护理常规

发热　腹痛　盗汗

护理评估

健康史 —— 诱因与病因，疼痛性质，发病时间，心理

身体状况
- 生命体征
- 腹部症状
- 意识情况
- 营养状况

辅助检查
- 血常规、红细胞沉降率与结核菌素试验
- 腹水检查 —— 多为草黄色渗出，少数淡血性，偶见乳糜性
- 腹部影像学检查
- 腹腔镜检查 —— 可见散在或聚集的灰白色结节

护理问题

- 疼痛：腹痛 —— 与肠结核、腹膜炎症及伴有盆腔结核或肠梗阻有关
- 腹泻 —— 与溃疡型肠结核、腹膜炎所致肠功能紊乱有关
- 营养失调：低于机体需要量 —— 与结核分枝杆菌毒性作用、消化吸收功能障碍有关
- 体温过高 —— 与结核毒血症有关
- 便秘 —— 与肠道狭窄、梗阻或胃肠功能紊乱有关
- 潜在并发症 —— 肠梗阻、肠穿孔、肠瘘、腹腔脓肿

护理措施

一般护理 —— 适当活动，劳逸结合

病情观察
- 生命体征
- 腹痛特点
- 大便颜色、性状、量
- 饮食情况

对症护理
- 腹痛 —— 密切监测，药物与非药物相结合，舒适体位
- 抗结核治疗护理 —— 早期、联合、适量、规律、全程
- 腹泻护理 —— 注意保护肛周皮肤
- 营养失调护理
  - 高热量、高蛋白、高维生素饮食
  - 必要时予静脉营养供给
  - 营养监测 —— 体重，营养指标

健康教育
- 疾病预防指导 —— 加强结核病的卫生宣教
- 治疗指导
  - 保证充足的休息与营养
  - 坚持抗结核治疗，学会自我监测药物不良反应
  - 定期复查

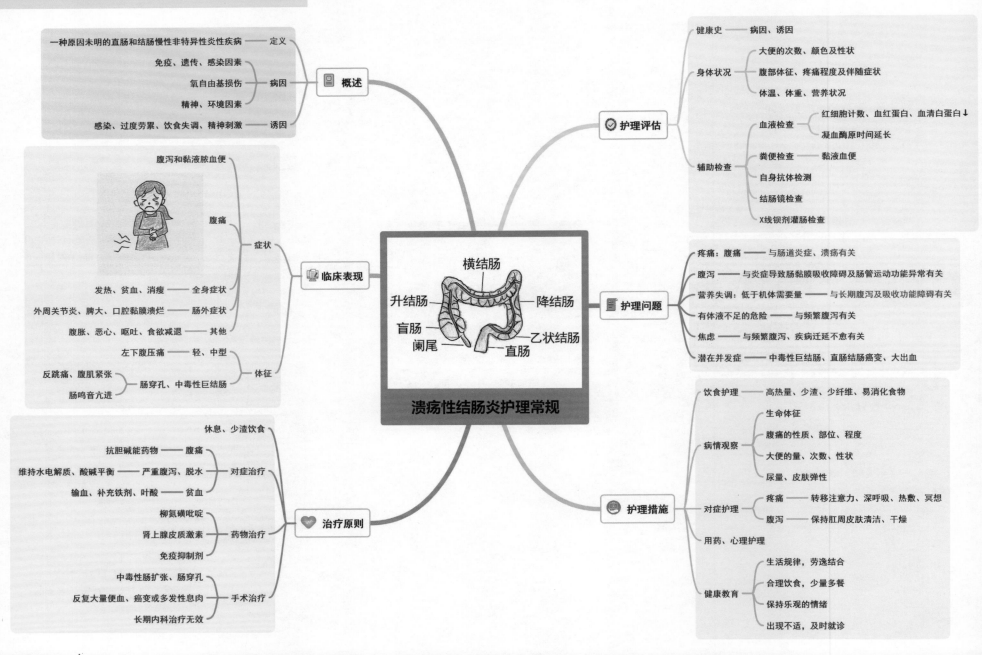

一种原因未明的直肠和结肠慢性非特异性炎性疾病 —— 定义

免疫、遗传、感染因素

氧自由基损伤 —— 病因

精神、环境因素

感染、过度劳累、饮食失调、精神刺激 —— 诱因

概述

腹泻和黏液脓血便

腹痛

症状

发热、贫血、消瘦 —— 全身症状

外周关节炎、脾大、口腔黏膜溃烂 —— 肠外症状

腹胀、恶心、呕吐、食欲减退 —— 其他

左下腹压痛 —— 轻、中型

反跳痛、腹肌紧张 —— 肠穿孔、中毒性巨结肠

肠鸣音亢进 体征

临床表现

休息、少渣饮食

抗胆碱能药物 —— 腹痛

维持水电解质、酸碱平衡 —— 严重腹泻、脱水 —— 对症治疗

输血、补充铁剂、叶酸 —— 贫血

柳氮磺吡啶

肾上腺皮质激素 —— 药物治疗

免疫抑制剂

中毒性肠扩张、肠穿孔

反复大量便血、癌变或多发性息肉 —— 手术治疗

长期内科治疗无效

治疗原则

横结肠
升结肠　降结肠
盲肠
阑尾　乙状结肠
直肠

溃疡性结肠炎护理常规

健康史 —— 病因、诱因

大便的次数、颜色及性状

身体状况　腹部体征、疼痛程度及伴随症状

体温、体重、营养状况

红细胞计数、血红蛋白、血清白蛋白↓

血液检查　凝血酶原时间延长

辅助检查　粪便检查 —— 黏液血便

自身抗体检测

结肠镜检查

X线钡剂灌肠检查

护理评估

疼痛：腹痛 —— 与肠道炎症、溃疡有关

腹泻 —— 与炎症导致肠黏膜吸收障碍及肠管运动功能异常有关

营养失调：低于机体需要量 —— 与长期腹泻及吸收功能障碍有关

有体液不足的危险 —— 与频繁腹泻有关

焦虑 —— 与频繁腹泻、疾病迁延不愈有关

潜在并发症 —— 中毒性巨结肠、直肠结肠癌变、大出血

护理问题

饮食护理 —— 高热量、少渣、少纤维、易消化食物

生命体征

腹痛的性质、部位、程度

病情观察　大便的量、次数、性状

尿量、皮肤弹性

对症护理　疼痛 —— 转移注意力、深呼吸、热敷、冥想

腹泻 —— 保持肛周皮肤清洁、干燥

用药、心理护理

生活规律，劳逸结合

合理饮食，少量多餐

健康教育　保持乐观的情绪

出现不适，及时就诊

护理措施

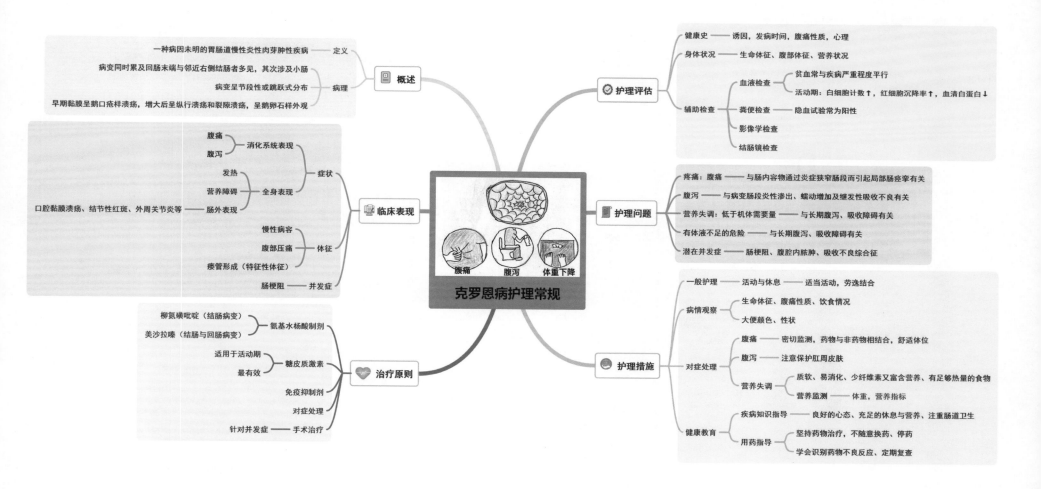

概述
- 定义 —— 一种病因未明的胃肠道慢性炎性肉芽肿性疾病
- 病理
  - 病变同时累及回肠末端与邻近右侧结肠者多见，其次涉及小肠
  - 病变呈节段性或跳跃式分布
  - 早期黏膜呈鹅口疮样溃疡，增大后呈纵行溃疡和裂隙溃疡，呈鹅卵石样外观

临床表现
- 症状
  - 消化系统表现
    - 腹痛
    - 腹泻
  - 全身表现
    - 发热
    - 营养障碍
  - 肠外表现 —— 口腔黏膜溃疡、结节性红斑、外周关节炎等
- 体征
  - 慢性病容
  - 腹部压痛
  - 瘘管形成（特征性体征）
- 并发症 —— 肠梗阻

治疗原则
- 氨基水杨酸制剂
  - 柳氮磺吡啶（结肠病变）
  - 美沙拉嗪（结肠与回肠病变）
- 糖皮质激素
  - 适用于活动期
  - 最有效
- 免疫抑制剂
- 对症处理
- 手术治疗 —— 针对并发症

护理评估
- 健康史 —— 诱因，发病时间，腹痛性质，心理
- 身体状况 —— 生命体征、腹部体征、营养状况
- 辅助检查
  - 血液检查
    - 贫血常与疾病严重程度平行
    - 活动期：白细胞计数↑，红细胞沉降率↑，血清白蛋白↓
  - 粪便检查 —— 隐血试验常为阳性
  - 影像学检查
  - 结肠镜检查

护理问题
- 疼痛：腹痛 —— 与肠内容物通过炎症狭窄肠段而引起局部肠痉挛有关
- 腹泻 —— 与病变肠段炎性渗出、蠕动增加及继发性吸收不良有关
- 营养失调：低于机体需要量 —— 与长期腹泻、吸收障碍有关
- 有体液不足的危险 —— 与长期腹泻、吸收障碍有关
- 潜在并发症 —— 肠梗阻、腹腔内脓肿、吸收不良综合征

护理措施
- 一般护理 —— 活动与休息 —— 适当活动，劳逸结合
- 病情观察
  - 生命体征、腹痛性质、饮食情况
  - 大便颜色、性状
- 对症处理
  - 腹痛 —— 密切监测，药物与非药物相结合，舒适体位
  - 腹泻 —— 注意保护肛周皮肤
  - 营养失调 —— 质软、易消化、少纤维素又富含营养、有足够热量的食物
    - 营养监测 —— 体重，营养指标
- 健康教育
  - 疾病知识指导 —— 良好的心态、充足的休息与营养、注重肠道卫生
  - 用药指导
    - 坚持药物治疗，不随意换药、停药
    - 学会识别药物不良反应、定期复查

克罗恩病护理常规

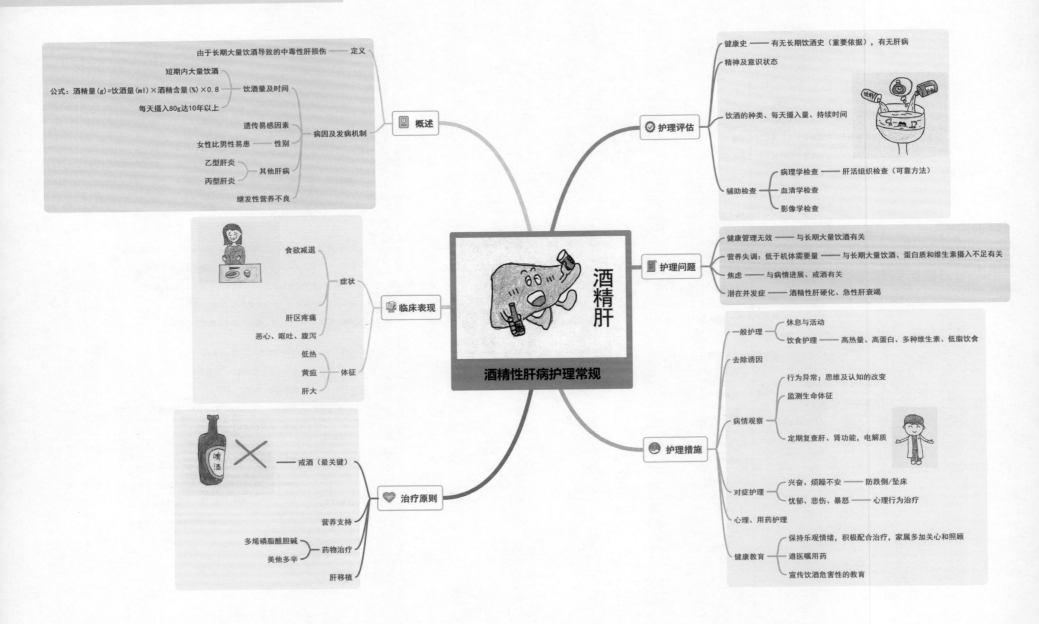

概述

定义 —— 由于长期大量饮酒导致的中毒性肝损伤

饮酒量及时间 —— 短期内大量饮酒
公式：酒精量（g）=饮酒量（ml）×酒精含量（%）×0.8
每天摄入80g达10年以上

病因及发病机制
　　遗传易感因素
　　性别 —— 女性比男性易患
　　其他肝病 —— 乙型肝炎、丙型肝炎
　　继发性营养不良

护理评估

健康史 —— 有无长期饮酒史（重要依据），有无肝病
精神及意识状态
饮酒的种类、每天摄入量、持续时间
辅助检查
　　病理学检查 —— 肝活组织检查（可靠方法）
　　血清学检查
　　影像学检查

临床表现

症状
　　食欲减退
　　肝区疼痛
　　恶心、呕吐、腹泻
体征
　　低热
　　黄疸
　　肝大

护理问题

健康管理无效 —— 与长期大量饮酒有关
营养失调：低于机体需要量 —— 与长期大量饮酒、蛋白质和维生素摄入不足有关
焦虑 —— 与病情进展、戒酒有关
潜在并发症 —— 酒精性肝硬化、急性肝衰竭

治疗原则

戒酒（最关键）
营养支持
药物治疗
　　多烯磷脂酰胆碱
　　美他多辛
肝移植

护理措施

一般护理
　　休息与活动
　　饮食护理 —— 高热量、高蛋白、多种维生素、低脂饮食
去除诱因
病情观察
　　行为异常：思维及认知的改变
　　监测生命体征
　　定期复查肝、肾功能，电解质
对症护理
　　兴奋、烦躁不安 —— 防跌倒/坠床
　　忧郁、悲伤、暴怒 —— 心理行为治疗
心理、用药护理
健康教育
　　保持乐观情绪，积极配合治疗，家属多加关心和照顾
　　遵医嘱用药
　　宣传饮酒危害性的教育

酒精肝

酒精性肝病护理常规

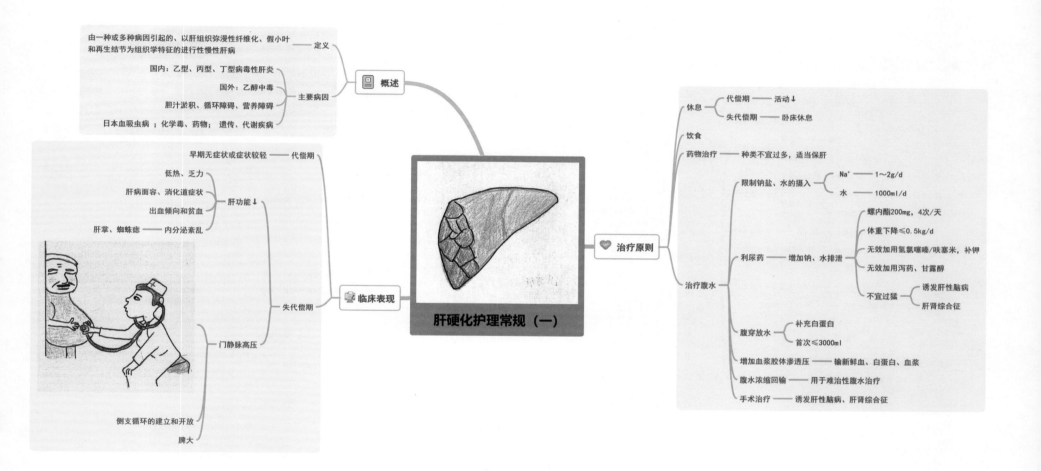

由一种或多种病因引起的、以肝组织弥漫性纤维化、假小叶 —— 定义
和再生结节为组织学特征的进行性慢性肝病

国内：乙型、丙型、丁型病毒性肝炎
国外：乙醇中毒
胆汁淤积、循环障碍、营养障碍 —— 主要病因
日本血吸虫病；化学毒、药物；遗传、代谢疾病

概述

早期无症状或症状较轻 —— 代偿期

低热、乏力
肝病面容、消化道症状 —— 肝功能↓
出血倾向和贫血
肝掌、蜘蛛痣 —— 内分泌紊乱

失代偿期

门静脉高压

侧支循环的建立和开放
脾大

临床表现

肝硬化护理常规（一）

休息 —— 代偿期 —— 活动↓
失代偿期 —— 卧床休息

饮食

药物治疗 —— 种类不宜过多，适当保肝

限制钠盐、水的摄入 —— Na⁺ —— 1～2g/d
水 —— 1000ml/d

利尿药 —— 增加钠、水排泄
螺内酯200mg，4次/天
体重下降≤0.5kg/d
无效加用氢氯噻嗪/呋塞米，补钾
无效加用泻药、甘露醇
不宜过猛 —— 诱发肝性脑病
肝肾综合征

治疗腹水

腹穿放水 —— 补充白蛋白
首次≤3000ml

增加血浆胶体渗透压 —— 输新鲜血、白蛋白、血浆
腹水浓缩回输 —— 用于难治性腹水治疗
手术治疗 —— 诱发肝性脑病、肝肾综合征

治疗原则

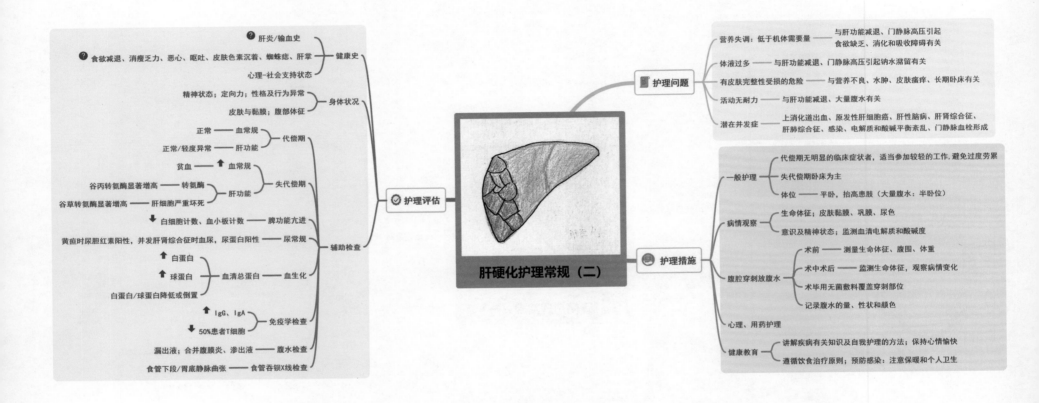

健康史 —— ❓肝炎/输血史

❓食欲减退、消瘦乏力、恶心、呕吐、皮肤色素沉着、蜘蛛痣、肝掌 —— 健康史

心理-社会支持状态

身体状况 —— 精神状态；定向力；性格及行为异常

皮肤与黏膜；腹部体征

代偿期 —— 血常规 —— 正常

肝功能 —— 正常/轻度异常

失代偿期 —— 血常规 —— 贫血 ⬆

转氨酶 —— 谷丙转氨酶显著增高

肝功能 —— 肝细胞严重坏死 —— 谷草转氨酶显著增高

脾功能亢进 —— ⬇白细胞计数、血小板计数

尿常规 —— 黄疸时尿胆红素阳性，并发肝肾综合征时血尿，尿蛋白阳性

辅助检查 —— 血生化 —— 血清总蛋白 —— ⬆白蛋白 / ⬆球蛋白 / 白蛋白/球蛋白降低或倒置

免疫学检查 —— ⬆IgG、IgA / ⬇50%患者T细胞

腹水检查 —— 漏出液；合并腹膜炎、渗出液

食管吞钡X线检查 —— 食管下段/胃底静脉曲张

护理评估

肝硬化护理常规（二）

护理问题

营养失调：低于机体需要量 —— 与肝功能减退、门静脉高压引起 食欲缺乏、消化和吸收障碍有关

体液过多 —— 与肝功能减退、门静脉高压引起钠水潴留有关

有皮肤完整性受损的危险 —— 与营养不良、水肿、皮肤瘙痒、长期卧床有关

活动无耐力 —— 与肝功能减退、大量腹水有关

潜在并发症 —— 上消化道出血、原发性肝细胞癌、肝性脑病、肝肾综合征、肝肺综合征、感染、电解质和酸碱平衡紊乱、门静脉血栓形成

护理措施

一般护理 —— 代偿期无明显的临床症状者，适当参加较轻的工作，避免过度劳累

失代偿期卧床为主

体位 —— 平卧，抬高患肢（大量腹水：半卧位）

病情观察 —— 生命体征；皮肤黏膜、巩膜、尿色

意识及精神状态；监测血清电解质和酸碱度

腹腔穿刺放腹水 —— 术前 —— 测量生命体征、腹围、体重

术中术后 —— 监测生命体征，观察病情变化

术毕用无菌敷料覆盖穿刺部位

记录腹水的量、性状和颜色

心理、用药护理

健康教育 —— 讲解疾病有关知识及自我护理的方法；保持心情愉快

遵循饮食治疗原则；预防感染：注意保暖和个人卫生

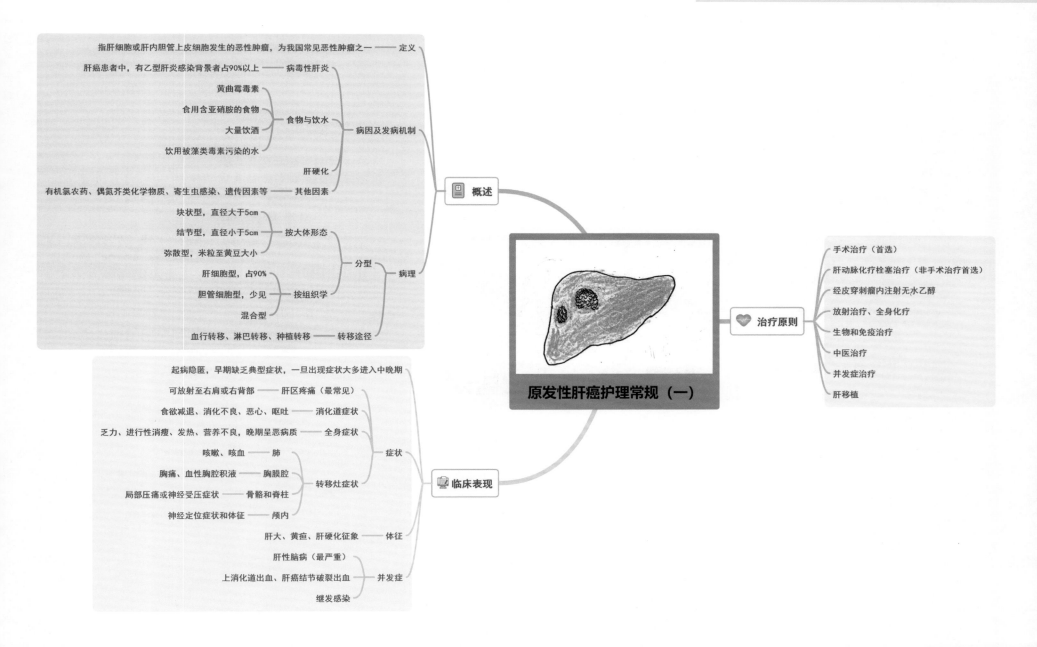

指肝细胞或肝内胆管上皮细胞发生的恶性肿瘤，为我国常见恶性肿瘤之一 —— 定义

肝癌患者中，有乙型肝炎感染背景者占90%以上 —— 病毒性肝炎

黄曲霉毒素
食用含亚硝胺的食物 —— 食物与饮水
大量饮酒
饮用被藻类毒素污染的水

肝硬化

有机氯农药、偶氮芥类化学物质、寄生虫感染、遗传因素等 —— 其他因素

病因及发病机制

块状型，直径大于5cm
结节型，直径小于5cm —— 按大体形态
弥散型，米粒至黄豆大小

肝细胞型，占90%
胆管细胞型，少见 —— 按组织学
混合型

分型

血行转移、淋巴转移、种植转移 —— 转移途径

病理

概述

原发性肝癌护理常规（一）

治疗原则

手术治疗（首选）
肝动脉化疗栓塞治疗（非手术治疗首选）
经皮穿刺瘤内注射无水乙醇
放射治疗、全身化疗
生物和免疫治疗
中医治疗
并发症治疗
肝移植

起病隐匿，早期缺乏典型症状，一旦出现症状大多进入中晚期

可放射至右肩或右背部 —— 肝区疼痛（最常见）
食欲减退、消化不良、恶心、呕吐 —— 消化道症状
乏力、进行性消瘦、发热、营养不良，晚期呈恶病质 —— 全身症状

症状

咳嗽、咳血 —— 肺
胸痛、血性胸腔积液 —— 胸膜腔
局部压痛或神经受压症状 —— 骨骼和脊柱
神经定位症状和体征 —— 颅内

转移灶症状

肝大、黄疸、肝硬化征象 —— 体征

肝性脑病（最严重）
上消化道出血、肝癌结节破裂出血 —— 并发症
继发感染

临床表现

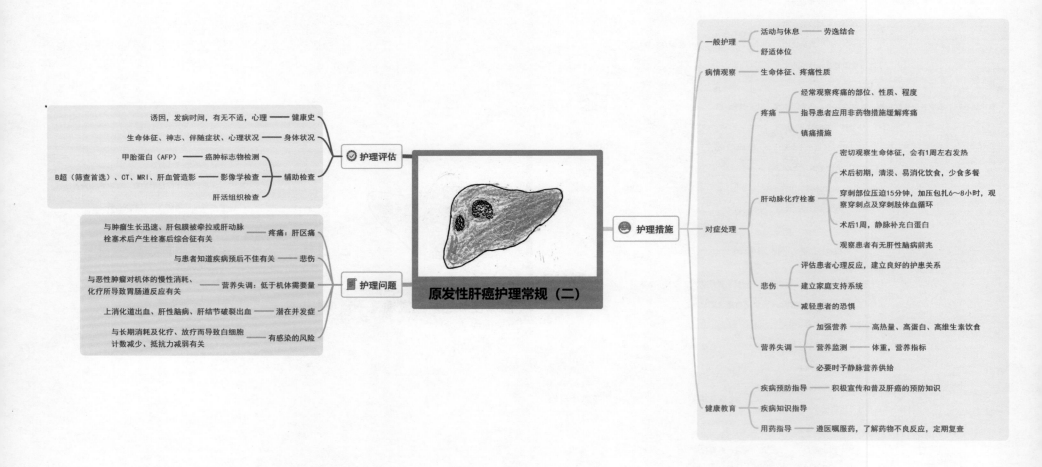

护理评估

诱因，发病时间，有无不适，心理 —— 健康史

生命体征、神志、伴随症状、心理状况 —— 身体状况

甲胎蛋白（AFP）—— 癌肿标志物检测

B超（筛查首选）、CT、MRI、肝血管造影 —— 影像学检查 —— 辅助检查

肝活组织检查

护理问题

与肿瘤生长迅速、肝包膜被牵拉或肝动脉
栓塞术后产生栓塞后综合征有关 —— 疼痛：肝区痛

与患者知道疾病预后不佳有关 —— 悲伤

与恶性肿瘤对机体的慢性消耗、
化疗所导致胃肠道反应有关 —— 营养失调：低于机体需要量

上消化道出血、肝性脑病、肝结节破裂出血 —— 潜在并发症

与长期消耗及化疗、放疗而导致白细胞
计数减少、抵抗力减弱有关 —— 有感染的风险

原发性肝癌护理常规（二）

护理措施

一般护理 —— 活动与休息 —— 劳逸结合
舒适体位

病情观察 —— 生命体征、疼痛性质

疼痛 —— 经常观察疼痛的部位、性质、程度
指导患者应用非药物措施缓解疼痛
镇痛措施

对症处理

肝动脉化疗栓塞
密切观察生命体征，会有1周左右发热
术后初期，清淡、易消化饮食，少食多餐
穿刺部位压迫15分钟，加压包扎6～8小时，观察穿刺点及穿刺肢体血循环
术后1周，静脉补充白蛋白
观察患者有无肝性脑病前兆

悲伤 —— 评估患者心理反应，建立良好的护患关系
建立家庭支持系统
减轻患者的恐惧

营养失调 —— 加强营养 —— 高热量、高蛋白、高维生素饮食
营养监测 —— 体重，营养指标
必要时予静脉营养供给

健康教育

疾病预防指导 —— 积极宣传和普及肝癌的预防知识
疾病知识指导
用药指导 —— 遵医嘱服药，了解药物不良反应，定期复查

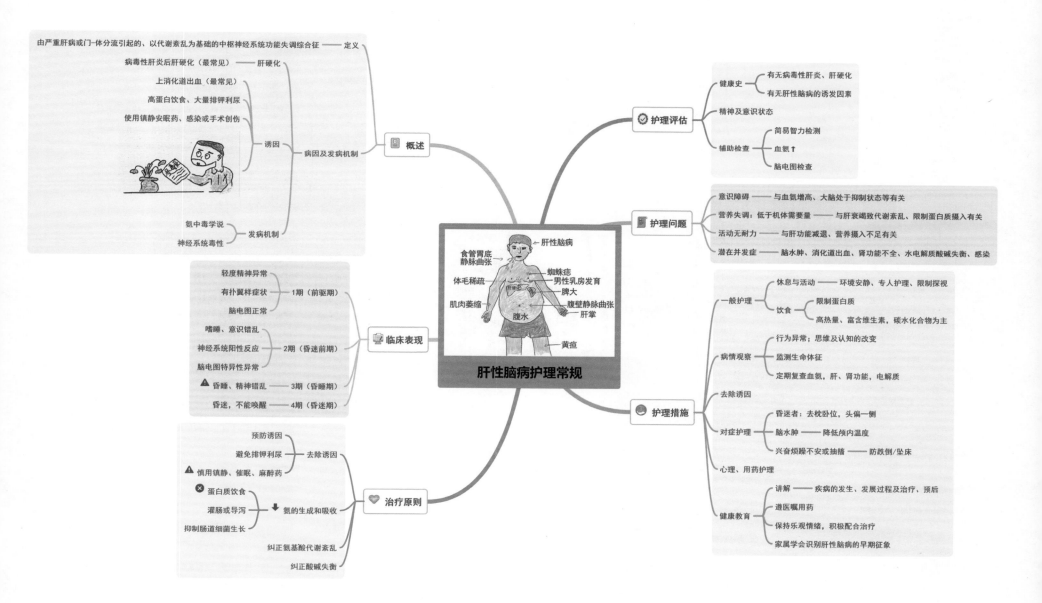

由严重肝病或门-体分流引起的、以代谢紊乱为基础的中枢神经系统功能失调综合征 —— 定义

病毒性肝炎后肝硬化（最常见）—— 肝硬化

上消化道出血（最常见）

高蛋白饮食、大量排钾利尿

使用镇静安眠药、感染或手术创伤 —— 诱因

病因及发病机制

氨中毒学说

神经系统毒性 —— 发病机制

概述

护理评估

健康史 —— 有无病毒性肝炎、肝硬化

有无肝性脑病的诱发因素

精神及意识状态

辅助检查 —— 简易智力检测

血氨↑

脑电图检查

护理问题

意识障碍 —— 与血氨增高、大脑处于抑制状态等有关

营养失调：低于机体需要量 —— 与肝衰竭致代谢紊乱、限制蛋白质摄入有关

活动无耐力 —— 与肝功能减退、营养摄入不足有关

潜在并发症 —— 脑水肿、消化道出血、肾功能不全、水电解质酸碱失衡、感染

临床表现

轻度精神异常

有扑翼样症状 —— 1期（前驱期）

脑电图正常

嗜睡、意识错乱

神经系统阳性反应 —— 2期（昏迷前期）

脑电图特异性异常

⚠ 昏睡、精神错乱 —— 3期（昏睡期）

昏迷，不能唤醒 —— 4期（昏迷期）

食管胃底静脉曲张

肝性脑病

蜘蛛痣

体毛稀疏

男性乳房发育

脾大

肌肉萎缩

腹壁静脉曲张

腹水

肝掌

黄疸

肝性脑病护理常规

护理措施

一般护理 —— 休息与活动 —— 环境安静、专人护理、限制探视

饮食 —— 限制蛋白质

高热量、富含维生素，碳水化合物为主

病情观察 —— 行为异常：思维及认知的改变

监测生命体征

定期复查血氨，肝、肾功能，电解质

去除诱因

对症护理 —— 昏迷者：去枕卧位，头偏一侧

脑水肿 —— 降低颅内温度

兴奋烦躁不安或抽搐 —— 防跌倒/坠床

心理、用药护理

健康教育 —— 讲解 —— 疾病的发生、发展过程及治疗、预后

遵医嘱用药

保持乐观情绪，积极配合治疗

家属学会识别肝性脑病的早期征象

治疗原则

预防诱因

避免排钾利尿 —— 去除诱因

⚠ 慎用镇静、催眠、麻醉药

✗ 蛋白质饮食

灌肠或导泻 ↓ 氨的生成和吸收

抑制肠道细菌生长

纠正氨基酸代谢紊乱

纠正酸碱失衡

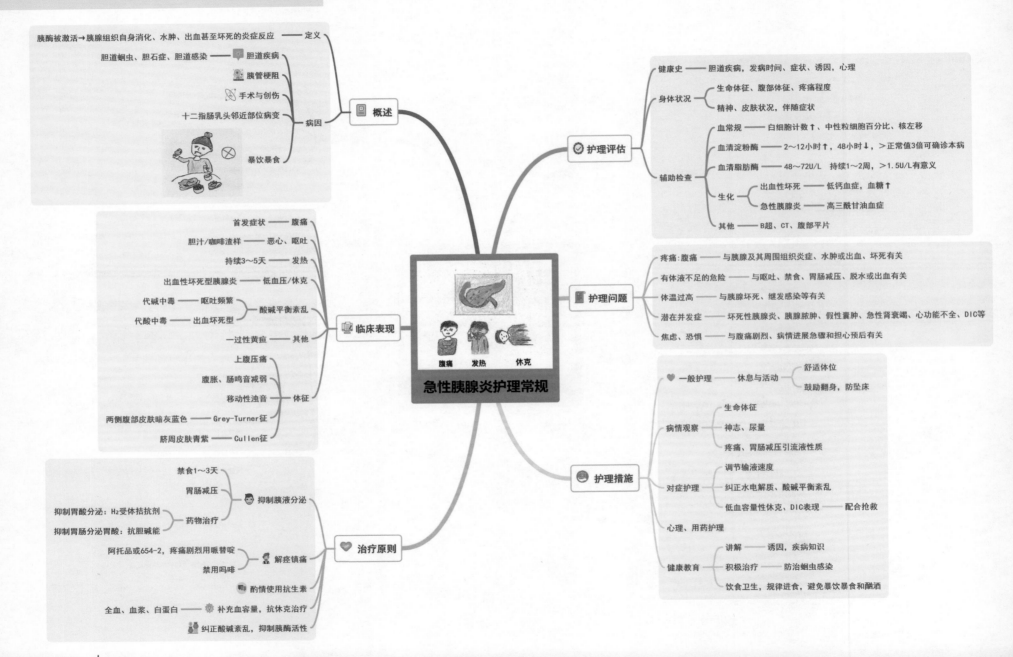

胰酶被激活→胰腺组织自身消化、水肿、出血甚至坏死的炎症反应 —— 定义

胆道蛔虫、胆石症、胆道感染 —— 胆道疾病

胰管梗阻

手术与创伤

十二指肠乳头邻近部位病变 —— 病因

暴饮暴食

概述

护理评估

健康史 —— 胆道疾病，发病时间、症状、诱因，心理

身体状况 —— 生命体征、腹部体征、疼痛程度

精神、皮肤状况，伴随症状

血常规 —— 白细胞计数↑、中性粒细胞百分比、核左移

血清淀粉酶 —— 2～12小时↑，48小时↓，＞正常值3倍可确诊本病

辅助检查 —— 血清脂肪酶 —— 48～72U/L 持续1～2周，＞1.5U/L有意义

生化 —— 出血性坏死 —— 低钙血症，血糖↑

急性胰腺炎 —— 高三酰甘油血症

其他 —— B超、CT、腹部平片

临床表现

首发症状 —— 腹痛

胆汁/咖啡渣样 —— 恶心、呕吐

持续3～5天 —— 发热

出血性坏死型胰腺炎 —— 低血压/休克

代碱中毒 —— 呕吐频繁

代酸中毒 —— 出血坏死型 —— 酸碱平衡紊乱

一过性黄疸 —— 其他

上腹压痛

腹胀、肠鸣音减弱

移动性浊音 —— 体征

两侧腹部皮肤暗灰蓝色 —— Grey-Turner征

脐周皮肤青紫 —— Cullen征

急性胰腺炎护理常规

腹痛　发热　休克

护理问题

疼痛：腹痛 —— 与胰腺及其周围组织炎症、水肿或出血、坏死有关

有体液不足的危险 —— 与呕吐、禁食、胃肠减压、脱水或出血有关

体温过高 —— 与胰腺坏死、继发感染等有关

潜在并发症 —— 坏死性胰腺炎、胰腺脓肿、假性囊肿、急性肾衰竭、心功能不全、DIC等

焦虑、恐惧 —— 与腹痛剧烈、病情进展急骤和担心预后有关

护理措施

一般护理 —— 休息与活动 —— 舒适体位

鼓励翻身，防坠床

生命体征

病情观察 —— 神志、尿量

疼痛、胃肠减压引流液性质

调节输液速度

对症护理 —— 纠正水电解质、酸碱平衡紊乱

低血容量性休克、DIC表现 —— 配合抢救

心理、用药护理

讲解 —— 诱因，疾病知识

健康教育 —— 积极治疗 —— 防治蛔虫感染

饮食卫生，规律进食，避免暴饮暴食和酗酒

治疗原则

禁食1～3天

胃肠减压

抑制胃酸分泌：H₂受体拮抗剂

抑制胃肠分泌胃酸：抗胆碱能 —— 药物治疗 —— 抑制胰液分泌

阿托品或654-2，疼痛剧烈用哌替啶

禁用吗啡 —— 解痉镇痛

酌情使用抗生素

全血、血浆、白蛋白 —— 补充血容量，抗休克治疗

纠正酸碱紊乱，抑制胰酶活性

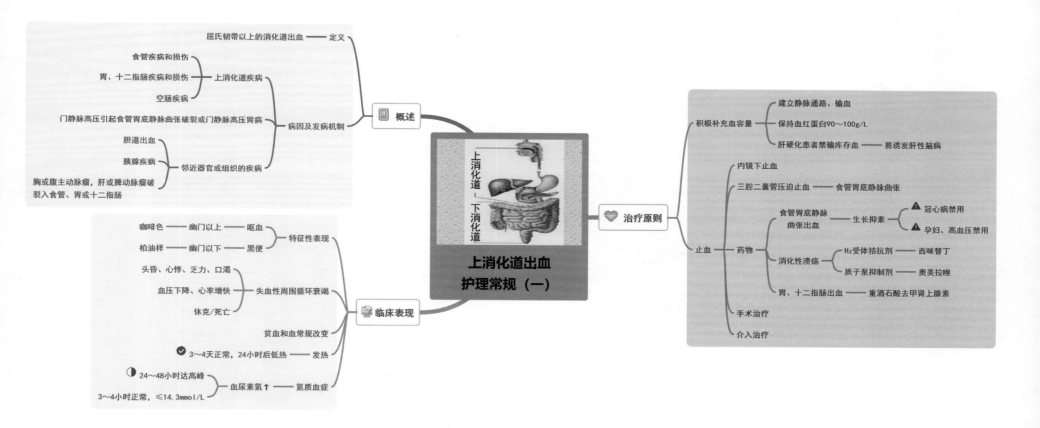

屈氏韧带以上的消化道出血 —— 定义

食管疾病和损伤
胃、十二指肠疾病和损伤 —— 上消化道疾病
空肠疾病

门静脉高压引起食管胃底静脉曲张破裂或门静脉高压胃病 —— 病因及发病机制

胆道出血
胰腺疾病 —— 邻近器官或组织的疾病
胸或腹主动脉瘤，肝或脾动脉瘤破裂入食管、胃或十二指肠

概述

咖啡色 —— 幽门以上 —— 呕血
柏油样 —— 幽门以下 —— 黑便 —— 特征性表现

头昏、心悸、乏力、口渴
血压下降、心率增快 —— 失血性周围循环衰竭
休克/死亡

贫血和血常规改变

3～4天正常，24小时后低热 —— 发热

24～48小时达高峰
血尿素氮↑ —— 氮质血症
3～4小时正常，≤14.3mmol/L

临床表现

上消化道出血
护理常规（一）

建立静脉通路、输血
保持血红蛋白90～100g/L —— 积极补充血容量
肝硬化患者禁输库存血 —— 易诱发肝性脑病

内镜下止血
三腔二囊管压迫止血 —— 食管胃底静脉曲张

食管胃底静脉
曲张出血 —— 生长抑素
冠心病禁用
孕妇、高血压禁用

药物
消化性溃疡 —— H₂受体拮抗剂 —— 西咪替丁
质子泵抑制剂 —— 奥美拉唑

胃、十二指肠出血 —— 重酒石酸去甲肾上腺素

止血

手术治疗

介入治疗

治疗原则

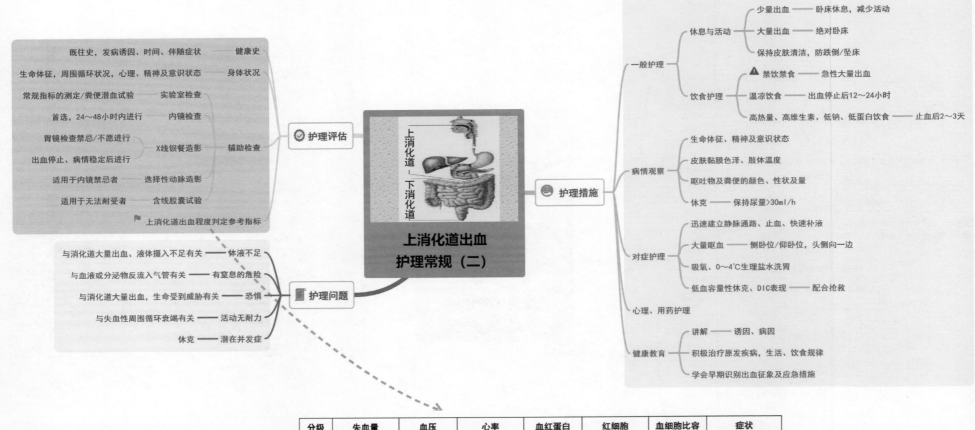

护理评估

健康史 —— 既往史，发病诱因、时间、伴随症状

身体状况 —— 生命体征，周围循环状况，心理、精神及意识状态

实验室检查 —— 常规指标的测定/粪便潜血试验

内镜检查 —— 首选，24～48小时内进行

辅助检查
- X线钡餐造影 —— 胃镜检查禁忌/不愿进行；出血停止、病情稳定后进行
- 选择性动脉造影 —— 适用于内镜禁忌者
- 含线胶囊试验 —— 适用于无法耐受者

🚩 上消化道出血程度判定参考指标

护理问题

体液不足 —— 与消化道大量出血、液体摄入不足有关

有窒息的危险 —— 与血液或分泌物反流入气管有关

恐惧 —— 与消化道大量出血，生命受到威胁有关

活动无耐力 —— 与失血性周围循环衰竭有关

潜在并发症 —— 休克

上消化道出血护理常规（二）

护理措施

一般护理
- 休息与活动
  - 少量出血 —— 卧床休息，减少活动
  - 大量出血 —— 绝对卧床
  - 保持皮肤清洁，防跌倒/坠床
- 饮食护理
  - ⚠ 禁饮禁食 —— 急性大量出血
  - 温凉饮食 —— 出血停止后12～24小时
  - 高热量、高维生素、低钠、低蛋白饮食 —— 止血后2～3天

病情观察
- 生命体征、精神及意识状态
- 皮肤黏膜色泽、肢体温度
- 呕吐物及粪便的颜色、性状及量
- 休克 —— 保持尿量>30ml/h

对症护理
- 迅速建立静脉通路、止血、快速补液
- 大量呕血 —— 侧卧位/仰卧位，头侧向一边
- 吸氧、0～4℃生理盐水洗胃
- 低血容量性休克、DIC表现 —— 配合抢救

心理、用药护理

健康教育
- 讲解 —— 诱因、病因
- 积极治疗原发疾病，生活、饮食规律
- 学会早期识别出血征象及应急措施

分级	失血量	血压	心率	血红蛋白	红细胞	血细胞比容	症状
轻度	10%～15% <500ml	基本正常	正常	无变化	>4×10¹²/L	>0.4	可有头昏
中度	800～1000ml	下降	约100次/分	70～100g/L	3～4×10¹²/L	0.34～0.45	头昏、口渴、心悸、尿少
重度	>30% >1500ml	收缩压<80mmHg	>120次/分	<70g/L	<3×10¹²/L	<0.3	心悸、四肢湿冷、烦躁、神志不清

第 13 章

心血管内科护理常规

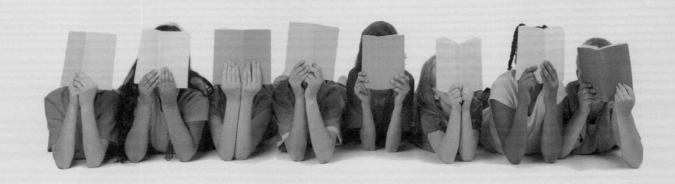

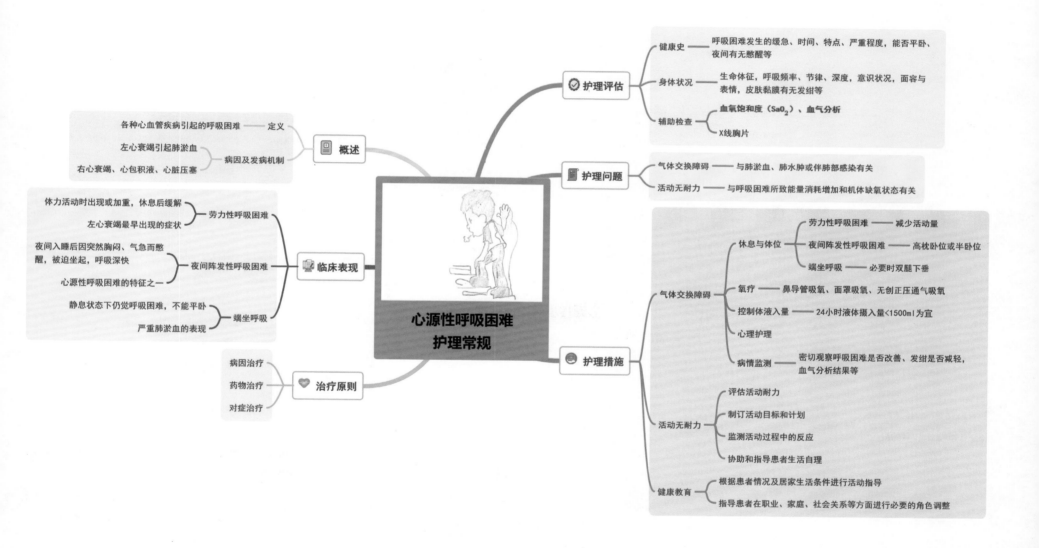

概述
- 定义 —— 各种心血管疾病引起的呼吸困难
- 病因及发病机制
  - 左心衰竭引起肺淤血
  - 右心衰竭、心包积液、心脏压塞

临床表现
- 劳力性呼吸困难
  - 体力活动时出现或加重，休息后缓解
  - 左心衰竭最早出现的症状
- 夜间阵发性呼吸困难
  - 夜间入睡后因突然胸闷、气急而憋醒，被迫坐起，呼吸深快
  - 心源性呼吸困难的特征之一
- 端坐呼吸
  - 静息状态下仍觉呼吸困难，不能平卧
  - 严重肺淤血的表现

治疗原则
- 病因治疗
- 药物治疗
- 对症治疗

心源性呼吸困难护理常规

护理评估
- 健康史 —— 呼吸困难发生的缓急、时间、特点、严重程度，能否平卧、夜间有无憋醒等
- 身体状况 —— 生命体征，呼吸频率、节律、深度，意识状况，面容与表情，皮肤黏膜有无发绀等
- 辅助检查
  - **血氧饱和度（SaO₂）、血气分析**
  - X线胸片

护理问题
- 气体交换障碍 —— 与肺淤血、肺水肿或伴肺部感染有关
- 活动无耐力 —— 与呼吸困难所致能量消耗增加和机体缺氧状态有关

护理措施
- 气体交换障碍
  - 休息与体位
    - 劳力性呼吸困难 —— 减少活动量
    - 夜间阵发性呼吸困难 —— 高枕卧位或半卧位
    - 端坐呼吸 —— 必要时双腿下垂
  - 氧疗 —— 鼻导管吸氧、面罩吸氧、无创正压通气吸氧
  - 控制体液入量 —— 24小时液体摄入量<1500ml为宜
  - 心理护理
  - 病情监测 —— 密切观察呼吸困难是否改善、发绀是否减轻，血气分析结果等
- 活动无耐力
  - 评估活动耐力
  - 制订活动目标和计划
  - 监测活动过程中的反应
  - 协助和指导患者生活自理
- 健康教育
  - 根据患者情况及居家生活条件进行活动指导
  - 指导患者在职业、家庭、社会关系等方面进行必要的角色调整

243

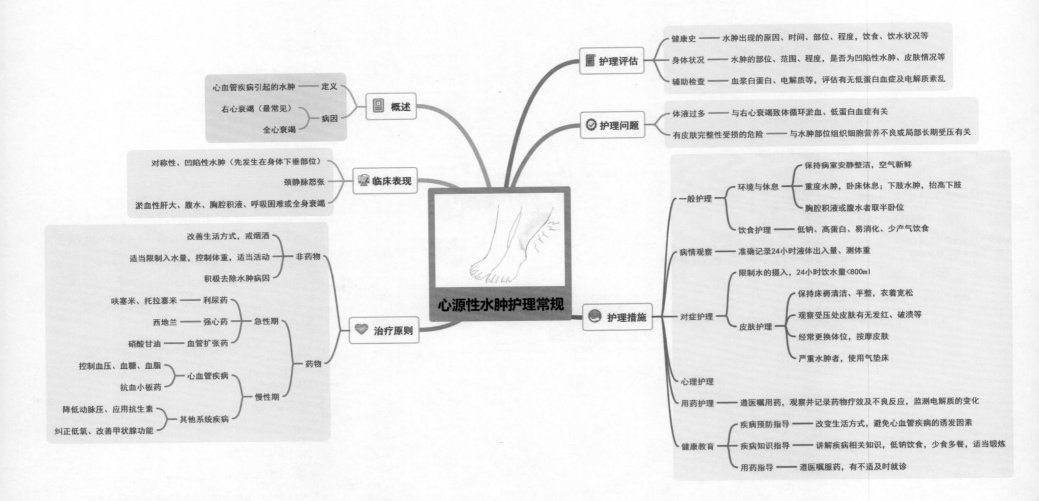

概述
　定义 —— 心血管疾病引起的水肿
　病因
　　右心衰竭（最常见）
　　全心衰竭

临床表现
　对称性、凹陷性水肿（先发生在身体下垂部位）
　颈静脉怒张
　淤血性肝大、腹水、胸腔积液、呼吸困难或全身衰竭

治疗原则
　非药物
　　改善生活方式，戒烟酒
　　适当限制入水量，控制体重，适当活动
　　积极去除水肿病因
　药物
　　急性期
　　　利尿药 —— 呋塞米、托拉塞米
　　　强心药 —— 西地兰
　　　血管扩张药 —— 硝酸甘油
　　慢性期
　　　心血管疾病 —— 控制血压、血糖、血脂；抗血小板药
　　　其他系统疾病 —— 降低动脉压、应用抗生素；纠正低氧、改善甲状腺功能

心源性水肿护理常规

护理评估
　健康史 —— 水肿出现的原因、时间、部位、程度、饮食、饮水状况等
　身体状况 —— 水肿的部位、范围、程度，是否为凹陷性水肿、皮肤情况等
　辅助检查 —— 血浆白蛋白、电解质等，评估有无低蛋白血症及电解质紊乱

护理问题
　体液过多 —— 与右心衰竭致体循环淤血、低蛋白血症有关
　有皮肤完整性受损的危险 —— 与水肿部位组织细胞营养不良或局部长期受压有关

护理措施
　一般护理
　　环境与休息
　　　保持病室安静整洁，空气新鲜
　　　重度水肿，卧床休息；下肢水肿，抬高下肢
　　　胸腔积液或腹水者取半卧位
　　饮食护理 —— 低钠、高蛋白、易消化、少产气饮食
　病情观察 —— 准确记录24小时液体出入量、测体重
　对症护理
　　限制水的摄入，24小时饮水量<800ml
　　皮肤护理
　　　保持床褥清洁、平整，衣着宽松
　　　观察受压处皮肤有无发红、破溃等
　　　经常更换体位，按摩皮肤
　　　严重水肿者，使用气垫床
　心理护理
　用药护理 —— 遵医嘱用药，观察并记录药物疗效及不良反应，监测电解质的变化
　健康教育
　　疾病预防指导 —— 改变生活方式，避免心血管疾病的诱发因素
　　疾病知识指导 —— 讲解疾病相关知识，低钠饮食，少食多餐，适当锻炼
　　用药指导 —— 遵医嘱服药，有不适及时就诊

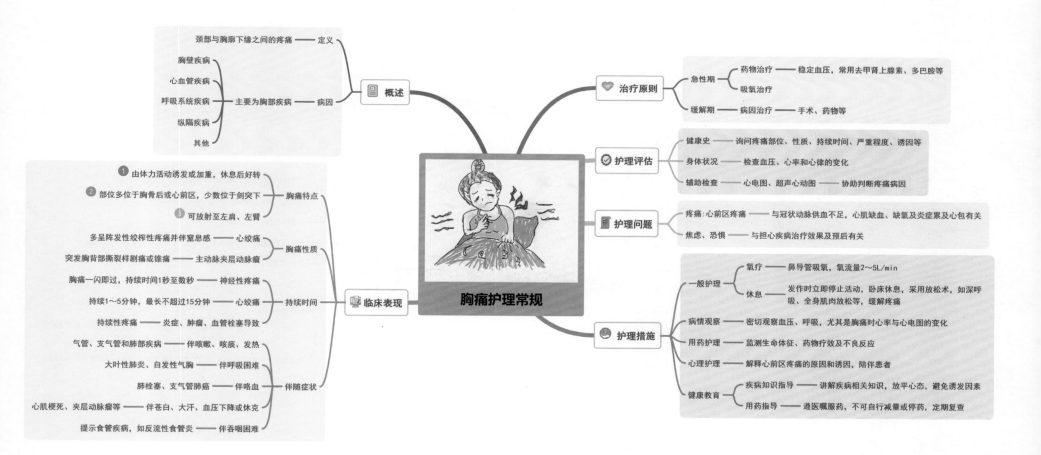

概述

定义 —— 颈部与胸廓下缘之间的疼痛

病因 —— 主要为胸部疾病
- 胸壁疾病
- 心血管疾病
- 呼吸系统疾病
- 纵隔疾病
- 其他

临床表现

胸痛特点
- ❶ 由体力活动诱发或加重，休息后好转
- ❷ 部位多位于胸骨后或心前区，少数位于剑突下
- ❸ 可放射至左肩、左臂

胸痛性质
- 多呈阵发性绞榨性疼痛并伴窒息感 —— 心绞痛
- 突发胸背部撕裂样剧痛或锥痛 —— 主动脉夹层动脉瘤

持续时间
- 胸痛一闪即过，持续时间1秒至数秒 —— 神经性疼痛
- 持续1～5分钟，最长不超过15分钟 —— 心绞痛
- 持续性疼痛 —— 炎症、肿瘤、血管栓塞导致

伴随症状
- 气管、支气管和肺部疾病 —— 伴咳嗽、咳痰、发热
- 大叶性肺炎、自发性气胸 —— 伴呼吸困难
- 肺栓塞、支气管肺癌 —— 伴咯血
- 心肌梗死、夹层动脉瘤等 —— 伴苍白、大汗、血压下降或休克
- 提示食管疾病，如反流性食管炎 —— 伴吞咽困难

胸痛护理常规

治疗原则

急性期
- 药物治疗 —— 稳定血压，常用去甲肾上腺素、多巴胺等
- 吸氧治疗

缓解期
- 病因治疗 —— 手术、药物等

护理评估

健康史 —— 询问疼痛部位、性质、持续时间、严重程度、诱因等

身体状况 —— 检查血压、心率和心律的变化

辅助检查 —— 心电图、超声心动图 —— 协助判断疼痛病因

护理问题

疼痛：心前区疼痛 —— 与冠状动脉供血不足，心肌缺血、缺氧及炎症累及心包有关

焦虑、恐惧 —— 与担心疾病治疗效果及预后有关

护理措施

一般护理
- 氧疗 —— 鼻导管吸氧，氧流量2～5L/min
- 休息 —— 发作时立即停止活动，卧床休息，采用放松术，如深呼吸、全身肌肉放松等，缓解疼痛

病情观察 —— 密切观察血压、呼吸，尤其是胸痛时心率与心电图的变化

用药护理 —— 监测生命体征、药物疗效及不良反应

心理护理 —— 解释心前区疼痛的原因和诱因，陪伴患者

健康教育
- 疾病知识指导 —— 讲解疾病相关知识，放平心态，避免诱发因素
- 用药指导 —— 遵医嘱服药，不可自行减量或停药，定期复查

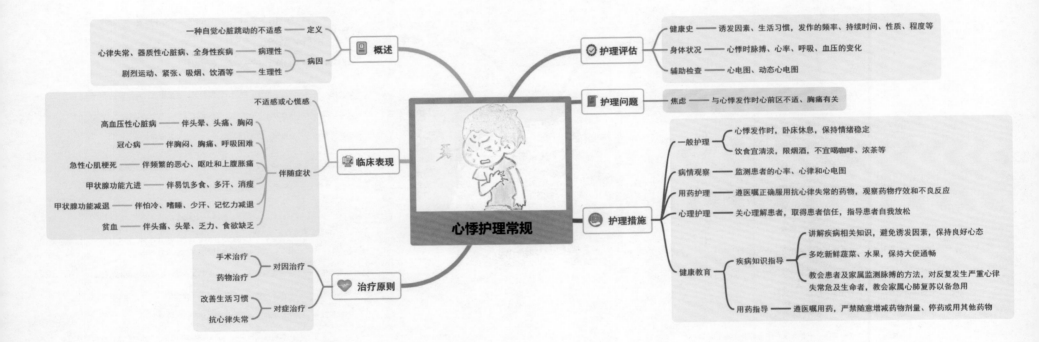

概述
- 定义 —— 一种自觉心脏跳动的不适感
- 病因
  - 病理性 —— 心律失常、器质性心脏病、全身性疾病
  - 生理性 —— 剧烈运动、紧张、吸烟、饮酒等

临床表现
- 不适感或心慌感
- 伴随症状
  - 高血压性心脏病 —— 伴头晕、头痛、胸闷
  - 冠心病 —— 伴胸闷、胸痛、呼吸困难
  - 急性心肌梗死 —— 伴频繁的恶心、呕吐和上腹胀痛
  - 甲状腺功能亢进 —— 伴易饥多食、多汗、消瘦
  - 甲状腺功能减退 —— 伴怕冷、嗜睡、少汗、记忆力减退
  - 贫血 —— 伴头痛、头晕、乏力、食欲缺乏

治疗原则
- 对因治疗
  - 手术治疗
  - 药物治疗
- 对症治疗
  - 改善生活习惯
  - 抗心律失常

心悸护理常规

护理评估
- 健康史 —— 诱发因素、生活习惯，发作的频率、持续时间、性质、程度等
- 身体状况 —— 心悸时脉搏、心率、呼吸、血压的变化
- 辅助检查 —— 心电图、动态心电图

护理问题
- 焦虑 —— 与心悸发作时心前区不适、胸痛有关

护理措施
- 一般护理
  - 心悸发作时，卧床休息，保持情绪稳定
  - 饮食宜清淡，限烟酒，不宜喝咖啡、浓茶等
- 病情观察 —— 监测患者的心率、心律和心电图
- 用药护理 —— 遵医嘱正确服用抗心律失常的药物，观察药物疗效和不良反应
- 心理护理 —— 关心理解患者，取得患者信任，指导患者自我放松
- 健康教育
  - 疾病知识指导
    - 讲解疾病相关知识，避免诱发因素，保持良好心态
    - 多吃新鲜蔬菜、水果，保持大便通畅
    - 教会患者及家属监测脉搏的方法，对反复发生严重心律失常危及生命者，教会家属心肺复苏以备急用
  - 用药指导 —— 遵医嘱用药，严禁随意增减药物剂量、停药或用其他药物

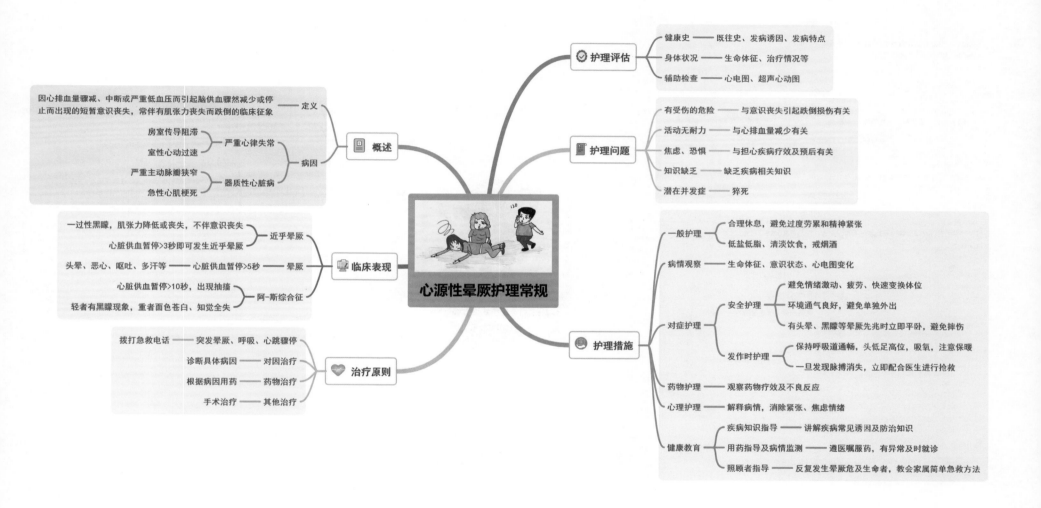

心源性晕厥护理常规

概述
- 定义 —— 因心排血量骤减、中断或严重低血压而引起脑供血骤然减少或停止而出现的短暂意识丧失，常伴有肌张力丧失而跌倒的临床征象
- 病因
  - 严重心律失常
    - 房室传导阻滞
    - 室性心动过速
  - 器质性心脏病
    - 严重主动脉瓣狭窄
    - 急性心肌梗死

临床表现
- 近乎晕厥
  - 一过性黑矇，肌张力降低或丧失，不伴意识丧失
  - 心脏供血暂停>3秒即可发生近乎晕厥
- 晕厥 —— 心脏供血暂停>5秒
  - 头晕、恶心、呕吐、多汗等
- 阿-斯综合征
  - 心脏供血暂停>10秒，出现抽搐
  - 轻者有黑矇现象，重者面色苍白、知觉全失

治疗原则
- 突发晕厥、呼吸、心跳骤停 —— 拨打急救电话
- 对因治疗 —— 诊断具体病因
- 药物治疗 —— 根据病因用药
- 其他治疗 —— 手术治疗

护理评估
- 健康史 —— 既往史、发病诱因、发病特点
- 身体状况 —— 生命体征、治疗情况等
- 辅助检查 —— 心电图、超声心动图

护理问题
- 有受伤的危险 —— 与意识丧失引起跌倒损伤有关
- 活动无耐力 —— 与心排血量减少有关
- 焦虑、恐惧 —— 与担心疾病疗效及预后有关
- 知识缺乏 —— 缺乏疾病相关知识
- 潜在并发症 —— 猝死

护理措施
- 一般护理
  - 合理休息，避免过度劳累和精神紧张
  - 低盐低脂、清淡饮食，戒烟酒
- 病情观察 —— 生命体征、意识状态、心电图变化
- 对症护理
  - 安全护理
    - 避免情绪激动、疲劳、快速变换体位
    - 环境通气良好，避免单独外出
    - 有头晕、黑矇等晕厥先兆时立即平卧，避免摔伤
  - 发作时护理
    - 保持呼吸道通畅，头低足高位，吸氧，注意保暖
    - 一旦发现脉搏消失，立即配合医生进行抢救
- 药物护理 —— 观察药物疗效及不良反应
- 心理护理 —— 解释病情，消除紧张、焦虑情绪
- 健康教育
  - 疾病知识指导 —— 讲解疾病常见诱因及防治知识
  - 用药指导及病情监测 —— 遵医嘱服药，有异常及时就诊
  - 照顾者指导 —— 反复发生晕厥危及生命者，教会家属简单急救方法

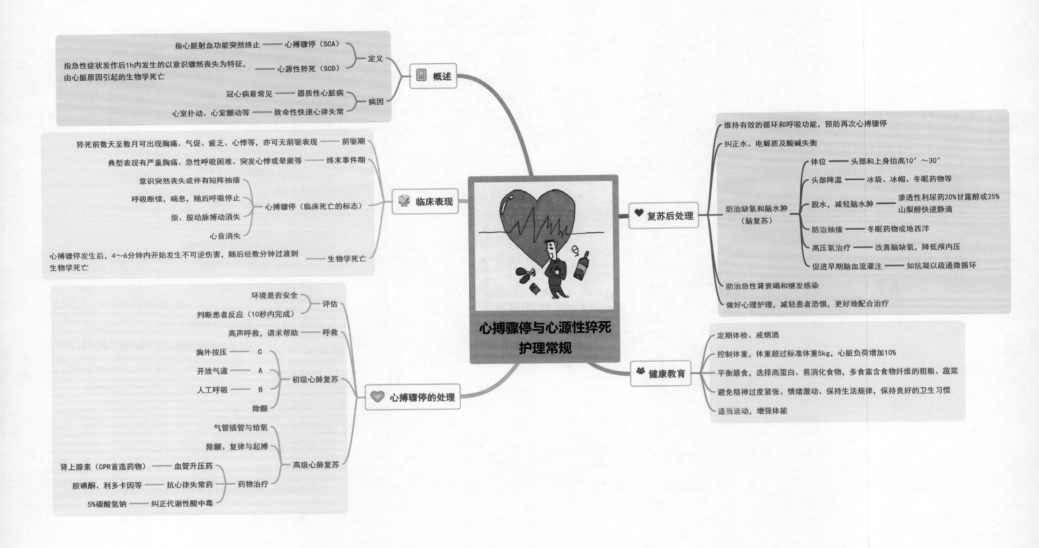

指心脏射血功能突然终止 —— 心搏骤停（SCA）

指急性症状发作后1h内发生的以意识骤然丧失为特征，—— 心源性猝死（SCD）
由心脏原因引起的生物学死亡

定义

冠心病最常见 —— 器质性心脏病

心室扑动、心室颤动等 —— 致命性快速心律失常

病因

概述

猝死前数天至数月可出现胸痛、气促、疲乏、心悸等，亦可无前驱表现 —— 前驱期

典型表现有严重胸痛、急性呼吸困难、突发心悸或晕厥等 —— 终末事件期

意识突然丧失或伴有短阵抽搐

呼吸断续，喘息，随后呼吸停止 —— 心搏骤停（临床死亡的标志）

颈、股动脉搏动消失

心音消失

心搏骤停发生后，4～6分钟内开始发生不可逆伤害，随后经数分钟过渡到 —— 生物学死亡
生物学死亡

临床表现

心搏骤停与心源性猝死
护理常规

环境是否安全 —— 评估

判断患者反应（10秒内完成）

高声呼救，请求帮助 —— 呼救

胸外按压 —— C

开放气道 —— A

人工呼吸 —— B —— 初级心肺复苏

除颤

气管插管与给氧

除颤、复律与起搏

肾上腺素（CPR首选药物） —— 血管升压药

胺碘酮、利多卡因等 —— 抗心律失常药 —— 药物治疗 —— 高级心肺复苏

5%碳酸氢钠 —— 纠正代谢性酸中毒

心搏骤停的处理

维持有效的循环和呼吸功能，预防再次心搏骤停

纠正水、电解质及酸碱失衡

体位 —— 头部和上身抬高10°～30°

头部降温 —— 冰袋、冰帽、冬眠药物等

脱水，减轻脑水肿 —— 渗透性利尿药20%甘露醇或25%
山梨醇快速静滴

防治缺氧和脑水肿
（脑复苏）

防治抽搐 —— 冬眠药物或地西泮

高压氧治疗 —— 改善脑缺氧，降低颅内压

促进早期脑血流灌注 —— 如抗凝以疏通微循环

防治急性肾衰竭和继发感染

做好心理护理，减轻患者恐惧，更好地配合治疗

复苏后处理

定期体检、戒烟酒

控制体重，体重超过标准体重5kg，心脏负荷增加10%

平衡膳食，选择高蛋白、易消化食物，多食富含食物纤维的粗粮、蔬菜

避免精神过度紧张、情绪激动、保持生活规律，保持良好的卫生习惯

适当运动，增强体能

健康教育

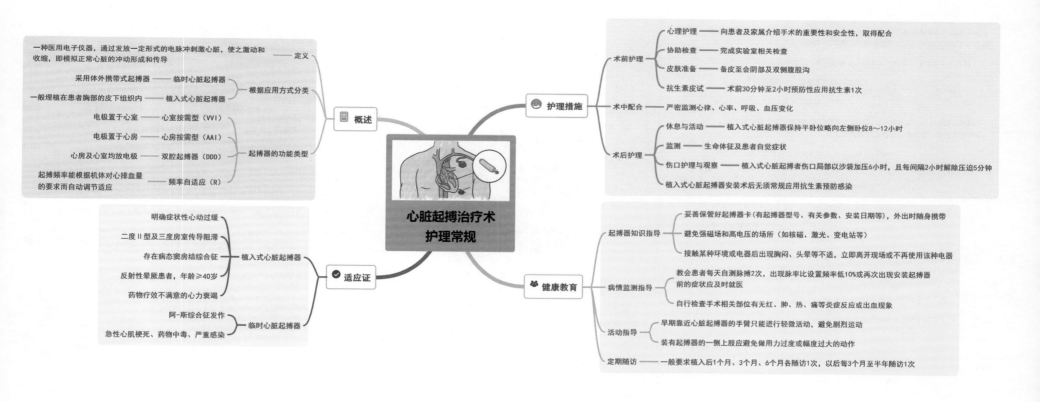

概述

定义 —— 一种医用电子仪器，通过发放一定形式的电脉冲刺激心脏，使之激动和收缩，即模拟正常心脏的冲动形成和传导

根据应用方式分类
- 临时心脏起搏器 —— 采用体外携带式起搏器
- 植入式心脏起搏器 —— 一般埋植在患者胸部的皮下组织内

起搏器的功能类型
- 心室按需型（VVI）—— 电极置于心室
- 心房按需型（AAI）—— 电极置于心房
- 双腔起搏器（DDD）—— 心房及心室均放电极
- 频率自适应（R）—— 起搏频率能根据机体对心排血量的要求而自动调节适应

适应证

植入式心脏起搏器
- 明确症状性心动过缓
- 二度 II 型及三度房室传导阻滞
- 存在病态窦房结综合征
- 反射性晕厥患者，年龄 ≥40 岁
- 药物疗效不满意的心力衰竭

临时心脏起搏器
- 阿-斯综合征发作
- 急性心肌梗死、药物中毒、严重感染

护理措施

术前护理
- 心理护理 —— 向患者及家属介绍手术的重要性和安全性，取得配合
- 协助检查 —— 完成实验室相关检查
- 皮肤准备 —— 备皮至会阴部及双侧腹股沟
- 抗生素皮试 —— 术前30分钟至2小时预防性应用抗生素1次

术中配合 —— 严密监测心律、心率、呼吸、血压变化

术后护理
- 休息与活动 —— 植入式心脏起搏器保持平卧位略向左侧卧位8～12小时
- 监测 —— 生命体征及患者自觉症状
- 伤口护理与观察 —— 植入式心脏起搏者伤口局部以沙袋加压6小时，且每间隔2小时解除压迫5分钟
- 植入式心脏起搏器安装术后无须常规应用抗生素预防感染

健康教育

起搏器知识指导
- 妥善保管好起搏器卡（有起搏器型号、有关参数、安装日期等），外出时随身携带
- 避免强磁场和高电压的场所（如核磁、激光、变电站等）
- 接触某种环境或电器后出现胸闷、头晕等不适，立即离开现场或不再使用该种电器

病情监测指导
- 教会患者每天自测脉搏2次，出现脉率比设置频率低10%或再次出现安装起搏器前的症状应及时就医
- 自行检查手术相关部位有无红、肿、热、痛等炎症反应或出血现象

活动指导
- 早期靠近心脏起搏器的手臂只能进行轻微活动，避免剧烈运动
- 装有起搏器的一侧上肢应避免做用力过度或幅度过大的动作

定期随访 —— 一般要求植入后1个月、3个月、6个月各随访1次，以后每3个月至半年随访1次

心脏起搏治疗术护理常规

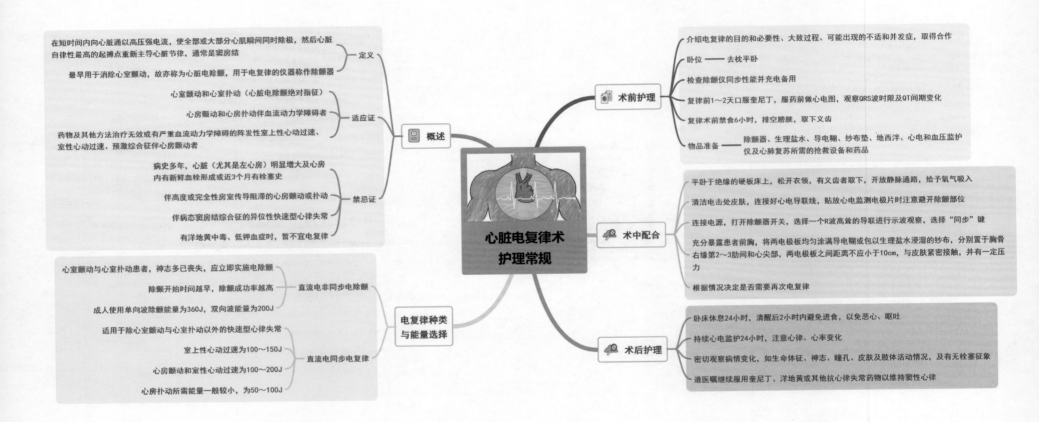

在短时间内向心脏通以高压强电流，使全部或大部分心肌瞬间同时除极，然后心脏自律性最高的起搏点重新主导心脏节律，通常是窦房结 —— 定义

最早用于消除心室颤动，故亦称为心脏电除颤，用于电复律的仪器称作颤器

心室颤动和心室扑动（心脏电除颤绝对指征）

心房颤动和心室扑动伴血流动力学障碍者 —— 适应证

药物及其他方法治疗无效或有严重血流动力学障碍的阵发室上性心动过速、室性心动过速、预激综合征伴心房颤动者

病史多年，心脏（尤其是左心房）明显增大及心房内有新鲜血栓形成或近3个月有栓塞史

伴高度或完全性房室传导阻滞的心房颤动或扑动 —— 禁忌证

伴病态窦房结综合征的异位性快速型心律失常

有洋地黄中毒、低钾血症时，暂不宜电复律

概述

心脏电复律术护理常规

心室颤动与心室扑动患者，神志多已丧失，应立即实施电除颤

除颤开始时间越早，除颤成功率越高

成人使用单向波除颤能量为360J，双向波能量为200J —— 直流电非同步电除颤

适用于除心室颤动与心室扑动以外的快速型心律失常

室上性心动过速为100~150J

心房颤动和室性心动过速为100~200J —— 直流电同步电复律

心房扑动所需能量一般较小，为50~100J

电复律种类与能量选择

介绍电复律的目的和必要性、大致过程、可能出现的不适和并发症，取得合作

卧位 —— 去枕平卧

检查除颤仪同步性能并充电备用

复律前1~2天口服奎尼丁，服药前做心电图，观察QRS波时限及QT间期变化

复律术前禁食6小时，排空膀胱，取下义齿

物品准备 —— 除颤器、生理盐水、导电糊、纱布垫、地西泮、心电和血压监护仪及心肺复苏所需的抢救设备和药品

术前护理

平卧于绝缘的硬板床上，松开衣领，有义齿者取下，开放静脉通路，给予氧气吸入

清洁电击处皮肤，连接好心电导联线，贴放心电监测电极片时注意避开除颤部位

连接电源，打开除颤器开关，选择一个R波高耸的导联进行示波观察，选择"同步"键

充分暴露患者前胸，将两电极板均匀涂满导电糊或包以生理盐水浸湿的纱布，分别置于胸骨右缘第2~3肋间和心尖部，两电极板之间距离不应小于10cm，与皮肤紧密接触，并有一定压力

根据情况决定是否需要再次电复律

术中配合

卧床休息24小时，清醒后2小时内避免进食，以免恶心、呕吐

持续心电监护24小时，注意心律、心率变化

密切观察病情变化，如生命体征、神志、瞳孔、皮肤及肢体活动情况，及有无栓塞征象

遵医嘱继续服用奎尼丁、洋地黄或其他抗心律失常药物以维持窦性心律

术后护理

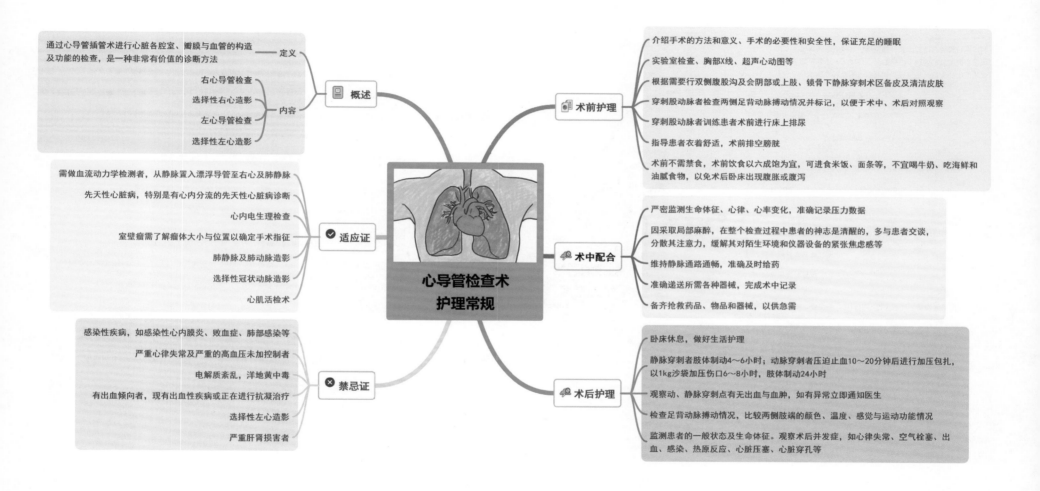

概述

定义 —— 通过心导管插管术进行心脏各腔室、瓣膜与血管的构造及功能的检查，是一种非常有价值的诊断方法

内容
- 右心导管检查
- 选择性右心造影
- 左心导管检查
- 选择性左心造影

适应证
- 需做血流动力学检测者，从静脉置入漂浮导管至右心及肺静脉
- 先天性心脏病，特别是有心内分流的先天性心脏病诊断
- 心内电生理检查
- 室壁瘤需了解瘤体大小与位置以确定手术指征
- 肺静脉及肺动脉造影
- 选择性冠状动脉造影
- 心肌活检术

禁忌证
- 感染性疾病，如感染性心内膜炎、败血症、肺部感染等
- 严重心律失常及严重的高血压未加控制者
- 电解质紊乱，洋地黄中毒
- 有出血倾向者，现有出血性疾病或正在进行抗凝治疗
- 选择性左心造影
- 严重肝肾损害者

心导管检查术护理常规

术前护理
- 介绍手术的方法和意义、手术的必要性和安全性，保证充足的睡眠
- 实验室检查、胸部X线、超声心动图等
- 根据需要行双侧腹股沟及会阴部或上肢、锁骨下静脉穿刺术区备皮及清洁皮肤
- 穿刺股动脉者检查两侧足背动脉搏动情况并标记，以便于术中、术后对照观察
- 穿刺股动脉者训练患者术前进行床上排尿
- 指导患者衣着舒适，术前排空膀胱
- 术前不需禁食，术前饮食以六成饱为宜，可进食米饭、面条等，不宜喝牛奶、吃海鲜和油腻食物，以免术后卧床出现腹胀或腹泻

术中配合
- 严密监测生命体征、心律、心率变化，准确记录压力数据
- 因采取局部麻醉，在整个检查过程中患者的神志是清醒的，多与患者交谈，分散其注意力，缓解其对陌生环境和仪器设备的紧张焦虑感等
- 维持静脉通路通畅，准确及时给药
- 准确递送所需各种器械，完成术中记录
- 备齐抢救药品、物品和器械，以供急需

术后护理
- 卧床休息，做好生活护理
- 静脉穿刺者肢体制动4～6小时；动脉穿刺者压迫止血10～20分钟后进行加压包扎，以1kg沙袋加压伤口6～8小时，肢体制动24小时
- 观察术、静脉穿刺点有无出血与血肿，如有异常立即通知医生
- 检查足背动脉搏动情况，比较两侧肢端的颜色、温度、感觉与运动功能情况
- 监测患者的一般状态及生命体征。观察术后并发症，如心律失常、空气栓塞、出血、感染、热原反应、心脏压塞、心脏穿孔等

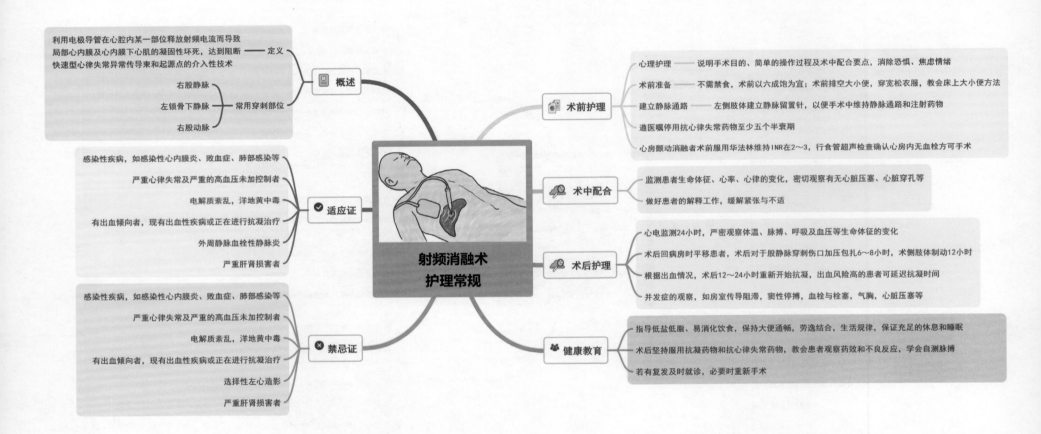

利用电极导管在心腔内某一部位释放射频电流而导致局部心内膜及心内膜下心肌的凝固性坏死，达到阻断 —— 定义
快速型心律失常异常传导束和起源点的介入性技术

右股静脉
左锁骨下静脉 —— 常用穿刺部位
右股动脉

📖 **概述**

感染性疾病，如感染性心内膜炎、败血症、肺部感染等
严重心律失常及严重的高血压未加控制者
电解质紊乱，洋地黄中毒
有出血倾向者，现有出血性疾病或正在进行抗凝治疗
外周静脉血栓性静脉炎
严重肝肾损害者

✅ **适应证**

感染性疾病，如感染性心内膜炎、败血症、肺部感染等
严重心律失常及严重的高血压未加控制者
电解质紊乱，洋地黄中毒
有出血倾向者，现有出血性疾病或正在进行抗凝治疗
选择性左心造影
严重肝肾损害者

❌ **禁忌证**

射频消融术护理常规

心理护理 —— 说明手术目的、简单的操作过程及术中配合要点，消除恐惧、焦虑情绪
术前准备 —— 不需禁食，术前以六成饱为宜；术前排空大小便，穿宽松衣服，教会床上大小便方法
建立静脉通路 —— 左侧肢体建立静脉留置针，以便手术中维持静脉通路和注射药物
遵医嘱停用抗心律失常药物至少五个半衰期
心房颤动消融者术前服用华法林维持 INR 在 2～3，行食管超声检查确认心房内无血栓方可手术

📟 **术前护理**

监测患者生命体征、心率、心律的变化，密切观察有无心脏压塞、心脏穿孔等
做好患者的解释工作，缓解紧张与不适

🤚 **术中配合**

心电监测 24 小时，严密观察体温、脉搏、呼吸及血压等生命体征的变化
术后回病房时平移患者，术后对于股静脉穿刺伤口加压包扎 6～8 小时，术侧肢体制动 12 小时
根据出血情况，术后 12～24 小时重新开始抗凝，出血风险高的患者可延迟抗凝时间
并发症的观察，如房室传导阻滞，窦性停搏，血栓与栓塞，气胸，心脏压塞等

🩹 **术后护理**

指导低盐低脂、易消化饮食，保持大便通畅，劳逸结合，生活规律，保证充足的休息和睡眠
术后坚持服用抗凝药物和抗心律失常药物，教会患者观察药效和不良反应，学会自测脉搏
若有复发及时就诊，必要时重新手术

🎗 **健康教育**

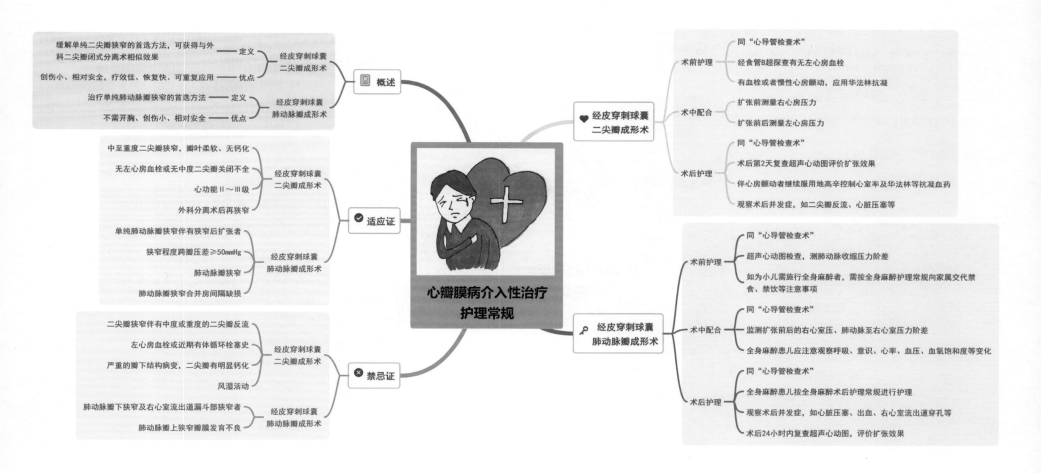

缓解单纯二尖瓣狭窄的首选方法，可获得与外科二尖瓣闭式分离术相似效果 —— 定义
创伤小、相对安全，疗效佳、恢复快、可重复应用 —— 优点
├ 经皮穿刺球囊二尖瓣成形术

治疗单纯肺动脉瓣狭窄的首选方法 —— 定义
不需开胸、创伤小、相对安全 —— 优点
├ 经皮穿刺球囊肺动脉瓣成形术

概述

中至重度二尖瓣狭窄，瓣叶柔软、无钙化
无左心房血栓或无中度二尖瓣关闭不全
心功能Ⅱ～Ⅲ级
外科分离术后再狭窄
├ 经皮穿刺球囊二尖瓣成形术

单纯肺动脉瓣狭窄伴有狭窄后扩张者
狭窄程度跨瓣压差≥50mmHg
肺动脉瓣狭窄
肺动脉瓣狭窄合并房间隔缺损
├ 经皮穿刺球囊肺动脉瓣成形术

适应证

二尖瓣狭窄伴有中度或重度的二尖瓣反流
左心房血栓或近期有体循环栓塞史
严重的瓣下结构病变，二尖瓣有明显钙化
风湿活动
├ 经皮穿刺球囊二尖瓣成形术

肺动脉瓣下狭窄及右心室流出道漏斗部狭窄者
肺动脉瓣上狭窄瓣膜发育不良
├ 经皮穿刺球囊肺动脉瓣成形术

禁忌证

心瓣膜病介入性治疗护理常规

经皮穿刺球囊二尖瓣成形术

术前护理
├ 同"心导管检查术"
├ 经食管B超探查有无左心房血栓
├ 有血栓或者慢性心房颤动，应用华法林抗凝

术中配合
├ 扩张前测量右心房压力
├ 扩张前后测量左心房压力

术后护理
├ 同"心导管检查术"
├ 术后第2天复查超声心动图评价扩张效果
├ 伴心房颤动者继续服用地高辛控制心室率及华法林等抗凝血药
├ 观察术后并发症，如二尖瓣反流、心脏压塞等

经皮穿刺球囊肺动脉瓣成形术

术前护理
├ 同"心导管检查术"
├ 超声心动图检查，测肺动脉收缩压力阶差
├ 如为小儿需施行全身麻醉者，需按全身麻醉护理常规向家属交代禁食、禁饮等注意事项

术中配合
├ 同"心导管检查术"
├ 监测扩张前后的右心室压、肺动脉至右心室压力阶差
├ 全身麻醉患儿应注意观察呼吸、意识、心率、血压、血氧饱和度等变化

术后护理
├ 同"心导管检查术"
├ 全身麻醉患儿按全身麻醉术后护理常规进行护理
├ 观察术后并发症，如心脏压塞、出血、右心室流出道穿孔等
├ 术后24小时内复查超声心动图，评价扩张效果

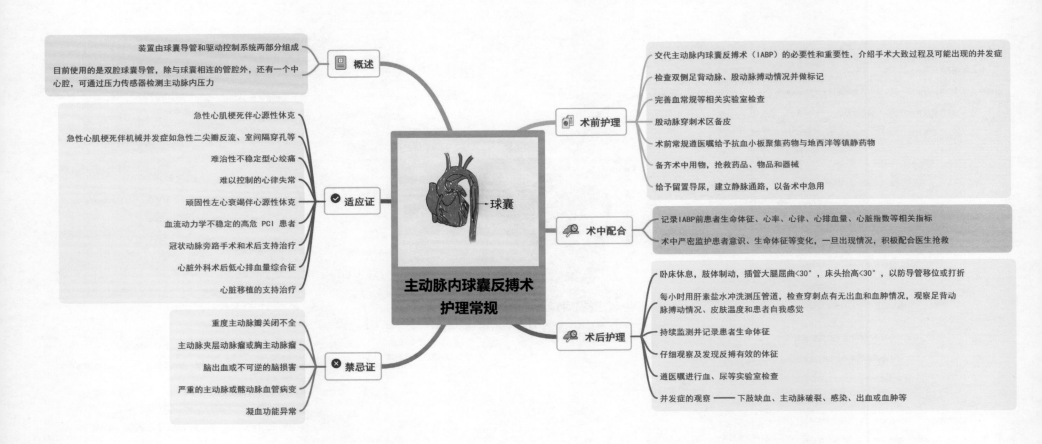

概述
- 装置由球囊导管和驱动控制系统两部分组成
- 目前使用的是双腔球囊导管，除与球囊相连的管腔外，还有一个中心腔，可通过压力传感器检测主动脉内压力

适应证
- 急性心肌梗死伴心源性休克
- 急性心肌梗死伴机械并发症如急性二尖瓣反流、室间隔穿孔等
- 难治性不稳定型心绞痛
- 难以控制的心律失常
- 顽固性左心衰竭伴心源性休克
- 血流动力学不稳定的高危 PCI 患者
- 冠状动脉旁路手术和术后支持治疗
- 心脏外科术后低心排血量综合征
- 心脏移植的支持治疗

禁忌证
- 重度主动脉瓣关闭不全
- 主动脉夹层动脉瘤或胸主动脉瘤
- 脑出血或不可逆的脑损害
- 严重的主动脉或髂动脉血管病变
- 凝血功能异常

主动脉内球囊反搏术护理常规

球囊

术前护理
- 交代主动脉内球囊反搏术（IABP）的必要性和重要性，介绍手术大致过程及可能出现的并发症
- 检查双侧足背动脉、股动脉搏动情况并做标记
- 完善血常规等相关实验室检查
- 股动脉穿刺术区备皮
- 术前常规遵医嘱给予抗血小板聚集药物与地西泮等镇静药物
- 备齐术中用物，抢救药品、物品和器械
- 给予留置导尿，建立静脉通路，以备术中急用

术中配合
- 记录IABP前患者生命体征、心率、心律、心排血量、心脏指数等相关指标
- 术中严密监护患者意识、生命体征等变化，一旦出现情况，积极配合医生抢救

术后护理
- 卧床休息，肢体制动，插管大腿屈曲<30°，床头抬高<30°，以防导管移位或打折
- 每小时用肝素盐水冲洗测压管道，检查穿刺点有无出血和血肿情况，观察足背动脉搏动情况、皮肤温度和患者自我感觉
- 持续监测并记录患者生命体征
- 仔细观察及发现反搏有效的体征
- 遵医嘱进行血、尿等实验室检查
- 并发症的观察 —— 下肢缺血、主动脉破裂、感染、出血或血肿等

注：PCI 为经皮冠脉介入术

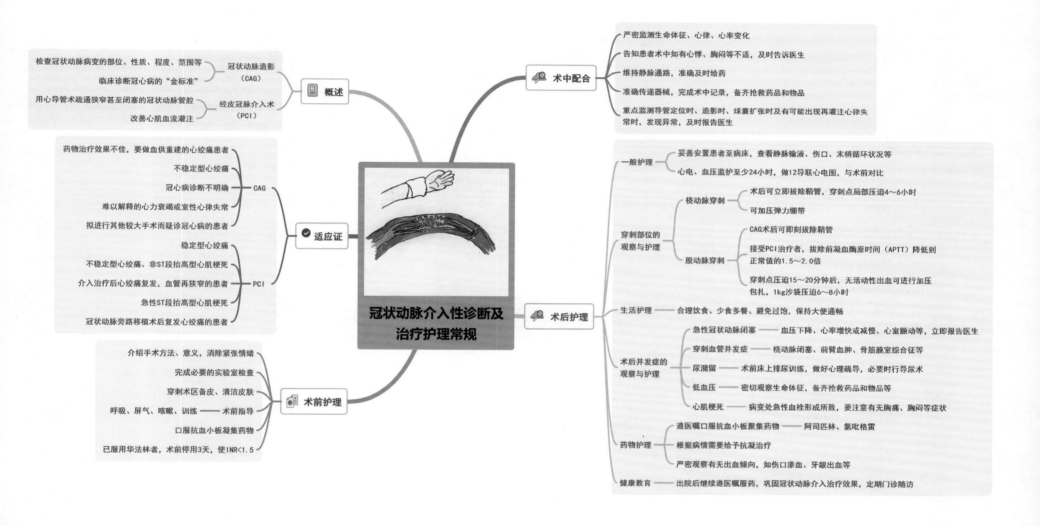

概述

- 冠状动脉造影（CAG）
  - 检查冠状动脉病变的部位、性质、程度、范围等
  - 临床诊断冠心病的"金标准"
- 经皮冠状动脉介入术（PCI）
  - 用心导管术疏通狭窄甚至闭塞的冠状动脉管腔
  - 改善心肌血流灌注

适应证

- CAG
  - 药物治疗效果不佳，要做血供重建的心绞痛患者
  - 不稳定型心绞痛
  - 冠心病诊断不明确
  - 难以解释的心力衰竭或室性心律失常
  - 拟进行其他较大手术而疑诊冠心病的患者
- PCI
  - 稳定型心绞痛
  - 不稳定型心绞痛、非ST段抬高型心肌梗死
  - 介入治疗后心绞痛复发，血管再狭窄的患者
  - 急性ST段抬高型心肌梗死
  - 冠状动脉旁路移植术后复发心绞痛的患者

术前护理

- 介绍手术方法、意义，消除紧张情绪
- 完成必要的实验室检查
- 穿刺术区备皮、清洁皮肤
- 术前指导 —— 呼吸、屏气、咳嗽、训练
- 口服抗血小板凝集药物
- 已服用华法林者，术前停用3天，使INR<1.5

冠状动脉介入性诊断及治疗护理常规

术中配合

- 严密监测生命体征、心律、心率变化
- 告知患者术中如有心悸、胸闷等不适，及时告诉医生
- 维持静脉通路，准确及时给药
- 准确传递器械，完成术中记录，备齐抢救药品和物品
- 重点监测导管定位时、造影时、球囊扩张时及有可能出现再灌注心律失常时，发现异常，及时报告医生

术后护理

- 一般护理
  - 妥善安置患者至病床，查看静脉输液、伤口、末梢循环状况等
  - 心电、血压监护至少24小时，做12导联心电图，与术前对比
- 穿刺部位的观察与护理
  - 桡动脉穿刺
    - 术后可立即拔除鞘管，穿刺点局部压迫4～6小时
    - 可加压弹力绷带
  - 股动脉穿刺
    - CAG术后可即刻拔除鞘管
    - 接受PCI治疗者，拔除前凝血酶原时间（APTT）降低到正常值的1.5～2.0倍
    - 穿刺点压迫15～20分钟后，无活动性出血可进行加压包扎，1kg沙袋压迫6～8小时
- 生活护理 —— 合理饮食、少食多餐、避免过饱，保持大便通畅
- 术后并发症的观察与护理
  - 急性冠状动脉闭塞 —— 血压下降、心率增快或减慢、心室颤动等，立即报告医生
  - 穿刺血管并发症 —— 桡动脉闭塞、前臂血肿、骨筋膜室综合征等
  - 尿潴留 —— 术前床上排尿训练，做好心理疏导，必要时行导尿术
  - 低血压 —— 密切观察生命体征，备齐抢救药品和物品等
  - 心肌梗死 —— 病变处急性血栓形成所致，要注意有无胸痛、胸闷等症状
- 药物护理
  - 遵医嘱口服抗血小板聚集药物 —— 阿司匹林、氯吡格雷
  - 根据病情需要给予抗凝治疗
  - 严密观察有无出血倾向，如伤口渗血、牙龈出血等
- 健康教育 —— 出院后继续遵医嘱服药，巩固冠状动脉介入治疗效果，定期门诊随访

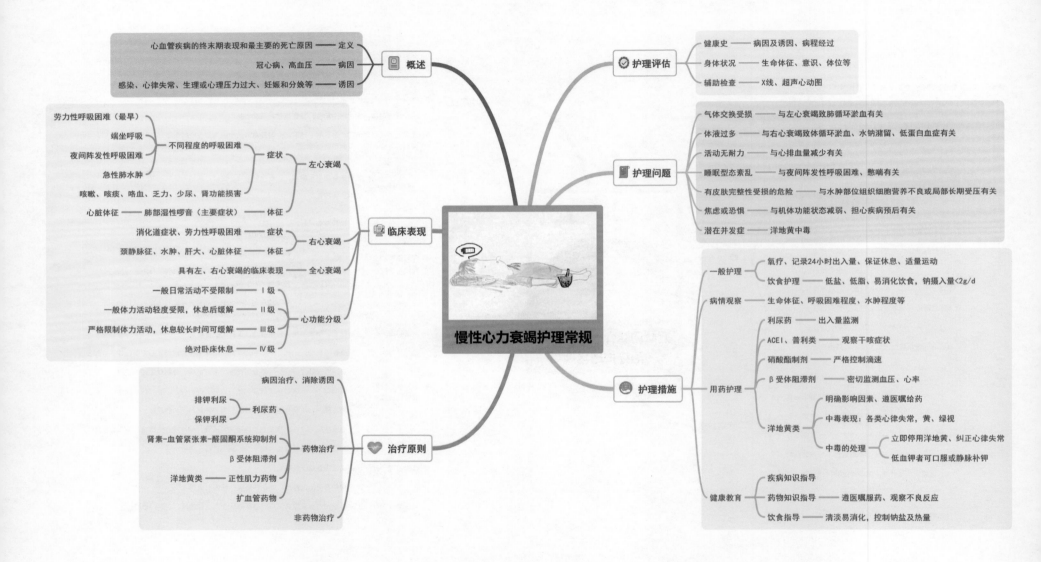

概述
- 心血管疾病的终末期表现和最主要的死亡原因 —— 定义
- 冠心病、高血压 —— 病因
- 感染、心律失常、生理或心理压力过大、妊娠和分娩等 —— 诱因

临床表现
- 左心衰竭
  - 症状 —— 不同程度的呼吸困难
    - 劳力性呼吸困难（最早）
    - 端坐呼吸
    - 夜间阵发性呼吸困难
    - 急性肺水肿
  - 咳嗽、咳痰、咯血、乏力、少尿、肾功能损害 —— 症状
  - 体征 —— 心脏体征 —— 肺部湿性啰音（主要症状）
- 右心衰竭
  - 消化道症状、劳力性呼吸困难 —— 症状
  - 颈静脉征、水肿、肝大、心脏体征 —— 体征
- 全心衰竭 —— 具有左、右心衰竭的临床表现
- 心功能分级
  - 一般日常活动不受限制 —— Ⅰ级
  - 一般体力活动轻度受限，休息后缓解 —— Ⅱ级
  - 严格限制体力活动，休息较长时间可缓解 —— Ⅲ级
  - 绝对卧床休息 —— Ⅳ级

治疗原则
- 病因治疗、消除诱因
- 药物治疗
  - 利尿药
    - 排钾利尿
    - 保钾利尿
  - 肾素-血管紧张素-醛固酮系统抑制剂
  - β 受体阻滞剂
  - 洋地黄类 —— 正性肌力药物
  - 扩血管药物
- 非药物治疗

慢性心力衰竭护理常规

护理评估
- 健康史 —— 病因及诱因、病程经过
- 身体状况 —— 生命体征、意识、体位等
- 辅助检查 —— X线、超声心动图

护理问题
- 气体交换受损 —— 与左心衰竭致肺循环淤血有关
- 体液过多 —— 与右心衰竭致体循环淤血、水钠潴留、低蛋白血症有关
- 活动无耐力 —— 与心排血量减少有关
- 睡眠型态紊乱 —— 与夜间阵发性呼吸困难、憋喘有关
- 有皮肤完整性受损的危险 —— 与水肿部位组织细胞营养不良或局部长期受压有关
- 焦虑或恐惧 —— 与机体功能状态减弱、担心疾病预后有关
- 潜在并发症 —— 洋地黄中毒

护理措施
- 一般护理
  - 氧疗、记录24小时出入量、保证休息、适量运动
  - 饮食护理 —— 低盐、低脂、易消化饮食，钠摄入量<2g/d
- 病情观察 —— 生命体征、呼吸困难程度、水肿程度等
- 用药护理
  - 利尿药 —— 出入量监测
  - ACEI、普利类 —— 观察干咳症状
  - 硝酸酯制剂 —— 严格控制滴速
  - β 受体阻滞剂 —— 密切监测血压、心率
  - 洋地黄类
    - 明确影响因素、遵医嘱给药
    - 中毒表现：各类心律失常，黄、绿视
    - 中毒的处理
      - 立即停用洋地黄、纠正心律失常
      - 低血钾者可口服或静脉补钾
- 健康教育
  - 疾病知识指导
  - 药物知识指导 —— 遵医嘱服药、观察不良反应
  - 饮食指导 —— 清淡易消化，控制钠盐及热量

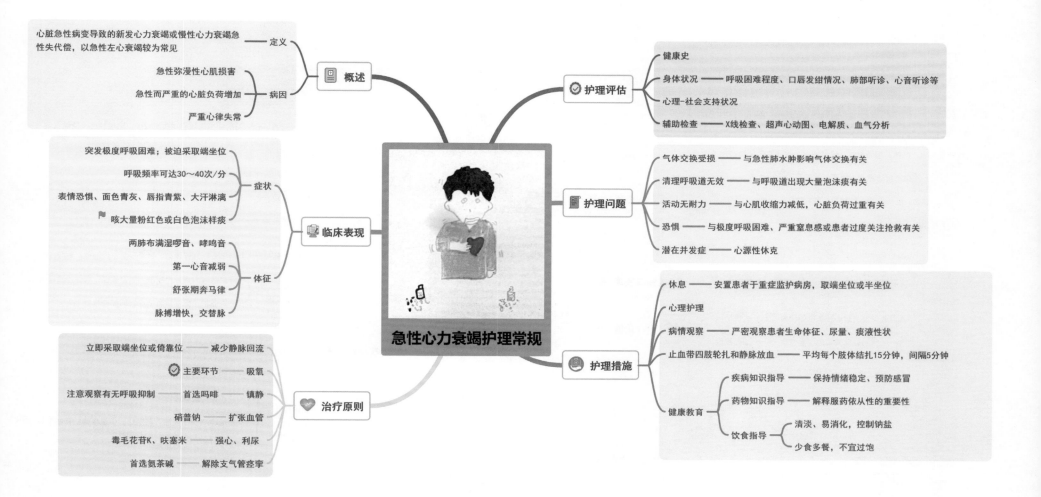

概述
- 定义 —— 心脏急性病变导致的新发心力衰竭或慢性心力衰竭急性失代偿，以急性左心衰竭较为常见
- 病因
  - 急性弥漫性心肌损害
  - 急性而严重的心脏负荷增加
  - 严重心律失常

临床表现
- 症状
  - 突发极度呼吸困难；被迫采取端坐位
  - 呼吸频率可达30～40次/分
  - 表情恐惧、面色青灰、唇指青紫、大汗淋漓
  - 🚩 咳大量粉红色或白色泡沫样痰
- 体征
  - 两肺布满湿啰音、哮鸣音
  - 第一心音减弱
  - 舒张期奔马律
  - 脉搏增快，交替脉

治疗原则
- 减少静脉回流 —— 立即采取端坐位或倚靠位
- ✅ 主要环节
- 吸氧
- 镇静 —— 首选吗啡（注意观察有无呼吸抑制）
- 扩张血管 —— 硝普钠
- 强心、利尿 —— 毒毛花苷K、呋塞米
- 解除支气管痉挛 —— 首选氨茶碱

急性心力衰竭护理常规

护理评估
- 健康史
- 身体状况 —— 呼吸困难程度、口唇发绀情况、肺部听诊、心音听诊等
- 心理-社会支持状况
- 辅助检查 —— X线检查、超声心动图、电解质、血气分析

护理问题
- 气体交换受损 —— 与急性肺水肿影响气体交换有关
- 清理呼吸道无效 —— 与呼吸道出现大量泡沫痰有关
- 活动无耐力 —— 与心肌收缩力减低，心脏负荷过重有关
- 恐惧 —— 与极度呼吸困难、严重窒息感或患者过度关注抢救有关
- 潜在并发症 —— 心源性休克

护理措施
- 休息 —— 安置患者于重症监护病房，取端坐位或半坐位
- 心理护理
- 病情观察 —— 严密观察患者生命体征、尿量、痰液性状
- 止血带四肢轮扎和静脉放血 —— 平均每个肢体结扎15分钟，间隔5分钟
- 健康教育
  - 疾病知识指导 —— 保持情绪稳定、预防感冒
  - 药物知识指导 —— 解释服药依从性的重要性
  - 饮食指导
    - 清淡、易消化，控制钠盐
    - 少食多餐，不宜过饱

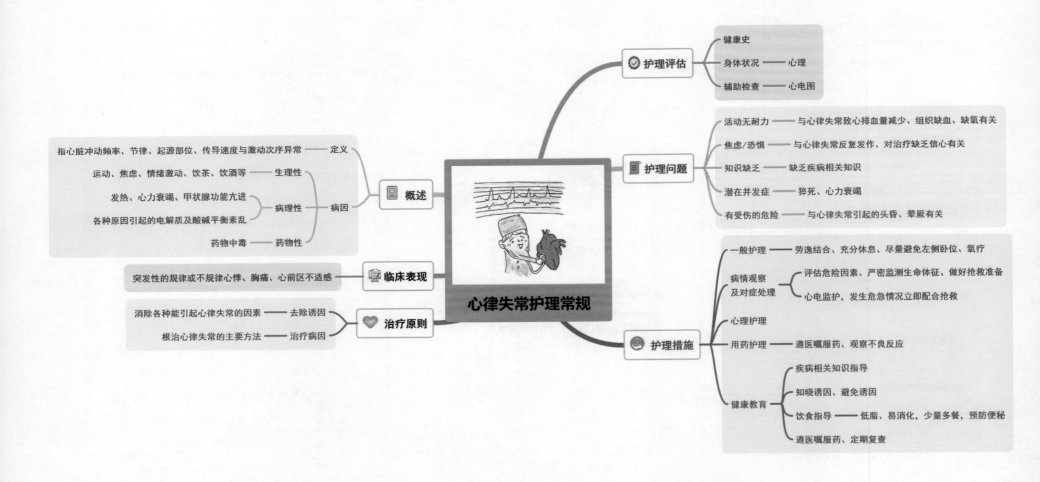

护理评估
- 健康史
- 身体状况 —— 心理
- 辅助检查 —— 心电图

概述
- 指心脏冲动频率、节律、起源部位、传导速度与激动次序异常 —— 定义
- 病因
  - 生理性 —— 运动、焦虑、情绪激动、饮茶、饮酒等
  - 病理性
    - 发热、心力衰竭、甲状腺功能亢进
    - 各种原因引起的电解质及酸碱平衡紊乱
  - 药物性 —— 药物中毒

临床表现
- 突发性的规律或不规律心悸、胸痛、心前区不适感

治疗原则
- 去除诱因 —— 消除各种能引起心律失常的因素
- 治疗病因 —— 根治心律失常的主要方法

心律失常护理常规

护理问题
- 活动无耐力 —— 与心律失常致心排血量减少、组织缺血、缺氧有关
- 焦虑/恐惧 —— 与心律失常反复发作、对治疗缺乏信心有关
- 知识缺乏 —— 缺乏疾病相关知识
- 潜在并发症 —— 猝死、心力衰竭
- 有受伤的危险 —— 与心律失常引起的头昏、晕厥有关

护理措施
- 一般护理 —— 劳逸结合、充分休息、尽量避免左侧卧位、氧疗
- 病情观察及对症处理
  - 评估危险因素、严密监测生命体征、做好抢救准备
  - 心电监护，发生危急情况立即配合抢救
- 心理护理
- 用药护理 —— 遵医嘱服药，观察不良反应
- 健康教育
  - 疾病相关知识指导
  - 知晓诱因、避免诱因
  - 饮食指导 —— 低脂、易消化，少量多餐，预防便秘
  - 遵医嘱服药、定期复查

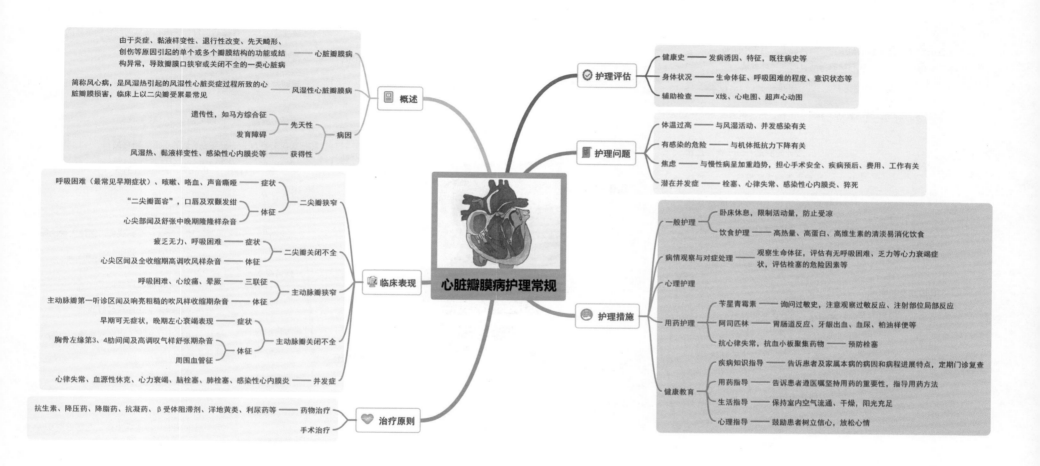

概述

由于炎症、黏液样变性、退行性改变、先天畸形、创伤等原因引起的单个或多个瓣膜结构的功能或结构异常，导致瓣膜口狭窄或关闭不全的一类心脏病 —— 心脏瓣膜病

简称风心病，是风湿热引起的风湿性心脏炎症过程所致的心脏瓣膜损害，临床上以二尖瓣受累最常见 —— 风湿性心脏瓣膜病

病因

先天性
- 遗传性，如马方综合征
- 发育障碍

获得性
- 风湿热、黏液样变性、感染性心内膜炎等

临床表现

二尖瓣狭窄
- 症状 —— 呼吸困难（最常见早期症状）、咳嗽、咯血、声音嘶哑
- 体征 —— "二尖瓣面容"，口唇及双颧发绀；心尖部闻及舒张中晚期隆隆样杂音

二尖瓣关闭不全
- 症状 —— 疲乏无力、呼吸困难
- 体征 —— 心尖区闻及全收缩期高调吹风样杂音

主动脉瓣狭窄
- 三联征 —— 呼吸困难、心绞痛、晕厥
- 体征 —— 主动脉瓣第一听诊区闻及响亮粗糙的吹风样收缩期杂音

主动脉瓣关闭不全
- 症状 —— 早期可无症状，晚期左心衰竭表现
- 体征 —— 胸骨左缘第3、4肋间闻及高调叹气样舒张期杂音；周围血管征

并发症 —— 心律失常、血源性休克、心力衰竭、脑栓塞、肺栓塞、感染性心内膜炎

治疗原则

药物治疗 —— 抗生素、降压药、降脂药、抗凝药、β受体阻滞剂、洋地黄类、利尿药等

手术治疗

护理评估

健康史 —— 发病诱因、特征，既往病史等

身体状况 —— 生命体征、呼吸困难的程度、意识状态等

辅助检查 —— X线、心电图、超声心动图

护理问题

体温过高 —— 与风湿活动、并发感染有关

有感染的危险 —— 与机体抵抗力下降有关

焦虑 —— 与慢性病呈加重趋势，担心手术安全、疾病预后、费用、工作有关

潜在并发症 —— 栓塞、心律失常、感染性心内膜炎、猝死

护理措施

一般护理
- 卧床休息，限制活动量，防止受凉
- 饮食护理 —— 高热量、高蛋白、高维生素的清淡易消化饮食

病情观察与对症处理 —— 观察生命体征，评估有无呼吸困难、乏力等心力衰竭症状，评估栓塞的危险因素等

心理护理

用药护理
- 苄星青霉素 —— 询问过敏史，注意观察过敏反应、注射部位局部反应
- 阿司匹林 —— 胃肠道反应、牙龈出血、血尿、柏油样便等
- 抗心律失常，抗血小板聚集药物 —— 预防栓塞

健康教育
- 疾病知识指导 —— 告诉患者及家属本病的病因和病程进展特点，定期门诊复查
- 用药指导 —— 告诉患者遵医嘱坚持用药的重要性，指导用药方法
- 生活指导 —— 保持室内空气流通、干燥，阳光充足
- 心理指导 —— 鼓励患者树立信心，放松心情

心脏瓣膜病护理常规

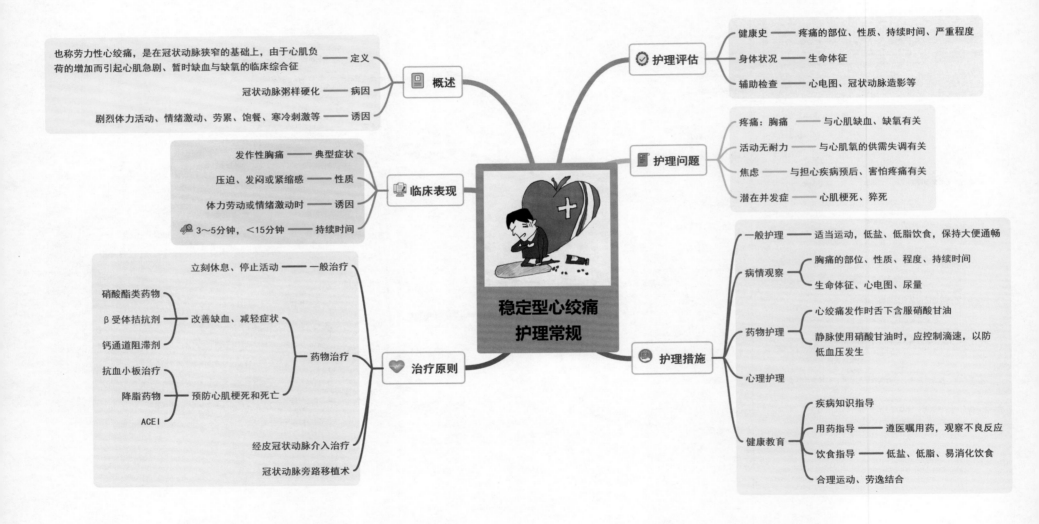

也称劳力性心绞痛，是在冠状动脉狭窄的基础上，由于心肌负荷的增加而引起心肌急剧、暂时缺血与缺氧的临床综合征 —— 定义

冠状动脉粥样硬化 —— 病因

剧烈体力活动、情绪激动、劳累、饱餐、寒冷刺激等 —— 诱因

概述

发作性胸痛 —— 典型症状

压迫、发闷或紧缩感 —— 性质

体力劳动或情绪激动时 —— 诱因

3～5分钟，<15分钟 —— 持续时间

临床表现

立刻休息、停止活动 —— 一般治疗

硝酸酯类药物

β受体拮抗剂 —— 改善缺血、减轻症状

钙通道阻滞剂

抗血小板治疗 —— 药物治疗

降脂药物 —— 预防心肌梗死和死亡

ACE I

经皮冠状动脉介入治疗

冠状动脉旁路移植术

治疗原则

稳定型心绞痛护理常规

健康史 —— 疼痛的部位、性质、持续时间、严重程度

身体状况 —— 生命体征

辅助检查 —— 心电图、冠状动脉造影等

护理评估

疼痛：胸痛 —— 与心肌缺血、缺氧有关

活动无耐力 —— 与心肌氧的供需失调有关

焦虑 —— 与担心疾病预后、害怕疼痛有关

潜在并发症 —— 心肌梗死、猝死

护理问题

一般护理 —— 适当运动，低盐、低脂饮食，保持大便通畅

病情观察 —— 胸痛的部位、性质、程度、持续时间

生命体征、心电图、尿量

药物护理 —— 心绞痛发作时舌下含服硝酸甘油

静脉使用硝酸甘油时，应控制滴速，以防低血压发生

心理护理

疾病知识指导

用药指导 —— 遵医嘱用药，观察不良反应

饮食指导 —— 低盐、低脂、易消化饮食

合理运动、劳逸结合

健康教育

护理措施

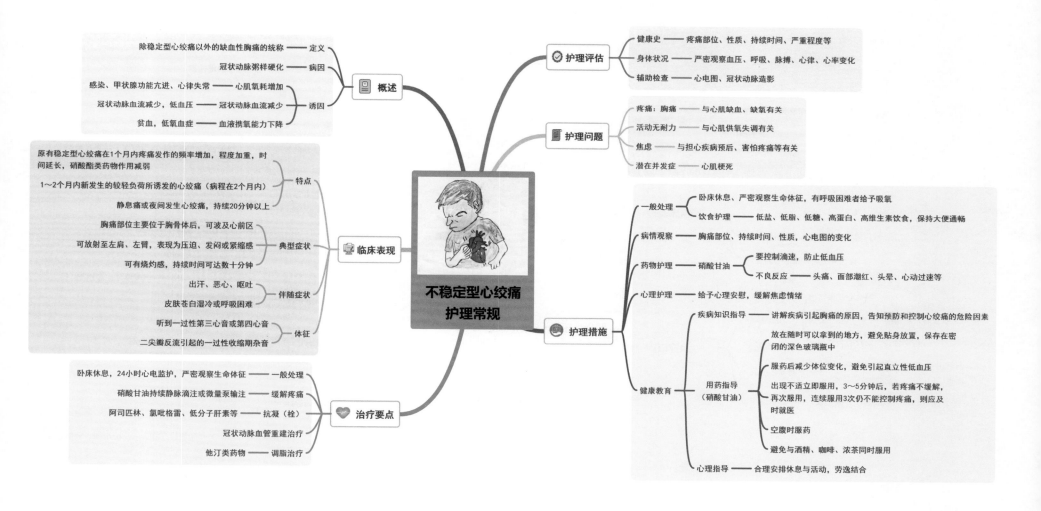

概述

定义 —— 除稳定型心绞痛以外的缺血性胸痛的统称

病因 —— 冠状动脉粥样硬化

诱因
- 心肌氧耗增加 —— 感染、甲状腺功能亢进、心律失常
- 冠状动脉血流减少 —— 冠状动脉血流减少，低血压
- 血液携氧能力下降 —— 贫血，低氧血症

临床表现

特点
- 原有稳定型心绞痛在1个月内疼痛发作的频率增加，程度加重，时间延长，硝酸酯类药物作用减弱
- 1～2个月内新发生的较轻负荷所诱发的心绞痛（病程在2个月内）
- 静息痛或夜间发生心绞痛，持续20分钟以上

典型症状
- 胸痛部位主要位于胸骨体后，可波及心前区
- 可放射至左肩、左臂，表现为压迫、发闷或紧缩感
- 可有烧灼感，持续时间可达数十分钟

伴随症状
- 出汗、恶心、呕吐
- 皮肤苍白湿冷或呼吸困难

体征
- 听到一过性第三心音或第四心音
- 二尖瓣反流引起的一过性收缩期杂音

治疗要点
- 一般处理 —— 卧床休息，24小时心电监护，严密观察生命体征
- 缓解疼痛 —— 硝酸甘油持续静脉滴注或微量泵输注
- 抗凝（栓）—— 阿司匹林、氯吡格雷、低分子肝素等
- 冠状动脉血管重建治疗
- 调脂治疗 —— 他汀类药物

不稳定型心绞痛
护理常规

护理评估
- 健康史 —— 疼痛部位、性质、持续时间、严重程度等
- 身体状况 —— 严密观察血压、呼吸、脉搏、心律、心率变化
- 辅助检查 —— 心电图、冠状动脉造影

护理问题
- 疼痛：胸痛 —— 与心肌缺血、缺氧有关
- 活动无耐力 —— 与心肌供氧失调有关
- 焦虑 —— 与担心疾病预后、害怕疼痛等有关
- 潜在并发症 —— 心肌梗死

护理措施
- 一般处理
  - 卧床休息、严密观察生命体征，有呼吸困难者给予吸氧
  - 饮食护理 —— 低盐、低脂、低糖、高蛋白、高维生素饮食，保持大便通畅
- 病情观察 —— 胸痛部位、持续时间、性质，心电图的变化
- 药物护理 —— 硝酸甘油
  - 要控制滴速，防止低血压
  - 不良反应 —— 头痛、面部潮红、头晕、心动过速等
- 心理护理 —— 给予心理安慰，缓解焦虑情绪
- 健康教育
  - 疾病知识指导 —— 讲解疾病引起胸痛的原因，告知预防和控制心绞痛的危险因素
  - 用药指导（硝酸甘油）
    - 放在随时可以拿到的地方，避免贴身放置，保存在密闭的深色玻璃瓶中
    - 服药后减少体位变化，避免引起直立性低血压
    - 出现不适立即服用，3～5分钟后，若疼痛不缓解，再次服用，连续服用3次仍不能控制疼痛，则应及时就医
    - 空腹时服药
    - 避免与酒精、咖啡、浓茶同时服用
  - 心理指导 —— 合理安排休息与活动，劳逸结合

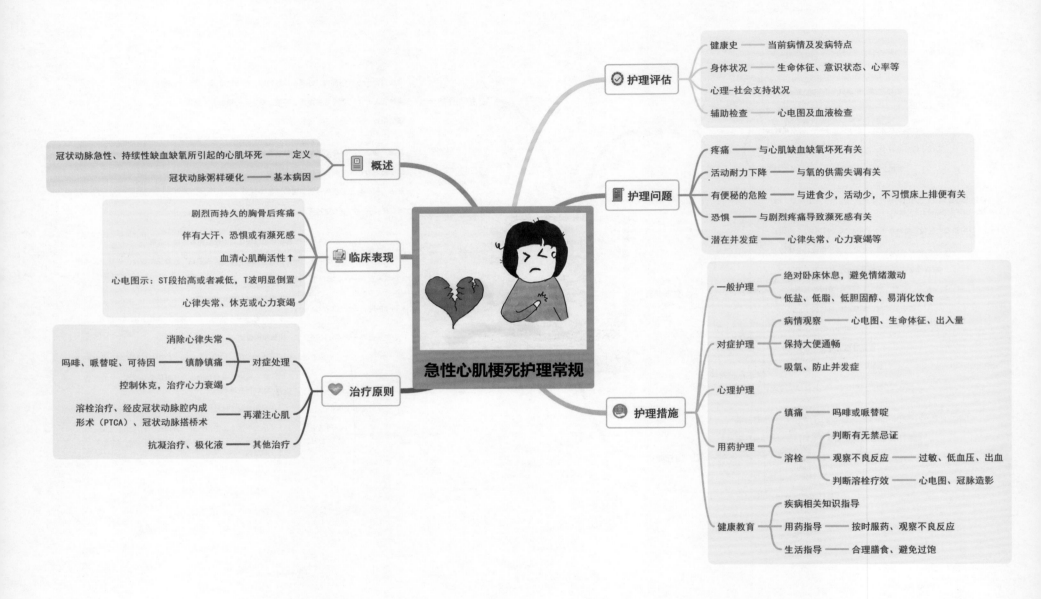

护理评估
- 健康史 —— 当前病情及发病特点
- 身体状况 —— 生命体征、意识状态、心率等
- 心理-社会支持状况
- 辅助检查 —— 心电图及血液检查

概述
- 冠状动脉急性、持续性缺血缺氧所引起的心肌坏死 —— 定义
- 冠状动脉粥样硬化 —— 基本病因

护理问题
- 疼痛 —— 与心肌缺血缺氧坏死有关
- 活动耐力下降 —— 与氧的供需失调有关
- 有便秘的危险 —— 与进食少，活动少，不习惯床上排便有关
- 恐惧 —— 与剧烈疼痛导致濒死感有关
- 潜在并发症 —— 心律失常、心力衰竭等

临床表现
- 剧烈而持久的胸骨后疼痛
- 伴有大汗、恐惧或有濒死感
- 血清心肌酶活性↑
- 心电图示：ST段抬高或者减低，T波明显倒置
- 心律失常、休克或心力衰竭

急性心肌梗死护理常规

治疗原则
- 对症处理
  - 消除心律失常
  - 吗啡、哌替啶、可待因 —— 镇静镇痛
  - 控制休克，治疗心力衰竭
- 再灌注心肌 —— 溶栓治疗、经皮冠状动脉腔内成形术（PTCA）、冠状动脉搭桥术
- 其他治疗 —— 抗凝治疗、极化液

护理措施
- 一般护理
  - 绝对卧床休息，避免情绪激动
  - 低盐、低脂、低胆固醇、易消化饮食
- 对症护理
  - 病情观察 —— 心电图、生命体征、出入量
  - 保持大便通畅
  - 吸氧、防止并发症
- 心理护理
- 用药护理
  - 镇痛 —— 吗啡或哌替啶
  - 溶栓
    - 判断有无禁忌证
    - 观察不良反应 —— 过敏、低血压、出血
    - 判断溶栓疗效 —— 心电图、冠脉造影
- 健康教育
  - 疾病相关知识指导
  - 用药指导 —— 按时服药、观察不良反应
  - 生活指导 —— 合理膳食、避免过饱

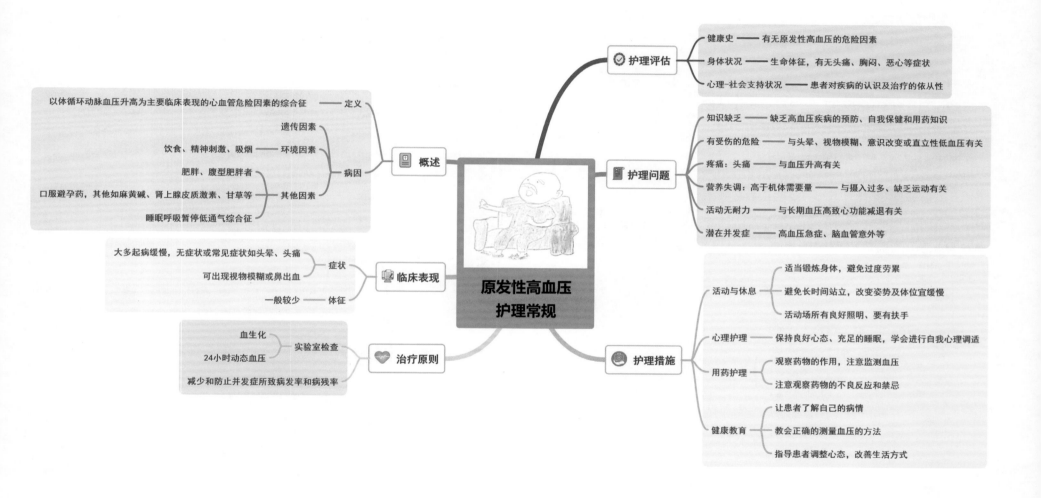

概述
- 以体循环动脉血压升高为主要临床表现的心血管危险因素的综合征 —— 定义
- 病因
  - 遗传因素
  - 饮食、精神刺激、吸烟 —— 环境因素
  - 其他因素
    - 肥胖、腹型肥胖者
    - 口服避孕药，其他如麻黄碱、肾上腺皮质激素、甘草等
    - 睡眠呼吸暂停低通气综合征

临床表现
- 症状
  - 大多起病缓慢，无症状或常见症状如头晕、头痛
  - 可出现视物模糊或鼻出血
- 体征 —— 一般较少

治疗原则
- 实验室检查
  - 血生化
  - 24小时动态血压
- 减少和防止并发症所致病发率和病残率

原发性高血压护理常规

护理评估
- 健康史 —— 有无原发性高血压的危险因素
- 身体状况 —— 生命体征，有无头痛、胸闷、恶心等症状
- 心理-社会支持状况 —— 患者对疾病的认识及治疗的依从性

护理问题
- 知识缺乏 —— 缺乏高血压疾病的预防、自我保健和用药知识
- 有受伤的危险 —— 与头晕、视物模糊、意识改变或直立性低血压有关
- 疼痛：头痛 —— 与血压升高有关
- 营养失调：高于机体需要量 —— 与摄入过多、缺乏运动有关
- 活动无耐力 —— 与长期血压高致心功能减退有关
- 潜在并发症 —— 高血压急症、脑血管意外等

护理措施
- 活动与休息
  - 适当锻炼身体，避免过度劳累
  - 避免长时间站立，改变姿势及体位宜缓慢
  - 活动场所有良好照明、要有扶手
- 心理护理 —— 保持良好心态、充足的睡眠，学会进行自我心理调适
- 用药护理
  - 观察药物的作用，注意监测血压
  - 注意观察药物的不良反应和禁忌
- 健康教育
  - 让患者了解自己的病情
  - 教会正确的测量血压的方法
  - 指导患者调整心态，改善生活方式

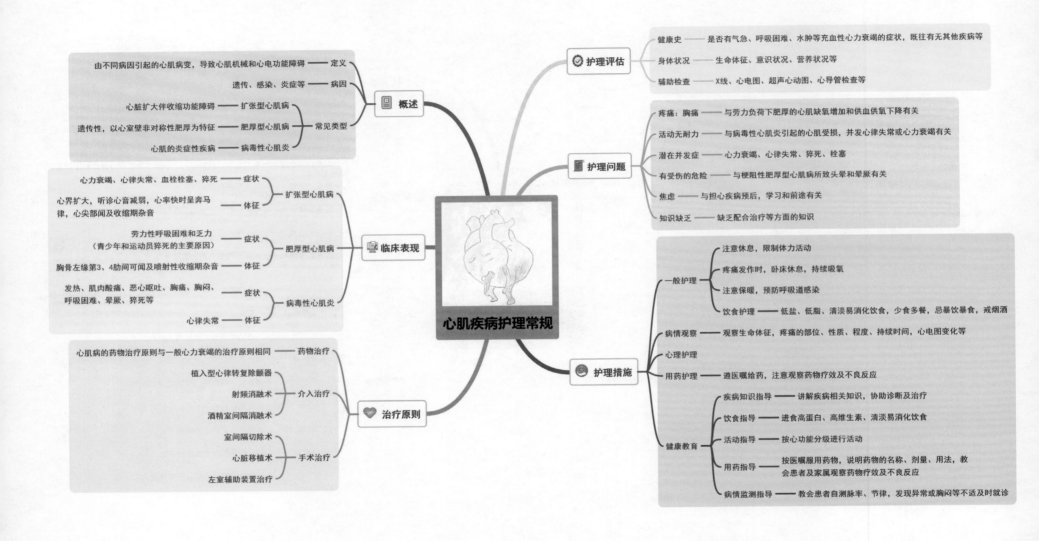

由不同病因引起的心肌病变，导致心肌机械和心电功能障碍 —— 定义

遗传、感染、炎症等 —— 病因

心脏扩大伴收缩功能障碍 —— 扩张型心肌病

遗传性，以心室壁非对称性肥厚为特征 —— 肥厚型心肌病 —— 常见类型

心肌的炎症性疾病 —— 病毒性心肌炎

📖 概述

心力衰竭、心律失常、血栓栓塞、猝死 —— 症状

心界扩大，听诊心音减弱，心率快时呈奔马律，心尖部闻及收缩期杂音 —— 体征 —— 扩张型心肌病

劳力性呼吸困难和乏力（青少年和运动员猝死的主要原因） —— 症状

胸骨左缘第3、4肋间可闻及喷射性收缩期杂音 —— 体征 —— 肥厚型心肌病

发热、肌肉酸痛、恶心呕吐、胸痛、胸闷、呼吸困难、晕厥、猝死等 —— 症状

心律失常 —— 体征 —— 病毒性心肌炎

📠 临床表现

心肌病的药物治疗原则与一般心力衰竭的治疗原则相同 —— 药物治疗

植入型心律转复除颤器

射频消融术 —— 介入治疗

酒精室间隔消融术

室间隔切除术

心脏移植术 —— 手术治疗

左室辅助装置治疗

❤ 治疗原则

心肌疾病护理常规

护理评估

健康史 —— 是否有气急、呼吸困难、水肿等充血性心力衰竭的症状，既往有无其他疾病等

身体状况 —— 生命体征、意识状况、营养状况等

辅助检查 —— X线、心电图、超声心动图、心导管检查等

护理问题

疼痛：胸痛 —— 与劳力负荷下肥厚的心肌缺氧增加和供血供氧下降有关

活动无耐力 —— 与病毒性心肌炎引起的心肌受损，并发心律失常或心力衰竭有关

潜在并发症 —— 心力衰竭、心律失常、猝死、栓塞

有受伤的危险 —— 与梗阻性肥厚型心肌病所致头晕和晕厥有关

焦虑 —— 与担心疾病预后，学习和前途有关

知识缺乏 —— 缺乏配合治疗等方面的知识

护理措施

一般护理

注意休息，限制体力活动

疼痛发作时，卧床休息，持续吸氧

注意保暖，预防呼吸道感染

饮食护理 —— 低盐、低脂、清淡易消化饮食，少食多餐，忌暴饮暴食，戒烟戒酒

病情观察 —— 观察生命体征，疼痛的部位、性质、程度、持续时间，心电图变化等

心理护理

用药护理 —— 遵医嘱给药，注意观察药物疗效及不良反应

健康教育

疾病知识指导 —— 讲解疾病相关知识，协助诊断及治疗

饮食指导 —— 进食高蛋白、高维生素、清淡易消化饮食

活动指导 —— 按心功能分级进行活动

用药指导 —— 按医嘱服用药物，说明药物的名称、剂量、用法，教会患者及家属观察药物疗效及不良反应

病情监测指导 —— 教会患者自测脉率、节律，发现异常或胸闷等不适及时就诊

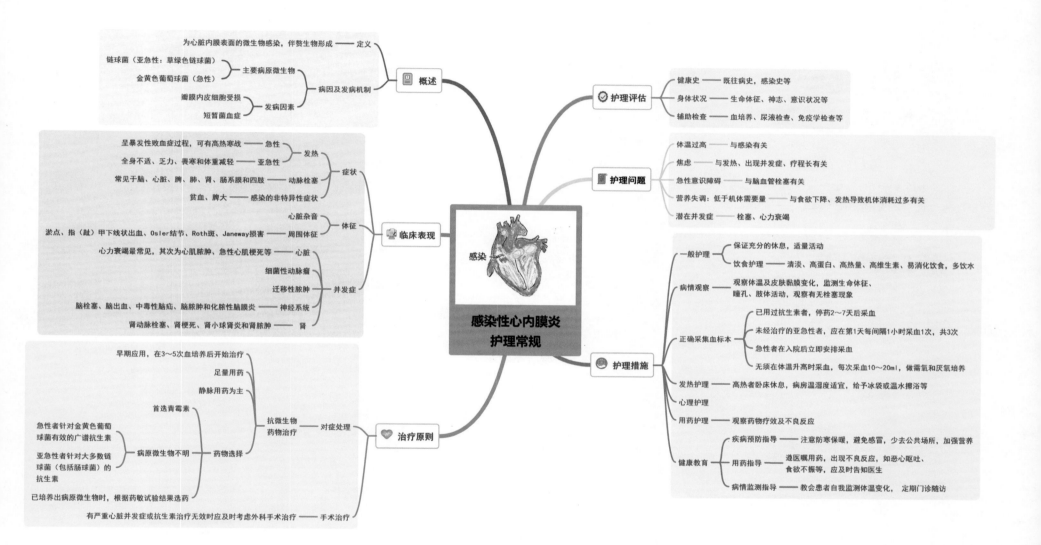

概述
- 定义 —— 为心脏内膜表面的微生物感染，伴赘生物形成
- 病因及发病机制
  - 主要病原微生物
    - 链球菌（亚急性：草绿色链球菌）
    - 金黄色葡萄球菌（急性）
  - 发病因素
    - 瓣膜内皮细胞受损
    - 短暂菌血症

临床表现
- 症状
  - 发热
    - 急性 —— 呈暴发性败血症过程，可有高热寒战
    - 亚急性 —— 全身不适、乏力、畏寒和体重减轻
  - 动脉栓塞 —— 常见于脑、心脏、脾、肺、肾、肠系膜和四肢
  - 贫血、脾大 —— 感染的非特异性症状
- 体征
  - 心脏杂音
  - 周围体征 —— 淤点、指（趾）甲下线状出血、Osler结节、Roth斑、Janeway损害
- 并发症
  - 心脏 —— 心力衰竭最常见，其次为心肌脓肿、急性心肌梗死等
  - 细菌性动脉瘤
  - 迁移性脓肿
  - 神经系统 —— 脑栓塞、脑出血、中毒性脑病、脑脓肿和化脓性脑膜炎
  - 肾 —— 肾动脉栓塞、肾梗死、肾小球肾炎和肾脓肿

治疗原则
- 对症处理
- 抗微生物药物治疗
  - 早期应用，在3～5次血培养后开始治疗
  - 足量用药
  - 静脉用药为主
  - 药物选择
    - 首选青霉素
    - 病原微生物不明
      - 急性者针对金黄色葡萄球菌有效的广谱抗生素
      - 亚急性者针对大多数链球菌（包括肠球菌）的抗生素
    - 已培养出病原微生物时，根据药敏试验结果选药
- 手术治疗 —— 有严重心脏并发症或抗生素治疗无效时应及时考虑外科手术治疗

感染

感染性心内膜炎
护理常规

护理评估
- 健康史 —— 既往病史，感染史等
- 身体状况 —— 生命体征、神志、意识状况等
- 辅助检查 —— 血培养、尿液检查、免疫学检查等

护理问题
- 体温过高 —— 与感染有关
- 焦虑 —— 与发热、出现并发症、疗程长有关
- 急性意识障碍 —— 与脑血管栓塞有关
- 营养失调：低于机体需要量 —— 与食欲下降、发热导致机体消耗过多有关
- 潜在并发症 —— 栓塞、心力衰竭

护理措施
- 一般护理
  - 保证充分的休息，适量活动
  - 饮食护理 —— 清淡、高蛋白、高热量、高维生素、易消化饮食，多饮水
- 病情观察 —— 观察体温及皮肤黏膜变化，监测生命体征、瞳孔、肢体活动，观察有无栓塞现象
- 正确采集血标本
  - 已用过抗生素者，停药2～7天后采血
  - 未经治疗的亚急性者，应在第1天每间隔1小时采血1次，共3次
  - 急性者在入院后立即安排采血
  - 无须在体温升高时采血，每次采血10～20ml，做需氧和厌氧培养
- 发热护理 —— 高热者卧床休息，病房温湿度适宜，给予冰袋或温水擦浴等
- 心理护理
- 用药护理 —— 观察药物疗效及不良反应
- 健康教育
  - 疾病预防指导 —— 注意防寒保暖，避免感冒，少去公共场所，加强营养
  - 用药指导 —— 遵医嘱用药，出现不良反应，如恶心呕吐、食欲不振等，应及时告知医生
  - 病情监测指导 —— 教会患者自我监测体温变化，定期门诊随访

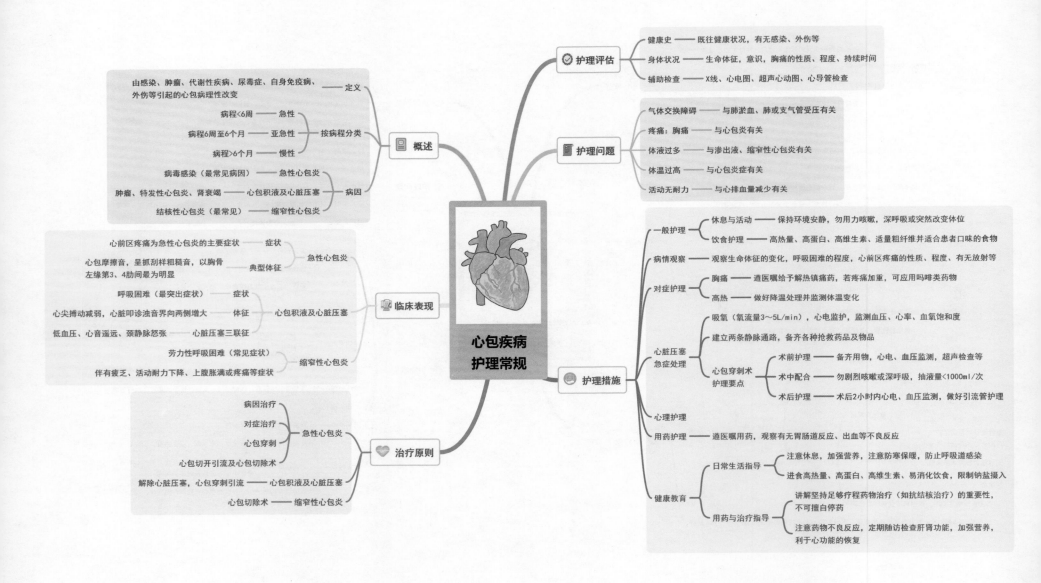

由感染、肿瘤、代谢性疾病、尿毒症、自身免疫病、外伤等引起的心包病理性改变 —— 定义

病程<6周 —— 急性
病程6周至6个月 —— 亚急性 —— 按病程分类
病程>6个月 —— 慢性

病毒感染（最常见病因）—— 急性心包炎
肿瘤、特发性心包炎、肾衰竭 —— 心包积液及心脏压塞 —— 病因
结核性心包炎（最常见）—— 缩窄性心包炎

📖 概述

心前区疼痛为急性心包炎的主要症状 —— 症状
心包摩擦音，呈抓刮样粗糙音，以胸骨左缘第3、4肋间最为明显 —— 典型体征 —— 急性心包炎

呼吸困难（最突出症状）—— 症状
心尖搏动减弱，心脏叩诊浊音界向两侧增大 —— 体征 —— 心包积液及心脏压塞
低血压、心音遥远、颈静脉怒张 —— 心脏压塞三联征

劳力性呼吸困难（常见症状）
伴有疲乏、活动耐力下降、上腹胀满或疼痛等症状 —— 缩窄性心包炎

🖥 临床表现

病因治疗
对症治疗
心包穿刺 —— 急性心包炎
心包切开引流及心包切除术
解除心脏压塞，心包穿刺引流 —— 心包积液及心脏压塞
心包切除术 —— 缩窄性心包炎

❤ 治疗原则

**心包疾病
护理常规**

✓ 护理评估
健康史 —— 既往健康状况，有无感染、外伤等
身体状况 —— 生命体征，意识，胸痛的性质、程度、持续时间
辅助检查 —— X线、心电图、超声心动图、心导管检查

📋 护理问题
气体交换障碍 —— 与肺淤血、肺或支气管受压有关
疼痛：胸痛 —— 与心包炎有关
体液过多 —— 与渗出液、缩窄性心包炎有关
体温过高 —— 与心包炎症有关
活动无耐力 —— 与心排血量减少有关

🖐 护理措施

一般护理
休息与活动 —— 保持环境安静，勿用力咳嗽，深呼吸或突然改变体位
饮食护理 —— 高热量、高蛋白、高维生素、适量粗纤维并适合患者口味的食物

病情观察 —— 观察生命体征的变化，呼吸困难的程度，心前区疼痛的性质、程度、有无放射等

对症护理
胸痛 —— 遵医嘱给予解热镇痛药，若疼痛加重，可应用吗啡类药物
高热 —— 做好降温处理并监测体温变化

心脏压塞急症处理
吸氧（氧流量3～5L/min），心电监护，监测血压、心率、血氧饱和度
建立两条静脉通路，备齐各种抢救药品及物品
心包穿刺术护理要点
术前护理 —— 备齐用物，心电、血压监测，超声检查等
术中配合 —— 勿剧烈咳嗽或深呼吸，抽液量<1000ml/次
术后护理 —— 术后2小时内心电、血压监测，做好引流管护理

心理护理

用药护理 —— 遵医嘱用药，观察有无胃肠道反应、出血等不良反应

健康教育
日常生活指导
注意休息，加强营养，注意防寒保暖，防止呼吸道感染
进食高热量、高蛋白、高维生素、易消化饮食，限制钠盐摄入

用药与治疗指导
讲解坚持足够疗程药物治疗（如抗结核治疗）的重要性，不可擅自停药
注意药物不良反应，定期随访检查肝肾功能，加强营养，利于心功能的恢复

第 14 章

重症医学科 护理常规

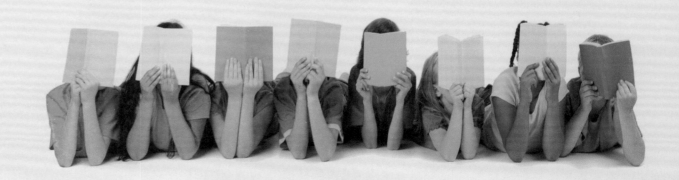

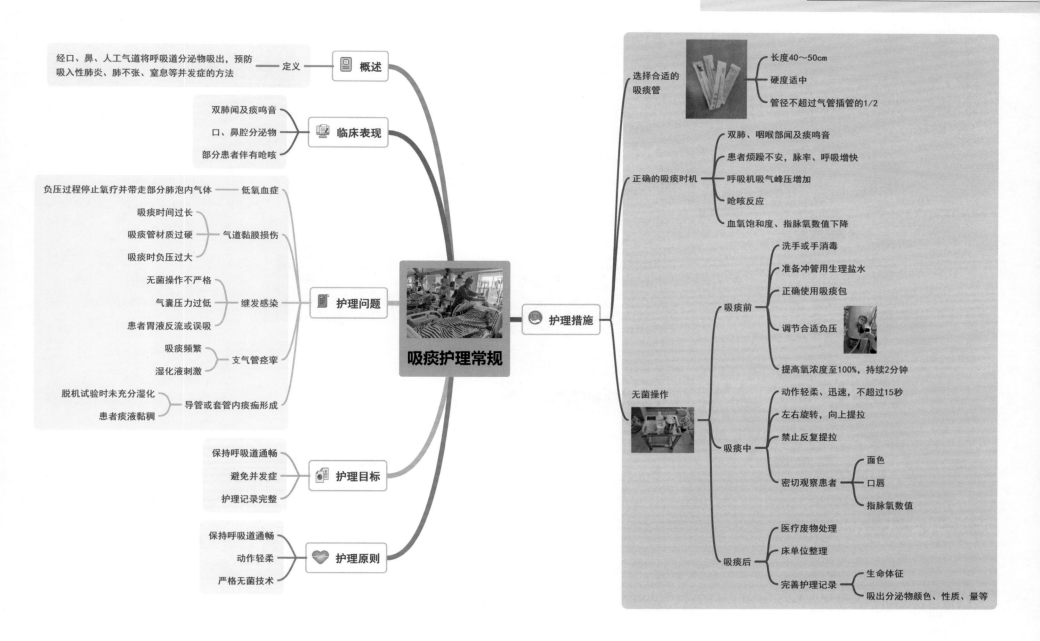

经口、鼻、人工气道将呼吸道分泌物吸出，预防吸入性肺炎、肺不张、窒息等并发症的方法 —— 定义 —— **概述**

双肺闻及痰鸣音
口、鼻腔分泌物
部分患者伴有呛咳 —— **临床表现**

负压过程停止氧疗并带走部分肺泡内气体 —— 低氧血症

吸痰时间过长
吸痰管材质过硬
吸痰时负压过大 —— 气道黏膜损伤

无菌操作不严格
气囊压力过低
患者胃液反流或误吸 —— 继发感染

吸痰频繁
湿化液刺激 —— 支气管痉挛

脱机试验时未充分湿化
患者痰液黏稠 —— 导管或套管内痰痂形成

护理问题

保持呼吸道通畅
避免并发症
护理记录完整 —— **护理目标**

保持呼吸道通畅
动作轻柔
严格无菌技术 —— **护理原则**

吸痰护理常规

护理措施

选择合适的吸痰管
长度40～50cm
硬度适中
管径不超过气管插管的1/2

正确的吸痰时机
双肺、咽喉部闻及痰鸣音
患者烦躁不安，脉率、呼吸增快
呼吸机吸气峰压增加
呛咳反应
血氧饱和度、指脉氧数值下降

无菌操作

吸痰前
洗手或手消毒
准备冲管用生理盐水
正确使用吸痰包
调节合适负压
提高氧浓度至100%，持续2分钟

吸痰中
动作轻柔、迅速，不超过15秒
左右旋转，向上提拉
禁止反复提拉
密切观察患者
面色
口唇
指脉氧数值

吸痰后
医疗废物处理
床单位整理
完善护理记录
生命体征
吸出分泌物颜色、性质、量等

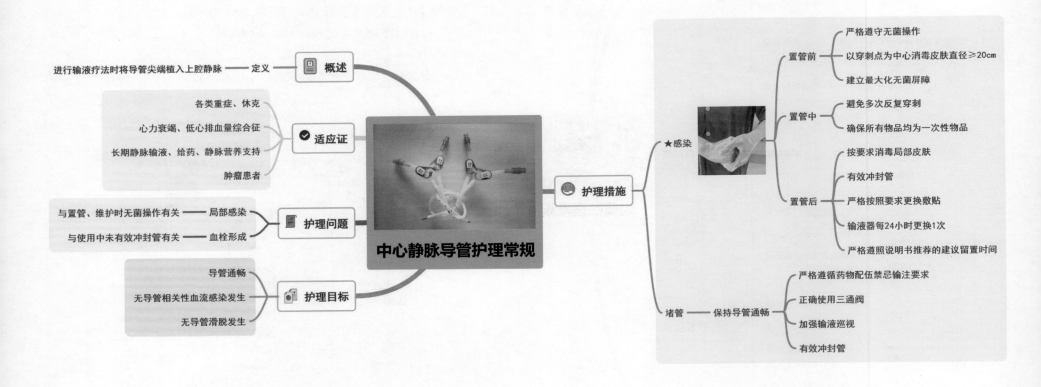

进行输液疗法时将导管尖端植入上腔静脉 —— 定义 —— 概述

各类重症、休克

心力衰竭、低心排血量综合征 —— 适应证

长期静脉输液、给药、静脉营养支持

肿瘤患者

与置管、维护时无菌操作有关 —— 局部感染 —— 护理问题

与使用中未有效冲封管有关 —— 血栓形成

导管通畅

无导管相关性血流感染发生 —— 护理目标

无导管滑脱发生

中心静脉导管护理常规

护理措施

★感染

置管前

严格遵守无菌操作

以穿刺点为中心消毒皮肤直径≥20cm

建立最大化无菌屏障

置管中

避免多次反复穿刺

确保所有物品均为一次性物品

置管后

按要求消毒局部皮肤

有效冲封管

严格按照要求更换敷贴

输液器每24小时更换1次

严格遵照说明书推荐的建议留置时间

堵管 —— 保持导管通畅

严格遵循药物配伍禁忌输注要求

正确使用三通阀

加强输液巡视

有效冲封管

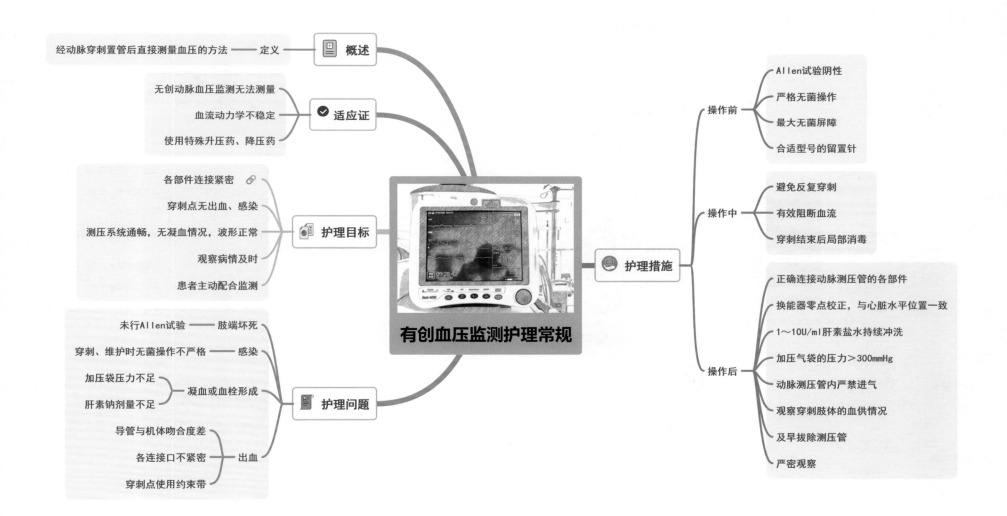

经动脉穿刺置管后直接测量血压的方法 —— 定义 —— 概述

无创动脉血压监测无法测量
血流动力学不稳定 —— 适应证
使用特殊升压药、降压药

各部件连接紧密
穿刺点无出血、感染
测压系统通畅，无凝血情况，波形正常 —— 护理目标
观察病情及时
患者主动配合监测

未行Allen试验 —— 肢端坏死
穿刺、维护时无菌操作不严格 —— 感染
加压袋压力不足
肝素钠剂量不足 —— 凝血或血栓形成 —— 护理问题
导管与机体吻合度差
各连接口不紧密 —— 出血
穿刺点使用约束带

有创血压监测护理常规

护理措施

操作前
Allen试验阴性
严格无菌操作
最大无菌屏障
合适型号的留置针

操作中
避免反复穿刺
有效阻断血流
穿刺结束后局部消毒

操作后
正确连接动脉测压管的各部件
换能器零点校正，与心脏水平位置一致
1～10U/ml肝素盐水持续冲洗
加压气袋的压力＞300mmHg
动脉测压管内严禁进气
观察穿刺肢体的血供情况
及早拔除测压管
严密观察

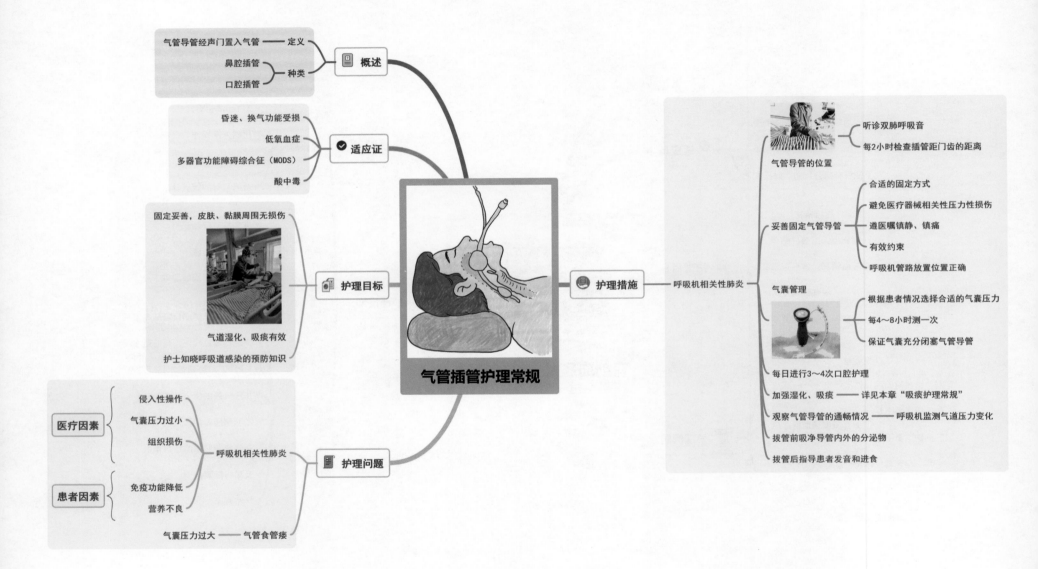

气管导管经声门置入气管 —— 定义

鼻腔插管 —— 种类
口腔插管

概述

昏迷、换气功能受损
低氧血症
多器官功能障碍综合征（MODS）
酸中毒

适应证

固定妥善，皮肤、黏膜周围无损伤

护理目标

气道湿化、吸痰有效
护士知晓呼吸道感染的预防知识

医疗因素
侵入性操作
气囊压力过小
组织损伤 —— 呼吸机相关性肺炎

护理问题

患者因素
免疫功能降低
营养不良
气囊压力过大 —— 气管食管瘘

气管插管护理常规

护理措施 —— 呼吸机相关性肺炎

气管导管的位置
听诊双肺呼吸音
每2小时检查插管距门齿的距离

妥善固定气管导管
合适的固定方式
避免医疗器械相关性压力性损伤
遵医嘱镇静、镇痛
有效约束
呼吸机管路放置位置正确

气囊管理
根据患者情况选择合适的气囊压力
每4～8小时测一次
保证气囊充分闭塞气管导管

每日进行3～4次口腔护理
加强湿化、吸痰 —— 详见本章"吸痰护理常规"
观察气管导管的通畅情况 —— 呼吸机监测气道压力变化
拔管前吸净导管内外的分泌物
拔管后指导患者发音和进食

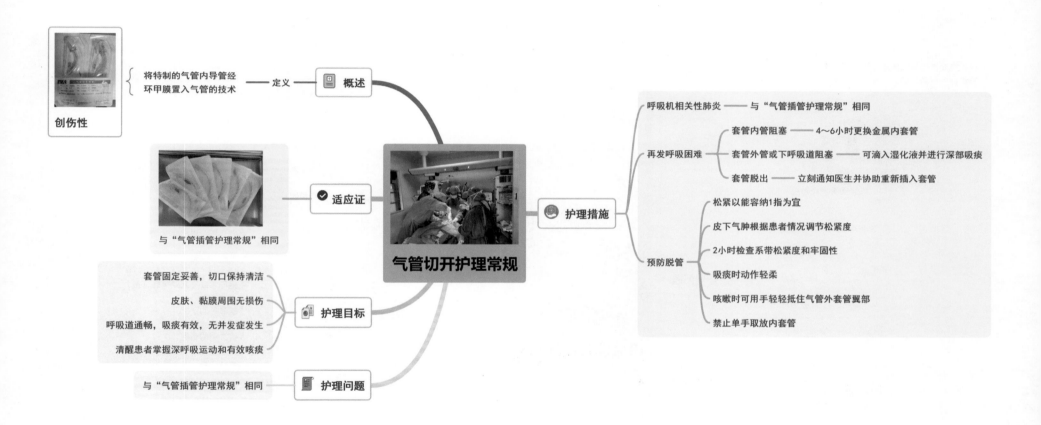

创伤性

将特制的气管内导管经环甲膜置入气管的技术 —— 定义 —— 概述

与"气管插管护理常规"相同 —— 适应证

套管固定妥善,切口保持清洁
皮肤、黏膜周围无损伤
呼吸道通畅,吸痰有效,无并发症发生
清醒患者掌握深呼吸运动和有效咳痰 —— 护理目标

与"气管插管护理常规"相同 —— 护理问题

气管切开护理常规

护理措施

呼吸机相关性肺炎 —— 与"气管插管护理常规"相同

再发呼吸困难
套管内管阻塞 —— 4~6小时更换金属内套管
套管外管或下呼吸道阻塞 —— 可滴入湿化液并进行深部吸痰
套管脱出 —— 立刻通知医生并协助重新插入套管

预防脱管
松紧以能容纳1指为宜
皮下气肿根据患者情况调节松紧度
2小时检查系带松紧度和牢固性
吸痰时动作轻柔
咳嗽时可用手轻轻抵住气管外套管翼部
禁止单手取放内套管

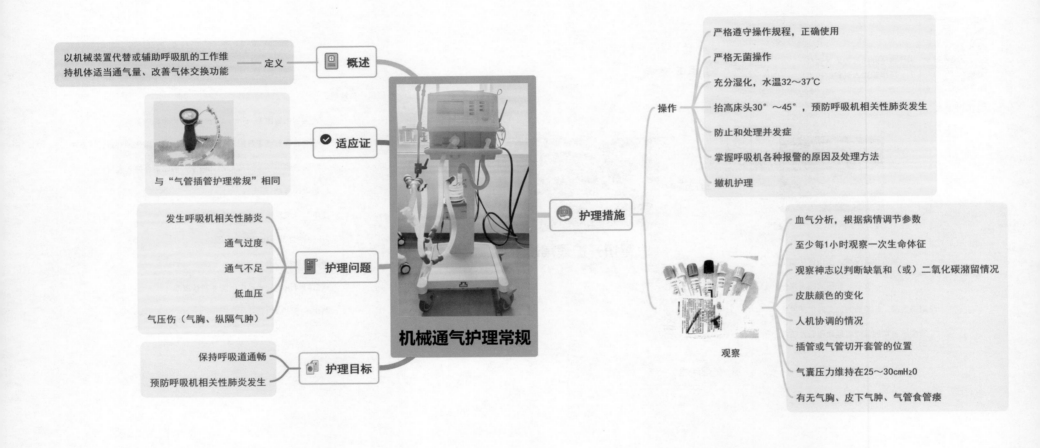

以机械装置代替或辅助呼吸肌的工作维持机体适当通气量、改善气体交换功能 ── 定义 ── 概述

与"气管插管护理常规"相同 ── 适应证

发生呼吸机相关性肺炎 / 通气过度 / 通气不足 / 低血压 / 气压伤（气胸、纵隔气肿） ── 护理问题

保持呼吸道通畅 / 预防呼吸机相关性肺炎发生 ── 护理目标

机械通气护理常规

护理措施

操作
- 严格遵守操作规程，正确使用
- 严格无菌操作
- 充分湿化，水温32～37℃
- 抬高床头30°～45°，预防呼吸机相关性肺炎发生
- 防止和处理并发症
- 掌握呼吸机各种报警的原因及处理方法
- 撤机护理

观察
- 血气分析，根据病情调节参数
- 至少每1小时观察一次生命体征
- 观察神志以判断缺氧和（或）二氧化碳潴留情况
- 皮肤颜色的变化
- 人机协调的情况
- 插管或气管切开套管的位置
- 气囊压力维持在25～30cmH2O
- 有无气胸、皮下气肿、气管食管瘘

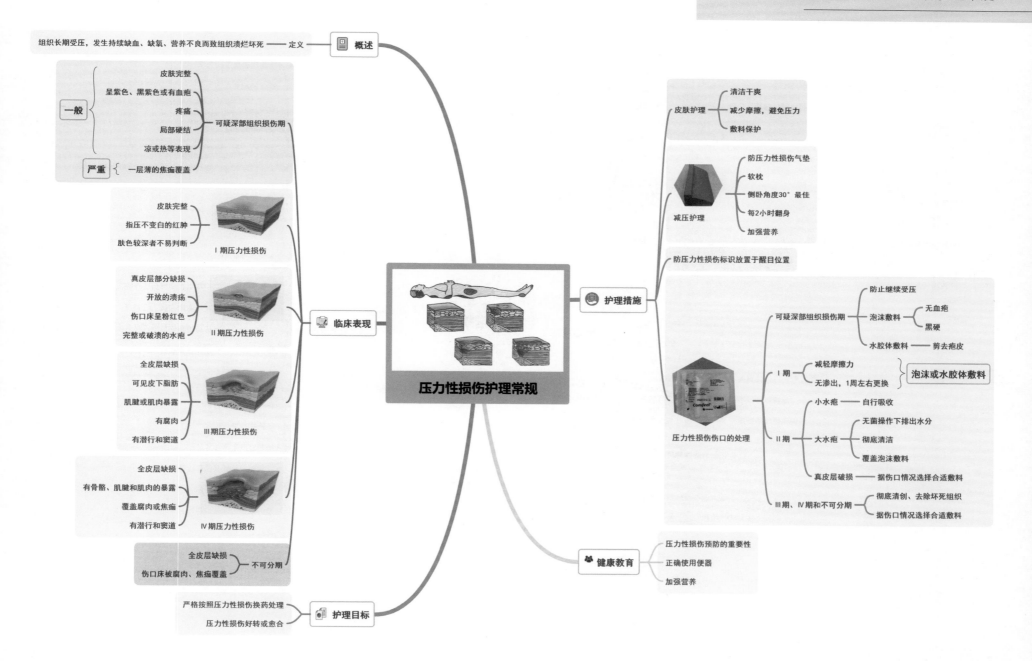

组织长期受压，发生持续缺血、缺氧、营养不良而致组织溃烂坏死 —— 定义 —— **概述**

一般
- 皮肤完整
- 呈紫色、黑紫色或有血疱
- 疼痛
- 局部硬结
- 凉或热等表现

严重
- 一层薄的焦痂覆盖

可疑深部组织损伤期

- 皮肤完整
- 指压不变白的红肿
- 肤色较深者不易判断

Ⅰ期压力性损伤

- 真皮层部分缺损
- 开放的溃疡
- 伤口床呈粉红色
- 完整或破溃的水疱

Ⅱ期压力性损伤

- 全皮层缺损
- 可见皮下脂肪
- 肌腱或肌肉暴露
- 有腐肉
- 有潜行和窦道

Ⅲ期压力性损伤

- 全皮层缺损
- 有骨骼、肌腱和肌肉的暴露
- 覆盖腐肉或焦痂
- 有潜行和窦道

Ⅳ期压力性损伤

- 全皮层缺损
- 伤口床被腐肉、焦痂覆盖

不可分期

临床表现

压力性损伤护理常规

护理措施

皮肤护理
- 清洁干爽
- 减少摩擦，避免压力
- 敷料保护

减压护理
- 防压力性损伤气垫
- 软枕
- 侧卧角度30°最佳
- 每2小时翻身
- 加强营养

防压力性损伤标识放置于醒目位置

压力性损伤伤口的处理

可疑深部组织损伤期
- 防止继续受压
- 泡沫敷料 —— 无血疱 / 黑硬
- 水胶体敷料 —— 剪去疱皮

Ⅰ期
- 减轻摩擦力
- 无渗出，1周左右更换
- **泡沫或水胶体敷料**

Ⅱ期
- 小水疱 —— 自行吸收
- 大水疱 —— 无菌操作下排出水分 / 彻底清洁 / 覆盖泡沫敷料
- 真皮层破损 —— 据伤口情况选择合适敷料

Ⅲ期、Ⅳ期和不可分期
- 彻底清创、去除坏死组织
- 据伤口情况选择合适敷料

健康教育
- 压力性损伤预防的重要性
- 正确使用便器
- 加强营养

护理目标
- 严格按照压力性损伤换药处理
- 压力性损伤好转或愈合

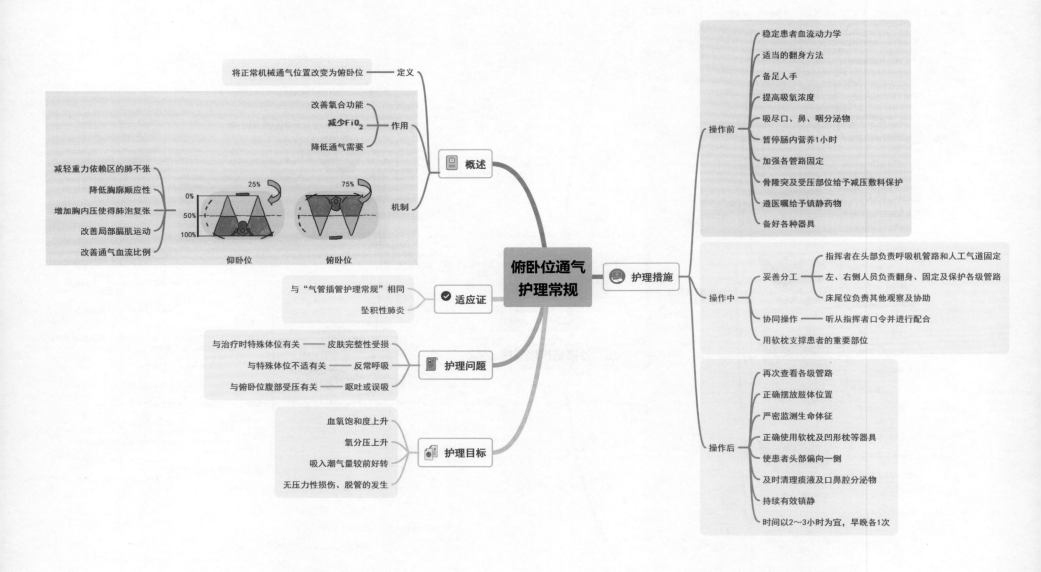

将正常机械通气位置改变为俯卧位 —— 定义

改善氧合功能
减少FiO₂ —— 作用
降低通气需要

概述

减轻重力依赖区的肺不张
降低胸廓顺应性
增加胸内压使得肺泡复张 —— 机制
改善局部膈肌运动
改善通气血流比例

仰卧位　　俯卧位

与"气管插管护理常规"相同
坠积性肺炎 —— 适应证

与治疗时特殊体位有关 —— 皮肤完整性受损
与特殊体位不适有关 —— 反常呼吸 —— 护理问题
与俯卧位腹部受压有关 —— 呕吐或误吸

血氧饱和度上升
氧分压上升
吸入潮气量较前好转 —— 护理目标
无压力性损伤、脱管的发生

俯卧位通气护理常规

护理措施

稳定患者血流动力学
适当的翻身方法
备足人手
提高吸氧浓度
吸尽口、鼻、咽分泌物 —— 操作前
暂停肠内营养1小时
加强各管路固定
骨隆突及受压部位给予减压敷料保护
遵医嘱给予镇静药物
备好各种器具

指挥者在头部负责呼吸机管路和人工气道固定
妥善分工 —— 左、右侧人员负责翻身、固定及保护各级管路
床尾位负责其他观察及协助 —— 操作中
协同操作 —— 听从指挥者口令并进行配合
用软枕支撑患者的重要部位

再次查看各级管路
正确摆放肢体位置
严密监测生命体征
正确使用软枕及凹形枕等器具
使患者头部偏向一侧 —— 操作后
及时清理痰液及口鼻腔分泌物
持续有效镇静
时间以2～3小时为宜，早晚各1次

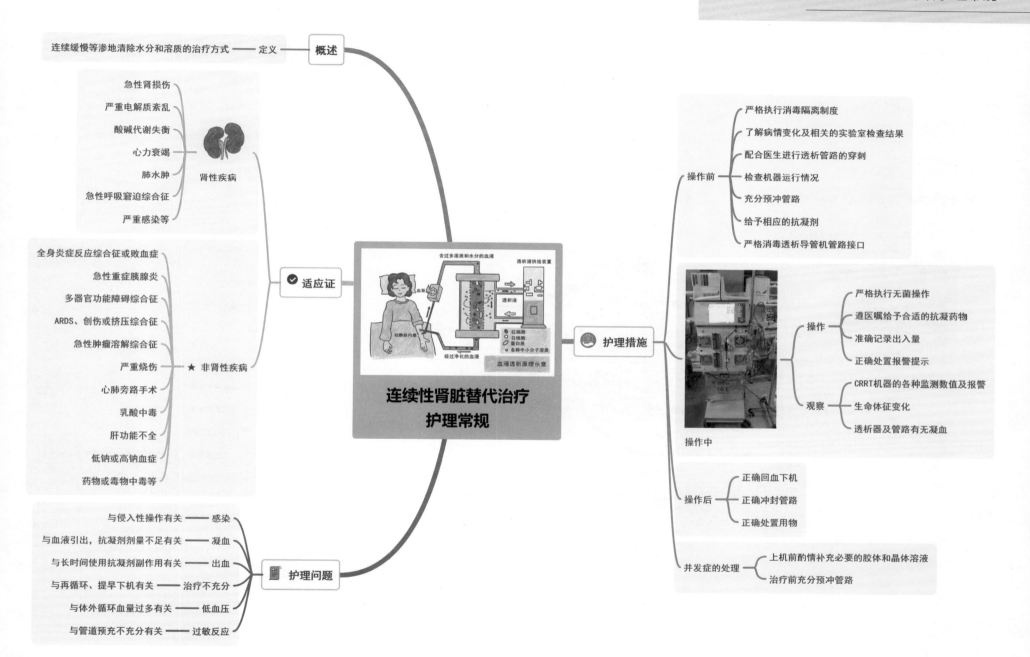

连续缓慢等渗地清除水分和溶质的治疗方式 —— 定义 —— 概述

急性肾损伤
严重电解质紊乱
酸碱代谢失衡
心力衰竭 —— 肾性疾病
肺水肿
急性呼吸窘迫综合征
严重感染等

全身炎症反应综合征或败血症
急性重症胰腺炎
多器官功能障碍综合征
ARDS、创伤或挤压综合征
急性肿瘤溶解综合征
严重烧伤 —— ★ 非肾性疾病
心肺旁路手术
乳酸中毒
肝功能不全
低钠或高钠血症
药物或毒物中毒等

适应证

连续性肾脏替代治疗
护理常规

操作前
严格执行消毒隔离制度
了解病情变化及相关的实验室检查结果
配合医生进行透析管路的穿刺
检查机器运行情况
充分预冲管路
给予相应的抗凝剂
严格消毒透析导管机管路接口

护理措施

操作
严格执行无菌操作
遵医嘱给予合适的抗凝药物
准确记录出入量
正确处置报警提示

观察
CRRT机器的各种监测数值及报警
生命体征变化
透析器及管路有无凝血

操作中

操作后
正确回血下机
正确冲封管路
正确处置用物

并发症的处理
上机前酌情补充必要的胶体和晶体溶液
治疗前充分预冲管路

与侵入性操作有关 —— 感染
与血液引出、抗凝剂量不足有关 —— 凝血
与长时间使用抗凝剂副作用有关 —— 出血
与再循环、提早下机有关 —— 治疗不充分
与体外循环血量过多有关 —— 低血压
与管道预充不充分有关 —— 过敏反应

护理问题

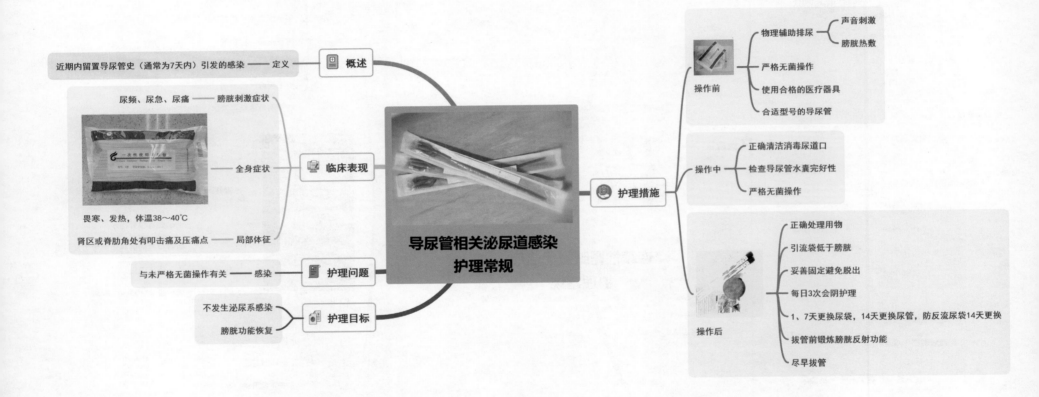

概述 —— 定义 —— 近期内留置导尿管史（通常为7天内）引发的感染

临床表现
- 膀胱刺激症状 —— 尿频、尿急、尿痛
- 全身症状 —— 畏寒、发热，体温38～40℃
- 局部体征 —— 肾区或脊肋角处有叩击痛及压痛点

护理问题 —— 感染 —— 与未严格无菌操作有关

护理目标
- 不发生泌尿系感染
- 膀胱功能恢复

导尿管相关泌尿道感染护理常规

护理措施

操作前
- 物理辅助排尿
  - 声音刺激
  - 膀胱热敷
- 严格无菌操作
- 使用合格的医疗器具
- 合适型号的导尿管

操作中
- 正确清洁消毒尿道口
- 检查导尿管水囊完好性
- 严格无菌操作

操作后
- 正确处理用物
- 引流袋低于膀胱
- 妥善固定避免脱出
- 每日3次会阴护理
- 1、7天更换尿袋，14天更换尿管，防反流尿袋14天更换
- 拔管前锻炼膀胱反射功能
- 尽早拔管

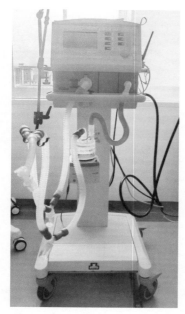

接受机械通气48小时后发生的肺炎

定义 —— 概述

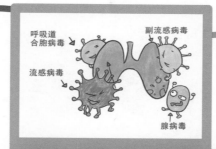

护理目标 —— 不发生呼吸机相关性肺炎

自主呼吸顺畅

**呼吸机相关性肺炎
护理常规**

护理措施

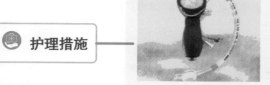

与本章"气管插管护理常规"相同

发热和脓性呼吸道分泌物

出现或程度加重的湿性啰音

X线胸片出现了新的肺部浸润影

外周血常规多数表现为白细胞计数增高

中性粒细胞比例增高

病原学检查结果阳性

临床表现和
辅助检查

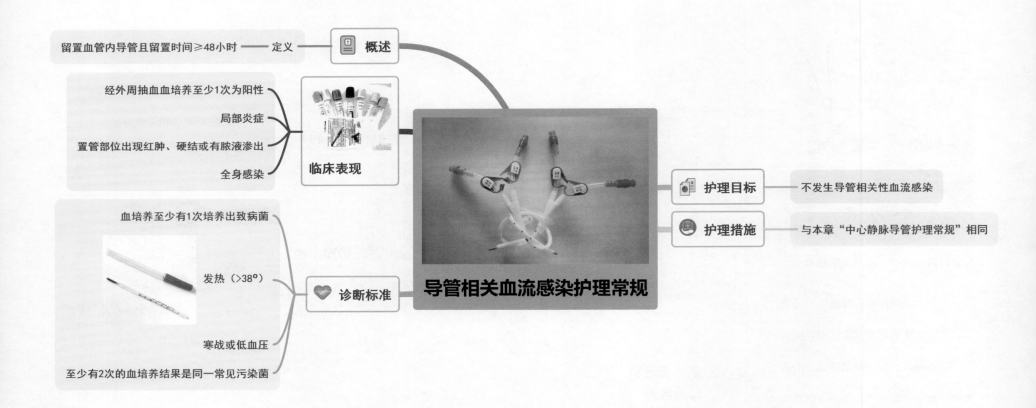

留置血管内导管且留置时间≥48小时 —— 定义 —— 概述

经外周抽血血培养至少1次为阳性

局部炎症

置管部位出现红肿、硬结或有脓液渗出

全身感染

临床表现

血培养至少有1次培养出致病菌

发热（>38°）

诊断标准

寒战或低血压

至少有2次的血培养结果是同一常见污染菌

导管相关血流感染护理常规

护理目标 —— 不发生导管相关性血流感染

护理措施 —— 与本章"中心静脉导管护理常规"相同

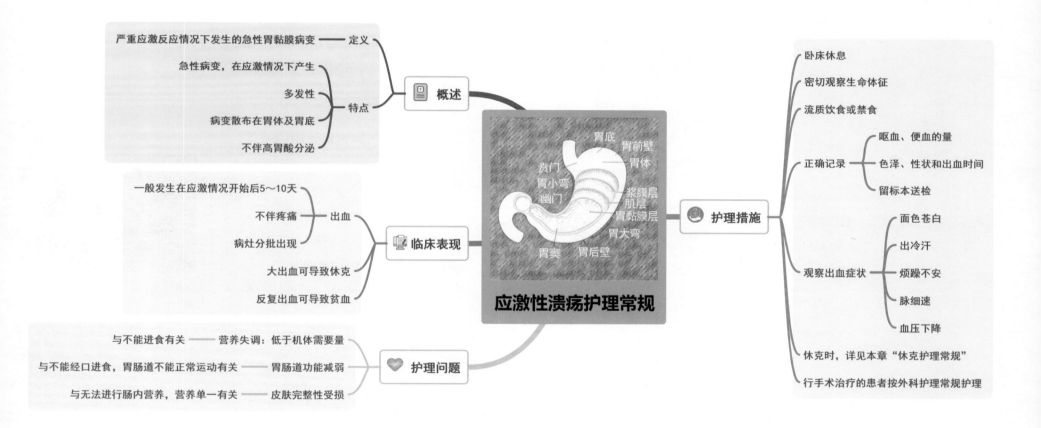

严重应激反应情况下发生的急性胃黏膜病变 —— 定义

急性病变，在应激情况下产生

多发性

病变散布在胃体及胃底 —— 特点

不伴高胃酸分泌

概述

一般发生在应激情况开始后5～10天

不伴疼痛 —— 出血

病灶分批出现

大出血可导致休克

反复出血可导致贫血

临床表现

胃底
胃前壁
胃体
贲门
胃小弯
幽门
浆膜层
肌层
胃黏膜层
胃大弯
胃窦
胃后壁

应激性溃疡护理常规

与不能进食有关 —— 营养失调：低于机体需要量

与不能经口进食，胃肠道不能正常运动有关 —— 胃肠道功能减弱

与无法进行肠内营养，营养单一有关 —— 皮肤完整性受损

护理问题

卧床休息

密切观察生命体征

流质饮食或禁食

呕血、便血的量

正确记录 —— 色泽、性状和出血时间

留标本送检

面色苍白

出冷汗

观察出血症状 —— 烦躁不安

脉细速

血压下降

休克时，详见本章"休克护理常规"

行手术治疗的患者按外科护理常规护理

护理措施

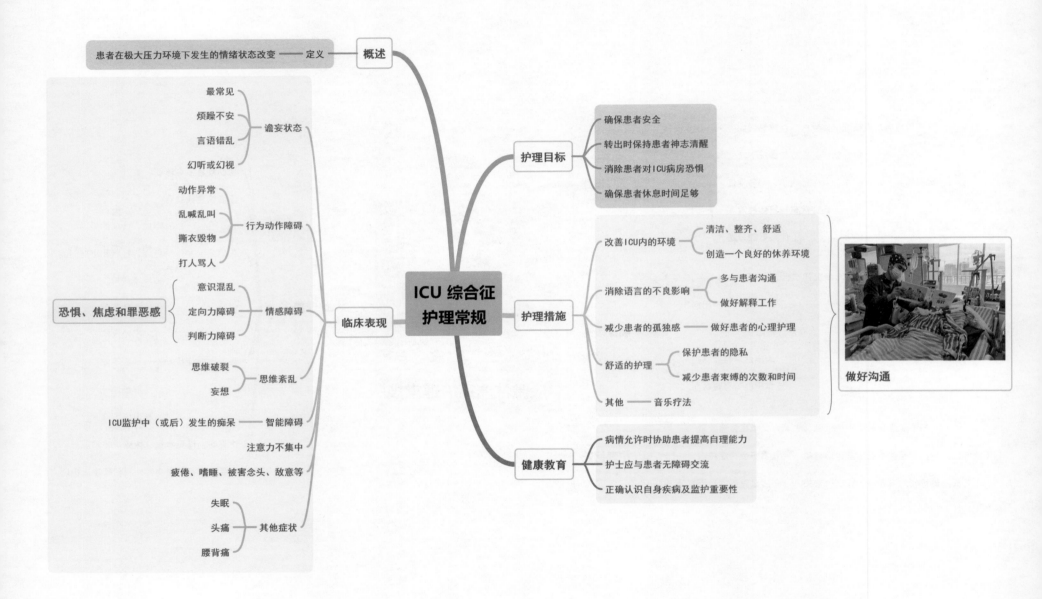

患者在极大压力环境下发生的情绪状态改变 —— 定义 —— 概述

ICU 综合征护理常规

临床表现

- 恐惧、焦虑和罪恶感
  - 谵妄状态
    - 最常见
    - 烦躁不安
    - 言语错乱
    - 幻听或幻视
  - 行为动作障碍
    - 动作异常
    - 乱喊乱叫
    - 撕衣毁物
    - 打人骂人
  - 情感障碍
    - 意识混乱
    - 定向力障碍
    - 判断力障碍
  - 思维紊乱
    - 思维破裂
    - 妄想
  - 智能障碍 —— ICU监护中（或后）发生的痴呆
  - 注意力不集中
  - 疲倦、嗜睡、被害念头、敌意等
  - 其他症状
    - 失眠
    - 头痛
    - 腰背痛

护理目标
- 确保患者安全
- 转出时保持患者神志清醒
- 消除患者对ICU病房恐惧
- 确保患者休息时间足够

护理措施
- 改善ICU内的环境
  - 清洁、整齐、舒适
  - 创造一个良好的休养环境
- 消除语言的不良影响
  - 多与患者沟通
  - 做好解释工作
- 减少患者的孤独感 —— 做好患者的心理护理
- 舒适的护理
  - 保护患者的隐私
  - 减少患者束缚的次数和时间
- 其他 —— 音乐疗法

健康教育
- 病情允许时协助患者提高自理能力
- 护士应与患者无障碍交流
- 正确认识自身疾病及监护重要性

做好沟通

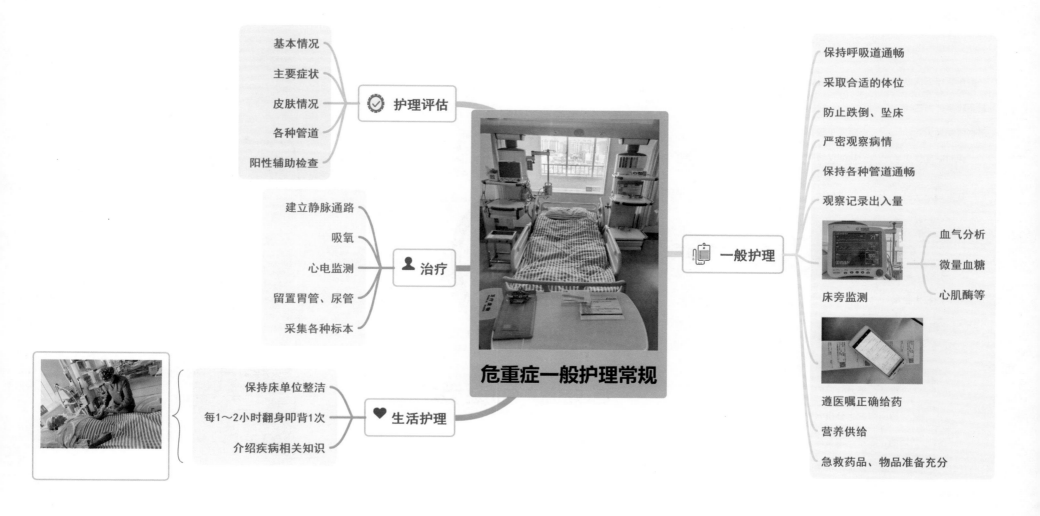

基本情况
主要症状
皮肤情况
各种管道
阳性辅助检查
护理评估

建立静脉通路
吸氧
心电监测
留置胃管、尿管
采集各种标本
治疗

保持床单位整洁
每1~2小时翻身叩背1次
介绍疾病相关知识
生活护理

危重症一般护理常规

一般护理

保持呼吸道通畅
采取合适的体位
防止跌倒、坠床
严密观察病情
保持各种管道通畅
观察记录出入量

血气分析
微量血糖
心肌酶等

床旁监测

遵医嘱正确给药
营养供给
急救药品、物品准备充分

保持病室安静

避免重体力活动 —— 心功能 I 级

避免较重体力活动 —— 心功能 II 级 —— 休息

严格限制体力活动 —— 心功能 III 级

绝对卧床休息 —— 心功能 IV 级

逐渐增加活动量 —— 病情好转

快步走

慢跑

游泳 —— 有氧运动 —— 活动

打太极拳

清淡、易消化

少食多餐

限盐，每天6g以内

适当限制水分摄入 —— 饮食

禁烟酒、咖啡、浓茶等

多食蔬菜、水果

⚙ 指导

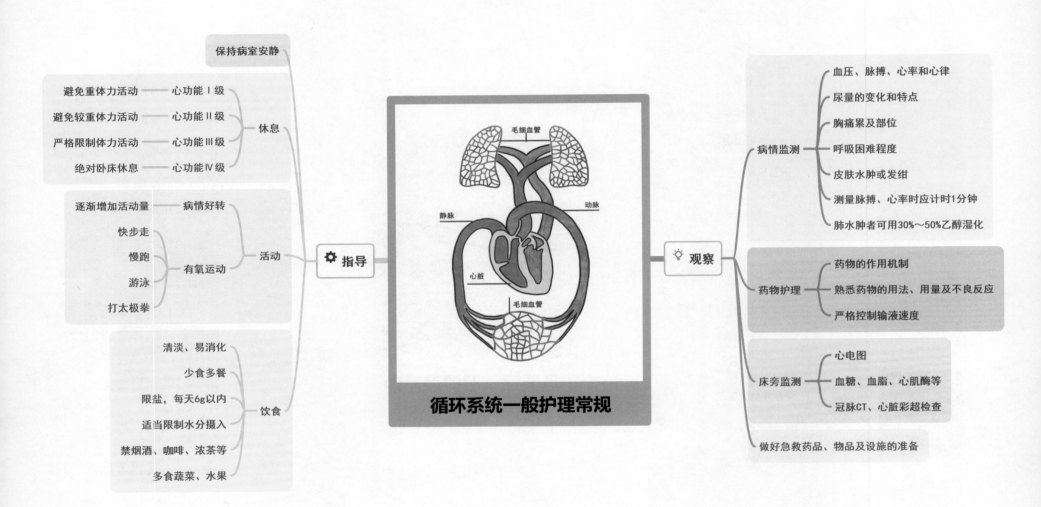

毛细血管

静脉

动脉

心脏

毛细血管

循环系统一般护理常规

💡 观察

血压、脉搏、心率和心律

尿量的变化和特点

胸痛累及部位

呼吸困难程度 —— 病情监测

皮肤水肿或发绀

测量脉搏、心率时应计时1分钟

肺水肿者可用30%～50%乙醇湿化

药物的作用机制

熟悉药物的用法、用量及不良反应 —— 药物护理

严格控制输液速度

心电图

血糖、血脂、心肌酶等 —— 床旁监测

冠脉CT、心脏彩超检查

做好急救药品、物品及设施的准备

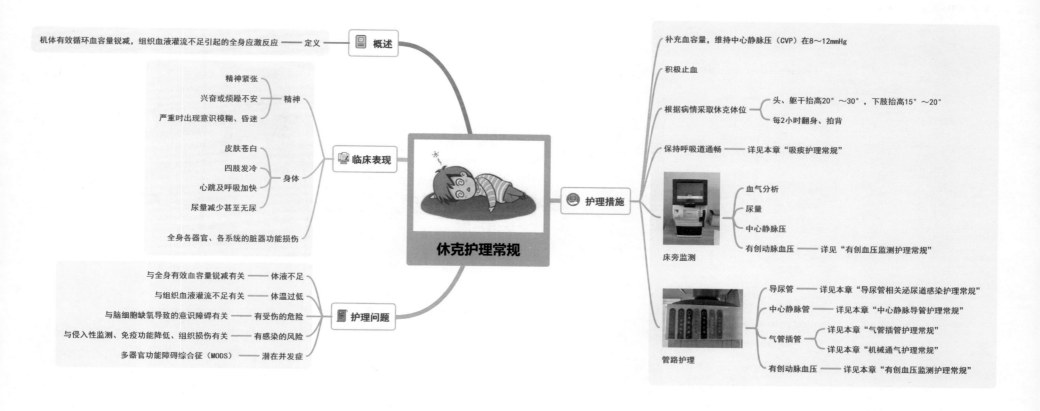

机体有效循环血容量锐减，组织血液灌流不足引起的全身应激反应 —— 定义 —— 概述

临床表现
- 精神紧张
- 兴奋或烦躁不安 —— 精神
- 严重时出现意识模糊、昏迷
- 皮肤苍白
- 四肢发冷 —— 身体
- 心跳及呼吸加快
- 尿量减少甚至无尿
- 全身各器官、各系统的脏器功能损伤

护理问题
- 与全身有效血容量锐减有关 —— 体液不足
- 与组织血液灌流不足有关 —— 体温过低
- 与脑细胞缺氧导致的意识障碍有关 —— 有受伤的危险
- 与侵入性监测、免疫功能降低、组织损伤有关 —— 有感染的风险
- 多器官功能障碍综合征（MODS）—— 潜在并发症

休克护理常规

护理措施
- 补充血容量，维持中心静脉压（CVP）在8～12mmHg
- 积极止血
- 根据病情采取休克体位
  - 头、躯干抬高20°～30°，下肢抬高15°～20°
  - 每2小时翻身、拍背
- 保持呼吸道通畅 —— 详见本章"吸痰护理常规"
- 床旁监测
  - 血气分析
  - 尿量
  - 中心静脉压
  - 有创动脉血压 —— 详见"有创血压监测护理常规"
- 管路护理
  - 导尿管 —— 详见本章"导尿管相关泌尿道感染护理常规"
  - 中心静脉管 —— 详见本章"中心静脉导管护理常规"
  - 气管插管
    - 详见本章"气管插管护理常规"
    - 详见本章"机械通气护理常规"
  - 有创动脉血压 —— 详见本章"有创血压监测护理常规"

多种急性致病因素所致，相继引发2个或2个以上器官出现可逆性功能障碍 —— 定义 —— 概述

临床表现
- 个体差异较大，发展过程可分为
  - 休克
  - 复苏
  - 高分解代谢
  - 器官衰竭
- 最常见 —— 肺
- 衰竭器官依次为
  - 肾
  - 肝
  - 循环系统
  - 中枢神经系统
  - 胃肠
  - 免疫系统
  - 凝血系统

护理问题
- 与肺功能异常有关 —— 气体交换受损
- 与心功能不全有关 —— 组织灌注异常
- 与疾病有关 —— 体温异常
- 与脑损伤有关 —— 感知改变
- 与意识障碍、肠道功能异常有关 —— 排便异常
- 与高代谢状态、摄入不足有关 —— 营养失调：低于机体需要量
- 有皮肤完整性受损的危险

多器官功能障碍综合征护理常规

护理措施

观察
- 体温
  - 低体温
  - 体温升高
- 心率
  - 心率的频率、节律
  - 有无脉搏短绌
- 呼吸
  - 发绀
  - 哮鸣音
  - 三凹征
  - 强迫体位
  - 胸腹式呼吸变化
- 血压
  - 过低
  - 过高
- 意识
  - 神志
  - 瞳孔
- 尿 —— 尿量、尿色等
- 皮肤
  - 颜色
  - 完整性

护理
- 详见本章"危重症一般护理常规"
- 循环功能衰竭 —— 输液泵控制输液速度，维持血压
- 呼吸功能衰竭 —— 尽早用呼吸机行机械通气治疗
- 急性肾衰竭
  - 每小时测量尿量
  - 严格记录出入量
  - 持续CVP监测
  - 床旁透析治疗
- 保证营养与热量的摄入、必要时全胃肠外营养（TPN）

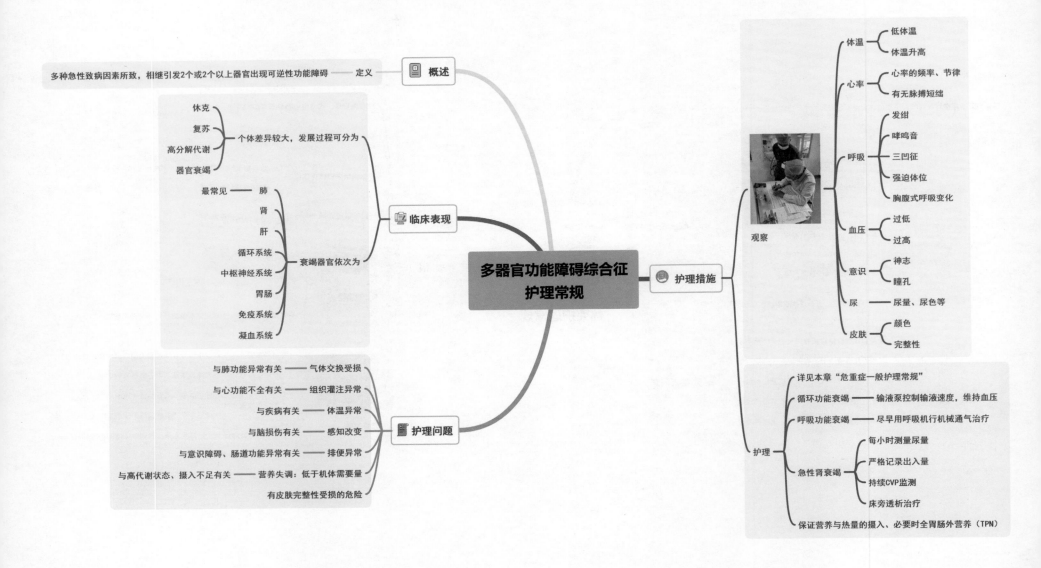

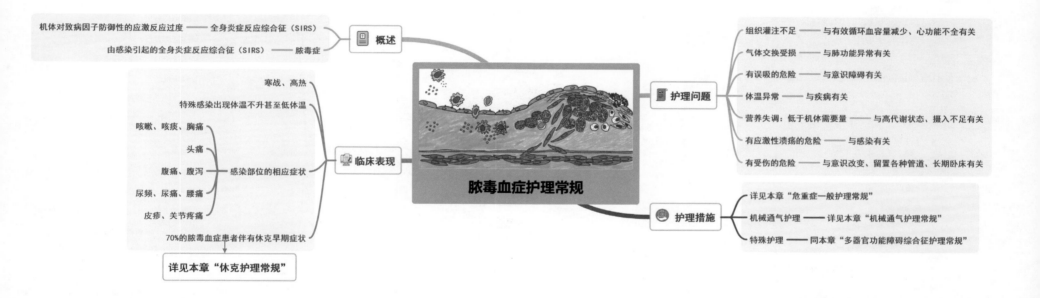

机体对致病因子防御性的应激反应过度 —— 全身炎症反应综合征（SIRS）

由感染引起的全身炎症反应综合征（SIRS） —— 脓毒症

概述

寒战、高热

特殊感染出现体温不升甚至低体温

咳嗽、咳痰、胸痛

头痛

腹痛、腹泻 —— 感染部位的相应症状

尿频、尿痛、腰痛

皮疹、关节疼痛

临床表现

70%的脓毒血症患者伴有休克早期症状

详见本章"休克护理常规"

脓毒血症护理常规

护理问题

组织灌注不足 —— 与有效循环血容量减少、心功能不全有关

气体交换受损 —— 与肺功能异常有关

有误吸的危险 —— 与意识障碍有关

体温异常 —— 与疾病有关

营养失调：低于机体需要量 —— 与高代谢状态、摄入不足有关

有应激性溃疡的危险 —— 与感染有关

有受伤的危险 —— 与意识改变、留置各种管道、长期卧床有关

护理措施

详见本章"危重症一般护理常规"

机械通气护理 —— 详见本章"机械通气护理常规"

特殊护理 —— 同本章"多器官功能障碍综合征护理常规"

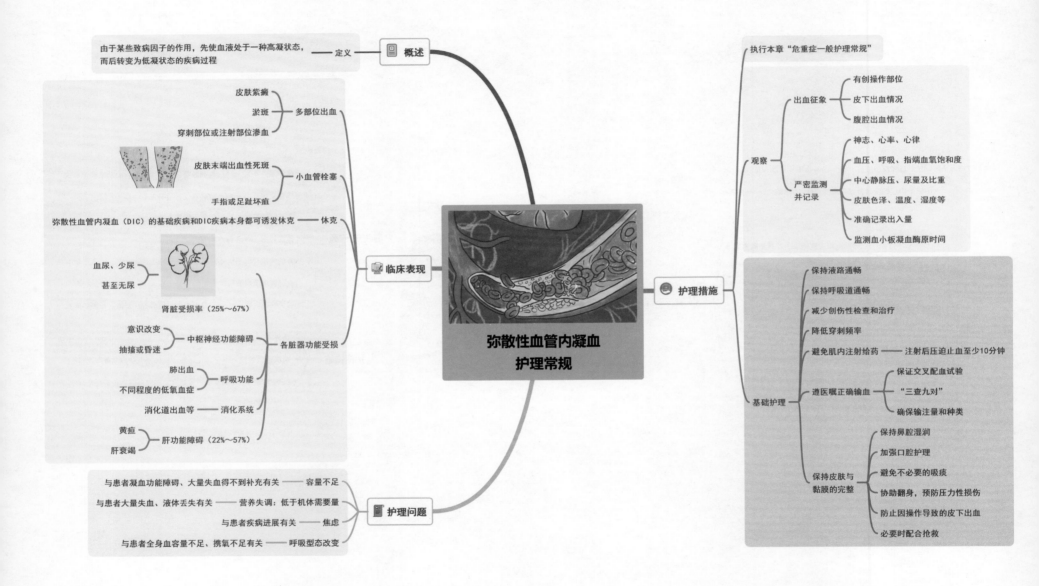

概述
- 定义 —— 由于某些致病因子的作用，先使血液处于一种高凝状态，而后转变为低凝状态的疾病过程

临床表现
- 多部位出血
  - 皮肤紫癜
  - 淤斑
  - 穿刺部位或注射部位渗血
- 小血管栓塞
  - 皮肤末端出血性死斑
  - 手指或足趾坏疽
- 休克 —— 弥散性血管内凝血（DIC）的基础疾病和DIC疾病本身都可诱发休克
- 各脏器功能受损
  - 肾脏受损率（25%~67%）
    - 血尿、少尿
    - 甚至无尿
  - 中枢神经功能障碍
    - 意识改变
    - 抽搐或昏迷
  - 呼吸功能
    - 肺出血
    - 不同程度的低氧血症
  - 消化系统 —— 消化道出血等
  - 肝功能障碍（22%~57%）
    - 黄疸
    - 肝衰竭

护理问题
- 容量不足 —— 与患者凝血功能障碍、大量失血得不到补充有关
- 营养失调：低于机体需要量 —— 与患者大量失血、液体丢失有关
- 焦虑 —— 与患者疾病进展有关
- 呼吸型态改变 —— 与患者全身血容量不足、携氧不足有关

弥散性血管内凝血
护理常规

护理措施
- 执行本章"危重症一般护理常规"
- 观察
  - 出血征象
    - 有创操作部位
    - 皮下出血情况
    - 腹腔出血情况
  - 严密监测并记录
    - 神志、心率、心律
    - 血压、呼吸、指端血氧饱和度
    - 中心静脉压、尿量及比重
    - 皮肤色泽、温度、湿度等
    - 准确记录出入量
    - 监测血小板凝血酶原时间
- 基础护理
  - 保持液路通畅
  - 保持呼吸道通畅
  - 减少创伤性检查和治疗
  - 降低穿刺频率
  - 避免肌内注射给药 —— 注射后压迫止血至少10分钟
  - 遵医嘱正确输血
    - 保证交叉配血试验
    - "三查九对"
    - 确保输注量和种类
  - 保持皮肤与黏膜的完整
    - 保持鼻腔湿润
    - 加强口腔护理
    - 避免不必要的吸痰
    - 协助翻身，预防压力性损伤
    - 防止因操作导致的皮下出血
    - 必要时配合抢救

第15章

泌尿外科
护理常规

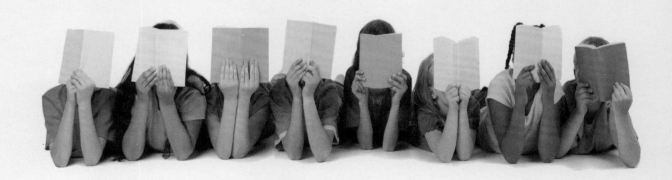

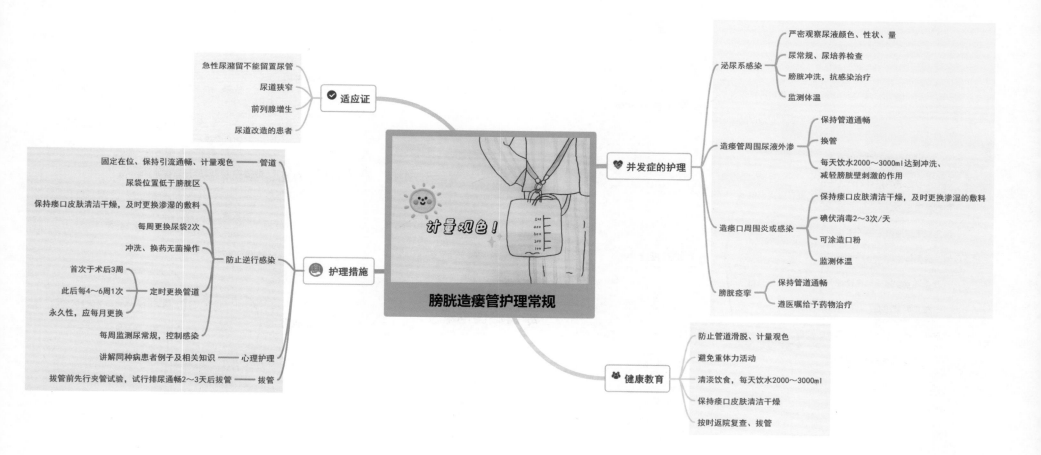

适应证
- 急性尿潴留不能留置尿管
- 尿道狭窄
- 前列腺增生
- 尿道改造的患者

护理措施
- 管道 —— 固定在位、保持引流通畅、计量观色
- 防止逆行感染
  - 尿袋位置低于膀胱区
  - 保持瘘口皮肤清洁干燥，及时更换渗湿的敷料
  - 每周更换尿袋2次
  - 冲洗、换药无菌操作
- 定时更换管道
  - 首次于术后3周
  - 此后每4～6周1次
  - 永久性，应每月更换
- 每周监测尿常规，控制感染
- 心理护理 —— 讲解同种病患者例子及相关知识
- 拔管 —— 拔管前先行夹管试验，试行排尿通畅2～3天后拔管

膀胱造瘘管护理常规

计量观色！

并发症的护理
- 泌尿系感染
  - 严密观察尿液颜色、性状、量
  - 尿常规、尿培养检查
  - 膀胱冲洗，抗感染治疗
  - 监测体温
- 造瘘管周围尿液外渗
  - 保持管道通畅
  - 换管
  - 每天饮水2000～3000ml 达到冲洗、减轻膀胱壁刺激的作用
- 造瘘口周围炎或感染
  - 保持瘘口皮肤清洁干燥，及时更换渗湿的敷料
  - 碘伏消毒2～3次/天
  - 可涂造口粉
  - 监测体温
- 膀胱痉挛
  - 保持管道通畅
  - 遵医嘱给予药物治疗

健康教育
- 防止管道滑脱、计量观色
- 避免重体力活动
- 清淡饮食，每天饮水2000～3000ml
- 保持瘘口皮肤清洁干燥
- 按时返院复查、拔管

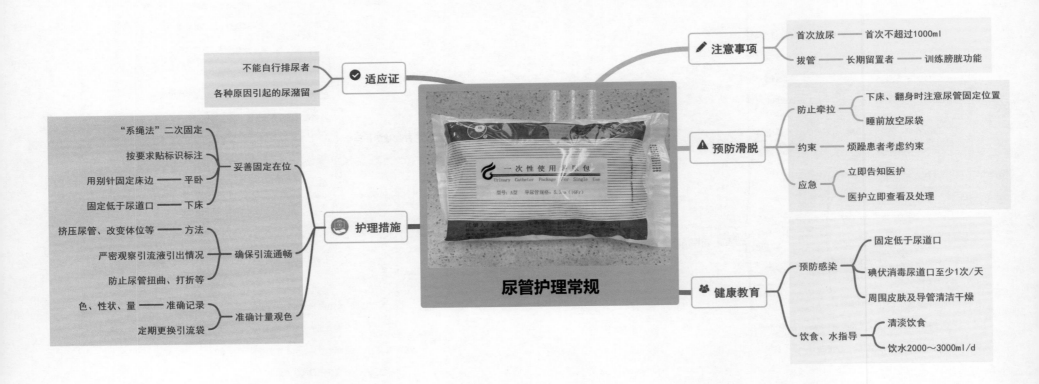

尿管护理常规

适应证
- 不能自行排尿者
- 各种原因引起的尿潴留

护理措施
- 妥善固定在位
  - "系绳法"二次固定
  - 按要求贴标识标注
  - 用别针固定床边 —— 平卧
  - 固定低于尿道口 —— 下床
- 确保引流通畅
  - 挤压尿管、改变体位等 —— 方法
  - 严密观察引流液引出情况
  - 防止尿管扭曲、打折等
- 准确计量观色
  - 色、性状、量 —— 准确记录
  - 定期更换引流袋

注意事项
- 首次放尿 —— 首次不超过1000ml
- 拔管 —— 长期留置者 —— 训练膀胱功能

预防滑脱
- 防止牵拉
  - 下床、翻身时注意尿管固定位置
  - 睡前放空尿袋
- 约束 —— 烦躁患者考虑约束
- 应急
  - 立即告知医护
  - 医护立即查看及处理

健康教育
- 预防感染
  - 固定低于尿道口
  - 碘伏消毒尿道口至少1次/天
  - 周围皮肤及导管清洁干燥
- 饮食、水指导
  - 清淡饮食
  - 饮水2000～3000ml/d

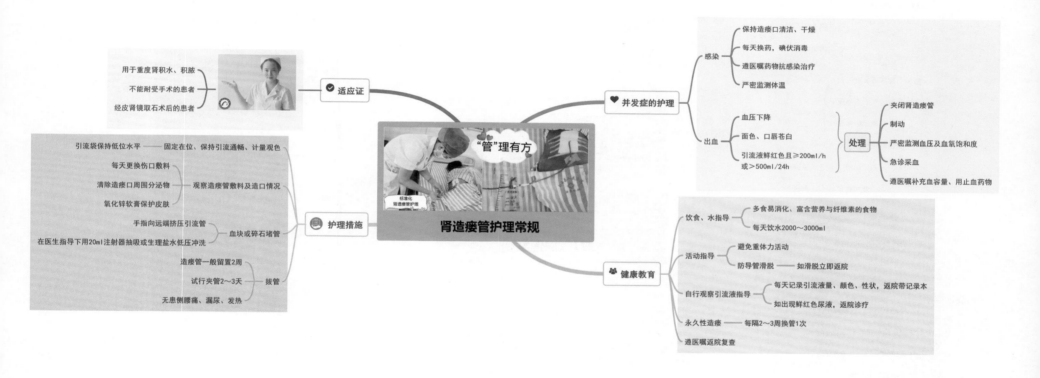

用于重度肾积水、积脓 — 适应证 —

不能耐受手术的患者

经皮肾镜取石术后的患者

"管"理有方

标准化
肾造瘘管护理

肾造瘘管护理常规

引流袋保持低位水平 — 固定在位、保持引流通畅、计量观色

每天更换伤口敷料

清除造瘘口周围分泌物 — 观察造瘘管敷料及造口情况

氧化锌软膏保护皮肤

手指向远端挤压引流管

在医生指导下用20ml注射器抽吸或生理盐水低压冲洗 — 血块或碎石堵管

造瘘管一般留置2周

试行夹管2~3天 — 拔管

无患侧腰痛、漏尿、发热

— 护理措施

并发症的护理

感染 — 保持造瘘口清洁、干燥

每天换药,碘伏消毒

遵医嘱药物抗感染治疗

严密监测体温

出血 — 血压下降

面色、口唇苍白

引流液鲜红色且≥200ml/h
或>500ml/24h — 处理 — 夹闭肾造瘘管

制动

严密监测血压及血氧饱和度

急诊采血

遵医嘱补充血容量、用止血药物

健康教育

饮食、水指导 — 多食易消化、富含营养与纤维素的食物

每天饮水2000~3000ml

活动指导 — 避免重体力活动

防导管滑脱 — 如滑脱立即返院

自行观察引流液指导 — 每天记录引流液量、颜色、性状,返院带记录本

如出现鲜红色尿液,返院诊疗

永久性造瘘 — 每隔2~3周换管1次

遵医嘱返院复查

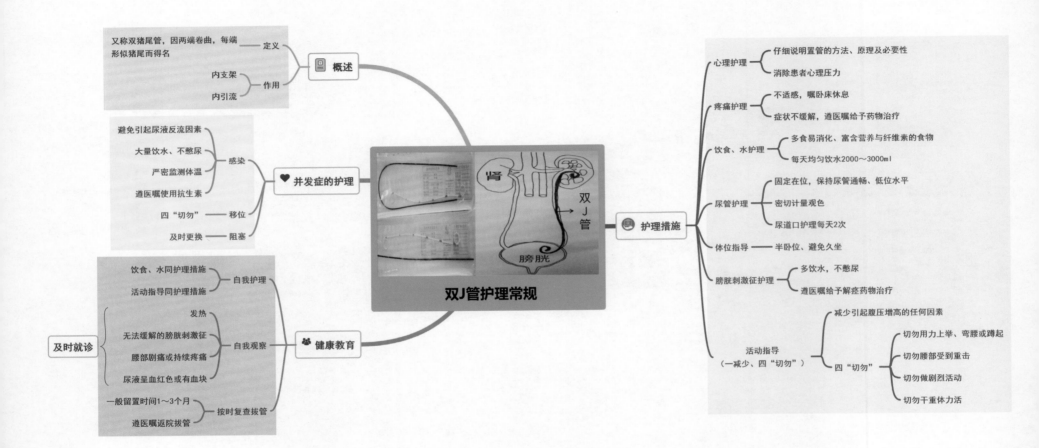

双J管护理常规

概述
- 定义 —— 又称双猪尾管，因两端卷曲，每端形似猪尾而得名
- 作用
  - 内支架
  - 内引流

并发症的护理
- 感染
  - 避免引起尿液反流因素
  - 大量饮水、不憋尿
  - 严密监测体温
  - 遵医嘱使用抗生素
- 移位 —— 四"切勿"
- 阻塞 —— 及时更换

健康教育
- 自我护理
  - 饮食、水同护理措施
  - 活动指导同护理措施
- 自我观察 —— 及时就诊
  - 发热
  - 无法缓解的膀胱刺激征
  - 腰部剧痛或持续疼痛
  - 尿液呈血红色或有血块
- 按时复查拔管
  - 一般留置时间1~3个月
  - 遵医嘱返院拔管

护理措施
- 心理护理
  - 仔细说明置管的方法、原理及必要性
  - 消除患者心理压力
- 疼痛护理
  - 不适感，嘱卧床休息
  - 症状不缓解，遵医嘱给予药物治疗
- 饮食、水护理
  - 多食易消化、富含营养与纤维素的食物
  - 每天均匀饮水2000~3000ml
- 尿管护理
  - 固定在位，保持尿管通畅、低位水平
  - 密切计量观色
  - 尿道口护理每天2次
- 体位指导 —— 半卧位、避免久坐
- 膀胱刺激征护理
  - 多饮水，不憋尿
  - 遵医嘱给予解痉药物治疗
- 活动指导（一减少、四"切勿"）
  - 减少引起腹压增高的任何因素
  - 四"切勿"
    - 切勿用力上举、弯腰或蹲起
    - 切勿腰部受到重击
    - 切勿做剧烈活动
    - 切勿干重体力活

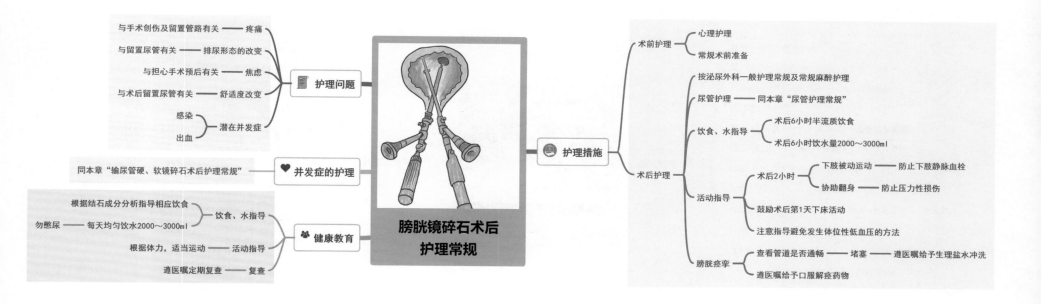

与手术创伤及留置管路有关 —— 疼痛

与留置尿管有关 —— 排尿形态的改变

与担心手术预后有关 —— 焦虑

与术后留置尿管有关 —— 舒适度改变

感染
出血 ┐ 潜在并发症

护理问题

同本章"输尿管硬、软镜碎石术后护理常规" —— 并发症的护理

根据结石成分分析指导相应饮食
勿憋尿 —— 每天均匀饮水2000~3000ml ┐ 饮食、水指导

根据体力,适当运动 —— 活动指导

遵医嘱定期复查 —— 复查

健康教育

膀胱镜碎石术后
护理常规

术前护理 ┬ 心理护理
         └ 常规术前准备

护理措施

按泌尿外科一般护理常规及常规麻醉护理

尿管护理 —— 同本章"尿管护理常规"

饮食、水指导 ┬ 术后6小时半流质饮食
            └ 术后6小时饮水量2000~3000ml

术后护理

活动指导 ┬ 术后2小时 ┬ 下肢被动运动 —— 防止下肢静脉血栓
        │   └ 协助翻身 —— 防止压力性损伤
        ├ 鼓励术后第1天下床活动
        └ 注意指导避免发生体位性低血压的方法

膀胱痉挛 ┬ 查看管道是否通畅 —— 堵塞 —— 遵医嘱给予生理盐水冲洗
        └ 遵医嘱给予口服解痉药物

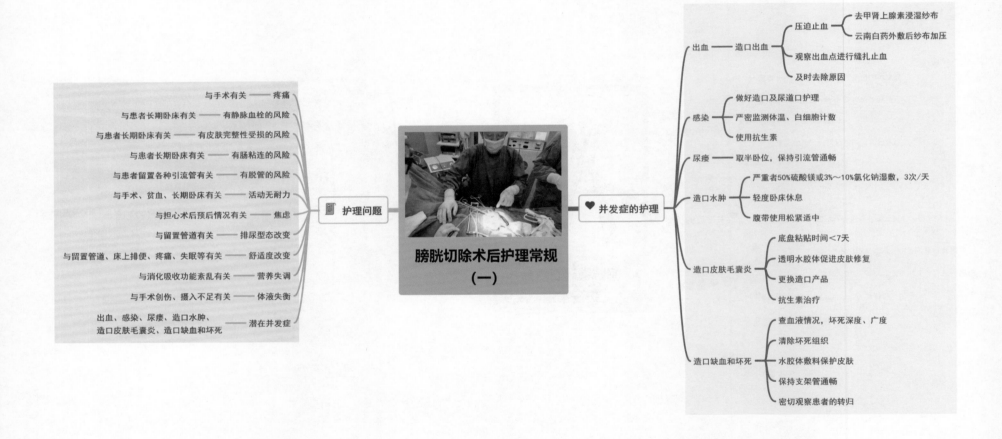

护理问题

与手术有关 —— 疼痛

与患者长期卧床有关 —— 有静脉血栓的风险

与患者长期卧床有关 —— 有皮肤完整性受损的风险

与患者长期卧床有关 —— 有肠粘连的风险

与患者留置各种引流管有关 —— 有脱管的风险

与手术、贫血、长期卧床有关 —— 活动无耐力

与担心术后预后情况有关 —— 焦虑

与留置管道有关 —— 排尿型态改变

与留置管道、床上排便、疼痛、失眠等有关 —— 舒适度改变

与消化吸收功能紊乱有关 —— 营养失调

与手术创伤、摄入不足有关 —— 体液失衡

出血、感染、尿瘘、造口水肿、造口皮肤毛囊炎、造口缺血和坏死 —— 潜在并发症

膀胱切除术后护理常规（一）

并发症的护理

出血 —— 造口出血

压迫止血 —— 去甲肾上腺素浸湿纱布

云南白药外敷后纱布加压

观察出血点进行缝扎止血

及时去除原因

感染

做好造口及尿道口护理

严密监测体温、白细胞计数

使用抗生素

尿瘘 —— 取半卧位，保持引流管通畅

造口水肿

严重者50%硫酸镁或3%～10%氯化钠湿敷，3次/天

轻度卧床休息

腹带使用松紧适中

造口皮肤毛囊炎

底盘粘贴时间＜7天

透明水胶体促进皮肤修复

更换造口产品

抗生素治疗

造口缺血和坏死

查血液情况，坏死深度、广度

清除坏死组织

水胶体敷料保护皮肤

保持支架管通畅

密切观察患者的转归

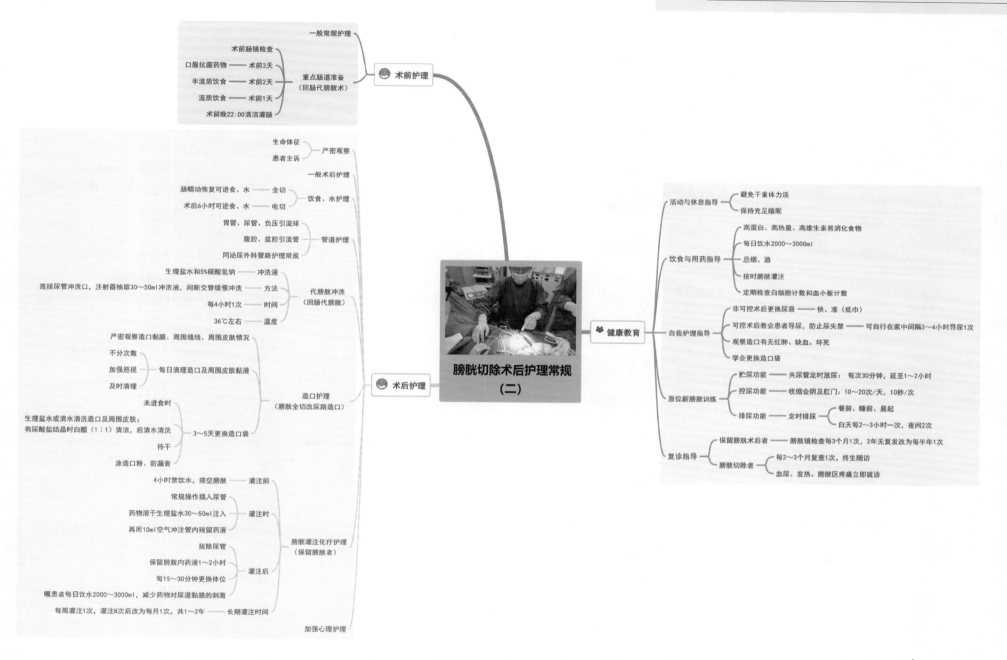

一般常规护理

术前肠镜检查

口服抗菌药物 —— 术前3天
半流质饮食 —— 术前2天   重点肠道准备
流质饮食 —— 术前1天   （回肠代膀胱术）

术前晚22:00清洁灌肠

术前护理

生命体征
患者主诉 —— 严密观察

一般术后护理

肠蠕动恢复可进食、水 —— 全切
术后6小时可进食、水 —— 电切   饮食、水护理

胃管、尿管、负压引流球
腹腔、盆腔引流管 —— 管道护理
同泌尿外科管路护理常规

生理盐水和5%碳酸氢钠 —— 冲洗液
连接尿管冲洗口，注射器抽取30～50ml冲洗液，间断交替缓慢冲洗 —— 方法   代膀胱冲洗
每4小时1次 —— 时间   （回肠代膀胱）
36℃左右 —— 温度

严密观察造口黏膜、周围缝线、周围皮肤情况
不分次数
加强巡视 —— 每日清理造口及周围皮肤黏液
及时清理

未进食时
生理盐水或清水清洗造口及周围皮肤；   造口护理
有尿酸盐结晶时白醋（1:1）清洁，后清水清洗   （膀胱全切改尿路造口）
3～5天更换造口袋
待干
涂造口粉、防漏膏

4小时禁饮水，排空膀胱 —— 灌注前
常规操作插入尿管
药物溶于生理盐水30～50ml注入 —— 灌注时
再用10ml空气冲注管内残留药液
拔除尿管
保留膀胱内药液1～2小时 —— 灌注后   膀胱灌注化疗护理
每15～30分钟更换体位   （保留膀胱者）

嘱患者每日饮水2000～3000ml，减少药物对尿道黏膜的刺激
每周灌注1次，灌注8次后改为每月1次，共1～2年 —— 长期灌注时间

加强心理护理

术后护理

膀胱切除术后护理常规
（二）

健康教育

避免干重体力活
活动与休息指导 —— 保持充足睡眠

高蛋白、高热量、高维生素易消化食物
每日饮水2000～3000ml
饮食与用药指导 —— 忌烟、酒
按时膀胱灌注
定期检查白细胞计数和血小板计数

非可控术后更换尿袋 —— 快、准（纸巾）
可控术后教会患者导尿，防止尿失禁 —— 可自行在家中间隔3～4小时导尿1次
自我护理指导 —— 观察造口有无红肿、缺血、坏死
学会更换造口袋

贮尿功能 —— 夹尿管定时放尿：每次30分钟，延至1～2小时
原位新膀胱训练 —— 控尿功能 —— 收缩会阴及肛门：10～20次/天，10秒/次
排尿功能 —— 定时排尿 —— 餐前、睡前、晨起
白天每2～3小时一次，夜间2次

保留膀胱术后者 —— 膀胱镜检查每3个月1次，2年无复发改为每半年1次
复诊指导 —— 膀胱切除者 —— 每2～3个月复查1次，终生随访
血尿、发热、膀胱区疼痛立即就诊

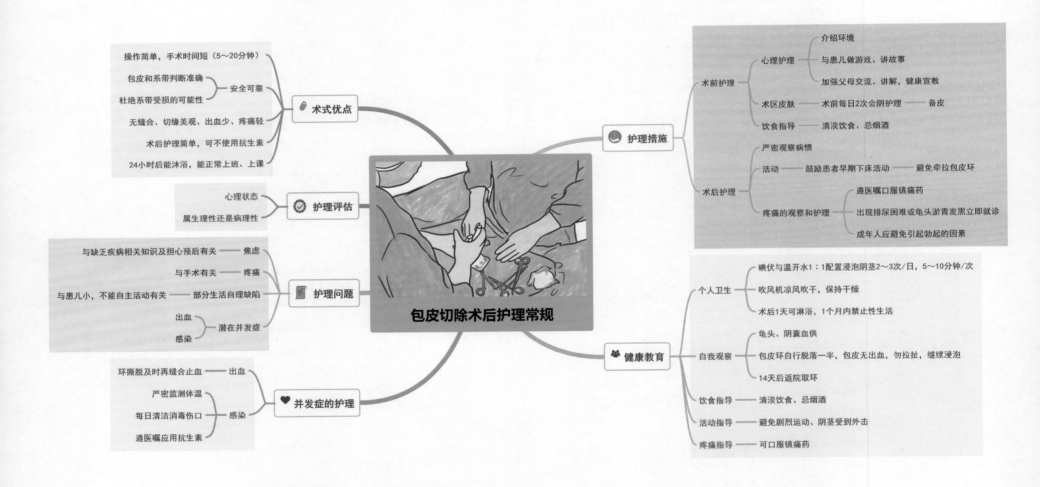

操作简单，手术时间短（5～20分钟）

包皮和系带判断准确 ── 安全可靠

杜绝系带受损的可能性

无缝合、切缘美观、出血少、疼痛轻

术后护理简单，可不使用抗生素

24小时后能沐浴，能正常上班、上课

📎 术式优点

心理状态

属生理性还是病理性

✅ 护理评估

与缺乏疾病相关知识及担心预后有关 ── 焦虑

与手术有关 ── 疼痛

与患儿小，不能自主活动有关 ── 部分生活自理缺陷

出血

感染 ── 潜在并发症

📄 护理问题

环撕脱及时再缝合止血 ── 出血

严密监测体温

每日清洁消毒伤口 ── 感染

遵医嘱应用抗生素

♥ 并发症的护理

包皮切除术后护理常规

介绍环境

心理护理 ── 与患儿做游戏、讲故事

加强父母交流、讲解，健康宣教

术前护理

术区皮肤 ── 术前每日2次会阴护理 ── 备皮

饮食指导 ── 清淡饮食、忌烟酒

严密观察病情

活动 ── 鼓励患者早期下床活动 ── 避免牵拉包皮环

术后护理

遵医嘱口服镇痛药

疼痛的观察和护理 ── 出现排尿困难或龟头淤青发黑立即就诊

成年人应避免引起勃起的因素

📋 护理措施

碘伏与温开水1:1配置浸泡阴茎2～3次/日，5～10分钟/次

个人卫生 ── 吹风机凉风吹干，保持干燥

术后1天可淋浴，1个月内禁止性生活

龟头、阴囊血供

自我观察 ── 包皮环自行脱落一半，包皮无出血，勿拉扯，继续浸泡

14天后返院取环

饮食指导 ── 清淡饮食、忌烟酒

活动指导 ── 避免剧烈运动、阴茎受到外击

疼痛指导 ── 可口服镇痛药

👪 健康教育

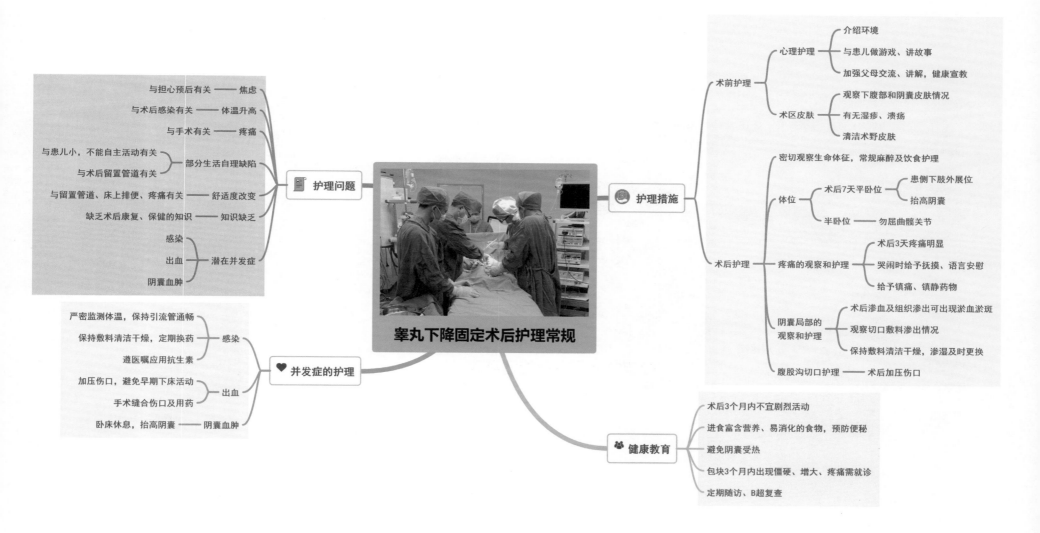

护理问题

与担心预后有关 —— 焦虑
与术后感染有关 —— 体温升高
与手术有关 —— 疼痛
与患儿小，不能自主活动有关 ┐
与术后留置管道有关 ┘ 部分生活自理缺陷
与留置管道、床上排便、疼痛有关 —— 舒适度改变
缺乏术后康复、保健的知识 —— 知识缺乏
感染 ┐
出血 ┤ 潜在并发症
阴囊血肿 ┘

并发症的护理

严密监测体温，保持引流管通畅 ┐
保持敷料清洁干燥，定期换药 ┤ 感染
遵医嘱应用抗生素 ┘
加压伤口，避免早期下床活动 ┐
手术缝合伤口及用药 ┘ 出血
卧床休息，抬高阴囊 —— 阴囊血肿

睾丸下降固定术后护理常规

护理措施

术前护理
　心理护理
　　介绍环境
　　与患儿做游戏、讲故事
　　加强父母交流、讲解，健康宣教
　术区皮肤
　　观察下腹部和阴囊皮肤情况
　　有无湿疹、溃疡
　　清洁术野皮肤
术后护理
　密切观察生命体征，常规麻醉及饮食护理
　体位
　　术后7天平卧位
　　　患侧下肢外展位
　　　抬高阴囊
　　半卧位 —— 勿屈曲髋关节
　疼痛的观察和护理
　　术后3天疼痛明显
　　哭闹时给予抚摸、语言安慰
　　给予镇痛、镇静药物
　阴囊局部的观察和护理
　　术后渗血及组织渗出可出现淤血淤斑
　　观察切口敷料渗出情况
　　保持敷料清洁干燥，渗湿及时更换
　腹股沟切口护理 —— 术后加压伤口

健康教育
　术后3个月内不宜剧烈活动
　进食富含营养、易消化的食物，预防便秘
　避免阴囊受热
　包块3个月内出现僵硬、增大、疼痛需就诊
　定期随访、B超复查

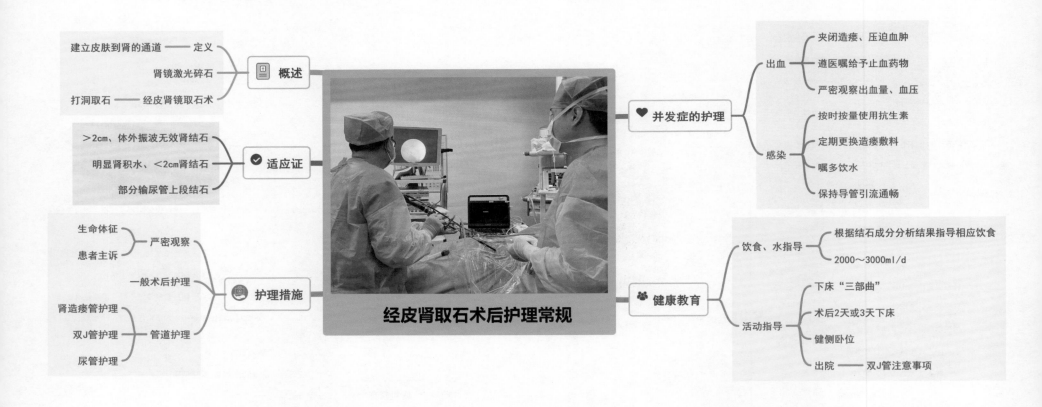

建立皮肤到肾的通道 —— 定义

肾镜激光碎石 —— 概述

打洞取石 —— 经皮肾镜取石术

＞2cm、体外振波无效肾结石

明显肾积水、＜2cm肾结石 —— 适应证

部分输尿管上段结石

生命体征

患者主诉 —— 严密观察

一般术后护理

肾造瘘管护理 —— 护理措施

双J管护理 —— 管道护理

尿管护理

经皮肾取石术后护理常规

夹闭造瘘、压迫血肿

出血 —— 遵医嘱给予止血药物

严密观察出血量、血压

并发症的护理

按时按量使用抗生素

定期更换造瘘敷料

感染 —— 嘱多饮水

保持导管引流通畅

根据结石成分分析结果指导相应饮食

饮食、水指导

2000～3000ml/d

健康教育

下床"三部曲"

术后2天或3天下床

活动指导 —— 健侧卧位

出院 —— 双J管注意事项

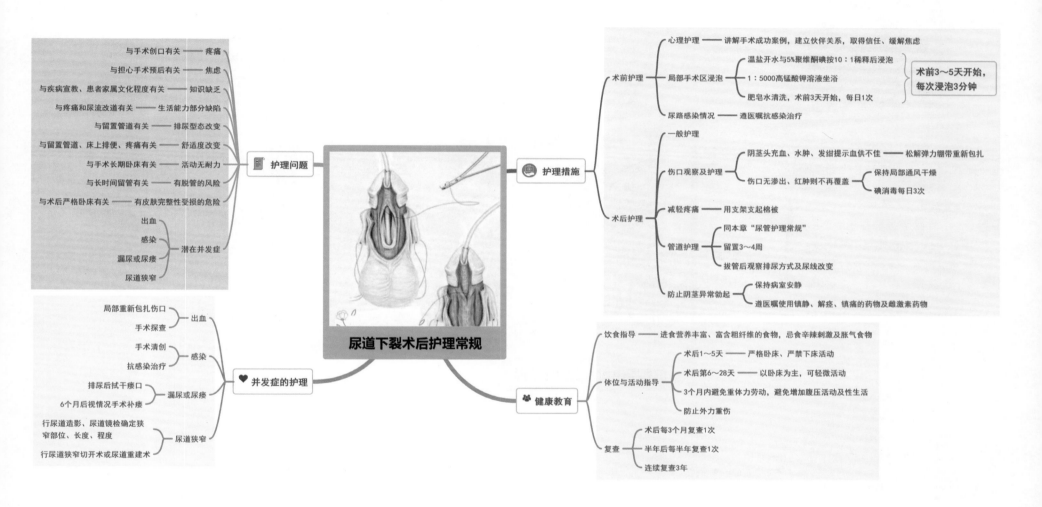

护理问题
- 与手术创口有关 —— 疼痛
- 与担心手术预后有关 —— 焦虑
- 与疾病宣教、患者家属文化程度有关 —— 知识缺乏
- 与疼痛和尿流改道有关 —— 生活能力部分缺陷
- 与留置管道有关 —— 排尿型态改变
- 与留置管道、床上排便、疼痛有关 —— 舒适度改变
- 与手术长期卧床有关 —— 活动无耐力
- 与长时间留管有关 —— 有脱管的风险
- 与术后严格卧床有关 —— 有皮肤完整性受损的危险
- 潜在并发症
  - 出血
  - 感染
  - 漏尿或尿瘘
  - 尿道狭窄

并发症的护理
- 出血
  - 局部重新包扎伤口
  - 手术探查
- 感染
  - 手术清创
  - 抗感染治疗
- 漏尿或尿瘘
  - 排尿后拭干瘘口
  - 6个月后视情况手术补瘘
- 尿道狭窄
  - 行尿道造影、尿道镜检确定狭窄部位、长度、程度
  - 行尿道狭窄切开术或尿道重建术

尿道下裂术后护理常规

护理措施
- 术前护理
  - 心理护理 —— 讲解手术成功案例，建立伙伴关系，取得信任、缓解焦虑
  - 局部手术区浸泡
    - 温盐开水与5%聚维酮碘按10:1稀释后浸泡
    - 1:5000高锰酸钾溶液坐浴
    - 肥皂水清洗，术前3天开始，每日1次
    - 术前3～5天开始，每次浸泡3分钟
  - 尿路感染情况 —— 遵医嘱抗感染治疗
- 术后护理
  - 一般护理
  - 伤口观察及护理
    - 阴茎头充血、水肿、发绀提示血供不佳 —— 松解弹力绷带重新包扎
    - 伤口无渗出、红肿则不再覆盖
      - 保持局部通风干燥
      - 碘消毒每日3次
  - 减轻疼痛 —— 用支架支起棉被
  - 管道护理
    - 同本章"尿管护理常规"
    - 留置3～4周
    - 拔管后观察排尿方式及尿线改变
  - 防止阴茎异常勃起
    - 保持病室安静
    - 遵医嘱使用镇静、解痉、镇痛的药物及雌激素药物

健康教育
- 饮食指导 —— 进食营养丰富、富含粗纤维的食物，忌食辛辣刺激及胀气食物
- 体位与活动指导
  - 术后1～5天 —— 严格卧床、严禁下床活动
  - 术后第6～28天 —— 以卧床为主，可轻微活动
  - 3个月内避免重体力劳动，避免增加腹压活动及性生活
  - 防止外力重伤
- 复查
  - 术后每3个月复查1次
  - 半年后每半年复查1次
  - 连续复查3年

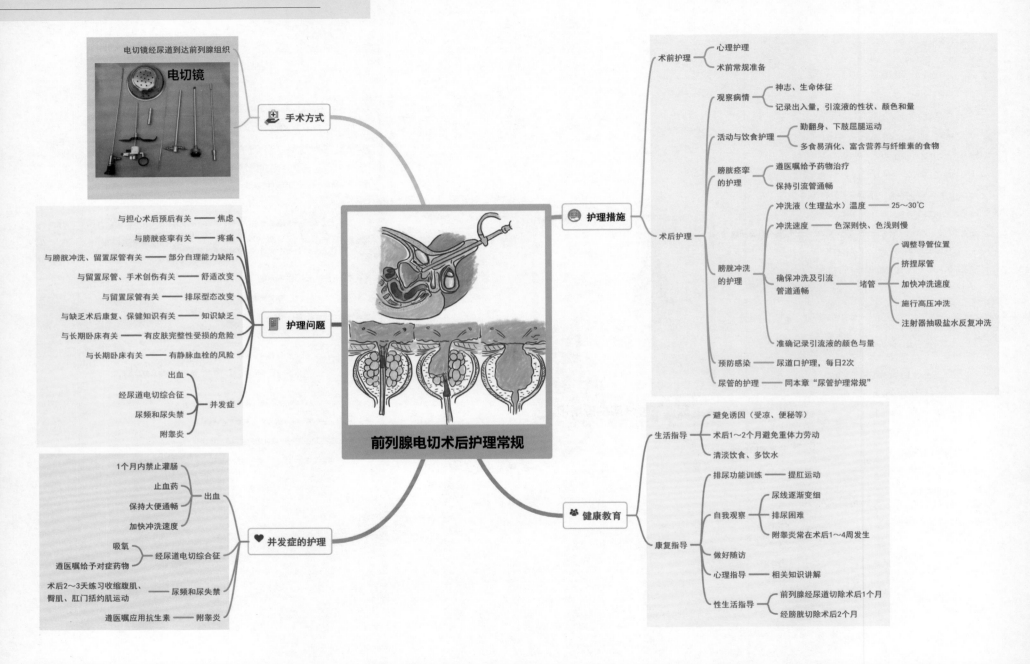

手术方式

电切镜经尿道到达前列腺组织

电切镜

护理问题

与担心术后预后有关 —— 焦虑

与膀胱痉挛有关 —— 疼痛

与膀胱冲洗、留置尿管有关 —— 部分自理能力缺陷

与留置尿管、手术创伤有关 —— 舒适改变

与留置尿管有关 —— 排尿型态改变

与缺乏术后康复、保健知识有关 —— 知识缺乏

与长期卧床有关 —— 有皮肤完整性受损的危险

与长期卧床有关 —— 有静脉血栓的风险

并发症
- 出血
- 经尿道电切综合征
- 尿频和尿失禁
- 附睾炎

并发症的护理

出血
- 1 个月内禁止灌肠
- 止血药
- 保持大便通畅
- 加快冲洗速度

经尿道电切综合征
- 吸氧
- 遵医嘱给予对症药物

尿频和尿失禁 —— 术后 2～3 天练习收缩腹肌、臀肌、肛门括约肌运动

附睾炎 —— 遵医嘱应用抗生素

前列腺电切术后护理常规

护理措施

术前护理
- 心理护理
- 术前常规准备

观察病情
- 神志、生命体征
- 记录出入量，引流液的性状、颜色和量

活动与饮食护理
- 勤翻身、下肢屈腿运动
- 多食易消化、富含营养与纤维素的食物

膀胱痉挛的护理
- 遵医嘱给予药物治疗
- 保持引流管通畅

术后护理

膀胱冲洗的护理
- 冲洗液（生理盐水）温度 —— 25～30℃
- 冲洗速度 —— 色深则快、色浅则慢
- 确保冲洗及引流管道通畅 —— 堵管
  - 调整导管位置
  - 挤捏尿管
  - 加快冲洗速度
  - 施行高压冲洗
  - 注射器抽吸盐水反复冲洗
- 准确记录引流液的颜色与量

预防感染 —— 尿道口护理，每日 2 次

尿管的护理 —— 同本章"尿管护理常规"

健康教育

生活指导
- 避免诱因（受凉、便秘等）
- 术后 1～2 个月避免重体力劳动
- 清淡饮食、多饮水

康复指导

排尿功能训练 —— 提肛运动

自我观察
- 尿线逐渐变细
- 排尿困难
- 附睾炎常在术后 1～4 周发生

做好随访

心理指导 —— 相关知识讲解

性生活指导
- 前列腺经尿道切除术后 1 个月
- 经膀胱切除术后 2 个月

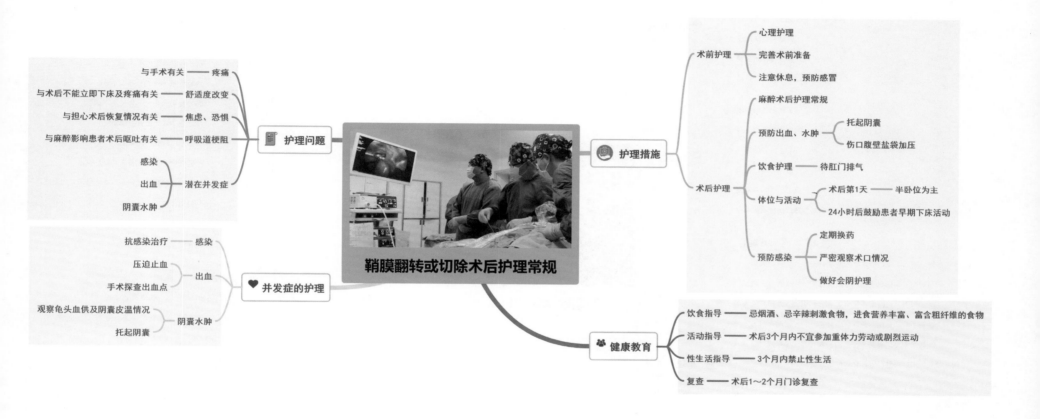

护理问题
- 与手术有关 —— 疼痛
- 与术后不能立即下床及疼痛有关 —— 舒适度改变
- 与担心术后恢复情况有关 —— 焦虑、恐惧
- 与麻醉影响患者术后呕吐有关 —— 呼吸道梗阻
- 潜在并发症
  - 感染
  - 出血
  - 阴囊水肿

并发症的护理
- 感染 —— 抗感染治疗
- 出血 —— 压迫止血
- 手术探查出血点
- 阴囊水肿 —— 观察龟头血供及阴囊皮温情况
- 托起阴囊

鞘膜翻转或切除术后护理常规

护理措施
- 术前护理
  - 心理护理
  - 完善术前准备
  - 注意休息，预防感冒
- 术后护理
  - 麻醉术后护理常规
  - 预防出血、水肿
    - 托起阴囊
    - 伤口腹壁盐袋加压
  - 饮食护理 —— 待肛门排气
  - 体位与活动
    - 术后第1天 —— 半卧位为主
    - 24小时后鼓励患者早期下床活动
  - 预防感染
    - 定期换药
    - 严密观察术口情况
    - 做好会阴护理

健康教育
- 饮食指导 —— 忌烟酒、忌辛辣刺激食物，进食营养丰富、富含粗纤维的食物
- 活动指导 —— 术后3个月内不宜参加重体力劳动或剧烈运动
- 性生活指导 —— 3个月内禁止性生活
- 复查 —— 术后1～2个月门诊复查

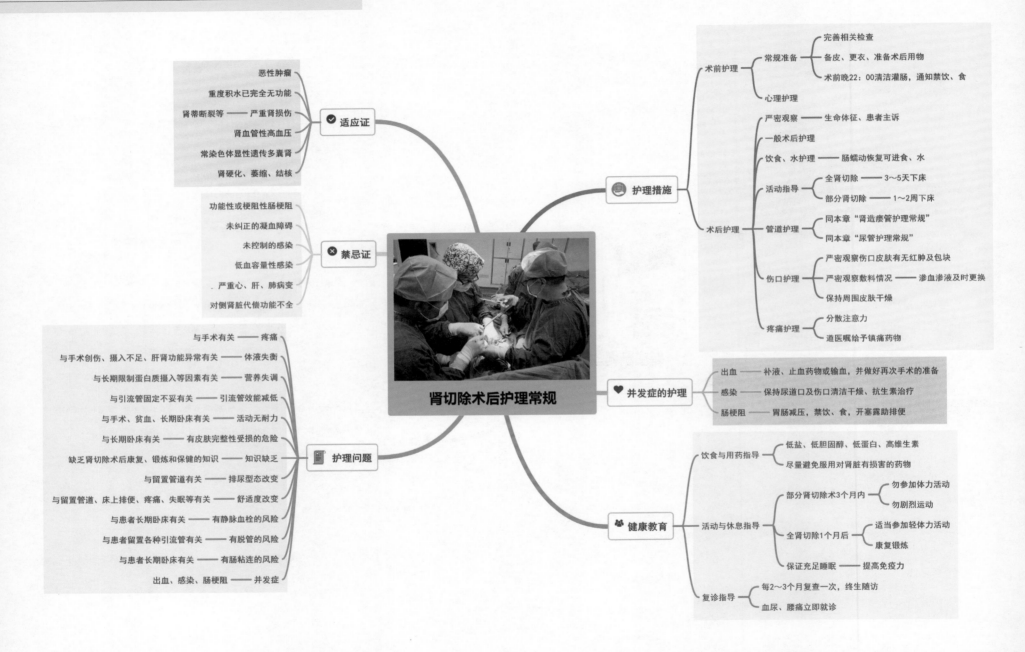

恶性肿瘤

重度积水已完全无功能

肾蒂断裂等 —— 严重肾损伤

肾血管性高血压

常染色体显性遗传多囊肾

肾硬化、萎缩、结核

✔ 适应证

功能性或梗阻性肠梗阻

未纠正的凝血障碍

未控制的感染

低血容量性感染

严重心、肝、肺病变

对侧肾脏代偿功能不全

✖ 禁忌证

肾切除术后护理常规

🖥 护理措施

术前护理 —— 常规准备 —— 完善相关检查
备皮、更衣、准备术后用物
术前晚22：00清洁灌肠，通知禁饮、食

心理护理

术后护理 —— 严密观察 —— 生命体征、患者主诉
一般术后护理
饮食、水护理 —— 肠蠕动恢复可进食、水
活动指导 —— 全肾切除 —— 3～5天下床
部分肾切除 —— 1～2周下床
管道护理 —— 同本章"肾造瘘管护理常规"
同本章"尿管护理常规"
伤口护理 —— 严密观察伤口皮肤有无红肿及包块
严密观察敷料情况 —— 渗血渗液及时更换
保持周围皮肤干燥
疼痛护理 —— 分散注意力
遵医嘱给予镇痛药物

❤ 并发症的护理
出血 —— 补液、止血药物或输血，并做好再次手术的准备
感染 —— 保持尿道口及伤口清洁干燥、抗生素治疗
肠梗阻 —— 胃肠减压，禁饮、食，开塞露助排便

👪 健康教育
饮食与用药指导 —— 低盐、低胆固醇、低蛋白、高维生素
尽量避免服用对肾脏有损害的药物
活动与休息指导 —— 部分肾切除术3个月内 —— 勿参加体力活动
勿剧烈运动
全肾切除1个月后 —— 适当参加轻体力活动
康复锻炼
保证充足睡眠 —— 提高免疫力
复诊指导 —— 每2～3个月复查一次，终生随访
血尿、腰痛立即就诊

与手术有关 —— 疼痛

与手术创伤、摄入不足、肝肾功能异常有关 —— 体液失衡

与长期限制蛋白质摄入等因素有关 —— 营养失调

与引流管固定不妥有关 —— 引流管效能减低

与手术、贫血、长期卧床有关 —— 活动无耐力

与长期卧床有关 —— 有皮肤完整性受损的危险

缺乏肾切除术后康复、锻炼和保健的知识 —— 知识缺乏

与留置管道有关 —— 排尿型态改变

与留置管道、床上排便、疼痛、失眠等有关 —— 舒适度改变

与患者长期卧床有关 —— 有静脉血栓的风险

与患者留置各种引流管有关 —— 有脱管的风险

与患者长期卧床有关 —— 有肠粘连的风险

出血、感染、肠梗阻 —— 并发症

📖 护理问题

合并感染治疗无效
尿路狭窄，输尿管狭窄、息肉 —— 输尿管切开取石
直径大于1cm，或呈多角形者
肾盂、盏结石直径＜肾盏颈 —— 肾盂切开取石
巨大的膀胱结石
不能击碎的坚硬结石 —— 膀胱切开取石
伴有膀胱及尿道其他病变

✅ 适应证

与担心手术预后有关 —— 焦虑
与手术创伤有关 —— 疼痛
与留置尿管有关 —— 排尿型态障碍
出血、感染、尿外渗 —— 潜在并发症

📋 护理问题

严密观察出血量、血压
止血药 —— 出血
出血加重手术探查
保持切口清洁干燥、定期更换敷料
抗感染治疗 —— 感染
保持引流管通畅 —— 尿外渗

❤️ 并发症的护理

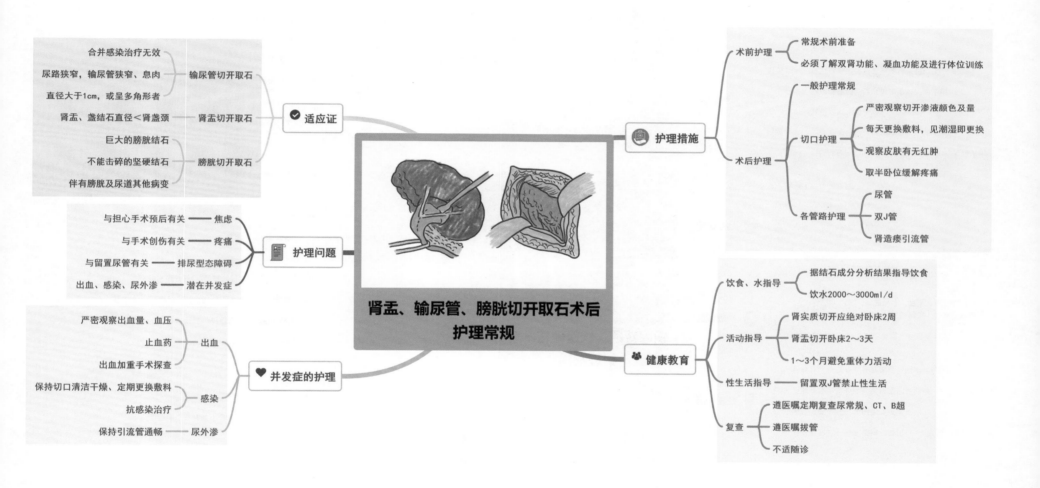

肾盂、输尿管、膀胱切开取石术后护理常规

常规术前准备
术前护理
必须了解双肾功能、凝血功能及进行体位训练

一般护理常规
严密观察切开渗液颜色及量
切口护理
每天更换敷料，见潮湿即更换
观察皮肤有无红肿
取半卧位缓解疼痛

术后护理

尿管
各管路护理 —— 双J管
肾造瘘引流管

🏥 护理措施

据结石成分分析结果指导饮食
饮食、水指导
饮水2000～3000ml/d

肾实质切开应绝对卧床2周
活动指导 —— 肾盂切开卧床2～3天
1～3个月避免重体力活动
性生活指导 —— 留置双J管禁止性生活
遵医嘱定期复查尿常规、CT、B超
复查 —— 遵医嘱拔管
不适随诊

🌸 健康教育

305

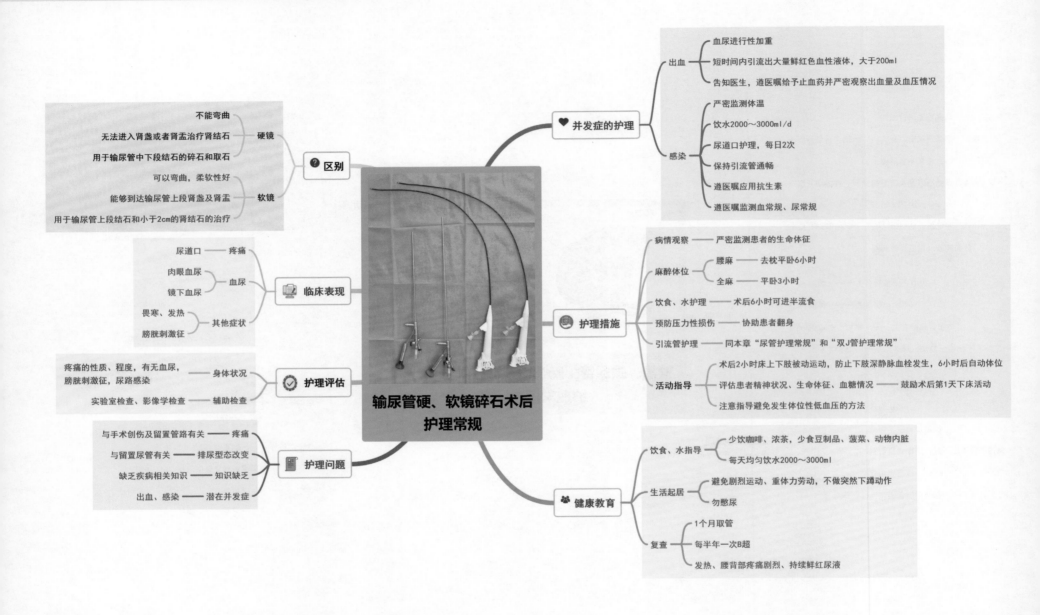

区别
- 硬镜
  - 不能弯曲
  - 无法进入肾盏或者肾盂治疗肾结石
  - 用于输尿管中下段结石的碎石和取石
- 软镜
  - 可以弯曲，柔软性好
  - 能够到达输尿管上段肾盏及肾盂
  - 用于输尿管上段结石和小于2cm的肾结石的治疗

临床表现
- 疼痛 —— 尿道口
- 血尿
  - 肉眼血尿
  - 镜下血尿
- 其他症状
  - 畏寒、发热
  - 膀胱刺激征

护理评估
- 身体状况 —— 疼痛的性质、程度，有无血尿，膀胱刺激征，尿路感染
- 辅助检查 —— 实验室检查、影像学检查

护理问题
- 疼痛 —— 与手术创伤及留置管路有关
- 排尿型态改变 —— 与留置尿管有关
- 知识缺乏 —— 缺乏疾病相关知识
- 潜在并发症 —— 出血、感染

输尿管硬、软镜碎石术后护理常规

并发症的护理
- 出血
  - 血尿进行性加重
  - 短时间内引流出大量鲜红色血性液体，大于200ml
  - 告知医生，遵医嘱给予止血药并严密观察出血量及血压情况
- 感染
  - 严密监测体温
  - 饮水2000～3000ml/d
  - 尿道口护理，每日2次
  - 保持引流管通畅
  - 遵医嘱应用抗生素
  - 遵医嘱监测血常规、尿常规

护理措施
- 病情观察 —— 严密监测患者的生命体征
- 麻醉体位
  - 腰麻 —— 去枕平卧6小时
  - 全麻 —— 平卧3小时
- 饮食、水护理 —— 术后6小时可进半流食
- 预防压力性损伤 —— 协助患者翻身
- 引流管护理 —— 同本章"尿管护理常规"和"双J管护理常规"
- 活动指导
  - 术后2小时床上下肢被动运动，防止下肢深静脉血栓发生，6小时后自动体位
  - 评估患者精神状况、生命体征、血糖情况 —— 鼓励术后第1天下床活动
  - 注意指导避免发生体位性低血压的方法

健康教育
- 饮食、水指导
  - 少饮咖啡、浓茶，少食豆制品、菠菜、动物内脏
  - 每天均匀饮水2000～3000ml
- 生活起居
  - 避免剧烈运动、重体力劳动，不做突然下蹲动作
  - 勿憋尿
- 复查
  - 1个月取管
  - 每半年一次B超
  - 发热、腰背部疼痛剧烈、持续鲜红尿液

利用高能冲击波，通过X线、B超定 —— 定义 —— 📖 概述
位将震波聚焦使结石裂解、粉碎

肾结石≤2cm —— ✅ 适应证
输尿管上段结石≤1.5cm

妊娠妇女、肥胖者
尿路结石及结石定位不清者
远端输尿管有器质性梗阻
患侧无肾功能 —— ❌ 禁忌证
急性尿路感染者
全身出血性疾病
严重心血管病变、心脏疾病
血肌酐≥265μmol/L

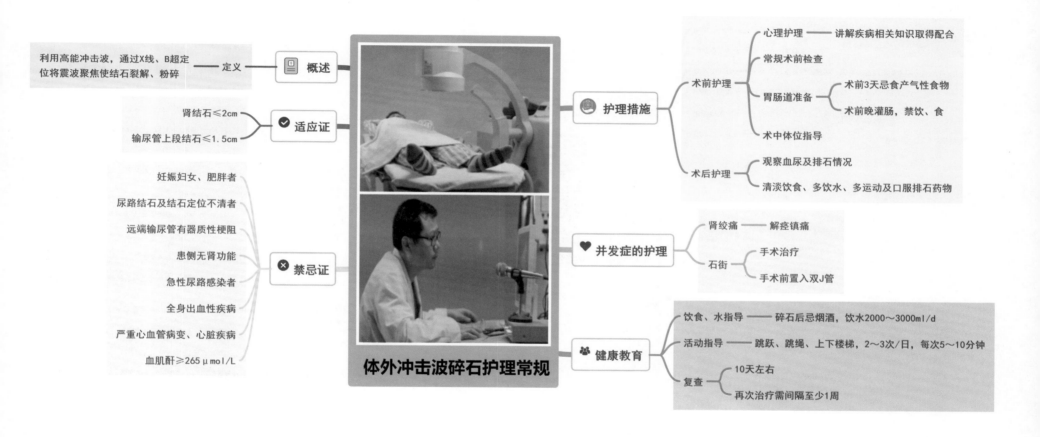

体外冲击波碎石护理常规

📋 护理措施

术前护理
　心理护理 —— 讲解疾病相关知识取得配合
　常规术前检查
　胃肠道准备 —— 术前3天忌食产气性食物
　　　　　　　—— 术前晚灌肠，禁饮、食
　术中体位指导

术后护理
　观察血尿及排石情况
　清淡饮食、多饮水、多运动及口服排石药物

❤ 并发症的护理
肾绞痛 —— 解痉镇痛
石街 —— 手术治疗
　　　—— 手术前置入双J管

👥 健康教育
饮食、水指导 —— 碎石后忌烟酒，饮水2000～3000ml/d
活动指导 —— 跳跃、跳绳、上下楼梯，2～3次/日，每次5～10分钟
复查 —— 10天左右
　　　—— 再次治疗需间隔至少1周

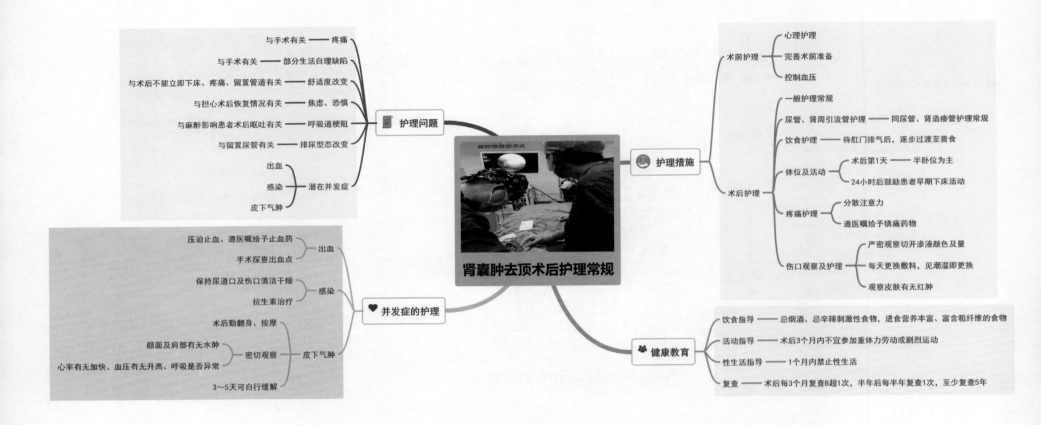

护理问题
- 与手术有关 —— 疼痛
- 与手术有关 —— 部分生活自理缺陷
- 与术后不能立即下床、疼痛、留置管道有关 —— 舒适度改变
- 与担心术后恢复情况有关 —— 焦虑、恐惧
- 与麻醉影响患者术后呕吐有关 —— 呼吸道梗阻
- 与留置尿管有关 —— 排尿型态改变
- 出血
- 感染 —— 潜在并发症
- 皮下气肿

并发症的护理
- 压迫止血、遵医嘱给予止血药 —— 出血
- 手术探查出血点
- 保持尿道口及伤口清洁干燥 —— 感染
- 抗生素治疗
- 术后勤翻身、按摩
- 颜面及肩部有无水肿 —— 密切观察 —— 皮下气肿
- 心率有无加快、血压有无升高、呼吸是否异常
- 3～5天可自行缓解

肾囊肿去顶术后护理常规

护理措施
- 术前护理
  - 心理护理
  - 完善术前准备
  - 控制血压
- 术后护理
  - 一般护理常规
  - 尿管、肾周引流管护理 —— 同尿管、肾造瘘管护理常规
  - 饮食护理 —— 待肛门排气后，逐步过渡至普食
  - 体位及活动
    - 术后第1天 —— 半卧位为主
    - 24小时后鼓励患者早期下床活动
  - 疼痛护理
    - 分散注意力
    - 遵医嘱给予镇痛药物
  - 伤口观察及护理
    - 严密观察切开渗液颜色及量
    - 每天更换敷料，见潮湿即更换
    - 观察皮肤有无红肿

健康教育
- 饮食指导 —— 忌烟酒、忌辛辣刺激性食物，进食营养丰富、富含粗纤维的食物
- 活动指导 —— 术后3个月内不宜参加重体力劳动或剧烈运动
- 性生活指导 —— 1个月内禁止性生活
- 复查 —— 术后每3个月复查B超1次，半年后每半年复查1次，至少复查5年

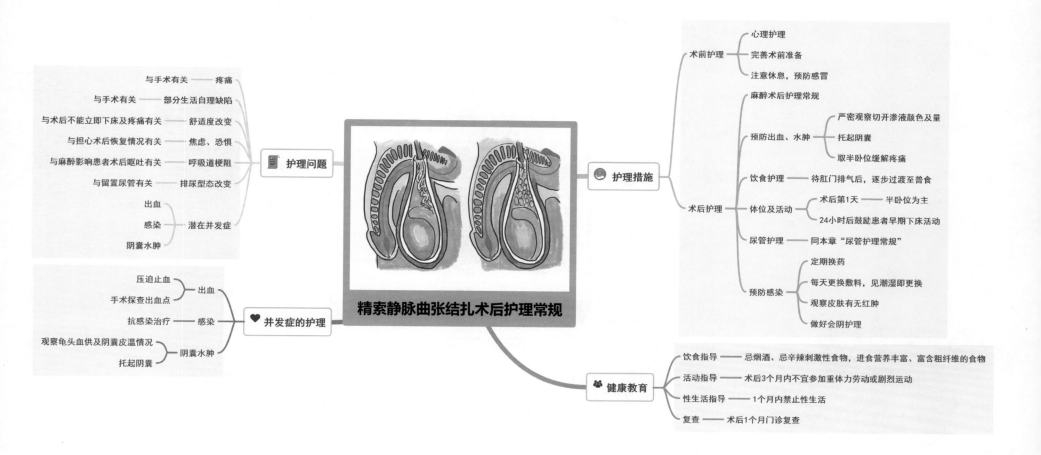

与手术有关 —— 疼痛

与手术有关 —— 部分生活自理缺陷

与术后不能立即下床及疼痛有关 —— 舒适度改变

与担心术后恢复情况有关 —— 焦虑、恐惧

与麻醉影响患者术后呕吐有关 —— 呼吸道梗阻

与留置尿管有关 —— 排尿型态改变

出血

感染 —— 潜在并发症

阴囊水肿

护理问题

压迫止血

手术探查出血点 —— 出血

抗感染治疗 —— 感染

观察龟头血供及阴囊皮温情况 —— 阴囊水肿

托起阴囊

并发症的护理

精索静脉曲张结扎术后护理常规

护理措施

术前护理

心理护理

完善术前准备

注意休息，预防感冒

麻醉术后护理常规

预防出血、水肿

严密观察切开渗液颜色及量

托起阴囊

取半卧位缓解疼痛

饮食护理 —— 待肛门排气后，逐步过渡至普食

体位及活动

术后第1天 —— 半卧位为主

24小时后鼓励患者早期下床活动

尿管护理 —— 同本章"尿管护理常规"

预防感染

定期换药

每天更换敷料，见潮湿即更换

观察皮肤有无红肿

做好会阴护理

术后护理

健康教育

饮食指导 —— 忌烟酒、忌辛辣刺激性食物，进食营养丰富、富含粗纤维的食物

活动指导 —— 术后3个月内不宜参加重体力劳动或剧烈运动

性生活指导 —— 1个月内禁止性生活

复查 —— 术后1个月门诊复查

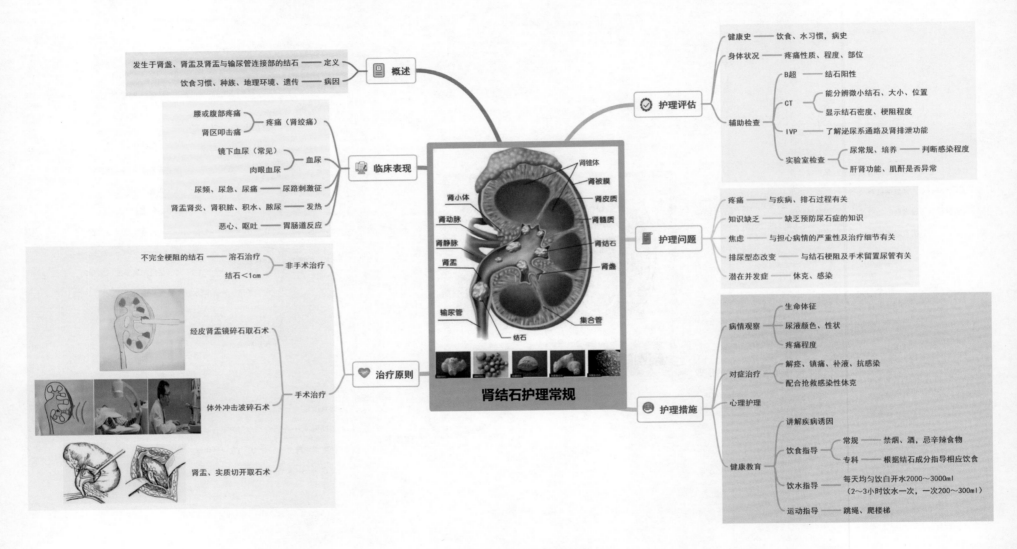

发生于肾盏、肾盂及肾盂与输尿管连接部的结石 —— 定义

饮食习惯、种族、地理环境、遗传 —— 病因

概述

腰或腹部疼痛
肾区叩击痛 —— 疼痛（肾绞痛）

镜下血尿（常见）
肉眼血尿 —— 血尿

尿频、尿急、尿痛 —— 尿路刺激征

肾盂肾炎、肾积脓、积水、脓尿 —— 发热

恶心、呕吐 —— 胃肠道反应

临床表现

不完全梗阻的结石 —— 溶石治疗
结石<1cm —— 非手术治疗

经皮肾盂镜碎石取石术

体外冲击波碎石术

肾盂、实质切开取石术 —— 手术治疗

治疗原则

健康史 —— 饮食、水习惯，病史

身体状况 —— 疼痛性质、程度、部位

B超 —— 结石阳性

CT —— 能分辨微小结石、大小、位置
显示结石密度、梗阻程度

IVP —— 了解泌尿系通路及肾排泄功能

实验室检查 —— 尿常规、培养 —— 判断感染程度
肝肾功能、肌酐是否异常

辅助检查

护理评估

疼痛 —— 与疾病、排石过程有关

知识缺乏 —— 缺乏预防尿石症的知识

焦虑 —— 与担心病情的严重性及治疗细节有关

排尿型态改变 —— 与结石梗阻及手术留置尿管有关

潜在并发症 —— 休克、感染

护理问题

生命体征
尿液颜色、性状
疼痛程度 —— 病情观察

解痉、镇痛、补液、抗感染
配合抢救感染性休克 —— 对症治疗

心理护理

讲解疾病诱因

常规 —— 禁烟、酒，忌辛辣食物
专科 —— 根据结石成分指导相应饮食 —— 饮食指导

每天均匀饮白开水2000～3000ml
（2～3小时饮水一次，一次200～300ml） —— 饮水指导

跳绳、爬楼梯 —— 运动指导

健康教育

护理措施

肾结石护理常规

注：IVP 为静脉肾盂造影

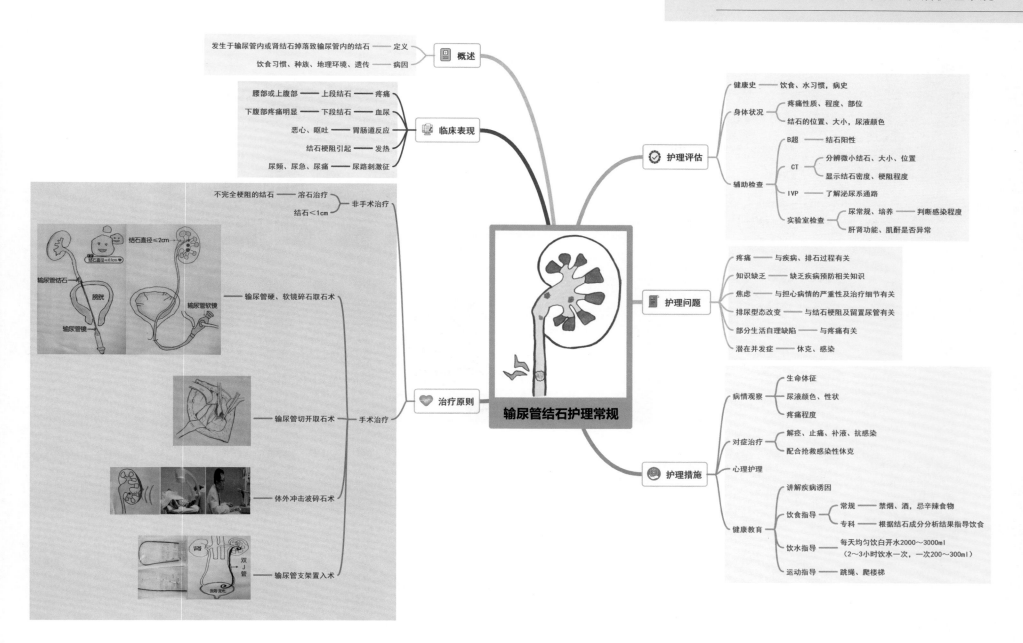

发生于输尿管内或肾结石掉落致输尿管内的结石 —— 定义
饮食习惯、种族、地理环境、遗传 —— 病因
—— 概述

腰部或上腹部 —— 上段结石 —— 疼痛
下腹部疼痛明显 —— 下段结石 —— 血尿
恶心、呕吐 —— 胃肠道反应
结石梗阻引起 —— 发热
尿频、尿急、尿痛 —— 尿路刺激征
—— 临床表现

不完全梗阻的结石 —— 溶石治疗
结石<1cm
—— 非手术治疗

结石直径<2cm
结石直径<0.1cm
输尿管结石
膀胱
输尿管镜
输尿管软镜

输尿管硬、软镜碎石取石术
输尿管切开取石术 —— 手术治疗
体外冲击波碎石术
双J管
肾
膀胱
输尿管支架置入术

—— 治疗原则

输尿管结石护理常规

护理评估
健康史 —— 饮食、水习惯，病史
身体状况 —— 疼痛性质、程度、部位
结石的位置、大小，尿液颜色
辅助检查
B超 —— 结石阳性
CT —— 分辨微小结石、大小、位置
显示结石密度、梗阻程度
IVP —— 了解泌尿系通路
实验室检查 —— 尿常规、培养 —— 判断感染程度
肝肾功能、肌酐是否异常

护理问题
疼痛 —— 与疾病、排石过程有关
知识缺乏 —— 缺乏疾病预防相关知识
焦虑 —— 与担心病情的严重性及治疗细节有关
排尿型态改变 —— 与结石梗阻及留置尿管有关
部分生活自理缺陷 —— 与疼痛有关
潜在并发症 —— 休克、感染

护理措施
病情观察 —— 生命体征
尿液颜色、性状
疼痛程度
对症治疗 —— 解痉、止痛、补液、抗感染
配合抢救感染性休克
心理护理
健康教育 —— 讲解疾病诱因
饮食指导 —— 常规 —— 禁烟、酒，忌辛辣食物
专科 —— 根据结石成分分析结果指导饮食
饮水指导 —— 每天均匀饮白开水2000～3000ml
（2～3小时饮水一次，一次200～300ml）
运动指导 —— 跳绳、爬楼梯

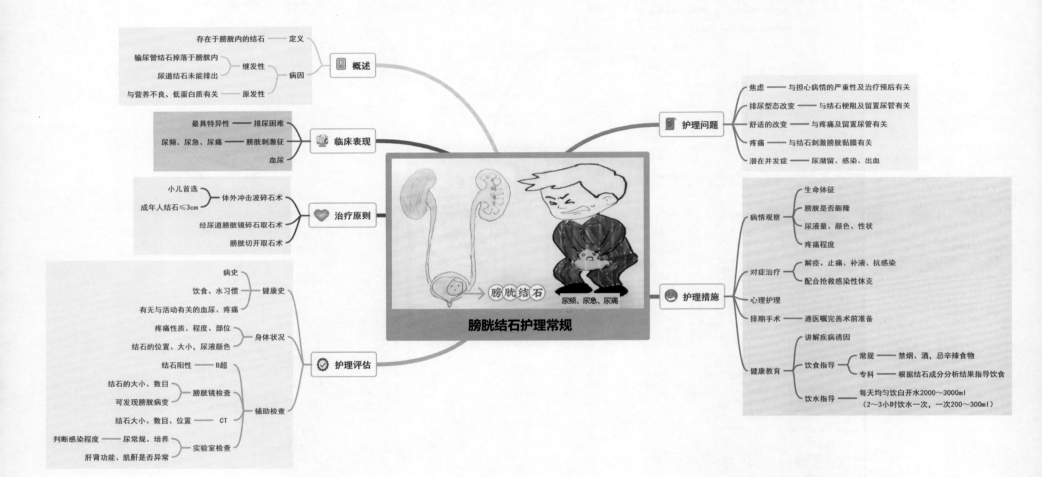

概述
- 定义 —— 存在于膀胱内的结石
- 病因
  - 继发性
    - 输尿管结石掉落于膀胱内
    - 尿道结石未能排出
  - 原发性 —— 与营养不良、低蛋白质有关

临床表现
- 最具特异性 —— 排尿困难
- 尿频、尿急、尿痛 —— 膀胱刺激征
- 血尿

治疗原则
- 体外冲击波碎石术
  - 小儿首选
  - 成年人结石≤3cm
- 经尿道膀胱镜碎石取石术
- 膀胱切开取石术

护理评估
- 健康史
  - 病史
  - 饮食、水习惯
  - 有无与活动有关的血尿、疼痛
- 身体状况
  - 疼痛性质、程度、部位
  - 结石的位置、大小，尿液颜色
- 辅助检查
  - B超 —— 结石阳性
  - 膀胱镜检查
    - 结石的大小、数目
    - 可发现膀胱病变
  - CT —— 结石大小、数目、位置
  - 实验室检查
    - 尿常规、培养 —— 判断感染程度
    - 肝肾功能、肌酐是否异常

膀胱结石护理常规

护理问题
- 焦虑 —— 与担心病情的严重性及治疗预后有关
- 排尿型态改变 —— 与结石梗阻及留置尿管有关
- 舒适的改变 —— 与疼痛及留置尿管有关
- 疼痛 —— 与结石刺激膀胱黏膜有关
- 潜在并发症 —— 尿潴留、感染、出血

护理措施
- 病情观察
  - 生命体征
  - 膀胱是否膨隆
  - 尿液量、颜色、性状
  - 疼痛程度
- 对症治疗
  - 解痉、止痛、补液、抗感染
  - 配合抢救感染性休克
- 心理护理
- 择期手术 —— 遵医嘱完善术前准备
- 健康教育
  - 讲解疾病诱因
  - 饮食指导
    - 常规 —— 禁烟、酒，忌辛辣食物
    - 专科 —— 根据结石成分分析结果指导饮食
  - 饮水指导 —— 每天均匀饮白开水2000～3000ml（2～3小时饮水一次，一次200～300ml）

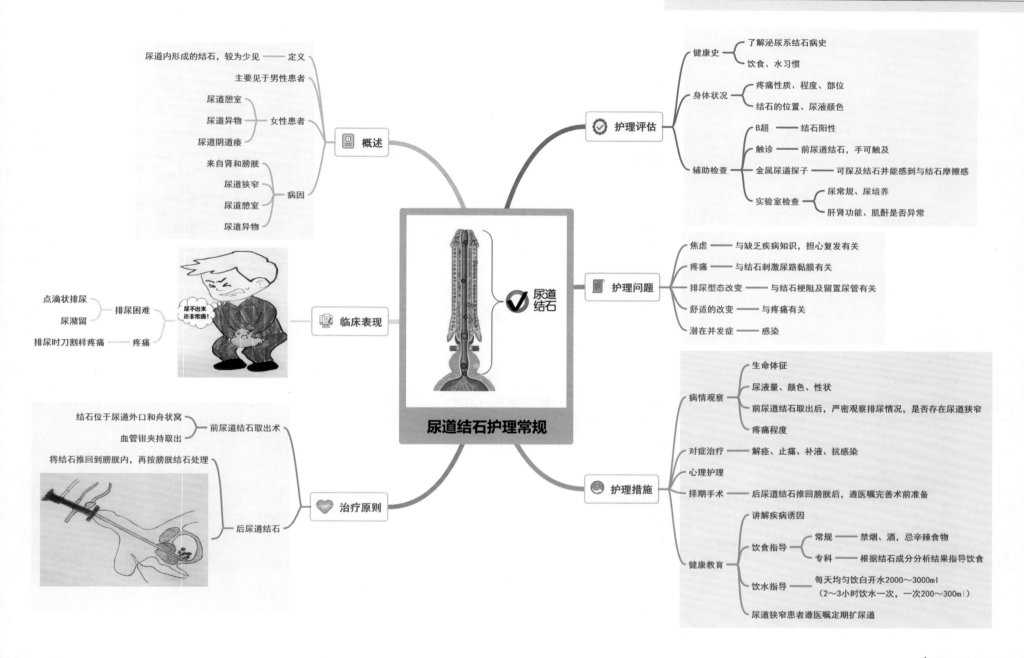

概述

定义 —— 尿道内形成的结石，较为少见

主要见于男性患者

女性患者 —— 尿道憩室 / 尿道异物 / 尿道阴道瘘

病因 —— 来自肾和膀胱 / 尿道狭窄 / 尿道憩室 / 尿道异物

临床表现

排尿困难 —— 点滴状排尿 / 尿潴留

疼痛 —— 排尿时刀割样疼痛

尿不出来还非常痛！

治疗原则

前尿道结石取出术 —— 结石位于尿道外口和舟状窝 / 血管钳夹持取出

后尿道结石 —— 将结石推回到膀胱内，再按膀胱结石处理

尿道结石护理常规

尿道结石

护理评估

健康史 —— 了解泌尿系结石病史 / 饮食、水习惯

身体状况 —— 疼痛性质、程度、部位 / 结石的位置、尿液颜色

辅助检查 —— B超 —— 结石阳性

触诊 —— 前尿道结石，手可触及

金属尿道探子 —— 可探及结石并能感到与结石摩擦感

实验室检查 —— 尿常规、尿培养 / 肝肾功能、肌酐是否异常

护理问题

焦虑 —— 与缺乏疾病知识，担心复发有关

疼痛 —— 与结石刺激尿路黏膜有关

排尿型态改变 —— 与结石梗阻及留置尿管有关

舒适的改变 —— 与疼痛有关

潜在并发症 —— 感染

护理措施

病情观察 —— 生命体征 / 尿液量、颜色、性状 / 前尿道结石取出后，严密观察排尿情况，是否存在尿道狭窄 / 疼痛程度

对症治疗 —— 解痉、止痛、补液、抗感染

心理护理

择期手术 —— 后尿道结石推回膀胱后，遵医嘱完善术前准备

健康教育 —— 讲解疾病诱因

饮食指导 —— 常规 —— 禁烟、酒，忌辛辣食物

专科 —— 根据结石成分分析结果指导饮食

饮水指导 —— 每天均匀饮白开水2000～3000ml（2～3小时饮水一次，一次200～300ml）

尿道狭窄患者遵医嘱定期扩尿道

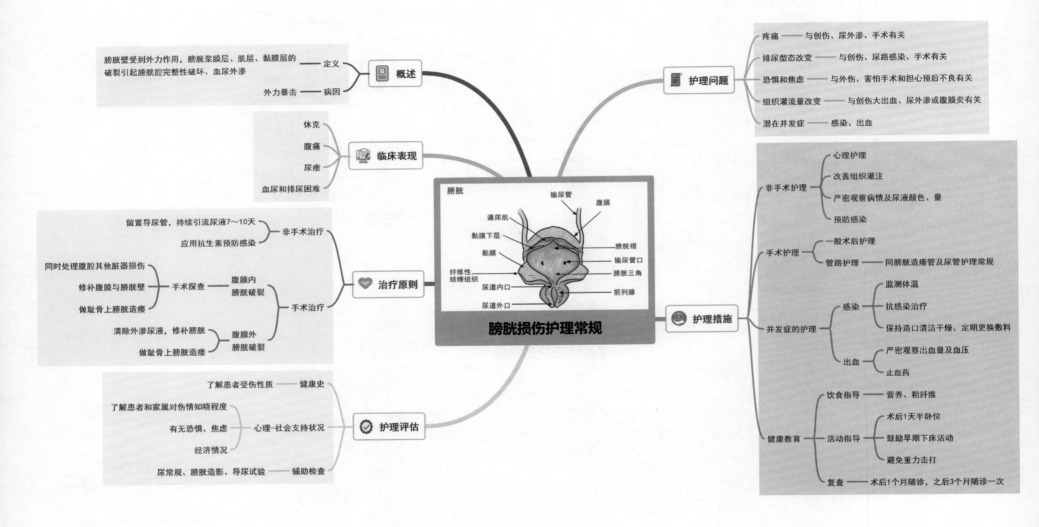

膀胱壁受到外力作用，膀胱浆膜层、肌层、黏膜层的破裂引起膀胱腔完整性破坏、血尿外渗 —— 定义

外力暴击 —— 病因

概述

休克
腹痛
尿瘘
血尿和排尿困难

临床表现

留置导尿管，持续引流尿液7～10天 —— 非手术治疗
应用抗生素预防感染

同时处理腹腔其他脏器损伤
修补腹膜与膀胱壁 —— 手术探查 —— 腹膜内膀胱破裂
做耻骨上膀胱造瘘

清除外渗尿液，修补膀胱 —— 腹膜外膀胱破裂
做耻骨上膀胱造瘘

手术治疗

治疗原则

了解患者受伤性质 —— 健康史
了解患者和家属对伤情知晓程度
有无恐惧、焦虑 —— 心理-社会支持状况
经济情况
尿常规、膀胱造影、导尿试验 —— 辅助检查

护理评估

膀胱损伤护理常规

疼痛 —— 与创伤、尿外渗、手术有关
排尿型态改变 —— 与创伤、尿路感染、手术有关
恐惧和焦虑 —— 与外伤、害怕手术和担心预后不良有关
组织灌流量改变 —— 与创伤大出血、尿外渗或腹膜炎有关
潜在并发症 —— 感染、出血

护理问题

心理护理
改善组织灌注
严密观察病情及尿液颜色、量
预防感染

非手术护理

一般术后护理
管路护理 —— 同膀胱造瘘管及尿管护理常规

手术护理

监测体温
感染 —— 抗感染治疗
保持造口清洁干燥、定期更换敷料

严密观察出血量及血压
出血 —— 止血药

并发症的护理

饮食指导 —— 营养、粗纤维

术后1天半卧位
活动指导 —— 鼓励早期下床活动
避免重力击打

复查 —— 术后1个月随诊，之后3个月随诊一次

健康教育

护理措施

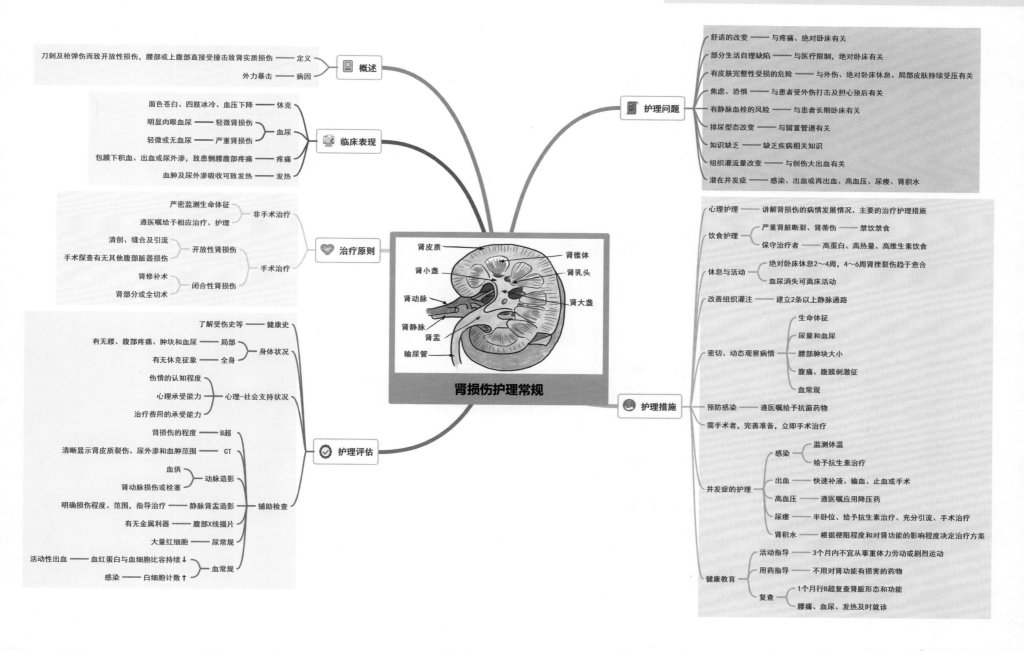

刀刺及枪弹伤而致开放性损伤，腰部或上腹部直接受撞击致肾实质损伤 —— 定义
外力暴击 —— 病因
└── 概述

面色苍白、四肢冰冷、血压下降 —— 休克
明显肉眼血尿 —— 轻微肾损伤 ┐
轻微或无血尿 —— 严重肾损伤 ┴── 血尿
包膜下积血、出血或尿外渗，致患侧腰腹部疼痛 —— 疼痛
血肿及尿外渗吸收可致发热 —— 发热
└── 临床表现

严密监测生命体征 ┐
遵医嘱给予相应治疗、护理 ┴── 非手术治疗
清创、缝合及引流 ┐
手术探查有无其他腹部脏器损伤 ┴── 开放性肾损伤
肾修补术 ┐ —— 手术治疗
肾部分或全切术 ┴── 闭合性肾损伤
└── 治疗原则

了解受伤史等 —— 健康史
有无腰、腹部疼痛、肿块和血尿 —— 局部 ┐
有无休克征象 —— 全身 ┴── 身体状况
伤情的认知程度 ┐
心理承受能力 ├── 心理-社会支持状况
治疗费用的承受能力 ┘
肾损伤的程度 —— B超
清晰显示肾皮质裂伤、尿外渗和血肿范围 —— CT
血供 ┐
肾动脉损伤或栓塞 ┴── 动脉造影
明确损伤程度、范围，指导治疗 —— 静脉肾盂造影 ┴── 辅助检查
有无金属利器 —— 腹部X线摄片
大量红细胞 —— 尿常规
活动性出血 —— 血红蛋白与血细胞比容持续↓ ┐
感染 —— 白细胞计数↑ ┴── 血常规
└── 护理评估

舒适的改变 —— 与疼痛、绝对卧床有关
部分生活自理缺陷 —— 与医疗限制，绝对卧床有关
有皮肤完整性受损的危险 —— 与外伤、绝对卧床休息、局部皮肤持续受压有关
焦虑、恐惧 —— 与患者受外伤打击及担心预后有关
有静脉血栓的风险 —— 与患者长期卧床有关
排尿型态改变 —— 与留置管道有关
知识缺乏 —— 缺乏疾病相关知识
组织灌流量改变 —— 与创伤大出血有关
潜在并发症 —— 感染、出血或再出血、高血压、尿瘘、肾积水
└── 护理问题

心理护理 —— 讲解肾损伤的病情发展情况、主要的治疗护理措施
饮食护理 —— 严重肾脏断裂、肾蒂伤 —— 禁饮禁食
                保守治疗者 —— 高蛋白、高热量、高维生素饮食
休息与活动 —— 绝对卧床休息2～4周，4～6周肾挫裂伤趋于愈合
                血尿消失可离床活动
改善组织灌注 —— 建立2条以上静脉通路
密切、动态观察病情 ┐ 生命体征
                    │ 尿量和血尿
                    ├ 腰部肿块大小
                    │ 腹痛、腹膜刺激征
                    └ 血常规
预防感染 —— 遵医嘱给予抗菌药物
需手术者，完善准备，立即手术治疗
并发症的护理 ┐ 感染 —— 监测体温
            │   给予抗生素治疗
            │ 出血 —— 快速补液、输血、止血或手术
            ├ 高血压 —— 遵医嘱应用降压药
            │ 尿瘘 —— 半卧位、给予抗生素治疗、充分引流、手术治疗
            └ 肾积水 —— 根据梗阻程度和对肾功能的影响程度决定治疗方案
健康教育 ┐ 活动指导 —— 3个月内不宜从事重体力劳动或剧烈运动
        │ 用药指导 —— 不用对肾功能有损害的药物
        └ 复查 —— 1个月行B超复查肾脏形态和功能
                    腰痛、血尿、发热及时就诊
└── 护理措施

（肾损伤护理常规）
肾皮质、肾锥体、肾小盏、肾乳头、肾动脉、肾静脉、肾盂、肾大盏、输尿管

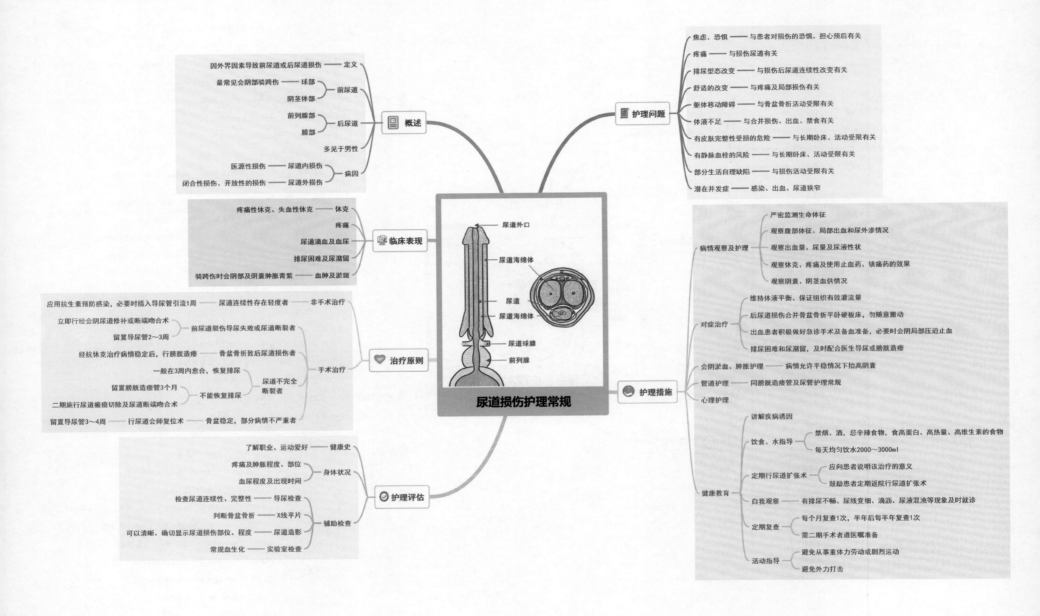

概述

- 定义 —— 因外界因素导致前尿道或后尿道损伤
- 前尿道
  - 球部 —— 最常见会阴部骑跨伤
  - 阴茎体部
- 后尿道
  - 前列腺部
  - 膜部
- 多见于男性
- 病因
  - 尿道内损伤 —— 医源性损伤
  - 尿道外损伤 —— 闭合性损伤、开放性的损伤

临床表现

- 休克 —— 疼痛性休克、失血性休克
- 疼痛
- 尿道滴血及血尿
- 排尿困难及尿潴留
- 血肿及淤斑 —— 骑跨伤时会阴部及阴囊肿胀青紫

治疗原则

- 非手术治疗 —— 尿道连续性存在轻度者 —— 应用抗生素预防感染，必要时插入导尿管引流1周
- 手术治疗
  - 前尿道裂伤导尿失败或尿道断裂者
    - 立即行经会阴尿道修补或断端吻合术
    - 留置导尿管2~3周
  - 骨盆骨折致后尿道损伤者
    - 经抗休克治疗病情稳定后，行膀胱造瘘
  - 尿道不完全断裂者
    - 一般在3周内愈合，恢复排尿
  - 不能恢复排尿
    - 留置膀胱造瘘管3个月
    - 二期施行尿道瘢痕切除及尿道断端吻合术
  - 骨盆稳定，部分病情不严重者
    - 留置导尿管3~4周 —— 行尿道会师复位术

护理评估

- 健康史 —— 了解职业、运动爱好
- 身体状况
  - 疼痛及肿胀程度、部位
  - 血尿程度及出现时间
- 辅助检查
  - 导尿检查 —— 检查尿道连续性、完整性
  - X线平片 —— 判断骨盆骨折
  - 尿道造影 —— 可以清晰、确切显示尿道损伤部位、程度
  - 实验室检查 —— 常规血生化

护理问题

- 焦虑、恐惧 —— 与患者对损伤的恐惧、担心预后有关
- 疼痛 —— 与损伤尿道有关
- 排尿型态改变 —— 与损伤后尿道连续性改变有关
- 舒适的改变 —— 与疼痛及局部损伤有关
- 躯体移动障碍 —— 与骨盆骨折活动受限有关
- 体液不足 —— 与合并损伤、出血、禁食有关
- 有皮肤完整性受损的危险 —— 与长期卧床、活动受限有关
- 有静脉血栓的风险 —— 与长期卧床、活动受限有关
- 部分生活自理缺陷 —— 与损伤活动受限有关
- 潜在并发症 —— 感染、出血、尿道狭窄

护理措施

- 病情观察及护理
  - 严密监测生命体征
  - 观察腹部体征、局部出血和尿外渗情况
  - 观察出血量、尿量及尿液性状
  - 观察休克、疼痛及使用止血药、镇痛药的效果
  - 观察阴囊、阴茎血供情况
- 对症治疗
  - 维持体液平衡、保证组织有效灌流量
  - 后尿道损伤合并骨盆骨折平卧硬板床，勿随意搬动
  - 出血患者积极做好急诊手术及备血准备，必要时会阴局部压迫止血
  - 排尿困难和尿潴留，及时配合医生导尿或膀胱造瘘
- 会阴淤血、肿胀护理 —— 病情允许平稳情况下抬高阴囊
- 管道护理 —— 同膀胱造瘘管及尿管护理常规
- 心理护理
- 健康教育
  - 讲解疾病诱因
  - 饮食、水指导
    - 禁烟、酒，忌辛辣食物，食高蛋白、高热量、高维生素的食物
    - 每天均匀饮水2000~3000ml
  - 定期行尿道扩张术
    - 应向患者说明该治疗的意义
    - 鼓励患者定期返院行尿道扩张术
  - 自我观察 —— 有排尿不畅、尿线变细、滴沥、尿液混浊等现象及时就诊
  - 定期复查
    - 每个月复查1次，半年后每半年复查1次
    - 需二期手术者遵医嘱准备
  - 活动指导
    - 避免从事重体力劳动或剧烈运动
    - 避免外力打击

尿道损伤护理常规

尿道外口
尿道海绵体
尿道
尿道海绵体
尿道球腺
前列腺

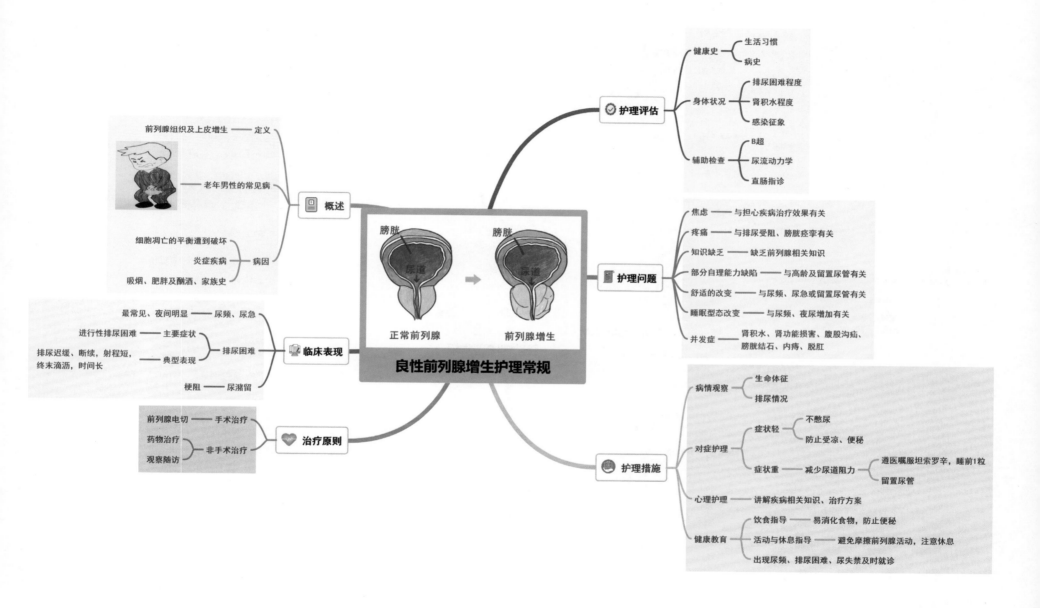

良性前列腺增生护理常规

概述
- 定义 —— 前列腺组织及上皮增生
- 老年男性的常见病
- 病因
  - 细胞凋亡的平衡遭到破坏
  - 炎症疾病
  - 吸烟、肥胖及酗酒、家族史

临床表现
- 尿频、尿急 —— 最常见、夜间明显
- 排尿困难
  - 主要症状 —— 进行性排尿困难
  - 典型表现 —— 排尿迟缓、断续，射程短，终末滴沥，时间长
- 尿潴留 —— 梗阻

治疗原则
- 手术治疗 —— 前列腺电切
- 非手术治疗
  - 药物治疗
  - 观察随访

护理评估
- 健康史
  - 生活习惯
  - 病史
- 身体状况
  - 排尿困难程度
  - 肾积水程度
  - 感染征象
- 辅助检查
  - B超
  - 尿流动力学
  - 直肠指诊

护理问题
- 焦虑 —— 与担心疾病治疗效果有关
- 疼痛 —— 与排尿受阻、膀胱痉挛有关
- 知识缺乏 —— 缺乏前列腺相关知识
- 部分自理能力缺陷 —— 与高龄及留置尿管有关
- 舒适的改变 —— 与尿频、尿急或留置尿管有关
- 睡眠型态改变 —— 与尿频、夜间增加有关
- 并发症 —— 肾积水、肾功能损害、腹股沟疝、膀胱结石、内痔、脱肛

护理措施
- 病情观察
  - 生命体征
  - 排尿情况
- 对症护理
  - 症状轻
    - 不憋尿
    - 防止受凉、便秘
  - 症状重 —— 减少尿道阻力
    - 遵医嘱服坦索罗辛，睡前1粒
    - 留置尿管
- 心理护理 —— 讲解疾病相关知识、治疗方案
- 健康教育
  - 饮食指导 —— 易消化食物，防止便秘
  - 活动与休息指导 —— 避免摩擦前列腺活动，注意休息
  - 出现尿频、排尿困难、尿失禁及时就诊

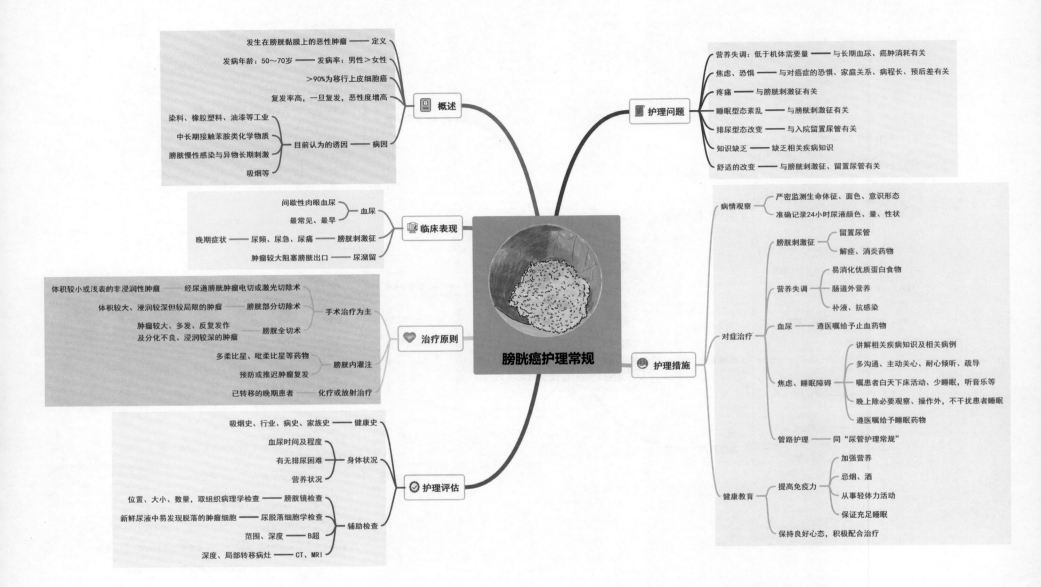

概述
- 定义 —— 发生在膀胱黏膜上的恶性肿瘤
- 发病年龄：50～70岁 —— 发病率：男性＞女性
- ＞90%为移行上皮细胞癌
- 复发率高，一旦复发，恶性度增高
- 病因 —— 目前认为的诱因
  - 染料、橡胶塑料、油漆等工业中长期接触苯胺类化学物质
  - 膀胱慢性感染与异物长期刺激
  - 吸烟等

临床表现
- 血尿
  - 间歇性肉眼血尿
  - 最常见、最早
- 膀胱刺激征 —— 晚期症状 —— 尿频、尿急、尿痛
- 尿潴留 —— 肿瘤较大阻塞膀胱出口

治疗原则
- 手术治疗为主
  - 经尿道膀胱肿瘤电切或激光切除术 —— 体积较小或浅表的非浸润性肿瘤
  - 膀胱部分切除术 —— 体积较大，浸润较深但较局限的肿瘤
  - 膀胱全切术 —— 肿瘤较大、多发、反复发作及分化不良、浸润较深的肿瘤
- 膀胱内灌注
  - 多柔比星、吡柔比星等药物
  - 预防或推迟肿瘤复发
- 化疗或放射治疗 —— 已转移的晚期患者

护理评估
- 健康史 —— 吸烟史、行业、病史、家族史
- 身体状况
  - 血尿时间及程度
  - 有无排尿困难
  - 营养状况
- 辅助检查
  - 膀胱镜检查 —— 位置、大小、数量，取组织病理学检查
  - 尿脱落细胞学检查 —— 新鲜尿液中易发现脱落的肿瘤细胞
  - B超 —— 范围、深度
  - CT、MRI —— 深度、局部转移病灶

膀胱癌护理常规

护理问题
- 营养失调：低于机体需要量 —— 与长期血尿、癌肿消耗有关
- 焦虑、恐惧 —— 与对癌症的恐惧、家庭关系、病程长、预后差有关
- 疼痛 —— 与膀胱刺激征有关
- 睡眠型态紊乱 —— 与膀胱刺激征有关
- 排尿型态改变 —— 与入院留置尿管有关
- 知识缺乏 —— 缺乏相关疾病知识
- 舒适的改变 —— 与膀胱刺激征、留置尿管有关

护理措施
- 病情观察
  - 严密监测生命体征、面色、意识形态
  - 准确记录24小时尿液颜色、量、性状
- 对症治疗
  - 膀胱刺激征
    - 留置尿管
    - 解痉、消炎药物
  - 营养失调
    - 易消化优质蛋白食物
    - 肠道外营养
    - 补液、抗感染
  - 血尿 —— 遵医嘱给予止血药物
  - 焦虑、睡眠障碍
    - 讲解相关疾病知识及相关病例
    - 多沟通、主动关心、耐心倾听、疏导
    - 嘱患者白天下床活动、少睡眠，听音乐等
    - 晚上除必要观察、操作外，不干扰患者睡眠
    - 遵医嘱给予睡眠药物
  - 管路护理 —— 同"尿管护理常规"
- 健康教育
  - 提高免疫力
    - 加强营养
    - 忌烟、酒
    - 从事轻体力活动
    - 保证充足睡眠
  - 保持良好心态，积极配合治疗

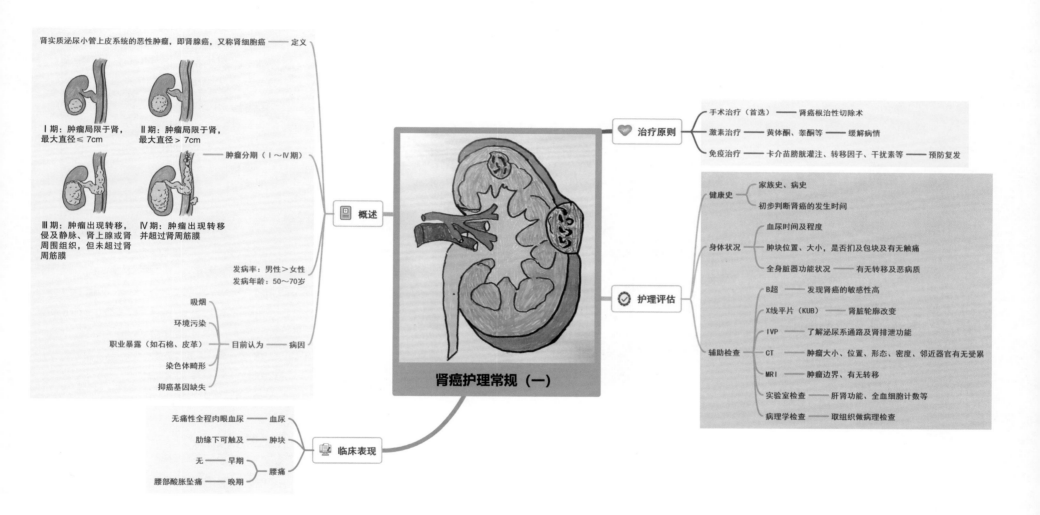

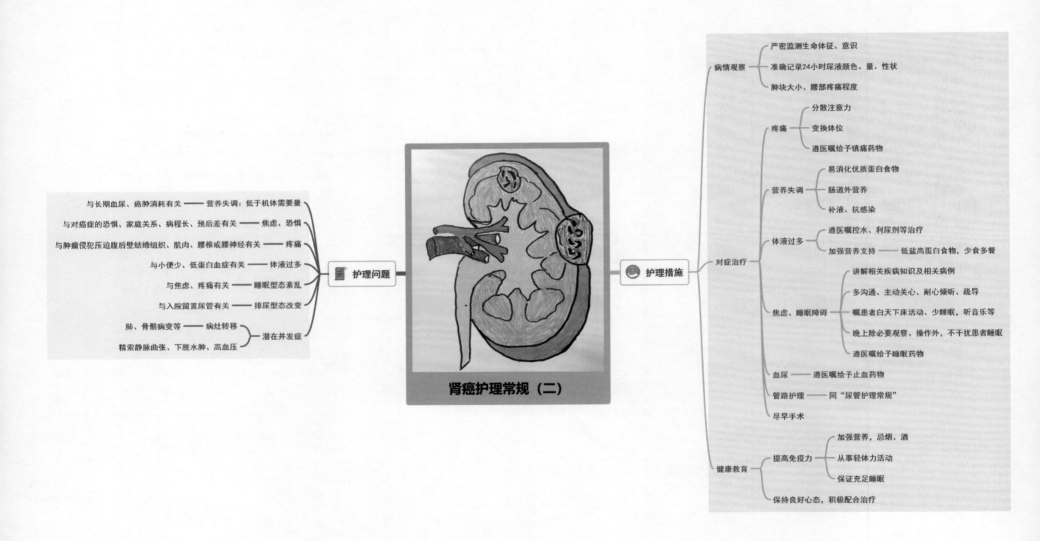

护理问题

与长期血尿、癌肿消耗有关 —— 营养失调：低于机体需要量
与对癌症的恐惧、家庭关系、病程长、预后差有关 —— 焦虑、恐惧
与肿瘤侵犯压迫腹后壁结缔组织、肌肉、腰椎或腰神经有关 —— 疼痛
与小便少、低蛋白血症有关 —— 体液过多
与焦虑、疼痛有关 —— 睡眠型态紊乱
与入院留置尿管有关 —— 排尿型态改变
肺、骨骼病变等 —— 病灶转移 —— 潜在并发症
精索静脉曲张、下肢水肿、高血压

肾癌护理常规（二）

护理措施

病情观察
　严密监测生命体征、意识
　准确记录24小时尿液颜色、量、性状
　肿块大小、腰部疼痛程度

疼痛
　分散注意力
　变换体位
　遵医嘱给予镇痛药物

营养失调
　易消化优质蛋白食物
　肠道外营养
　补液、抗感染

体液过多
　遵医嘱控水、利尿剂等治疗
　加强营养支持 —— 低盐高蛋白食物，少食多餐

对症治疗

焦虑、睡眠障碍
　讲解相关疾病知识及相关病例
　多沟通、主动关心、耐心倾听、疏导
　嘱患者白天下床活动、少睡眠，听音乐等
　晚上除必要观察、操作外，不干扰患者睡眠
　遵医嘱给予睡眠药物

血尿 —— 遵医嘱给予止血药物
管路护理 —— 同"尿管护理常规"
尽早手术

健康教育
　提高免疫力
　　加强营养，忌烟、酒
　　从事轻体力活动
　　保证充足睡眠
　保持良好心态，积极配合治疗

320

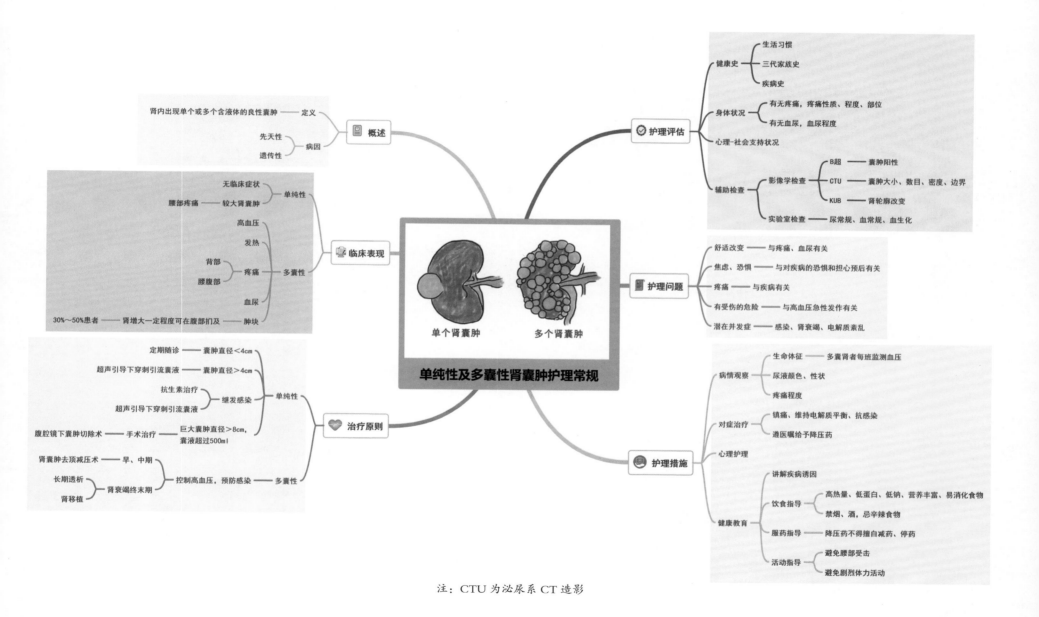

概述
— 定义 —— 肾内出现单个或多个含液体的良性囊肿
— 病因 — 先天性
　　　　　遗传性

临床表现
— 单纯性 — 无临床症状
　　　　　　较大肾囊肿 —— 腰部疼痛
— 多囊性 — 高血压
　　　　　　发热
　　　　　　疼痛 — 背部
　　　　　　　　　　腰腹部
　　　　　　血尿
　　　　　　肿块 —— 肾增大一定程度可在腹部扪及 —— 30%～50%患者

治疗原则
— 单纯性 — 定期随诊 —— 囊肿直径<4cm
　　　　　　超声引导下穿刺引流囊液 —— 囊肿直径>4cm
　　　　　　继发感染 — 抗生素治疗
　　　　　　　　　　　　超声引导下穿刺引流囊液
　　　　　　手术治疗 —— 腹腔镜下囊肿切除术 —— 巨大囊肿直径>8cm，囊液超过500ml
— 多囊性 — 控制高血压，预防感染 — 早、中期 —— 肾囊肿去顶减压术
　　　　　　　　　　　　　　　　　　肾衰竭终末期 — 长期透析
　　　　　　　　　　　　　　　　　　　　　　　　　肾移植

单个肾囊肿　　多个肾囊肿

单纯性及多囊性肾囊肿护理常规

护理评估
— 健康史 — 生活习惯
　　　　　　三代家族史
　　　　　　疾病史
— 身体状况 — 有无疼痛，疼痛性质、程度、部位
　　　　　　　有无血尿，血尿程度
— 心理-社会支持状况
— 辅助检查 — 影像学检查 — B超 —— 囊肿阳性
　　　　　　　　　　　　　　CTU —— 囊肿大小、数目、密度、边界
　　　　　　　　　　　　　　KUB —— 肾轮廓改变
　　　　　　　实验室检查 —— 尿常规、血常规、血生化

护理问题
— 舒适改变 —— 与疼痛、血尿有关
— 焦虑、恐惧 —— 与对疾病的恐惧和担心预后有关
— 疼痛 —— 与疾病有关
— 有受伤的危险 —— 与高血压急性发作有关
— 潜在并发症 —— 感染、肾衰竭、电解质紊乱

护理措施
— 病情观察 — 生命体征 —— 多囊肾者每班监测血压
　　　　　　　尿液颜色、性状
　　　　　　　疼痛程度
— 对症治疗 — 镇痛、维持电解质平衡、抗感染
　　　　　　　遵医嘱给予降压药
— 心理护理
— 健康教育 — 讲解疾病诱因
　　　　　　　饮食指导 — 高热量、低蛋白、低钠、营养丰富、易消化食物
　　　　　　　　　　　　　禁烟、酒，忌辛辣食物
　　　　　　　服药指导 —— 降压药不得擅自减药、停药
　　　　　　　活动指导 — 避免腰部受击
　　　　　　　　　　　　　避免剧烈体力活动

注：CTU 为泌尿系 CT 造影

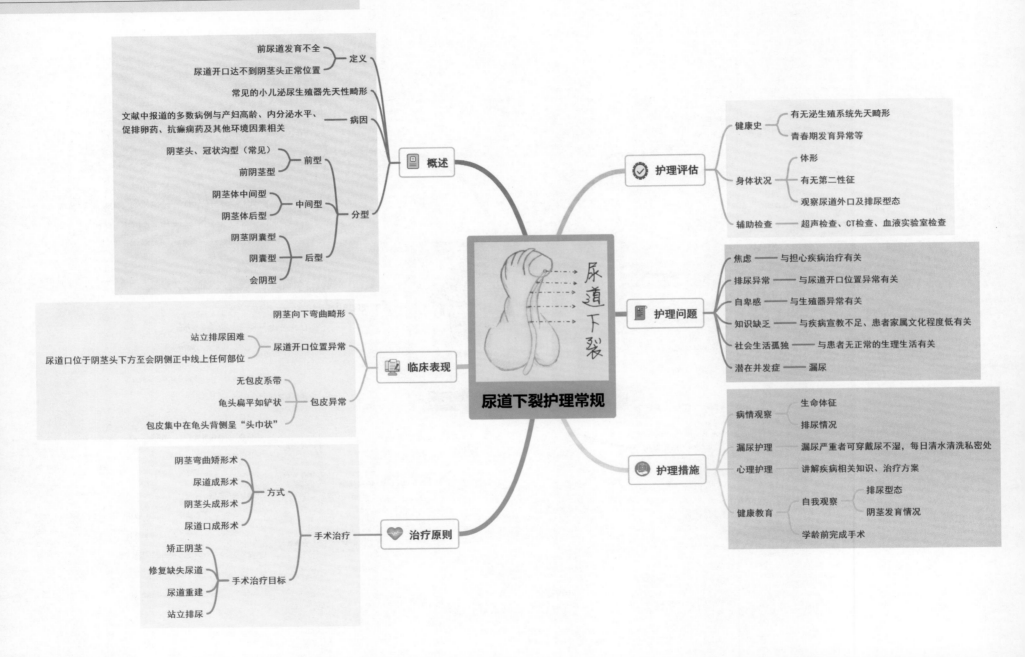

概述

定义
- 前尿道发育不全
- 尿道开口达不到阴茎头正常位置

- 常见的小儿泌尿生殖器先天性畸形

病因
- 文献中报道的多数病例与产妇高龄、内分泌水平、促排卵药、抗癫痫药及其他环境因素相关

分型
- 前型
  - 阴茎头、冠状沟型（常见）
  - 前阴茎型
- 中间型
  - 阴茎体中间型
  - 阴茎体后型
- 后型
  - 阴茎阴囊型
  - 阴囊型
  - 会阴型

临床表现
- 阴茎向下弯曲畸形
- 尿道开口位置异常
  - 站立排尿困难
  - 尿道口位于阴茎头下方至会阴侧正中线上任何部位
- 包皮异常
  - 无包皮系带
  - 龟头扁平如铲状
  - 包皮集中在龟头背侧呈"头巾状"

治疗原则

手术治疗
- 方式
  - 阴茎弯曲矫形术
  - 尿道成形术
  - 阴茎头成形术
  - 尿道口成形术
- 手术治疗目标
  - 矫正阴茎
  - 修复缺失尿道
  - 尿道重建
  - 站立排尿

尿道下裂护理常规

护理评估
- 健康史
  - 有无泌生殖系统先天畸形
  - 青春期发育异常等
- 身体状况
  - 体形
  - 有无第二性征
  - 观察尿道外口及排尿型态
- 辅助检查
  - 超声检查、CT检查、血液实验室检查

护理问题
- 焦虑 —— 与担心疾病治疗有关
- 排尿异常 —— 与尿道开口位置异常有关
- 自卑感 —— 与生殖器异常有关
- 知识缺乏 —— 与疾病宣教不足、患者家属文化程度低有关
- 社会生活孤独 —— 与患者无正常的生理生活有关
- 潜在并发症 —— 漏尿

护理措施
- 病情观察
  - 生命体征
  - 排尿情况
- 漏尿护理 —— 漏尿严重者可穿戴尿不湿，每日清水清洗私密处
- 心理护理 —— 讲解疾病相关知识、治疗方案
- 健康教育
  - 自我观察
    - 排尿型态
    - 阴茎发育情况
  - 学龄前完成手术

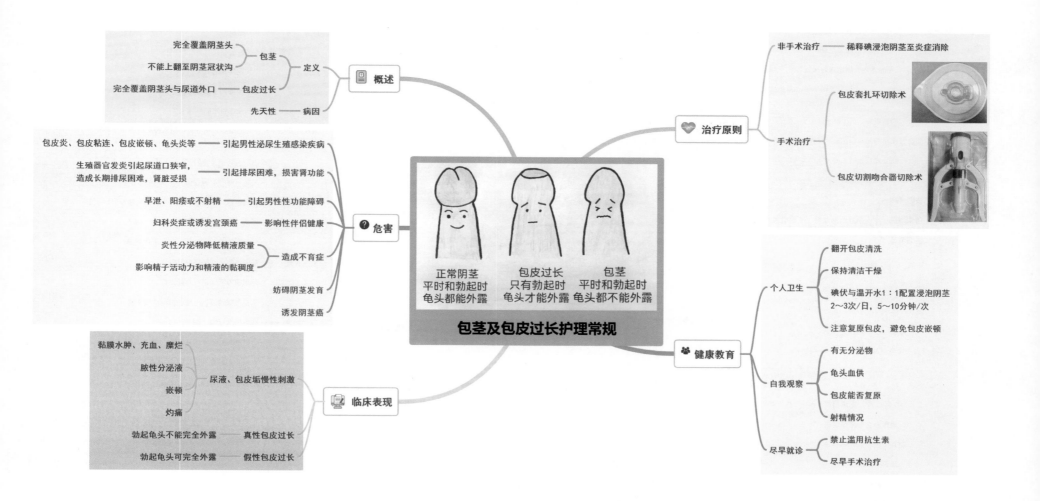

概述
- 定义
  - 包茎
    - 完全覆盖阴茎头
    - 不能上翻至阴茎冠状沟
  - 包皮过长
    - 完全覆盖阴茎头与尿道外口
- 病因
  - 先天性

危害
- 引起男性泌尿生殖感染疾病 —— 包皮炎、包皮粘连、包皮嵌顿、龟头炎等
- 引起排尿困难，损害肾功能 —— 生殖器官发炎引起尿道口狭窄，造成长期排尿困难，肾脏受损
- 引起男性性功能障碍 —— 早泄、阳痿或不射精
- 影响性伴侣健康 —— 妇科炎症或诱发宫颈癌
- 造成不育症
  - 炎性分泌物降低精液质量
  - 影响精子活动力和精液的黏稠度
- 妨碍阴茎发育
- 诱发阴茎癌

临床表现
- 尿液、包皮垢慢性刺激
  - 黏膜水肿、充血、糜烂
  - 脓性分泌液
  - 嵌顿
  - 灼痛
- 真性包皮过长 —— 勃起龟头不能完全外露
- 假性包皮过长 —— 勃起龟头可完全外露

治疗原则
- 非手术治疗 —— 稀释碘浸泡阴茎至炎症消除
- 手术治疗
  - 包皮套扎环切除术
  - 包皮切割吻合器切除术

健康教育
- 个人卫生
  - 翻开包皮清洗
  - 保持清洁干燥
  - 碘伏与温开水1：1配置浸泡阴茎2～3次/日，5～10分钟/次
  - 注意复原包皮，避免包皮嵌顿
- 自我观察
  - 有无分泌物
  - 龟头血供
  - 包皮能否复原
  - 射精情况
- 尽早就诊
  - 禁止滥用抗生素
  - 尽早手术治疗

包茎及包皮过长护理常规

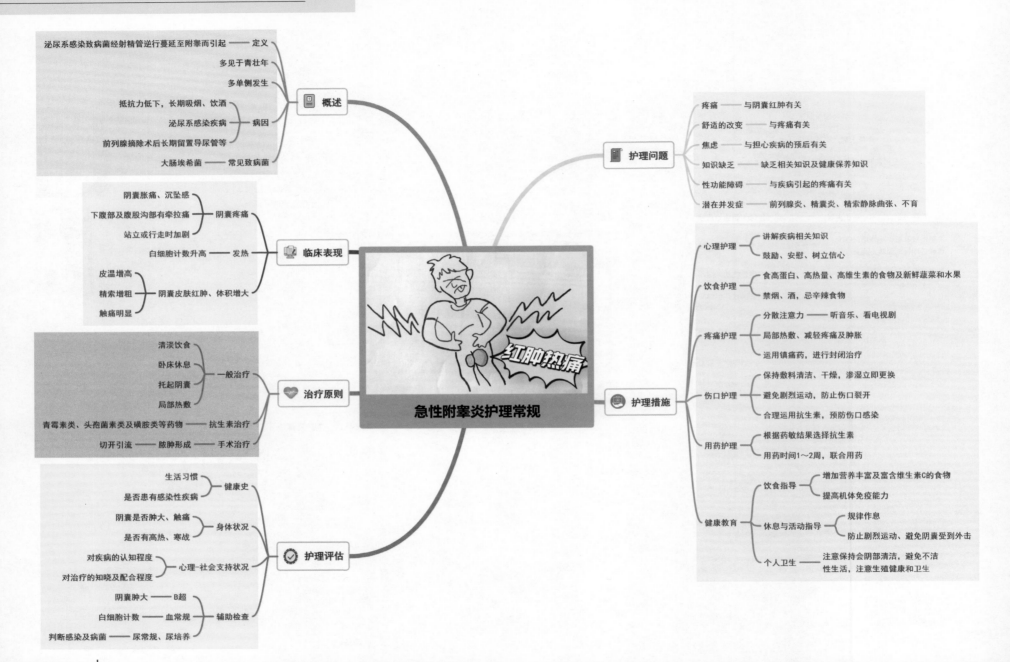

泌尿系感染致病菌经射精管逆行蔓延至附睾而引起 —— 定义

多见于青壮年

多单侧发生

抵抗力低下，长期吸烟、饮酒

泌尿系感染疾病 —— 病因

前列腺摘除术后长期留置导尿管等

大肠埃希菌 —— 常见致病菌

概述

阴囊胀痛、沉坠感

下腹部及腹股沟部有牵拉痛 —— 阴囊疼痛

站立或行走时加剧

白细胞计数升高 —— 发热

皮温增高

精索增粗 —— 阴囊皮肤红肿、体积增大

触痛明显

临床表现

清淡饮食

卧床休息

托起阴囊 —— 一般治疗

局部热敷

青霉素类、头孢菌素类及磺胺类等药物 —— 抗生素治疗

切开引流 —— 脓肿形成 —— 手术治疗

治疗原则

生活习惯 —— 健康史

是否患有感染性疾病

阴囊是否肿大、触痛 —— 身体状况

是否有高热、寒战

对疾病的认知程度 —— 心理-社会支持状况

对治疗的知晓及配合程度

阴囊肿大 —— B 超

白细胞计数 —— 血常规 —— 辅助检查

判断感染及病菌 —— 尿常规、尿培养

护理评估

急性附睾炎护理常规

红肿热痛

护理问题

疼痛 —— 与阴囊红肿有关

舒适的改变 —— 与疼痛有关

焦虑 —— 与担心疾病的预后有关

知识缺乏 —— 缺乏相关知识及健康保养知识

性功能障碍 —— 与疾病引起的疼痛有关

潜在并发症 —— 前列腺炎、精囊炎、精索静脉曲张、不育

护理措施

心理护理 —— 讲解疾病相关知识

鼓励、安慰、树立信心

饮食护理 —— 食高蛋白、高热量、高维生素的食物及新鲜蔬菜和水果

禁烟、酒，忌辛辣食物

疼痛护理 —— 分散注意力 —— 听音乐、看电视剧

局部热敷、减轻疼痛及肿胀

运用镇痛药，进行封闭治疗

伤口护理 —— 保持敷料清洁、干燥，渗湿立即更换

避免剧烈运动，防止伤口裂开

合理运用抗生素，预防伤口感染

用药护理 —— 根据药敏结果选择抗生素

用药时间 1～2 周，联合用药

健康教育 —— 饮食指导 —— 增加营养丰富及富含维生素 C 的食物

提高机体免疫能力

休息与活动指导 —— 规律作息

防止剧烈运动、避免阴囊受到外击

个人卫生 —— 注意保持会阴部清洁，避免不洁性生活，注意生殖健康和卫生

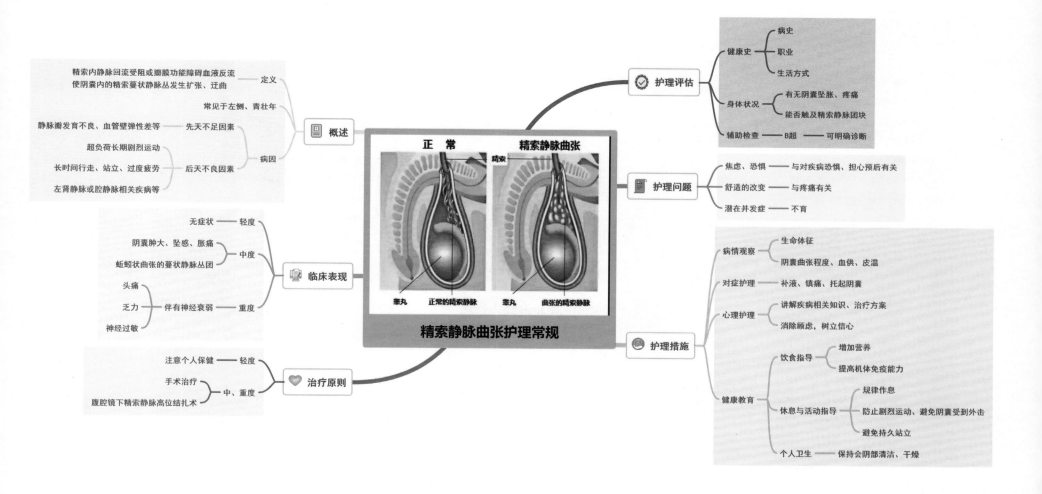

精索内静脉回流受阻或瓣膜功能障碍血液反流
使阴囊内的精索蔓状静脉丛发生扩张、迂曲 —— 定义

常见于左侧、青壮年

静脉瓣发育不良、血管壁弹性差等 —— 先天不足因素

超负荷长期剧烈运动

长时间行走、站立、过度疲劳 —— 后天不良因素

左肾静脉或腔静脉相关疾病等

概述

病因

无症状 —— 轻度

阴囊肿大、坠感、胀痛

蚯蚓状曲张的蔓状静脉丛团 —— 中度

头痛

乏力 —— 伴有神经衰弱 —— 重度

神经过敏

临床表现

注意个人保健 —— 轻度

手术治疗

腹腔镜下精索静脉高位结扎术 —— 中、重度

治疗原则

正 常　　　精索静脉曲张

精索

睾丸　　正常的精索静脉

睾丸　　曲张的精索静脉

精索静脉曲张护理常规

病史

健康史 —— 职业

生活方式

身体状况 —— 有无阴囊坠胀、疼痛

能否触及精索静脉团块

辅助检查 —— B超 —— 可明确诊断

护理评估

焦虑、恐惧 —— 与对疾病恐惧、担心预后有关

舒适的改变 —— 与疼痛有关

潜在并发症 —— 不育

护理问题

生命体征

病情观察

阴囊曲张程度、血供、皮温

对症护理 —— 补液、镇痛、托起阴囊

心理护理 —— 讲解疾病相关知识、治疗方案

消除顾虑，树立信心

增加营养

饮食指导

提高机体免疫能力

规律作息

健康教育 —— 休息与活动指导 —— 防止剧烈运动、避免阴囊受到外击

避免持久站立

个人卫生 —— 保持会阴部清洁、干燥

护理措施

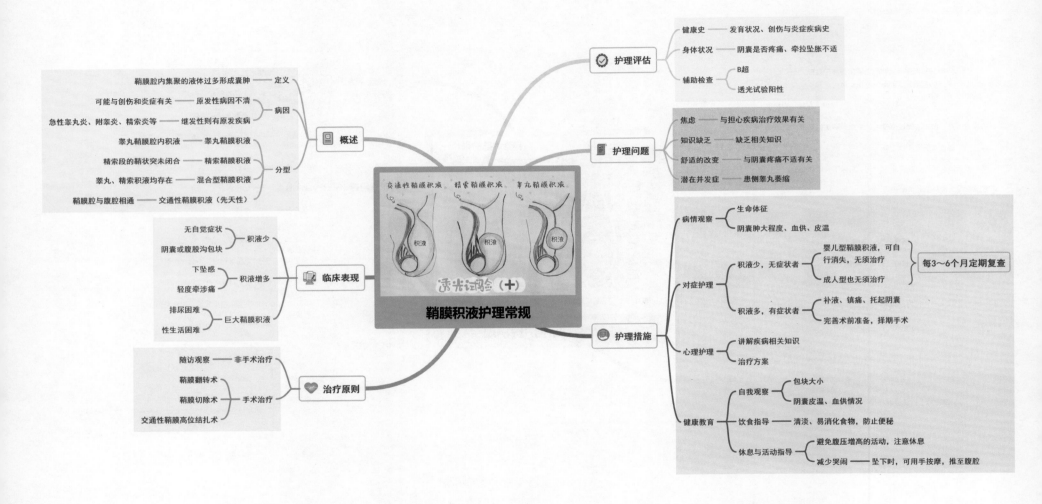

概述

定义 —— 鞘膜腔内集聚的液体过多形成囊肿

病因
- 原发性病因不清 —— 可能与创伤和炎症有关
- 继发性则有原发疾病 —— 急性睾丸炎、附睾炎、精索炎等

分型
- 睾丸鞘膜积液 —— 睾丸鞘膜腔内积液
- 精索鞘膜积液 —— 精索段的鞘状突未闭合
- 混合型鞘膜积液 —— 睾丸、精索积液均存在
- 交通性鞘膜积液（先天性） —— 鞘膜腔与腹腔相通

临床表现

积液少
- 无自觉症状
- 阴囊或腹股沟包块

积液增多
- 下坠感
- 轻度牵涉痛

巨大鞘膜积液
- 排尿困难
- 性生活困难

治疗原则

非手术治疗 —— 随访观察

手术治疗
- 鞘膜翻转术
- 鞘膜切除术
- 交通性鞘膜高位结扎术

护理评估
- 健康史 —— 发育状况、创伤与炎症疾病史
- 身体状况 —— 阴囊是否疼痛、牵拉坠胀不适
- 辅助检查 —— B超 / 透光试验阳性

护理问题
- 焦虑 —— 与担心疾病治疗效果有关
- 知识缺乏 —— 缺乏相关知识
- 舒适的改变 —— 与阴囊疼痛不适有关
- 潜在并发症 —— 患侧睾丸萎缩

护理措施

病情观察
- 生命体征
- 阴囊肿大程度、血供、皮温

对症护理
- 积液少，无症状者
  - 婴儿型鞘膜积液，可自行消失，无须治疗
  - 成人型也无须治疗
  （每3～6个月定期复查）
- 积液多，有症状者
  - 补液、镇痛、托起阴囊
  - 完善术前准备，择期手术

心理护理
- 讲解疾病相关知识
- 治疗方案

健康教育
- 自我观察
  - 包块大小
  - 阴囊皮温、血供情况
- 饮食指导 —— 清淡、易消化食物，防止便秘
- 休息与活动指导
  - 避免腹压增高的活动，注意休息
  - 减少哭闹 —— 坠下时，可用手按摩，推至腹腔

鞘膜积液护理常规

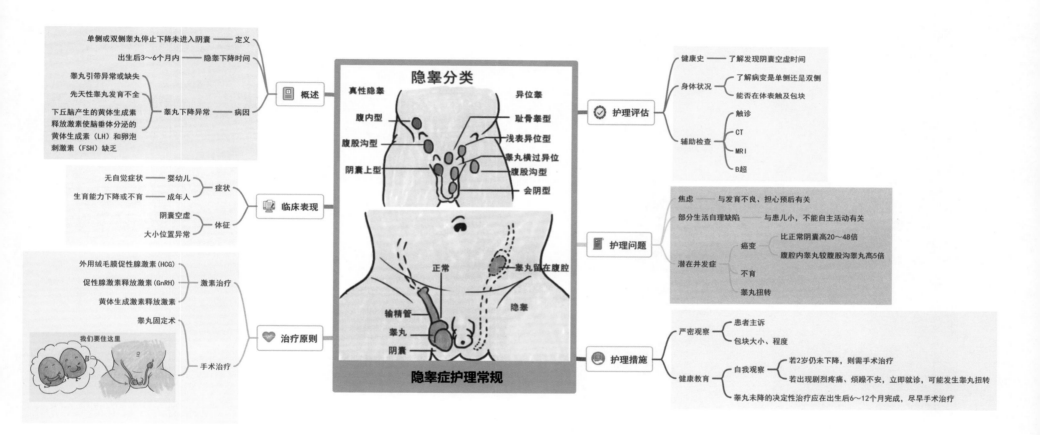

概述

单侧或双侧睾丸停止下降未进入阴囊 —— 定义

出生后3~6个月内 —— 隐睾下降时间

睾丸引带异常或缺失
先天性睾丸发育不全 —— 病因
下丘脑产生的黄体生成素
释放激素使脑垂体分泌的
黄体生成素（LH）和卵泡
刺激素（FSH）缺乏 —— 睾丸下降异常

临床表现

无自觉症状 —— 婴幼儿 —— 症状
生育能力下降或不育 —— 成年人

阴囊空虚 —— 体征
大小位置异常

治疗原则

外用绒毛膜促性腺激素(HCG)
促性腺激素释放激素(GnRH) —— 激素治疗
黄体生成激素释放激素

睾丸固定术
我们要住在这里 —— 手术治疗

隐睾分类

真性隐睾　　　　　　　异位睾
腹内型　　　　　　　　耻骨睾型
腹股沟型　　　　　　　浅表异位型
阴囊上型　　　　　　　睾丸横过异位
　　　　　　　　　　　腹股沟型
　　　　　　　　　　　会阴型

正常 —— 睾丸留在腹腔
输精管
睾丸 —— 隐睾
阴囊

隐睾症护理常规

护理评估

健康史 —— 了解发现阴囊空虚时间

身体状况 —— 了解病变是单侧还是双侧
能否在体表触及包块

触诊
辅助检查 —— CT
MRI
B超

护理问题

焦虑 —— 与发育不良、担心预后有关
部分生活自理缺陷 —— 与患儿小，不能自主活动有关

癌变 —— 比正常阴囊高20~48倍
腹腔内睾丸较腹股沟睾丸高5倍
潜在并发症 —— 不育
睾丸扭转

护理措施

严密观察 —— 患者主诉
包块大小、程度

自我观察 —— 若2岁仍未下降，则需手术治疗
若出现剧烈疼痛、烦躁不安，立即就诊，可能发生睾丸扭转
健康教育
睾丸未降的决定性治疗应在出生后6~12个月完成，尽早手术治疗

第 16 章

普外科护理常规

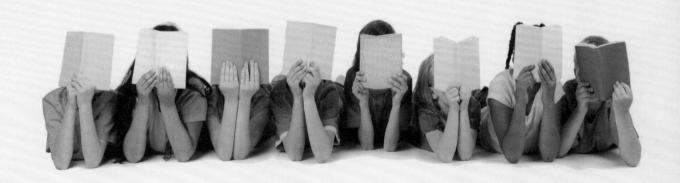

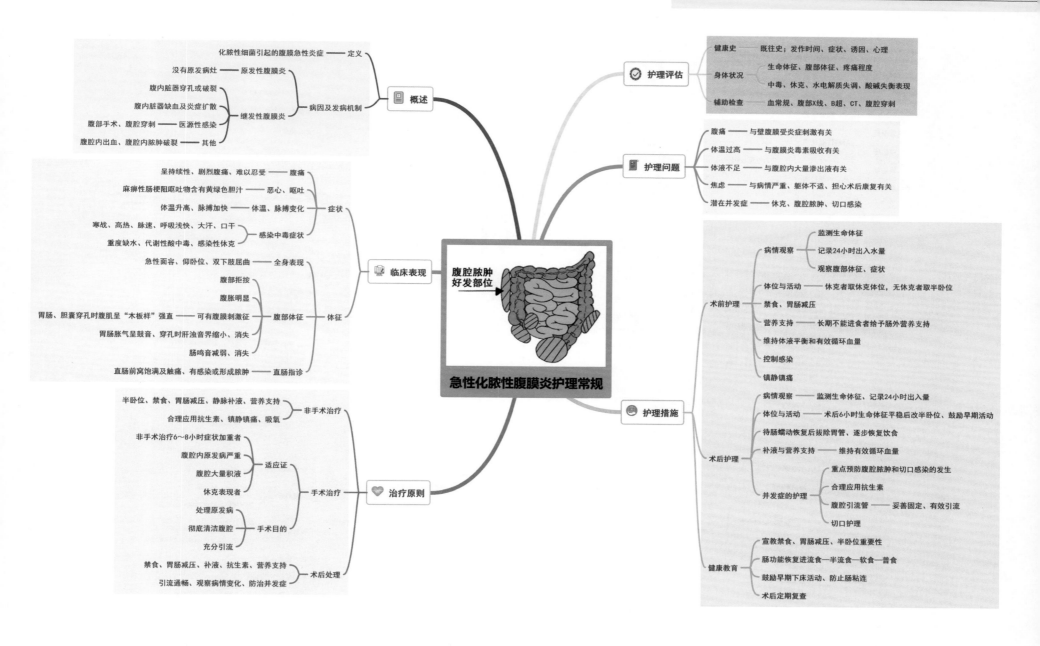

概述
- 定义 —— 化脓性细菌引起的腹膜急性炎症
- 病因及发病机制
  - 原发性腹膜炎 —— 没有原发病灶
  - 继发性腹膜炎
    - 腹内脏器穿孔或破裂
    - 腹内脏器缺血及炎症扩散
    - 医源性感染 —— 腹部手术、腹腔穿刺
  - 其他 —— 腹腔内出血、腹腔内脓肿破裂

临床表现
- 症状
  - 腹痛 —— 呈持续性、剧烈腹痛、难以忍受
  - 恶心、呕吐 —— 麻痹性肠梗阻呕吐物含有黄绿色胆汁
  - 体温、脉搏变化 —— 体温升高、脉搏加快
  - 感染中毒症状 —— 寒战、高热、脉速、呼吸浅快、大汗、口干
  - 感染性休克 —— 重度缺水、代谢性酸中毒
- 体征
  - 全身表现 —— 急性面容、仰卧位、双下肢屈曲
  - 腹部体征
    - 腹部拒按
    - 腹胀明显
    - 可有腹膜刺激征 —— 胃肠、胆囊穿孔时腹肌呈"木板样"强直
    - 胃肠胀气呈鼓音、穿孔时肝浊音界缩小、消失
    - 肠鸣音减弱、消失
  - 直肠指诊 —— 直肠前窝饱满及触痛、有感染或形成脓肿

治疗原则
- 非手术治疗
  - 半卧位、禁食、胃肠减压、静脉补液、营养支持
  - 合理应用抗生素、镇静镇痛、吸氧
- 手术治疗
  - 适应证
    - 非手术治疗6～8小时症状加重者
    - 腹腔内原发病严重
    - 腹腔大量积液
    - 休克表现者
  - 手术目的
    - 处理原发病
    - 彻底清洁腹腔
    - 充分引流
  - 术后处理
    - 禁食、胃肠减压、补液、抗生素、营养支持
    - 引流通畅、观察病情变化、防治并发症

腹腔脓肿好发部位

急性化脓性腹膜炎护理常规

护理评估
- 健康史 —— 既往史；发作时间、症状、诱因、心理
- 身体状况
  - 生命体征、腹部体征、疼痛程度
  - 中毒、休克、水电解质失调、酸碱失衡表现
- 辅助检查 —— 血常规、腹部X线、B超、CT、腹腔穿刺

护理问题
- 腹痛 —— 与壁腹膜受炎症刺激有关
- 体温过高 —— 与腹膜炎毒素吸收有关
- 体液不足 —— 与腹膜内大量渗出液有关
- 焦虑 —— 与病情严重、躯体不适、担心术后康复有关
- 潜在并发症 —— 休克、腹腔脓肿、切口感染

护理措施
- 术前护理
  - 病情观察
    - 监测生命体征
    - 记录24小时出入水量
    - 观察腹部体征、症状
  - 体位与活动 —— 休克者取休克体位，无休克者取半卧位
  - 禁食、胃肠减压
  - 营养支持 —— 长期不能进食者给予肠外营养支持
  - 维持体液平衡和有效循环血量
  - 控制感染
  - 镇静镇痛
- 术后护理
  - 病情观察 —— 监测生命体征、记录24小时出入量
  - 体位与活动 —— 术后6小时生命体征平稳后改半卧位、鼓励早期活动
  - 待肠蠕动恢复后拔除胃管、逐步恢复饮食
  - 补液与营养支持 —— 维持有效循环血量
  - 并发症的护理
    - 重点预防腹腔脓肿和切口感染的发生
    - 合理应用抗生素
    - 腹腔引流管 —— 妥善固定、有效引流
    - 切口护理
- 健康教育
  - 宣教禁食、胃肠减压、半卧位重要性
  - 肠功能恢复进流食—半流食—软食—普食
  - 鼓励早期下床活动、防止肠粘连
  - 术后定期复查

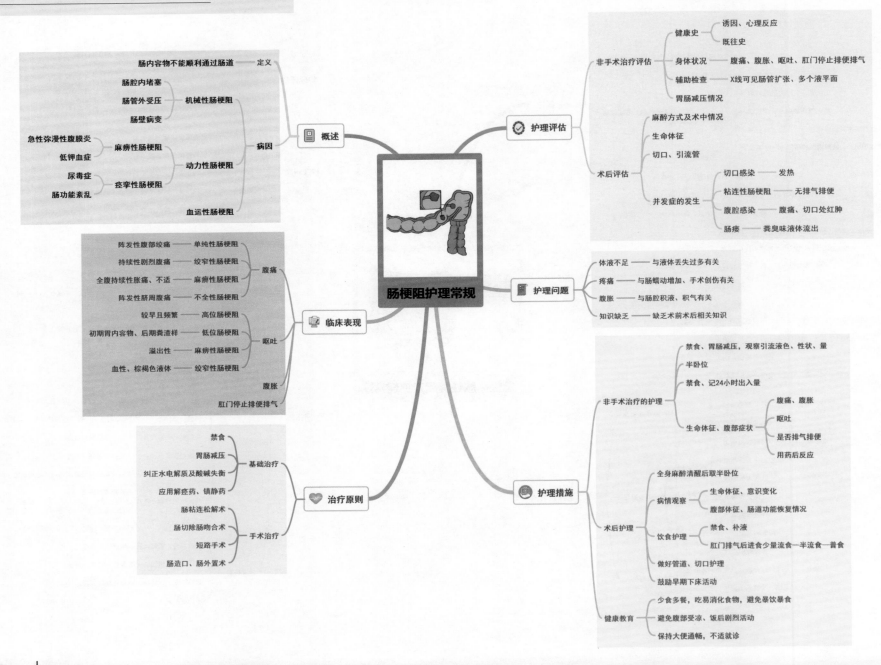

概述

定义 —— 肠内容物不能顺利通过肠道

病因
- 机械性肠梗阻
  - 肠腔内堵塞
  - 肠管外受压
  - 肠壁病变
- 动力性肠梗阻
  - 麻痹性肠梗阻 —— 急性弥漫性腹膜炎 低钾血症 尿毒症
  - 痉挛性肠梗阻 —— 肠功能紊乱
- 血运性肠梗阻

临床表现
- 腹痛
  - 阵发性腹部绞痛 —— 单纯性肠梗阻
  - 持续性剧烈腹痛 —— 绞窄性肠梗阻
  - 全腹持续性胀痛、不适 —— 麻痹性肠梗阻
  - 阵发性脐周腹痛 —— 不全性肠梗阻
- 呕吐
  - 较早且频繁 —— 高位肠梗阻
  - 初期胃内容物、后期粪渣样 —— 低位肠梗阻
  - 溢出性 —— 麻痹性肠梗阻
  - 血性、棕褐色液体 —— 绞窄性肠梗阻
- 腹胀
- 肛门停止排便排气

治疗原则
- 基础治疗
  - 禁食
  - 胃肠减压
  - 纠正水电解质及酸碱失衡
  - 应用解痉药、镇静药
- 手术治疗
  - 肠粘连松解术
  - 肠切除肠吻合术
  - 短路手术
  - 肠造口、肠外置术

肠梗阻护理常规

护理评估
- 非手术治疗评估
  - 健康史
    - 诱因、心理反应
    - 既往史
  - 身体状况 —— 腹痛、腹胀、呕吐、肛门停止排便排气
  - 辅助检查 —— X线可见肠管扩张、多个液平面
  - 胃肠减压情况
- 术后评估
  - 麻醉方式及术中情况
  - 生命体征
  - 切口、引流管
  - 并发症的发生
    - 切口感染 —— 发热
    - 粘连性肠梗阻 —— 无排气排便
    - 腹腔感染 —— 腹痛、切口处红肿
    - 肠瘘 —— 粪臭味液体流出

护理问题
- 体液不足 —— 与液体丢失过多有关
- 疼痛 —— 与肠蠕动增加、手术创伤有关
- 腹胀 —— 与肠腔积液、积气有关
- 知识缺乏 —— 缺乏术前术后相关知识

护理措施
- 非手术治疗的护理
  - 禁食、胃肠减压，观察引流液色、性状、量
  - 半卧位
  - 禁食、记24小时出入量
  - 生命体征、腹部症状
    - 腹痛、腹胀
    - 呕吐
    - 是否排气排便
    - 用药后反应
- 术后护理
  - 全身麻醉清醒后取半卧位
  - 病情观察
    - 生命体征、意识变化
    - 腹部体征、肠道功能恢复情况
  - 饮食护理
    - 禁食、补液
    - 肛门排气后进食少量流食—半流食—普食
  - 做好管道、切口护理
  - 鼓励早期下床活动
- 健康教育
  - 少食多餐，吃易消化食物，避免暴饮暴食
  - 避免腹部受凉、饭后剧烈活动
  - 保持大便通畅，不适就诊

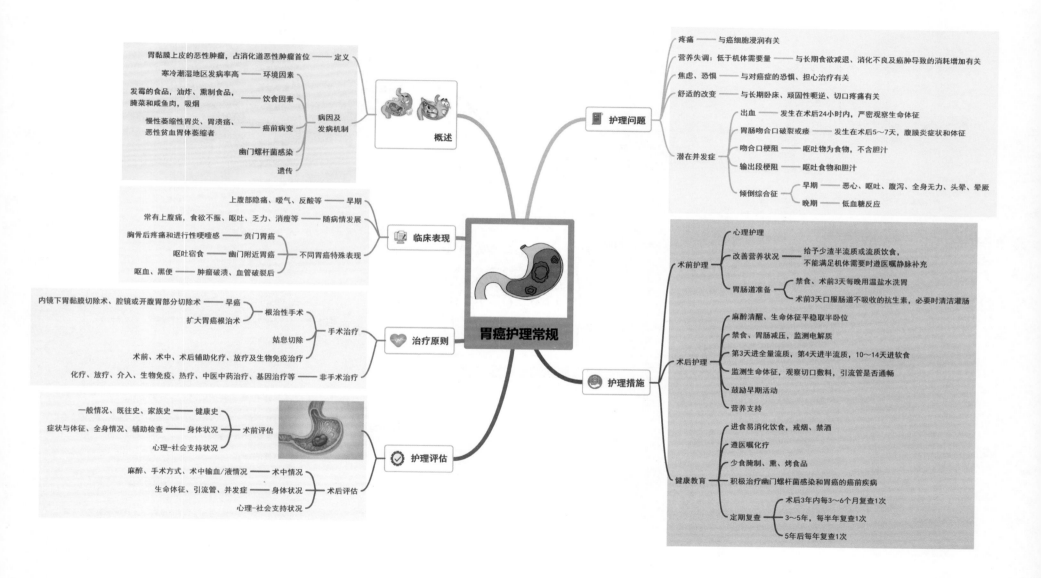

胃癌护理常规

概述

定义 —— 胃黏膜上皮的恶性肿瘤,占消化道恶性肿瘤首位

病因及发病机制
- 环境因素 —— 寒冷潮湿地区发病率高
- 饮食因素 —— 发霉的食品,油炸、熏制食品,腌菜和咸鱼肉,吸烟
- 癌前病变 —— 慢性萎缩性胃炎、胃溃疡、恶性贫血胃体萎缩者
- 幽门螺杆菌感染
- 遗传

临床表现
- 早期 —— 上腹部隐痛、嗳气、反酸等
- 随病情发展 —— 常有上腹痛,食欲不振、呕吐、乏力、消瘦等
- 不同胃癌特殊表现
  - 贲门胃癌 —— 胸骨后疼痛和进行性哽噎感
  - 幽门附近胃癌 —— 呕吐宿食
  - 肿瘤破溃、血管破裂后 —— 呕血、黑便

治疗原则
- 手术治疗
  - 根治性手术
    - 早癌 —— 内镜下胃黏膜切除术、腔镜或开腹胃部分切除术
    - 扩大胃癌根治术
  - 姑息切除
- 非手术治疗
  - 术前、术中、术后辅助化疗、放疗及生物免疫治疗
  - 化疗、放疗、介入、生物免疫、热疗、中医中药治疗、基因治疗等

护理评估
- 术前评估
  - 健康史 —— 一般情况、既往史、家族史
  - 身体状况 —— 症状与体征、全身情况、辅助检查
  - 心理-社会支持状况
- 术后评估
  - 术中情况 —— 麻醉、手术方式、术中输血/液情况
  - 身体状况 —— 生命体征、引流管、并发症
  - 心理-社会支持状况

护理问题
- 疼痛 —— 与癌细胞浸润有关
- 营养失调:低于机体需要量 —— 与长期食欲减退、消化不良及癌肿导致的消耗增加有关
- 焦虑、恐惧 —— 与对癌症的恐惧、担心治疗有关
- 舒适的改变 —— 与长期卧床、顽固性呃逆、切口疼痛有关
- 潜在并发症
  - 出血 —— 发生在术后24小时内,严密观察生命体征
  - 胃肠吻合口破裂或瘘 —— 发生在术后5~7天,腹膜炎症状和体征
  - 吻合口梗阻 —— 呕吐物为食物,不含胆汁
  - 输出段梗阻 —— 呕吐食物和胆汁
  - 倾倒综合征
    - 早期 —— 恶心、呕吐、腹泻、全身无力、头晕、晕厥
    - 晚期 —— 低血糖反应

护理措施
- 术前护理
  - 心理护理
  - 改善营养状况 —— 给予少渣半流质或流质饮食,不能满足机体需要时遵医嘱静脉补充
  - 胃肠道准备
    - 禁食、术前3天每晚用温盐水洗胃
    - 术前3天口服肠道不吸收的抗生素,必要时清洁灌肠
- 术后护理
  - 麻醉清醒、生命体征平稳取半卧位
  - 禁食、胃肠减压,监测电解质
  - 第3天进全量流质,第4天进半流质,10~14天进软食
  - 监测生命体征,观察切口敷料,引流管是否通畅
  - 鼓励早期活动
  - 营养支持
- 健康教育
  - 进食易消化饮食,戒烟、禁酒
  - 遵医嘱化疗
  - 少食腌制、熏、烤食品
  - 积极治疗幽门螺杆菌感染和胃癌的癌前疾病
  - 定期复查
    - 术后3年内每3~6个月复查1次
    - 3~5年,每半年复查1次
    - 5年后每年复查1次

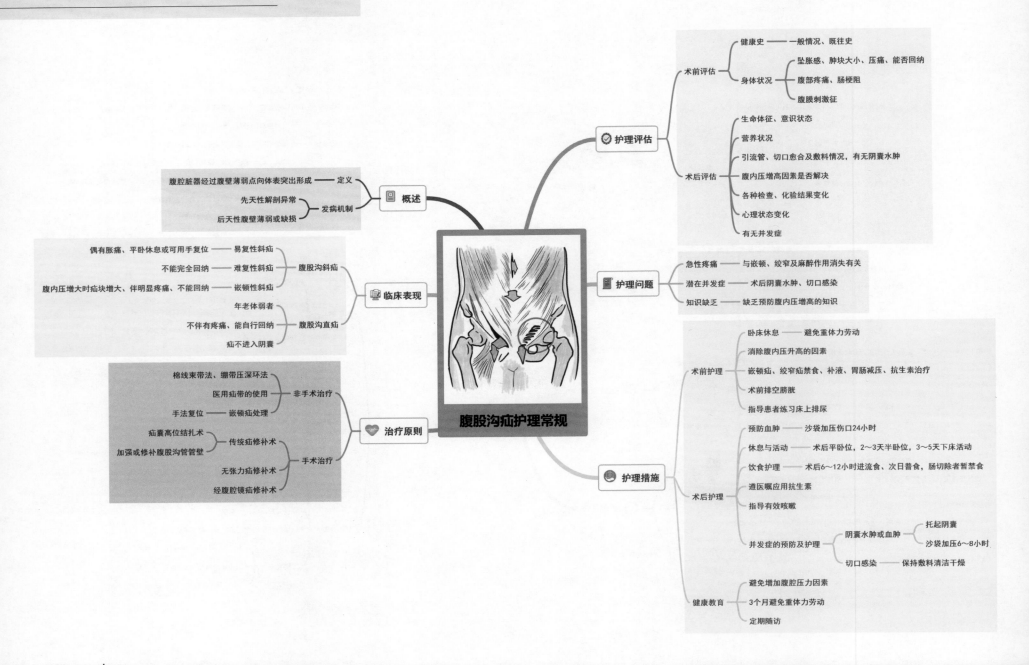

概述
- 定义 —— 腹腔脏器经过腹壁薄弱点向体表突出形成
- 发病机制
  - 先天性解剖异常
  - 后天性腹壁薄弱或缺损

临床表现
- 腹股沟斜疝
  - 易复性斜疝 —— 偶有胀痛、平卧休息或可用手复位
  - 难复性斜疝 —— 不能完全回纳
  - 嵌顿性斜疝 —— 腹内压增大时疝块增大、伴明显疼痛、不能回纳
- 腹股沟直疝
  - 年老体弱者
  - 不伴有疼痛、能自行回纳
  - 疝不进入阴囊

治疗原则
- 非手术治疗
  - 医用疝带的使用 —— 棉线束带法、缩带压深环法
  - 嵌顿疝处理 —— 手法复位
- 手术治疗
  - 疝囊高位结扎术
  - 加强或修补腹股沟管管壁
    - 传统疝修补术
    - 无张力疝修补术
    - 经腹腔镜疝修补术

腹股沟疝护理常规

护理评估
- 术前评估
  - 健康史 —— 一般情况、既往史
  - 身体状况
    - 坠胀感、肿块大小、压痛、能否回纳
    - 腹部疼痛、肠梗阻
    - 腹膜刺激征
- 术后评估
  - 生命体征、意识状态
  - 营养状况
  - 引流管、切口愈合及敷料情况，有无阴囊水肿
  - 腹内压增高因素是否解决
  - 各种检查、化验结果变化
  - 心理状态变化
  - 有无并发症

护理问题
- 急性疼痛 —— 与嵌顿、绞窄及麻醉作用消失有关
- 潜在并发症 —— 术后阴囊水肿、切口感染
- 知识缺乏 —— 缺乏预防腹内压增高的知识

护理措施
- 术前护理
  - 卧床休息 —— 避免重体力劳动
  - 消除腹内压升高的因素
  - 嵌顿疝、绞窄疝禁食、补液、胃肠减压、抗生素治疗
  - 术前排空膀胱
  - 指导患者练习床上排尿
- 术后护理
  - 预防血肿 —— 沙袋加压伤口24小时
  - 休息与活动 —— 术后平卧位，2~3天半卧位，3~5天下床活动
  - 饮食护理 —— 术后6~12小时进流食、次日普食，肠切除者暂禁食
  - 遵医嘱应用抗生素
  - 指导有效咳嗽
  - 并发症的预防及护理
    - 阴囊水肿或血肿
      - 托起阴囊
      - 沙袋加压6~8小时
    - 切口感染 —— 保持敷料清洁干燥
- 健康教育
  - 避免增加腹腔压力因素
  - 3个月避免重体力劳动
  - 定期随访

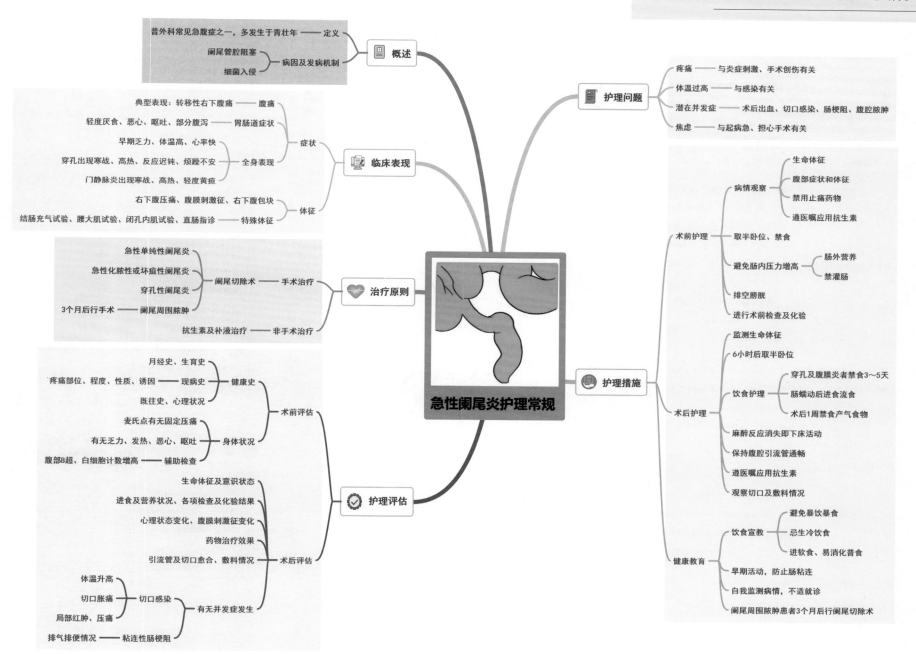

普外科常见急腹症之一，多发生于青壮年 —— 定义
阑尾管腔阻塞
细菌入侵 —— 病因及发病机制 —— 概述

典型表现：转移性右下腹痛 —— 腹痛
轻度厌食、恶心、呕吐、部分腹泻 —— 胃肠道症状
早期乏力、体温高、心率快
穿孔出现寒战、高热、反应迟钝、烦躁不安 —— 全身表现 —— 症状
门静脉炎出现寒战、高热、轻度黄疸
右下腹压痛、腹膜刺激征、右下腹包块
结肠充气试验、腰大肌试验、闭孔内肌试验、直肠指诊 —— 特殊体征 —— 体征 —— 临床表现

急性单纯性阑尾炎
急性化脓性或坏疽性阑尾炎
穿孔性阑尾炎 —— 阑尾切除术 —— 手术治疗
3个月后行手术 —— 阑尾周围脓肿
抗生素及补液治疗 —— 非手术治疗 —— 治疗原则

月经史、生育史
疼痛部位、程度、性质、诱因 —— 现病史 —— 健康史
既往史、心理状况
麦氏点有无固定压痛
有无乏力、发热、恶心、呕吐 —— 身体状况 —— 术前评估
腹部B超、白细胞计数增高 —— 辅助检查
生命体征及意识状态
进食及营养状况、各项检查及化验结果
心理状态变化、腹膜刺激征变化
药物治疗效果
引流管及切口愈合、敷料情况 —— 术后评估 —— 护理评估
体温升高
切口胀痛 —— 切口感染
局部红肿、压痛 —— 有无并发症发生
排气排便情况 —— 粘连性肠梗阻

急性阑尾炎护理常规

疼痛 —— 与炎症刺激、手术创伤有关
体温过高 —— 与感染有关
潜在并发症 —— 术后出血、切口感染、肠梗阻、腹腔脓肿
焦虑 —— 与起病急、担心手术有关 —— 护理问题

生命体征
腹部症状和体征
禁用止痛药物 —— 病情观察
遵医嘱应用抗生素
取半卧位、禁食
避免肠内压力增高 —— 肠外营养
禁灌肠
排空膀胱 —— 术前护理
进行术前检查及化验
监测生命体征
6小时后取半卧位
穿孔及腹膜炎者禁食3~5天
饮食护理 —— 肠蠕动后进食流食
术后1周禁食产气食物
麻醉反应消失即下床活动
保持腹腔引流管通畅 —— 术后护理
遵医嘱应用抗生素
观察切口及敷料情况
避免暴饮暴食
忌生冷饮食
饮食宣教 —— 进软食、易消化普食
早期活动，防止肠粘连
自我监测病情，不适就诊 —— 健康教育
阑尾周围脓肿患者3个月后行阑尾切除术 —— 护理措施

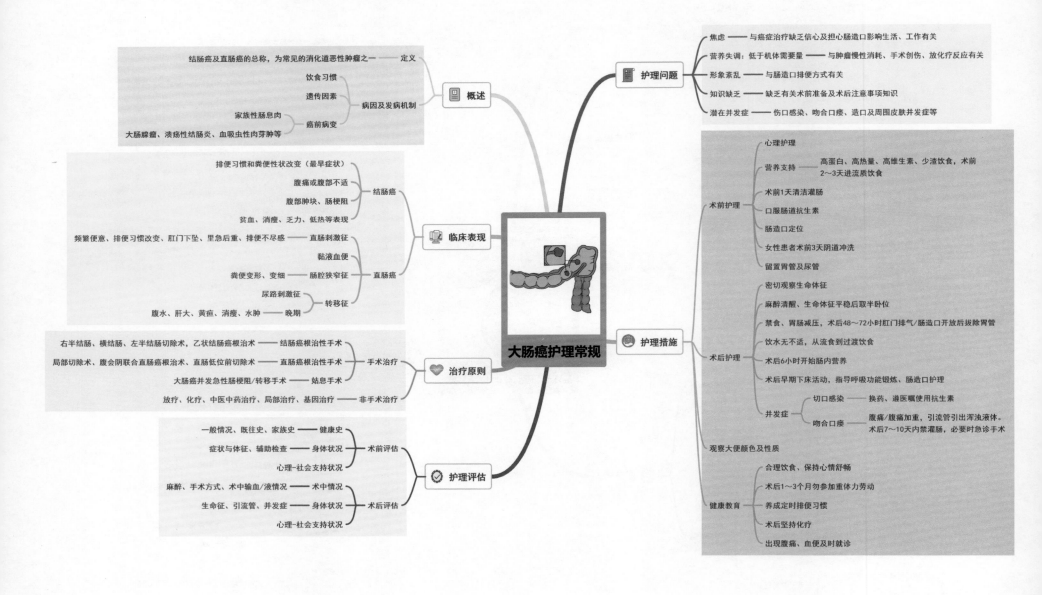

概述

定义 —— 结肠癌及直肠癌的总称，为常见的消化道恶性肿瘤之一

病因及发病机制
- 饮食习惯
- 遗传因素
- 癌前病变
  - 家族性肠息肉
  - 大肠腺瘤、溃疡性结肠炎、血吸虫性肉芽肿等

临床表现

结肠癌
- 排便习惯和粪便性状改变（最早症状）
- 腹痛或腹部不适
- 腹部肿块、肠梗阻
- 贫血、消瘦、乏力、低热等表现

直肠癌
- 直肠刺激征 —— 频繁便意、排便习惯改变、肛门下坠、里急后重、排便不尽感
- 黏液血便
- 肠腔狭窄征 —— 粪便变形、变细
- 转移征 —— 尿路刺激征
- 晚期 —— 腹水、肝大、黄疸、消瘦、水肿

治疗原则

手术治疗
- 结肠癌根治性手术 —— 右半结肠、横结肠、左半结肠切除术，乙状结肠癌根治术
- 直肠癌根治性手术 —— 局部切除术、腹会阴联合直肠癌根治术、直肠低位前切除术
- 姑息手术 —— 大肠癌并发急性肠梗阻/转移手术
- 非手术治疗 —— 放疗、化疗、中医中药治疗、局部治疗、基因治疗

护理评估

术前评估
- 健康史 —— 一般情况、既往史、家族史
- 身体状况 —— 症状与体征、辅助检查
- 心理-社会支持状况

术后评估
- 术中情况 —— 麻醉、手术方式、术中输血/液情况
- 身体状况 —— 生命征、引流管、并发症
- 心理-社会支持状况

大肠癌护理常规

护理问题
- 焦虑 —— 与癌症治疗缺乏信心及担心肠造口影响生活、工作有关
- 营养失调：低于机体需要量 —— 与肿瘤慢性消耗、手术创伤、放化疗反应有关
- 形象紊乱 —— 与肠造口排便方式有关
- 知识缺乏 —— 缺乏有关术前准备及术后注意事项知识
- 潜在并发症 —— 伤口感染、吻合口瘘、造口及周围皮肤并发症等

护理措施

术前护理
- 心理护理
- 营养支持 —— 高蛋白、高热量、高维生素、少渣饮食，术前2～3天进流质饮食
- 术前1天清洁灌肠
- 口服肠道抗生素
- 肠造口定位
- 女性患者术前3天阴道冲洗
- 留置胃管及尿管

术后护理
- 密切观察生命体征
- 麻醉清醒、生命体征平稳后取半卧位
- 禁食、胃肠减压，术后48～72小时肛门排气/肠造口开放后拔除胃管
- 饮水无不适，从流食到过渡饮食
- 术后6小时开始肠内营养
- 术后早期下床活动，指导呼吸功能锻炼、肠造口护理

并发症
- 切口感染 —— 换药、遵医嘱使用抗生素
- 吻合口瘘 —— 腹痛/腹痛加重，引流管引出浑浊液体。术后7～10天内禁灌肠，必要时急诊手术

观察大便颜色及性质

健康教育
- 合理饮食、保持心情舒畅
- 术后1～3个月勿参加重体力劳动
- 养成定时排便习惯
- 术后坚持化疗
- 出现腹痛、血便及时就诊

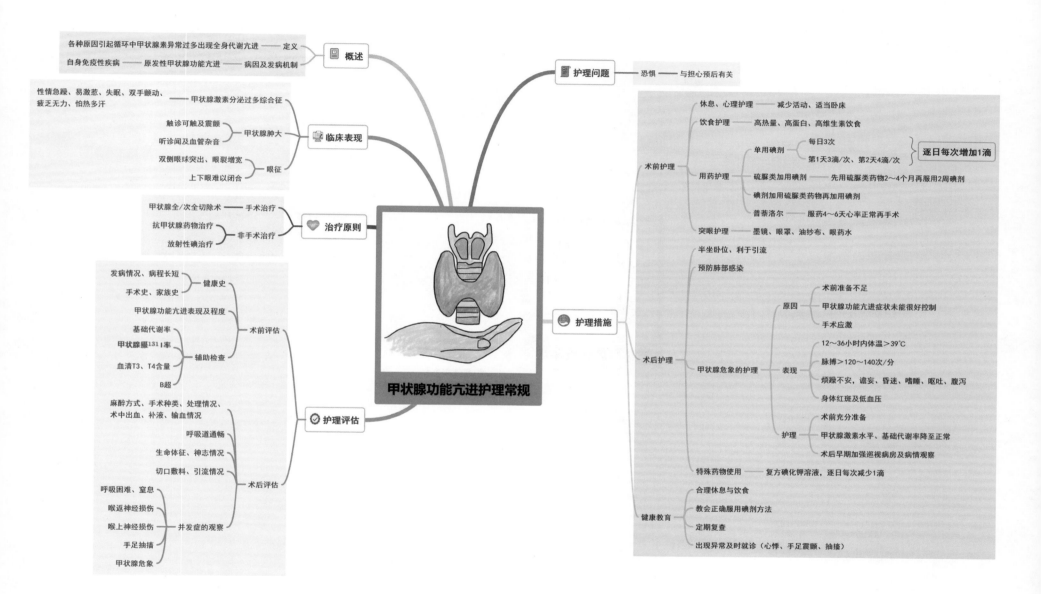

各种原因引起循环中甲状腺素异常过多出现全身代谢亢进 —— 定义 ——┐
自身免疫性疾病 —— 原发性甲状腺功能亢进 —— 病因及发病机制 ——┘ 概述

性情急躁、易激惹、失眠、双手颤动、疲乏无力、怕热多汗 —— 甲状腺激素分泌过多综合征 ┐
触诊可触及震颤 ┐
听诊闻及血管杂音 ┘—— 甲状腺肿大 ├ 临床表现
双侧眼球突出、眼裂增宽 ┐
上下眼睑难以闭合 ┘—— 眼征

甲状腺全 / 次全切除术 —— 手术治疗 ┐
抗甲状腺药物治疗 ┐
放射性碘治疗 ┘—— 非手术治疗 ├ 治疗原则

发病情况、病程长短 ┐
手术史、家族史 ├ 健康史
甲状腺功能亢进表现及程度 ┘
基础代谢率 ┐
甲状腺摄131 I 率 ├ 辅助检查 ┐ 术前评估
血清T3、T4含量 │
B超 ┘
麻醉方式、手术种类、处理情况、术中出血、补液、输血情况
呼吸道通畅 ┐
生命体征、神志情况 ├ 术后评估
切口敷料、引流情况 ┘
呼吸困难、窒息 ┐
喉返神经损伤 │
喉上神经损伤 ├ 并发症的观察
手足抽搐 │
甲状腺危象 ┘—— 护理评估

甲状腺功能亢进护理常规

护理问题 —— 恐惧 —— 与担心预后有关

护理措施

休息、心理护理 —— 减少活动、适当卧床
饮食护理 —— 高热量、高蛋白、高维生素饮食
单用碘剂 ┬ 每日3次
　　　　　├ 第1天3滴/次、第2天4滴/次 —— 逐日每次增加1滴
用药护理 ─┤
硫脲类加用碘剂 —— 先用硫脲类药物2～4个月再服用2周碘剂
碘剂加用硫脲类药物再加用碘剂
普萘洛尔 —— 服药4～6天心率正常再手术
突眼护理 —— 墨镜、眼罩、油纱布、眼药水 —— 术前护理

半坐卧位、利于引流
预防肺部感染
原因 ┬ 术前准备不足
　　├ 甲状腺功能亢进症状未能很好控制
　　└ 手术应激
甲状腺危象的护理 ┬ 表现 ┬ 12～36小时内体温＞39℃
　　　　　　　　　│　　├ 脉搏＞120～140次/分
　　　　　　　　　│　　├ 烦躁不安、谵妄、昏迷、嗜睡、呕吐、腹泻
　　　　　　　　　│　　└ 身体红斑及低血压
　　　　　　　　　└ 护理 ┬ 术前充分准备
　　　　　　　　　　　　　├ 甲状腺激素水平、基础代谢率降至正常
　　　　　　　　　　　　　└ 术后早期加强巡视病房及病情观察 —— 术后护理
特殊药物使用 —— 复方碘化钾溶液，逐日每次减少1滴

合理休息与饮食
教会正确服用碘剂方法
定期复查
出现异常及时就诊（心悸、手足震颤、抽搐）—— 健康教育

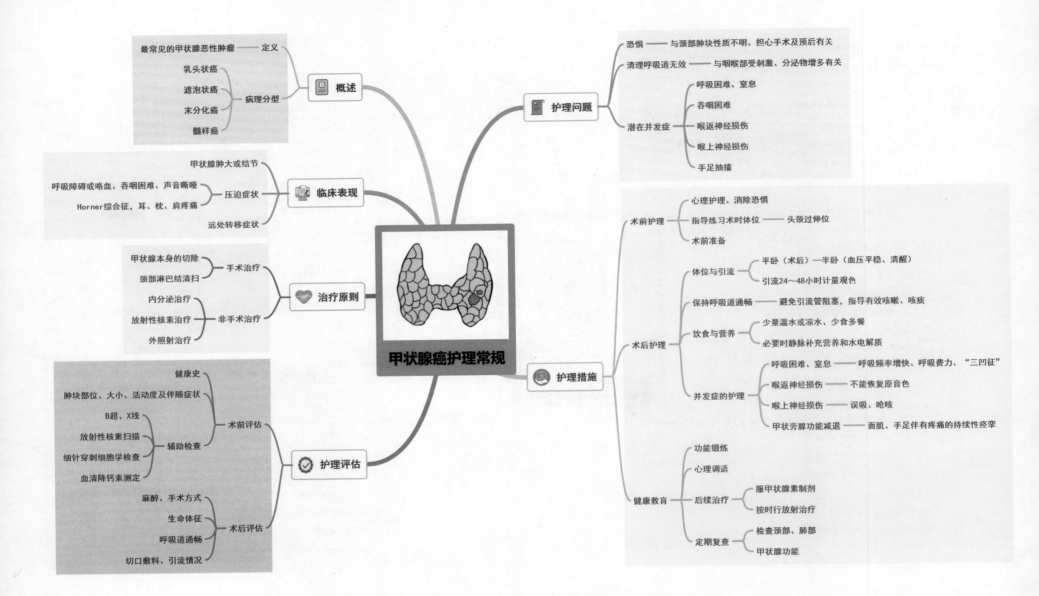

概述
- 定义 —— 最常见的甲状腺恶性肿瘤
- 病理分型
  - 乳头状癌
  - 滤泡状癌
  - 未分化癌
  - 髓样癌

临床表现
- 甲状腺肿大或结节
- 压迫症状 —— 呼吸障碍或咯血、吞咽困难、声音嘶哑；Horner 综合征，耳、枕、肩疼痛
- 远处转移症状

治疗原则
- 手术治疗
  - 甲状腺本身的切除
  - 颈部淋巴结清扫
- 非手术治疗
  - 内分泌治疗
  - 放射性核素治疗
  - 外照射治疗

护理评估
- 术前评估
  - 健康史
  - 肿块部位、大小、活动度及伴随症状
  - 辅助检查
    - B 超、X 线
    - 放射性核素扫描
    - 细针穿刺细胞学检查
    - 血清降钙素测定
- 术后评估
  - 麻醉、手术方式
  - 生命体征
  - 呼吸道通畅
  - 切口敷料、引流情况

护理问题
- 恐惧 —— 与颈部肿块性质不明、担心手术及预后有关
- 清理呼吸道无效 —— 与咽喉部受刺激、分泌物增多有关
- 潜在并发症
  - 呼吸困难、窒息
  - 吞咽困难
  - 喉返神经损伤
  - 喉上神经损伤
  - 手足抽搐

护理措施
- 术前护理
  - 心理护理、消除恐惧
  - 指导练习术时体位 —— 头颈过伸位
  - 术前准备
- 术后护理
  - 体位与引流
    - 平卧（术后）—— 半卧（血压平稳、清醒）
    - 引流 24～48 小时计量观色
  - 保持呼吸道通畅 —— 避免引流管阻塞，指导有效咳嗽、咳痰
  - 饮食与营养
    - 少量温水或凉水、少食多餐
    - 必要时静脉补充营养和水电解质
  - 并发症的护理
    - 呼吸困难、窒息 —— 呼吸频率增快、呼吸费力、"三凹征"
    - 喉返神经损伤 —— 不能恢复原音色
    - 喉上神经损伤 —— 误吸、呛咳
    - 甲状旁腺功能减退 —— 面肌、手足伴有疼痛的持续性痉挛
- 健康教育
  - 功能锻炼
  - 心理调适
  - 后续治疗
    - 服甲状腺素制剂
    - 按时行放射治疗
  - 定期复查
    - 检查颈部、肺部
    - 甲状腺功能

甲状腺癌护理常规

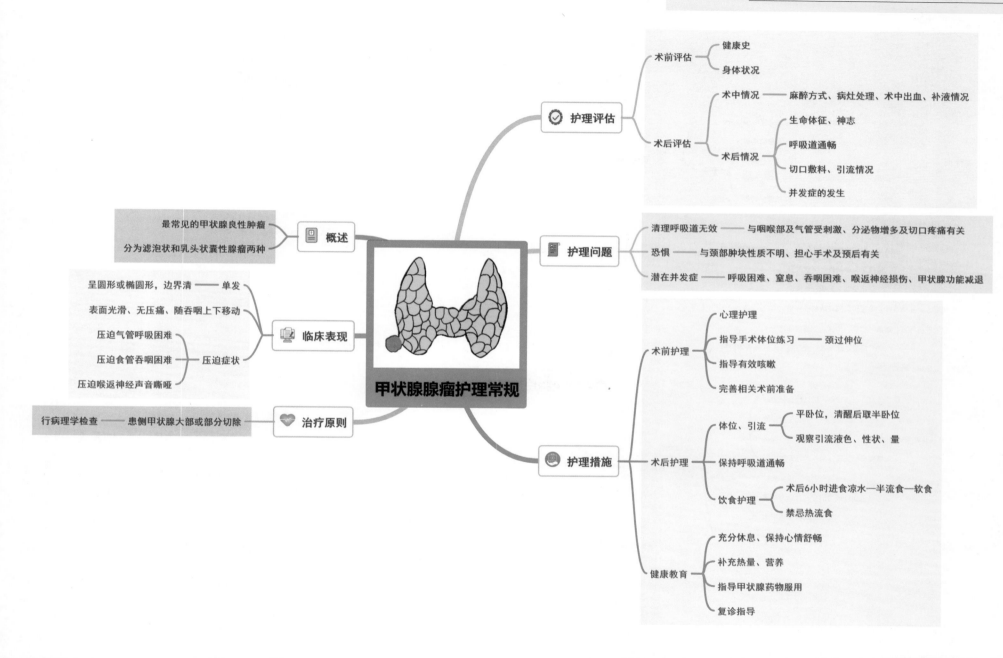

甲状腺腺瘤护理常规

护理评估
- 术前评估
  - 健康史
  - 身体状况
- 术中情况 —— 麻醉方式、病灶处理、术中出血、补液情况
- 术后评估
  - 术后情况
    - 生命体征、神志
    - 呼吸道通畅
    - 切口敷料、引流情况
    - 并发症的发生

概述
- 最常见的甲状腺良性肿瘤
- 分为滤泡状和乳头状囊性腺瘤两种

临床表现
- 呈圆形或椭圆形，边界清 —— 单发
- 表面光滑、无压痛、随吞咽上下移动
- 压迫气管呼吸困难
- 压迫食管吞咽困难 —— 压迫症状
- 压迫喉返神经声音嘶哑

治疗原则
- 行病理学检查 —— 患侧甲状腺大部或部分切除

护理问题
- 清理呼吸道无效 —— 与咽喉部及气管受刺激、分泌物增多及切口疼痛有关
- 恐惧 —— 与颈部肿块性质不明、担心手术及预后有关
- 潜在并发症 —— 呼吸困难、窒息、吞咽困难、喉返神经损伤、甲状腺功能减退

护理措施
- 术前护理
  - 心理护理
  - 指导手术体位练习 —— 颈过伸位
  - 指导有效咳嗽
  - 完善相关术前准备
- 术后护理
  - 体位、引流
    - 平卧位，清醒后取半卧位
    - 观察引流液色、性状、量
  - 保持呼吸道通畅
  - 饮食护理
    - 术后6小时进食凉水—半流食—软食
    - 禁忌热流食
- 健康教育
  - 充分休息、保持心情舒畅
  - 补充热量、营养
  - 指导甲状腺药物服用
  - 复诊指导

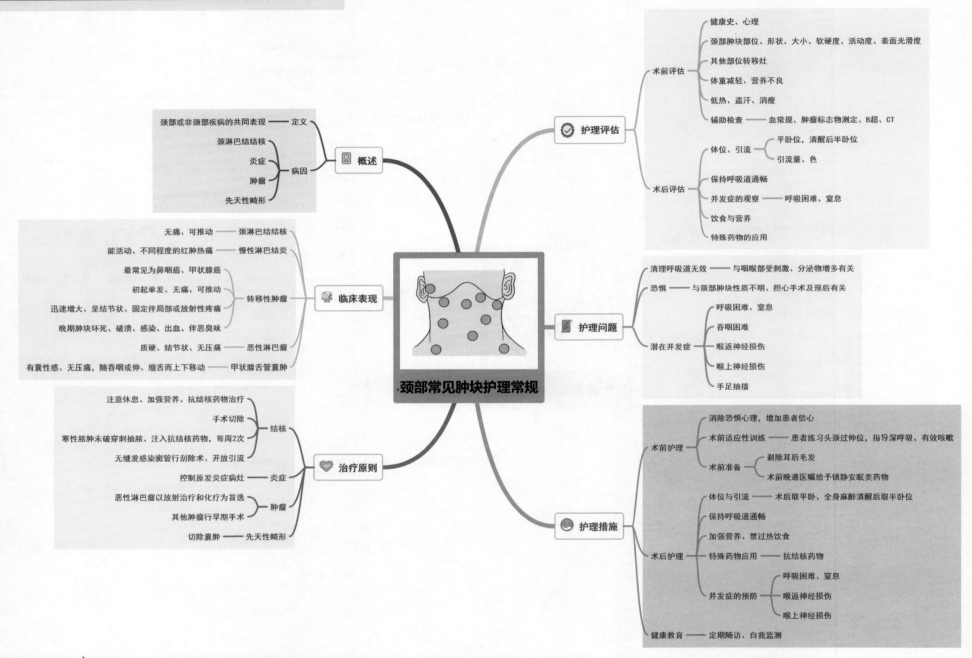

颈部常见肿块护理常规

概述

定义 —— 颈部或非颈部疾病的共同表现

病因
- 颈淋巴结结核
- 炎症
- 肿瘤
- 先天性畸形

临床表现

- 颈淋巴结结核 —— 无痛、可推动
- 慢性淋巴结炎 —— 能活动、不同程度的红肿热痛
- 转移性肿瘤
  - 最常见为鼻咽癌、甲状腺癌
  - 初起单发、无痛、可推动
  - 迅速增大、呈结节状、固定伴局部或放射性疼痛
  - 晚期肿块坏死、破溃、感染、出血、伴恶臭味
- 恶性淋巴瘤 —— 质硬、结节状、无压痛
- 甲状腺舌管囊肿 —— 有囊性感、无压痛，随吞咽或伸、缩舌而上下移动

治疗原则

- 结核
  - 注意休息、加强营养、抗结核药物治疗
  - 手术切除
  - 寒性脓肿未破穿刺抽脓、注入抗结核药物，每周2次
  - 无继发感染窦管行刮除术、开放引流
- 炎症 —— 控制原发炎症病灶
- 肿瘤
  - 恶性淋巴瘤以放射治疗和化疗为首选
  - 其他肿瘤行早期手术
- 先天性畸形 —— 切除囊肿

护理评估

术前评估
- 健康史、心理
- 颈部肿块部位、形状、大小、软硬度、活动度、表面光滑度
- 其他部位转移灶
- 体重减轻、营养不良
- 低热、盗汗、消瘦
- 辅助检查 —— 血常规、肿瘤标志物测定、B超、CT

术后评估
- 体位、引流
  - 平卧位，清醒后半卧位
  - 引流量、色
- 保持呼吸道通畅
- 并发症的观察 —— 呼吸困难、窒息
- 饮食与营养
- 特殊药物的应用

护理问题

- 清理呼吸道无效 —— 与咽喉部受刺激、分泌物增多有关
- 恐惧 —— 与颈部肿块性质不明、担心手术及预后有关
- 潜在并发症
  - 呼吸困难、窒息
  - 吞咽困难
  - 喉返神经损伤
  - 喉上神经损伤
  - 手足抽搐

护理措施

术前护理
- 消除恐惧心理，增加患者信心
- 术前适应性训练 —— 患者练习头颈过伸位，指导深呼吸、有效咳嗽
- 术前准备
  - 剃除耳后毛发
  - 术前晚遵医嘱给予镇静安眠类药物

术后护理
- 体位与引流 —— 术后取平卧、全身麻醉清醒后取半卧位
- 保持呼吸道通畅
- 加强营养、禁过热饮食
- 特殊药物应用 —— 抗结核药物
- 并发症的预防
  - 呼吸困难、窒息
  - 喉返神经损伤
  - 喉上神经损伤

健康教育 —— 定期随访、自我监测

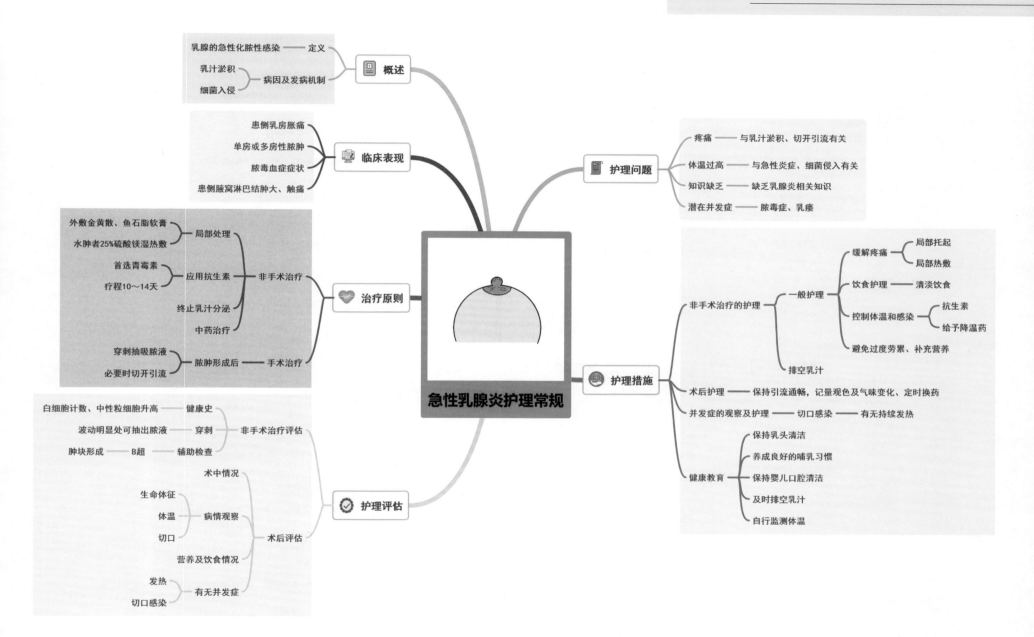

概述
- 定义 —— 乳腺的急性化脓性感染
- 病因及发病机制
  - 乳汁淤积
  - 细菌入侵

临床表现
- 患侧乳房胀痛
- 单房或多房性脓肿
- 脓毒血症症状
- 患侧腋窝淋巴结肿大、触痛

治疗原则
- 非手术治疗
  - 局部处理
    - 外敷金黄散、鱼石脂软膏
    - 水肿者25%硫酸镁湿热敷
  - 应用抗生素
    - 首选青霉素
    - 疗程10～14天
  - 终止乳汁分泌
  - 中药治疗
- 手术治疗 —— 脓肿形成后
  - 穿刺抽吸脓液
  - 必要时切开引流

护理评估
- 非手术治疗评估
  - 健康史 —— 白细胞计数、中性粒细胞升高
  - 穿刺 —— 波动明显处可抽出脓液
  - 辅助检查 —— B超 —— 肿块形成
- 术后评估
  - 术中情况
  - 病情观察
    - 生命体征
    - 体温
    - 切口
  - 营养及饮食情况
  - 有无并发症
    - 发热
    - 切口感染

急性乳腺炎护理常规

护理问题
- 疼痛 —— 与乳汁淤积、切开引流有关
- 体温过高 —— 与急性炎症、细菌侵入有关
- 知识缺乏 —— 缺乏乳腺炎相关知识
- 潜在并发症 —— 脓毒症、乳瘘

护理措施
- 非手术治疗的护理
  - 一般护理
    - 缓解疼痛
      - 局部托起
      - 局部热敷
    - 饮食护理 —— 清淡饮食
    - 控制体温和感染
      - 抗生素
      - 给予降温药
    - 避免过度劳累、补充营养
  - 排空乳汁
- 术后护理 —— 保持引流通畅，记量观色及气味变化、定时换药
- 并发症的观察及护理 —— 切口感染 —— 有无持续发热
- 健康教育
  - 保持乳头清洁
  - 养成良好的哺乳习惯
  - 保持婴儿口腔清洁
  - 及时排空乳汁
  - 自行监测体温

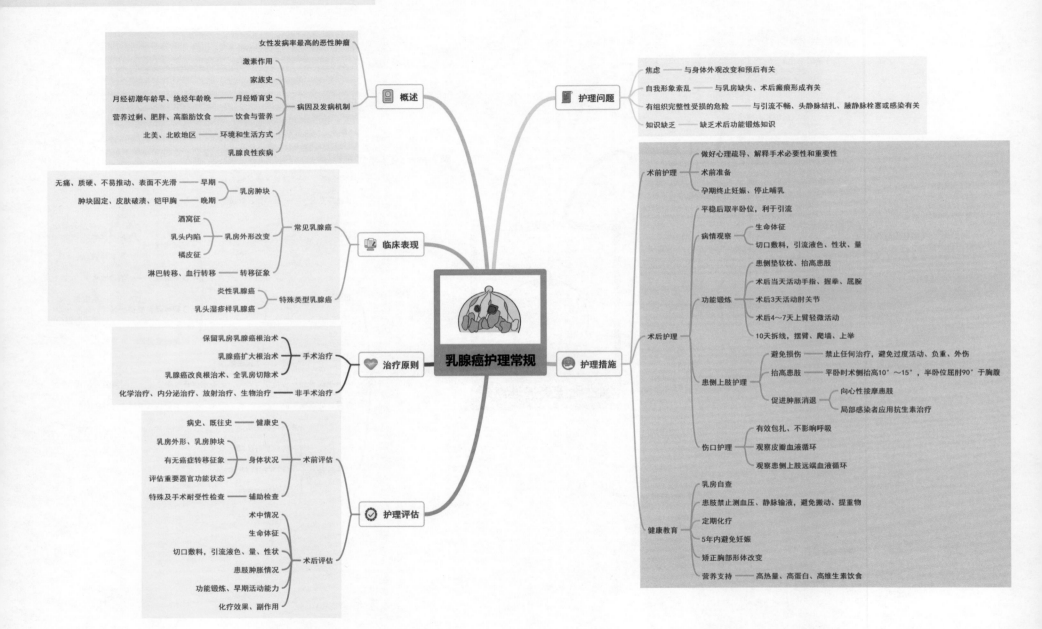

概述

病因及发病机制
女性发病率最高的恶性肿瘤
激素作用
家族史
月经初潮年龄早、绝经年龄晚 —— 月经婚育史
营养过剩、肥胖、高脂肪饮食 —— 饮食与营养
北美、北欧地区 —— 环境和生活方式
乳腺良性疾病

临床表现

乳房肿块
无痛、质硬、不易推动、表面不光滑 —— 早期
肿块固定、皮肤破溃、铠甲胸 —— 晚期

常见乳腺癌
乳房外形改变
酒窝征
乳头内陷
橘皮征
转移征象 —— 淋巴转移、血行转移

特殊类型乳腺癌
炎性乳腺癌
乳头湿疹样乳腺癌

治疗原则

手术治疗
保留乳房乳腺癌根治术
乳腺癌扩大根治术
乳腺癌改良根治术、全乳房切除术

非手术治疗 —— 化学治疗、内分泌治疗、放射治疗、生物治疗

护理评估

术前评估
健康史 —— 病史、既往史
身体状况
乳房外形、乳房肿块
有无癌症转移征象
评估重要器官功能状态
辅助检查 —— 特殊及手术耐受性检查

术后评估
术中情况
生命体征
切口敷料，引流液色、量、性状
患肢肿胀情况
功能锻炼、早期活动能力
化疗效果、副作用

乳腺癌护理常规

护理问题
焦虑 —— 与身体外观改变和预后有关
自我形象紊乱 —— 与乳房缺失、术后瘢痕形成有关
有组织完整性受损的危险 —— 与引流不畅、头静脉结扎、腋静脉栓塞或感染有关
知识缺乏 —— 缺乏术后功能锻炼知识

护理措施

术前护理
做好心理疏导、解释手术必要性和重要性
术前准备
孕期终止妊娠、停止哺乳

术后护理
平稳后取半卧位，利于引流

病情观察
生命体征
切口敷料，引流液色、性状、量

功能锻炼
患侧垫软枕、抬高患肢
术后当天活动手指、握拳、屈腕
术后3天活动肘关节
术后4～7天上臂轻微活动
10天拆线，摆臂、爬墙、上举

患侧上肢护理
避免损伤 —— 禁止任何治疗，避免过度活动、负重、外伤
抬高患肢 —— 平卧时术侧抬高10°～15°，半卧位屈肘90°于胸腹
促进肿胀消退
向心性按摩患肢
局部感染者应用抗生素治疗

伤口护理
有效包扎、不影响呼吸
观察皮瓣血液循环
观察患侧上肢远端血液循环

健康教育
乳房自查
患肢禁止测血压、静脉输液，避免搬动、提重物
定期化疗
5年内避免妊娠
矫正胸部形体改变
营养支持 —— 高热量、高蛋白、高维生素饮食

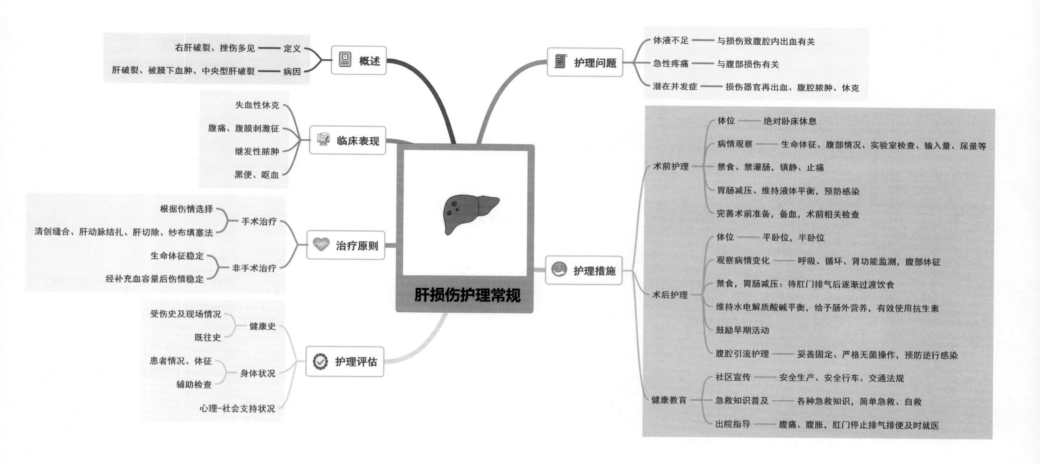

概述
- 右肝破裂、挫伤多见 —— 定义
- 肝破裂、被膜下血肿、中央型肝破裂 —— 病因

临床表现
- 失血性休克
- 腹痛、腹膜刺激征
- 继发性脓肿
- 黑便、呕血

治疗原则
- 手术治疗 —— 根据伤情选择 —— 清创缝合、肝动脉结扎、肝切除、纱布填塞法
- 非手术治疗 —— 生命体征稳定、经补充血容量后伤情稳定

护理评估
- 健康史 —— 受伤史及现场情况、既往史
- 身体状况 —— 患者情况、体征、辅助检查
- 心理-社会支持状况

肝损伤护理常规

护理问题
- 体液不足 —— 与损伤致腹腔内出血有关
- 急性疼痛 —— 与腹部损伤有关
- 潜在并发症 —— 损伤器官再出血、腹腔脓肿、休克

护理措施
- 术前护理
  - 体位 —— 绝对卧床休息
  - 病情观察 —— 生命体征、腹部情况、实验室检查、输入量、尿量等
  - 禁食、禁灌肠，镇静、止痛
  - 胃肠减压、维持液体平衡，预防感染
  - 完善术前准备，备血，术前相关检查
- 术后护理
  - 体位 —— 平卧位，半卧位
  - 观察病情变化 —— 呼吸、循环、肾功能监测，腹部体征
  - 禁食，胃肠减压：待肛门排气后逐渐过渡饮食
  - 维持水电解质酸碱平衡，给予肠外营养，有效使用抗生素
  - 鼓励早期活动
  - 腹腔引流护理 —— 妥善固定、严格无菌操作，预防逆行感染
- 健康教育
  - 社区宣传 —— 安全生产、安全行车、交通法规
  - 急救知识普及 —— 各种急救知识，简单急救、自救
  - 出院指导 —— 腹痛、腹胀，肛门停止排气排便及时就医

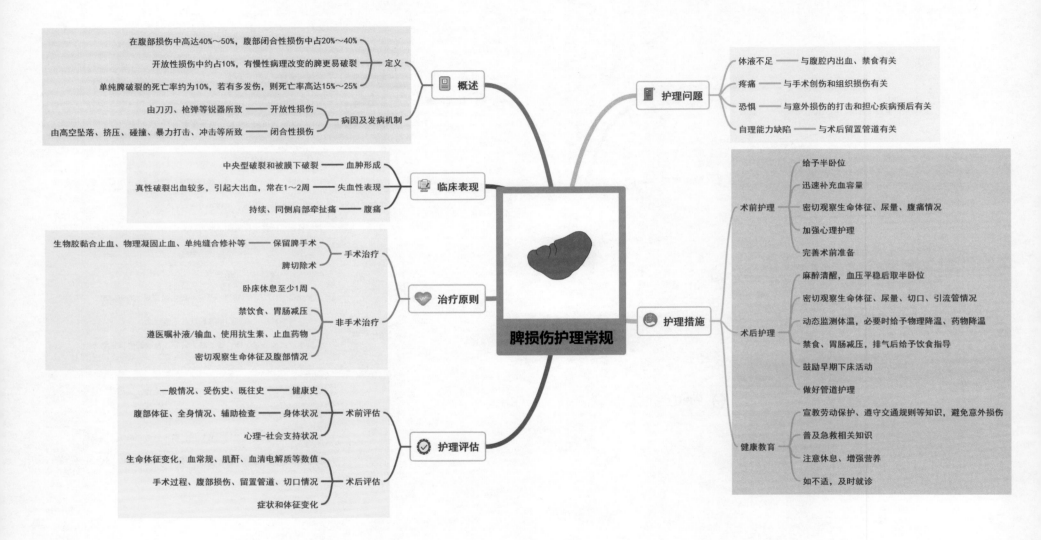

概述

定义
- 在腹部损伤中高达40%～50%，腹部闭合性损伤中占20%～40%
- 开放性损伤中约占10%，有慢性病理改变的脾更易破裂
- 单纯脾破裂的死亡率约为10%，若有多发伤，则死亡率高达15%～25%

病因及发病机制
- 由刀刃、枪弹等锐器所致 —— 开放性损伤
- 由高空坠落、挤压、碰撞、暴力打击、冲击等所致 —— 闭合性损伤

临床表现
- 中央型破裂和被膜下破裂 —— 血肿形成
- 真性破裂出血较多，引起大出血，常在1～2周 —— 失血性表现
- 持续、同侧肩部牵扯痛 —— 腹痛

治疗原则

手术治疗
- 生物胶黏合止血、物理凝固止血、单纯缝合修补等 —— 保留脾手术
- 脾切除术

非手术治疗
- 卧床休息至少1周
- 禁饮食、胃肠减压
- 遵医嘱补液/输血、使用抗生素、止血药物
- 密切观察生命体征及腹部情况

护理评估

术前评估
- 一般情况、受伤史、既往史 —— 健康史
- 腹部体征、全身情况、辅助检查 —— 身体状况
- 心理-社会支持状况

术后评估
- 生命体征变化，血常规、肌酐、血清电解质等数值
- 手术过程、腹部损伤、留置管道、切口情况
- 症状和体征变化

脾损伤护理常规

护理问题
- 体液不足 —— 与腹腔内出血、禁食有关
- 疼痛 —— 与手术创伤和组织损伤有关
- 恐惧 —— 与意外损伤的打击和担心疾病预后有关
- 自理能力缺陷 —— 与术后留置管道有关

护理措施

术前护理
- 给予半卧位
- 迅速补充血容量
- 密切观察生命体征、尿量、腹痛情况
- 加强心理护理
- 完善术前准备

术后护理
- 麻醉清醒，血压平稳后取半卧位
- 密切观察生命体征、尿量、切口、引流管情况
- 动态监测体温，必要时给予物理降温、药物降温
- 禁食、胃肠减压，排气后给予饮食指导
- 鼓励早期下床活动
- 做好管道护理

健康教育
- 宣教劳动保护、遵守交通规则等知识，避免意外损伤
- 普及急救相关知识
- 注意休息、增强营养
- 如不适，及时就诊

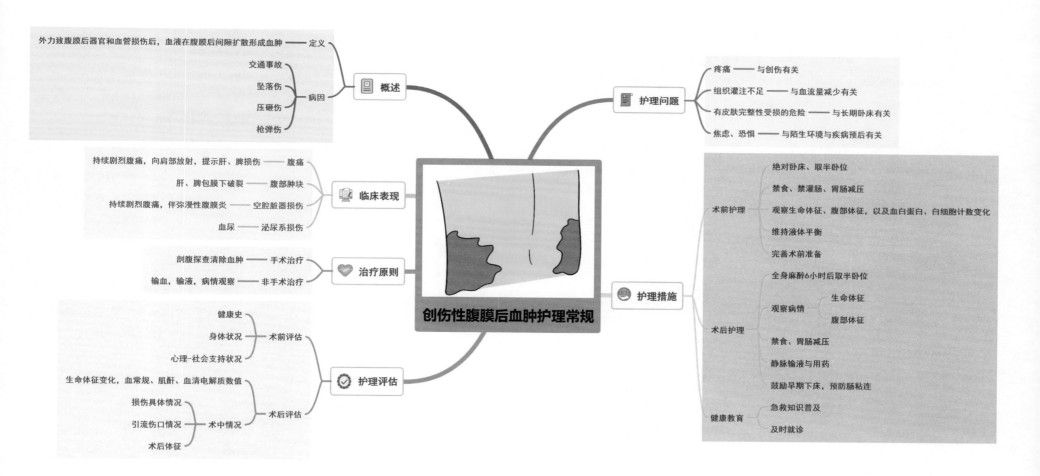

外力致腹膜后器官和血管损伤后，血液在腹膜后间隙扩散形成血肿 —— 定义

交通事故
坠落伤 —— 病因
压砸伤
枪弹伤

📒 概述

疼痛 —— 与创伤有关
组织灌注不足 —— 与血流量减少有关
有皮肤完整性受损的危险 —— 与长期卧床有关
焦虑、恐惧 —— 与陌生环境与疾病预后有关

📄 护理问题

持续剧烈腹痛，向肩部放射，提示肝、脾损伤 —— 腹痛
肝、脾包膜下破裂 —— 腹部肿块
持续剧烈腹痛，伴弥漫性腹膜炎 —— 空腔脏器损伤
血尿 —— 泌尿系损伤

🖥 临床表现

剖腹探查清除血肿 —— 手术治疗
输血，输液，病情观察 —— 非手术治疗

💗 治疗原则

创伤性腹膜后血肿护理常规

健康史
身体状况 —— 术前评估
心理-社会支持状况

生命体征变化，血常规、肌酐、血清电解质数值

损伤具体情况
引流伤口情况 —— 术中情况
术后体征

术后评估

✅ 护理评估

绝对卧床、取半卧位
禁食、禁灌肠、胃肠减压
观察生命体征、腹部体征，以及血白蛋白、白细胞计数变化 —— 术前护理
维持液体平衡
完善术前准备

全身麻醉6小时后取半卧位
观察病情 —— 生命体征
腹部体征
禁食、胃肠减压 —— 术后护理
静脉输液与用药
鼓励早期下床，预防肠粘连

急救知识普及
及时就诊 —— 健康教育

🖱 护理措施

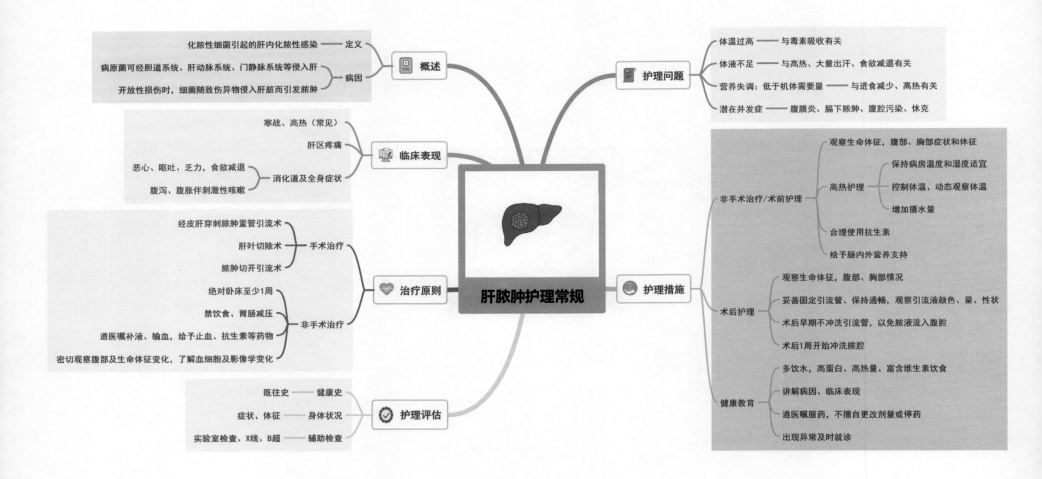

概述
- 定义 —— 化脓性细菌引起的肝内化脓性感染
- 病因
  - 病原菌可经胆道系统、肝动脉系统、门静脉系统等侵入肝
  - 开放性损伤时，细菌随致伤异物侵入肝脏而引发脓肿

临床表现
- 寒战、高热（常见）
- 肝区疼痛
- 消化道及全身症状
  - 恶心、呕吐、乏力，食欲减退
  - 腹泻、腹胀伴刺激性咳嗽

治疗原则
- 手术治疗
  - 经皮肝穿刺脓肿置管引流术
  - 肝叶切除术
  - 脓肿切开引流术
- 非手术治疗
  - 绝对卧床至少1周
  - 禁饮食、胃肠减压
  - 遵医嘱补液、输血，给予止血、抗生素等药物
  - 密切观察腹部及生命体征变化，了解血细胞及影像学变化

护理评估
- 健康史 —— 既往史
- 身体状况 —— 症状、体征
- 辅助检查 —— 实验室检查、X线、B超

肝脓肿护理常规

护理问题
- 体温过高 —— 与毒素吸收有关
- 体液不足 —— 与高热、大量出汗、食欲减退有关
- 营养失调：低于机体需要量 —— 与进食减少、高热有关
- 潜在并发症 —— 腹膜炎、膈下脓肿、腹腔污染、休克

护理措施
- 非手术治疗/术前护理
  - 观察生命体征，腹部、胸部症状和体征
  - 高热护理
    - 保持病房温度和湿度适宜
    - 控制体温、动态观察体温
    - 增加摄水量
  - 合理使用抗生素
  - 给予肠内外营养支持
- 术后护理
  - 观察生命体征，腹部、胸部情况
  - 妥善固定引流管、保持通畅，观察引流液颜色、量、性状
  - 术后早期不冲洗引流管，以免脓液流入腹腔
  - 术后1周开始冲洗脓腔
- 健康教育
  - 多饮水，高蛋白、高热量、富含维生素饮食
  - 讲解病因、临床表现
  - 遵医嘱服药，不擅自更改剂量或停药
  - 出现异常及时就诊

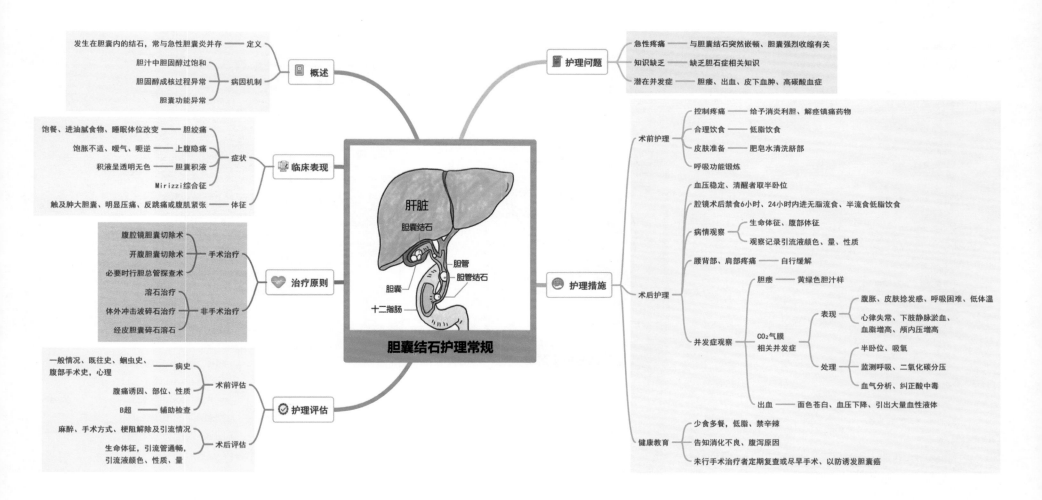

概述
- 定义 —— 发生在胆囊内的结石，常与急性胆囊炎并存
- 病因机制
  - 胆汁中胆固醇过饱和
  - 胆固醇成核过程异常
  - 胆囊功能异常

临床表现
- 症状
  - 胆绞痛 —— 饱餐、进油腻食物、睡眠体位改变
  - 上腹隐痛 —— 饱胀不适、嗳气、呃逆
  - 胆囊积液 —— 积液呈透明无色
  - Mirizzi综合征
- 体征 —— 触及肿大胆囊、明显压痛、反跳痛或腹肌紧张

治疗原则
- 手术治疗
  - 腹腔镜胆囊切除术
  - 开腹胆囊切除术
  - 必要时行胆总管探查术
- 非手术治疗
  - 溶石治疗
  - 体外冲击波碎石治疗
  - 经皮胆囊碎石溶石

护理评估
- 术前评估
  - 病史 —— 一般情况、既往史、蛔虫史、腹部手术史，心理
  - 腹痛诱因、部位、性质
  - 辅助检查 —— B超
- 术后评估
  - 麻醉、手术方式、梗阻解除及引流情况
  - 生命体征，引流管通畅，引流液颜色、性质、量

胆囊结石护理常规

护理问题
- 急性疼痛 —— 与胆囊结石突然嵌顿、胆囊强烈收缩有关
- 知识缺乏 —— 缺乏胆石症相关知识
- 潜在并发症 —— 胆瘘、出血、皮下血肿、高碳酸血症

护理措施
- 术前护理
  - 控制疼痛 —— 给予消炎利胆、解痉镇痛药物
  - 合理饮食 —— 低脂饮食
  - 皮肤准备 —— 肥皂水清洗脐部
  - 呼吸功能锻炼
- 术后护理
  - 血压稳定、清醒者取半卧位
  - 腔镜术后禁食6小时、24小时内进无脂流食、半流食低脂饮食
  - 病情观察
    - 生命体征、腹部体征
    - 观察记录引流液颜色、量、性质
  - 腰背部、肩部疼痛 —— 自行缓解
- 并发症观察
  - 胆瘘 —— 黄绿色胆汁样
  - CO_2气膜相关并发症
    - 表现
      - 腹胀、皮肤捻发感、呼吸困难、低体温
      - 心律失常、下肢静脉淤血、血脂增高、颅内压增高
    - 处理
      - 半卧位、吸氧
      - 监测呼吸、二氧化碳分压
      - 血气分析、纠正酸中毒
  - 出血 —— 面色苍白、血压下降、引出大量血性液体
- 健康教育
  - 少食多餐，低脂，禁辛辣
  - 告知消化不良、腹泻原因
  - 未行手术治疗者定期复查或尽早手术、以防诱发胆囊癌

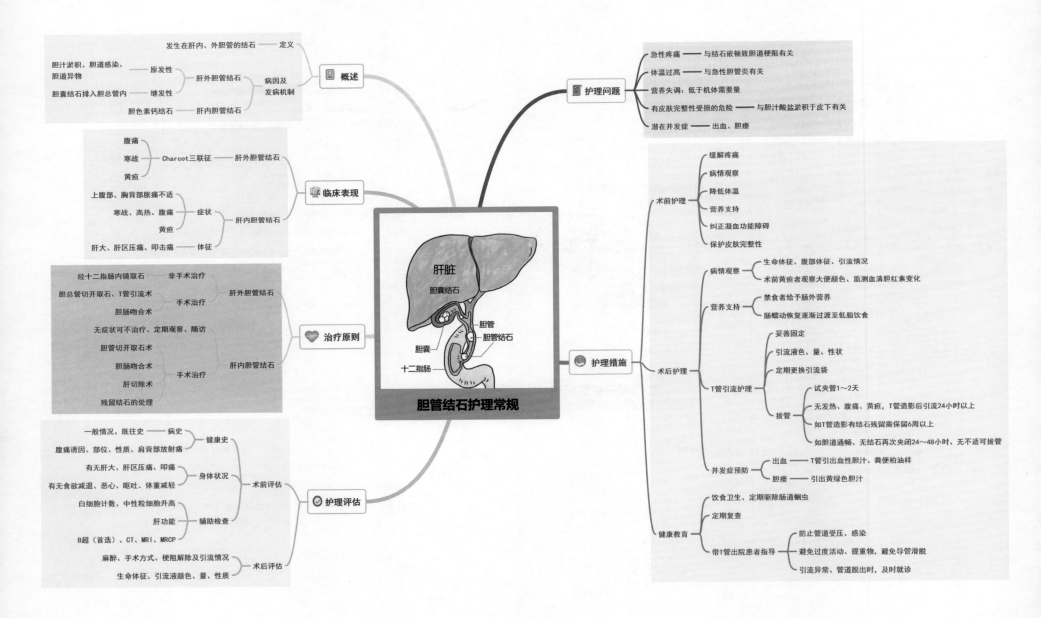

概述

- 定义 —— 发生在肝内、外胆管的结石
- 病因及发病机制
  - 肝外胆管结石
    - 原发性 —— 胆汁淤积、胆道感染、胆道异物
    - 继发性 —— 胆囊结石排入胆总管内
  - 肝内胆管结石 —— 胆色素钙结石

临床表现

- 肝外胆管结石 —— Charcot三联征
  - 腹痛
  - 寒战
  - 黄疸
- 肝内胆管结石
  - 症状
    - 上腹部、胸背部胀痛不适
    - 寒战、高热、腹痛
    - 黄疸
  - 体征 —— 肝大、肝区压痛、叩击痛

治疗原则

- 肝外胆管结石
  - 非手术治疗 —— 经十二指肠内镜取石
  - 手术治疗
    - 胆总管切开取石、T管引流术
    - 胆肠吻合术
- 肝内胆管结石
  - 无症状可不治疗、定期观察、随访
  - 手术治疗
    - 胆管切开取石术
    - 胆肠吻合术
    - 肝切除术
    - 残留结石的处理

护理评估

- 术前评估
  - 健康史
    - 病史 —— 一般情况、既往史
    - 腹痛诱因、部位、性质、肩背部放射痛
  - 身体状况
    - 有无肝大、肝区压痛、叩痛
    - 有无食欲减退、恶心、呕吐、体重减轻
  - 辅助检查
    - 白细胞计数、中性粒细胞升高
    - 肝功能
    - B超（首选）、CT、MRI、MRCP
- 术后评估
  - 麻醉、手术方式、梗阻解除及引流情况
  - 生命体征、引流液颜色、量、性质

胆管结石护理常规

（肝脏、胆囊结石、胆管、胆管结石、胆囊、十二指肠）

护理问题

- 急性疼痛 —— 与结石嵌顿致胆道梗阻有关
- 体温过高 —— 与急性胆管炎有关
- 营养失调：低于机体需要量
- 有皮肤完整性受损的危险 —— 与胆汁酸盐淤积于皮下有关
- 潜在并发症 —— 出血、胆瘘

护理措施

- 术前护理
  - 缓解疼痛
  - 病情观察
  - 降低体温
  - 营养支持
  - 纠正凝血功能障碍
  - 保护皮肤完整性
- 术后护理
  - 病情观察
    - 生命体征、腹部体征、引流情况
    - 术前黄疸者观察大便颜色、监测血清胆红素变化
  - 营养支持
    - 禁食者给予肠外营养
    - 肠蠕动恢复逐渐过渡至低脂饮食
  - T管引流护理
    - 妥善固定
    - 引流液色、量、性状
    - 定期更换引流袋
    - 拔管
      - 试夹管1～2天
      - 无发热、腹痛、黄疸，T管造影后引流24小时以上
      - 如T管造影有结石残留需保留6周以上
      - 如胆道通畅、无结石再次夹闭24～48小时、无不适可拔管
  - 并发症预防
    - 出血 —— T管引出血性胆汁、粪便柏油样
    - 胆瘘 —— 引出黄绿色胆汁
- 健康教育
  - 饮食卫生、定期驱除肠道蛔虫
  - 定期复查
  - 带T管出院患者指导
    - 防止管道受压、感染
    - 避免过度活动、提重物，避免导管滑脱
    - 引流异常、管道脱出时，及时就诊

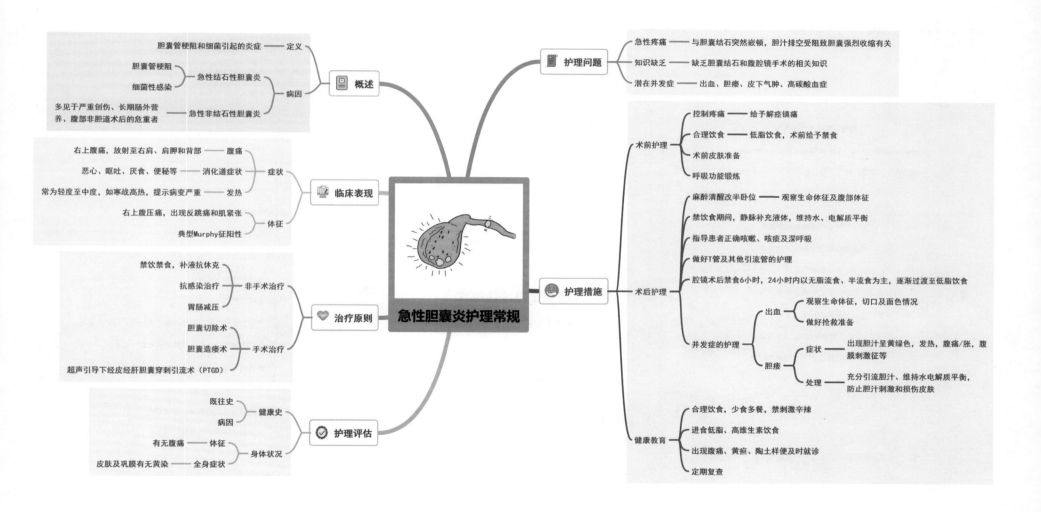

概述
- 定义 —— 胆囊管梗阻和细菌引起的炎症
- 病因
  - 急性结石性胆囊炎
    - 胆囊管梗阻
    - 细菌性感染
  - 急性非结石性胆囊炎 —— 多见于严重创伤、长期肠外营养、腹部非胆道术后的危重者

临床表现
- 症状
  - 腹痛 —— 右上腹痛，放射至右肩、肩胛和背部
  - 消化道症状 —— 恶心、呕吐、厌食、便秘等
  - 发热 —— 常为轻度至中度，如寒战高热，提示病变严重
- 体征
  - 右上腹压痛，出现反跳痛和肌紧张
  - 典型Murphy征阳性

治疗原则
- 非手术治疗
  - 禁饮禁食，补液抗休克
  - 抗感染治疗
  - 胃肠减压
- 手术治疗
  - 胆囊切除术
  - 胆囊造瘘术
  - 超声引导下经皮经肝胆囊穿刺引流术（PTGD）

护理评估
- 健康史
  - 既往史
  - 病因
- 身体状况
  - 体征 —— 有无腹痛
  - 全身症状 —— 皮肤及巩膜有无黄染

急性胆囊炎护理常规

护理问题
- 急性疼痛 —— 与胆囊结石突然嵌顿，胆汁排空受阻致胆囊强烈收缩有关
- 知识缺乏 —— 缺乏胆囊结石和腹腔镜手术的相关知识
- 潜在并发症 —— 出血、胆瘘、皮下气肿、高碳酸血症

护理措施
- 术前护理
  - 控制疼痛 —— 给予解痉镇痛
  - 合理饮食 —— 低脂饮食，术前给予禁食
  - 术前皮肤准备
  - 呼吸功能锻炼
- 术后护理
  - 麻醉清醒改半卧位 —— 观察生命体征及腹部体征
  - 禁饮食期间，静脉补充液体，维持水、电解质平衡
  - 指导患者正确咳嗽、咳痰及深呼吸
  - 做好T管及其他引流管的护理
  - 腔镜术后禁食6小时，24小时内以无脂流食、半流食为主，逐渐过渡至低脂饮食
- 并发症的护理
  - 出血
    - 观察生命体征，切口及面色情况
    - 做好抢救准备
  - 胆瘘
    - 症状 —— 出现胆汁呈黄绿色，发热，腹痛/胀，腹膜刺激征等
    - 处理 —— 充分引流胆汁、维持水电解质平衡，防止胆汁刺激和损伤皮肤
- 健康教育
  - 合理饮食，少食多餐，禁刺激辛辣
  - 进食低脂、高维生素饮食
  - 出现腹痛、黄疸、陶土样便及时就诊
  - 定期复查

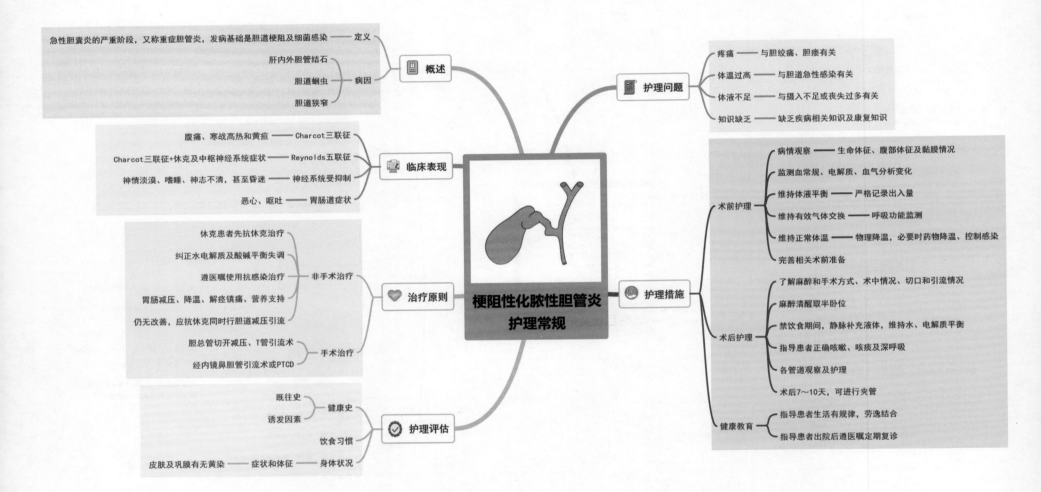

急性胆囊炎的严重阶段，又称重症胆管炎，发病基础是胆道梗阻及细菌感染 —— 定义

肝内外胆管结石

胆道蛔虫 —— 病因

胆道狭窄

📖 概述

腹痛、寒战高热和黄疸 —— Charcot三联征

Charcot三联征+休克及中枢神经系统症状 —— Reynolds五联征

神情淡漠、嗜睡、神志不清，甚至昏迷 —— 神经系统受抑制

恶心、呕吐 —— 胃肠道症状

💻 临床表现

休克患者先抗休克治疗

纠正水电解质及酸碱平衡失调

遵医嘱使用抗感染治疗 —— 非手术治疗

胃肠减压、降温、解痉镇痛、营养支持

仍无改善，应抗休克同时行胆道减压引流

胆总管切开减压、T管引流术 —— 手术治疗

经内镜鼻胆管引流术或PTCD

❤ 治疗原则

既往史 —— 健康史

诱发因素

饮食习惯

皮肤及巩膜有无黄染 —— 症状和体征 —— 身体状况

✔ 护理评估

梗阻性化脓性胆管炎护理常规

📄 护理问题

疼痛 —— 与胆绞痛、胆瘘有关

体温过高 —— 与胆道急性感染有关

体液不足 —— 与摄入不足或丧失过多有关

知识缺乏 —— 缺乏疾病相关知识及康复知识

病情观察 —— 生命体征、腹部体征及黏膜情况

监测血常规、电解质、血气分析变化

维持体液平衡 —— 严格记录出入量

维持有效气体交换 —— 呼吸功能监测

维持正常体温 —— 物理降温，必要时药物降温、控制感染

完善相关术前准备

—— 术前护理

了解麻醉和手术方式、术中情况、切口和引流情况

麻醉清醒取半卧位

禁饮食期间，静脉补充液体，维持水、电解质平衡

指导患者正确咳嗽、咳痰及深呼吸

各管道观察及护理

术后7～10天，可进行夹管

—— 术后护理

指导患者生活有规律，劳逸结合

指导患者出院后遵医嘱定期复诊

—— 健康教育

📄 护理措施

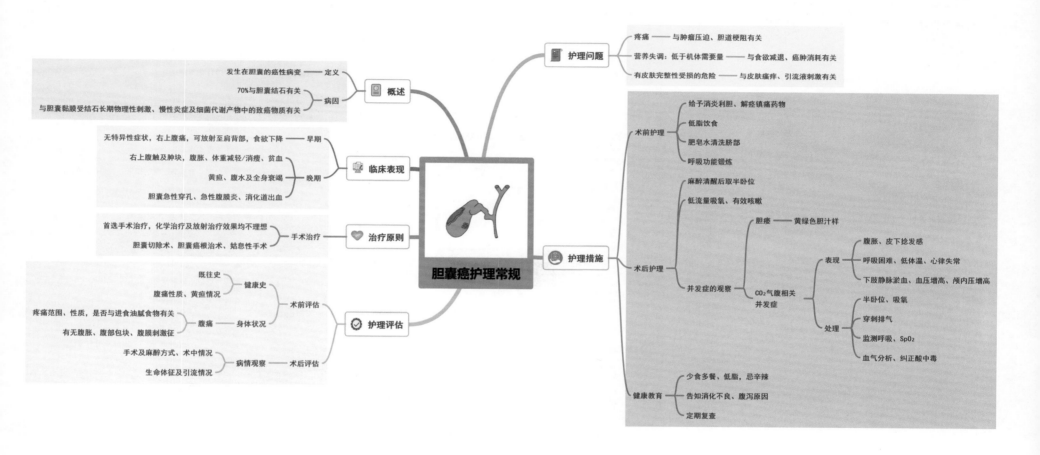

发生在胆囊的癌性病变 —— 定义
70%与胆囊结石有关
与胆囊黏膜受结石长期物理性刺激、慢性炎症及细菌代谢产物中的致癌物质有关 —— 病因 —— 概述

无特异性症状，右上腹痛，可放射至肩背部，食欲下降 —— 早期
右上腹触及肿块，腹胀、体重减轻/消瘦、贫血
黄疸、腹水及全身衰竭 —— 晚期
胆囊急性穿孔、急性腹膜炎、消化道出血 —— 临床表现

首选手术治疗，化学治疗及放射治疗效果均不理想
胆囊切除术、胆囊癌根治术、姑息性手术 —— 手术治疗 —— 治疗原则

既往史
腹痛性质、黄疸情况 —— 健康史
疼痛范围、性质，是否与进食油腻食物有关 —— 腹痛 —— 身体状况 —— 术前评估
有无腹胀、腹部包块、腹膜刺激征
手术及麻醉方式、术中情况
生命体征及引流情况 —— 病情观察 —— 术后评估 —— 护理评估

胆囊癌护理常规

护理问题
疼痛 —— 与肿瘤压迫、胆道梗阻有关
营养失调：低于机体需要量 —— 与食欲减退、癌肿消耗有关
有皮肤完整性受损的危险 —— 与皮肤瘙痒、引流液刺激有关

护理措施

术前护理
给予消炎利胆、解痉镇痛药物
低脂饮食
肥皂水清洗脐部
呼吸功能锻炼

术后护理
麻醉清醒后取半卧位
低流量吸氧、有效咳嗽
并发症的观察
胆瘘 —— 黄绿色胆汁样
CO₂气腹相关并发症
表现
腹胀、皮下捻发感
呼吸困难、低体温、心律失常
下肢静脉淤血、血压增高、颅内压增高
处理
半卧位、吸氧
穿刺排气
监测呼吸、SpO₂
血气分析、纠正酸中毒

健康教育
少食多餐、低脂，忌辛辣
告知消化不良、腹泻原因
定期复查

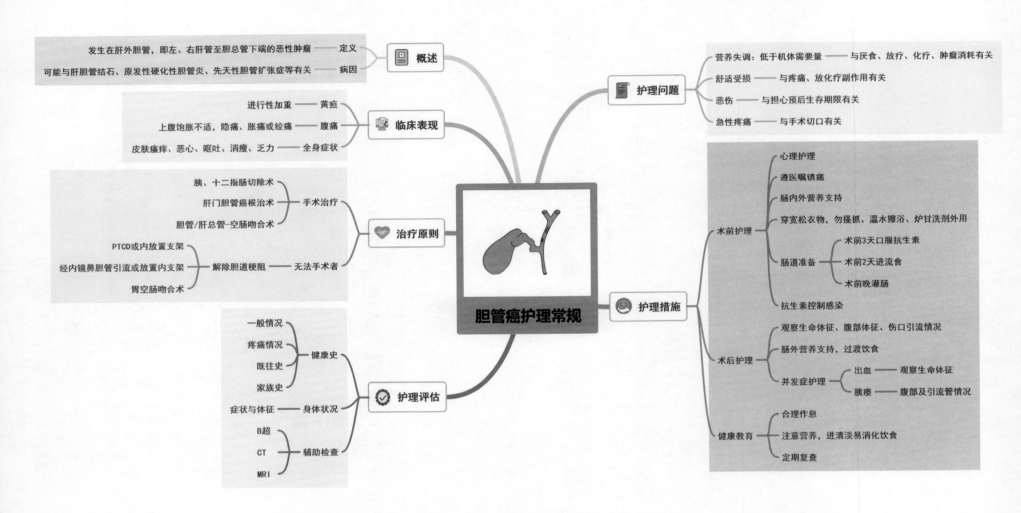

发生在肝外胆管，即左、右肝管至胆总管下端的恶性肿瘤 —— 定义 —— 概述

可能与肝胆管结石、原发性硬化性胆管炎、先天性胆管扩张症等有关 —— 病因

进行性加重 —— 黄疸

上腹饱胀不适，隐痛、胀痛或绞痛 —— 腹痛 —— 临床表现

皮肤瘙痒、恶心、呕吐、消瘦、乏力 —— 全身症状

胰、十二指肠切除术

肝门胆管癌根治术 —— 手术治疗

胆管/肝总管-空肠吻合术 —— 治疗原则

PTCD或内放置支架

经内镜鼻胆管引流或放置内支架 —— 解除胆道梗阻 —— 无法手术者

胃空肠吻合术

一般情况

疼痛情况

既往史 —— 健康史

家族史

症状与体征 —— 身体状况 —— 护理评估

B超

CT —— 辅助检查

MRI

营养失调：低于机体需要量 —— 与厌食、放疗、化疗、肿瘤消耗有关

舒适受损 —— 与疼痛、放化疗副作用有关 —— 护理问题

悲伤 —— 与担心预后生存期限有关

急性疼痛 —— 与手术切口有关

心理护理

遵医嘱镇痛

肠内外营养支持

穿宽松衣物，勿搔抓、温水擦浴、炉甘洗剂外用 —— 术前护理

术前3天口服抗生素

肠道准备 —— 术前2天进流食

术前晚灌肠

抗生素控制感染

观察生命体征、腹部体征、伤口引流情况

肠外营养支持，过渡饮食 —— 术后护理 —— 护理措施

出血 —— 观察生命体征

并发症护理

胰瘘 —— 腹部及引流管情况

合理作息

注意营养，进清淡易消化饮食 —— 健康教育

定期复查

胆管癌护理常规

注：PTCD 为经皮肝穿刺胆道引流术

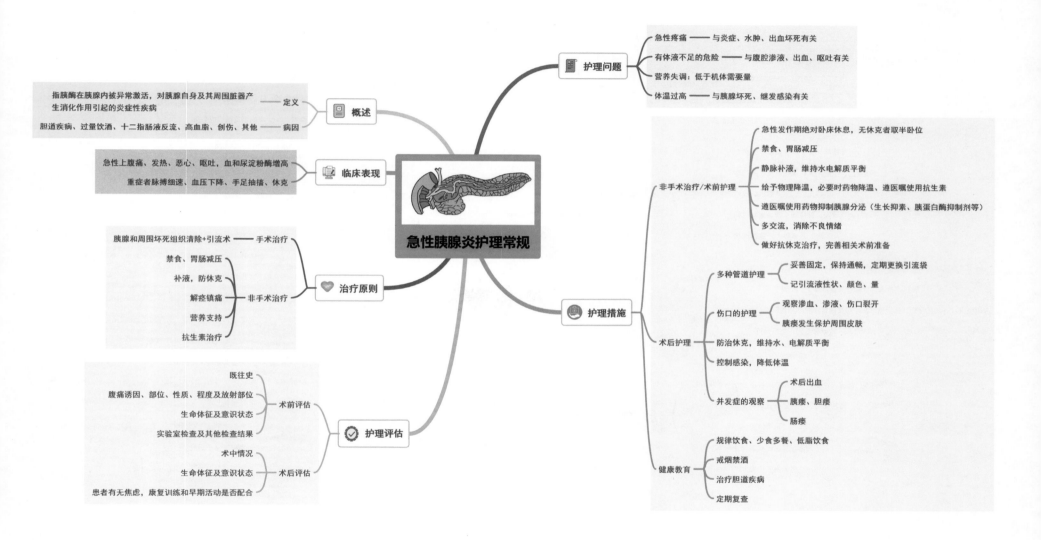

护理问题
- 急性疼痛 —— 与炎症、水肿、出血坏死有关
- 有体液不足的危险 —— 与腹腔渗液、出血、呕吐有关
- 营养失调：低于机体需要量
- 体温过高 —— 与胰腺坏死、继发感染有关

概述
- 指胰酶在胰腺内被异常激活，对胰腺自身及其周围脏器产生消化作用引起的炎症性疾病 —— 定义
- 胆道疾病、过量饮酒、十二指肠液反流、高血脂、创伤、其他 —— 病因

临床表现
- 急性上腹痛、发热、恶心、呕吐，血和尿淀粉酶增高
- 重症者脉搏细速、血压下降、手足抽搐、休克

治疗原则
- 手术治疗 —— 胰腺和周围坏死组织清除+引流术
- 非手术治疗
  - 禁食、胃肠减压
  - 补液，防休克
  - 解痉镇痛
  - 营养支持
  - 抗生素治疗

急性胰腺炎护理常规

护理措施
- 非手术治疗/术前护理
  - 急性发作期绝对卧床休息，无休克者取半卧位
  - 禁食、胃肠减压
  - 静脉补液，维持水电解质平衡
  - 给予物理降温，必要时药物降温、遵医嘱使用抗生素
  - 遵医嘱使用药物抑制胰腺分泌（生长抑素、胰蛋白酶抑制剂等）
  - 多交流，消除不良情绪
  - 做好抗休克治疗，完善相关术前准备
- 术后护理
  - 多种管道护理
    - 妥善固定，保持通畅，定期更换引流袋
    - 记引流液性状、颜色、量
  - 伤口的护理
    - 观察渗血、渗液、伤口裂开
    - 胰瘘发生保护周围皮肤
  - 防治休克，维持水、电解质平衡
  - 控制感染，降低体温
  - 并发症的观察
    - 术后出血
    - 胰瘘、胆瘘
    - 肠瘘
- 健康教育
  - 规律饮食、少食多餐、低脂饮食
  - 戒烟禁酒
  - 治疗胆道疾病
  - 定期复查

护理评估
- 术前评估
  - 既往史
  - 腹痛诱因、部位、性质、程度及放射部位
  - 生命体征及意识状态
  - 实验室检查及其他检查结果
- 术后评估
  - 术中情况
  - 生命体征及意识状态
  - 患者有无焦虑，康复训练和早期活动是否配合

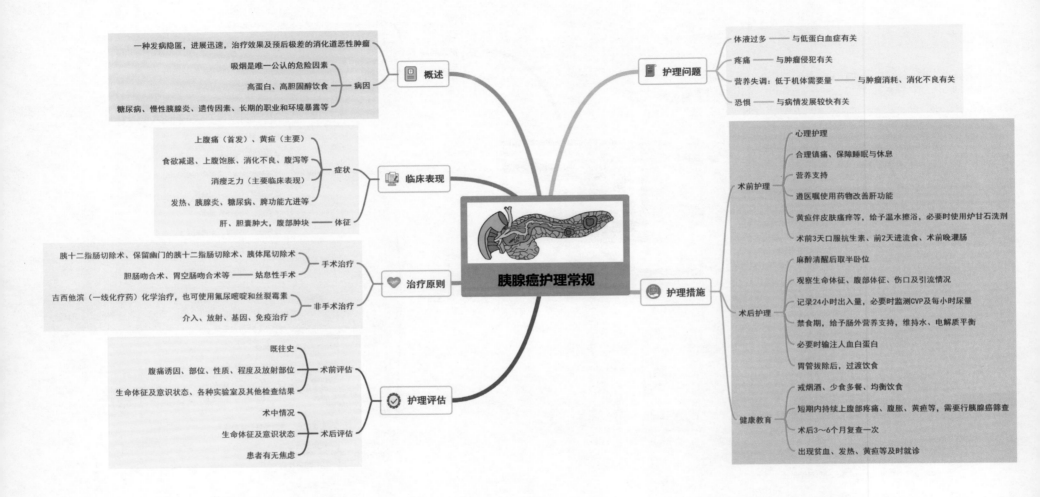

概述

病因

一种发病隐匿，进展迅速，治疗效果及预后极差的消化道恶性肿瘤

吸烟是唯一公认的危险因素

高蛋白、高胆固醇饮食

糖尿病、慢性胰腺炎、遗传因素、长期的职业和环境暴露等

临床表现

症状

上腹痛（首发）、黄疸（主要）

食欲减退、上腹饱胀、消化不良、腹泻等

消瘦乏力（主要临床表现）

发热、胰腺炎、糖尿病、脾功能亢进等

体征

肝、胆囊肿大，腹部肿块

治疗原则

手术治疗

胰十二指肠切除术、保留幽门的胰十二指肠切除术、胰体尾切除术

姑息性手术

胆肠吻合术、胃空肠吻合术等

非手术治疗

吉西他滨（一线化疗药）化学治疗，也可使用氟尿嘧啶和丝裂霉素

介入、放射、基因、免疫治疗

护理评估

术前评估

既往史

腹痛诱因、部位、性质、程度及放射部位

生命体征及意识状态、各种实验室及其他检查结果

术后评估

术中情况

生命体征及意识状态

患者有无焦虑

胰腺癌护理常规

护理问题

体液过多 —— 与低蛋白血症有关

疼痛 —— 与肿瘤侵犯有关

营养失调：低于机体需要量 —— 与肿瘤消耗、消化不良有关

恐惧 —— 与病情发展较快有关

护理措施

术前护理

心理护理

合理镇痛、保障睡眠与休息

营养支持

遵医嘱使用药物改善肝功能

黄疸伴皮肤瘙痒等，给予温水擦浴，必要时使用炉甘石洗剂

术前3天口服抗生素、前2天进流食、术前晚灌肠

术后护理

麻醉清醒后取半卧位

观察生命体征、腹部体征、伤口及引流情况

记录24小时出入量，必要时监测CVP及每小时尿量

禁食期，给予肠外营养支持，维持水、电解质平衡

必要时输注人血白蛋白

胃管拔除后，过渡饮食

健康教育

戒烟酒、少食多餐、均衡饮食

短期内持续上腹部疼痛、腹胀、黄疸等，需要行胰腺癌筛查

术后3～6个月复查一次

出现贫血、发热、黄疸等及时就诊

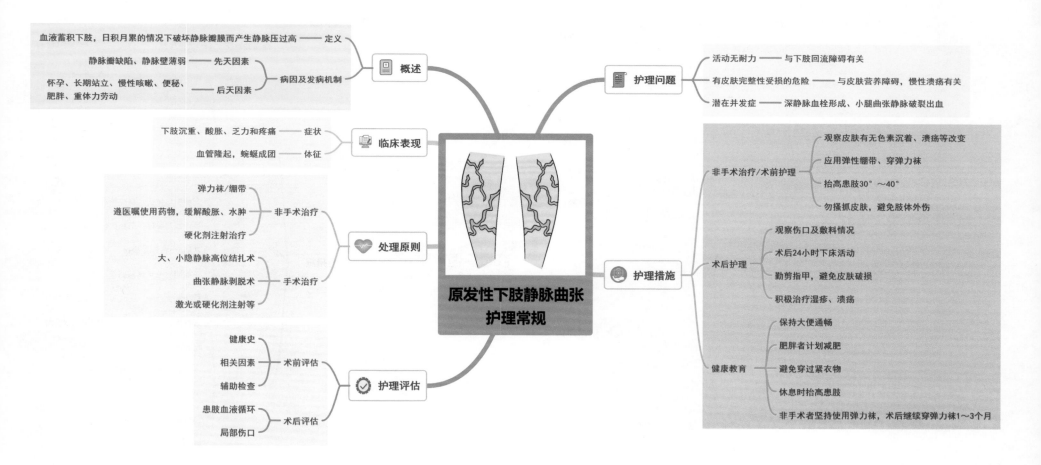

血液蓄积下肢，日积月累的情况下破坏静脉瓣膜而产生静脉压过高 —— 定义

静脉瓣缺陷、静脉壁薄弱 —— 先天因素

怀孕、长期站立、慢性咳嗽、便秘、肥胖、重体力劳动 —— 后天因素

病因及发病机制

📖 概述

下肢沉重、酸胀、乏力和疼痛 —— 症状

血管隆起，蜿蜒成团 —— 体征

🖥 临床表现

弹力袜/绷带

遵医嘱使用药物，缓解酸胀、水肿

硬化剂注射治疗

非手术治疗

大、小隐静脉高位结扎术

曲张静脉剥脱术

激光或硬化剂注射等

手术治疗

♥ 处理原则

健康史

相关因素

辅助检查

术前评估

患肢血液循环

局部伤口

术后评估

✓ 护理评估

原发性下肢静脉曲张护理常规

📋 护理问题

活动无耐力 —— 与下肢回流障碍有关

有皮肤完整性受损的危险 —— 与皮肤营养障碍，慢性溃疡有关

潜在并发症 —— 深静脉血栓形成、小腿曲张静脉破裂出血

🖥 护理措施

非手术治疗/术前护理

观察皮肤有无色素沉着、溃疡等改变

应用弹性绷带、穿弹力袜

抬高患肢30°～40°

勿搔抓皮肤，避免肢体外伤

术后护理

观察伤口及敷料情况

术后24小时下床活动

勤剪指甲，避免皮肤破损

积极治疗湿疹、溃疡

健康教育

保持大便通畅

肥胖者计划减肥

避免穿过紧衣物

休息时抬高患肢

非手术者坚持使用弹力袜，术后继续穿弹力袜1～3个月

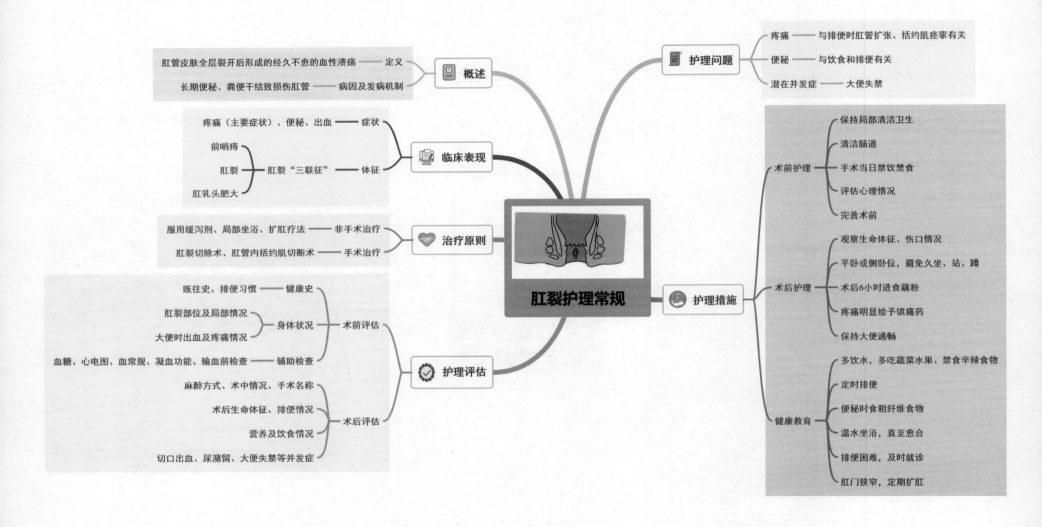

肛管皮肤全层裂开后形成的经久不愈的血性溃疡 —— 定义

长期便秘、粪便干结致损伤肛管 —— 病因及发病机制

—— 概述

疼痛（主要症状）、便秘、出血 —— 症状

前哨痔
肛裂 —— 肛裂"三联征" —— 体征
肛乳头肥大

—— 临床表现

服用缓泻剂、局部坐浴、扩肛疗法 —— 非手术治疗

肛裂切除术、肛管内括约肌切断术 —— 手术治疗

—— 治疗原则

既往史、排便习惯 —— 健康史

肛裂部位及局部情况
大便时出血及疼痛情况 —— 身体状况 —— 术前评估

血糖、心电图、血常规、凝血功能、输血前检查 —— 辅助检查

麻醉方式、术中情况、手术名称
术后生命体征、排便情况
营养及饮食情况 —— 术后评估
切口出血、尿潴留、大便失禁等并发症

—— 护理评估

肛裂护理常规

疼痛 —— 与排便时肛管扩张、括约肌痉挛有关
便秘 —— 与饮食和排便有关
潜在并发症 —— 大便失禁

—— 护理问题

保持局部清洁卫生
清洁肠道
手术当日禁饮禁食 —— 术前护理
评估心理情况
完善术前

观察生命体征、伤口情况
平卧或侧卧位，避免久坐、站、蹲
术后6小时进食藕粉 —— 术后护理
疼痛明显给予镇痛药
保持大便通畅

多饮水，多吃蔬菜水果、禁食辛辣食物
定时排便
便秘时食粗纤维食物 —— 健康教育
温水坐浴，直至愈合
排便困难，及时就诊
肛门狭窄，定期扩肛

—— 护理措施

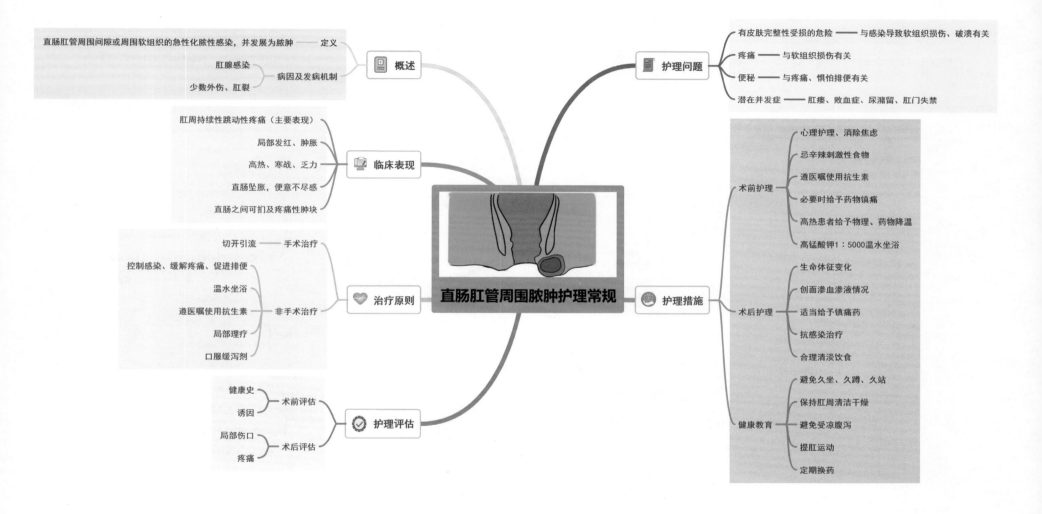

直肠肛管周围间隙或周围软组织的急性化脓性感染，并发展为脓肿 —— 定义

肛腺感染
少数外伤、肛裂 —— 病因及发病机制

概述

有皮肤完整性受损的危险 —— 与感染导致软组织损伤、破溃有关
疼痛 —— 与软组织损伤有关
便秘 —— 与疼痛、惧怕排便有关
潜在并发症 —— 肛瘘、败血症、尿潴留、肛门失禁

护理问题

肛周持续性跳动性疼痛（主要表现）
局部发红、肿胀
高热、寒战、乏力
直肠坠胀，便意不尽感
直肠之间可扪及疼痛性肿块

临床表现

切开引流 —— 手术治疗
控制感染、缓解疼痛、促进排便
温水坐浴
遵医嘱使用抗生素
局部理疗
口服缓泻剂
非手术治疗

治疗原则

直肠肛管周围脓肿护理常规

护理措施

心理护理、消除焦虑
忌辛辣刺激性食物
遵医嘱使用抗生素
必要时给予药物镇痛
高热患者给予物理、药物降温
高锰酸钾1：5000温水坐浴
术前护理

生命体征变化
创面渗血渗液情况
适当给予镇痛药
抗感染治疗
合理清淡饮食
术后护理

避免久坐、久蹲、久站
保持肛周清洁干燥
避免受凉腹泻
提肛运动
定期换药
健康教育

健康史
诱因 —— 术前评估
局部伤口
疼痛 —— 术后评估
护理评估

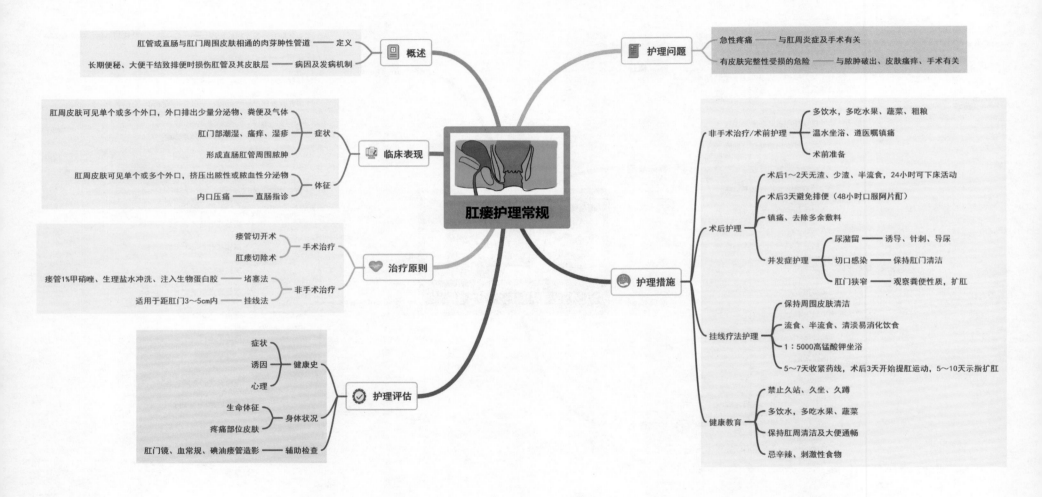

肛管或直肠与肛门周围皮肤相通的肉芽肿性管道 —— 定义
长期便秘、大便干结致排便时损伤肛管及其皮肤层 —— 病因及发病机制
—— 概述

急性疼痛 —— 与肛周炎症及手术有关
有皮肤完整性受损的危险 —— 与脓肿破出、皮肤瘙痒、手术有关
—— 护理问题

肛周皮肤可见单个或多个外口，外口排出少量分泌物、粪便及气体
肛门部潮湿、瘙痒、湿疹 —— 症状
形成直肠肛管周围脓肿
肛周皮肤可见单个或多个外口，挤压出脓性或脓血性分泌物 —— 体征
内口压痛 —— 直肠指诊
—— 临床表现

瘘管切开术
肛瘘切除术 —— 手术治疗
瘘管1%甲硝唑、生理盐水冲洗、注入生物蛋白胶 —— 堵塞法
适用于距肛门3～5cm内 —— 挂线法
—— 非手术治疗
—— 治疗原则

肛瘘护理常规

非手术治疗/术前护理
多饮水，多吃水果、蔬菜、粗粮
温水坐浴、遵医嘱镇痛
术前准备

术后护理
术后1～2天无渣、少渣、半流食，24小时可下床活动
术后3天避免排便（48小时口服阿片酊）
镇痛、去除多余敷料
并发症护理
尿潴留 —— 诱导、针刺、导尿
切口感染 —— 保持肛门清洁
肛门狭窄 —— 观察粪便性质，扩肛

挂线疗法护理
保持周围皮肤清洁
流食、半流食、清淡易消化饮食
1：5000高锰酸钾坐浴
5～7天收紧药线，术后3天开始提肛运动，5～10天示指扩肛

健康教育
禁止久站、久坐、久蹲
多饮水，多吃水果、蔬菜
保持肛周清洁及大便通畅
忌辛辣、刺激性食物
—— 护理措施

症状
诱因 —— 健康史
心理
生命体征 —— 身体状况
疼痛部位皮肤
肛门镜、血常规、碘油瘘管造影 —— 辅助检查
—— 护理评估

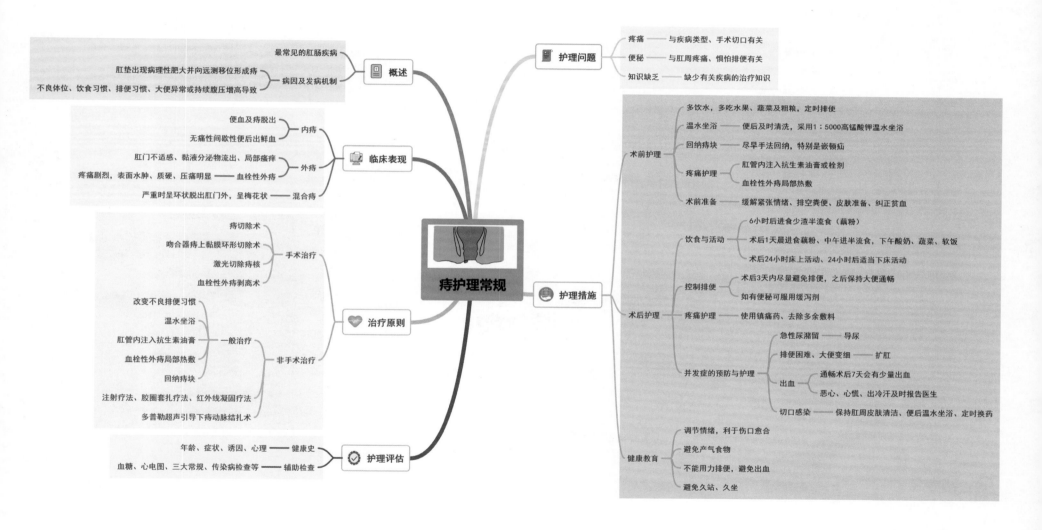

痔护理常规

概述
- 最常见的肛肠疾病 —— 病因及发病机制
- 肛垫出现病理性肥大并向远测移位形成痔
- 不良体位、饮食习惯、排便习惯、大便异常或持续腹压增高导致

临床表现
- 内痔
  - 便血及痔脱出
  - 无痛性间歇性便后出鲜血
- 外痔
  - 肛门不适感、黏液分泌物流出、局部瘙痒
  - 疼痛剧烈，表面水肿、质硬、压痛明显 —— 血栓性外痔
- 混合痔
  - 严重时呈环状脱出肛门外，呈梅花状

治疗原则
- 手术治疗
  - 痔切除术
  - 吻合器痔上黏膜环形切除术
  - 激光切除痔核
  - 血栓性外痔剥离术
- 非手术治疗
  - 一般治疗
    - 改变不良排便习惯
    - 温水坐浴
    - 肛管内注入抗生素油膏
    - 血栓性外痔局部热敷
    - 回纳痔块
  - 注射疗法、胶圈套扎疗法、红外线凝固疗法
  - 多普勒超声引导下痔动脉结扎术

护理评估
- 健康史 —— 年龄、症状、诱因、心理
- 辅助检查 —— 血糖、心电图、三大常规、传染病检查等

护理问题
- 疼痛 —— 与疾病类型、手术切口有关
- 便秘 —— 与肛周疼痛、惧怕排便有关
- 知识缺乏 —— 缺少有关疾病的治疗知识

护理措施
- 术前护理
  - 多饮水，多吃水果、蔬菜及粗粮，定时排便
  - 温水坐浴 —— 便后及时清洗，采用1：5000高锰酸钾温水坐浴
  - 回纳痔块 —— 尽早手法回纳，特别是嵌顿痔
  - 疼痛护理
    - 肛管内注入抗生素油膏或栓剂
    - 血栓性外痔局部热敷
  - 术前准备 —— 缓解紧张情绪、排空粪便、皮肤准备、纠正贫血
- 术后护理
  - 饮食与活动
    - 6小时后进食少渣半流食（藕粉）
    - 术后1天晨进食藕粉、中午进半流食，下午酸奶、蔬菜、软饭
    - 术后24小时床上活动、24小时后适当下床活动
  - 控制排便
    - 术后3天内尽量避免排便，之后保持大便通畅
    - 如有便秘可服用缓泻剂
  - 疼痛护理 —— 使用镇痛药、去除多余敷料
  - 并发症的预防与护理
    - 急性尿潴留 —— 导尿
    - 排便困难、大便变细 —— 扩肛
    - 出血
      - 通畅术后7天会有少量出血
      - 恶心、心慌、出冷汗及时报告医生
    - 切口感染 —— 保持肛周皮肤清洁、便后温水坐浴、定时换药
- 健康教育
  - 调节情绪，利于伤口愈合
  - 避免产气食物
  - 不能用力排便，避免出血
  - 避免久站、久坐

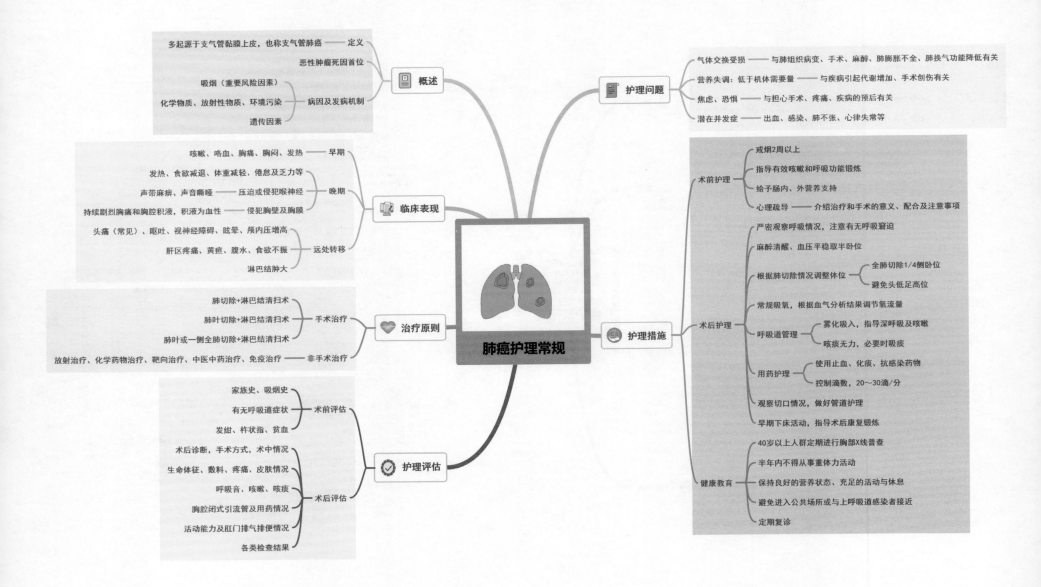

概述
- 定义 —— 多起源于支气管黏膜上皮，也称支气管肺癌
- 恶性肿瘤死因首位
- 病因及发病机制
  - 吸烟（重要风险因素）
  - 化学物质、放射性物质、环境污染
  - 遗传因素

临床表现
- 早期 —— 咳嗽、咯血、胸痛、胸闷、发热
- 晚期
  - 发热、食欲减退、体重减轻、倦怠及乏力等
  - 压迫或侵犯喉神经 —— 声带麻痹、声音嘶哑
  - 侵犯胸壁及胸膜 —— 持续剧烈胸痛和胸腔积液，积液为血性
- 远处转移
  - 头痛（常见）、呕吐、视神经障碍、眩晕、颅内压增高
  - 肝区疼痛、黄疸、腹水、食欲不振
  - 淋巴结肿大

治疗原则
- 手术治疗
  - 肺切除+淋巴结清扫术
  - 肺叶切除+淋巴结清扫术
  - 肺叶或一侧全肺切除+淋巴结清扫术
- 非手术治疗 —— 放射治疗、化学药物治疗、靶向治疗、中医中药治疗、免疫治疗

护理评估
- 术前评估
  - 家族史、吸烟史
  - 有无呼吸道症状
  - 发绀、杵状指、贫血
- 术后评估
  - 术后诊断，手术方式，术中情况
  - 生命体征、敷料、疼痛、皮肤情况
  - 呼吸音、咳嗽、咳痰
  - 胸腔闭式引流管及用药情况
  - 活动能力及肛门排气排便情况
  - 各类检查结果

肺癌护理常规

护理问题
- 气体交换受损 —— 与肺组织病变、手术、麻醉、肺膨胀不全、肺换气功能降低有关
- 营养失调：低于机体需要量 —— 与疾病引起代谢增加、手术创伤有关
- 焦虑、恐惧 —— 与担心手术、疼痛、疾病的预后有关
- 潜在并发症 —— 出血、感染、肺不张、心律失常等

护理措施
- 术前护理
  - 戒烟2周以上
  - 指导有效咳嗽和呼吸功能锻炼
  - 给予肠内、外营养支持
  - 心理疏导 —— 介绍治疗和手术的意义、配合及注意事项
- 术后护理
  - 严密观察呼吸情况，注意有无呼吸窘迫
  - 麻醉清醒、血压平稳取半卧位
  - 根据肺切除情况调整体位
    - 全肺切除1/4侧卧位
    - 避免头低足高位
  - 常规吸氧，根据血气分析结果调节氧流量
  - 呼吸道管理
    - 雾化吸入，指导深呼吸及咳嗽
    - 咳痰无力，必要时吸痰
  - 用药护理
    - 使用止血、化痰、抗感染药物
    - 控制滴数，20~30滴/分
  - 观察切口情况，做好管道护理
  - 早期下床活动，指导术后康复锻炼
- 健康教育
  - 40岁以上人群定期进行胸部X线普查
  - 半年内不得从事重体力活动
  - 保持良好的营养状态、充足的活动与休息
  - 避免进入公共场所或与上呼吸道感染者接近
  - 定期复诊

第 17 章

骨科护理常规

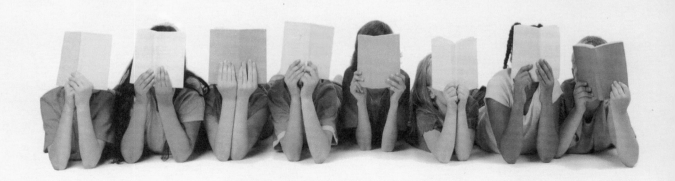

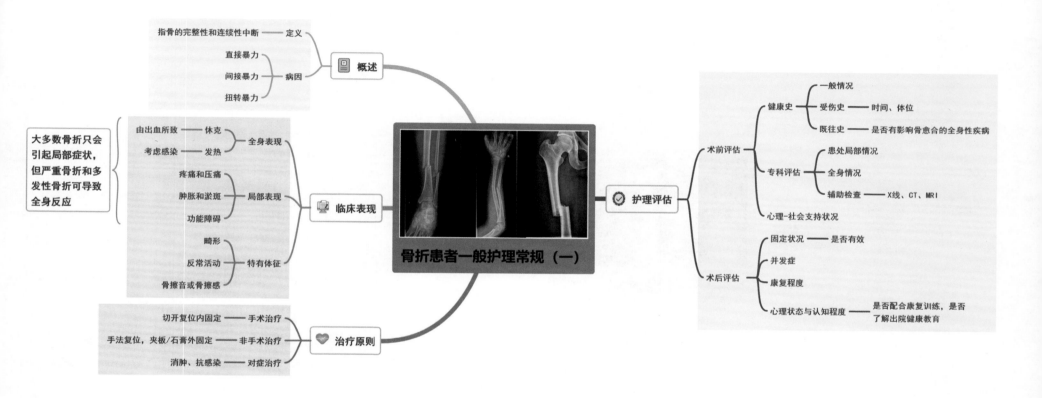

指骨的完整性和连续性中断 —— 定义
直接暴力
间接暴力 —— 病因
扭转暴力
—— 概述

由出血所致 —— 休克
考虑感染 —— 发热 —— 全身表现
疼痛和压痛
肿胀和淤斑 —— 局部表现
功能障碍
畸形
反常活动 —— 特有体征
骨擦音或骨擦感
—— 临床表现

大多数骨折只会引起局部症状，但严重骨折和多发性骨折可导致全身反应

切开复位内固定 —— 手术治疗
手法复位，夹板/石膏外固定 —— 非手术治疗
消肿、抗感染 —— 对症治疗
—— 治疗原则

骨折患者一般护理常规（一）

护理评估

术前评估
健康史
一般情况
受伤史 —— 时间、体位
既往史 —— 是否有影响骨愈合的全身性疾病
专科评估
患处局部情况
全身情况
辅助检查 —— X线、CT、MRI
心理-社会支持状况

术后评估
固定状况 —— 是否有效
并发症
康复程度
心理状态与认知程度 —— 是否配合康复训练，是否了解出院健康教育

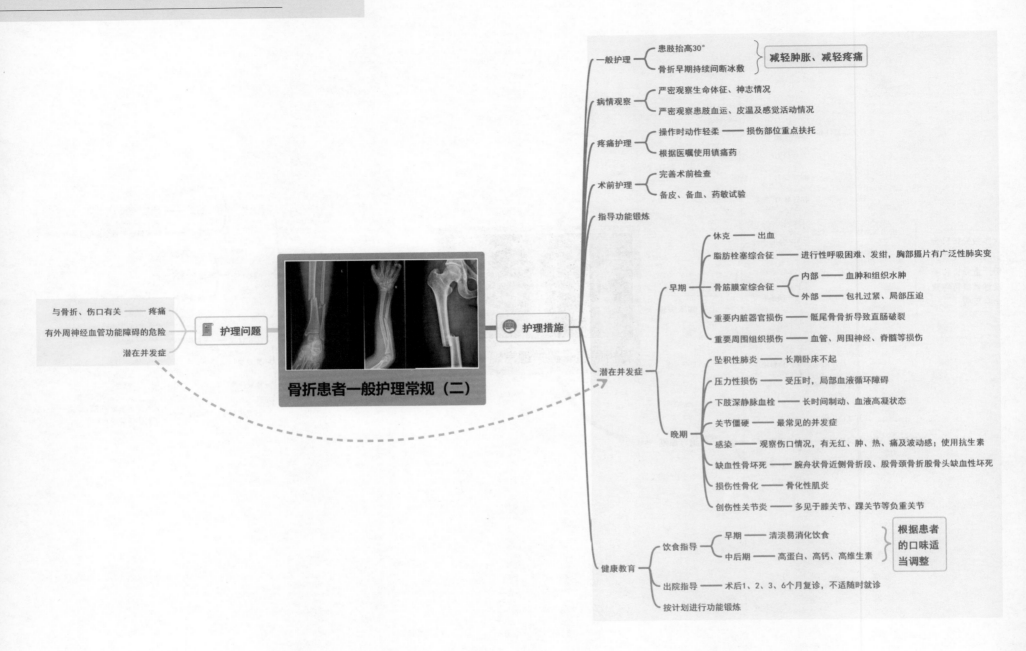

护理问题

与骨折、伤口有关 —— 疼痛
有外周神经血管功能障碍的危险
潜在并发症

骨折患者一般护理常规（二）

护理措施

一般护理 —— 患肢抬高30°
—— 骨折早期持续间断冰敷 }减轻肿胀、减轻疼痛

病情观察 —— 严密观察生命体征、神志情况
—— 严密观察患肢血运、皮温及感觉活动情况

疼痛护理 —— 操作时动作轻柔 —— 损伤部位重点扶托
—— 根据医嘱使用镇痛药

术前护理 —— 完善术前检查
—— 备皮、备血、药敏试验

指导功能锻炼

潜在并发症
早期
—— 休克 —— 出血
—— 脂肪栓塞综合征 —— 进行性呼吸困难、发绀，胸部摄片有广泛性肺实变
—— 骨筋膜室综合征 —— 内部 —— 血肿和组织水肿
—— 外部 —— 包扎过紧、局部压迫
—— 重要内脏器官损伤 —— 骶尾骨骨折导致直肠破裂
—— 重要周围组织损伤 —— 血管、周围神经、脊髓等损伤

晚期
—— 坠积性肺炎 —— 长期卧床不起
—— 压力性损伤 —— 受压时，局部血液循环障碍
—— 下肢深静脉血栓 —— 长时间制动、血液高凝状态
—— 关节僵硬 —— 最常见的并发症
—— 感染 —— 观察伤口情况，有无红、肿、热、痛及波动感；使用抗生素
—— 缺血性骨坏死 —— 腕舟状骨近侧骨折段、股骨颈骨折股骨头缺血性坏死
—— 损伤性骨化 —— 骨化性肌炎
—— 创伤性关节炎 —— 多见于膝关节、踝关节等负重关节

健康教育
—— 饮食指导 —— 早期 —— 清淡易消化饮食
—— 中后期 —— 高蛋白、高钙、高维生素 }根据患者的口味适当调整
—— 出院指导 —— 术后1、2、3、6个月复诊，不适随时就诊
—— 按计划进行功能锻炼

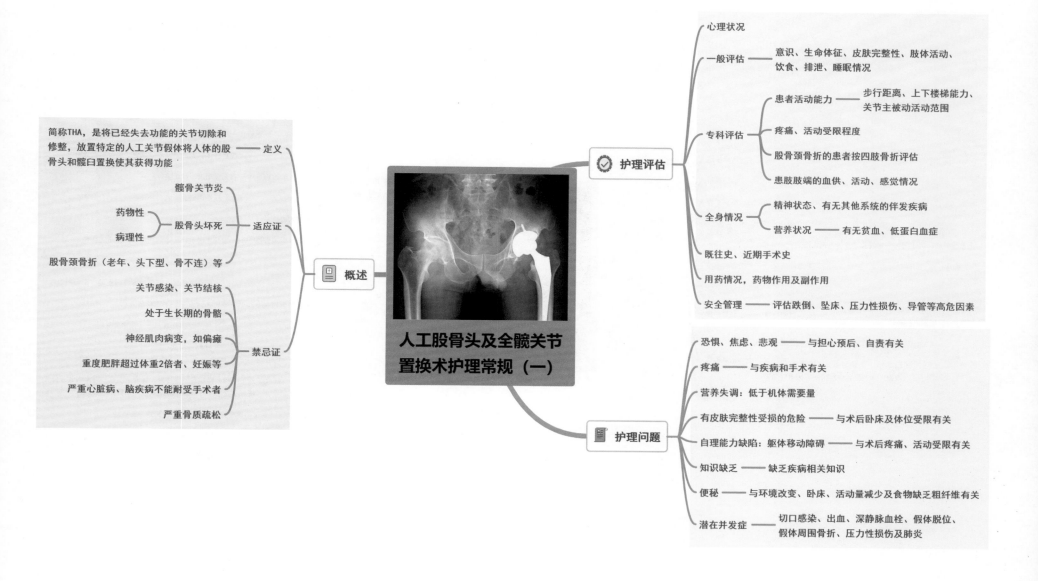

概述

定义 — 简称THA，是将已经失去功能的关节切除和修整，放置特定的人工关节假体将人体的股骨头和髋臼置换使其获得功能

适应证
- 髋骨关节炎
- 股骨头坏死 — 药物性 / 病理性
- 股骨颈骨折（老年、头下型、骨不连）等

禁忌证
- 关节感染、关节结核
- 处于生长期的骨骼
- 神经肌肉病变，如偏瘫
- 重度肥胖超过体重2倍者、妊娠等
- 严重心脏病、脑疾病不能耐受手术者
- 严重骨质疏松

人工股骨头及全髋关节置换术护理常规（一）

护理评估
- 心理状况
- 一般评估 — 意识、生命体征、皮肤完整性、肢体活动、饮食、排泄、睡眠情况
- 专科评估
  - 患者活动能力 — 步行距离、上下楼梯能力、关节主被动活动范围
  - 疼痛、活动受限程度
  - 股骨颈骨折的患者按四肢骨折评估
  - 患肢肢端的血供、活动、感觉情况
- 全身情况
  - 精神状态、有无其他系统的伴发疾病
  - 营养状况 — 有无贫血、低蛋白血症
- 既往史、近期手术史
- 用药情况，药物作用及副作用
- 安全管理 — 评估跌倒、坠床、压力性损伤、导管等高危因素

护理问题
- 恐惧、焦虑、悲观 — 与担心预后、自责有关
- 疼痛 — 与疾病和手术有关
- 营养失调：低于机体需要量
- 有皮肤完整性受损的危险 — 与术后卧床及体位受限有关
- 自理能力缺陷：躯体移动障碍 — 与术后疼痛、活动受限有关
- 知识缺乏 — 缺乏疾病相关知识
- 便秘 — 与环境改变、卧床、活动量减少及食物缺乏粗纤维有关
- 潜在并发症 — 切口感染、出血、深静脉血栓、假体脱位、假体周围骨折、压力性损伤及肺炎

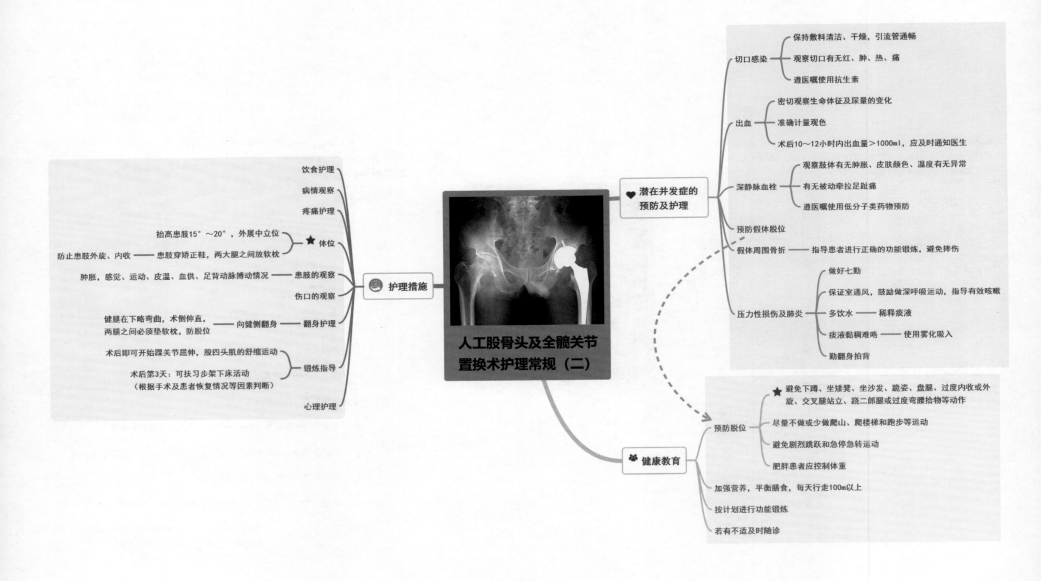

饮食护理

病情观察

疼痛护理

抬高患肢15°～20°，外展中立位
防止患肢外旋、内收 —— 患肢穿矫正鞋，两大腿之间放软枕 ★ 体位

肿胀，感觉、运动、皮温、血供、足背动脉搏动情况 —— 患肢的观察

伤口的观察

健腿在下略弯曲，术侧伸直，
两腿之间必须垫软枕，防脱位 —— 向健侧翻身 翻身护理

术后即可开始踝关节屈伸，股四头肌的舒缩运动
术后第3天：可扶习步架下床活动
（根据手术及患者恢复情况等因素判断） —— 锻炼指导

心理护理

护理措施

人工股骨头及全髋关节
置换术护理常规（二）

潜在并发症的
预防及护理

切口感染
- 保持敷料清洁、干燥，引流管通畅
- 观察切口有无红、肿、热、痛
- 遵医嘱使用抗生素

出血
- 密切观察生命体征及尿量的变化
- 准确计量观色
- 术后10～12小时内出血量＞1000ml，应及时通知医生

深静脉血栓
- 观察肢体有无肿胀、皮肤颜色、温度有无异常
- 有无被动牵拉足趾痛
- 遵医嘱使用低分子类药物预防

预防假体脱位

假体周围骨折 —— 指导患者进行正确的功能锻炼，避免摔伤

压力性损伤及肺炎
- 做好七勤
- 保证室通风，鼓励做深呼吸运动，指导有效咳嗽
- 多饮水 —— 稀释痰液
- 痰液黏稠难咯 —— 使用雾化吸入
- 勤翻身拍背

健康教育

预防脱位
- ★ 避免下蹲、坐矮凳、坐沙发、跪姿、盘腿、过度内收或外旋、交叉腿站立、跷二郎腿或过度弯腰拾物等动作
- 尽量不做或少做爬山、爬楼梯和跑步等运动
- 避免剧烈跳跃和急停急转运动
- 肥胖患者应控制体重

加强营养，平衡膳食，每天行走100m以上

按计划进行功能锻炼

若有不适及时随诊

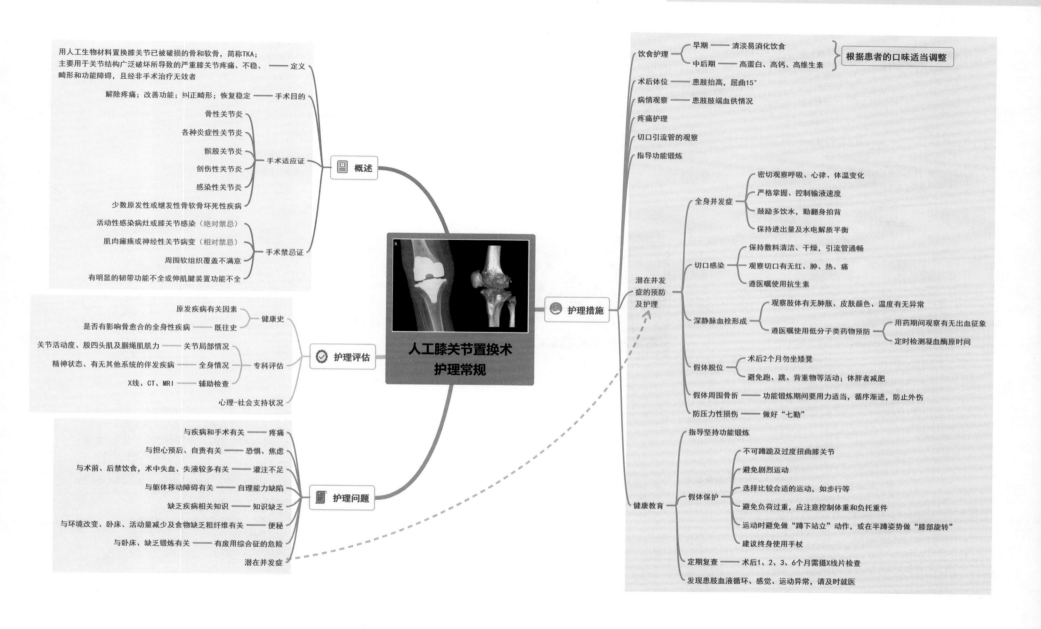

用人工生物材料置换膝关节已被破损的骨和软骨，简称TKA；
主要用于关节结构广泛破坏所导致的严重膝关节疼痛、不稳、—— 定义
畸形和功能障碍，且经非手术治疗无效者

解除疼痛；改善功能；纠正畸形；恢复稳定 —— 手术目的

骨性关节炎
各种炎症性关节炎
髌股关节炎 —— 手术适应证
创伤性关节炎
感染性关节炎
少数原发性或继发性骨软骨坏死性疾病

活动性感染病灶或膝关节感染（绝对禁忌）
肌肉瘫痪或神经性关节病变（相对禁忌） —— 手术禁忌证
周围软组织覆盖不满意
有明显的韧带功能不全或伸肌腱装置功能不全

概述

原发疾病有关因素
是否有影响骨愈合的全身性疾病 —— 既往史 —— 健康史
关节活动度、股四头肌及胭绳肌肌力 —— 关节局部情况
精神状态、有无其他系统的伴发疾病 —— 全身情况 —— 专科评估
X线、CT、MRI —— 辅助检查
心理-社会支持状况

护理评估

人工膝关节置换术
护理常规

与疾病和手术有关 —— 疼痛
与担心预后、自责有关 —— 恐惧、焦虑
与术前、后禁饮食，术中失血、失液较多有关 —— 灌注不足
与躯体移动障碍有关 —— 自理能力缺陷
缺乏疾病相关知识 —— 知识缺乏
与环境改变、卧床、活动量减少及食物缺少粗纤维有关 —— 便秘
与卧床、缺乏锻炼有关 —— 有废用综合征的危险
潜在并发症

护理问题

护理措施

饮食护理 ┬ 早期 —— 清淡易消化饮食
         └ 中后期 —— 高蛋白、高钙、高维生素   根据患者的口味适当调整

术后体位 —— 患肢抬高，屈曲15°
病情观察 —— 患肢肢端血供情况
疼痛护理
切口引流管的观察
指导功能锻炼

密切观察呼吸、心律、体温变化
严格掌握、控制输液速度
全身并发症 ── 鼓励多饮水，勤翻身拍背
保持进出量及水电解质平衡

保持敷料清洁、干燥，引流管通畅
切口感染 ── 观察切口有无红、肿、热、痛
遵医嘱使用抗生素

潜在并发
症的预防
及护理

观察肢体有无肿胀、皮肤颜色、温度有无异常
深静脉血栓形成 ── 遵医嘱使用低分子类药物预防 ┬ 用药期间观察有无出血征象
                                          └ 定时检测凝血酶原时间

假体脱位 ┬ 术后2个月勿坐矮凳
         └ 避免跑、跳、背重物等活动；体胖者减肥

假体周围骨折 —— 功能锻炼期间要用力适当，循序渐进，防止外伤
防压力性损伤 —— 做好"七勤"

指导坚持功能锻炼

不可蹲跪及过度扭曲膝关节
避免剧烈运动
假体保护 ── 选择比较合适的运动，如步行等
避免负荷过重，应注意控制体重和负托重件
运动时避免做"蹲下站立"动作，或在半蹲姿势做"膝部旋转"
建议终身使用手杖

健康教育

定期复查 —— 术后1、2、3、6个月需摄X线片检查
发现患肢血液循环、感觉、运动异常，请及时就医

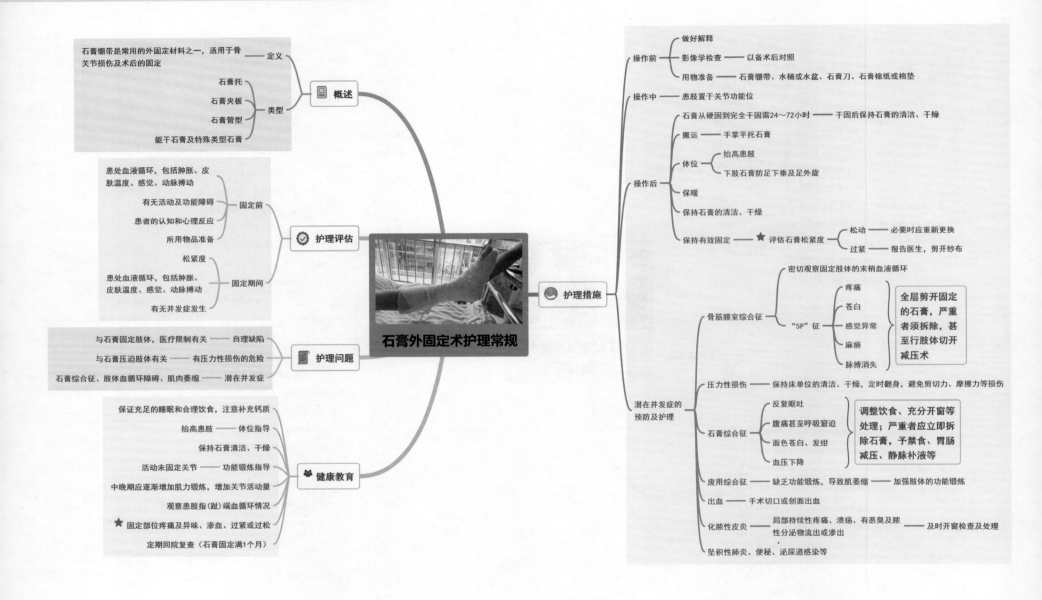

石膏绷带是常用的外固定材料之一，适用于骨关节损伤及术后的固定 —— 定义

类型 —— 石膏托／石膏夹板／石膏管型／躯干石膏及特殊类型石膏

概述

患处血液循环，包括肿胀、皮肤温度、感觉、动脉搏动

有无活动及功能障碍

患者的认知和心理反应

所用物品准备

固定前

松紧度

患处血液循环，包括肿胀、皮肤温度、感觉、动脉搏动

有无并发症发生

固定期间

护理评估

与石膏固定肢体，医疗限制有关 —— 自理缺陷

与石膏压迫肢体有关 —— 有压力性损伤的危险

石膏综合征、肢体血循环障碍、肌肉萎缩 —— 潜在并发症

护理问题

保证充足的睡眠和合理饮食，注意补充钙质

抬高患肢 —— 体位指导

保持石膏清洁、干燥

活动未固定关节 —— 功能锻炼指导

中晚期应逐渐增加肌力锻炼，增加关节活动量

观察患肢指（趾）端血循环情况

★ 固定部位疼痛及异味、渗血、过紧或过松

定期回院复查（石膏固定满1个月）

健康教育

石膏外固定术护理常规

做好解释

影像学检查 —— 以备术后对照

用物准备 —— 石膏绷带、水桶或水盆、石膏刀、石膏棉纸或棉垫

操作前

操作中 —— 患肢置于关节功能位

石膏从硬固到完全干固需24~72小时 —— 干固后保持石膏的清洁、干燥

搬运 —— 手掌平托石膏

体位 —— 抬高患肢／下肢石膏防足下垂及足外旋

保暖

保持石膏的清洁、干燥

保持有效固定 —— ★ 评估石膏松紧度 —— 松动 —— 必要时应重新更换／过紧 —— 报告医生，剪开纱布

操作后

护理措施

密切观察固定肢体的末梢血液循环

骨筋膜室综合征 —— "5P"征 —— 疼痛／苍白／感觉异常／麻痹／脉搏消失 —— 全层剪开固定的石膏，严重者须拆除，甚至行肢体切开减压术

压力性损伤 —— 保持床单位的清洁、干燥，定时翻身，避免剪切力、摩擦力等损伤

石膏综合征 —— 反复呕吐／腹痛甚至呼吸窘迫／面色苍白、发绀／血压下降 —— 调整饮食、充分开窗等处理；严重者应立即拆除石膏，予禁食、胃肠减压、静脉补液等

废用综合征 —— 缺乏功能锻炼，导致肌萎缩 —— 加强肢体的功能锻炼

出血 —— 手术切口或创面出血

化脓性皮炎 —— 局部持续性疼痛、溃疡、有恶臭及脓性分泌物流出或渗出 —— 及时开窗检查及处理

坠积性肺炎、便秘、泌尿道感染等

潜在并发症的预防及护理

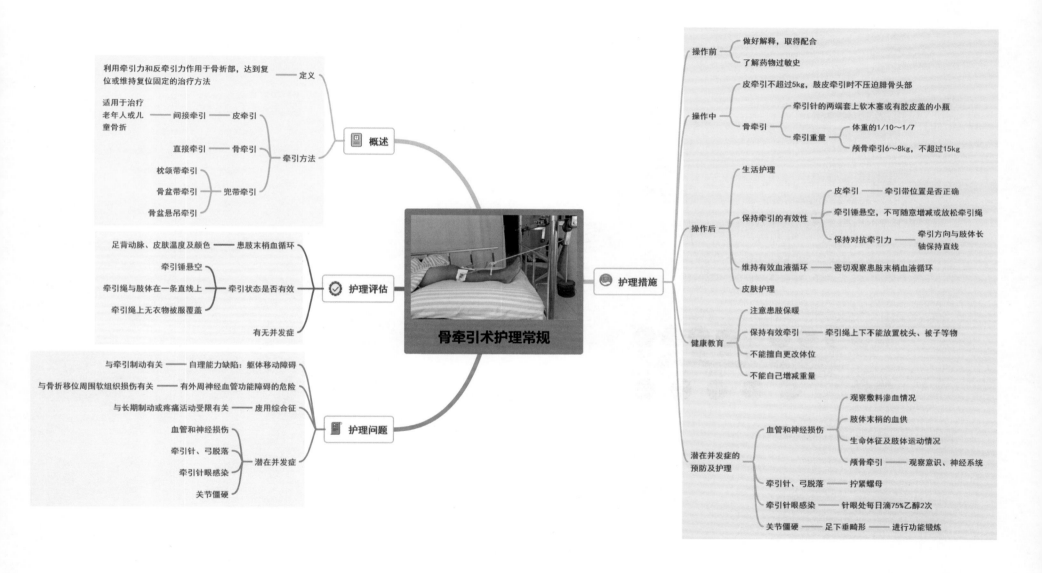

利用牵引力和反牵引力作用于骨折部，达到复位或维持复位固定的治疗方法 —— 定义

适用于治疗老年人或儿童骨折 —— 间接牵引 —— 皮牵引

直接牵引 —— 骨牵引

枕颌带牵引

骨盆带牵引 —— 兜带牵引

骨盆悬吊牵引

—— 牵引方法

📱 概述

足背动脉、皮肤温度及颜色 —— 患肢末梢血循环

牵引锤悬空

牵引绳与肢体在一条直线上 —— 牵引状态是否有效

牵引绳上无衣物被服覆盖

有无并发症

✅ 护理评估

与牵引制动有关 —— 自理能力缺陷：躯体移动障碍

与骨折移位周围软组织损伤有关 —— 有外周神经血管功能障碍的危险

与长期制动或疼痛活动受限有关 —— 废用综合征

血管和神经损伤

牵引针、弓脱落

牵引针眼感染

关节僵硬

—— 潜在并发症

📋 护理问题

骨牵引术护理常规

做好解释，取得配合

了解药物过敏史

—— 操作前

皮牵引不超过5kg，肢皮牵引时不压迫腓骨头部

牵引针的两端套上软木塞或有胶皮盖的小瓶

牵引重量 —— 体重的1/10～1/7

颅骨牵引6～8kg，不超过15kg

—— 骨牵引

—— 操作中

生活护理

保持牵引的有效性 —— 皮牵引 —— 牵引带位置是否正确

牵引锤悬空，不可随意增减或放松牵引绳

保持对抗牵引力 —— 牵引方向与肢体长轴保持直线

维持有效血液循环 —— 密切观察患肢末梢血液循环

皮肤护理

—— 操作后

注意患肢保暖

保持有效牵引 —— 牵引绳上下不能放置枕头、被子等物

不能擅自更改体位

不能自己增减重量

—— 健康教育

观察敷料渗血情况

肢体末梢的血供

生命体征及肢体运动情况

颅骨牵引 —— 观察意识、神经系统

—— 血管和神经损伤

牵引针、弓脱落 —— 拧紧螺母

牵引针眼感染 —— 针眼处每日滴75%乙醇2次

关节僵硬 —— 足下垂畸形 —— 进行功能锻炼

—— 潜在并发症的预防及护理

🖥 护理措施

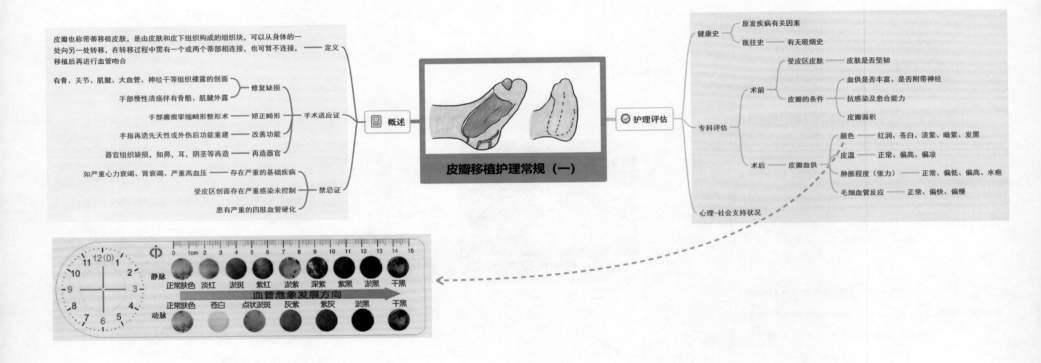

皮瓣也称带蒂移植皮肤，是由皮肤和皮下组织构成的组织块，可以从身体的一处向另一处转移，在转移过程中需有一个或两个蒂部相连接，也可暂不连接，移植后再进行血管吻合 —— 定义

有骨、关节、肌腱、大血管、神经干等组织裸露的创面 —— 修复缺损

手部慢性溃疡伴有骨骼、肌腱外露

手部瘢痕挛缩畸形整形术 —— 矫正畸形 —— 手术适应证

手指再造先天性或外伤后功能重建 —— 改善功能

器官组织缺损，如鼻、耳，阴茎等再造 —— 再造器官

如严重心力衰竭、肾衰竭、严重高血压 —— 存在严重的基础疾病

受皮区创面存在严重感染未控制 —— 禁忌证

患有严重的四肢血管硬化

概述

皮瓣移植护理常规（一）

护理评估

健康史 —— 原发疾病有关因素

既往史 —— 有无吸烟史

专科评估

术前 —— 受皮区皮肤 —— 皮肤是否坚韧

皮瓣的条件 —— 血供是否丰富、是否附带神经

抗感染及愈合能力

皮瓣面积

术后 —— 皮瓣血供 —— 颜色 —— 红润、苍白、淡紫、暗紫、发黑

皮温 —— 正常、偏高、偏凉

肿胀程度（张力）—— 正常、偏低、偏高、水疱

毛细血管反应 —— 正常、偏快、偏慢

心理-社会支持状况

静脉 —— 正常肤色 淡红 淤斑 紫红 淤紫 深紫 紫黑 淤黑 干黑

血管危象发展方向

动脉 —— 正常肤色 苍白 点状淤斑 灰紫 紫灰 淤黑 干黑

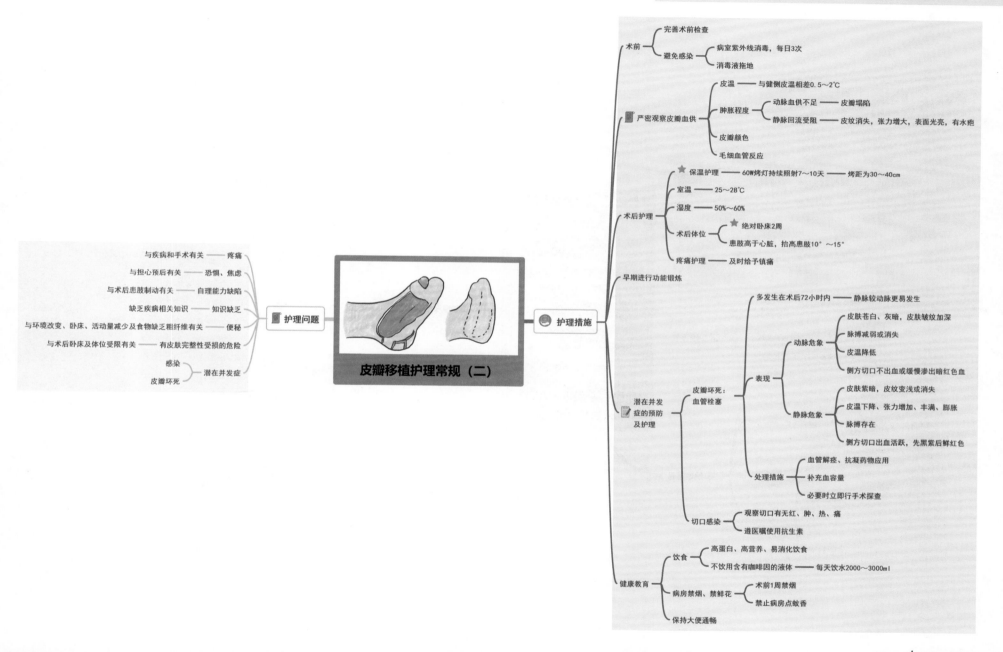

护理问题
- 与疾病和手术有关 —— 疼痛
- 与担心预后有关 —— 恐惧、焦虑
- 与术后患肢制动有关 —— 自理能力缺陷
- 缺乏疾病相关知识 —— 知识缺乏
- 与环境改变、卧床、活动量减少及食物缺乏粗纤维有关 —— 便秘
- 与术后卧床及体位受限有关 —— 有皮肤完整性受损的危险
- 感染 —— 潜在并发症
- 皮瓣坏死

皮瓣移植护理常规（二）

护理措施
- 术前
  - 完善术前检查
  - 避免感染
    - 病室紫外线消毒，每日3次
    - 消毒液拖地
- 严密观察皮瓣血供
  - 皮温 —— 与健侧皮温相差0.5～2℃
  - 肿胀程度
    - 动脉血供不足 —— 皮瓣塌陷
    - 静脉回流受阻 —— 皮纹消失，张力增大，表面光亮，有水疱
  - 皮瓣颜色
  - 毛细血管反应
- 术后护理
  - ★ 保温护理 —— 60W烤灯持续照射7～10天 —— 烤距为30～40cm
  - 室温 —— 25～28℃
  - 湿度 —— 50%～60%
  - 术后体位
    - ★ 绝对卧床2周
    - 患肢高于心脏，抬高患肢10°～15°
  - 疼痛护理 —— 及时给予镇痛
- 早期进行功能锻炼
- 潜在并发症的预防及护理
  - 皮瓣坏死：血管栓塞
    - 多发生在术后72小时内 —— 静脉较动脉更易发生
    - 表现
      - 动脉危象
        - 皮肤苍白、灰暗，皮肤皱纹加深
        - 脉搏减弱或消失
        - 皮温降低
        - 侧方切口不出血或缓慢渗出暗红色血
      - 静脉危象
        - 皮肤紫暗，皮纹变浅或消失
        - 皮温下降、张力增加、丰满、膨胀
        - 脉搏存在
        - 侧方切口出血活跃，先黑紫后鲜红色
    - 处理措施
      - 血管解痉、抗凝药物应用
      - 补充血容量
      - 必要时立即行手术探查
  - 切口感染
    - 观察切口有无红、肿、热、痛
    - 遵医嘱使用抗生素
- 健康教育
  - 饮食
    - 高蛋白、高营养、易消化饮食
    - 不饮用含有咖啡因的液体 —— 每天饮水2000～3000ml
  - 病房禁烟、禁鲜花
    - 术前1周禁烟
    - 禁止病房点蚊香
  - 保持大便通畅

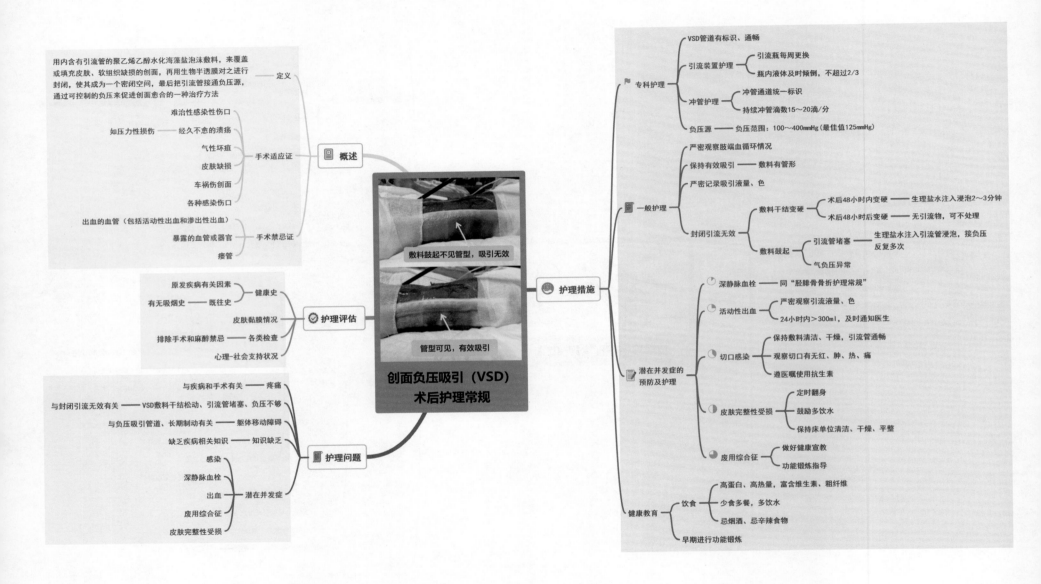

用内含有引流管的聚乙烯乙醇水化海藻盐泡沫敷料，来覆盖或填充皮肤、软组织缺损的创面，再用生物半透膜对之进行封闭，使其成为一个密闭空间，最后把引流管接通负压源，通过可控制的负压来促进创面愈合的一种治疗方法 —— 定义

难治性感染性伤口
如压力性损伤 —— 经久不愈的溃疡
气性坏疽
皮肤缺损 —— 手术适应证
车祸伤创面
各种感染伤口

出血的血管（包括活动性出血和渗出性出血）
暴露的血管或器官 —— 手术禁忌证
瘘管

概述

原发疾病有关因素 —— 健康史
有无吸烟史 —— 既往史
皮肤黏膜情况
排除手术和麻醉禁忌 —— 各类检查
心理-社会支持状况

护理评估

与疾病和手术有关 —— 疼痛
与封闭引流无效有关 —— VSD敷料干结松动、引流管堵塞、负压不够
与负压吸引管道、长期制动有关 —— 躯体移动障碍
缺乏疾病相关知识 —— 知识缺乏
感染
深静脉血栓
出血 —— 潜在并发症
废用综合征
皮肤完整性受损

护理问题

敷料鼓起不见管型，吸引无效

管型可见，有效吸引

创面负压吸引（VSD）术后护理常规

护理措施

VSD管道有标识、通畅
引流装置护理 —— 引流瓶每周更换
瓶内液体及时倾倒，不超过2/3
冲管护理 —— 冲管通道统一标识
持续冲管滴数15～20滴/分
负压源 —— 负压范围：100～400mmHg（最佳值125mmHg）

专科护理

严密观察肢端血循环情况
保持有效吸引 —— 敷料有管形
严密记录吸引液量、色
封闭引流无效 —— 敷料干结变硬 —— 术后48小时内变硬 —— 生理盐水注入浸泡2～3分钟
术后48小时后变硬 —— 无引流物，可不处理
敷料鼓起 —— 引流管堵塞 —— 生理盐水注入引流管浸泡，接负压反复多次
气负压异常

一般护理

深静脉血栓 —— 同"胫腓骨骨折护理常规"
活动性出血 —— 严密观察引流液量、色
24小时内＞300ml，及时通知医生
切口感染 —— 保持敷料清洁、干燥，引流管通畅
观察切口有无红、肿、热、痛
遵医嘱使用抗生素
皮肤完整性受损 —— 定时翻身
鼓励多饮水
保持床单位清洁、干燥、平整
废用综合征 —— 做好健康宣教
功能锻炼指导

潜在并发症的预防及护理

饮食 —— 高蛋白、高热量，富含维生素、粗纤维
少食多餐，多饮水
忌烟酒、忌辛辣食物
早期进行功能锻炼

健康教育

指上颌骨、下颌骨、颧骨及与其相邻的骨骼发生的骨折 —— 定义

直接暴力 —— 病因 —— 间接暴力

📖 概述

疼痛 —— 与外伤骨折有关

心理障碍：焦虑、恐惧 —— 与担心预后有关

组织完整性受损 —— 与外伤致皮肤黏膜破损、骨折有关

营养失调：低于机体需要量 —— 与张口受限，咀嚼、吞咽困难有关

自我形象紊乱 —— 与外伤及手术导致面形改变有关

潜在并发症 —— 出血、感染、窒息

📖 护理问题

多为闭合性骨折

局部疼痛 —— 鼻骨骨折

软组织肿胀或皮下淤血

肿胀淤血时，面部肿胀不明显

肿胀减轻即显面部塌陷

损伤眶底时可有眼球内陷、视力减退 —— 颌骨骨折

咬合关系错乱

肿胀不明显或消退，可出现颧面部畸形

张口疼痛或张口受限 —— 颧骨、颧弓骨折

📖 临床表现

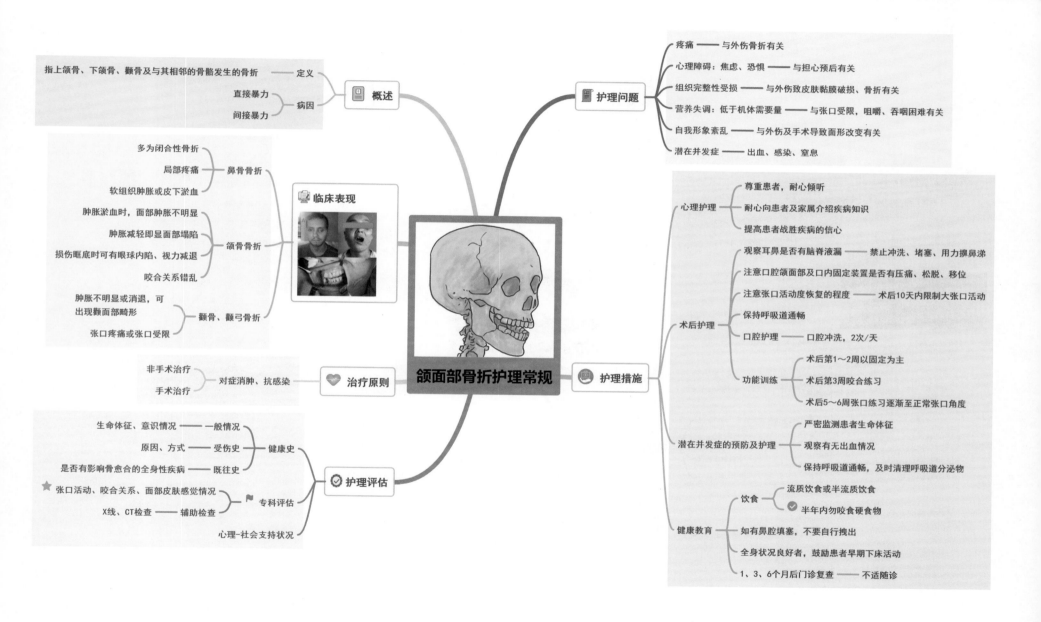

颌面部骨折护理常规

非手术治疗

手术治疗 —— 对症消肿、抗感染 —— 💗 治疗原则

生命体征、意识情况 —— 一般情况

原因、方式 —— 受伤史 —— 健康史

是否有影响骨愈合的全身性疾病 —— 既往史

★ 张口活动、咬合关系、面部皮肤感觉情况

X线、CT检查 —— 辅助检查 —— 🚩 专科评估

心理-社会支持状况

✅ 护理评估

尊重患者，耐心倾听

耐心向患者及家属介绍疾病知识 —— 心理护理

提高患者战胜疾病的信心

观察耳鼻是否有脑脊液漏 —— 禁止冲洗、堵塞、用力擤鼻涕

注意口腔颌面部及口内固定装置是否有压痛、松脱、移位

注意张口活动度恢复的程度 —— 术后10天内限制大张口活动

保持呼吸道通畅

口腔护理 —— 口腔冲洗，2次/天 —— 术后护理

术后第1～2周以固定为主

功能训练 —— 术后第3周咬合练习

术后5～6周张口练习逐渐至正常张口角度

严密监测患者生命体征

观察有无出血情况 —— 潜在并发症的预防及护理

保持呼吸道通畅，及时清理呼吸道分泌物

流质饮食或半流质饮食

饮食 ✅ 半年内勿咬食硬食物

如有鼻腔填塞，不要自行拽出 —— 健康教育

全身状况良好者，鼓励患者早期下床活动

1、3、6个月后门诊复查 —— 不适随诊

📖 护理措施

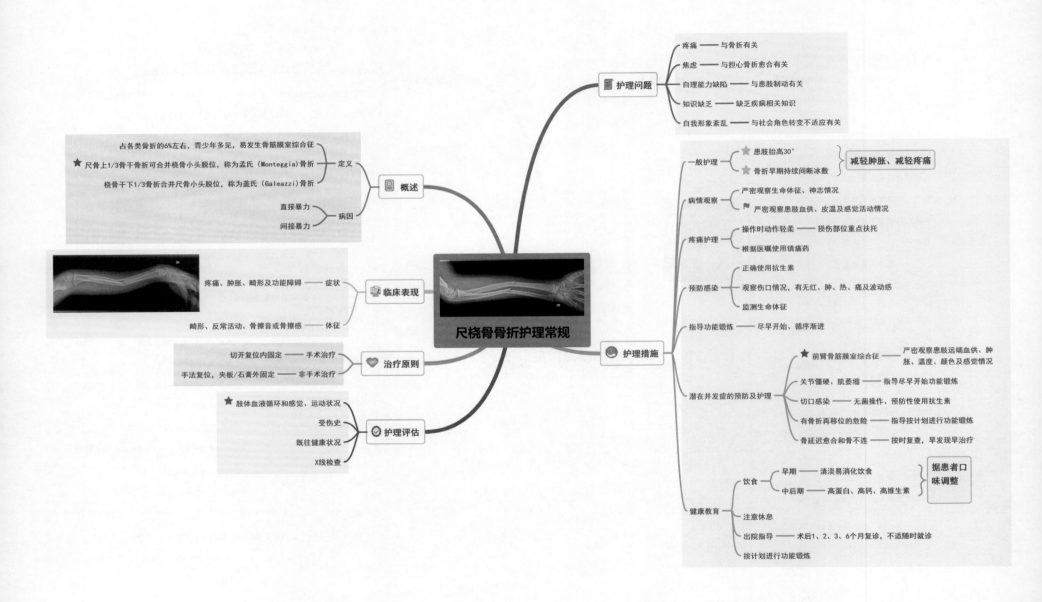

护理问题
- 疼痛 —— 与骨折有关
- 焦虑 —— 与担心骨折愈合有关
- 自理能力缺陷 —— 与患肢制动有关
- 知识缺乏 —— 缺乏疾病相关知识
- 自我形象紊乱 —— 与社会角色转变不适应有关

概述
- 定义
  - 占各类骨折的6%左右，青少年多见，易发生骨筋膜室综合征
  - ★ 尺骨上1/3骨干骨折可合并桡骨小头脱位，称为孟氏（Monteggia）骨折
  - 桡骨干下1/3骨折合并尺骨小头脱位，称为盖氏（Galeazzi）骨折
- 病因
  - 直接暴力
  - 间接暴力

临床表现
- 症状 —— 疼痛、肿胀、畸形及功能障碍
- 体征 —— 畸形、反常活动、骨擦音或骨擦感

治疗原则
- 手术治疗 —— 切开复位内固定
- 非手术治疗 —— 手法复位，夹板/石膏外固定

护理评估
- ★ 肢体血液循环和感觉、运动状况
- 受伤史
- 既往健康状况
- X线检查

尺桡骨骨折护理常规

护理措施
- 一般护理
  - ★ 患肢抬高30°
  - ★ 骨折早期持续间断冰敷
  - } 减轻肿胀、减轻疼痛
- 病情观察
  - 严密观察生命体征、神志情况
  - ★ 严密观察患肢血供、皮温及感觉活动情况
- 疼痛护理
  - 操作时动作轻柔 —— 损伤部位重点扶托
  - 根据医嘱使用镇痛药
- 预防感染
  - 正确使用抗生素
  - 观察伤口情况，有无红、肿、热、痛及波动感
  - 监测生命体征
- 指导功能锻炼 —— 尽早开始、循序渐进
- 潜在并发症的预防及护理
  - ★ 前臂骨筋膜室综合征 —— 严密观察患肢远端血供、肿胀、温度、颜色及感觉情况
  - 关节僵硬、肌萎缩 —— 指导尽早开始功能锻炼
  - 切口感染 —— 无菌操作、预防性使用抗生素
  - 有骨折再移位的危险 —— 指导按计划进行功能锻炼
  - 骨延迟愈合和骨不连 —— 按时复查，早发现早治疗
- 健康教育
  - 饮食
    - 早期 —— 清淡易消化饮食
    - 中后期 —— 高蛋白、高钙、高维生素
    - } 据患者口味调整
  - 注意休息
  - 出院指导 —— 术后1、2、3、6个月复诊，不适随时就诊
  - 按计划进行功能锻炼

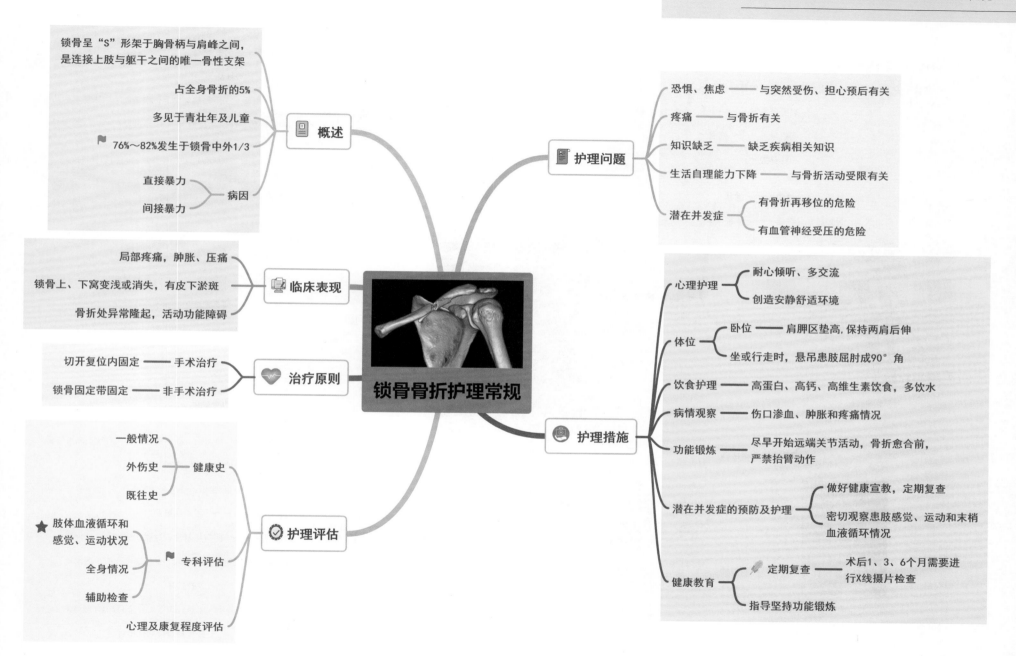

锁骨呈 "S" 形架于胸骨柄与肩峰之间，是连接上肢与躯干之间的唯一骨性支架

占全身骨折的5%

多见于青壮年及儿童

76%～82%发生于锁骨中外1/3

直接暴力 —— 病因

间接暴力

概述

局部疼痛，肿胀、压痛

锁骨上、下窝变浅或消失，有皮下淤斑

骨折处异常隆起，活动功能障碍

临床表现

切开复位内固定 —— 手术治疗

锁骨固定带固定 —— 非手术治疗

治疗原则

一般情况

外伤史 —— 健康史

既往史

★肢体血液循环和感觉、运动状况

全身情况 —— 专科评估

辅助检查

心理及康复程度评估

护理评估

锁骨骨折护理常规

恐惧、焦虑 —— 与突然受伤、担心预后有关

疼痛 —— 与骨折有关

知识缺乏 —— 缺乏疾病相关知识

生活自理能力下降 —— 与骨折活动受限有关

潜在并发症 —— 有骨折再移位的危险

有血管神经受压的危险

护理问题

心理护理 —— 耐心倾听、多交流

创造安静舒适环境

体位 —— 卧位 —— 肩胛区垫高，保持两肩后伸

坐或行走时，悬吊患肢屈肘成90°角

饮食护理 —— 高蛋白、高钙、高维生素饮食，多饮水

病情观察 —— 伤口渗血、肿胀和疼痛情况

功能锻炼 —— 尽早开始远端关节活动，骨折愈合前，严禁抬臂动作

潜在并发症的预防及护理 —— 做好健康宣教，定期复查

密切观察患肢感觉、运动和末梢血液循环情况

健康教育 —— 定期复查 —— 术后1、3、6个月需要进行X线摄片检查

指导坚持功能锻炼

护理措施

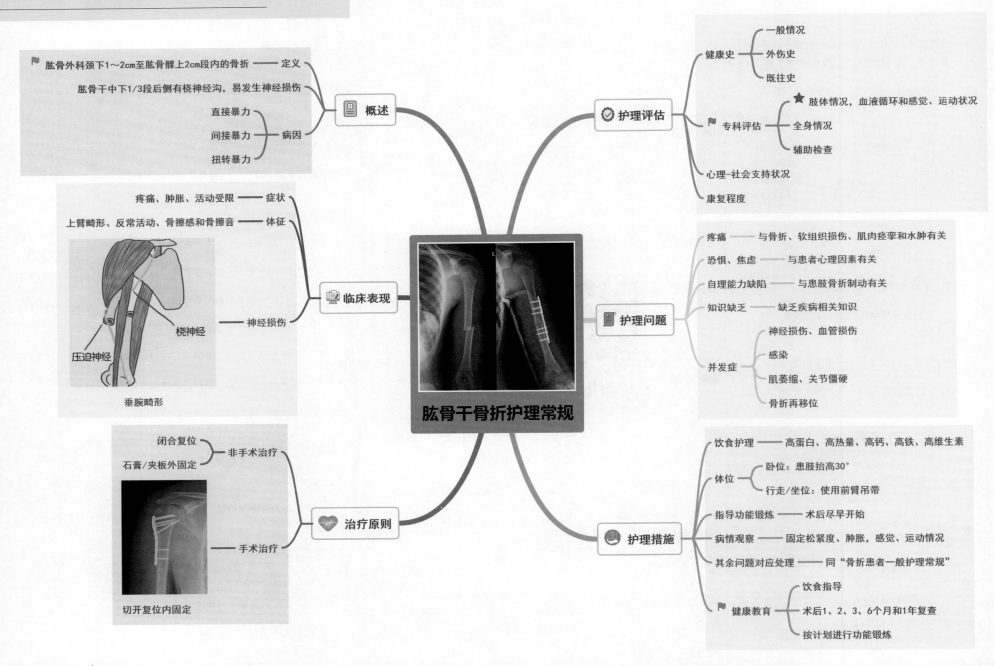

概述

- 定义 —— 肱骨外科颈下1～2cm至肱骨髁上2cm段内的骨折
- 病因
  - 直接暴力
  - 间接暴力
  - 扭转暴力
- 肱骨干中下1/3段后侧有桡神经沟，易发生神经损伤

临床表现

- 症状 —— 疼痛、肿胀、活动受限
- 体征 —— 上臂畸形、反常活动、骨擦感和骨擦音
- 神经损伤

桡神经

压迫神经

垂腕畸形

治疗原则

- 非手术治疗
  - 闭合复位
  - 石膏/夹板外固定
- 手术治疗

切开复位内固定

护理评估

- 健康史
  - 一般情况
  - 外伤史
  - 既往史
- 专科评估
  - ★ 肢体情况，血液循环和感觉、运动状况
  - 全身情况
  - 辅助检查
- 心理-社会支持状况
- 康复程度

肱骨干骨折护理常规

护理问题

- 疼痛 —— 与骨折、软组织损伤、肌肉痉挛和水肿有关
- 恐惧、焦虑 —— 与患者心理因素有关
- 自理能力缺陷 —— 与患肢骨折制动有关
- 知识缺乏 —— 缺乏疾病相关知识
- 并发症
  - 神经损伤、血管损伤
  - 感染
  - 肌萎缩、关节僵硬
  - 骨折再移位

护理措施

- 饮食护理 —— 高蛋白、高热量、高钙、高铁、高维生素
- 体位
  - 卧位：患肢抬高30°
  - 行走/坐位：使用前臂吊带
- 指导功能锻炼 —— 术后尽早开始
- 病情观察 —— 固定松紧度、肿胀，感觉、运动情况
- 其余问题对应处理 —— 同"骨折患者一般护理常规"
- 健康教育
  - 饮食指导
  - 术后1、2、3、6个月和1年复查
  - 按计划进行功能锻炼

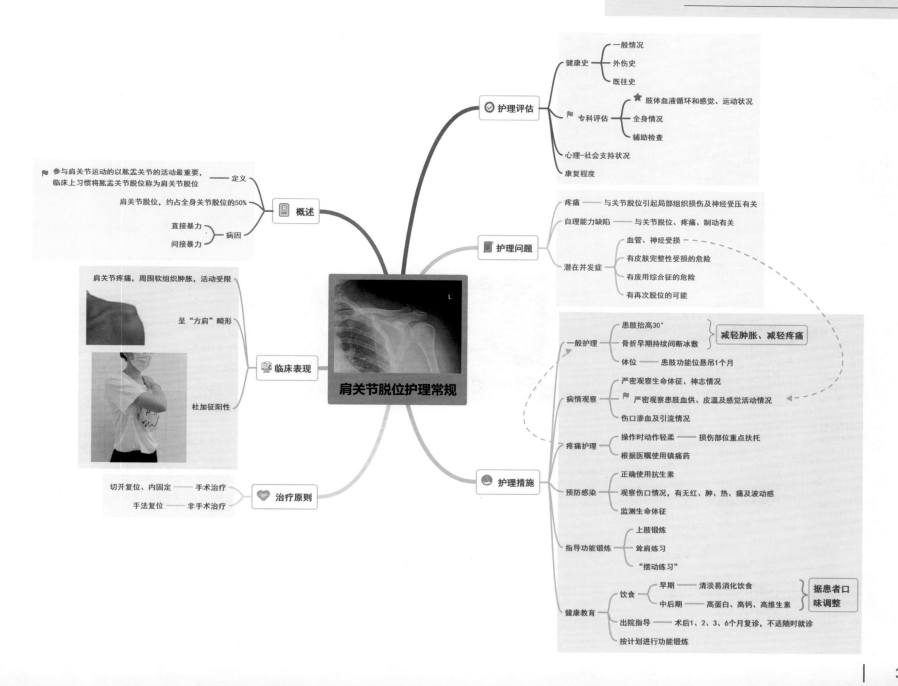

肩关节脱位护理常规

护理评估
- 健康史
  - 一般情况
  - 外伤史
  - 既往史
- 专科评估
  - ★ 肢体血液循环和感觉、运动状况
  - 全身情况
  - 辅助检查
- 心理-社会支持状况
- 康复程度

概述
- 定义 —— 参与肩关节运动的以肱盂关节的活动最重要，临床上习惯将肱盂关节脱位称为肩关节脱位
- 肩关节脱位，约占全身关节脱位的50%
- 病因
  - 直接暴力
  - 间接暴力

护理问题
- 疼痛 —— 与关节脱位引起局部组织损伤及神经受压有关
- 自理能力缺陷 —— 与关节脱位、疼痛、制动有关
- 潜在并发症
  - 血管、神经受损
  - 有皮肤完整性受损的危险
  - 有废用综合征的危险
  - 有再次脱位的可能

临床表现
- 肩关节疼痛，周围软组织肿胀，活动受限
- 呈"方肩"畸形
- 杜加征阳性

治疗原则
- 手术治疗 —— 切开复位、内固定
- 非手术治疗 —— 手法复位

护理措施
- 一般护理
  - 患肢抬高30°
  - 骨折早期持续间断冰敷 } 减轻肿胀、减轻疼痛
  - 体位 —— 患肢功能位悬吊1个月
- 病情观察
  - 严密观察生命体征、神志情况
  - ★ 严密观察患肢血供、皮温及感觉活动情况
  - 伤口渗血及引流情况
- 疼痛护理
  - 操作时动作轻柔 —— 损伤部位重点扶托
  - 根据医嘱使用镇痛药
- 预防感染
  - 正确使用抗生素
  - 观察伤口情况，有无红、肿、热、痛及波动感
  - 监测生命体征
- 指导功能锻炼
  - 上肢锻炼
  - 耸肩练习
  - "摆动练习"
- 健康教育
  - 饮食
    - 早期 —— 清淡易消化饮食
    - 中后期 —— 高蛋白、高钙、高维生素 } 据患者口味调整
  - 出院指导 —— 术后1、2、3、6个月复诊，不适随时就诊
  - 按计划进行功能锻炼

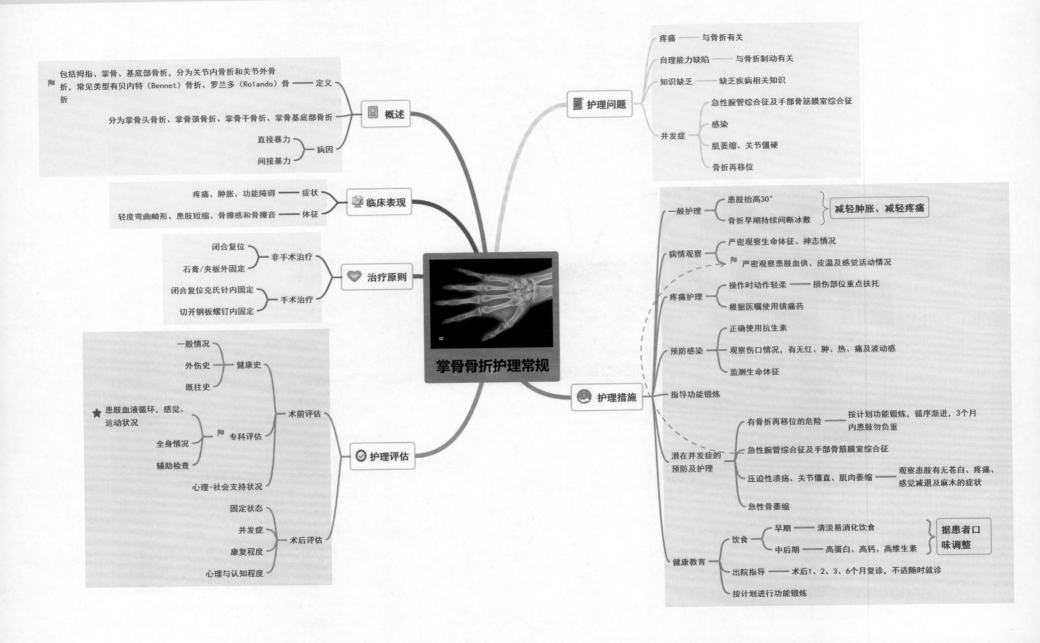

包括拇指、掌骨、基底部骨折，分为关节内骨折和关节外骨折，常见类型有贝内特（Bennet）骨折、罗兰多（Rolando）骨折 —— 定义

分为掌骨头骨折、掌骨颈骨折、掌骨干骨折、掌骨基底部骨折

直接暴力 —— 病因
间接暴力

🔖 概述

疼痛、肿胀、功能障碍 —— 症状
轻度弯曲畸形、患肢短缩、骨擦感和骨擦音 —— 体征

🖥 临床表现

闭合复位 —— 非手术治疗
石膏/夹板外固定

闭合复位克氏针内固定 —— 手术治疗
切开钢板螺钉内固定

❤ 治疗原则

一般情况
外伤史 —— 健康史
既往史

★ 患肢血液循环，感觉、运动状况
全身情况 —— 🚩 专科评估
辅助检查

心理-社会支持状况

固定状态
并发症 —— 术后评估
康复程度
心理与认知程度

✅ 护理评估

掌骨骨折护理常规

📕 护理问题

疼痛 —— 与骨折有关
自理能力缺陷 —— 与骨折制动有关
知识缺乏 —— 缺乏疾病相关知识

急性腕管综合征及手部骨筋膜室综合征
感染
并发症
肌萎缩、关节僵硬
骨折再移位

患肢抬高30° —— 减轻肿胀、减轻疼痛
一般护理
骨折早期持续间断冰敷

严密观察生命体征、神志情况
病情观察
🚩 严密观察患肢血供、皮温及感觉活动情况

操作时动作轻柔 —— 损伤部位重点扶托
疼痛护理
根据医嘱使用镇痛药

正确使用抗生素
预防感染 观察伤口情况，有无红、肿、热、痛及波动感
监测生命体征

指导功能锻炼

有骨折再移位的危险 —— 按计划功能锻炼，循序渐进，3个月内患肢勿负重
潜在并发症的预防及护理
急性腕管综合征及手部骨筋膜室综合征
压迫性溃疡、关节僵直、肌肉萎缩 —— 观察患肢有无苍白、疼痛、感觉减退及麻木的症状
急性骨萎缩

早期 —— 清淡易消化饮食
饮食 据患者口味调整
中后期 —— 高蛋白、高钙、高维生素

健康教育 出院指导 —— 术后1、2、3、6个月复诊，不适随时就诊

按计划进行功能锻炼

🏛 护理措施

护理问题
- 疼痛 —— 与疾病有关
- 焦虑 —— 与担心疾病及预后有关
- 躯体移动障碍 —— 与腰椎骨折有关
- 有皮肤完整性受损的可能 —— 与骨折需长期卧床有关
- 知识缺乏 —— 缺乏术前术后等配合知识

概述
- 定义 —— 脊柱胸腰部是由12块胸椎、5块腰椎组成,每块椎骨分为椎体、椎弓、椎弓根;腰椎极易出现外伤性脱位,腰椎横突常因肌肉突然收缩而骨折
- 病因
  - 直接或间接暴力
    - 青壮年 —— 车祸、高处坠落
    - 老年人 —— 滑倒、跌坐
  - 病理性骨折
- 分类
  - 最常见
    - 压缩性骨折
    - 爆裂性骨折
  - 撕脱性骨折
  - 腰椎滑脱

临床表现
- 局部疼痛,压痛、叩击痛
- 感觉、运动、功能障碍 —— 神经症状

治疗原则
- 非手术治疗 —— 单纯压缩,棘突、横突骨折及稳定骨折
- 手术治疗
  - 切开复位内固定
  - PKP、PVP

护理评估
- 健康史
  - 一般情况 —— 生命体征、意识情况
  - 受伤史 —— 原因、方式
  - 既往史 —— 是否有影响骨愈合的全身性疾病
- 专科评估
  - 腰部功能、下肢感觉和肌力、大小便情况
  - 辅助检查 —— X线、CT检查 —— 明确骨折的部位、类型和移位状况
  - 心理-社会支持状况

腰椎骨折护理常规

护理措施
- 一般护理
  - 体位
    - 硬板床平卧
    - 下床活动正确佩戴支具
  - 每2小时轴位翻身
- 病情观察
  - 严密观察生命体征、神志情况
  - 严密观察双下肢感觉活动情况
  - 伤口渗血及引流情况
- 疼痛护理 —— 根据医嘱使用镇痛药
- 预防感染 —— 正确使用抗生素
- 功能锻炼
  - 术后常规下肢功能锻炼
  - 腰背肌锻炼
    - 五点支撑法:头、双轴、双足跟 —— 1周以后
    - 三点支撑法:头、双足跟 —— 2～3周
    - 四点支撑法:四肢 —— 3～4周
    - 飞燕法 —— 5～6周
- 潜在并发症的预防及护理
  - 防止压力性损伤 —— 做到"七勤"
  - 有脑脊液漏的可能
  - 有肠麻痹的可能
    - 术后未排气前暂禁食禁饮
    - 严密观察腹部情况
    - 合理膳食,必要时用开塞露或灌肠
- 健康宣教
  - 饮食
    - 早期 —— 清淡易消化饮食
    - 中后期 —— 高蛋白、高钙、高维生素
    - 据患者口味调整
  - 支具佩戴不少于3个月
  - 出院指导 —— 出院术后1、2、3、6个月复诊,不适随时就诊
  - 按计划进行功能锻炼

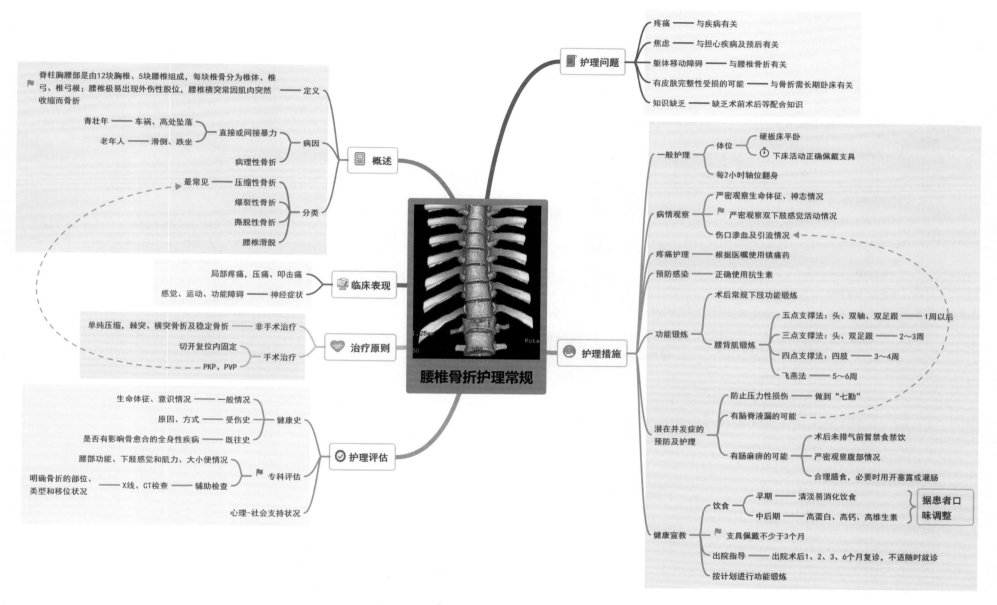

注:PKP 为经皮椎体后凸成形术;PVP 为经皮椎体成形术

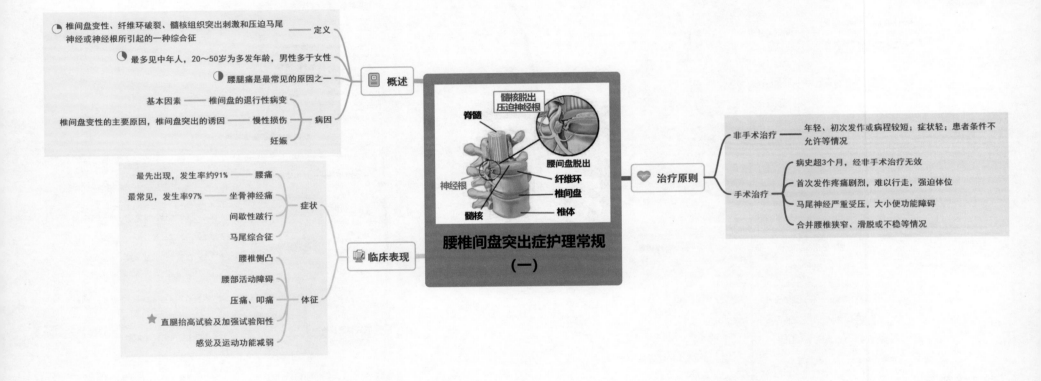

椎间盘变性、纤维环破裂、髓核组织突出刺激和压迫马尾 —— 定义
神经或神经根所引起的一种综合征

最多见中年人，20～50岁为多发年龄，男性多于女性

腰腿痛是最常见的原因之一

基本因素 —— 椎间盘的退行性病变

椎间盘变性的主要原因，椎间盘突出的诱因 —— 慢性损伤 —— 病因

妊娠

概述

最先出现，发生率约91% —— 腰痛

最常见，发生率97% —— 坐骨神经痛

间歇性跛行 —— 症状

马尾综合征

腰椎侧凸

腰部活动障碍

压痛、叩痛 —— 体征

★ 直腿抬高试验及加强试验阳性

感觉及运动功能减弱

临床表现

腰椎间盘突出症护理常规（一）

治疗原则

非手术治疗 —— 年轻、初次发作或病程较短；症状轻；患者条件不允许等情况

病史超3个月，经非手术治疗无效

首次发作疼痛剧烈，难以行走，强迫体位

手术治疗 —— 马尾神经严重受压，大小便功能障碍

合并腰椎狭窄、滑脱或不稳等情况

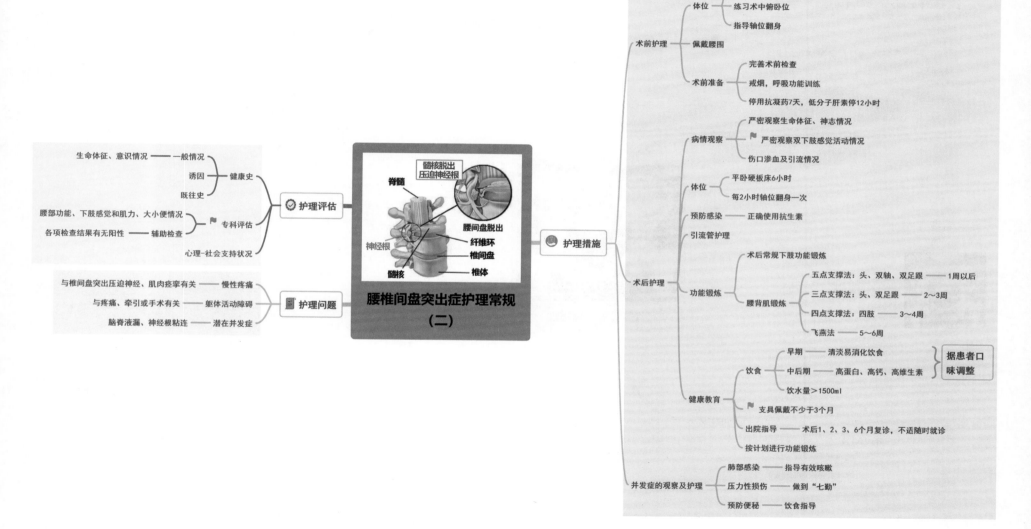

生命体征、意识情况 —— 一般情况

诱因 —— 健康史

既往史

腰部功能、下肢感觉和肌力、大小便情况 ——🚩 专科评估

各项检查结果有无阳性 —— 辅助检查

心理-社会支持状况

✅ 护理评估

与椎间盘突出压迫神经、肌肉痉挛有关 —— 慢性疼痛

与疼痛、牵引或手术有关 —— 躯体活动障碍

脑脊液漏、神经根粘连 —— 潜在并发症

📋 护理问题

腰椎间盘突出症护理常规（二）

髓核脱出压迫神经根

脊髓

神经根

髓核

腰间盘脱出

纤维环

椎间盘

椎体

💬 护理措施

术前护理

体位 —— 卧硬板床、膝关节稍屈曲，禁止半卧位

练习术中俯卧位

指导轴位翻身

佩戴腰围

术前准备 —— 完善术前检查

戒烟，呼吸功能训练

停用抗凝药7天，低分子肝素停12小时

术后护理

病情观察 —— 严密观察生命体征、神志情况

🚩 严密观察双下肢感觉活动情况

伤口渗血及引流情况

体位 —— 平卧硬板床6小时

每2小时轴位翻身一次

预防感染 —— 正确使用抗生素

引流管护理

功能锻炼 —— 术后常规下肢功能锻炼

腰背肌锻炼 —— 五点支撑法：头、双轴、双足跟 —— 1周以后

三点支撑法：头、双足跟 —— 2～3周

四点支撑法：四肢 —— 3～4周

飞燕法 —— 5～6周

健康教育

饮食 —— 早期 —— 清淡易消化饮食 ｝据患者口味调整

中后期 —— 高蛋白、高钙、高维生素

饮水量＞1500ml

🚩 支具佩戴不少于3个月

出院指导 —— 术后1、2、3、6个月复诊，不适随时就诊

按计划进行功能锻炼

并发症的观察及护理 —— 肺部感染 —— 指导有效咳嗽

压力性损伤 —— 做到"七勤"

预防便秘 —— 饮食指导

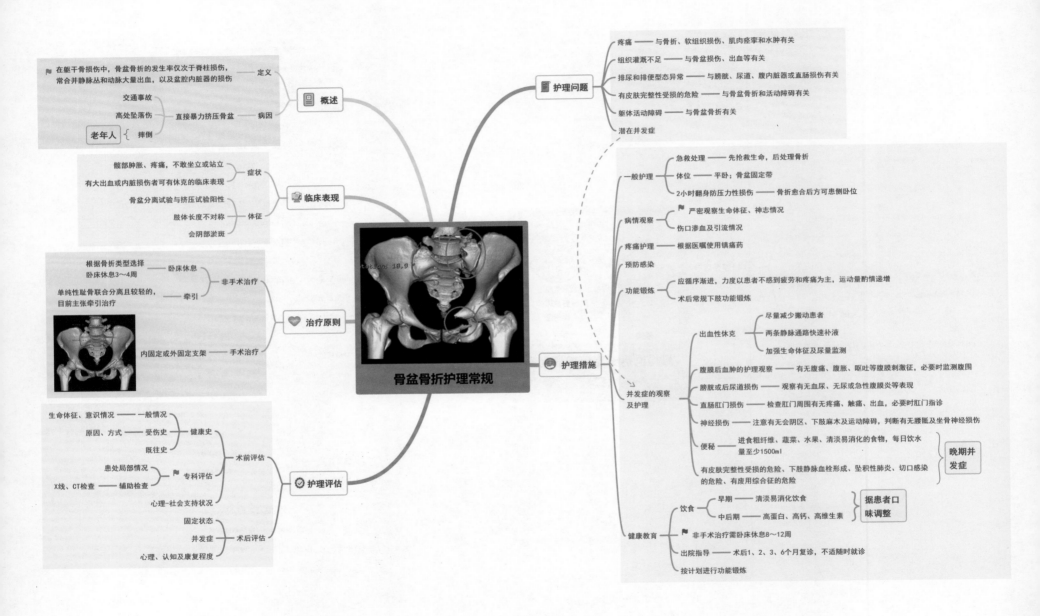

概述

定义 —— 在躯干骨损伤中，骨盆骨折的发生率仅次于脊柱损伤，常合并静脉丛和动脉大量出血，以及盆腔内脏器的损伤

病因 —— 直接暴力挤压骨盆
- 交通事故
- 高处坠落伤
- 老年人 { 摔倒

临床表现

症状
- 髋部肿胀、疼痛，不敢坐立或站立
- 有大出血或内脏损伤者可有休克的临床表现

体征
- 骨盆分离试验与挤压试验阳性
- 肢体长度不对称
- 会阴部淤斑

治疗原则

非手术治疗
- 卧床休息 —— 根据骨折类型选择卧床休息3～4周
- 牵引 —— 单纯性耻骨联合分离且较轻的，目前主张牵引治疗

手术治疗 —— 内固定或外固定支架

护理评估

术前评估
- 一般情况 —— 生命体征、意识情况
- 健康史 —— 受伤史（原因、方式）、既往史
- 专科评估 —— 患处局部情况、辅助检查（X线、CT检查）
- 心理-社会支持状况

术后评估
- 固定状态
- 并发症
- 心理、认知及康复程度

护理问题
- 疼痛 —— 与骨折、软组织损伤、肌肉痉挛和水肿有关
- 组织灌溉不足 —— 与骨盆损伤、出血等有关
- 排尿和排便型态异常 —— 与膀胱、尿道、腹内脏器或直肠损伤有关
- 有皮肤完整性受损的危险 —— 与骨盆骨折和活动障碍有关
- 躯体活动障碍 —— 与骨盆骨折有关
- 潜在并发症

护理措施

一般护理
- 急救处理 —— 先抢救生命，后处理骨折
- 体位 —— 平卧；骨盆固定带
- 2小时翻身防压力性损伤 —— 骨折愈合后方可患侧卧位

病情观察
- 严密观察生命体征、神志情况
- 伤口渗血及引流情况

疼痛护理 —— 根据医嘱使用镇痛药

预防感染

功能锻炼
- 应循序渐进，力度以患者不感到疲劳和疼痛为主，运动量酌情递增
- 术后常规下肢功能锻炼

并发症的观察及护理
- 出血性休克
  - 尽量减少搬动患者
  - 两条静脉通路快速补液
  - 加强生命体征及尿量监测
- 腹膜后血肿的护理观察 —— 有无腹痛、腹胀、呕吐等腹膜刺激征，必要时监测腹围
- 膀胱或后尿道损伤 —— 观察有无血尿、无尿或急性腹膜炎等表现
- 直肠肛门损伤 —— 检查肛门周围有无疼痛、触痛、出血，必要时肛门指诊
- 神经损伤 —— 注意有无会阴区、下肢麻木及运动障碍，判断有无腰骶及坐骨神经损伤
- 便秘 —— 进食粗纤维、蔬菜、水果、清淡易消化的食物，每日饮水量至少1500ml
- 有皮肤完整性受损的危险、下肢静脉血栓形成、坠积性肺炎、切口感染的危险、有废用综合征的危险 } 晚期并发症

健康教育
- 饮食
  - 早期 —— 清淡易消化饮食
  - 中后期 —— 高蛋白、高钙、高维生素 } 据患者口味调整
- 非手术治疗需卧床休息8～12周
- 出院指导 —— 术后1、2、3、6个月复诊，不适随时就诊
- 按计划进行功能锻炼

骨盆骨折护理常规

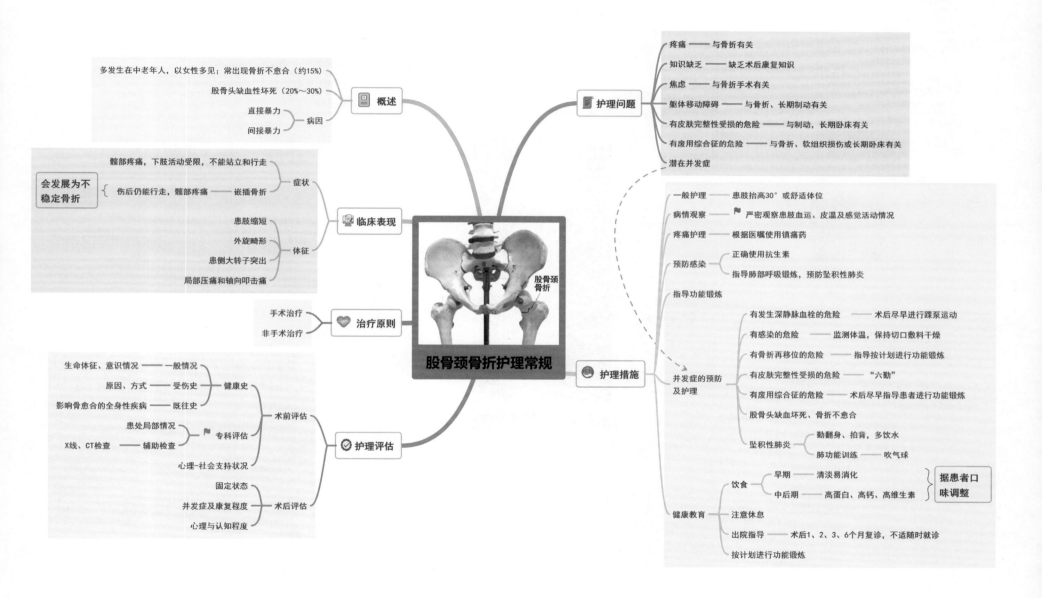

多发生在中老年人，以女性多见；常出现骨折不愈合（约15%）

股骨头缺血性坏死（20%～30%）

直接暴力

间接暴力 —— 病因

概述

髋部疼痛，下肢活动受限，不能站立和行走

伤后仍能行走，髋部疼痛 —— 嵌插骨折

会发展为不稳定骨折

症状

患肢缩短

外旋畸形

患侧大转子突出

局部压痛和轴向叩击痛

体征

临床表现

手术治疗

非手术治疗

治疗原则

股骨颈骨折护理常规

股骨颈骨折

生命体征、意识情况 —— 一般情况

原因、方式 —— 受伤史

影响骨愈合的全身性疾病 —— 既往史

健康史

患处局部情况

X线、CT检查 —— 辅助检查

专科评估

术前评估

心理-社会支持状况

固定状态

并发症及康复程度

心理与认知程度

术后评估

护理评估

疼痛 —— 与骨折有关

知识缺乏 —— 缺乏术后康复知识

焦虑 —— 与骨折手术有关

躯体移动障碍 —— 与骨折、长期制动有关

有皮肤完整性受损的危险 —— 与制动，长期卧床有关

有废用综合征的危险 —— 与骨折、软组织损伤或长期卧床有关

潜在并发症

护理问题

一般护理 —— 患肢抬高30°或舒适体位

病情观察 —— 严密观察患肢血运、皮温及感觉活动情况

疼痛护理 —— 根据医嘱使用镇痛药

预防感染 —— 正确使用抗生素

　　　　　　指导肺部呼吸锻炼，预防坠积性肺炎

指导功能锻炼

有发生深静脉血栓的危险 —— 术后尽早进行踝泵运动

有感染的危险 —— 监测体温，保持切口敷料干燥

有骨折再移位的危险 —— 指导按计划进行功能锻炼

有皮肤完整性受损的危险 —— "六勤"

有废用综合征的危险 —— 术后尽早指导患者进行功能锻炼

股骨头缺血坏死、骨折不愈合

并发症的预防及护理

坠积性肺炎 —— 勤翻身、拍背，多饮水

　　　　　　　肺功能训练 —— 吹气球

饮食 —— 早期 —— 清淡易消化

　　　　中后期 —— 高蛋白、高钙、高维生素

据患者口味调整

注意休息

出院指导 —— 术后1、2、3、6个月复诊，不适随时就诊

按计划进行功能锻炼

健康教育

护理措施

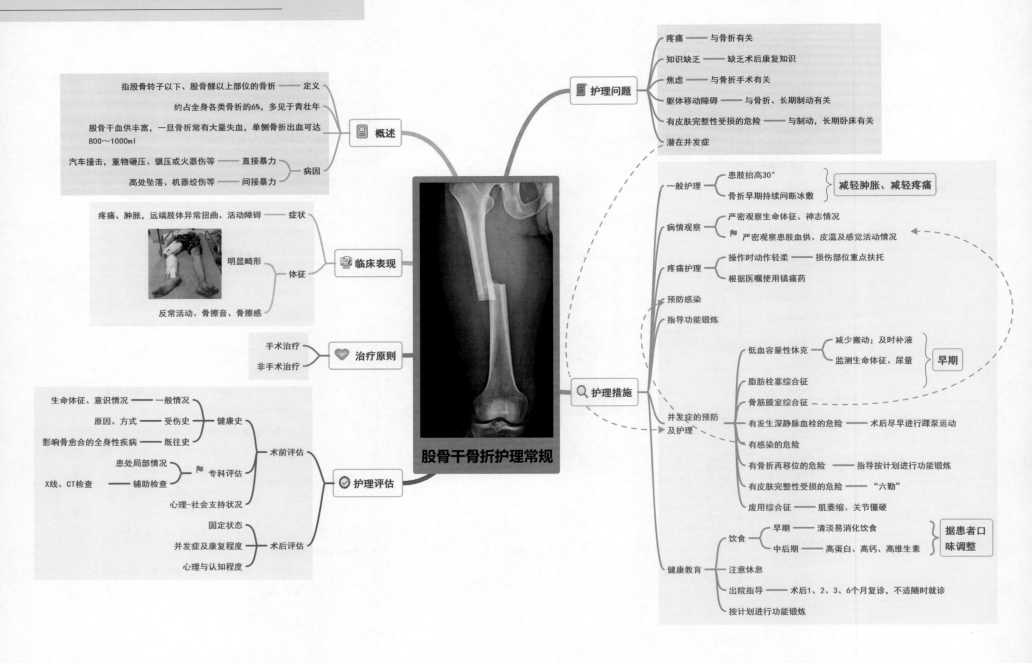

概述
- 指股骨转子以下、股骨髁以上部位的骨折 —— 定义
- 约占全身各类骨折的6%，多见于青壮年
- 股骨干血供丰富，一旦骨折常有大量失血，单侧骨折出血可达800～1000ml
- 病因
  - 汽车撞击，重物砸压、辗压或火器伤等 —— 直接暴力
  - 高处坠落、机器绞伤等 —— 间接暴力

临床表现
- 症状 —— 疼痛、肿胀，远端肢体异常扭曲、活动障碍
- 体征
  - 明显畸形
  - 反常活动、骨擦音、骨擦感

治疗原则
- 手术治疗
- 非手术治疗

护理评估
- 术前评估
  - 一般情况 —— 生命体征、意识情况
  - 健康史
    - 受伤史 —— 原因、方式
    - 既往史 —— 影响骨愈合的全身性疾病
  - 专科评估
    - 患处局部情况
    - 辅助检查 —— X线、CT检查
  - 心理-社会支持状况
- 术后评估
  - 固定状态
  - 并发症及康复程度
  - 心理与认知程度

股骨干骨折护理常规

护理问题
- 疼痛 —— 与骨折有关
- 知识缺乏 —— 缺乏术后康复知识
- 焦虑 —— 与骨折手术有关
- 躯体移动障碍 —— 与骨折、长期制动有关
- 有皮肤完整性受损的危险 —— 与制动，长期卧床有关
- 潜在并发症

护理措施
- 一般护理 —— **减轻肿胀、减轻疼痛**
  - 患肢抬高30°
  - 骨折早期持续间断冰敷
- 病情观察
  - 严密观察生命体征、神志情况
  - 严密观察患肢血供、皮温及感觉活动情况
- 疼痛护理
  - 操作时动作轻柔 —— 损伤部位重点扶托
  - 根据医嘱使用镇痛药
- 预防感染
- 指导功能锻炼
- 并发症的预防及护理
  - 低血容量性休克 —— **早期**
    - 减少搬动；及时补液
    - 监测生命体征、尿量
  - 脂肪栓塞综合征
  - 骨筋膜室综合征
  - 有发生深静脉血栓的危险 —— 术后尽早进行踝泵运动
  - 有感染的危险
  - 有骨折再移位的危险 —— 指导按计划进行功能锻炼
  - 有皮肤完整性受损的危险 —— "六勤"
  - 废用综合征 —— 肌萎缩、关节僵硬
- 健康教育
  - 饮食 —— **据患者口味调整**
    - 早期 —— 清淡易消化饮食
    - 中后期 —— 高蛋白、高钙、高维生素
  - 注意休息
  - 出院指导 —— 术后1、2、3、6个月复诊，不适随时就诊
  - 按计划进行功能锻炼

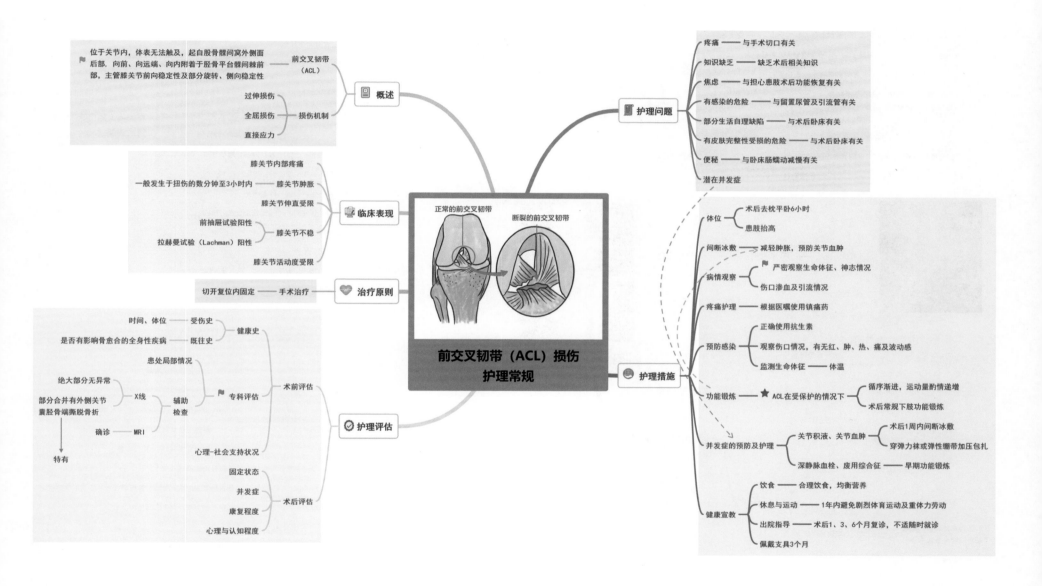

位于关节内,体表无法触及,起自股骨髁间窝外侧面后部,向前、向远端、向内附着于胫骨平台髁间棘前部,主管膝关节前向稳定性及部分旋转、侧向稳定性 —— 前交叉韧带(ACL)

概述

过伸损伤
全屈损伤 —— 损伤机制
直接应力

膝关节内部疼痛
一般发生于扭伤的数分钟至3小时内 —— 膝关节肿胀
膝关节伸直受限
前抽屉试验阳性
拉赫曼试验(Lachman)阳性 —— 膝关节不稳
膝关节活动度受限

临床表现

切开复位内固定 —— 手术治疗

治疗原则

时间、体位 —— 受伤史
是否有影响骨愈合的全身性疾病 —— 既往史 —— 健康史
患处局部情况
绝大部分无异常
部分合并有外侧关节囊胫骨端撕脱骨折 —— X线 —— 辅助检查 —— 专科评估 —— 术前评估
确诊 —— MRI
特有
心理-社会支持状况
固定状态
并发症
康复程度 —— 术后评估
心理与认知程度

护理评估

正常的前交叉韧带   断裂的前交叉韧带

前交叉韧带(ACL)损伤
护理常规

疼痛 —— 与手术切口有关
知识缺乏 —— 缺乏术后相关知识
焦虑 —— 与担心患肢术后功能恢复有关
有感染的危险 —— 与留置尿管及引流管有关
部分生活自理缺陷 —— 与术后卧床有关
有皮肤完整性受损的危险 —— 与术后卧床有关
便秘 —— 与卧床肠蠕动减慢有关
潜在并发症

护理问题

术后去枕平卧6小时
体位
患肢抬高
间断冰敷 —— 减轻肿胀,预防关节血肿
严密观察生命体征、神志情况
病情观察
伤口渗血及引流情况
疼痛护理 —— 根据医嘱使用镇痛药
正确使用抗生素
预防感染 —— 观察伤口情况,有无红、肿、热、痛及波动感
监测生命体征 —— 体温
循序渐进,运动量酌情递增
功能锻炼 —— ACL在受保护的情况下
术后常规下肢功能锻炼
术后1周内间断冰敷
关节积液、关节血肿
穿弹力袜或弹性绷带加压包扎
并发症的预防及护理
深静脉血栓、废用综合征 —— 早期功能锻炼
饮食 —— 合理饮食、均衡营养
休息与运动 —— 1年内避免剧烈体育运动及重体力劳动
健康宣教
出院指导 —— 术后1、3、6个月复诊,不适随时就诊
佩戴支具3个月

护理措施

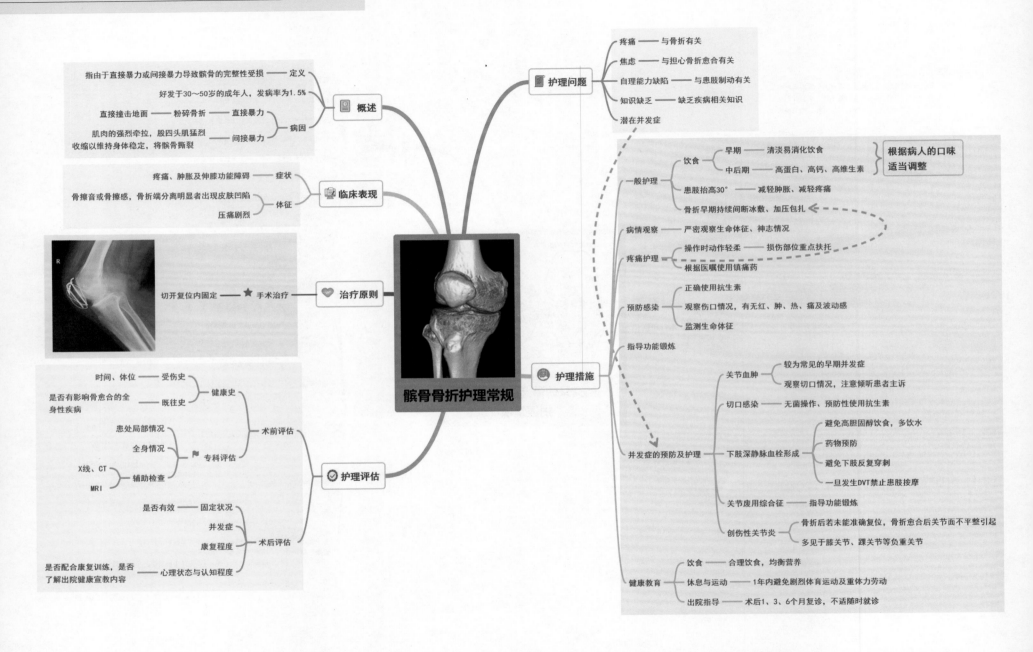

概述

指由于直接暴力或间接暴力导致髌骨的完整性受损 —— 定义

好发于30～50岁的成年人，发病率为1.5%

直接撞击地面 —— 粉碎骨折 —— 直接暴力

肌肉的强烈牵拉，股四头肌猛烈收缩以维持身体稳定，将髌骨撕裂 —— 间接暴力

病因

临床表现

疼痛、肿胀及伸膝功能障碍 —— 症状

骨擦音或骨擦感，骨折端分离明显者出现皮肤凹陷

压痛剧烈

体征

治疗原则

切开复位内固定 —— ★ 手术治疗

护理评估

时间、体位 —— 受伤史

是否有影响骨愈合的全身性疾病 —— 既往史

健康史

患处局部情况

全身情况

X线、CT MRI —— 辅助检查

专科评估

术前评估

是否有效 —— 固定状况

并发症

康复程度

术后评估

是否配合康复训练，是否了解出院健康宣教内容 —— 心理状态与认知程度

髌骨骨折护理常规

护理问题

疼痛 —— 与骨折有关

焦虑 —— 与担心骨折愈合有关

自理能力缺陷 —— 与患肢制动有关

知识缺乏 —— 缺乏疾病相关知识

潜在并发症

护理措施

一般护理

饮食

早期 —— 清淡易消化饮食

中后期 —— 高蛋白、高钙、高维生素

根据病人的口味适当调整

患肢抬高30° —— 减轻肿胀、减轻疼痛

骨折早期持续间断冰敷、加压包扎

病情观察 —— 严密观察生命体征、神志情况

疼痛护理

操作时动作轻柔 —— 损伤部位重点扶托

根据医嘱使用镇痛药

预防感染

正确使用抗生素

观察伤口情况，有无红、肿、热、痛及波动感

监测生命体征

指导功能锻炼

并发症的预防及护理

关节血肿

较为常见的早期并发症

观察切口情况，注意倾听患者主诉

切口感染 —— 无菌操作、预防性使用抗生素

下肢深静脉血栓形成

避免高胆固醇饮食，多饮水

药物预防

避免下肢反复穿刺

一旦发生DVT禁止患肢按摩

关节废用综合征 —— 指导功能锻炼

创伤性关节炎

骨折后若未能准确复位，骨折愈合后关节面不平整引起

多见于膝关节、踝关节等负重关节

健康教育

饮食 —— 合理饮食，均衡营养

休息与运动 —— 1年内避免剧烈体育运动及重体力劳动

出院指导 —— 术后1、3、6个月复诊，不适随时就诊

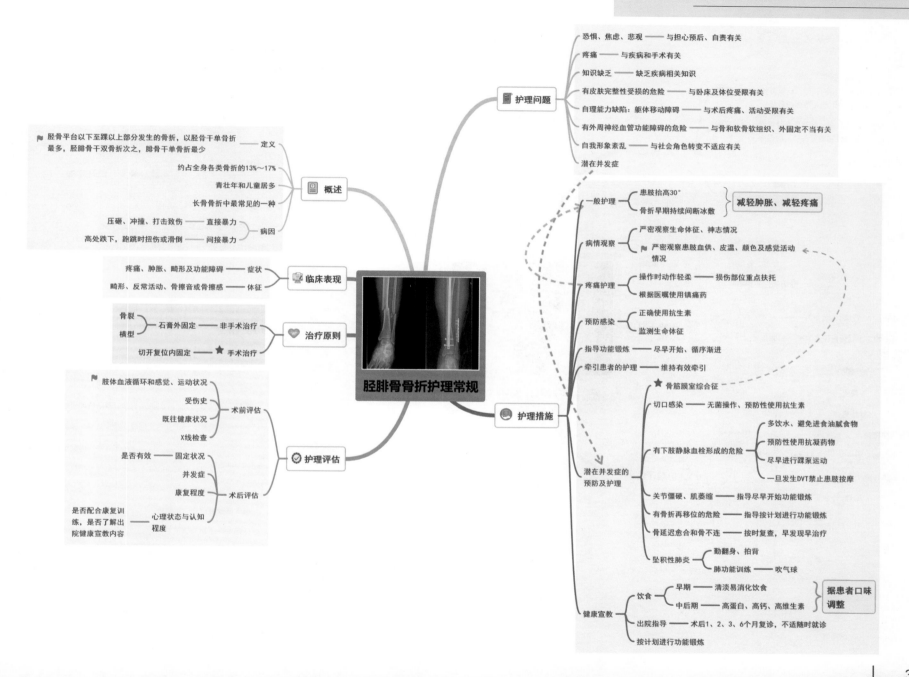

概述
- 定义 ⎯ 胫骨平台以下至踝以上部分发生的骨折，以胫骨干单骨折最多，胫腓骨干双骨折次之，腓骨干单骨折最少
- 约占全身各类骨折的13%～17%
- 青壮年和儿童居多
- 长骨骨折中最常见的一种
- 病因
  - 直接暴力 ⎯ 压砸、冲撞、打击致伤
  - 间接暴力 ⎯ 高处跌下，跑跳时扭伤或滑倒

临床表现
- 症状 ⎯ 疼痛、肿胀、畸形及功能障碍
- 体征 ⎯ 畸形、反常活动、骨擦音或骨擦感

治疗原则
- 非手术治疗 ⎯ 石膏外固定 ⎯ 骨裂、横型
- ★ 手术治疗 ⎯ 切开复位内固定

护理评估
- 术前评估
  - ⚑ 肢体血液循环和感觉、运动状况
  - 受伤史
  - 既往健康状况
  - X线检查
- 术后评估
  - 固定状况 ⎯ 是否有效
  - 并发症
  - 康复程度
  - 心理状态与认知程度 ⎯ 是否配合康复训练，是否了解出院健康宣教内容

胫腓骨骨折护理常规

护理问题
- 恐惧、焦虑、悲观 ⎯ 与担心预后、自责有关
- 疼痛 ⎯ 与疾病和手术有关
- 知识缺乏 ⎯ 缺乏疾病相关知识
- 有皮肤完整性受损的危险 ⎯ 与卧床及体位受限有关
- 自理能力缺陷：躯体移动障碍 ⎯ 与术后疼痛、活动受限有关
- 有外周神经血管功能障碍的危险 ⎯ 与骨和软骨软组织、外固定不当有关
- 自我形象紊乱 ⎯ 与社会角色转变不适应有关
- 潜在并发症

护理措施
- 一般护理
  - 患肢抬高30°
  - 骨折早期持续间断冰敷
  - 减轻肿胀、减轻疼痛
- 病情观察
  - 严密观察生命体征、神志情况
  - ⚑ 严密观察患肢血供、皮温、颜色及感觉活动情况
- 疼痛护理
  - 操作时动作轻柔 ⎯ 损伤部位重点扶托
  - 根据医嘱使用镇痛药
- 预防感染
  - 正确使用抗生素
  - 监测生命体征
- 指导功能锻炼 ⎯ 尽早开始、循序渐进
- 牵引患者的护理 ⎯ 维持有效牵引
- 潜在并发症的预防及护理
  - ★ 骨筋膜室综合征
  - 切口感染 ⎯ 无菌操作、预防性使用抗生素
  - 有下肢静脉血栓形成的危险
    - 多饮水、避免进食油腻食物
    - 预防性使用抗凝药物
    - 尽早进行踝泵运动
    - 一旦发生DVT禁止患肢按摩
  - 关节僵硬、肌萎缩 ⎯ 指导尽早开始功能锻炼
  - 有骨折再移位的危险 ⎯ 指导按计划进行功能锻炼
  - 骨延迟愈合和骨不连 ⎯ 按时复查，早发现早治疗
  - 坠积性肺炎
    - 勤翻身、拍背
    - 肺功能训练 ⎯ 吹气球
- 健康宣教
  - 饮食
    - 早期 ⎯ 清淡易消化饮食
    - 中后期 ⎯ 高蛋白、高钙、高维生素
    - 据患者口味调整
  - 出院指导 ⎯ 术后1、2、3、6个月复诊，不适随时就诊
  - 按计划进行功能锻炼

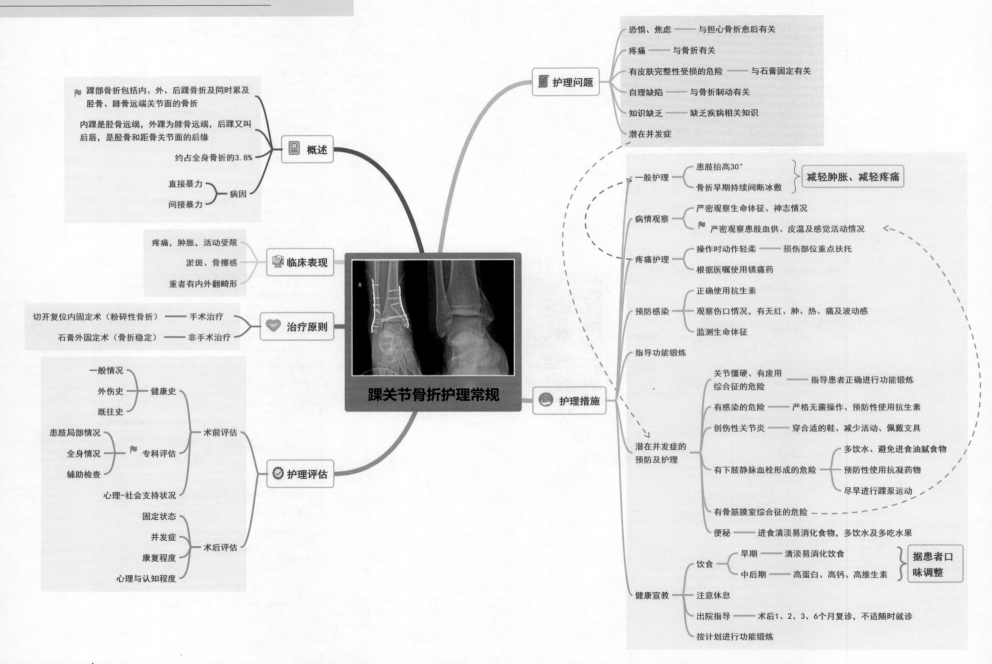

踝关节骨折护理常规

概述
- 踝部骨折包括内、外、后踝骨折及同时累及胫骨、腓骨远端关节面的骨折
- 内踝是胫骨远端，外踝为腓骨远端，后踝又叫后唇，是胫骨和距骨关节面的后缘
- 约占全身骨折的3.8%
- 病因
  - 直接暴力
  - 间接暴力

临床表现
- 疼痛，肿胀，活动受限
- 淤斑、骨擦感
- 重者有内外翻畸形

治疗原则
- 切开复位内固定术（粉碎性骨折）—— 手术治疗
- 石膏外固定术（骨折稳定）—— 非手术治疗

护理评估
- 健康史
  - 一般情况
  - 外伤史
  - 既往史
- 专科评估
  - 术前评估
    - 患肢局部情况
    - 全身情况
    - 辅助检查
  - 心理-社会支持状况
- 术后评估
  - 固定状态
  - 并发症
  - 康复程度
  - 心理与认知程度

护理问题
- 恐惧、焦虑 —— 与担心骨折愈后有关
- 疼痛 —— 与骨折有关
- 有皮肤完整性受损的危险 —— 与石膏固定有关
- 自理缺陷 —— 与骨折制动有关
- 知识缺乏 —— 缺乏疾病相关知识
- 潜在并发症

护理措施
- 一般护理
  - 患肢抬高30°
  - 骨折早期持续间断冰敷
  - } 减轻肿胀、减轻疼痛
- 病情观察
  - 严密观察生命体征、神志情况
  - 严密观察患肢血供、皮温及感觉活动情况
- 疼痛护理
  - 操作时动作轻柔 —— 损伤部位重点扶托
  - 根据医嘱使用镇痛药
- 预防感染
  - 正确使用抗生素
  - 观察伤口情况，有无红、肿、热、痛及波动感
  - 监测生命体征
- 指导功能锻炼
- 潜在并发症的预防及护理
  - 关节僵硬、有废用综合征的危险 —— 指导患者正确进行功能锻炼
  - 有感染的危险 —— 严格无菌操作、预防性使用抗生素
  - 创伤性关节炎 —— 穿合适的鞋、减少活动、佩戴支具
  - 有下肢静脉血栓形成的危险
    - 多饮水、避免进食油腻食物
    - 预防性使用抗凝药物
    - 尽早进行踝泵运动
  - 有骨筋膜室综合征的危险
  - 便秘 —— 进食清淡易消化食物，多饮水及多吃水果
- 健康宣教
  - 饮食
    - 早期 —— 清淡易消化饮食
    - 中后期 —— 高蛋白、高钙、高维生素
    - } 据患者口味调整
  - 注意休息
  - 出院指导 —— 术后1、2、3、6个月复诊，不适随时就诊
  - 按计划进行功能锻炼

第 18 章

眼耳鼻喉科护理常规

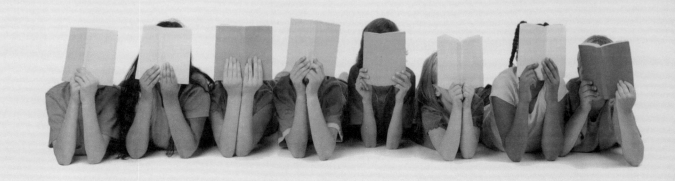

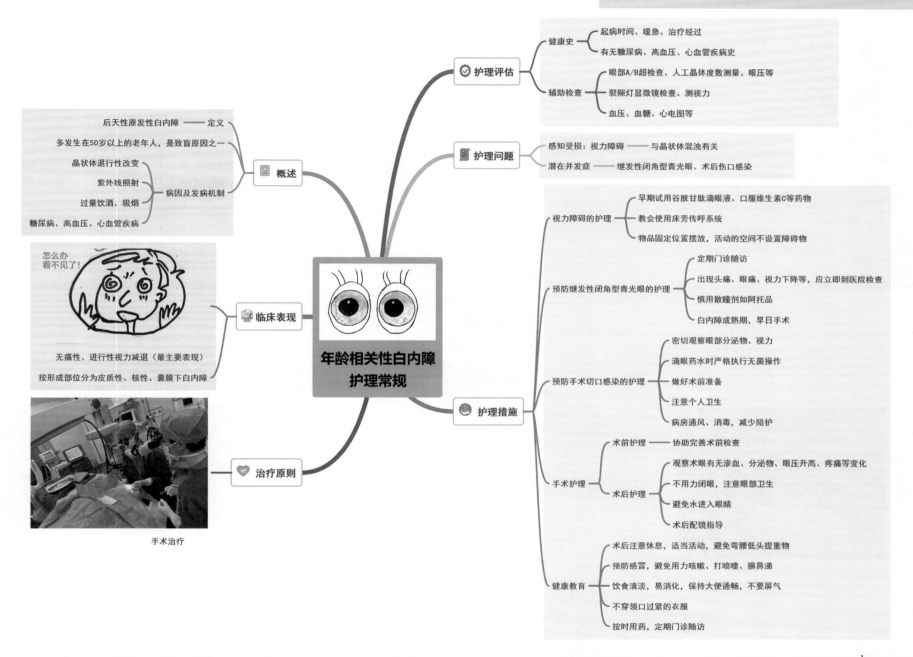

手术治疗

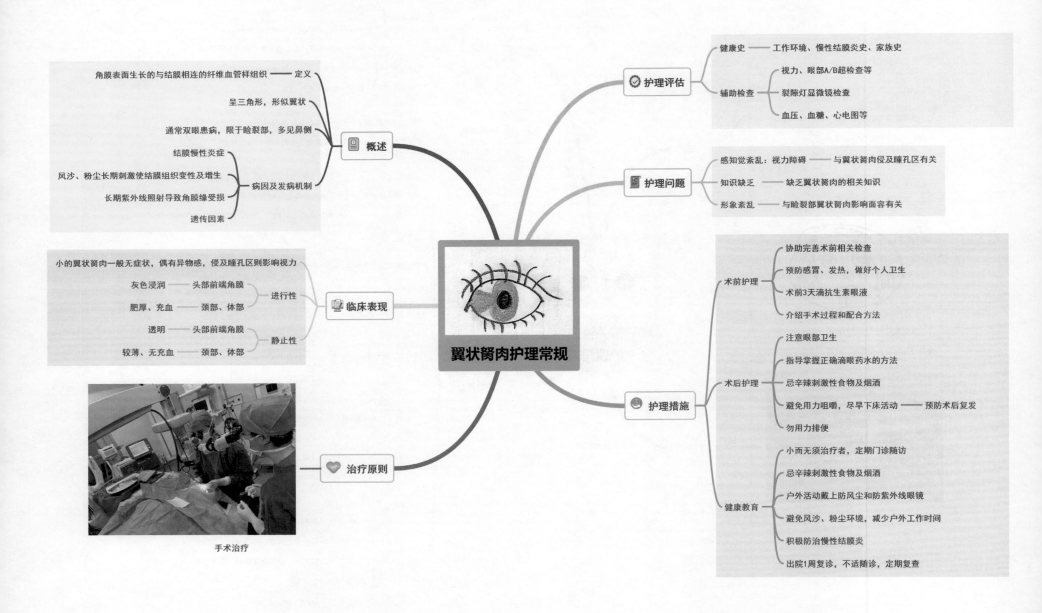

角膜表面生长的与结膜相连的纤维血管样组织 —— 定义

呈三角形，形似翼状

通常双眼患病，限于睑裂部，多见鼻侧

结膜慢性炎症

风沙、粉尘长期刺激使结膜组织变性及增生

长期紫外线照射导致角膜缘受损

遗传因素

病因及发病机制

概述

小的翼状胬肉一般无症状，偶有异物感，侵及瞳孔区则影响视力

灰色浸润 —— 头部前端角膜

肥厚、充血 —— 颈部、体部

进行性

透明 —— 头部前端角膜

较薄、无充血 —— 颈部、体部

静止性

临床表现

治疗原则

手术治疗

翼状胬肉护理常规

护理评估

健康史 —— 工作环境、慢性结膜炎史、家族史

视力、眼部A/B超检查等

辅助检查

裂隙灯显微镜检查

血压、血糖、心电图等

护理问题

感知觉紊乱：视力障碍 —— 与翼状胬肉侵及瞳孔区有关

知识缺乏 —— 缺乏翼状胬肉的相关知识

形象紊乱 —— 与睑裂部翼状胬肉影响面容有关

护理措施

协助完善术前相关检查

预防感冒、发热，做好个人卫生

术前3天滴抗生素眼液

介绍手术过程和配合方法

术前护理

注意眼部卫生

指导掌握正确滴眼药水的方法

忌辛辣刺激性食物及烟酒

避免用力咀嚼，尽早下床活动 —— 预防术后复发

勿用力排便

术后护理

小而无须治疗者，定期门诊随访

忌辛辣刺激性食物及烟酒

户外活动戴上防风尘和防紫外线眼镜

避免风沙、粉尘环境，减少户外工作时间

积极防治慢性结膜炎

出院1周复诊，不适随诊，定期复查

健康教育

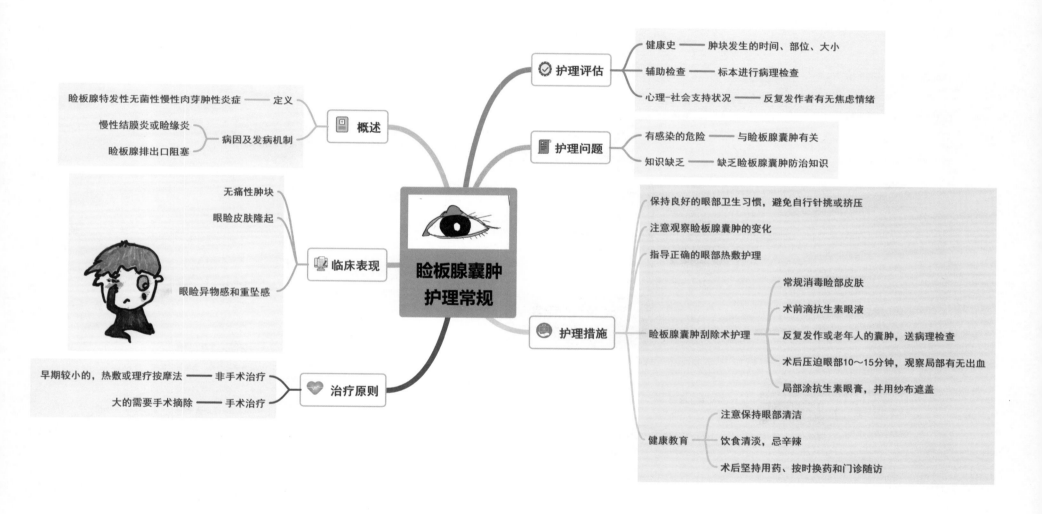

概述
- 定义 —— 睑板腺特发性无菌性慢性肉芽肿性炎症
- 病因及发病机制
  - 慢性结膜炎或睑缘炎
  - 睑板腺排出口阻塞

临床表现
- 无痛性肿块
- 眼睑皮肤隆起
- 眼睑异物感和重坠感

治疗原则
- 非手术治疗 —— 早期较小的，热敷或理疗按摩法
- 手术治疗 —— 大的需要手术摘除

睑板腺囊肿护理常规

护理评估
- 健康史 —— 肿块发生的时间、部位、大小
- 辅助检查 —— 标本进行病理检查
- 心理-社会支持状况 —— 反复发作者有无焦虑情绪

护理问题
- 有感染的危险 —— 与睑板腺囊肿有关
- 知识缺乏 —— 缺乏睑板腺囊肿防治知识

护理措施
- 保持良好的眼部卫生习惯，避免自行针挑或挤压
- 注意观察睑板腺囊肿的变化
- 指导正确的眼部热敷护理
- 睑板腺囊肿刮除术护理
  - 常规消毒睑部皮肤
  - 术前滴抗生素眼液
  - 反复发作或老年人的囊肿，送病理检查
  - 术后压迫眼部10～15分钟，观察局部有无出血
  - 局部涂抗生素眼膏，并用纱布遮盖
- 健康教育
  - 注意保持眼部清洁
  - 饮食清淡，忌辛辣
  - 术后坚持用药、按时换药和门诊随访

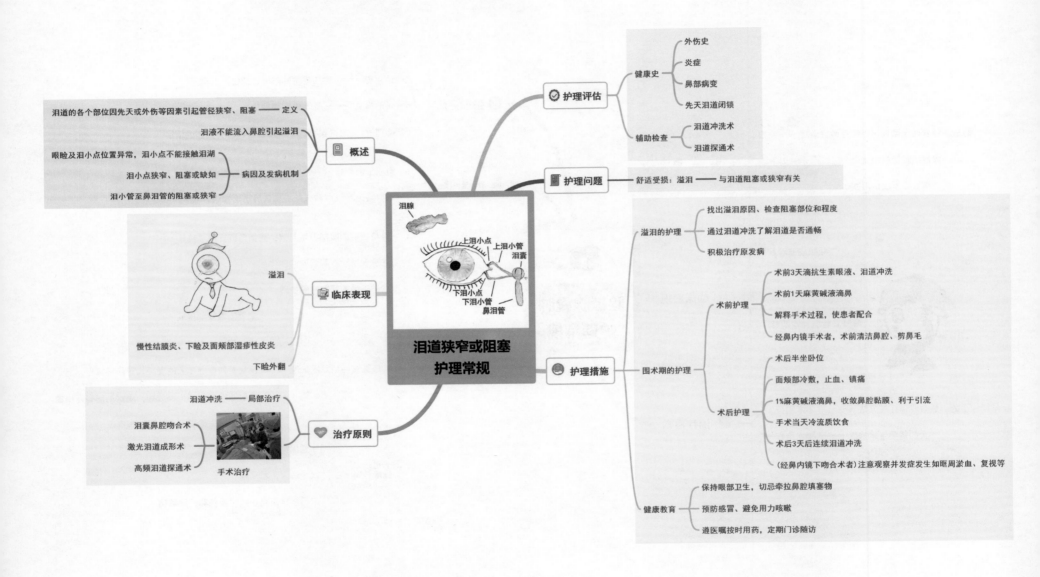

泪道的各个部位因先天或外伤等因素引起管径狭窄、阻塞 —— 定义

泪液不能流入鼻腔引起溢泪

眼睑及泪小点位置异常，泪小点不能接触泪湖

泪小点狭窄、阻塞或缺如 —— 病因及发病机制

泪小管至鼻泪管的阻塞或狭窄

概述

溢泪

慢性结膜炎、下睑及面颊部湿疹性皮炎

下睑外翻

临床表现

泪道冲洗 —— 局部治疗

泪囊鼻腔吻合术

激光泪道成形术

高频泪道探通术

手术治疗

治疗原则

泪腺

上泪小点　上泪小管
泪囊
下泪小点
下泪小管
鼻泪管

泪道狭窄或阻塞
护理常规

护理评估

健康史

外伤史

炎症

鼻部病变

先天泪道闭锁

辅助检查

泪道冲洗术

泪道探通术

护理问题

舒适受损：溢泪 —— 与泪道阻塞或狭窄有关

护理措施

溢泪的护理

找出溢泪原因、检查阻塞部位和程度

通过泪道冲洗了解泪道是否通畅

积极治疗原发病

围术期的护理

术前护理

术前3天滴抗生素眼液、泪道冲洗

术前1天麻黄碱液滴鼻

解释手术过程，使患者配合

经鼻内镜手术者，术前清洁鼻腔、剪鼻毛

术后护理

术后半坐卧位

面颊部冷敷，止血、镇痛

1%麻黄碱液滴鼻，收敛鼻腔黏膜、利于引流

手术当天冷流质饮食

术后3天后连续泪道冲洗

(经鼻内镜下吻合术者)注意观察并发症发生如眶周淤血、复视等

健康教育

保持眼部卫生，切忌牵拉鼻腔填塞物

预防感冒、避免用力咳嗽

遵医嘱按时用药，定期门诊随访

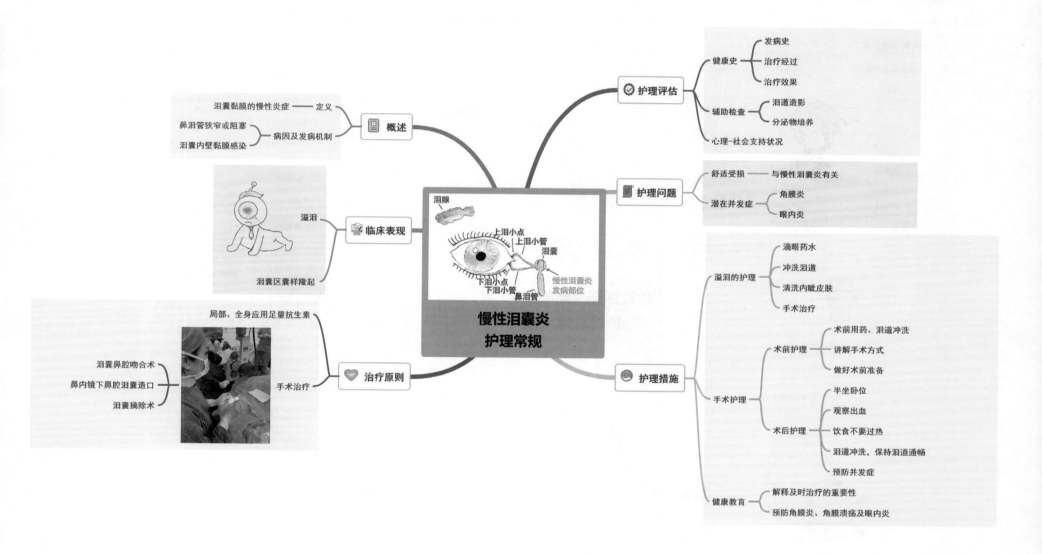

慢性泪囊炎护理常规

概述
- 定义 —— 泪囊黏膜的慢性炎症
- 病因及发病机制
  - 鼻泪管狭窄或阻塞
  - 泪囊内壁黏膜感染

临床表现
- 溢泪
- 泪囊区囊样隆起

治疗原则
- 局部、全身应用足量抗生素
- 手术治疗
  - 泪囊鼻腔吻合术
  - 鼻内镜下鼻腔泪囊造口
  - 泪囊摘除术

护理评估
- 健康史
  - 发病史
  - 治疗经过
  - 治疗效果
- 辅助检查
  - 泪道造影
  - 分泌物培养
- 心理-社会支持状况

护理问题
- 舒适受损 —— 与慢性泪囊炎有关
- 潜在并发症
  - 角膜炎
  - 眼内炎

护理措施
- 溢泪的护理
  - 滴眼药水
  - 冲洗泪道
  - 清洗内眦皮肤
  - 手术治疗
- 手术护理
  - 术前护理
    - 术前用药、泪道冲洗
    - 讲解手术方式
    - 做好术前准备
  - 术后护理
    - 半坐卧位
    - 观察出血
    - 饮食不要过热
    - 泪道冲洗，保持泪道通畅
    - 预防并发症
- 健康教育
  - 解释及时治疗的重要性
  - 预防角膜炎、角膜溃疡及眼内炎

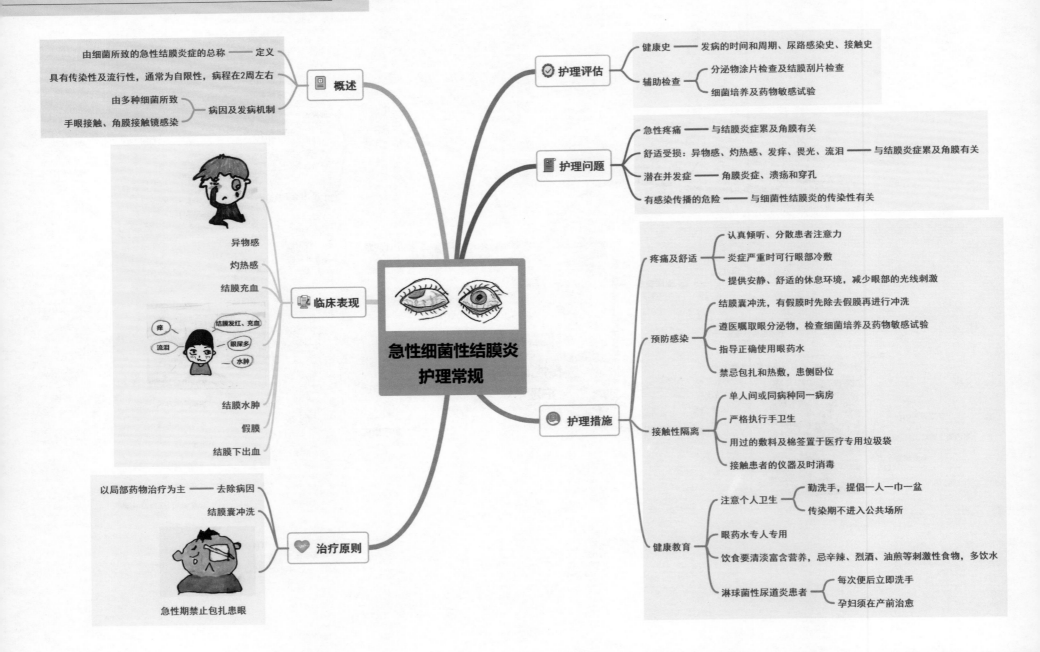

概述

由细菌所致的急性结膜炎症的总称 —— 定义

具有传染性及流行性，通常为自限性，病程在2周左右

由多种细菌所致 —— 病因及发病机制

手眼接触、角膜接触镜感染

临床表现

异物感
灼热感
结膜充血

痒 / 流泪
结膜发红、充血 / 眼屎多 / 水肿

结膜水肿
假膜
结膜下出血

治疗原则

以局部药物治疗为主 —— 去除病因

结膜囊冲洗

急性期禁止包扎患眼

急性细菌性结膜炎护理常规

护理评估

健康史 —— 发病的时间和周期、尿路感染史、接触史

辅助检查 —— 分泌物涂片检查及结膜刮片检查 / 细菌培养及药物敏感试验

护理问题

急性疼痛 —— 与结膜炎症累及角膜有关

舒适受损：异物感、灼热感、发痒、畏光、流泪 —— 与结膜炎症累及角膜有关

潜在并发症 —— 角膜炎症、溃疡和穿孔

有感染传播的危险 —— 与细菌性结膜炎的传染性有关

护理措施

疼痛及舒适
认真倾听、分散患者注意力
炎症严重时可行眼部冷敷
提供安静、舒适的休息环境，减少眼部的光线刺激

预防感染
结膜囊冲洗，有假膜时先除去假膜再进行冲洗
遵医嘱取眼分泌物，检查细菌培养及药物敏感试验
指导正确使用眼药水
禁忌包扎和热敷，患侧卧位

接触性隔离
单人间或同病种同一病房
严格执行手卫生
用过的敷料及棉签置于医疗专用垃圾袋
接触患者的仪器及时消毒

健康教育
注意个人卫生 —— 勤洗手，提倡一人一巾一盆 / 传染期不进入公共场所
眼药水专人专用
饮食要清淡富含营养，忌辛辣、烈酒、油煎等刺激性食物，多饮水
淋球菌性尿道炎患者 —— 每次便后立即洗手 / 孕妇须在产前治愈

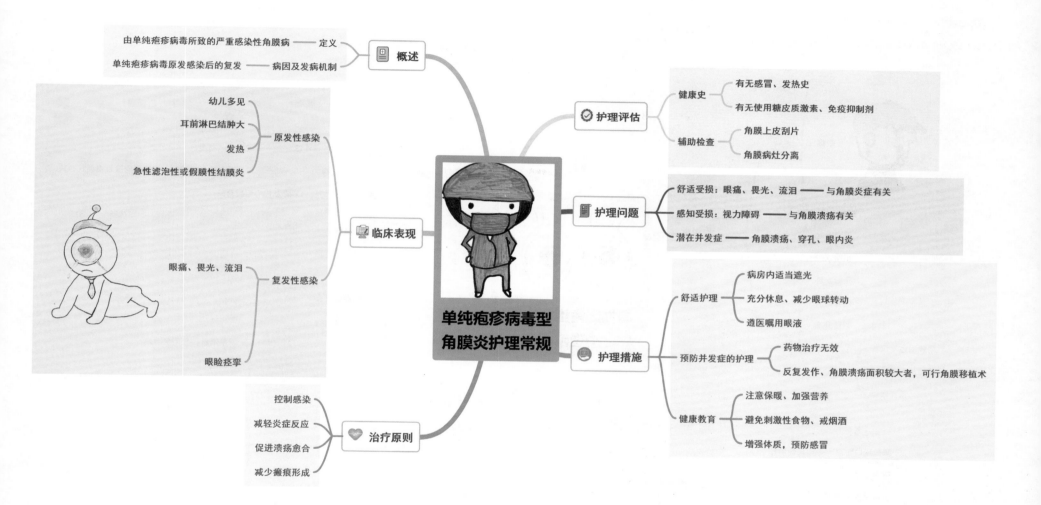

由单纯疱疹病毒所致的严重感染性角膜病 —— 定义

单纯疱疹病毒原发感染后的复发 —— 病因及发病机制

概述

幼儿多见

耳前淋巴结肿大

发热

急性滤泡性或假膜性结膜炎

原发性感染

临床表现

眼痛、畏光、流泪

复发性感染

眼睑痉挛

护理评估

健康史 —— 有无感冒、发热史

有无使用糖皮质激素、免疫抑制剂

辅助检查 —— 角膜上皮刮片

角膜病灶分离

护理问题

舒适受损：眼痛、畏光、流泪 —— 与角膜炎症有关

感知受损：视力障碍 —— 与角膜溃疡有关

潜在并发症 —— 角膜溃疡、穿孔、眼内炎

护理措施

舒适护理 —— 病房内适当遮光

充分休息、减少眼球转动

遵医嘱用眼液

预防并发症的护理 —— 药物治疗无效

反复发作、角膜溃疡面积较大者，可行角膜移植术

健康教育 —— 注意保暖、加强营养

避免刺激性食物、戒烟酒

增强体质，预防感冒

控制感染

减轻炎症反应

促进溃疡愈合

减少瘢痕形成

治疗原则

单纯疱疹病毒型
角膜炎护理常规

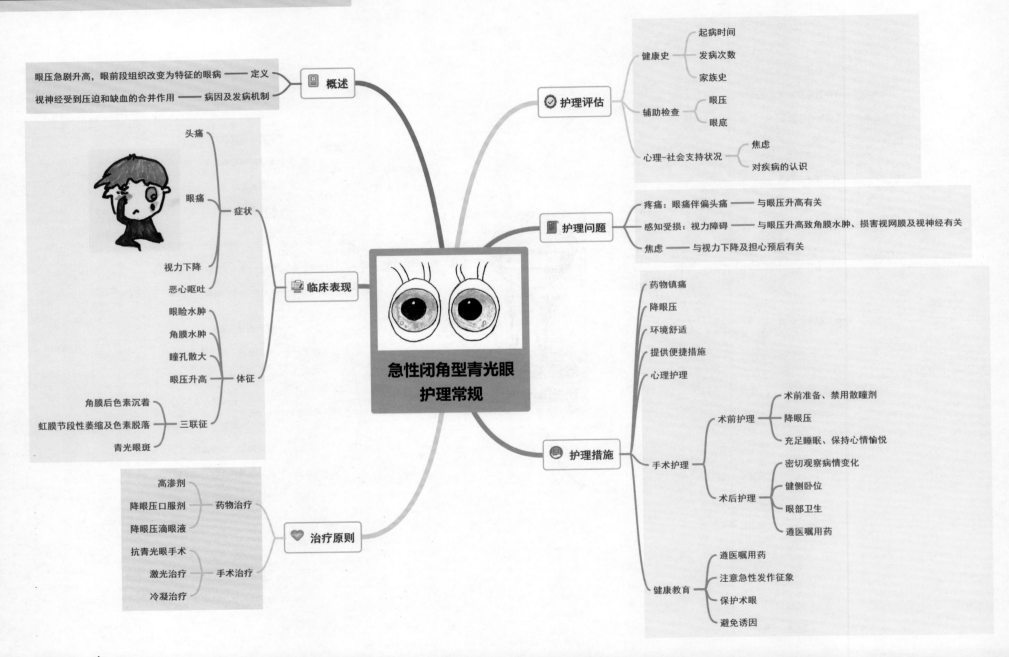

眼压急剧升高，眼前段组织改变为特征的眼病 —— 定义
视神经受到压迫和缺血的合并作用 —— 病因及发病机制
—— 概述

护理评估
健康史 —— 起病时间 / 发病次数 / 家族史
辅助检查 —— 眼压 / 眼底
心理-社会支持状况 —— 焦虑 / 对疾病的认识

临床表现
症状 —— 头痛 / 眼痛 / 视力下降 / 恶心呕吐
体征 —— 眼睑水肿 / 角膜水肿 / 瞳孔散大 / 眼压升高
三联征 —— 角膜后色素沉着 / 虹膜节段性萎缩及色素脱落 / 青光眼斑

护理问题
疼痛：眼痛伴偏头痛 —— 与眼压升高有关
感知受损：视力障碍 —— 与眼压升高致角膜水肿、损害视网膜及视神经有关
焦虑 —— 与视力下降及担心预后有关

急性闭角型青光眼
护理常规

治疗原则
药物治疗 —— 高渗剂 / 降眼压口服剂 / 降眼压滴眼液
手术治疗 —— 抗青光眼手术 / 激光治疗 / 冷凝治疗

护理措施
药物镇痛
降眼压
环境舒适
提供便捷措施
心理护理
手术护理
术前护理 —— 术前准备、禁用散瞳剂 / 降眼压 / 充足睡眠、保持心情愉悦
术后护理 —— 密切观察病情变化 / 健侧卧位 / 眼部卫生 / 遵医嘱用药
健康教育 —— 遵医嘱用药 / 注意急性发作征象 / 保护术眼 / 避免诱因

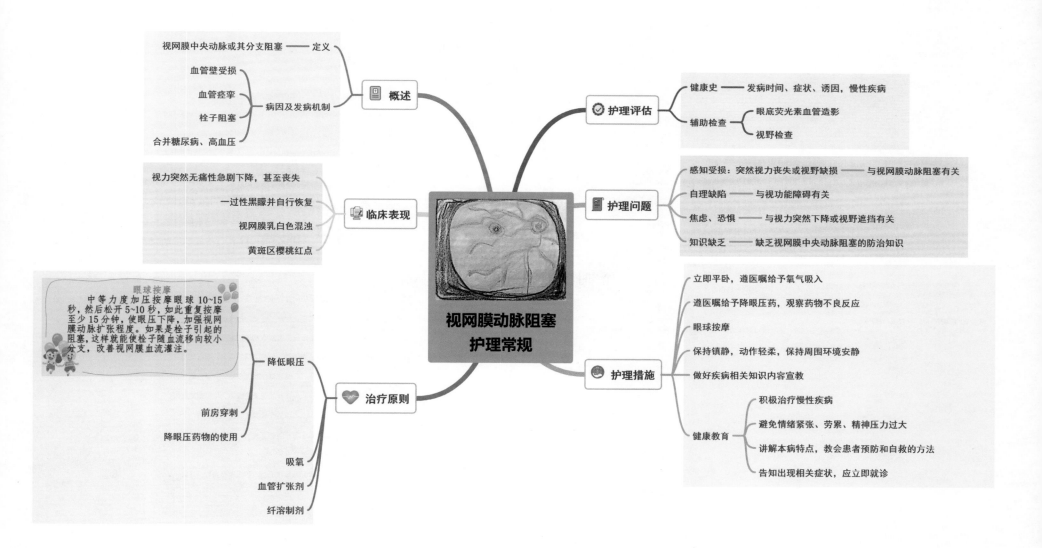

视网膜中央动脉或其分支阻塞 —— 定义

血管壁受损
血管痉挛   病因及发病机制
栓子阻塞

合并糖尿病、高血压

概述

视力突然无痛性急剧下降，甚至丧失
一过性黑矇并自行恢复
视网膜乳白色混浊   **临床表现**
黄斑区樱桃红点

眼球按摩
中等力度加压按摩眼球 10~15
秒，然后松开 5~10 秒，如此重复按摩
至少 15 分钟，使眼压下降，加强视网
膜动脉扩张程度。如果是栓子引起的
阻塞，这样就能使栓子随血流移向较小
分支，改善视网膜血流灌注。

降低眼压
前房穿刺
降眼压药物的使用   **治疗原则**

吸氧
血管扩张剂
纤溶制剂

**视网膜动脉阻塞
护理常规**

护理评估
健康史 —— 发病时间、症状、诱因，慢性疾病

辅助检查   眼底荧光素血管造影
视野检查

护理问题
感知受损：突然视力丧失或视野缺损 —— 与视网膜动脉阻塞有关
自理缺陷 —— 与视功能障碍有关
焦虑、恐惧 —— 与视力突然下降或视野遮挡有关
知识缺乏 —— 缺乏视网膜中央动脉阻塞的防治知识

护理措施
立即平卧，遵医嘱给予氧气吸入
遵医嘱给予降眼压药，观察药物不良反应
眼球按摩
保持镇静，动作轻柔，保持周围环境安静
做好疾病相关知识内容宣教

健康教育
积极治疗慢性疾病
避免情绪紧张、劳累、精神压力过大
讲解本病特点，教会患者预防和自救的方法
告知出现相关症状，应立即就诊

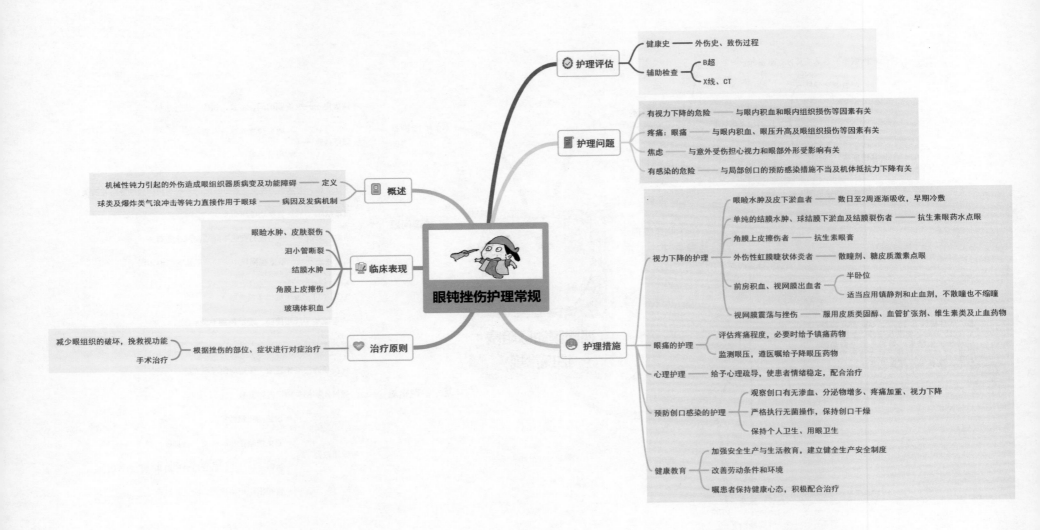

护理评估
- 健康史 —— 外伤史、致伤过程
- 辅助检查
  - B超
  - X线、CT

护理问题
- 有视力下降的危险 —— 与眼内积血和眼内组织损伤等因素有关
- 疼痛：眼痛 —— 与眼内积血、眼压升高及眼组织损伤等因素有关
- 焦虑 —— 与意外受伤担心视力和眼部外形受影响有关
- 有感染的危险 —— 与局部创口的预防感染措施不当及机体抵抗力下降有关

概述
- 机械性钝力引起的外伤造成眼组织器质病变及功能障碍 —— 定义
- 球类及爆炸类气浪冲击等钝力直接作用于眼球 —— 病因及发病机制

临床表现
- 眼睑水肿、皮肤裂伤
- 泪小管断裂
- 结膜水肿
- 角膜上皮擦伤
- 玻璃体积血

眼钝挫伤护理常规

治疗原则
- 减少眼组织的破坏，挽救视功能
- 手术治疗
- 根据挫伤的部位、症状进行对症治疗

护理措施
- 视力下降的护理
  - 眼睑水肿及皮下淤血者 —— 数日至2周逐渐吸收，早期冷敷
  - 单纯的结膜水肿、球结膜下淤血及结膜裂伤者 —— 抗生素眼药水点眼
  - 角膜上皮擦伤者 —— 抗生素眼膏
  - 外伤性虹膜睫状体炎者 —— 散瞳剂、糖皮质激素点眼
  - 前房积血、视网膜出血者
    - 半卧位
    - 适当应用镇静剂和止血剂，不散瞳也不缩瞳
  - 视网膜震荡与挫伤 —— 服用皮质类固醇、血管扩张剂、维生素类及止血药物
- 眼痛的护理
  - 评估疼痛程度，必要时给予镇痛药物
  - 监测眼压，遵医嘱给予降眼压药物
- 心理护理 —— 给予心理疏导，使患者情绪稳定，配合治疗
- 预防创口感染的护理
  - 观察创口有无渗血、分泌物增多、疼痛加重、视力下降
  - 严格执行无菌操作，保持创口干燥
  - 保持个人卫生、用眼卫生
- 健康教育
  - 加强安全生产与生活教育，建立健全生产安全制度
  - 改善劳动条件和环境
  - 嘱患者保持健康心态，积极配合治疗

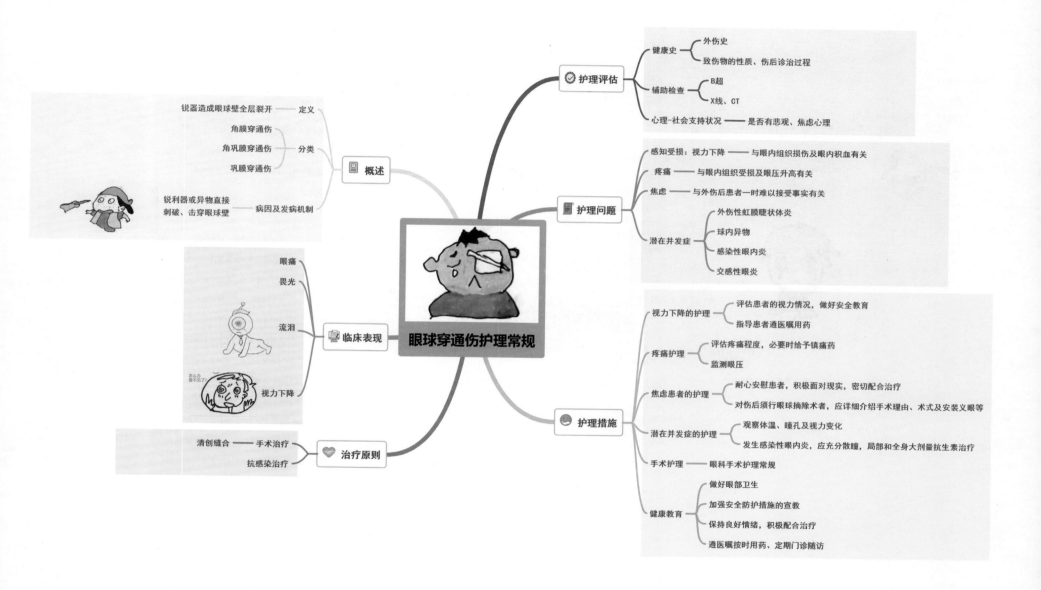

锐器造成眼球壁全层裂开 —— 定义

角膜穿通伤
角巩膜穿通伤 —— 分类
巩膜穿通伤

锐利器或异物直接
刺破、击穿眼球壁 —— 病因及发病机制

概述

眼痛
畏光
流泪
视力下降

临床表现

清创缝合 —— 手术治疗
抗感染治疗

治疗原则

眼球穿通伤护理常规

护理评估

健康史 —— 外伤史
致伤物的性质、伤后诊治过程

辅助检查 —— B超
X线、CT

心理-社会支持状况 —— 是否有悲观、焦虑心理

护理问题

感知受损：视力下降 —— 与眼内组织损伤及眼内积血有关
疼痛 —— 与眼内组织受损及眼压升高有关
焦虑 —— 与外伤后患者一时难以接受事实有关

潜在并发症
外伤性虹膜睫状体炎
球内异物
感染性眼内炎
交感性眼炎

护理措施

视力下降的护理
评估患者的视力情况，做好安全教育
指导患者遵医嘱用药

疼痛护理
评估疼痛程度，必要时给予镇痛药
监测眼压

焦虑患者的护理
耐心安慰患者，积极面对现实，密切配合治疗
对伤后须行眼球摘除术者，应详细介绍手术理由、术式及安装义眼等

潜在并发症的护理
观察体温、瞳孔及视力变化
发生感染性眼内炎，应充分散瞳，局部和全身大剂量抗生素治疗

手术护理 —— 眼科手术护理常规

健康教育
做好眼部卫生
加强安全防护措施的宣教
保持良好情绪，积极配合治疗
遵医嘱按时用药、定期门诊随访

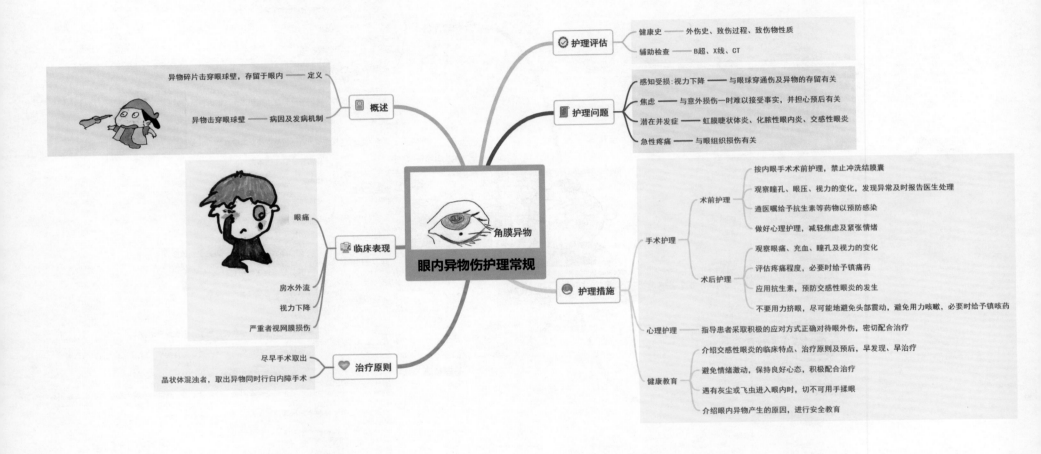

概述
- 异物碎片击穿眼球壁，存留于眼内 —— 定义
- 异物击穿眼球壁 —— 病因及发病机制

护理评估
- 健康史 —— 外伤史、致伤过程、致伤物性质
- 辅助检查 —— B超、X线、CT

护理问题
- 感知受损：视力下降 —— 与眼球穿通伤及异物的存留有关
- 焦虑 —— 与意外损伤一时难以接受事实，并担心预后有关
- 潜在并发症 —— 虹膜睫状体炎、化脓性眼内炎、交感性眼炎
- 急性疼痛 —— 与眼组织损伤有关

临床表现
- 眼痛
- 房水外流
- 视力下降
- 严重者视网膜损伤

角膜异物

眼内异物伤护理常规

护理措施
- 手术护理
  - 术前护理
    - 按内眼手术术前护理，禁止冲洗结膜囊
    - 观察瞳孔、眼压、视力的变化，发现异常及时报告医生处理
    - 遵医嘱给予抗生素等药物以预防感染
    - 做好心理护理，减轻焦虑及紧张情绪
  - 术后护理
    - 观察眼痛、充血、瞳孔及视力的变化
    - 评估疼痛程度，必要时给予镇痛药
    - 应用抗生素，预防交感性眼炎的发生
    - 不要用力挤眼，尽可能地避免头部震动，避免用力咳嗽，必要时给予镇咳药
- 心理护理 —— 指导患者采取积极的应对方式正确对待眼外伤，密切配合治疗
- 健康教育
  - 介绍交感性眼炎的临床特点、治疗原则及预后，早发现、早治疗
  - 避免情绪激动，保持良好心态，积极配合治疗
  - 遇有灰尘或飞虫进入眼内时，切不可用手揉眼
  - 介绍眼内异物产生的原因，进行安全教育

治疗原则
- 尽早手术取出
- 晶状体混浊者，取出异物同时行白内障手术

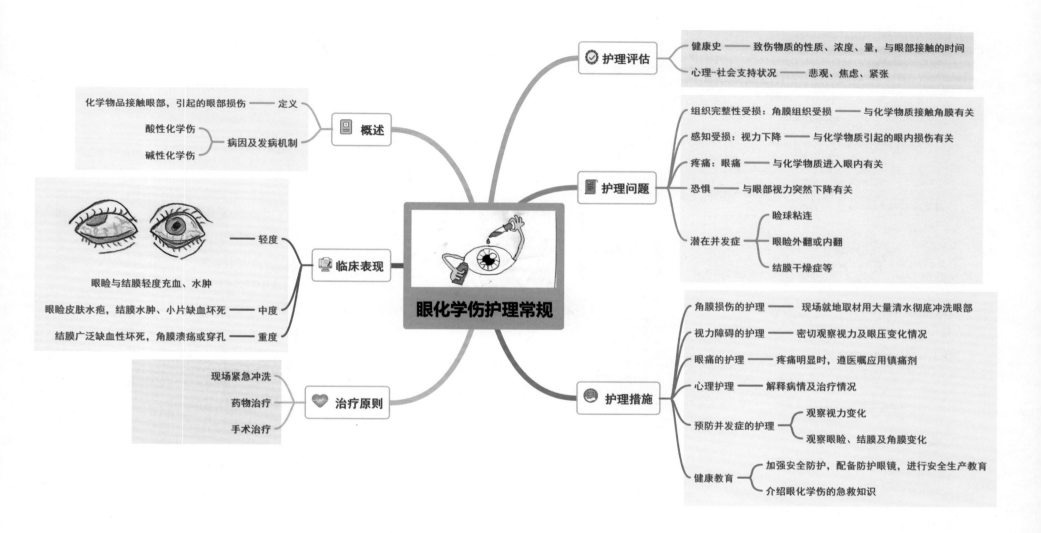

护理评估
health history —— 致伤物质的性质、浓度、量，与眼部接触的时间
心理-社会支持状况 —— 悲观、焦虑、紧张

概述
化学物品接触眼部，引起的眼部损伤 —— 定义
酸性化学伤
碱性化学伤 —— 病因及发病机制

护理问题
组织完整性受损：角膜组织受损 —— 与化学物质接触角膜有关
感知受损：视力下降 —— 与化学物质引起的眼内损伤有关
疼痛：眼痛 —— 与化学物质进入眼内有关
恐惧 —— 与眼部视力突然下降有关
潜在并发症 —— 睑球粘连
眼睑外翻或内翻
结膜干燥症等

临床表现
轻度
眼睑与结膜轻度充血、水肿
眼睑皮肤水疱，结膜水肿、小片缺血坏死 —— 中度
结膜广泛缺血性坏死，角膜溃疡或穿孔 —— 重度

眼化学伤护理常规

护理措施
角膜损伤的护理 —— 现场就地取材用大量清水彻底冲洗眼部
视力障碍的护理 —— 密切观察视力及眼压变化情况
眼痛的护理 —— 疼痛明显时，遵医嘱应用镇痛剂
心理护理 —— 解释病情及治疗情况
预防并发症的护理 —— 观察视力变化
观察眼睑、结膜及角膜变化
健康教育 —— 加强安全防护，配备防护眼镜，进行安全生产教育
介绍眼化学伤的急救知识

治疗原则
现场紧急冲洗
药物治疗
手术治疗

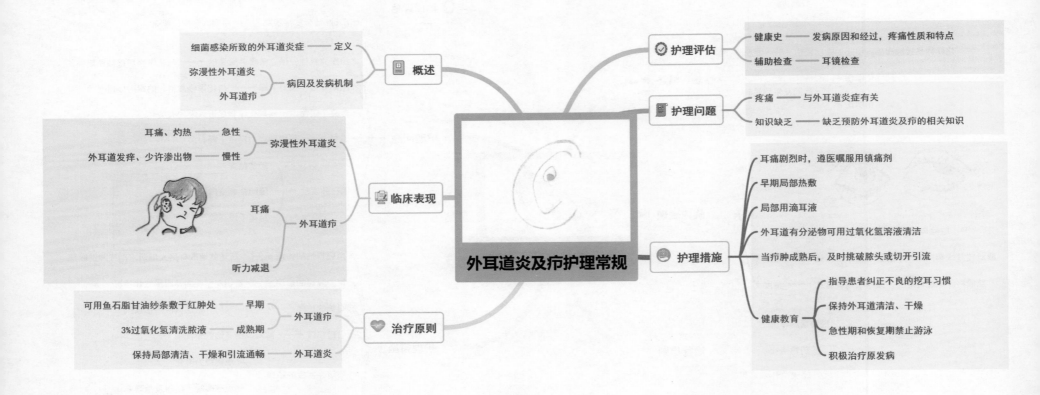

概述
　　定义 —— 细菌感染所致的外耳道炎症
　　病因及发病机制
　　　　弥漫性外耳道炎
　　　　外耳道疖

临床表现
　　弥漫性外耳道炎
　　　　急性 —— 耳痛、灼热
　　　　慢性 —— 外耳道发痒、少许渗出物
　　外耳道疖
　　　　耳痛
　　　　听力减退

治疗原则
　　外耳道疖
　　　　早期 —— 可用鱼石脂甘油纱条敷于红肿处
　　　　成熟期 —— 3%过氧化氢清洗脓液
　　外耳道炎 —— 保持局部清洁、干燥和引流通畅

外耳道炎及疖护理常规

护理评估
　　健康史 —— 发病原因和经过，疼痛性质和特点
　　辅助检查 —— 耳镜检查

护理问题
　　疼痛 —— 与外耳道炎症有关
　　知识缺乏 —— 缺乏预防外耳道炎及疖的相关知识

护理措施
　　耳痛剧烈时，遵医嘱服用镇痛剂
　　早期局部热敷
　　局部用滴耳液
　　外耳道有分泌物可用过氧化氢溶液清洁
　　当疖肿成熟后，及时挑破脓头或切开引流
　　健康教育
　　　　指导患者纠正不良的挖耳习惯
　　　　保持外耳道清洁、干燥
　　　　急性期和恢复期禁止游泳
　　　　积极治疗原发病

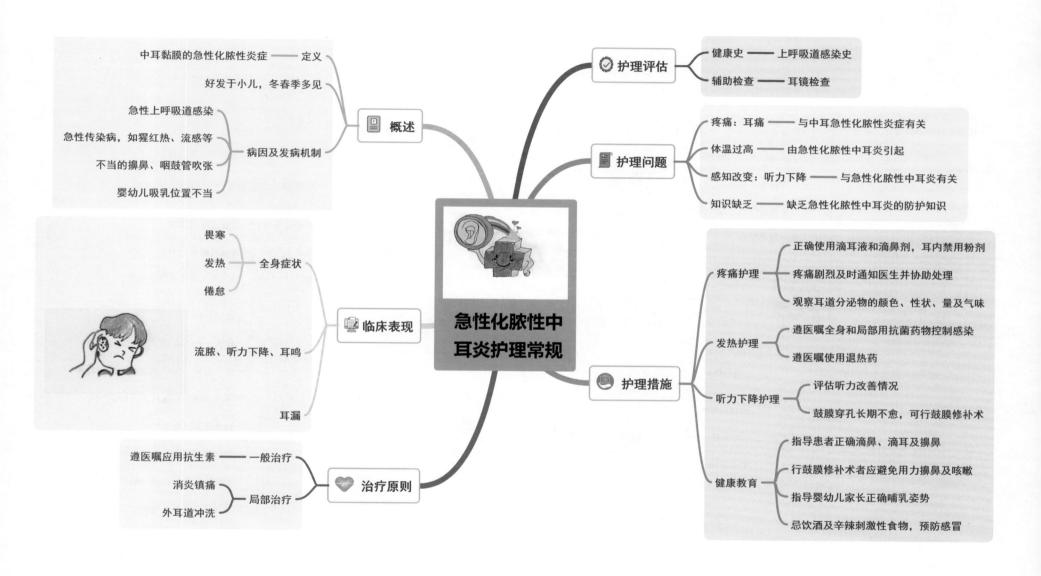

中耳黏膜的急性化脓性炎症 —— 定义

好发于小儿，冬春季多见

急性上呼吸道感染

急性传染病，如猩红热、流感等

不当的擤鼻、咽鼓管吹张 —— 病因及发病机制

婴幼儿吸乳位置不当

概述

畏寒

发热 —— 全身症状

倦怠

临床表现

流脓、听力下降、耳鸣

耳漏

遵医嘱应用抗生素 —— 一般治疗

消炎镇痛

外耳道冲洗 —— 局部治疗

治疗原则

急性化脓性中耳炎护理常规

护理评估

健康史 —— 上呼吸道感染史

辅助检查 —— 耳镜检查

护理问题

疼痛：耳痛 —— 与中耳急性化脓性炎症有关

体温过高 —— 由急性化脓性中耳炎引起

感知改变：听力下降 —— 与急性化脓性中耳炎有关

知识缺乏 —— 缺乏急性化脓性中耳炎的防护知识

护理措施

疼痛护理

正确使用滴耳液和滴鼻剂，耳内禁用粉剂

疼痛剧烈及时通知医生并协助处理

观察耳道分泌物的颜色、性状、量及气味

发热护理

遵医嘱全身和局部用抗菌药物控制感染

遵医嘱使用退热药

听力下降护理

评估听力改善情况

鼓膜穿孔长期不愈，可行鼓膜修补术

健康教育

指导患者正确滴鼻、滴耳及擤鼻

行鼓膜修补术者应避免用力擤鼻及咳嗽

指导婴幼儿家长正确哺乳姿势

忌饮酒及辛辣刺激性食物，预防感冒

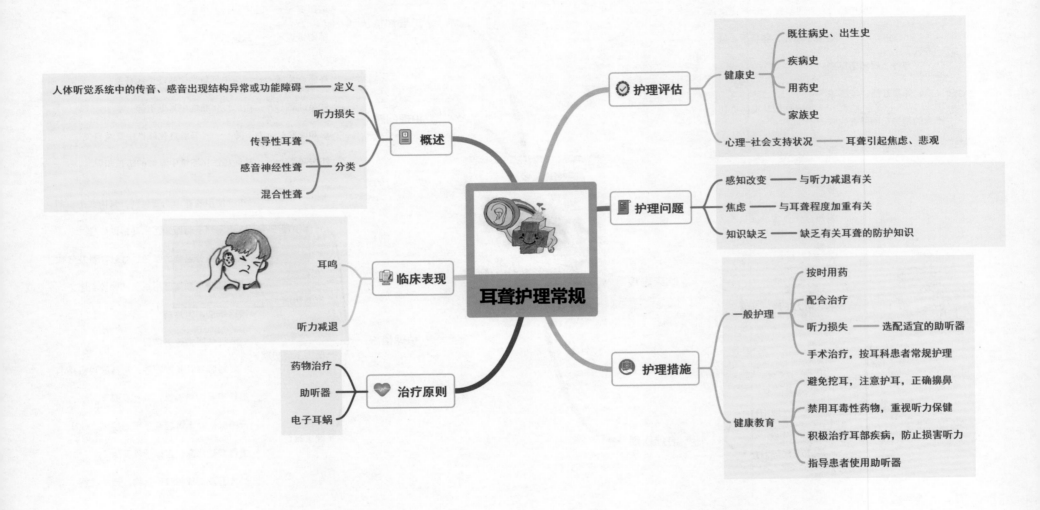

人体听觉系统中的传音、感音出现结构异常或功能障碍 —— 定义

听力损失

传导性耳聋
感音神经性聋 —— 分类
混合性聋

概述

护理评估

健康史 ┤ 既往病史、出生史
疾病史
用药史
家族史

心理-社会支持状况 —— 耳聋引起焦虑、悲观

耳聋护理常规

护理问题

感知改变 —— 与听力减退有关
焦虑 —— 与耳聋程度加重有关
知识缺乏 —— 缺乏有关耳聋的防护知识

耳鸣
临床表现
听力减退

治疗原则

药物治疗
助听器
电子耳蜗

护理措施

一般护理 ┤ 按时用药
配合治疗
听力损失 —— 选配适宜的助听器
手术治疗，按耳科患者常规护理

健康教育 ┤ 避免挖耳，注意护耳，正确擤鼻
禁用耳毒性药物，重视听力保健
积极治疗耳部疾病，防止损害听力
指导患者使用助听器

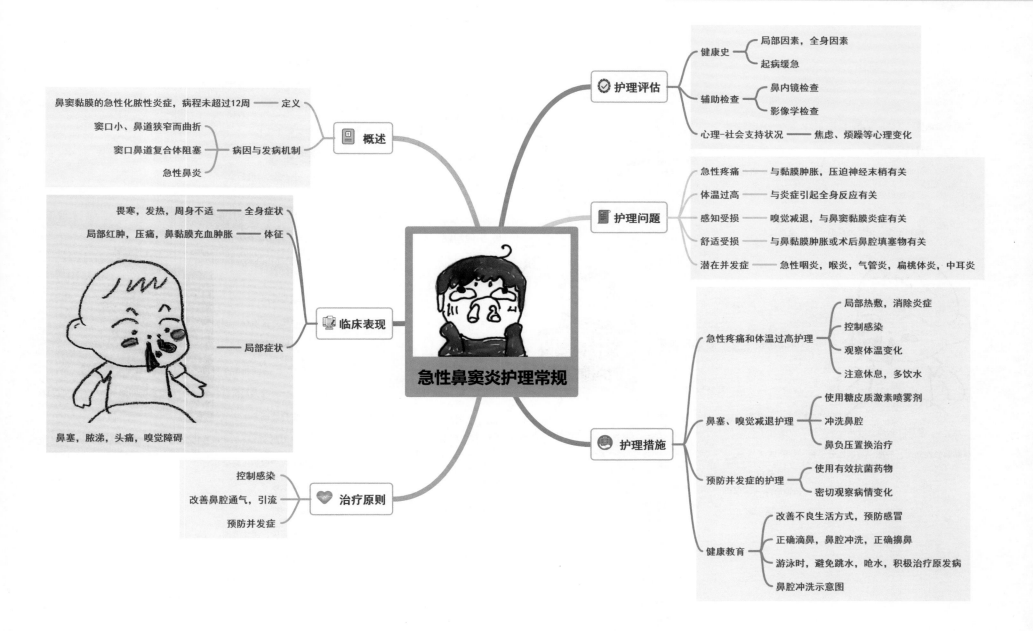

鼻窦黏膜的急性化脓性炎症，病程未超过12周 —— 定义

窦口小、鼻道狭窄而曲折
窦口鼻道复合体阻塞 —— 病因与发病机制
急性鼻炎

概述

畏寒，发热，周身不适 —— 全身症状
局部红肿，压痛，鼻黏膜充血肿胀 —— 体征

局部症状

鼻塞，脓涕，头痛，嗅觉障碍

临床表现

急性鼻窦炎护理常规

控制感染
改善鼻腔通气，引流 —— 治疗原则
预防并发症

护理评估

健康史 —— 局部因素，全身因素
起病缓急

辅助检查 —— 鼻内镜检查
影像学检查

心理-社会支持状况 —— 焦虑、烦躁等心理变化

护理问题

急性疼痛 —— 与黏膜肿胀，压迫神经末梢有关
体温过高 —— 与炎症引起全身反应有关
感知受损 —— 嗅觉减退，与鼻窦黏膜炎症有关
舒适受损 —— 与鼻黏膜肿胀或术后鼻腔填塞物有关
潜在并发症 —— 急性咽炎，喉炎，气管炎，扁桃体炎，中耳炎

护理措施

急性疼痛和体温过高护理 —— 局部热敷，消除炎症
控制感染
观察体温变化
注意休息，多饮水

鼻塞、嗅觉减退护理 —— 使用糖皮质激素喷雾剂
冲洗鼻腔
鼻负压置换治疗

预防并发症的护理 —— 使用有效抗菌药物
密切观察病情变化

健康教育 —— 改善不良生活方式，预防感冒
正确滴鼻，鼻腔冲洗，正确擤鼻
游泳时，避免跳水，呛水，积极治疗原发病
鼻腔冲洗示意图

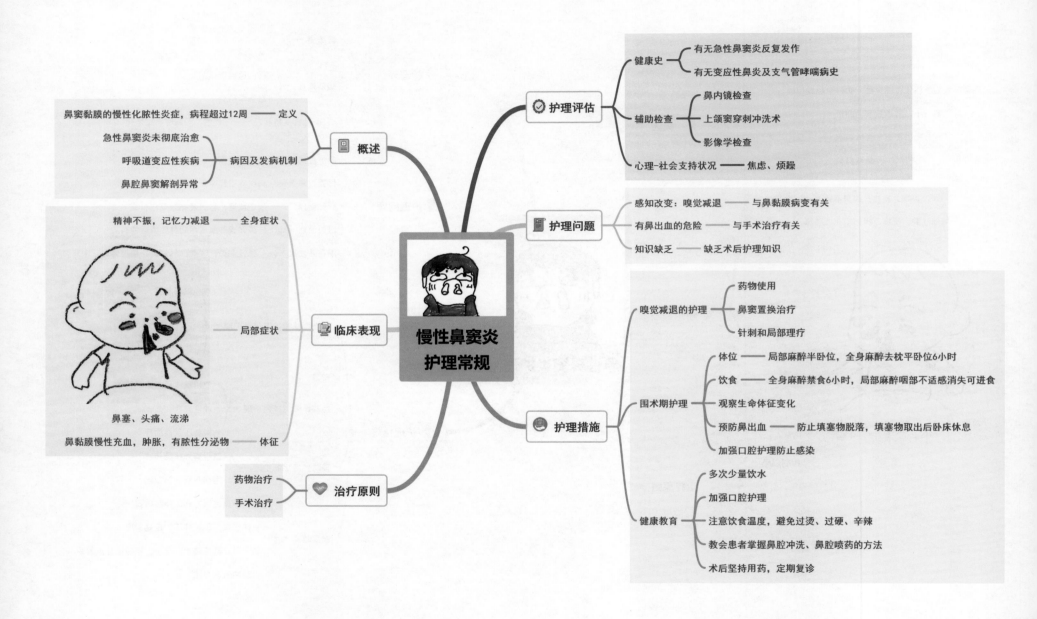

鼻窦黏膜的慢性化脓性炎症，病程超过12周 —— 定义

急性鼻窦炎未彻底治愈

呼吸道变应性疾病 —— 病因及发病机制

鼻腔鼻窦解剖异常

概述

精神不振，记忆力减退 —— 全身症状

局部症状 —— 临床表现

鼻塞、头痛、流涕

鼻黏膜慢性充血，肿胀，有脓性分泌物 —— 体征

药物治疗
手术治疗 —— 治疗原则

**慢性鼻窦炎
护理常规**

护理评估

健康史
有无急性鼻窦炎反复发作
有无变应性鼻炎及支气管哮喘病史

辅助检查
鼻内镜检查
上颌窦穿刺冲洗术
影像学检查

心理-社会支持状况 —— 焦虑、烦躁

护理问题

感知改变：嗅觉减退 —— 与鼻黏膜病变有关
有鼻出血的危险 —— 与手术治疗有关
知识缺乏 —— 缺乏术后护理知识

护理措施

嗅觉减退的护理
药物使用
鼻窦置换治疗
针刺和局部理疗

围术期护理
体位 —— 局部麻醉半卧位，全身麻醉去枕平卧位6小时
饮食 —— 全身麻醉禁食6小时，局部麻醉咽部不适感消失可进食
观察生命体征变化
预防鼻出血 —— 防止填塞物脱落，填塞物取出后卧床休息
加强口腔护理防止感染

健康教育
多次少量饮水
加强口腔护理
注意饮食温度，避免过烫、过硬、辛辣
教会患者掌握鼻腔冲洗、鼻腔喷药的方法
术后坚持用药，定期复诊

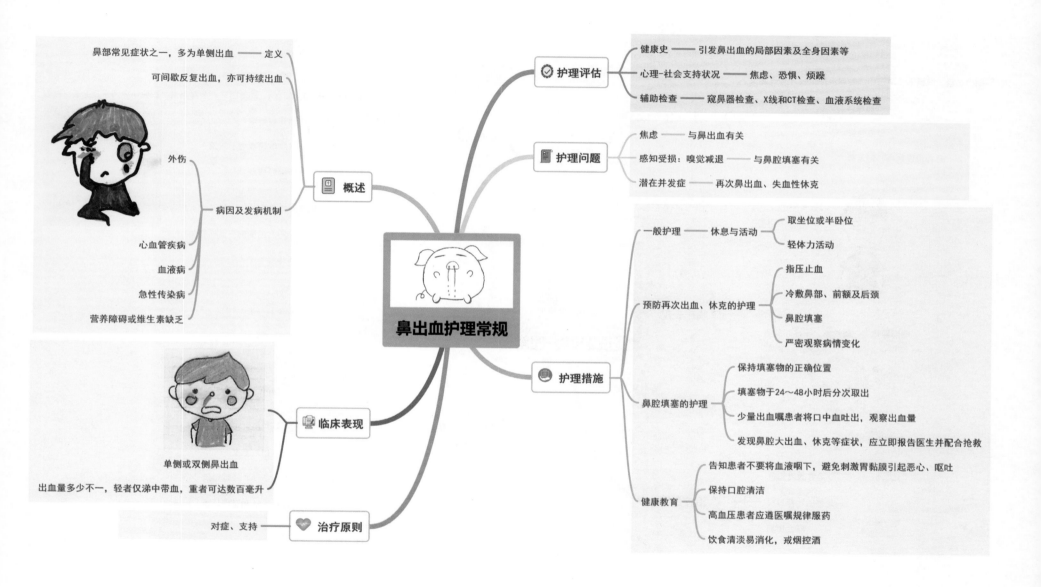

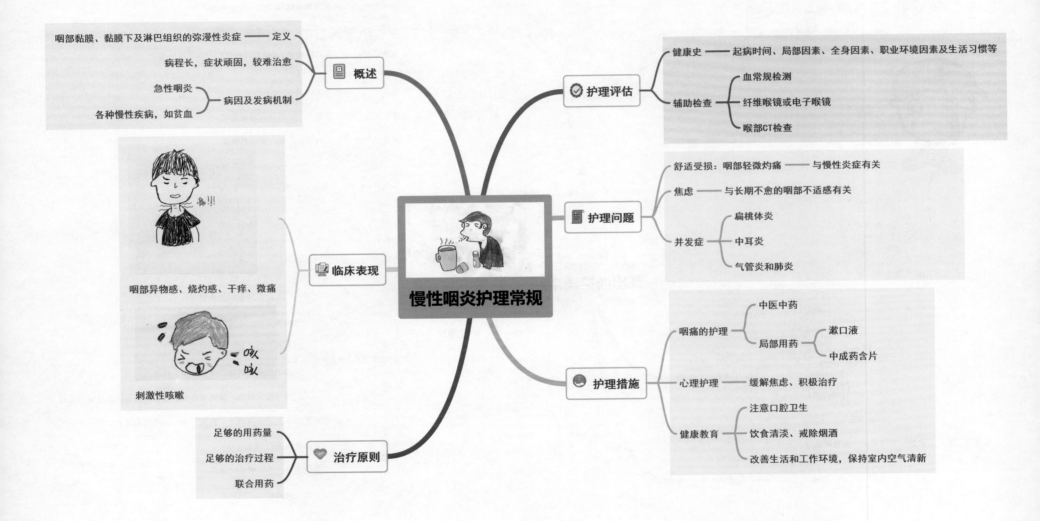

咽部黏膜、黏膜下及淋巴组织的弥漫性炎症 —— 定义

病程长，症状顽固，较难治愈

急性咽炎

各种慢性疾病，如贫血 —— 病因及发病机制

概述

健康史 —— 起病时间、局部因素、全身因素、职业环境因素及生活习惯等

辅助检查

血常规检测

纤维喉镜或电子喉镜

喉部CT检查

护理评估

临床表现

咽部异物感、烧灼感、干痒、微痛

刺激性咳嗽

慢性咽炎护理常规

护理问题

舒适受损：咽部轻微灼痛 —— 与慢性炎症有关

焦虑 —— 与长期不愈的咽部不适感有关

并发症

扁桃体炎

中耳炎

气管炎和肺炎

护理措施

咽痛的护理

中医中药

局部用药

漱口液

中成药含片

心理护理 —— 缓解焦虑、积极治疗

健康教育

注意口腔卫生

饮食清淡、戒除烟酒

改善生活和工作环境，保持室内空气清新

治疗原则

足够的用药量

足够的治疗过程

联合用药

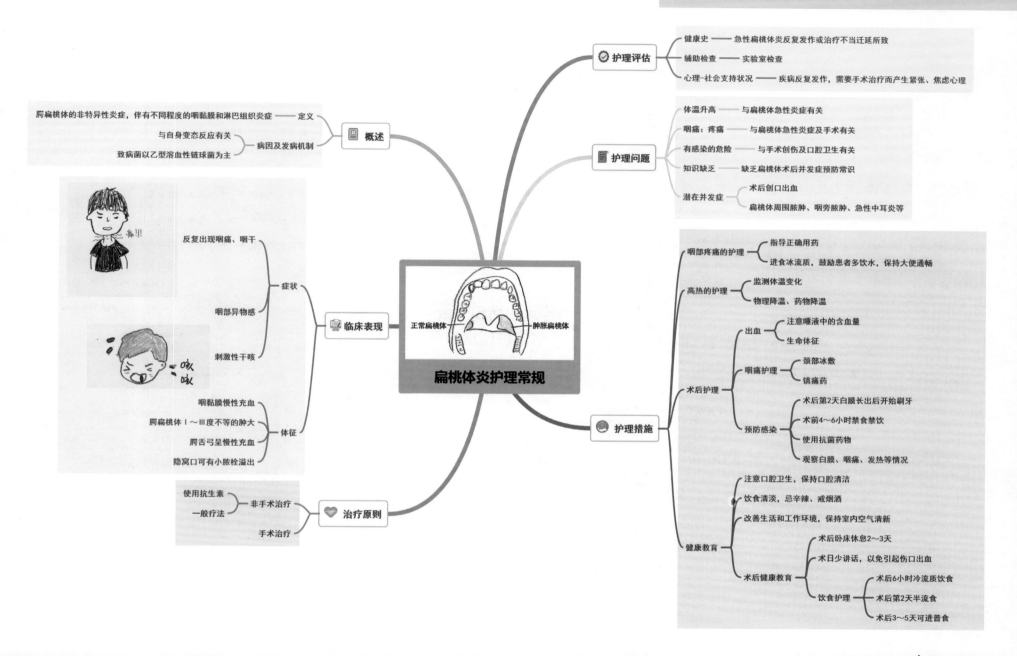

腭扁桃体的非特异性炎症，伴有不同程度的咽黏膜和淋巴组织炎症 —— 定义

与自身变态反应有关 —— 病因及发病机制

致病菌以乙型溶血性链球菌为主

概述

护理评估

健康史 —— 急性扁桃体炎反复发作或治疗不当迁延所致

辅助检查 —— 实验室检查

心理-社会支持状况 —— 疾病反复发作，需要手术治疗而产生紧张、焦虑心理

护理问题

体温升高 —— 与扁桃体急性炎症有关

咽痛：疼痛 —— 与扁桃体急性炎症及手术有关

有感染的危险 —— 与手术创伤及口腔卫生有关

知识缺乏 —— 缺乏扁桃体术后并发症预防常识

潜在并发症 —— 术后创口出血

扁桃体周围脓肿、咽旁脓肿、急性中耳炎等

临床表现

反复出现咽痛、咽干

咽部异物感 —— 症状

刺激性干咳

咽黏膜慢性充血

腭扁桃体Ⅰ～Ⅲ度不等的肿大 —— 体征

腭舌弓呈慢性充血

隐窝口可有小脓栓溢出

正常扁桃体 —— 肿胀扁桃体

扁桃体炎护理常规

治疗原则

使用抗生素 —— 非手术治疗

一般疗法

手术治疗

护理措施

咽部疼痛的护理 —— 指导正确用药

进食冰流质，鼓励患者多饮水，保持大便通畅

高热的护理 —— 监测体温变化

物理降温、药物降温

术后护理

出血 —— 注意唾液中的含血量

生命体征

咽痛护理 —— 颈部冰敷

镇痛药

预防感染 —— 术后第2天白膜长出后开始刷牙

术前4～6小时禁食禁饮

使用抗菌药物

观察白膜、咽痛、发热等情况

健康教育

注意口腔卫生，保持口腔清洁

饮食清淡，忌辛辣、戒烟酒

改善生活和工作环境，保持室内空气清新

术后健康教育 —— 术后卧床休息2～3天

术日少讲话，以免引起伤口出血

饮食护理 —— 术后6小时冷流质饮食

术后第2天半流食

术后3～5天可进普食

411

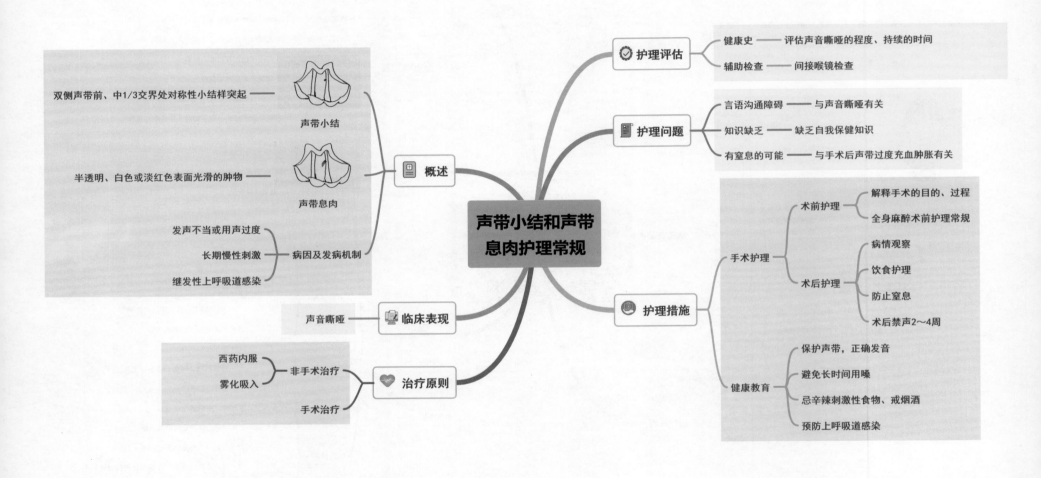

双侧声带前、中1/3交界处对称性小结样突起 —— 声带小结

半透明、白色或淡红色表面光滑的肿物 —— 声带息肉

发声不当或用声过度
长期慢性刺激 —— 病因及发病机制
继发性上呼吸道感染

概述

临床表现 —— 声音嘶哑

治疗原则
西药内服
雾化吸入 —— 非手术治疗
手术治疗

声带小结和声带
息肉护理常规

护理评估
健康史 —— 评估声音嘶哑的程度、持续的时间
辅助检查 —— 间接喉镜检查

护理问题
言语沟通障碍 —— 与声音嘶哑有关
知识缺乏 —— 缺乏自我保健知识
有窒息的可能 —— 与手术后声带过度充血肿胀有关

护理措施
手术护理
术前护理
解释手术的目的、过程
全身麻醉术前护理常规
术后护理
病情观察
饮食护理
防止窒息
术后禁声2～4周

健康教育
保护声带，正确发音
避免长时间用嗓
忌辛辣刺激性食物、戒烟酒
预防上呼吸道感染

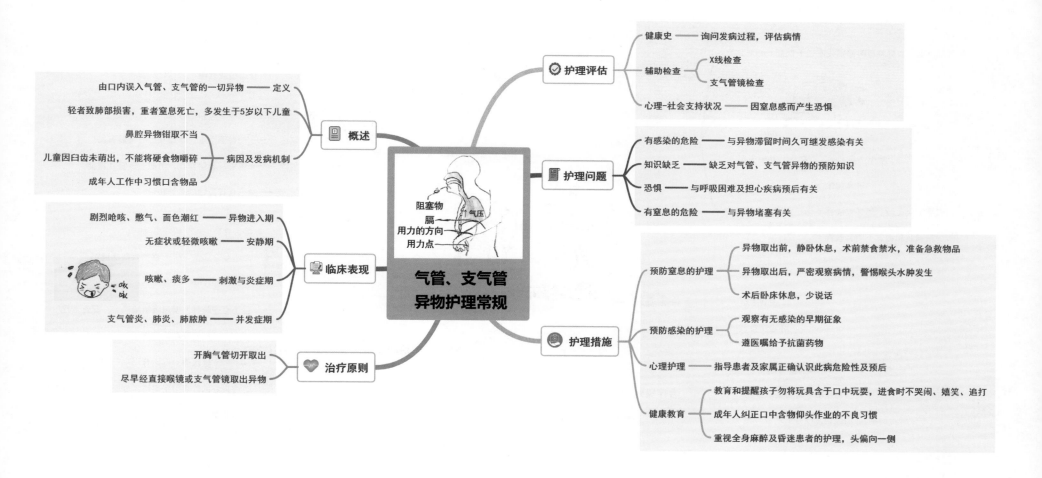

概述

由口内误入气管、支气管的一切异物 —— 定义

轻者致肺部损害，重者窒息死亡，多发生于5岁以下儿童

鼻腔异物钳取不当

儿童因臼齿未萌出，不能将硬食物嚼碎 —— 病因及发病机制

成年人工作中习惯口含物品

临床表现

剧烈呛咳、憋气、面色潮红 —— 异物进入期

无症状或轻微咳嗽 —— 安静期

咳嗽、痰多 —— 刺激与炎症期

支气管炎、肺炎、肺脓肿 —— 并发期

治疗原则

开胸气管切开取出

尽早经直接喉镜或支气管镜取出异物

气管、支气管异物护理常规

阻塞物
膈
用力的方向
用力点
气压

护理评估

健康史 —— 询问发病过程，评估病情

辅助检查

X线检查

支气管镜检查

心理-社会支持状况 —— 因窒息感而产生恐惧

护理问题

有感染的危险 —— 与异物滞留时间久可继发感染有关

知识缺乏 —— 缺乏对气管、支气管异物的预防知识

恐惧 —— 与呼吸困难及担心疾病预后有关

有窒息的危险 —— 与异物堵塞有关

护理措施

预防窒息的护理

异物取出前，静卧休息，术前禁食禁水，准备急救物品

异物取出后，严密观察病情，警惕喉头水肿发生

术后卧床休息，少说话

预防感染的护理

观察有无感染的早期征象

遵医嘱给予抗菌药物

心理护理 —— 指导患者及家属正确认识此病危险性及预后

健康教育

教育和提醒孩子勿将玩具含于口中玩耍，进食时不哭闹、嬉笑、追打

成年人纠正口中含物仰头作业的不良习惯

重视全身麻醉及昏迷患者的护理，头偏向一侧

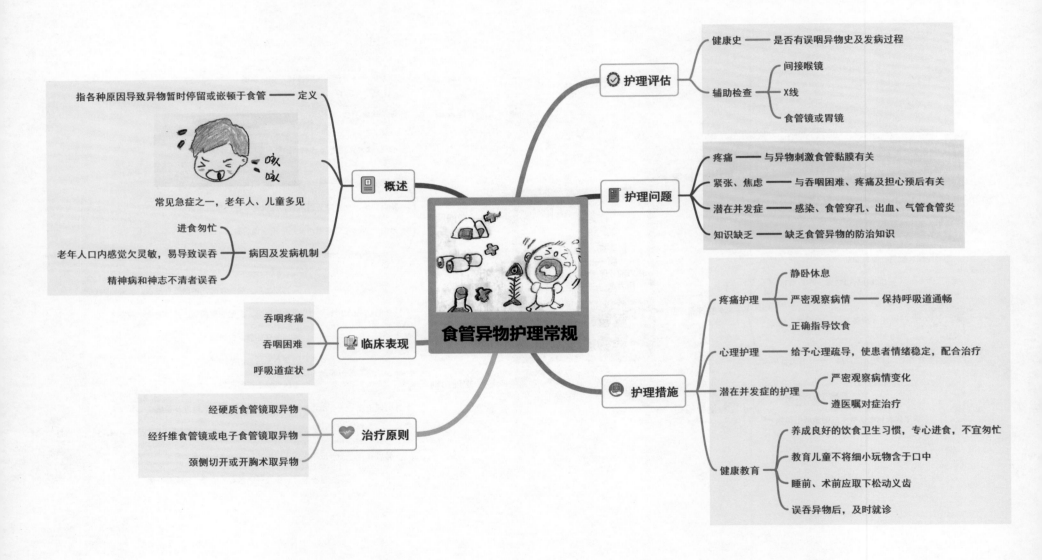

指各种原因导致异物暂时停留或嵌顿于食管 —— 定义

常见急症之一，老年人、儿童多见

进食匆忙

老年人口内感觉欠灵敏，易导致误吞 —— 病因及发病机制

精神病和神志不清者误吞

概述

吞咽疼痛

吞咽困难

呼吸道症状

临床表现

经硬质食管镜取异物

经纤维食管镜或电子食管镜取异物 —— 治疗原则

颈侧切开或开胸术取异物

食管异物护理常规

护理评估

健康史 —— 是否有误咽异物史及发病过程

辅助检查

间接喉镜

X 线

食管镜或胃镜

护理问题

疼痛 —— 与异物刺激食管黏膜有关

紧张、焦虑 —— 与吞咽困难、疼痛及担心预后有关

潜在并发症 —— 感染、食管穿孔、出血、气管食管炎

知识缺乏 —— 缺乏食管异物的防治知识

护理措施

疼痛护理

静卧休息

严密观察病情 —— 保持呼吸道通畅

正确指导饮食

心理护理 —— 给予心理疏导，使患者情绪稳定，配合治疗

潜在并发症的护理

严密观察病情变化

遵医嘱对症治疗

健康教育

养成良好的饮食卫生习惯，专心进食，不宜匆忙

教育儿童不将细小玩物含于口中

睡前、术前应取下松动义齿

误吞异物后，及时就诊

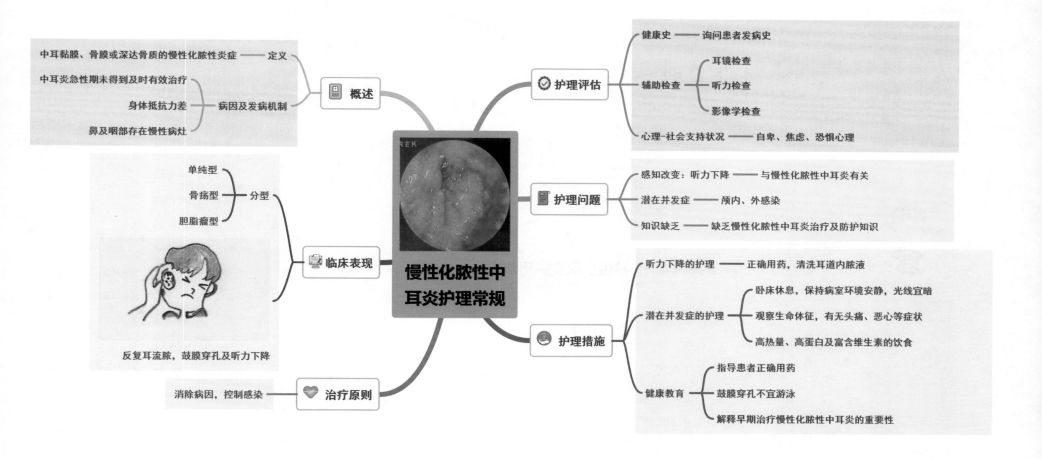

概述
- 定义 —— 中耳黏膜、骨膜或深达骨质的慢性化脓性炎症
- 病因及发病机制
  - 中耳炎急性期未得到及时有效治疗
  - 身体抵抗力差
  - 鼻及咽部存在慢性病灶

临床表现
- 分型
  - 单纯型
  - 骨疡型
  - 胆脂瘤型
- 反复耳流脓，鼓膜穿孔及听力下降

治疗原则 —— 消除病因，控制感染

慢性化脓性中耳炎护理常规

护理评估
- 健康史 —— 询问患者发病史
- 辅助检查
  - 耳镜检查
  - 听力检查
  - 影像学检查
- 心理-社会支持状况 —— 自卑、焦虑、恐惧心理

护理问题
- 感知改变：听力下降 —— 与慢性化脓性中耳炎有关
- 潜在并发症 —— 颅内、外感染
- 知识缺乏 —— 缺乏慢性化脓性中耳炎治疗及防护知识

护理措施
- 听力下降的护理 —— 正确用药，清洗耳道内脓液
- 潜在并发症的护理
  - 卧床休息，保持病室环境安静，光线宜暗
  - 观察生命体征，有无头痛、恶心等症状
  - 高热量、高蛋白及富含维生素的饮食
- 健康教育
  - 指导患者正确用药
  - 鼓膜穿孔不宜游泳
  - 解释早期治疗慢性化脓性中耳炎的重要性

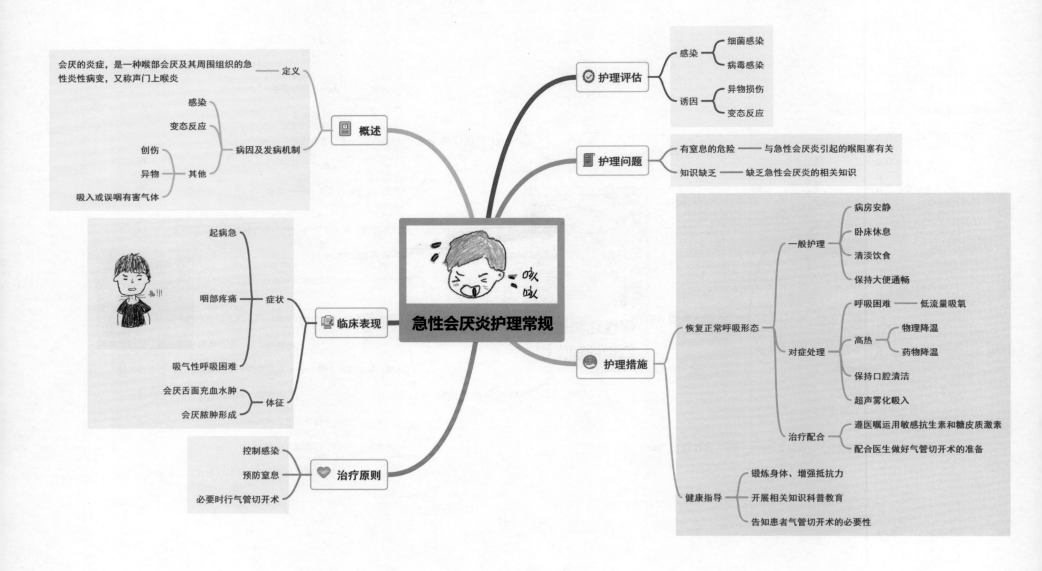

会厌的炎症，是一种喉部会厌及其周围组织的急性炎性病变，又称声门上喉炎 —— 定义

感染
变态反应
创伤
异物 —— 其他 —— 病因及发病机制
吸入或误咽有害气体

概述

护理评估
感染 —— 细菌感染 / 病毒感染
诱因 —— 异物损伤 / 变态反应

护理问题
有窒息的危险 —— 与急性会厌炎引起的喉阻塞有关
知识缺乏 —— 缺乏急性会厌炎的相关知识

起病急
咽部疼痛 —— 症状
吸气性呼吸困难
会厌舌面充血水肿 —— 体征
会厌脓肿形成

临床表现

急性会厌炎护理常规

护理措施

一般护理
病房安静
卧床休息
清淡饮食
保持大便通畅

恢复正常呼吸形态
对症处理
呼吸困难 —— 低流量吸氧
高热 —— 物理降温 / 药物降温
保持口腔清洁
超声雾化吸入

治疗配合
遵医嘱运用敏感抗生素和糖皮质激素
配合医生做好气管切开术的准备

健康指导
锻炼身体、增强抵抗力
开展相关知识科普教育
告知患者气管切开术的必要性

控制感染
预防窒息
必要时行气管切开术

治疗原则

第 19 章

妇产科
护理常规

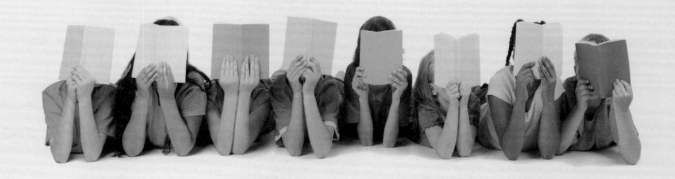

耻骨联合前面隆起的部分，由皮肤及厚的脂肪层构成 —— 阴阜

两股内侧的皮肤皱褶，含有丰富的血管，淋巴管及神经 —— 大阴唇

大阴唇内侧，富含神经极敏感 —— 小阴唇

含神经极敏感 —— 阴蒂

前庭球

感染时腺管堵塞形成 —— 前庭大腺
大腺囊肿或脓肿

尿道外口

阴道口及处女膜

两侧小阴唇
之间的菱形区 —— 阴道前庭

外生殖器

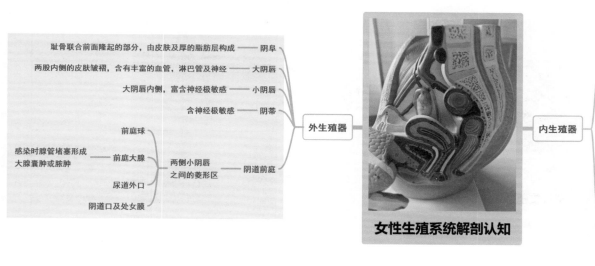

女性生殖系统解剖认知

内生殖器

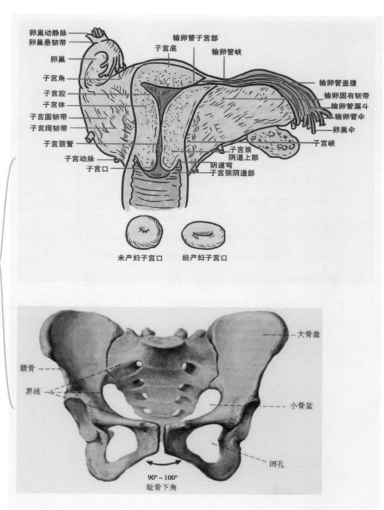

卵巢动静脉
卵巢悬韧带

卵巢

子宫角

子宫腔

子宫体

子宫圆韧带

子宫阔韧带

子宫颈管

子宫动脉

子宫口

输卵管子宫部

子宫底

输卵管峡

输卵管壶腹

输卵管固有韧带

输卵管漏斗

输卵管伞

卵巢伞

子宫颈
阴道上部

阴道穹

子宫颈阴道部

子宫峡

未产妇子宫口   经产妇子宫口

大骨盆

髋骨

界线

小骨盆

闭孔

90°~100°
耻骨下角

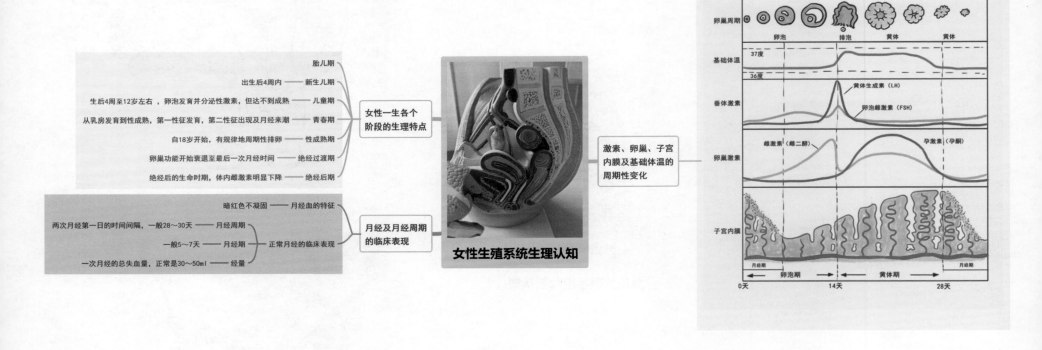

胎儿期

出生后4周内 —— 新生儿期

生后4周至12岁左右，卵泡发育并分泌性激素，但达不到成熟 —— 儿童期

从乳房发育到性成熟，第一性征发育，第二性征出现及月经来潮 —— 青春期 ｜ 女性一生各个阶段的生理特点

自18岁开始，有规律地周期性排卵 —— 性成熟期

卵巢功能开始衰退至最后一次月经时间 —— 绝经过渡期

绝经后的生命时期，体内雌激素明显下降 —— 绝经后期

暗红色不凝固 —— 月经血的特征

两次月经第一日的时间间隔，一般28～30天 —— 月经周期

一般5～7天 —— 月经期 —— 正常月经的临床表现 ｜ 月经及月经周期的临床表现

一次月经的总失血量，正常是30～50ml —— 经量

女性生殖系统生理认知

激素、卵巢、子宫内膜及基础体温的周期性变化

卵巢周期

基础体温　37度　36度

垂体激素　黄体生成素（LH）　卵泡雌激素（FSH）

卵巢激素　雌激素（雌二醇）　孕激素（孕酮）

子宫内膜

月经期　卵泡期　黄体期　月经期

0天　14天　28天

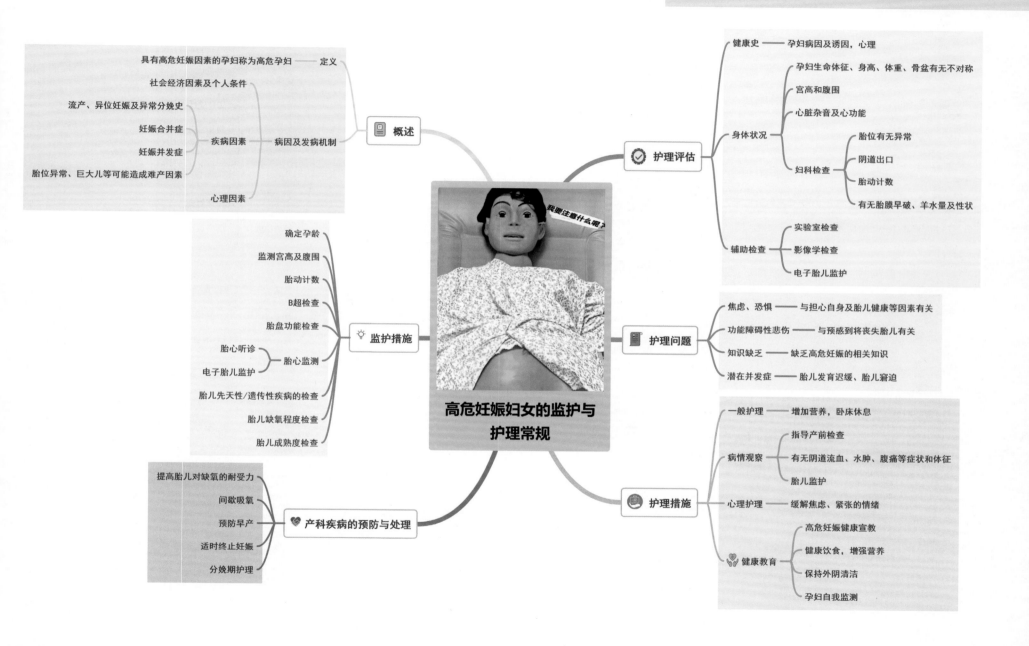

具有高危妊娠因素的孕妇称为高危孕妇 —— 定义

社会经济因素及个人条件

流产、异位妊娠及异常分娩史

妊娠合并症 ——┐
妊娠并发症 ——┼ 疾病因素 —— 病因及发病机制 —— 概述
胎位异常、巨大儿等可能造成难产因素 ——┘

心理因素

健康史 —— 孕妇病因及诱因，心理

孕妇生命体征、身高、体重、骨盆有无不对称

宫高和腹围

身体状况 ——┤ 心脏杂音及心功能

胎位有无异常

阴道出口

妇科检查 ——┤ 胎动计数

有无胎膜早破、羊水量及性状

护理评估

实验室检查

辅助检查 ——┤ 影像学检查

电子胎儿监护

确定孕龄

监测宫高及腹围

胎动计数

B超检查

胎盘功能检查

胎心听诊 ——┐
电子胎儿监护 ——┴ 胎心监测

胎儿先天性/遗传性疾病的检查

胎儿缺氧程度检查

胎儿成熟度检查

监护措施

焦虑、恐惧 —— 与担心自身及胎儿健康等因素有关

功能障碍性悲伤 —— 与预感到将丧失胎儿有关

知识缺乏 —— 缺乏高危妊娠的相关知识

潜在并发症 —— 胎儿发育迟缓、胎儿窘迫

护理问题

高危妊娠妇女的监护与护理常规

一般护理 —— 增加营养，卧床休息

指导产前检查

病情观察 ——┤ 有无阴道流血、水肿、腹痛等症状和体征

胎儿监护

心理护理 —— 缓解焦虑、紧张的情绪

高危妊娠健康宣教

健康饮食，增强营养

健康教育 ——┤ 保持外阴清洁

孕妇自我监测

护理措施

提高胎儿对缺氧的耐受力

间歇吸氧

预防早产

适时终止妊娠

分娩期护理

产科疾病的预防与处理

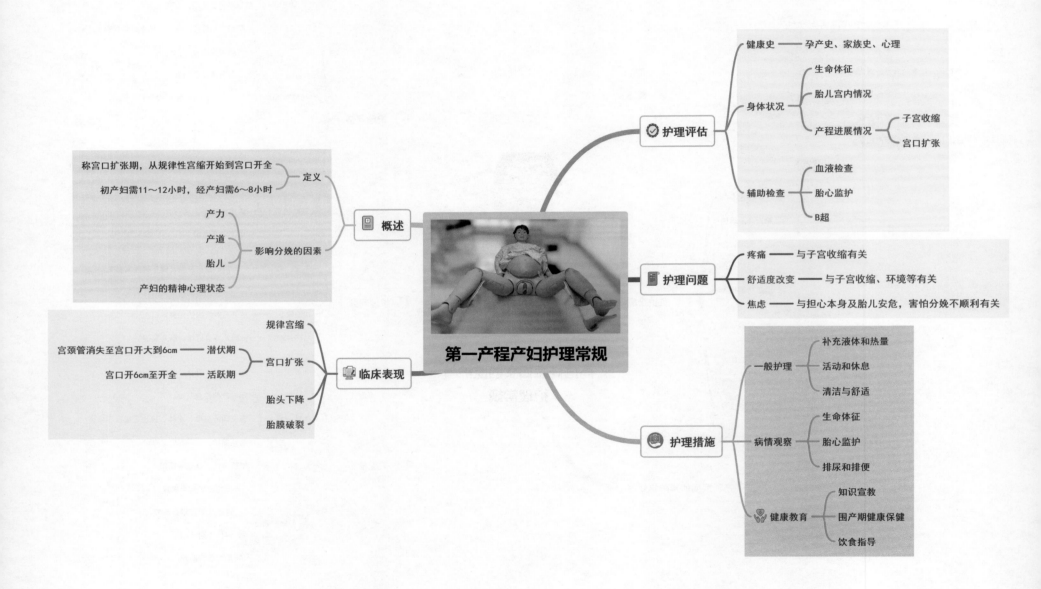

称宫口扩张期，从规律性宫缩开始到宫口开全

初产妇需11～12小时，经产妇需6～8小时

定义

产力

产道

胎儿

影响分娩的因素

产妇的精神心理状态

概述

规律宫缩

宫颈管消失至宫口开大到6cm —— **潜伏期**

宫口扩张

宫口开6cm至开全 —— **活跃期**

胎头下降

胎膜破裂

临床表现

第一产程产妇护理常规

护理评估

健康史 —— 孕产史、家族史、心理

生命体征

身体状况 —— 胎儿宫内情况

产程进展情况 —— 子宫收缩

宫口扩张

血液检查

辅助检查 —— 胎心监护

B超

护理问题

疼痛 —— 与子宫收缩有关

舒适度改变 —— 与子宫收缩、环境等有关

焦虑 —— 与担心本身及胎儿安危，害怕分娩不顺利有关

护理措施

补充液体和热量

一般护理 —— 活动和休息

清洁与舒适

生命体征

病情观察 —— 胎心监护

排尿和排便

知识宣教

健康教育 —— 围产期健康保健

饮食指导

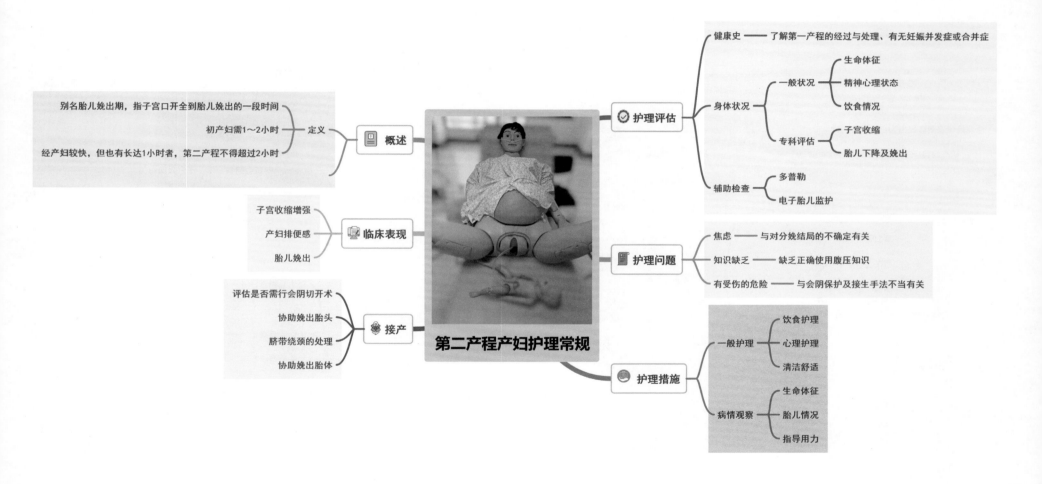

别名胎儿娩出期，指子宫口开全到胎儿娩出的一段时间

初产妇需1~2小时

经产妇较快，但也有长达1小时者，第二产程不得超过2小时

定义

概述

子宫收缩增强

产妇排便感

胎儿娩出

临床表现

评估是否需行会阴切开术

协助娩出胎头

脐带绕颈的处理

协助娩出胎体

接产

第二产程产妇护理常规

护理评估

健康史 —— 了解第一产程的经过与处理、有无妊娠并发症或合并症

身体状况

一般状况

生命体征

精神心理状态

饮食情况

专科评估

子宫收缩

胎儿下降及娩出

辅助检查

多普勒

电子胎儿监护

护理问题

焦虑 —— 与对分娩结局的不确定有关

知识缺乏 —— 缺乏正确使用腹压知识

有受伤的危险 —— 与会阴保护及接生手法不当有关

护理措施

一般护理

饮食护理

心理护理

清洁舒适

病情观察

生命体征

胎儿情况

指导用力

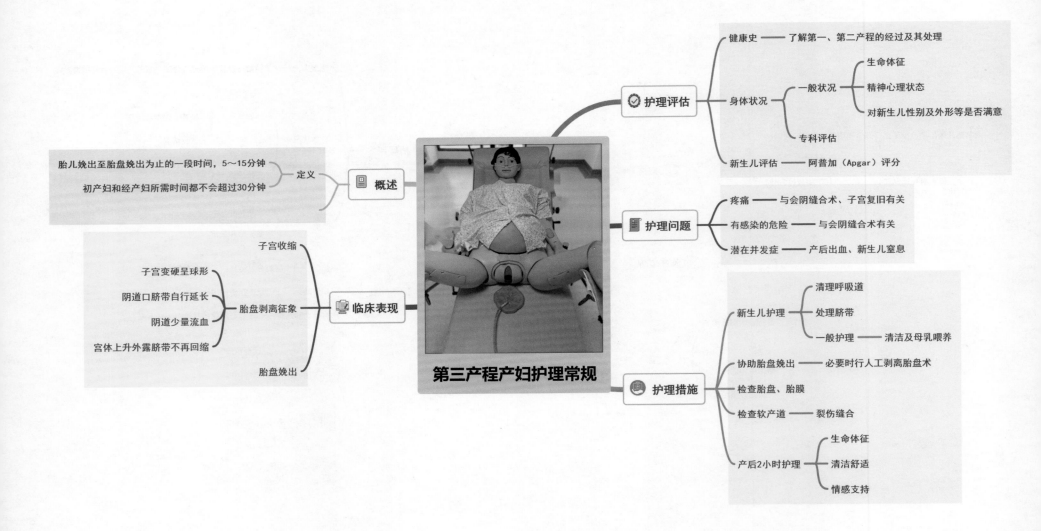

护理评估
- 健康史 —— 了解第一、第二产程的经过及其处理
- 身体状况
  - 一般状况
    - 生命体征
    - 精神心理状态
    - 对新生儿性别及外形等是否满意
  - 专科评估
- 新生儿评估 —— 阿普加（Apgar）评分

概述
- 定义
  - 胎儿娩出至胎盘娩出为止的一段时间，5～15分钟
  - 初产妇和经产妇所需时间都不会超过30分钟

临床表现
- 子宫收缩
- 胎盘剥离征象
  - 子宫变硬呈球形
  - 阴道口脐带自行延长
  - 阴道少量流血
  - 宫体上升外露脐带不再回缩
- 胎盘娩出

第三产程产妇护理常规

护理问题
- 疼痛 —— 与会阴缝合术、子宫复旧有关
- 有感染的危险 —— 与会阴缝合术有关
- 潜在并发症 —— 产后出血、新生儿窒息

护理措施
- 新生儿护理
  - 清理呼吸道
  - 处理脐带
  - 一般护理 —— 清洁及母乳喂养
- 协助胎盘娩出 —— 必要时行人工剥离胎盘术
- 检查胎盘、胎膜
- 检查软产道 —— 裂伤缝合
- 产后2小时护理
  - 生命体征
  - 清洁舒适
  - 情感支持

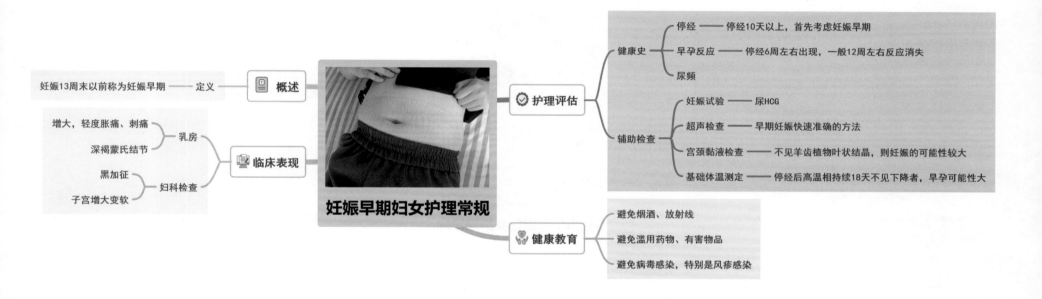

妊娠13周末以前称为妊娠早期 —— 定义 —— 📖 概述

增大，轻度胀痛、刺痛 — 乳房
深褐蒙氏结节 —— 临床表现

黑加征 — 妇科检查
子宫增大变软

妊娠早期妇女护理常规

✅ 护理评估

健康史
停经 —— 停经10天以上，首先考虑妊娠早期
早孕反应 —— 停经6周左右出现，一般12周左右反应消失
尿频

辅助检查
妊娠试验 —— 尿HCG
超声检查 —— 早期妊娠快速准确的方法
宫颈黏液检查 —— 不见羊齿植物叶状结晶，则妊娠的可能性较大
基础体温测定 —— 停经后高温相持续18天不见下降者，早孕可能性大

💗 健康教育
避免烟酒、放射线
避免滥用药物、有害物品
避免病毒感染，特别是风疹感染

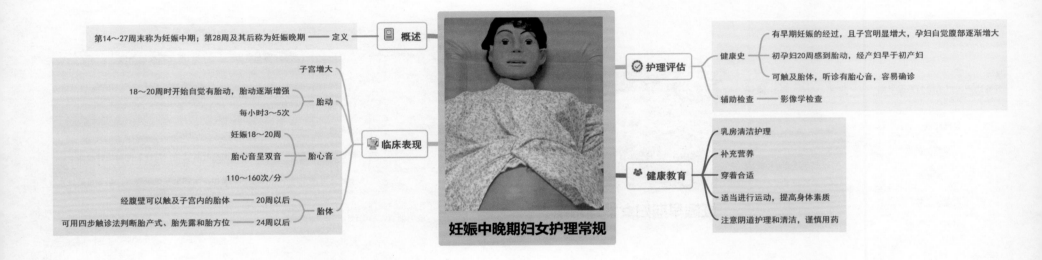

第14~27周末称为妊娠中期；第28周及其后称为妊娠晚期 —— 定义 —— 📖 概述

子宫增大

18~20周时开始自觉有胎动，胎动逐渐增强 —— 胎动

每小时3~5次

临床表现

妊娠18~20周

胎心音呈双音 —— 胎心音

110~160次/分

经腹壁可以触及子宫内的胎体 —— 20周以后 —— 胎体

可用四步触诊法判断胎产式、胎先露和胎方位 —— 24周以后

妊娠中晚期妇女护理常规

✓ 护理评估

健康史

有早期妊娠的经过，且子宫明显增大，孕妇自觉腹部逐渐增大

初孕妇20周感到胎动，经产妇早于初产妇

可触及胎体，听诊有胎心音，容易确诊

辅助检查 —— 影像学检查

健康教育

乳房清洁护理

补充营养

穿着合适

适当进行运动，提高身体素质

注意阴道护理和清洁，谨慎用药

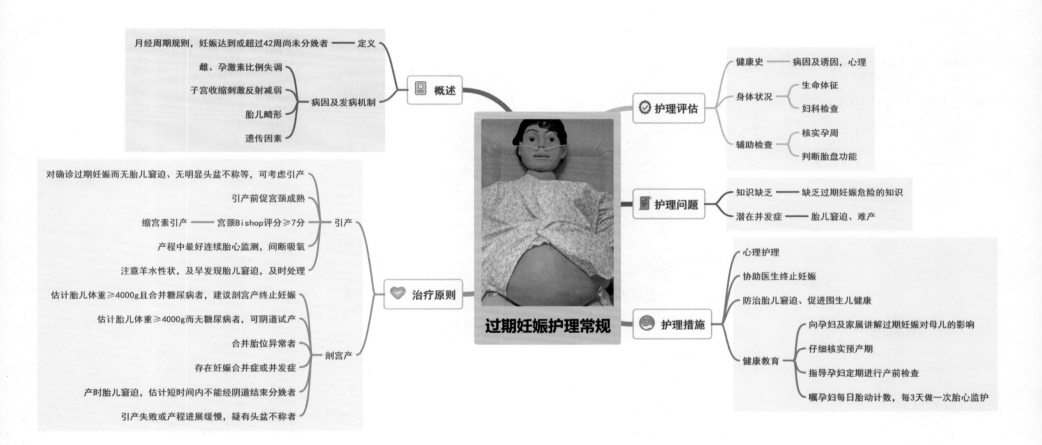

月经周期规则，妊娠达到或超过42周尚未分娩者 —— 定义

雌、孕激素比例失调

子宫收缩刺激反射减弱 —— 病因及发病机制

胎儿畸形

遗传因素

概述

对确诊过期妊娠而无胎儿窘迫、无明显头盆不称等，可考虑引产

引产前促宫颈成熟

缩宫素引产 —— 宫颈Bishop评分≥7分 —— 引产

产程中最好连续胎心监测，间断吸氧

注意羊水性状，及早发现胎儿窘迫，及时处理

估计胎儿体重≥4000g且合并糖尿病者，建议剖宫产终止妊娠

估计胎儿体重≥4000g而无糖尿病者，可阴道试产

合并胎位异常者 —— 剖宫产

存在妊娠合并症或并发症

产时胎儿窘迫，估计短时间内不能经阴道结束分娩者

引产失败或产程进展缓慢，疑有头盆不称者

治疗原则

过期妊娠护理常规

健康史 —— 病因及诱因，心理

身体状况 —— 生命体征 / 妇科检查

辅助检查 —— 核实孕周 / 判断胎盘功能

护理评估

知识缺乏 —— 缺乏过期妊娠危险的知识

潜在并发症 —— 胎儿窘迫、难产

护理问题

心理护理

协助医生终止妊娠

防治胎儿窘迫、促进围生儿健康

向孕妇及家属讲解过期妊娠对母儿的影响

仔细核实预产期

健康教育 —— 指导孕妇定期进行产前检查

嘱孕妇每日胎动计数，每3天做一次胎心监护

护理措施

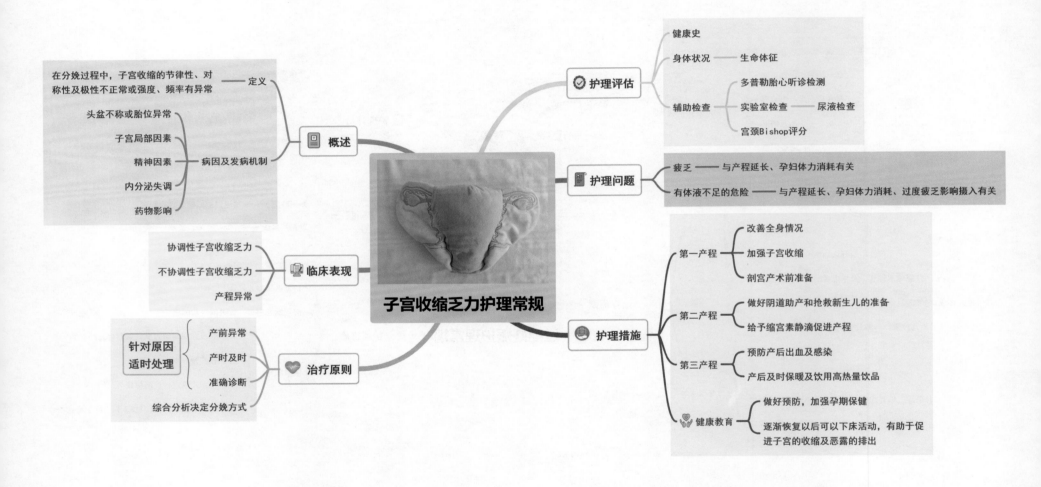

在分娩过程中，子宫收缩的节律性、对称性及极性不正常或强度、频率有异常 —— 定义

头盆不称或胎位异常
子宫局部因素
精神因素 —— 病因及发病机制
内分泌失调
药物影响

概述

协调性子宫收缩乏力
不协调性子宫收缩乏力 —— 临床表现
产程异常

针对原因适时处理
产前异常
产时及时
准确诊断
综合分析决定分娩方式

治疗原则

子宫收缩乏力护理常规

护理评估
健康史
身体状况 —— 生命体征
多普勒胎心听诊检测
辅助检查 —— 实验室检查 —— 尿液检查
宫颈 Bishop 评分

护理问题
疲乏 —— 与产程延长、孕妇体力消耗有关
有体液不足的危险 —— 与产程延长、孕妇体力消耗、过度疲乏影响摄入有关

护理措施
第一产程
改善全身情况
加强子宫收缩
剖宫产术前准备
第二产程
做好阴道助产和抢救新生儿的准备
给予缩宫素静滴促进产程
第三产程
预防产后出血及感染
产后及时保暖及饮用高热量饮品
健康教育
做好预防，加强孕期保健
逐渐恢复以后可以下床活动，有助于促进子宫的收缩及恶露的排出

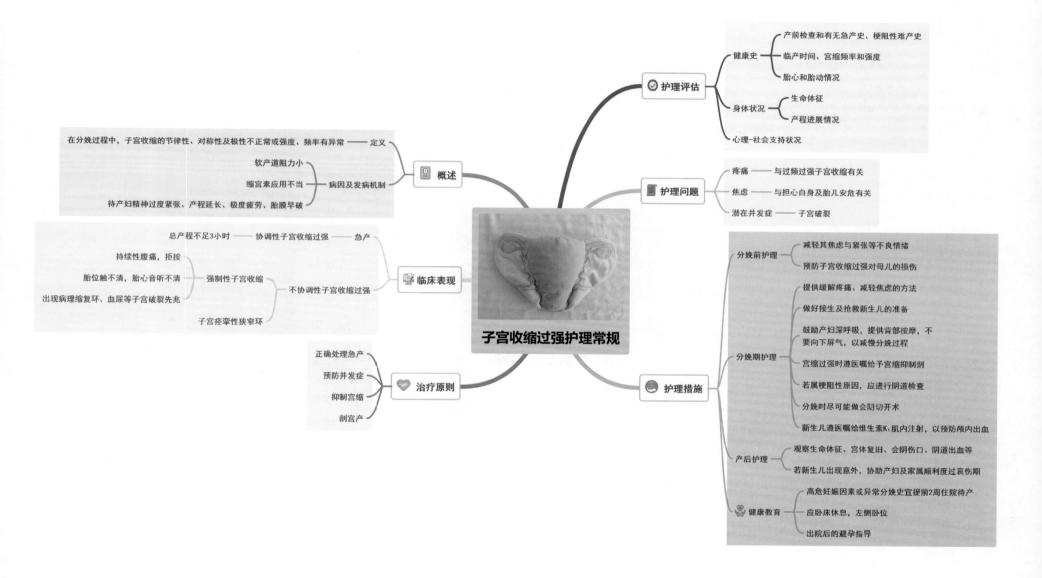

子宫收缩过强护理常规

概述
- 定义 —— 在分娩过程中，子宫收缩的节律性、对称性及极性不正常或强度、频率有异常
- 病因及发病机制
  - 软产道阻力小
  - 缩宫素应用不当
  - 待产妇精神过度紧张、产程延长、极度疲劳、胎膜早破

临床表现
- 协调性子宫收缩过强 —— 急产 —— 总产程不足3小时
- 不协调性子宫收缩过强
  - 强制性子宫收缩
    - 持续性腹痛，拒按
    - 胎位触不清，胎心音听不清
    - 出现病理缩复环、血尿等子宫破裂先兆
  - 子宫痉挛性狭窄环

治疗原则
- 正确处理急产
- 预防并发症
- 抑制宫缩
- 剖宫产

护理评估
- 健康史
  - 产前检查和有无急产史、梗阻性难产史
  - 临产时间、宫缩频率和强度
  - 胎心和胎动情况
- 身体状况
  - 生命体征
  - 产程进展情况
- 心理-社会支持状况

护理问题
- 疼痛 —— 与过频过强子宫收缩有关
- 焦虑 —— 与担心自身及胎儿安危有关
- 潜在并发症 —— 子宫破裂

护理措施
- 分娩前护理
  - 减轻其焦虑与紧张等不良情绪
  - 预防子宫收缩过强对母儿的损伤
- 分娩期护理
  - 提供缓解疼痛、减轻焦虑的方法
  - 做好接生及抢救新生儿的准备
  - 鼓励产妇深呼吸，提供背部按摩，不要向下屏气，以减慢分娩过程
  - 宫缩过强时遵医嘱给予宫缩抑制剂
  - 若属梗阻性原因，应进行阴道检查
  - 分娩时尽可能做会阴切开术
  - 新生儿遵医嘱给维生素K₁肌内注射，以预防颅内出血
- 产后护理
  - 观察生命体征、宫体复旧、会阴伤口、阴道出血等
  - 若新生儿出现意外，协助产妇及家属顺利度过哀伤期
- 健康教育
  - 高危妊娠因素或异常分娩史宜提前2周住院待产
  - 应卧床休息，左侧卧位
  - 出院后的避孕指导

胎儿娩出的通道
- 骨盆腔 —— 骨产道
- 子宫下段
- 宫颈
- 阴道 —— 软产道
- 外阴

定义

多见 —— 狭窄骨盆 —— 骨产道异常 —— 病因及发病机制

软产道异常

概述

畸形骨盆 —— 骨产道异常
- 阴道异常
- 宫颈异常 —— 软产道异常
- 子宫异常
- 盆腔肿瘤

临床表现

剖宫产
阴道试产
- 骨盆入口平面狭窄的处理
- 中骨盆平面狭窄的处理
- 骨盆出口平面狭窄的处理

在胎儿小，产力好，胎位及胎心正常的情况下可试产
头盆不称、胎儿较大时，应当实施剖宫产 —— 骨盆三个平面均狭窄的处理

畸形严重、头盆明显不称者，应及时行剖宫产术 —— 畸形骨盆的处理

治疗原则

产道异常妇女护理常规

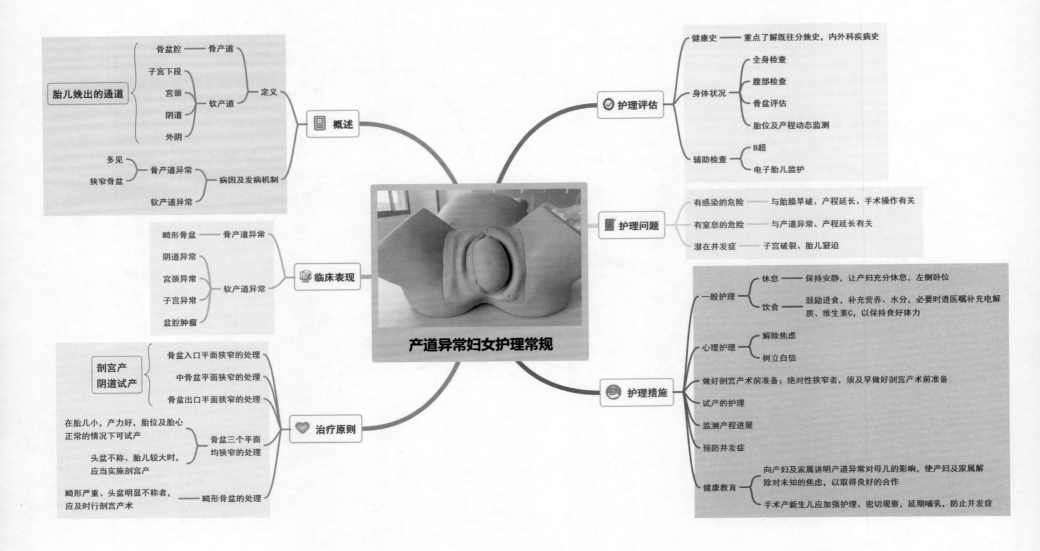

护理评估
- 健康史 —— 重点了解既往分娩史，内外科疾病史
- 身体状况
  - 全身检查
  - 腹部检查
  - 骨盆评估
  - 胎位及产程动态监测
- 辅助检查
  - B超
  - 电子胎儿监护

护理问题
- 有感染的危险 —— 与胎膜早破、产程延长、手术操作有关
- 有窒息的危险 —— 与产道异常、产程延长有关
- 潜在并发症 —— 子宫破裂、胎儿窘迫

护理措施
- 一般护理
  - 休息 —— 保持安静，让产妇充分休息，左侧卧位
  - 饮食 —— 鼓励进食，补充营养、水分，必要时遵医嘱补充电解质、维生素C，以保持良好体力
- 心理护理
  - 解除焦虑
  - 树立自信
- 做好剖宫产术前准备；绝对性狭窄者，须及早做好剖宫产术前准备
- 试产的护理
- 监测产程进展
- 预防并发症
- 健康教育
  - 向产妇及家属讲明产道异常对母儿的影响，使产妇及家属解除对未知的焦虑，以取得良好的合作
  - 手术产新生儿应加强护理、密切观察，延期哺乳，防止并发症

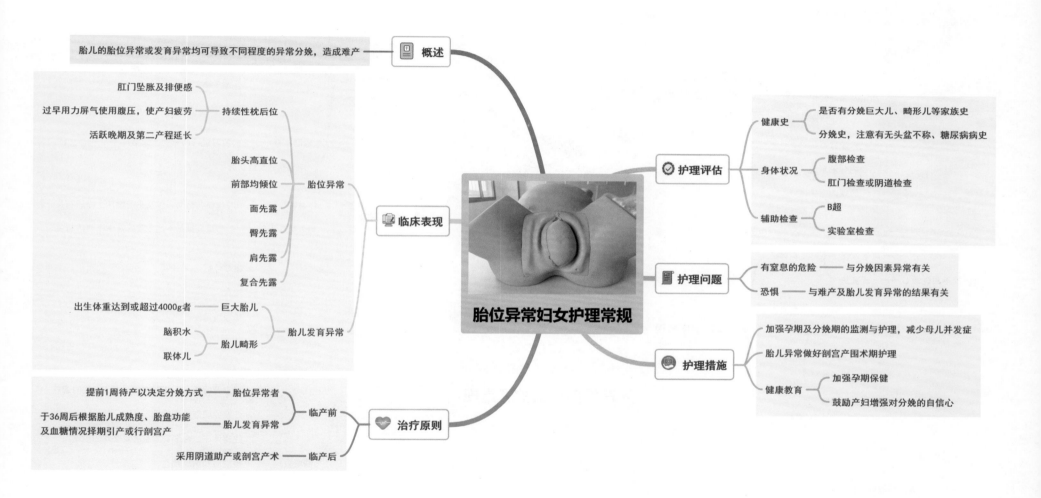

概述 —— 胎儿的胎位异常或发育异常均可导致不同程度的异常分娩，造成难产

临床表现

持续性枕后位
- 肛门坠胀及排便感
- 过早用力屏气使用腹压，使产妇疲劳
- 活跃晚期及第二产程延长

胎位异常
- 胎头高直位
- 前部均倾位
- 面先露
- 臀先露
- 肩先露
- 复合先露

胎儿发育异常
- 巨大胎儿 —— 出生体重达到或超过4000g者
- 胎儿畸形
  - 脑积水
  - 联体儿

治疗原则

临产前
- 胎位异常者 —— 提前1周待产以决定分娩方式
- 胎儿发育异常 —— 于36周后根据胎儿成熟度、胎盘功能及血糖情况择期引产或行剖宫产

临产后 —— 采用阴道助产或剖宫产术

胎位异常妇女护理常规

护理评估

健康史
- 是否有分娩巨大儿、畸形儿等家族史
- 分娩史，注意有无头盆不称、糖尿病病史

身体状况
- 腹部检查
- 肛门检查或阴道检查

辅助检查
- B超
- 实验室检查

护理问题
- 有窒息的危险 —— 与分娩因素异常有关
- 恐惧 —— 与难产及胎儿发育异常的结果有关

护理措施
- 加强孕期及分娩期的监测与护理，减少母儿并发症
- 胎儿异常做好剖宫产围术期护理
- 健康教育
  - 加强孕期保健
  - 鼓励产妇增强对分娩的自信心

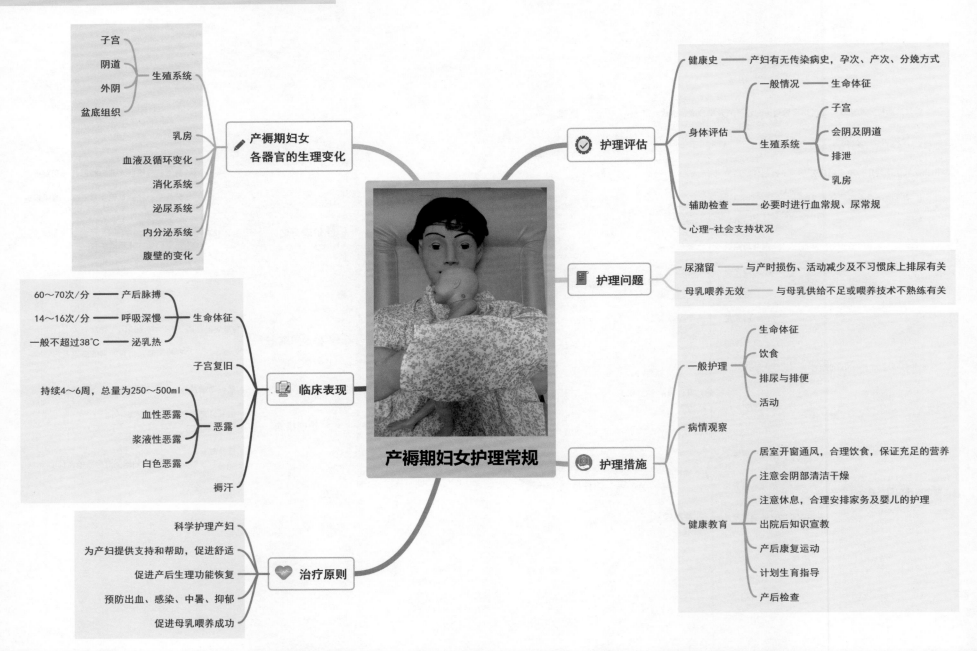

子宫
阴道
外阴 — 生殖系统
盆底组织

乳房
血液及循环变化
消化系统 — 产褥期妇女
泌尿系统 各器官的生理变化
内分泌系统
腹壁的变化

60～70次/分 —— 产后脉搏
14～16次/分 —— 呼吸深慢 生命体征
一般不超过38℃ —— 泌乳热

子宫复旧
持续4～6周,总量为250～500ml
血性恶露 临床表现
浆液性恶露 恶露
白色恶露
褥汗

科学护理产妇
为产妇提供支持和帮助,促进舒适
促进产后生理功能恢复 治疗原则
预防出血、感染、中暑、抑郁
促进母乳喂养成功

产褥期妇女护理常规

健康史 —— 产妇有无传染病史,孕次、产次、分娩方式
一般情况 —— 生命体征
子宫
护理评估 身体评估 会阴及阴道
生殖系统 排泄
乳房
辅助检查 —— 必要时进行血常规、尿常规
心理-社会支持状况

尿潴留 —— 与产时损伤、活动减少及不习惯床上排尿有关
护理问题 母乳喂养无效 —— 与母乳供给不足或喂养技术不熟练有关

生命体征
一般护理 饮食
排尿与排便
活动
病情观察
居室开窗通风,合理饮食,保证充足的营养
护理措施 注意会阴部清洁干燥
注意休息,合理安排家务及婴儿的护理
健康教育 出院后知识宣教
产后康复运动
计划生育指导
产后检查

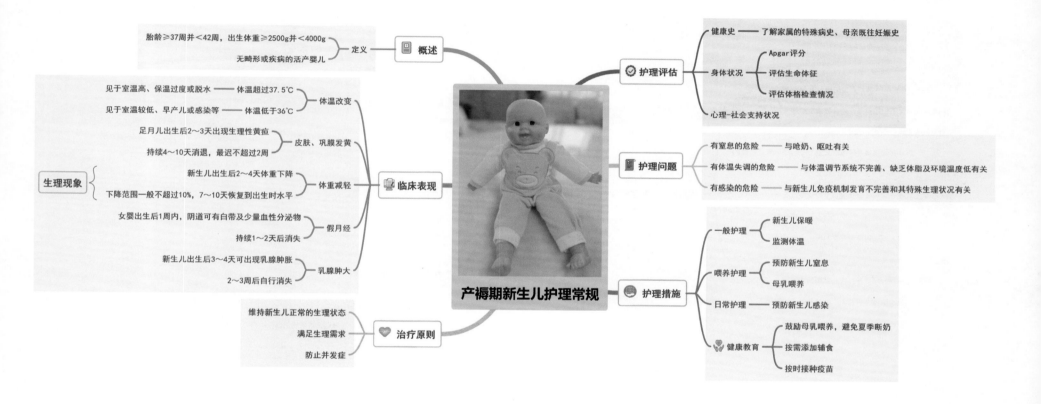

胎龄≥37周并＜42周，出生体重≥2500g并＜4000g —— 定义 —— 📖 概述

无畸形或疾病的活产婴儿

见于室温高、保温过度或脱水 —— 体温超过37.5℃ —— 体温改变

见于室温较低、早产儿或感染等 —— 体温低于36℃

足月儿出生后2~3天出现生理性黄疸 —— 皮肤、巩膜发黄

持续4~10天消退，最迟不超过2周

新生儿出生后2~4天体重下降 —— 体重减轻 —— 💻 临床表现

下降范围一般不超过10%，7~10天恢复到出生时水平

生理现象

女婴出生后1周内，阴道可有白带及少量血性分泌物 —— 假月经

持续1~2天后消失

新生儿出生后3~4天可出现乳腺肿胀 —— 乳腺肿大

2~3周后自行消失

维持新生儿正常的生理状态

满足生理需求 —— 💗 治疗原则

防止并发症

产褥期新生儿护理常规

健康史 —— 了解家属的特殊病史、母亲既往妊娠史

✅ 护理评估 —— 身体状况 —— Apgar评分

评估生命体征

评估体格检查情况

心理-社会支持状况

有窒息的危险 —— 与呛奶、呕吐有关

📋 护理问题 —— 有体温失调的危险 —— 与体温调节系统不完善、缺乏体脂及环境温度低有关

有感染的危险 —— 与新生儿免疫机制发育不完善和其特殊生理状况有关

一般护理 —— 新生儿保暖

监测体温

喂养护理 —— 预防新生儿窒息

母乳喂养

🛡 护理措施 —— 日常护理 —— 预防新生儿感染

👐 健康教育 —— 鼓励母乳喂养，避免夏季断奶

按需添加辅食

按时接种疫苗

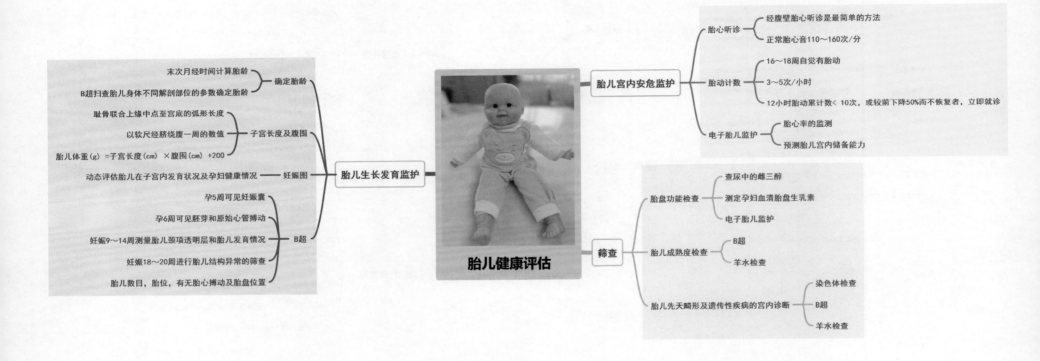

末次月经时间计算胎龄

B超扫查胎儿身体不同解剖部位的参数确定胎龄 ── 确定胎龄

耻骨联合上缘中点至宫底的弧形长度

以软尺经脐绕腹一周的数值 ── 子宫长度及腹围

胎儿体重(g)=子宫长度(cm)×腹围(cm)+200

动态评估胎儿在子宫内发育状况及孕妇健康情况 ── 妊娠图

孕5周可见妊娠囊

孕6周可见胚芽和原始心管搏动

妊娠9~14周测量胎儿颈项透明层和胎儿发育情况 ── B超

妊娠18~20周进行胎儿结构异常的筛查

胎儿数目,胎位,有无胎心搏动及胎盘位置

胎儿生长发育监护

胎儿健康评估

胎儿宫内安危监护

经腹壁胎心听诊是最简单的方法

正常胎心音110~160次/分 ── 胎心听诊

16~18周自觉有胎动

3~5次/小时 ── 胎动计数

12小时胎动累计数<10次,或较前下降50%而不恢复者,立即就诊

胎心率的监测

预测胎儿宫内储备能力 ── 电子胎儿监护

筛查

查尿中的雌三醇

测定孕妇血清胎盘生乳素 ── 胎盘功能检查

电子胎儿监护

B超

羊水检查 ── 胎儿成熟度检查

染色体检查

B超

羊水检查 ── 胎儿先天畸形及遗传性疾病的宫内诊断

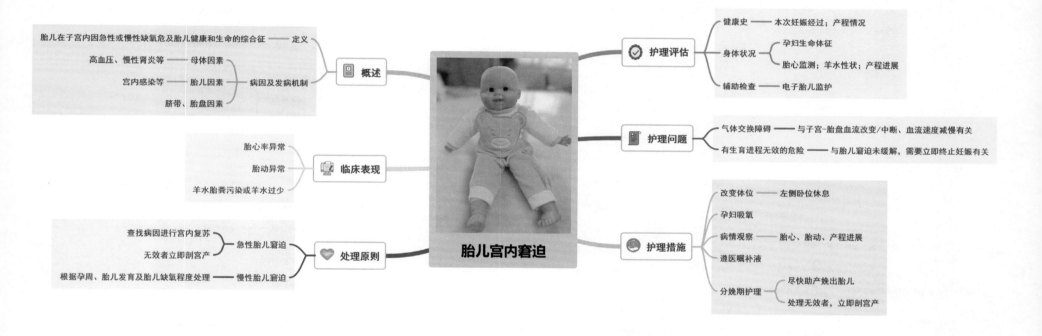

胎儿在子宫内因急性或慢性缺氧危及胎儿健康和生命的综合征 —— 定义

高血压、慢性肾炎等 —— 母体因素

宫内感染等 —— 胎儿因素　　病因及发病机制

脐带、胎盘因素

概述

胎心率异常

胎动异常　　临床表现

羊水胎粪污染或羊水过少

查找病因进行宫内复苏　　急性胎儿窘迫

无效者立即剖宫产

根据孕周、胎儿发育及胎儿缺氧程度处理 —— 慢性胎儿窘迫　　处理原则

胎儿宫内窘迫

护理评估

健康史 —— 本次妊娠经过；产程情况

孕妇生命体征

身体状况

胎心监测；羊水性状；产程进展

辅助检查 —— 电子胎儿监护

护理问题

气体交换障碍 —— 与子宫-胎盘血流改变/中断、血流速度减慢有关

有生育进程无效的危险 —— 与胎儿窘迫未缓解，需要立即终止妊娠有关

护理措施

改变体位 —— 左侧卧位休息

孕妇吸氧

病情观察 —— 胎心、胎动、产程进展

遵医嘱补液

分娩期护理

尽快助产娩出胎儿

处理无效者，立即剖宫产

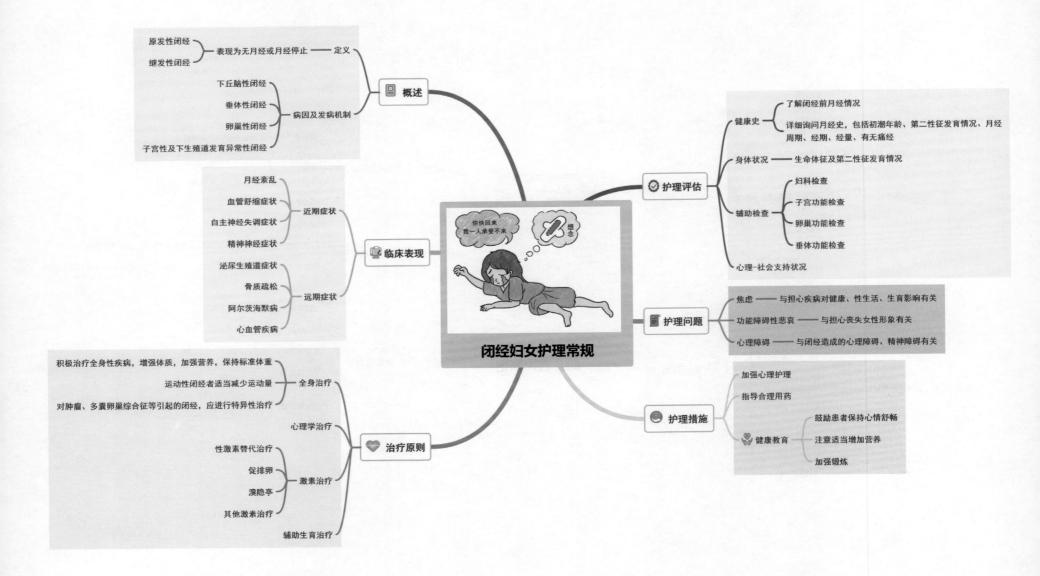

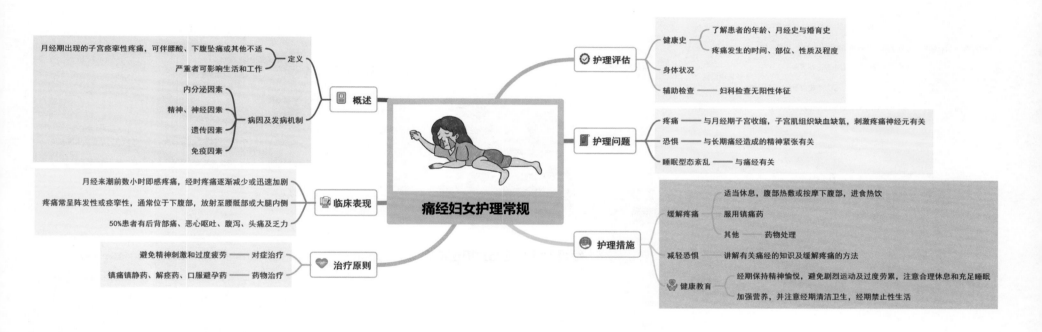

月经期出现的子宫痉挛性疼痛，可伴腰酸、下腹坠痛或其他不适
严重者可影响生活和工作 —— 定义

内分泌因素
精神、神经因素
遗传因素 —— 病因及发病机制
免疫因素

📖 概述

月经来潮前数小时即感疼痛，经时疼痛逐渐减少或迅速加剧
疼痛常呈阵发性或痉挛性，通常位于下腹部，放射至腰骶部或大腿内侧 —— 📖 临床表现
50%患者有后背部痛、恶心呕吐、腹泻、头痛及乏力

避免精神刺激和过度疲劳 —— 对症治疗
镇痛镇静药、解痉药、口服避孕药 —— 药物治疗 —— ❤ 治疗原则

痛经妇女护理常规

✅ 护理评估
　了解患者的年龄、月经史与婚育史
　健康史
　　疼痛发生的时间、部位、性质及程度
　身体状况
　辅助检查 —— 妇科检查无阳性体征

📋 护理问题
　疼痛 —— 与月经期子宫收缩，子宫肌组织缺血缺氧，刺激疼痛神经元有关
　恐惧 —— 与长期痛经造成的精神紧张有关
　睡眠型态紊乱 —— 与痛经有关

📖 护理措施
　　　适当休息，腹部热敷或按摩下腹部，进食热饮
　缓解疼痛　服用镇痛药
　　　其他 —— 药物处理
　减轻恐惧　讲解有关痛经的知识及缓解疼痛的方法
　♡ 健康教育　经期保持精神愉悦，避免剧烈运动及过度劳累，注意合理休息和充足睡眠
　　　加强营养，并注意经期清洁卫生，经期禁止性生活

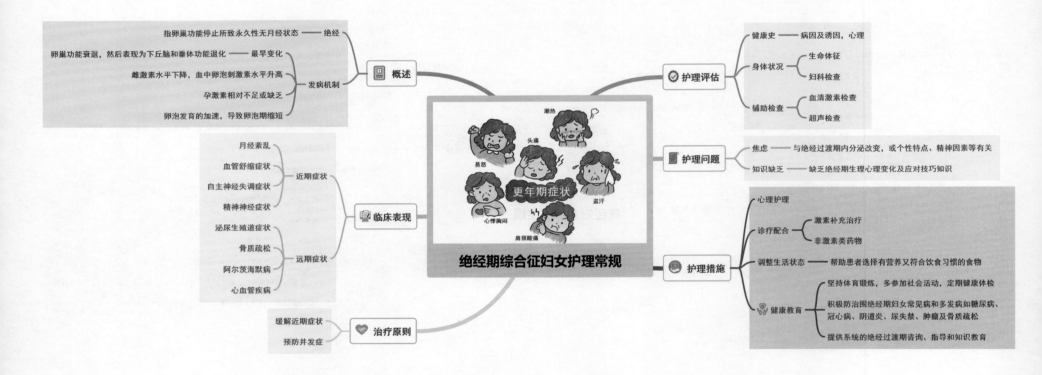

指卵巢功能停止所致永久性无月经状态 —— 绝经

卵巢功能衰退，然后表现为下丘脑和垂体功能退化 —— 最早变化

雌激素水平下降，血中卵泡刺激素水平升高

孕激素相对不足或缺乏 —— 发病机制

卵泡发育的加速，导致卵泡期缩短

概述

护理评估

健康史 —— 病因及诱因，心理

身体状况 —— 生命体征 / 妇科检查

辅助检查 —— 血清激素检查 / 超声检查

月经紊乱

血管舒缩症状

自主神经失调症状 —— 近期症状

精神神经症状

泌尿生殖道症状

骨质疏松

阿尔茨海默病 —— 远期症状

心血管疾病

临床表现

护理问题

焦虑 —— 与绝经过渡期内分泌改变，或个性特点、精神因素等有关

知识缺乏 —— 缺乏绝经期生理心理变化及应对技巧知识

护理措施

心理护理

诊疗配合 —— 激素补充治疗 / 非激素类药物

调整生活状态 —— 帮助患者选择有营养又符合饮食习惯的食物

健康教育

坚持体育锻炼，多参加社会活动，定期健康体检

积极防治围绝经期妇女常见病和多发病如糖尿病、冠心病、阴道炎、尿失禁、肿瘤及骨质疏松

提供系统的绝经过渡期咨询、指导和知识教育

缓解近期症状

预防并发症 —— 治疗原则

绝经期综合征妇女护理常规

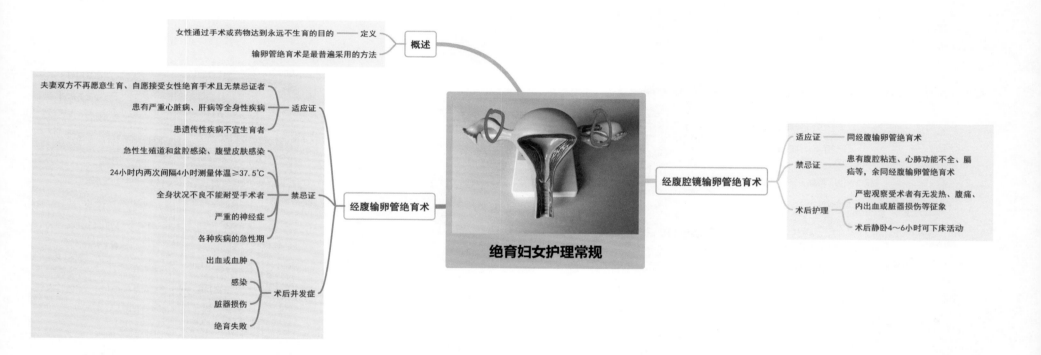

女性通过手术或药物达到永远不生育的目的 —— 定义 ———— 概述

输卵管绝育术是最普遍采用的方法

夫妻双方不再愿意生育、自愿接受女性绝育手术且无禁忌证者

患有严重心脏病、肝病等全身性疾病 —— 适应证

患遗传性疾病不宜生育者

急性生殖道和盆腔感染、腹壁皮肤感染

24小时内两次间隔4小时测量体温≥37.5℃

全身状况不良不能耐受手术者 —— 禁忌证 ———— 经腹输卵管绝育术

严重的神经症

各种疾病的急性期

出血或血肿

感染

脏器损伤 —— 术后并发症

绝育失败

绝育妇女护理常规

经腹腔镜输卵管绝育术

适应证 ———— 同经腹输卵管绝育术

禁忌证 ———— 患有腹腔粘连、心肺功能不全、膈疝等，余同经腹输卵管绝育术

严密观察受术者有无发热、腹痛、内出血或脏器损伤等征象

术后护理

术后静卧4～6小时可下床活动

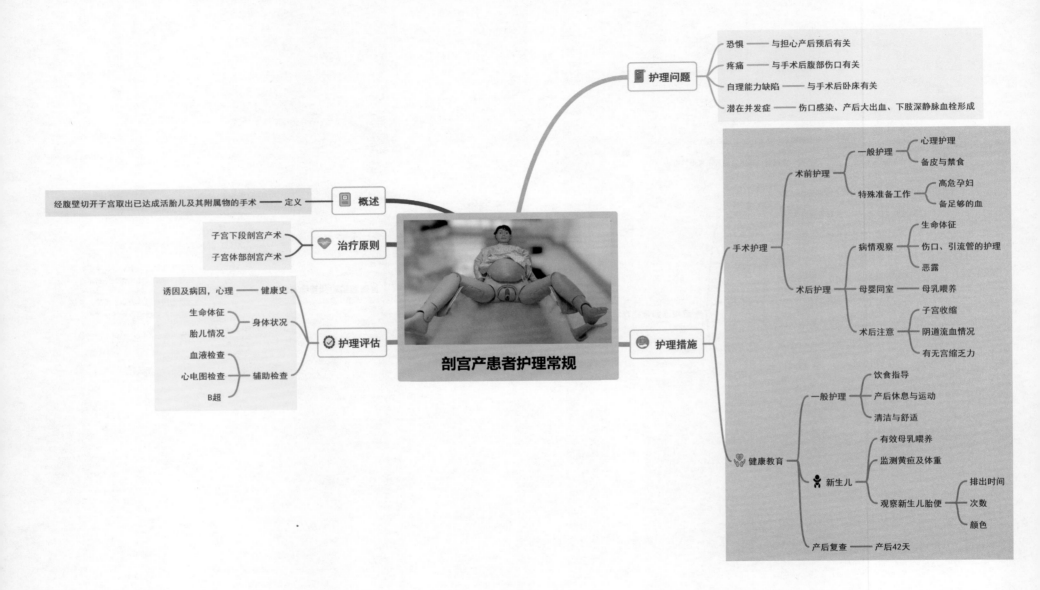

护理问题
- 恐惧 —— 与担心产后预后有关
- 疼痛 —— 与手术后腹部伤口有关
- 自理能力缺陷 —— 与手术后卧床有关
- 潜在并发症 —— 伤口感染、产后大出血、下肢深静脉血栓形成

经腹壁切开子宫取出已达成活胎儿及其附属物的手术 —— 定义 —— 概述

治疗原则
- 子宫下段剖宫产术
- 子宫体部剖宫产术

护理评估
- 健康史 —— 诱因及病因，心理
- 身体状况 —— 生命体征 / 胎儿情况
- 辅助检查 —— 血液检查 / 心电图检查 / B超

剖宫产患者护理常规

护理措施

手术护理
- 术前护理
  - 一般护理 —— 心理护理 / 备皮与禁食
  - 特殊准备工作 —— 高危孕妇 / 备足够的血
- 术后护理
  - 病情观察 —— 生命体征 / 伤口、引流管的护理 / 恶露
  - 母婴同室 —— 母乳喂养
  - 术后注意 —— 子宫收缩 / 阴道流血情况 / 有无宫缩乏力

健康教育
- 一般护理 —— 饮食指导 / 产后休息与运动 / 清洁与舒适
- 新生儿
  - 有效母乳喂养
  - 监测黄疸及体重
  - 观察新生儿胎便 —— 排出时间 / 次数 / 颜色
- 产后复查 —— 产后42天

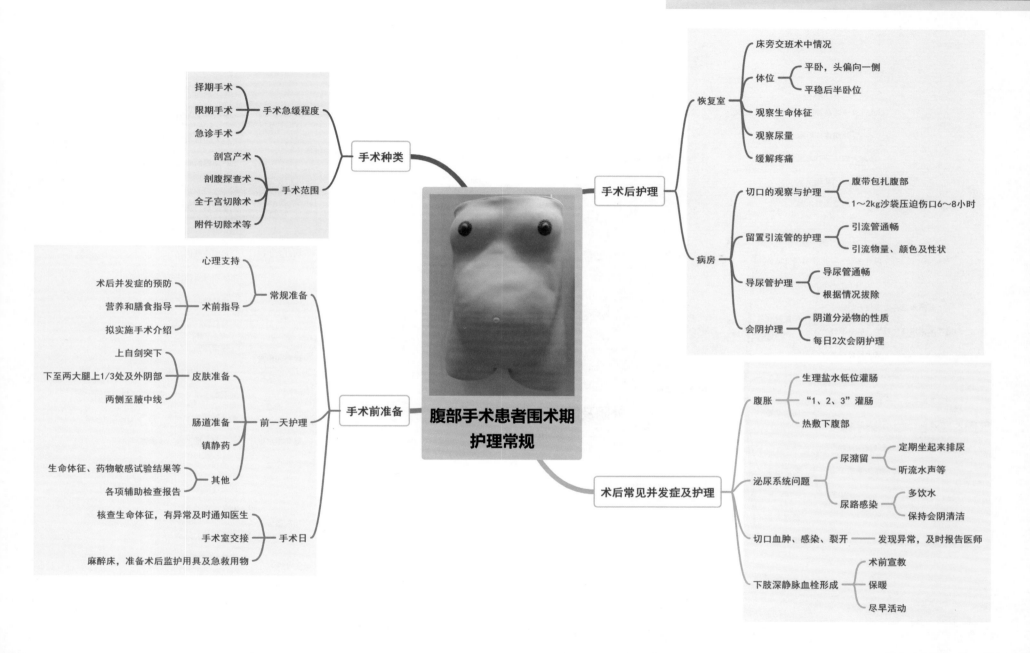

手术种类
- 手术急缓程度
  - 择期手术
  - 限期手术
  - 急诊手术
- 手术范围
  - 剖宫产术
  - 剖腹探查术
  - 全子宫切除术
  - 附件切除术等

手术前准备
- 常规准备
  - 心理支持
  - 术前指导
    - 术后并发症的预防
    - 营养和膳食指导
    - 拟实施手术介绍
- 前一天护理
  - 皮肤准备
    - 上自剑突下
    - 下至两大腿上1/3处及外阴部
    - 两侧至腋中线
  - 肠道准备
  - 镇静药
  - 其他
    - 生命体征、药物敏感试验结果等
    - 各项辅助检查报告
- 手术日
  - 手术室交接
    - 核查生命体征，有异常及时通知医生
    - 麻醉床，准备术后监护用具及急救用物

腹部手术患者围术期护理常规

手术后护理
- 恢复室
  - 床旁交班术中情况
  - 体位
    - 平卧，头偏向一侧
    - 平稳后半卧位
  - 观察生命体征
  - 观察尿量
  - 缓解疼痛
- 病房
  - 切口的观察与护理
    - 腹带包扎腹部
    - 1～2kg沙袋压迫伤口6～8小时
  - 留置引流管的护理
    - 引流管通畅
    - 引流物量、颜色及性状
  - 导尿管护理
    - 导尿管通畅
    - 根据情况拔除
  - 会阴护理
    - 阴道分泌物的性质
    - 每日2次会阴护理

术后常见并发症及护理
- 腹胀
  - 生理盐水低位灌肠
  - "1、2、3"灌肠
  - 热敷下腹部
- 泌尿系统问题
  - 尿潴留
    - 定期坐起来排尿
    - 听流水声等
  - 尿路感染
    - 多饮水
    - 保持会阴清洁
- 切口血肿、感染、裂开
  - 发现异常，及时报告医师
- 下肢深静脉血栓形成
  - 术前宣教
  - 保暖
  - 尽早活动

指女性外生殖器部位的手术 —— 定义

外阴癌根治术
前庭大腺切开引流术 —— 手术范围
宫颈手术
阴道成形术等

📖 概述

心理准备
有无月经来潮 —— 全身情况准备
介绍相关手术
预防术后并发症指导与训练 —— 健康教育
阴道手术常用体位及维持的重要性
床上肢体锻炼
皮肤清洁 —— 皮肤准备
术前3天准备 —— 涉及肠道手术
术前1天下午准备 —— 不涉及肠道手术 —— 肠道准备
每日2次阴道冲洗
术日晨消毒液阴道消毒 —— 阴道准备
涂甲紫
膀胱准备
特殊用物准备

📷 手术前准备

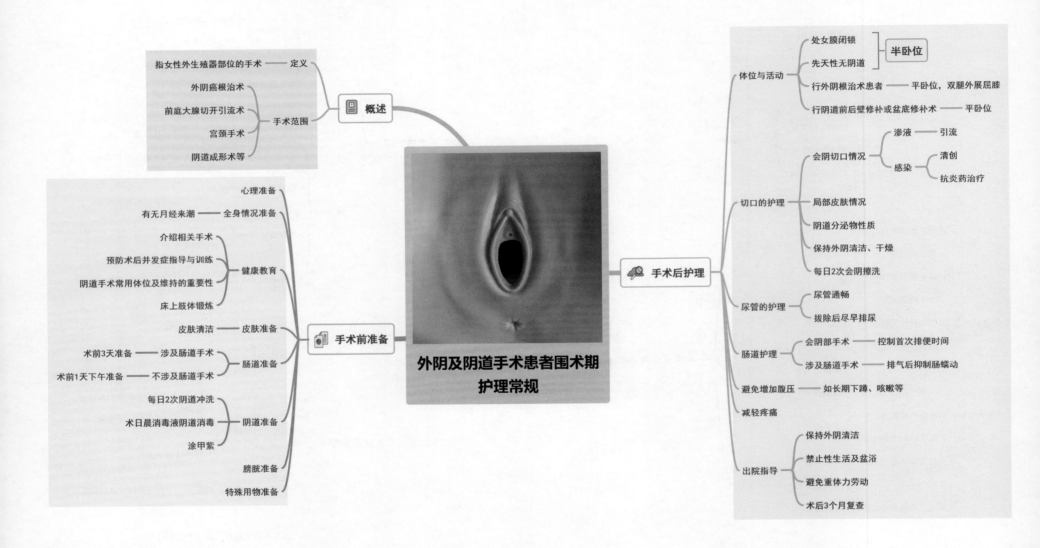

**外阴及阴道手术患者围术期
护理常规**

处女膜闭锁
先天性无阴道 —— 半卧位
行外阴根治术患者 —— 平卧位，双腿外展屈膝 —— 体位与活动
行阴道前后壁修补或盆底修补术 —— 平卧位

渗液 —— 引流
会阴切口情况 —— 感染 —— 清创
抗炎药治疗

局部皮肤情况
阴道分泌物性质 —— 切口的护理
保持外阴清洁、干燥
每日2次会阴擦洗

🔧 手术后护理

尿管通畅
拔除后尽早排尿 —— 尿管的护理

会阴部手术 —— 控制首次排便时间
涉及肠道手术 —— 排气后抑制肠蠕动 —— 肠道护理

避免增加腹压 —— 如长期下蹲、咳嗽等
减轻疼痛

保持外阴清洁
禁止性生活及盆浴 —— 出院指导
避免重体力劳动
术后3个月复查

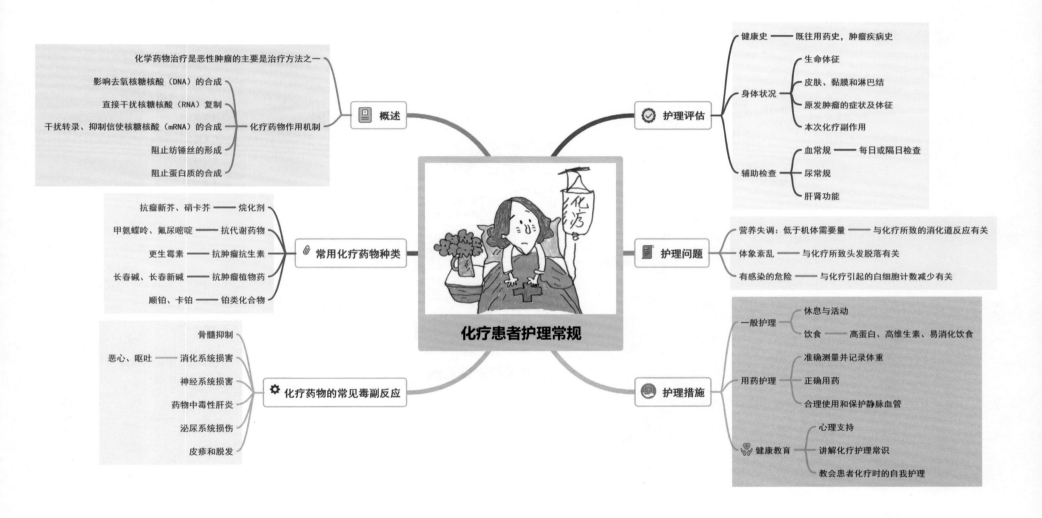

化学药物治疗是恶性肿瘤的主要是治疗方法之一

影响去氧核糖核酸（DNA）的合成

直接干扰核糖核酸（RNA）复制

干扰转录、抑制信使核糖核酸（mRNA）的合成 —— 化疗药物作用机制

阻止纺锤丝的形成

阻止蛋白质的合成

概述

抗瘤新芥、硝卡芥 —— 烷化剂

甲氨蝶呤、氟尿嘧啶 —— 抗代谢药物

更生霉素 —— 抗肿瘤抗生素

长春碱、长春新碱 —— 抗肿瘤植物药

顺铂、卡铂 —— 铂类化合物

常用化疗药物种类

骨髓抑制

恶心、呕吐 —— 消化系统损害

神经系统损害

药物中毒性肝炎

泌尿系统损伤

皮疹和脱发

化疗药物的常见毒副反应

化疗患者护理常规

护理评估

健康史 —— 既往用药史，肿瘤疾病史

生命体征

皮肤、黏膜和淋巴结

身体状况 —— 原发肿瘤的症状及体征

本次化疗副作用

血常规 —— 每日或隔日检查

辅助检查 —— 尿常规

肝肾功能

护理问题

营养失调：低于机体需要量 —— 与化疗所致的消化道反应有关

体象紊乱 —— 与化疗所致头发脱落有关

有感染的危险 —— 与化疗引起的白细胞计数减少有关

护理措施

一般护理 —— 休息与活动

饮食 —— 高蛋白、高维生素、易消化饮食

准确测量并记录体重

用药护理 —— 正确用药

合理使用和保护静脉血管

心理支持

健康教育 —— 讲解化疗护理常识

教会患者化疗时的自我护理

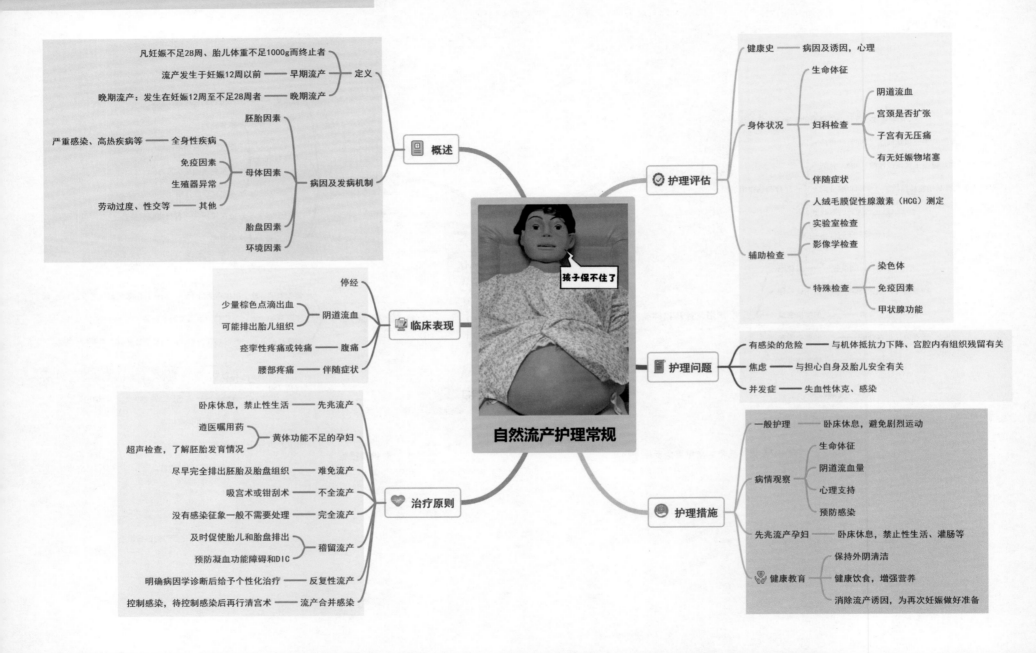

凡妊娠不足28周、胎儿体重不足1000g而终止者

流产发生于妊娠12周以前 —— 早期流产 —— 定义

晚期流产：发生在妊娠12周至不足28周者 —— 晚期流产

严重感染、高热疾病等 —— 全身性疾病

胚胎因素

免疫因素 —— 母体因素

生殖器异常 —— 病因及发病机制

劳动过度、性交等 —— 其他

胎盘因素

环境因素

概述

停经

少量棕色点滴出血 —— 阴道流血

可能排出胎儿组织

痉挛性疼痛或钝痛 —— 腹痛

腰部疼痛 —— 伴随症状

临床表现

卧床休息，禁止性生活 —— 先兆流产

遵医嘱用药 —— 黄体功能不足的孕妇

超声检查，了解胚胎发育情况

尽早完全排出胚胎及胎盘组织 —— 难免流产

吸宫术或钳刮术 —— 不全流产

没有感染征象一般不需要处理 —— 完全流产

及时促使胎儿和胎盘排出

预防凝血功能障碍和DIC —— 稽留流产

明确病因学诊断后给予个性化治疗 —— 反复性流产

控制感染，待控制感染后再行清宫术 —— 流产合并感染

治疗原则

自然流产护理常规

孩子保不住了

健康史 —— 病因及诱因，心理

生命体征

阴道流血

身体状况 —— 妇科检查 —— 宫颈是否扩张

子宫有无压痛

有无妊娠物堵塞

伴随症状

人绒毛膜促性腺激素（HCG）测定

实验室检查

辅助检查 —— 影像学检查

染色体

特殊检查 —— 免疫因素

甲状腺功能

护理评估

有感染的危险 —— 与机体抵抗力下降、宫腔内有组织残留有关

焦虑 —— 与担心自身及胎儿安全有关

并发症 —— 失血性休克、感染

护理问题

一般护理 —— 卧床休息，避免剧烈运动

生命体征

阴道流血量

病情观察 —— 心理支持

预防感染

先兆流产孕妇 —— 卧床休息，禁止性生活、灌肠等

保持外阴清洁

健康教育 —— 健康饮食，增强营养

消除流产诱因，为再次妊娠做好准备

护理措施

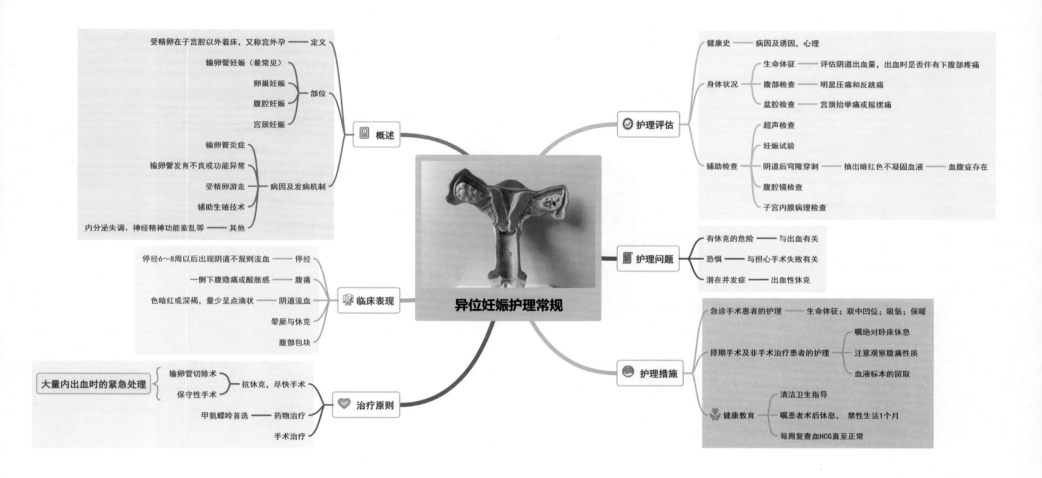

受精卵在子宫腔以外着床，又称宫外孕 —— 定义

输卵管妊娠（最常见）
卵巢妊娠
腹腔妊娠 —— 部位
宫颈妊娠

输卵管炎症
输卵管发育不良或功能异常
受精卵游走 —— 病因及发病机制
辅助生殖技术
内分泌失调、神经精神功能紊乱等 —— 其他

🖥 概述

停经6～8周以后出现阴道不规则流血 —— 停经
一侧下腹隐痛或酸胀感 —— 腹痛
色暗红或深褐，量少呈点滴状 —— 阴道流血
晕厥与休克
腹部包块

🖥 临床表现

大量内出血时的紧急处理

输卵管切除术
保守性手术 —— 抗休克，尽快手术
甲氨蝶呤首选 —— 药物治疗
手术治疗

❤ 治疗原则

异位妊娠护理常规

健康史 —— 病因及诱因，心理

生命体征 —— 评估阴道出血量，出血时是否伴有下腹部疼痛
身体状况 —— 腹部检查 —— 明显压痛和反跳痛
盆腔检查 —— 宫颈抬举痛或摇摆痛

超声检查
妊娠试验
辅助检查 —— 阴道后穹隆穿刺 —— 抽出暗红色不凝固血液 —— 血腹症存在
腹腔镜检查
子宫内膜病理检查

✅ 护理评估

有休克的危险 —— 与出血有关
恐惧 —— 与担心手术失败有关
潜在并发症 —— 出血性休克

📋 护理问题

急诊手术患者的护理 —— 生命体征；取中凹位；吸氧；保暖

嘱绝对卧床休息
择期手术及非手术治疗患者的护理 —— 注意观察腹痛性质
血液标本的留取

清洁卫生指导
健康教育 —— 嘱患者术后休息，禁性生活1个月
每周复查血HCG直至正常

👐 护理措施

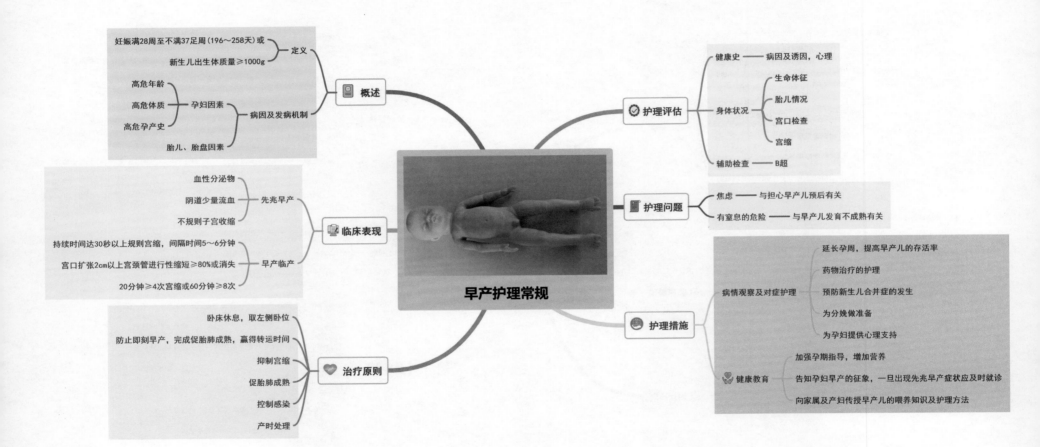

妊娠满28周至不满37足周(196~258天)或 ——— 定义

新生儿出生体质量≥1000g

高危年龄

高危体质 —— 孕妇因素

高危孕产史 —————— 病因及发病机制

胎儿、胎盘因素

概述

健康史 ——— 病因及诱因,心理

生命体征

胎儿情况

身体状况 —— 宫口检查

宫缩

辅助检查 ——— B超

护理评估

血性分泌物

阴道少量流血 —— 先兆早产

不规则子宫收缩

持续时间达30秒以上规则宫缩,间隔时间5~6分钟

宫口扩张2cm以上宫颈管进行性缩短≥80%或消失 —— 早产临产

20分钟≥4次宫缩或60分钟≥8次

临床表现

焦虑 ——— 与担心早产儿预后有关

有窒息的危险 ——— 与早产儿发育不成熟有关

护理问题

延长孕周,提高早产儿的存活率

药物治疗的护理

病情观察及对症护理 —— 预防新生儿合并症的发生

为分娩做准备

为孕妇提供心理支持

加强孕期指导,增加营养

健康教育 —— 告知孕妇早产的征象,一旦出现先兆早产症状应及时就诊

向家属及产妇传授早产儿的喂养知识及护理方法

护理措施

卧床休息,取左侧卧位

防止即刻早产,完成促胎肺成熟,赢得转运时间

抑制宫缩

促胎肺成熟

控制感染

产时处理

治疗原则

早产护理常规

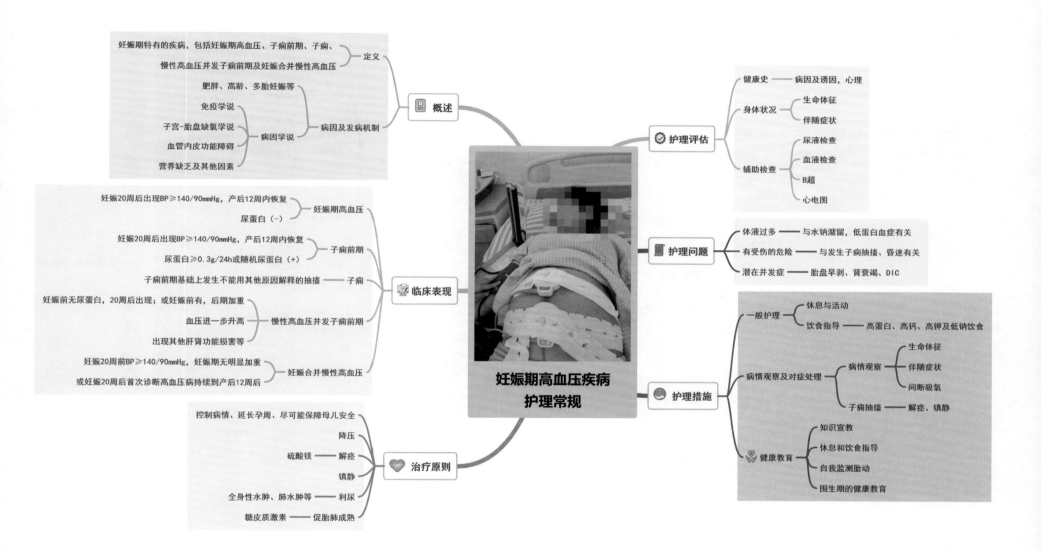

概述
- 定义 —— 妊娠期特有的疾病, 包括妊娠期高血压、子痫前期、子痫、慢性高血压并发子痫前期及妊娠合并慢性高血压
- 病因及发病机制
  - 肥胖、高龄、多胎妊娠等
  - 病因学说
    - 免疫学说
    - 子宫-胎盘缺氧学说
    - 血管内皮功能障碍
    - 营养缺乏及其他因素

临床表现
- 妊娠期高血压
  - 妊娠20周后出现BP≥140/90mmHg, 产后12周内恢复
  - 尿蛋白 (-)
- 子痫前期
  - 妊娠20周后出现BP≥140/90mmHg, 产后12周内恢复
  - 尿蛋白≥0.3g/24h或随机尿蛋白 (+)
- 子痫 —— 子痫前期基础上发生不能用其他原因解释的抽搐
- 慢性高血压并发子痫前期
  - 妊娠前无尿蛋白, 20周后出现; 或妊娠前有, 后期加重
  - 血压进一步升高
  - 出现其他肝肾功能损害等
- 妊娠合并慢性高血压
  - 妊娠20周前BP≥140/90mmHg, 妊娠期无明显加重
  - 或妊娠20周后首次诊断高血压病持续到产后12周后

治疗原则
- 控制病情、延长孕周、尽可能保障母儿安全
- 降压
- 硫酸镁 —— 解痉
- 镇静
- 全身性水肿、肺水肿等 —— 利尿
- 糖皮质激素 —— 促胎肺成熟

妊娠期高血压疾病
护理常规

护理评估
- 健康史 —— 病因及诱因, 心理
- 身体状况
  - 生命体征
  - 伴随症状
- 辅助检查
  - 尿液检查
  - 血液检查
  - B超
  - 心电图

护理问题
- 体液过多 —— 与水钠潴留, 低蛋白血症有关
- 有受伤的危险 —— 与发生子痫抽搐、昏迷有关
- 潜在并发症 —— 胎盘早剥、肾衰竭、DIC

护理措施
- 一般护理
  - 休息与活动
  - 饮食指导 —— 高蛋白、高钙、高钾及低钠饮食
- 病情观察及对症处理
  - 病情观察
    - 生命体征
    - 伴随症状
    - 间断吸氧
  - 子痫抽搐 —— 解痉、镇静
- 健康教育
  - 知识宣教
  - 休息和饮食指导
  - 自我监测胎动
  - 围生期的健康教育

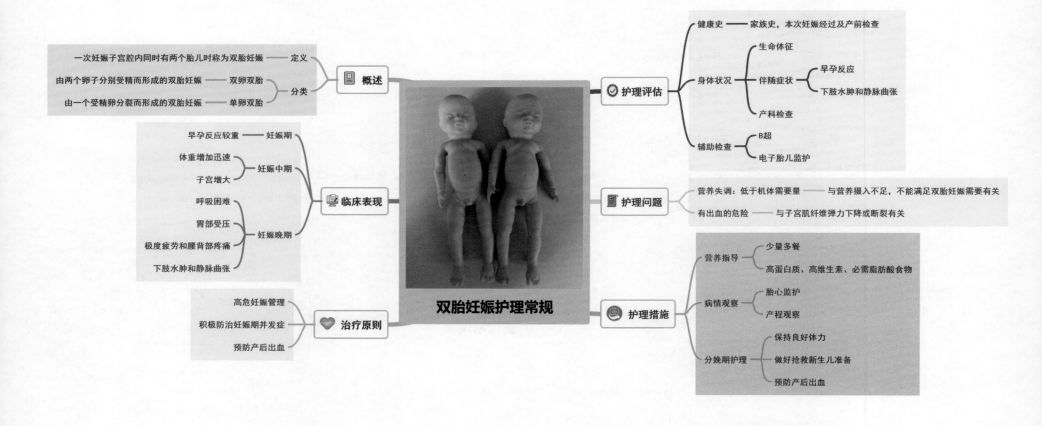

一次妊娠子宫腔内同时有两个胎儿时称为双胎妊娠 —— 定义

由两个卵子分别受精而形成的双胎妊娠 —— 双卵双胎

由一个受精卵分裂而形成的双胎妊娠 —— 单卵双胎

分类 —— 概述

早孕反应较重 —— 妊娠期

体重增加迅速 —— 妊娠中期

子宫增大

呼吸困难

胃部受压

极度疲劳和腰背部疼痛 —— 妊娠晚期

下肢水肿和静脉曲张

临床表现

高危妊娠管理

积极防治妊娠期并发症 —— 治疗原则

预防产后出血

双胎妊娠护理常规

健康史 —— 家族史，本次妊娠经过及产前检查

生命体征

身体状况 —— 伴随症状 —— 早孕反应
                         下肢水肿和静脉曲张

产科检查

辅助检查 —— B超
            电子胎儿监护

护理评估

营养失调：低于机体需要量 —— 与营养摄入不足，不能满足双胎妊娠需要有关

有出血的危险 —— 与子宫肌纤维弹力下降或断裂有关

护理问题

营养指导 —— 少量多餐
            高蛋白质、高维生素、必需脂肪酸食物

病情观察 —— 胎心监护
            产程观察

分娩期护理 —— 保持良好体力
             做好抢救新生儿准备
             预防产后出血

护理措施

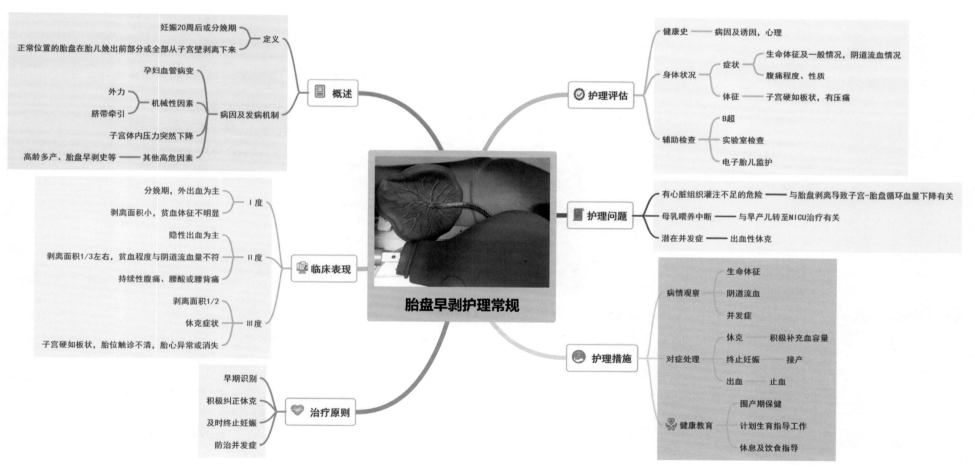

概述
- 定义
  - 妊娠20周后或分娩期
  - 正常位置的胎盘在胎儿娩出前部分或全部从子宫壁剥离下来
- 病因及发病机制
  - 孕妇血管病变
  - 机械性因素
    - 外力
    - 脐带牵引
  - 子宫体内压力突然下降
  - 其他高危因素 —— 高龄多产、胎盘早剥史等

临床表现
- Ⅰ度
  - 分娩期，外出血为主
  - 剥离面积小，贫血体征不明显
- Ⅱ度
  - 隐性出血为主
  - 剥离面积1/3左右，贫血程度与阴道流血量不符
  - 持续性腹痛、腰酸或腰背痛
- Ⅲ度
  - 剥离面积1/2
  - 休克症状
  - 子宫硬如板状，胎位触诊不清，胎心异常或消失

治疗原则
- 早期识别
- 积极纠正休克
- 及时终止妊娠
- 防治并发症

胎盘早剥护理常规

护理评估
- 健康史 —— 病因及诱因，心理
- 身体状况
  - 症状
    - 生命体征及一般情况，阴道流血情况
    - 腹痛程度、性质
  - 体征 —— 子宫硬如板状，有压痛
- 辅助检查
  - B超
  - 实验室检查
  - 电子胎儿监护

护理问题
- 有心脏组织灌注不足的危险 —— 与胎盘剥离导致子宫-胎盘循环血量下降有关
- 母乳喂养中断 —— 与早产儿转至NICU治疗有关
- 潜在并发症 —— 出血性休克

护理措施
- 病情观察
  - 生命体征
  - 阴道流血
  - 并发症
- 对症处理
  - 休克 —— 积极补充血容量
  - 终止妊娠 —— 接产
  - 出血 —— 止血
- 健康教育
  - 围产期保健
  - 计划生育指导工作
  - 休息及饮食指导

注：NICU 为新生儿 ICU

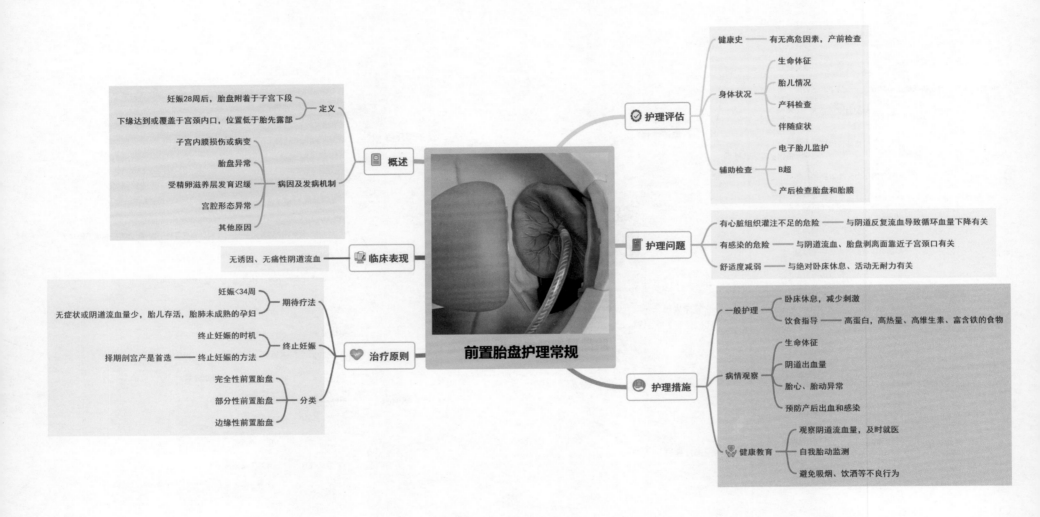

前置胎盘护理常规

概述

定义
- 妊娠28周后，胎盘附着于子宫下段
- 下缘达到或覆盖于子宫颈内口，位置低于胎先露部

病因及发病机制
- 子宫内膜损伤或病变
- 胎盘异常
- 受精卵滋养层发育迟缓
- 宫腔形态异常
- 其他原因

临床表现
- 无诱因、无痛性阴道流血

治疗原则

期待疗法
- 妊娠<34周
- 无症状或阴道流血量少，胎儿存活，胎肺未成熟的孕妇

终止妊娠
- 终止妊娠的时机
- 终止妊娠的方法
- 择期剖宫产是首选

分类
- 完全性前置胎盘
- 部分性前置胎盘
- 边缘性前置胎盘

护理评估

健康史
- 有无高危因素，产前检查

身体状况
- 生命体征
- 胎儿情况
- 产科检查
- 伴随症状

辅助检查
- 电子胎儿监护
- B超
- 产后检查胎盘和胎膜

护理问题
- 有心脏组织灌注不足的危险 —— 与阴道反复流血导致循环血量下降有关
- 有感染的危险 —— 与阴道流血、胎盘剥离面靠近子宫颈口有关
- 舒适度减弱 —— 与绝对卧床休息、活动无耐力有关

护理措施

一般护理
- 卧床休息，减少刺激
- 饮食指导 —— 高蛋白，高热量、高维生素、富含铁的食物

病情观察
- 生命体征
- 阴道出血量
- 胎心、胎动异常
- 预防产后出血和感染

健康教育
- 观察阴道流血量，及时就医
- 自我胎动监测
- 避免吸烟、饮酒等不良行为

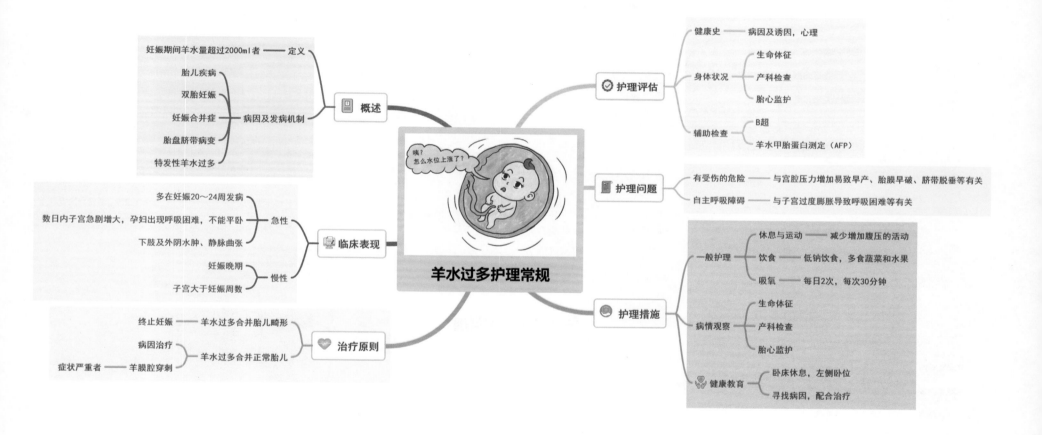

羊水过多护理常规

嗯？
怎么水位上涨了？

概述
- 定义 —— 妊娠期间羊水量超过2000ml者
- 病因及发病机制
  - 胎儿疾病
  - 双胎妊娠
  - 妊娠合并症
  - 胎盘脐带病变
  - 特发性羊水过多

临床表现
- 急性
  - 多在妊娠20～24周发病
  - 数日内子宫急剧增大，孕妇出现呼吸困难，不能平卧
  - 下肢及外阴水肿、静脉曲张
- 慢性
  - 妊娠晚期
  - 子宫大于妊娠周数

治疗原则
- 羊水过多合并胎儿畸形 —— 终止妊娠
- 羊水过多合并正常胎儿
  - 病因治疗
  - 羊膜腔穿刺 —— 症状严重者

护理评估
- 健康史 —— 病因及诱因，心理
- 身体状况
  - 生命体征
  - 产科检查
  - 胎心监护
- 辅助检查
  - B超
  - 羊水甲胎蛋白测定（AFP）

护理问题
- 有受伤的危险 —— 与宫腔压力增加易致早产、胎膜早破、脐带脱垂等有关
- 自主呼吸障碍 —— 与子宫过度膨胀导致呼吸困难等有关

护理措施
- 一般护理
  - 休息与运动 —— 减少增加腹压的活动
  - 饮食 —— 低钠饮食，多食蔬菜和水果
  - 吸氧 —— 每日2次，每次30分钟
- 病情观察
  - 生命体征
  - 产科检查
  - 胎心监护
- 健康教育
  - 卧床休息，左侧卧位
  - 寻找病因，配合治疗

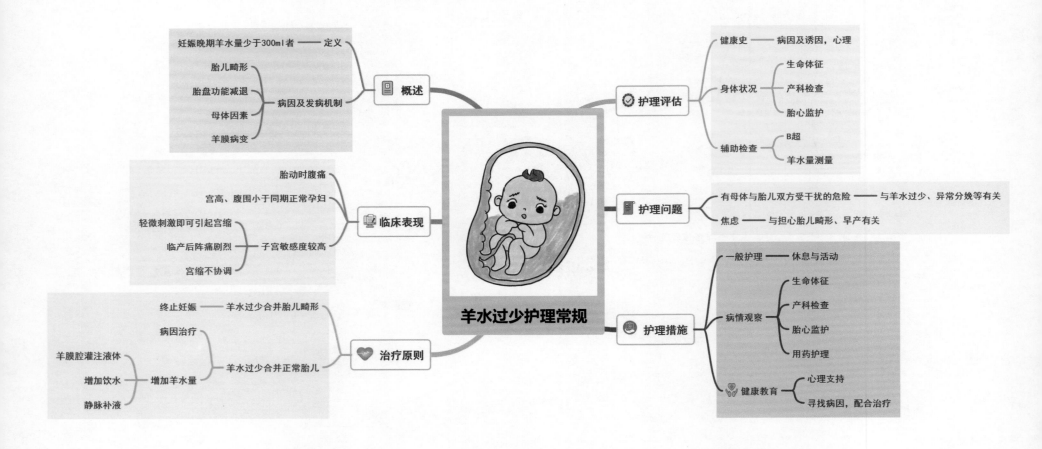

妊娠晚期羊水量少于300ml者 —— 定义

胎儿畸形
胎盘功能减退 —— 病因及发病机制
母体因素
羊膜病变

📖 概述

胎动时腹痛
宫高、腹围小于同期正常孕妇
轻微刺激即可引起宫缩
临产后阵痛剧烈 —— 子宫敏感度较高
宫缩不协调

📖 临床表现

终止妊娠 —— 羊水过少合并胎儿畸形
病因治疗
羊膜腔灌注液体
增加饮水 —— 增加羊水量 —— 羊水过少合并正常胎儿
静脉补液

♥ 治疗原则

羊水过少护理常规

✔ 护理评估

健康史 —— 病因及诱因，心理

生命体征
身体状况 —— 产科检查
胎心监护

辅助检查 —— B超
羊水量测量

📖 护理问题

有母体与胎儿双方受干扰的危险 —— 与羊水过少、异常分娩等有关
焦虑 —— 与担心胎儿畸形、早产有关

📖 护理措施

一般护理 —— 休息与活动

生命体征
产科检查
病情观察 —— 胎心监护
用药护理

健康教育 —— 心理支持
寻找病因，配合治疗

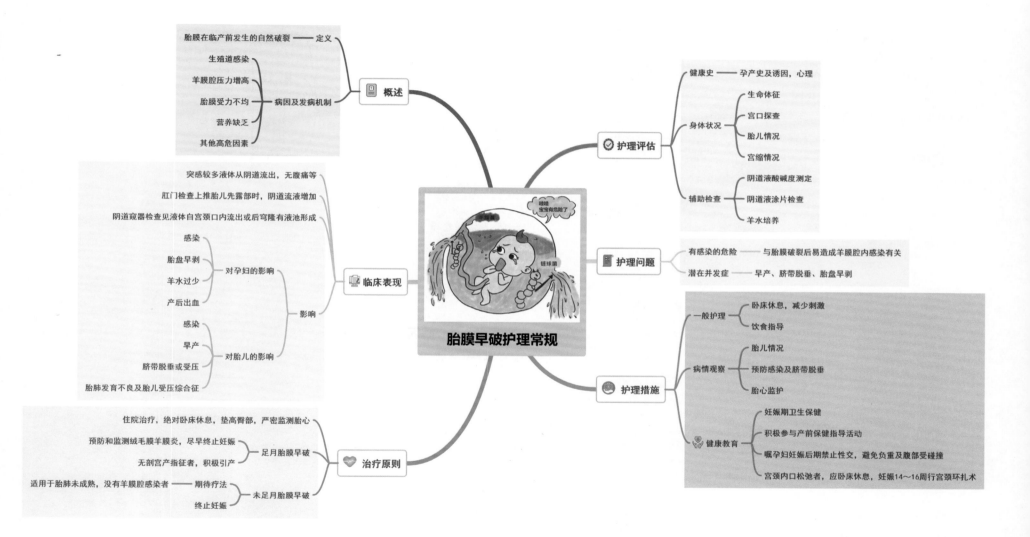

胎膜在临产前发生的自然破裂 —— 定义

生殖道感染

羊膜腔压力增高

胎膜受力不均 —— 病因及发病机制

营养缺乏

其他高危因素

概述

健康史 —— 孕产史及诱因，心理

生命体征

身体状况 —— 宫口探查

胎儿情况

宫缩情况

护理评估

阴道液酸碱度测定

辅助检查 —— 阴道液涂片检查

羊水培养

突感较多液体从阴道流出，无腹痛等

肛门检查上推胎儿先露部时，阴道流液增加

阴道窥器检查见液体自宫颈口内流出或后穹隆有液池形成

感染

胎盘早剥

羊水过少 —— 对孕妇的影响

产后出血

感染

早产 —— 对胎儿的影响

脐带脱垂或受压

胎肺发育不良及胎儿受压综合征

影响

临床表现

胎膜早破护理常规

有感染的危险 —— 与胎膜破裂后易造成羊膜腔内感染有关

护理问题

潜在并发症 —— 早产、脐带脱垂、胎盘早剥

卧床休息，减少刺激

一般护理 —— 饮食指导

胎儿情况

病情观察 —— 预防感染及脐带脱垂

胎心监护

护理措施

妊娠期卫生保健

积极参与产前保健指导活动

健康教育 —— 嘱孕妇妊娠后期禁止性交，避免负重及腹部受碰撞

宫颈内口松弛者，应卧床休息，妊娠14～16周行宫颈环扎术

住院治疗，绝对卧床休息，垫高臀部，严密监测胎心

预防和监测绒毛膜羊膜炎，尽早终止妊娠

无剖宫产指征者，积极引产 —— 足月胎膜早破

适用于胎肺未成熟，没有羊膜腔感染者 —— 期待疗法

终止妊娠 —— 未足月胎膜早破

治疗原则

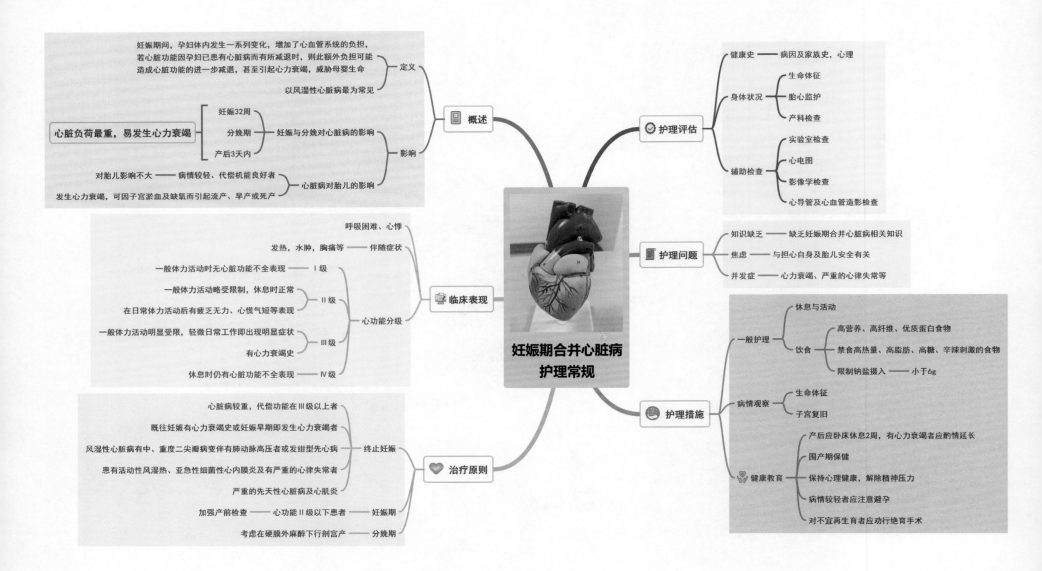

妊娠期间，孕妇体内发生一系列变化，增加了心血管系统的负担，若心脏功能因孕妇已患有心脏病而有所减退时，则此额外负担可能造成心脏功能的进一步减退，甚至引起心力衰竭，威胁母婴生命 —— 定义

以风湿性心脏病最为常见

心脏负荷最重，易发生心力衰竭

妊娠32周
分娩期 —— 妊娠与分娩对心脏病的影响
产后3天内

影响

对胎儿影响不大 —— 病情较轻、代偿机能良好者
发生心力衰竭，可因子宫淤血及缺氧而引起流产、早产或死产 —— 心脏病对胎儿的影响

📱 概述

呼吸困难、心悸
发热，水肿，胸痛等 —— 伴随症状

一般体力活动时无心脏功能不全表现 —— Ⅰ级
一般体力活动略受限制，休息时正常 —— Ⅱ级
在日常体力活动后有疲乏无力、心慌气短等表现
一般体力活动明显受限，轻微日常工作即出现明显症状 —— Ⅲ级
有心力衰竭史
休息时仍有心脏功能不全表现 —— Ⅳ级

心功能分级

💻 临床表现

心脏病较重，代偿功能在Ⅲ级以上者
既往妊娠有心力衰竭史或妊娠早期即发生心力衰竭者
风湿性心脏病有中、重度二尖瓣病变伴有肺动脉高压者或发绀型先心病
患有活动性风湿热、亚急性细菌性心内膜炎及有严重的心律失常者 —— 终止妊娠
严重的先天性心脏病及心肌炎

加强产前检查 —— 心功能Ⅱ级以下患者 —— 妊娠期
考虑在硬膜外麻醉下行剖宫产 —— 分娩期

❤️ 治疗原则

妊娠期合并心脏病护理常规

📋 护理评估

健康史 —— 病因及家族史，心理

生命体征
身体状况 —— 胎心监护
产科检查

实验室检查
辅助检查 —— 心电图
影像学检查
心导管及心血管造影检查

📋 护理问题

知识缺乏 —— 缺乏妊娠期合并心脏病相关知识
焦虑 —— 与担心自身及胎儿安全有关
并发症 —— 心力衰竭、严重的心律失常等

🏥 护理措施

休息与活动
高营养、高纤维、优质蛋白食物
一般护理 —— 饮食 —— 禁食高热量、高脂肪、高糖、辛辣刺激的食物
限制钠盐摄入 —— 小于6g

病情观察 —— 生命体征
子宫复旧

产后应卧床休息2周，有心力衰竭者应酌情延长
国产期保健
健康教育 —— 保持心理健康，解除精神压力
病情较轻者注意避孕
对不宜再生育者应劝行绝育手术

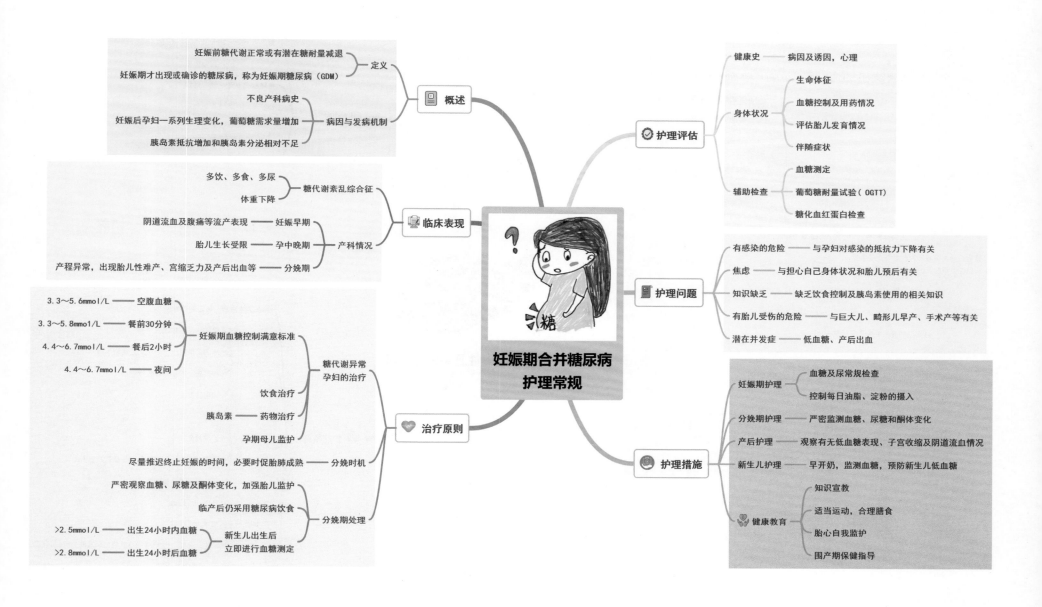

妊娠前糖代谢正常或有潜在糖耐量减退 —┐
妊娠期才出现或确诊的糖尿病，称为妊娠期糖尿病（GDM） —┴— 定义 ─┐
　　　　　　　　　　　　　　　　　　　　　　　　　　　　　　　├─ 📖 概述
　　　　　不良产科病史 ─┐　　　　　　　　　　　　　　　　　　│
妊娠后孕妇一系列生理变化，葡萄糖需求量增加 ─┼─ 病因与发病机制 ┘
胰岛素抵抗增加和胰岛素分泌相对不足 ─┘

多饮、多食、多尿 ─┐
　　体重下降 ─┴─ 糖代谢紊乱综合征 ─┐
　　　　　　　　　　　　　　　　　　├─ 🖥 临床表现
阴道流血及腹痛等流产表现 ── 妊娠早期 ─┐
胎儿生长受限 ── 孕中晚期 ─┼─ 产科情况 ┘
产程异常，出现胎儿性难产、宫缩乏力及产后出血等 ── 分娩期 ┘

3.3～5.6mmol/L ── 空腹血糖 ─┐
3.3～5.8mmol/L ── 餐前30分钟 ─┤
4.4～6.7mmol/L ── 餐后2小时 ─┼─ 妊娠期血糖控制满意标准 ─┐
4.4～6.7mmol/L ── 夜间 ─┘　　　　　　　　　　　　├─ 糖代谢异常
　　　　　　　　　　　　　　　饮食治疗 ─┤　　　　　孕妇的治疗
　　　　　　　　胰岛素 ── 药物治疗 ─┤
　　　　　　　　　　　　　　孕期母儿监护 ─┘
　　　　　　　　　　　　　　　　　　　　　　　　　　　├─ ❤ 治疗原则
尽量推迟终止妊娠的时间，必要时促胎肺成熟 ── 分娩时机 ─┐
严密观察血糖、尿糖及酮体变化，加强胎儿监护 ─┐
临产后仍采用糖尿病饮食 ─┼─ 分娩期处理 ─┘
>2.5mmol/L ── 出生24小时内血糖 ─┐
>2.8mmol/L ── 出生24小时后血糖 ─┴─ 新生儿出生后
立即进行血糖测定 ┘

妊娠期合并糖尿病护理常规

健康史 ── 病因及诱因，心理 ─┐
　　　　　　　生命体征 ─┤
　　　　　血糖控制及用药情况 ─┤
身体状况 ─┼─ 评估胎儿发育情况 ─┼─ ✅ 护理评估
　　　　　伴随症状 ─┤
　　　　　血糖测定 ─┤
辅助检查 ─┼─ 葡萄糖耐量试验（OGTT）─┘
　　　　　糖化血红蛋白检查 ─┘

有感染的危险 ── 与孕妇对感染的抵抗力下降有关 ─┐
焦虑 ── 与担心自己身体状况和胎儿预后有关 ─┤
知识缺乏 ── 缺乏饮食控制及胰岛素使用的相关知识 ─┼─ 📋 护理问题
有胎儿受伤的危险 ── 与巨大儿、畸形儿早产、手术产等有关 ─┤
潜在并发症 ── 低血糖、产后出血 ─┘

妊娠期护理 ─┬─ 血糖及尿常规检查 ─┐
　　　　　　└─ 控制每日油脂、淀粉的摄入 ─┤
分娩期护理 ── 严密监测血糖、尿糖和酮体变化 ─┤
产后护理 ── 观察有无低血糖表现、子宫收缩及阴道流血情况 ─┼─ 🏠 护理措施
新生儿护理 ── 早开奶，监测血糖，预防新生儿低血糖 ─┤
　　　　　　知识宣教 ─┤
　　　　　　适当运动，合理膳食 ─┤
🤲 健康教育 ─┼─ 胎心自我监护 ─┤
　　　　　　围产期保健指导 ─┘

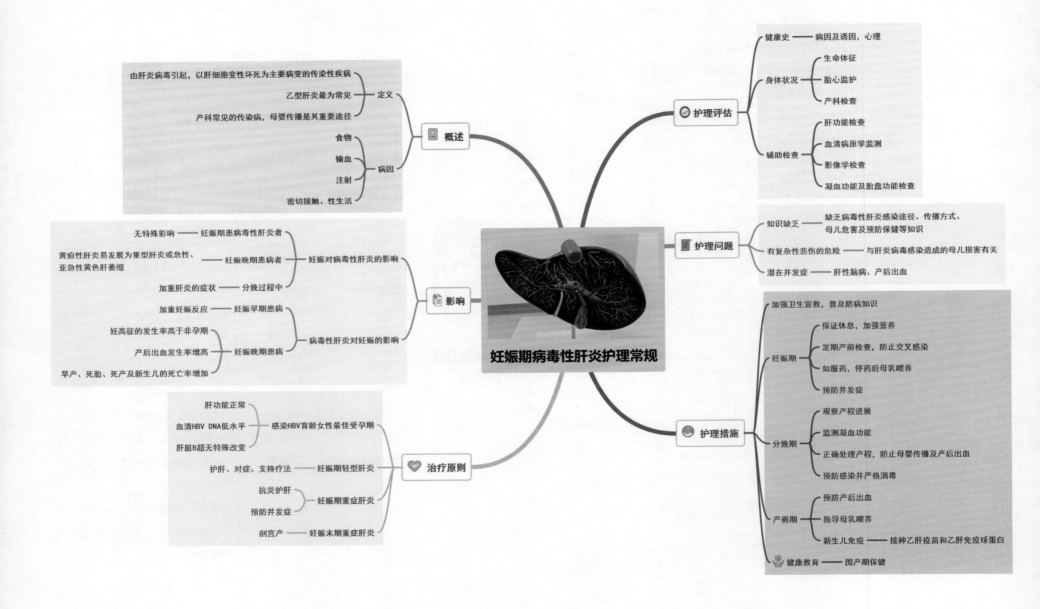

由肝炎病毒引起，以肝细胞变性坏死为主要病变的传染性疾病

乙型肝炎最为常见 —— 定义

产科常见的传染病，母婴传播是其重要途径

食物
输血 —— 病因
注射
密切接触、性生活

📖 概述

无特殊影响 —— 妊娠期患病毒性肝炎者

黄疸性肝炎易发展为重型肝炎或急性、亚急性黄色肝萎缩 —— 妊娠晚期患病者 —— 妊娠对病毒性肝炎的影响

加重肝炎的症状 —— 分娩过程中

加重妊娠反应 —— 妊娠早期患病

妊高征的发生率高于非孕期
产后出血发生率增高 —— 妊娠晚期患病 —— 病毒性肝炎对妊娠的影响
早产、死胎、死产及新生儿的死亡率增加

📖 影响

肝功能正常
血清HBV DNA低水平 —— 感染HBV育龄女性最佳受孕期
肝脏B超无特殊改变

护肝、对症、支持疗法 —— 妊娠期轻型肝炎

抗炎护肝
预防并发症 —— 妊娠期重症肝炎

剖宫产 —— 妊娠末期重症肝炎

💗 治疗原则

妊娠期病毒性肝炎护理常规

健康史 —— 病因及诱因，心理

生命体征
身体状况 —— 胎心监护
产科检查

肝功能检查
血清病原学监测
辅助检查 —— 影像学检查
凝血功能及胎盘功能检查

✔ 护理评估

知识缺乏 —— 缺乏病毒性肝炎感染途径、传播方式、母儿危害及预防保健等知识
有复杂性悲伤的危险 —— 与肝炎病毒感染造成的母儿损害有关
潜在并发症 —— 肝性脑病、产后出血

📖 护理问题

加强卫生宣教，普及防病知识

保证休息，加强营养
定期产前检查，防止交叉感染
妊娠期 —— 如服药，停药后母乳喂养
预防并发症

观察产程进展
监测凝血功能
分娩期 —— 正确处理产程，防止母婴传播及产后出血
预防感染并严格消毒

预防产后出血
产褥期 —— 指导母乳喂养
新生儿免疫 —— 接种乙肝疫苗和乙肝免疫球蛋白

健康教育 —— 围产期保健

🌼 护理措施

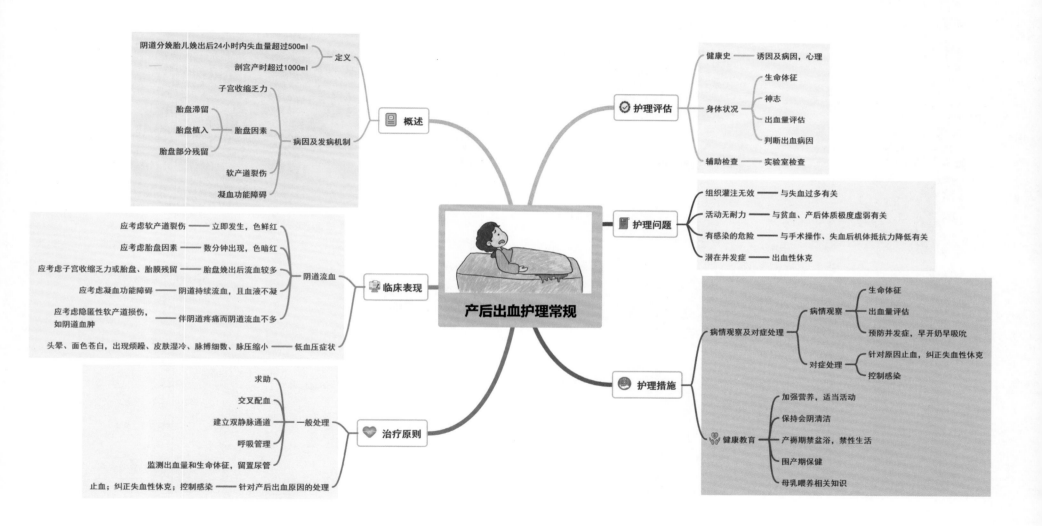

概述

定义
- 阴道分娩胎儿娩出后24小时内失血量超过500ml
- 剖宫产时超过1000ml

病因及发病机制
- 子宫收缩乏力
- 胎盘因素
  - 胎盘滞留
  - 胎盘植入
  - 胎盘部分残留
- 软产道裂伤
- 凝血功能障碍

护理评估

健康史 —— 诱因及病因，心理

身体状况
- 生命体征
- 神志
- 出血量评估
- 判断出血病因

辅助检查 —— 实验室检查

临床表现

阴道流血
- 应考虑软产道裂伤 —— 立即发生，色鲜红
- 应考虑胎盘因素 —— 数分钟出现，色暗红
- 应考虑子宫收缩乏力或胎盘、胎膜残留 —— 胎盘娩出后流血较多
- 应考虑凝血功能障碍 —— 阴道持续流血，且血液不凝
- 应考虑隐匿性软产道损伤，如阴道血肿 —— 伴阴道疼痛而阴道流血不多

低血压症状 —— 头晕、面色苍白，出现烦躁、皮肤湿冷、脉搏细数、脉压缩小

护理问题
- 组织灌注无效 —— 与失血过多有关
- 活动无耐力 —— 与贫血、产后体质极度虚弱有关
- 有感染的危险 —— 与手术操作、失血后机体抵抗力降低有关
- 潜在并发症 —— 出血性休克

治疗原则

一般处理
- 求助
- 交叉配血
- 建立双静脉通道
- 呼吸管理
- 监测出血量和生命体征，留置尿管

针对产后出血原因的处理 —— 止血；纠正失血性休克；控制感染

护理措施

病情观察及对症处理
- 病情观察
  - 生命体征
  - 出血量评估
  - 预防并发症，早开奶早吸吮
- 对症处理
  - 针对原因止血，纠正失血性休克
  - 控制感染

健康教育
- 加强营养，适当活动
- 保持会阴清洁
- 产褥期禁盆浴，禁性生活
- 围产期保健
- 母乳喂养相关知识

产后出血护理常规

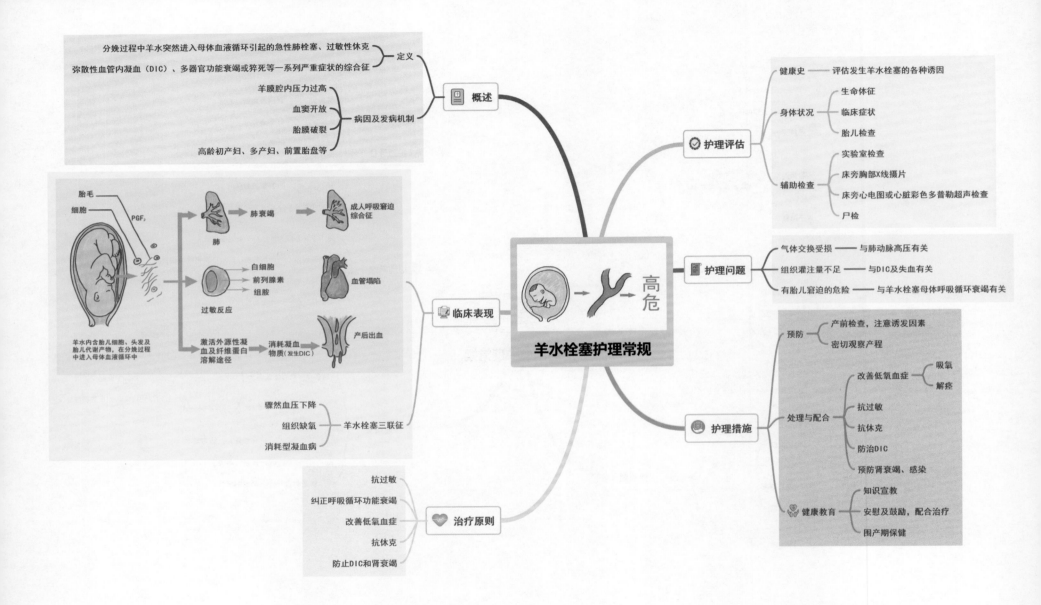

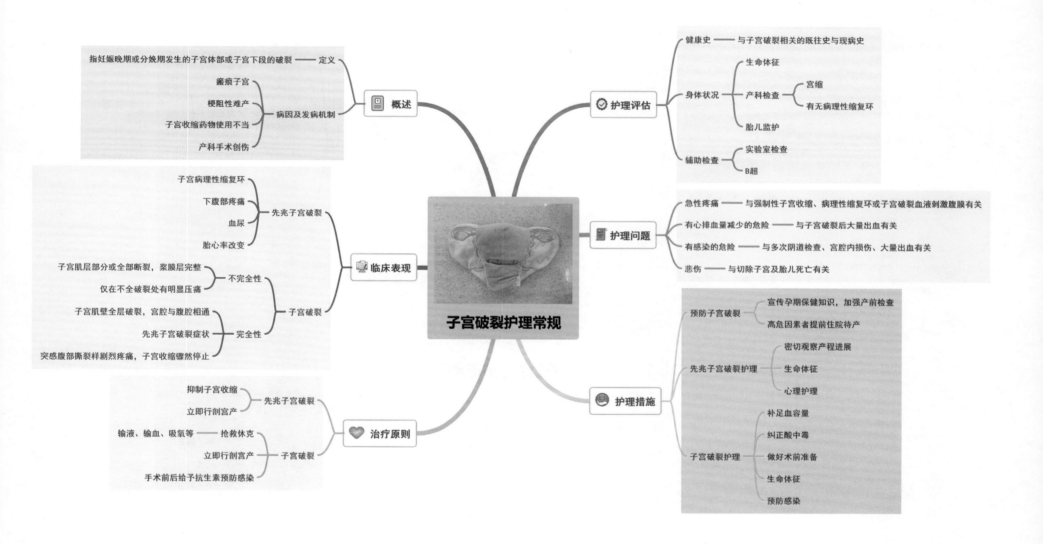

指妊娠晚期或分娩期发生的子宫体部或子宫下段的破裂 —— 定义

瘢痕子宫
梗阻性难产
子宫收缩药物使用不当
产科手术创伤
—— 病因及发病机制

概述

健康史 —— 与子宫破裂相关的既往史与现病史

生命体征
产科检查 —— 宫缩 / 有无病理性缩复环
身体状况
胎儿监护

辅助检查 —— 实验室检查 / B超

护理评估

子宫病理性缩复环
下腹部疼痛
血尿
胎心率改变
—— 先兆子宫破裂

子宫肌层部分或全部断裂，浆膜层完整
仅在不全破裂处有明显压痛
—— 不完全性

子宫肌壁全层破裂，宫腔与腹腔相通
先兆子宫破裂症状
突感腹部撕裂样剧烈疼痛，子宫收缩骤然停止
—— 完全性

子宫破裂

临床表现

急性疼痛 —— 与强制性子宫收缩、病理性缩复环或子宫破裂血液刺激腹膜有关

有心排血量减少的危险 —— 与子宫破裂后大量出血有关

有感染的危险 —— 与多次阴道检查、宫腔内损伤、大量出血有关

悲伤 —— 与切除子宫及胎儿死亡有关

护理问题

子宫破裂护理常规

抑制子宫收缩
立即行剖宫产
—— 先兆子宫破裂

输液、输血、吸氧等 —— 抢救休克
立即行剖宫产
手术前后给予抗生素预防感染
—— 子宫破裂

治疗原则

预防子宫破裂 —— 宣传孕期保健知识，加强产前检查 / 高危因素者提前住院待产

先兆子宫破裂护理 —— 密切观察产程进展 / 生命体征 / 心理护理

子宫破裂护理 —— 补足血容量 / 纠正酸中毒 / 做好术前准备 / 生命体征 / 预防感染

护理措施

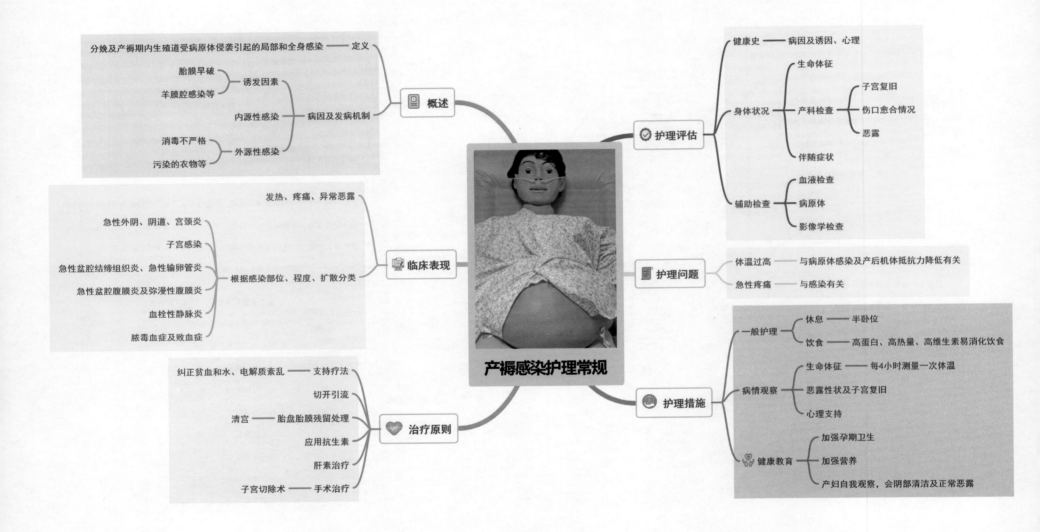

分娩及产褥期内生殖道受病原体侵袭引起的局部和全身感染 —— 定义

胎膜早破
羊膜腔感染等 —— 诱发因素

内源性感染 —— 病因及发病机制

消毒不严格
污染的衣物等 —— 外源性感染

概述

发热、疼痛、异常恶露

急性外阴、阴道、宫颈炎
子宫感染
急性盆腔结缔组织炎、急性输卵管炎 —— 根据感染部位、程度、扩散分类
急性盆腔腹膜炎及弥漫性腹膜炎
血栓性静脉炎
脓毒血症及败血症

临床表现

纠正贫血和水、电解质紊乱 —— 支持疗法
切开引流
清宫 —— 胎盘胎膜残留处理
应用抗生素
肝素治疗
子宫切除术 —— 手术治疗

治疗原则

产褥感染护理常规

健康史 —— 病因及诱因、心理

生命体征

身体状况 —— 产科检查
　　　子宫复旧
　　　伤口愈合情况
　　　恶露

伴随症状

辅助检查
血液检查
病原体
影像学检查

护理评估

体温过高 —— 与病原体感染及产后机体抵抗力降低有关
急性疼痛 —— 与感染有关

护理问题

一般护理
　休息 —— 半卧位
　饮食 —— 高蛋白、高热量、高维生素易消化饮食

生命体征 —— 每4小时测量一次体温
病情观察 —— 恶露性状及子宫复旧
　　　心理支持

健康教育
　加强孕期卫生
　加强营养
　产妇自我观察，会阴部清洁及正常恶露

护理措施

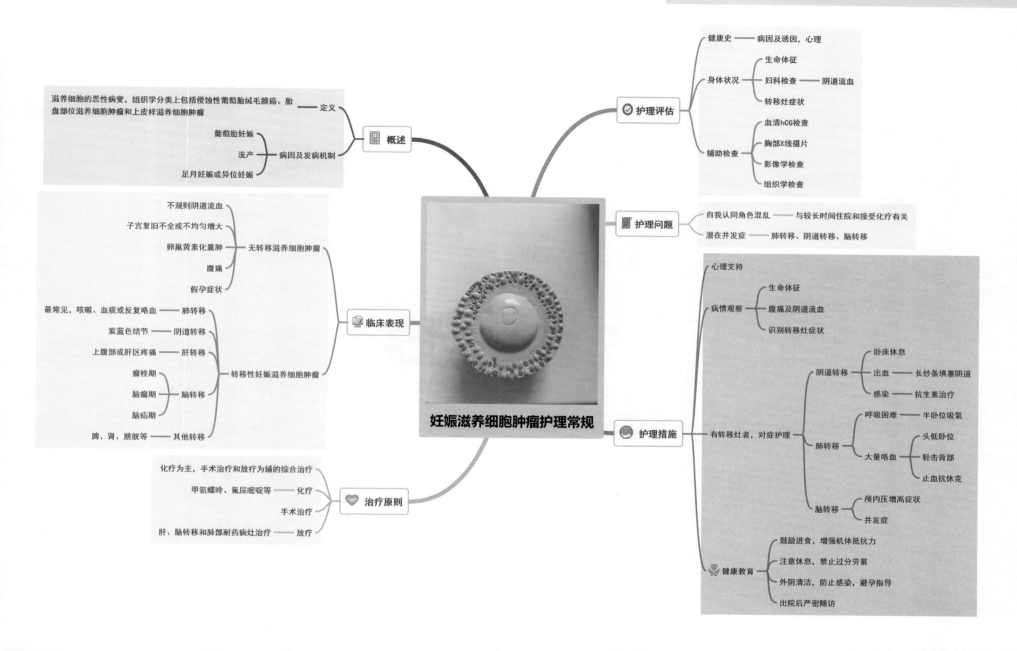

妊娠滋养细胞肿瘤护理常规

概述
- **定义** —— 滋养细胞的恶性病变，组织学分类上包括侵蚀性葡萄胎绒毛膜癌、胎盘部位滋养细胞肿瘤和上皮样滋养细胞肿瘤
- **病因及发病机制**
  - 葡萄胎妊娠
  - 流产
  - 足月妊娠或异位妊娠

临床表现
- **无转移滋养细胞肿瘤**
  - 不规则阴道流血
  - 子宫复旧不全或不均匀增大
  - 卵巢黄素化囊肿
  - 腹痛
  - 假孕症状
- **转移性妊娠滋养细胞肿瘤**
  - 肺转移 —— 最常见，咳嗽、血痰或反复咯血
  - 阴道转移 —— 紫蓝色结节
  - 肝转移 —— 上腹部或肝区疼痛
  - 脑转移
    - 瘤栓期
    - 脑瘤期
    - 脑疝期
  - 其他转移 —— 脾、肾、膀胱等

治疗原则
- 化疗为主，手术治疗和放疗为辅的综合治疗
- 化疗 —— 甲氨蝶呤、氟尿嘧啶等
- 手术治疗
- 放疗 —— 肝、脑转移和肺部耐药病灶治疗

护理评估
- **健康史** —— 病因及诱因，心理
- **身体状况**
  - 生命体征
  - 妇科检查 —— 阴道流血
  - 转移灶症状
- **辅助检查**
  - 血清 hCG 检查
  - 胸部 X 线摄片
  - 影像学检查
  - 组织学检查

护理问题
- 自我认同角色混乱 —— 与较长时间住院和接受化疗有关
- 潜在并发症 —— 肺转移、阴道转移、脑转移

护理措施
- 心理支持
- **病情观察**
  - 生命体征
  - 腹痛及阴道流血
  - 识别转移灶症状
- **有转移灶者，对症护理**
  - 阴道转移
    - 卧床休息
    - 出血 —— 长纱条填塞阴道
    - 感染 —— 抗生素治疗
  - 肺转移
    - 呼吸困难 —— 半卧位吸氧
    - 大量咯血
      - 头低卧位
      - 轻击背部
      - 止血抗休克
  - 脑转移
    - 颅内压增高症状
    - 并发症
- **健康教育**
  - 鼓励进食，增强机体抵抗力
  - 注意休息，禁止过分劳累
  - 外阴清洁，防止感染，避孕指导
  - 出院后严密随访

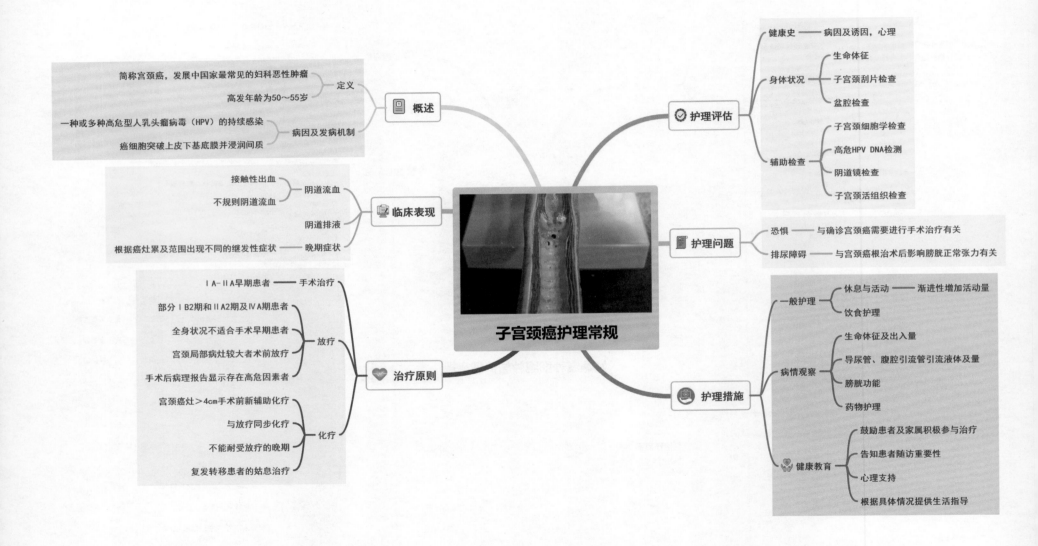

简称宫颈癌，发展中国家最常见的妇科恶性肿瘤

高发年龄为50~55岁 —— 定义

一种或多种高危型人乳头瘤病毒（HPV）的持续感染

癌细胞突破上皮下基底膜并浸润间质 —— 病因及发病机制

—— 概述

健康史 —— 病因及诱因，心理

生命体征

身体状况 —— 子宫颈刮片检查

盆腔检查

子宫颈细胞学检查

高危HPV DNA检测

辅助检查 —— 阴道镜检查

子宫颈活组织检查

—— 护理评估

接触性出血

不规则阴道流血 —— 阴道流血

阴道排液

根据癌灶累及范围出现不同的继发性症状 —— 晚期症状

—— 临床表现

ⅠA-ⅡA早期患者 —— 手术治疗

部分ⅠB2期和ⅡA2期及ⅣA期患者

全身状况不适合手术早期患者

宫颈局部病灶较大者术前放疗 —— 放疗

手术后病理报告显示存在高危因素者

宫颈癌灶＞4cm手术前新辅助化疗

与放疗同步化疗 —— 化疗

不能耐受放疗的晚期

复发转移患者的姑息治疗

—— 治疗原则

子宫颈癌护理常规

护理问题

恐惧 —— 与确诊宫颈癌需要进行手术治疗有关

排尿障碍 —— 与宫颈癌根治术后影响膀胱正常张力有关

护理措施

休息与活动 —— 渐进性增加活动量

一般护理 —— 饮食护理

生命体征及出入量

导尿管、腹腔引流管引流液体及量

病情观察 —— 膀胱功能

药物护理

鼓励患者及家属积极参与治疗

告知患者随访重要性

健康教育 —— 心理支持

根据具体情况提供生活指导

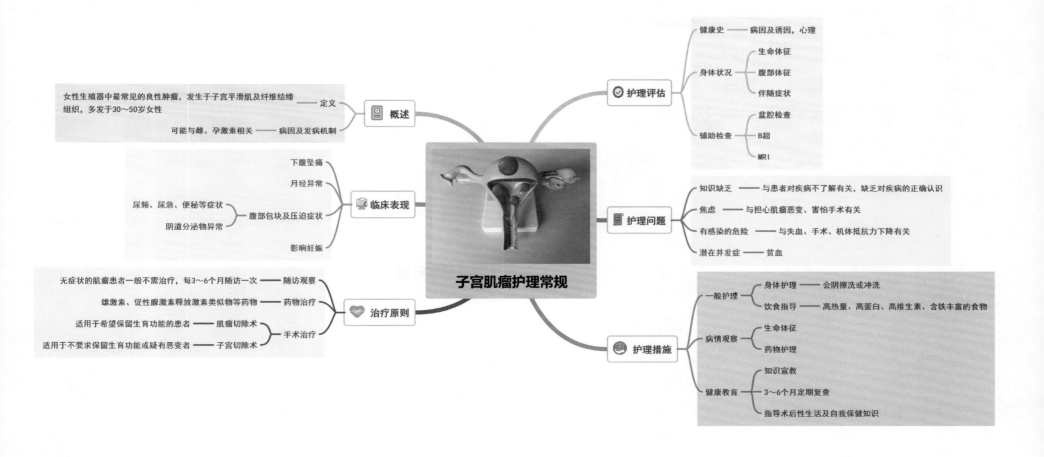

女性生殖器中最常见的良性肿瘤，发生于子宫平滑肌及纤维结缔组织，多发于30～50岁女性 —— 定义

可能与雌、孕激素相关 —— 病因及发病机制

概述

下腹坠痛

月经异常

尿频、尿急、便秘等症状 —— 腹部包块及压迫症状

阴道分泌物异常

影响妊娠

临床表现

无症状的肌瘤患者一般不需治疗，每3～6个月随访一次 —— 随访观察

雄激素、促性腺激素释放激素类似物等药物 —— 药物治疗

适用于希望保留生育功能的患者 —— 肌瘤切除术

适用于不要求保留生育功能或疑有恶变者 —— 子宫切除术

手术治疗

治疗原则

子宫肌瘤护理常规

护理评估

健康史 —— 病因及诱因，心理

身体状况 —— 生命体征

腹部体征

伴随症状

辅助检查 —— 盆腔检查

B超

MRI

护理问题

知识缺乏 —— 与患者对疾病不了解有关，缺乏对疾病的正确认识

焦虑 —— 与担心肌瘤恶变、害怕手术有关

有感染的危险 —— 与失血、手术、机体抵抗力下降有关

潜在并发症 —— 贫血

护理措施

一般护理 —— 身体护理 —— 会阴擦洗或冲洗

饮食指导 —— 高热量、高蛋白、高维生素、含铁丰富的食物

病情观察 —— 生命体征

药物护理

健康教育 —— 知识宣教

3～6个月定期复查

指导术后性生活及自我保健知识

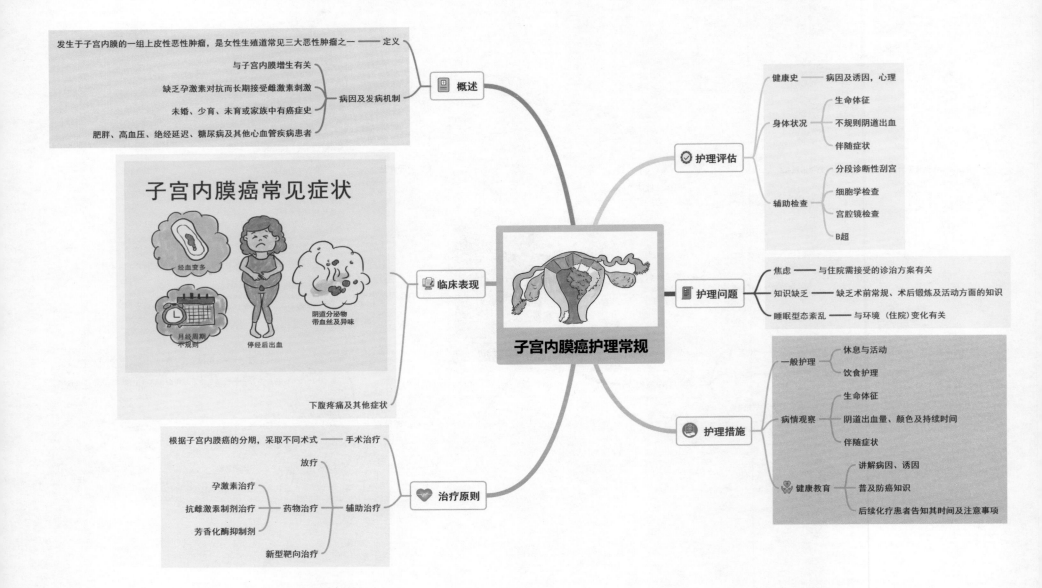

发生于子宫内膜的一组上皮性恶性肿瘤，是女性生殖道常见三大恶性肿瘤之一 —— 定义

与子宫内膜增生有关

缺乏孕激素对抗而长期接受雌激素刺激

未婚、少育、未育或家族中有癌症史

肥胖、高血压、绝经延迟、糖尿病及其他心血管疾病患者

病因及发病机制

概述

子宫内膜癌常见症状

经血变多

月经周期不规则

停经后出血

阴道分泌物带血丝及异味

临床表现

下腹疼痛及其他症状

根据子宫内膜癌的分期，采取不同术式 —— 手术治疗

放疗

孕激素治疗

抗雌激素制剂治疗

芳香化酶抑制剂

新型靶向治疗

药物治疗

辅助治疗

治疗原则

子宫内膜癌护理常规

护理评估

健康史 —— 病因及诱因，心理

生命体征

不规则阴道出血

伴随症状

身体状况

分段诊断性刮宫

细胞学检查

宫腔镜检查

B超

辅助检查

护理问题

焦虑 —— 与住院需接受的诊治方案有关

知识缺乏 —— 缺乏术前常规、术后锻炼及活动方面的知识

睡眠型态紊乱 —— 与环境（住院）变化有关

护理措施

休息与活动

饮食护理

一般护理

生命体征

阴道出血量、颜色及持续时间

伴随症状

病情观察

讲解病因、诱因

普及防癌知识

后续化疗患者告知其时间及注意事项

健康教育

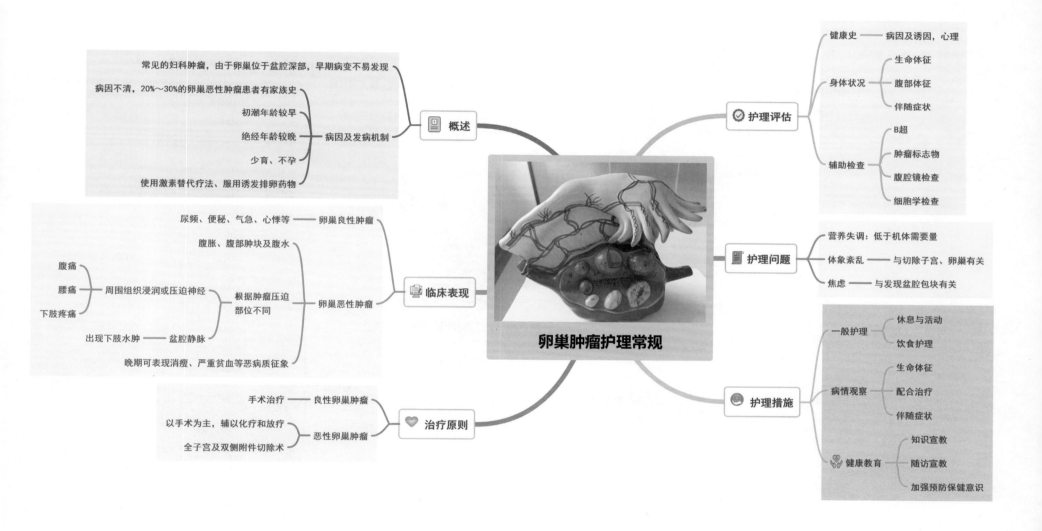

常见的妇科肿瘤，由于卵巢位于盆腔深部，早期病变不易发现

病因不清，20%～30%的卵巢恶性肿瘤患者有家族史

初潮年龄较早

绝经年龄较晚 —— 病因及发病机制

少育、不孕

使用激素替代疗法、服用诱发排卵药物

概述

尿频、便秘、气急、心悸等 —— 卵巢良性肿瘤

腹胀、腹部肿块及腹水

腹痛

腰痛 —— 周围组织浸润或压迫神经 —— 根据肿瘤压迫部位不同 —— 卵巢恶性肿瘤

下肢疼痛

出现下肢水肿 —— 盆腔静脉

晚期可表现消瘦、严重贫血等恶病质征象

临床表现

手术治疗 —— 良性卵巢肿瘤

以手术为主，辅以化疗和放疗 —— 恶性卵巢肿瘤

全子宫及双侧附件切除术

治疗原则

卵巢肿瘤护理常规

护理评估

健康史 —— 病因及诱因，心理

生命体征

身体状况 —— 腹部体征

伴随症状

B超

肿瘤标志物

辅助检查 —— 腹腔镜检查

细胞学检查

护理问题

营养失调：低于机体需要量

体象紊乱 —— 与切除子宫、卵巢有关

焦虑 —— 与发现盆腔包块有关

护理措施

一般护理 —— 休息与活动

饮食护理

生命体征

病情观察 —— 配合治疗

伴随症状

知识宣教

健康教育 —— 随访宣教

加强预防保健意识

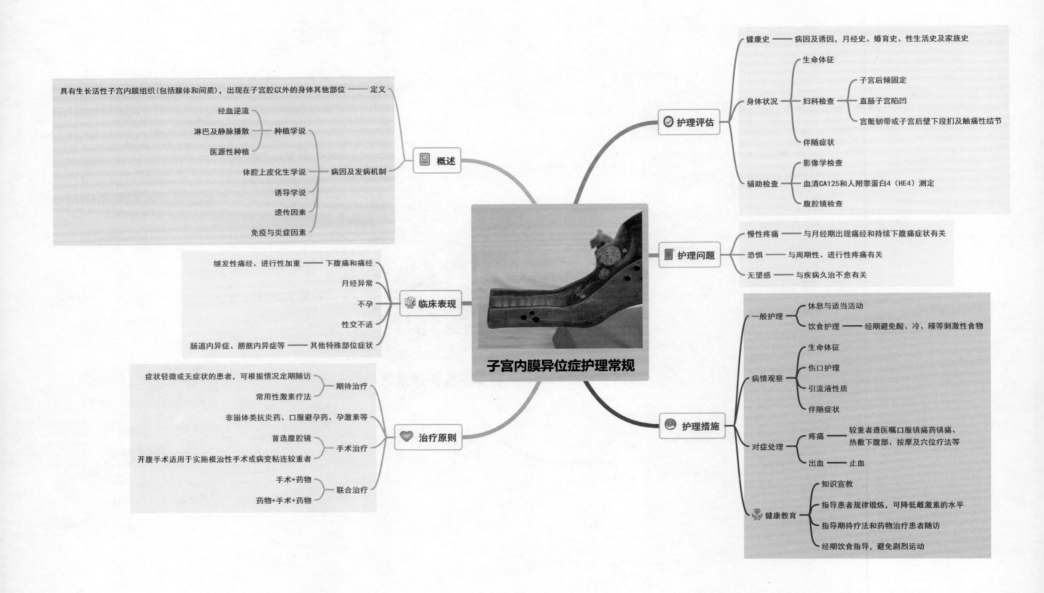

概述

具有生长活性子宫内膜组织（包括腺体和间质），出现在子宫腔以外的身体其他部位 —— 定义

病因及发病机制
- 种植学说
  - 经血逆流
  - 淋巴及静脉播散
  - 医源性种植
- 体腔上皮化生学说
- 诱导学说
- 遗传因素
- 免疫与炎症因素

临床表现
- 下腹痛和痛经 —— 继发性痛经、进行性加重
- 月经异常
- 不孕
- 性交不适
- 其他特殊部位症状 —— 肠道内异症、膀胱内异症等

治疗原则
- 期待治疗 —— 症状轻微或无症状的患者，可根据情况定期随访
- 常用性激素疗法
- 药物治疗 —— 非甾体类抗炎药、口服避孕药、孕激素等
- 手术治疗
  - 首选腹腔镜
  - 开腹手术适用于实施根治性手术或病变粘连较重者
- 联合治疗
  - 手术+药物
  - 药物+手术+药物

子宫内膜异位症护理常规

护理评估
- 健康史 —— 病因及诱因，月经史、婚育史、性生活史及家族史
- 身体状况
  - 生命体征
  - 妇科检查
    - 子宫后倾固定
    - 直肠子宫陷凹
    - 宫骶韧带或子宫后壁下段扪及触痛性结节
  - 伴随症状
- 辅助检查
  - 影像学检查
  - 血清CA125和人附睾蛋白4（HE4）测定
  - 腹腔镜检查

护理问题
- 慢性疼痛 —— 与月经期出现痛经和持续下腹痛症状有关
- 恐惧 —— 与周期性、进行性疼痛有关
- 无望感 —— 与疾病久治不愈有关

护理措施
- 一般护理
  - 休息与适当活动
  - 饮食护理 —— 经期避免酸、冷、辣等刺激性食物
- 病情观察
  - 生命体征
  - 伤口护理
  - 引流液性质
  - 伴随症状
- 对症处理
  - 疼痛 —— 较重者遵医嘱口服镇痛药镇痛、热敷下腹部、按摩及穴位疗法等
  - 出血 —— 止血
- 健康教育
  - 知识宣教
  - 指导患者规律锻炼，可降低雌激素的水平
  - 指导期待疗法和药物治疗患者随访
  - 经期饮食指导，避免剧烈运动

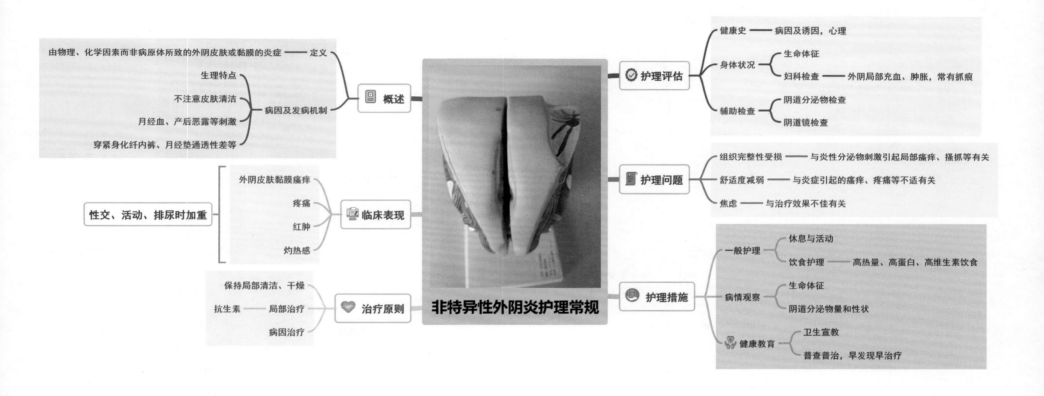

由物理、化学因素而非病原体所致的外阴皮肤或黏膜的炎症 —— 定义

生理特点

不注意皮肤清洁

月经血、产后恶露等刺激 —— 病因及发病机制

穿紧身化纤内裤、月经垫通透性差等

概述

护理评估
- 健康史 —— 病因及诱因，心理
- 身体状况
  - 生命体征
  - 妇科检查 —— 外阴局部充血、肿胀，常有抓痕
- 辅助检查
  - 阴道分泌物检查
  - 阴道镜检查

性交、活动、排尿时加重

外阴皮肤黏膜瘙痒
疼痛
红肿
灼热感

临床表现

护理问题
- 组织完整性受损 —— 与炎性分泌物刺激引起局部瘙痒、搔抓等有关
- 舒适度减弱 —— 与炎症引起的瘙痒、疼痛等不适有关
- 焦虑 —— 与治疗效果不佳有关

保持局部清洁、干燥

抗生素 —— 局部治疗
病因治疗

治疗原则

非特异性外阴炎护理常规

护理措施
- 一般护理
  - 休息与活动
  - 饮食护理 —— 高热量、高蛋白、高维生素饮食
- 病情观察
  - 生命体征
  - 阴道分泌物量和性状
- 健康教育
  - 卫生宣教
  - 普查普治，早发现早治疗

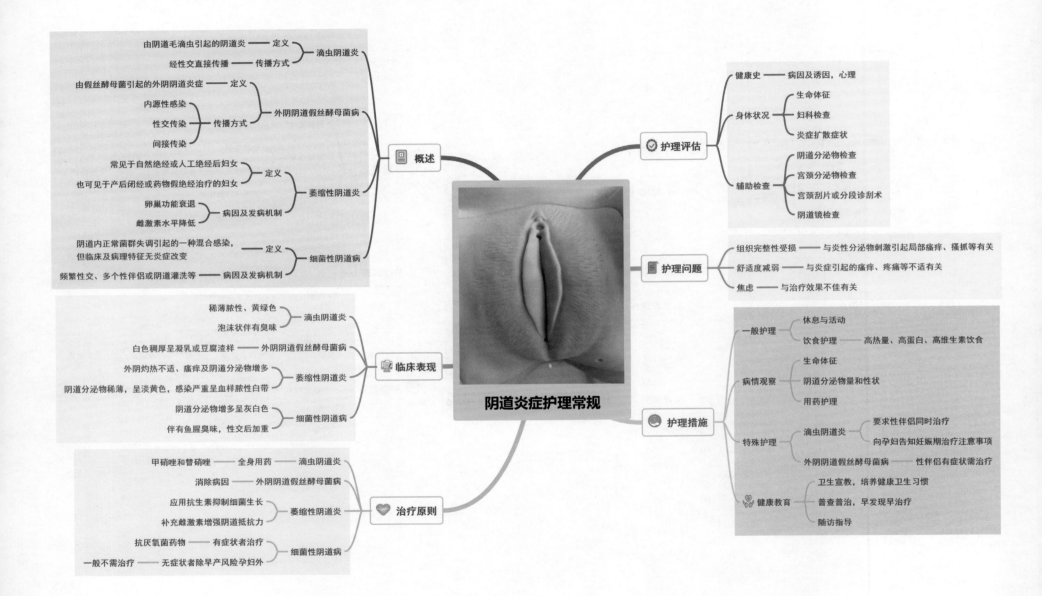

概述

滴虫阴道炎
- 定义 —— 由阴道毛滴虫引起的阴道炎
- 传播方式 —— 经性交直接传播

外阴阴道假丝酵母病
- 定义 —— 由假丝酵母菌引起的外阴阴道炎症
- 传播方式
  - 内源性感染
  - 性交传染
  - 间接传染

萎缩性阴道炎
- 定义
  - 常见于自然绝经或人工绝经后妇女
  - 也可见于产后闭经或药物假绝经治疗的妇女
- 病因及发病机制
  - 卵巢功能衰退
  - 雌激素水平降低

细菌性阴道病
- 定义 —— 阴道内正常菌群失调引起的一种混合感染，但临床及病理特征无炎症改变
- 病因及发病机制 —— 频繁性交、多个性伴侣或阴道灌洗等

临床表现

滴虫阴道炎
- 稀薄脓性、黄绿色
- 泡沫状伴有臭味

外阴阴道假丝酵母病 —— 白色稠厚呈凝乳或豆腐渣样

萎缩性阴道炎
- 外阴灼热不适、瘙痒及阴道分泌物增多
- 阴道分泌物稀薄，呈淡黄色，感染严重呈血样脓性白带

细菌性阴道病
- 阴道分泌物增多呈灰白色
- 伴有鱼腥臭味，性交后加重

治疗原则

滴虫阴道炎 —— 全身用药 —— 甲硝唑和替硝唑

外阴阴道假丝酵母病 —— 消除病因

萎缩性阴道炎
- 应用抗生素抑制细菌生长
- 补充雌激素增强阴道抵抗力

细菌性阴道病
- 有症状者治疗 —— 抗厌氧菌药物
- 无症状者除早产风险孕妇外 —— 一般不需治疗

阴道炎症护理常规

护理评估
- 健康史 —— 病因及诱因，心理
- 身体状况
  - 生命体征
  - 妇科检查
  - 炎症扩散症状
- 辅助检查
  - 阴道分泌物检查
  - 宫颈分泌物检查
  - 宫颈刮片或分段诊刮术
  - 阴道镜检查

护理问题
- 组织完整性受损 —— 与炎性分泌物刺激引起局部瘙痒、搔抓等有关
- 舒适度减弱 —— 与炎症引起的瘙痒、疼痛等不适有关
- 焦虑 —— 与治疗效果不佳有关

护理措施
- 一般护理
  - 休息与活动
  - 饮食护理 —— 高热量、高蛋白、高维生素饮食
- 病情观察
  - 生命体征
  - 阴道分泌物量和性状
  - 用药护理
- 特殊护理
  - 滴虫阴道炎
    - 要求性伴侣同时治疗
    - 向孕妇告知妊娠期治疗注意事项
  - 外阴阴道假丝酵母菌病 —— 性伴侣有症状需治疗
- 健康教育
  - 卫生宣教，培养健康卫生习惯
  - 普查普治，早发现早治疗
  - 随访指导

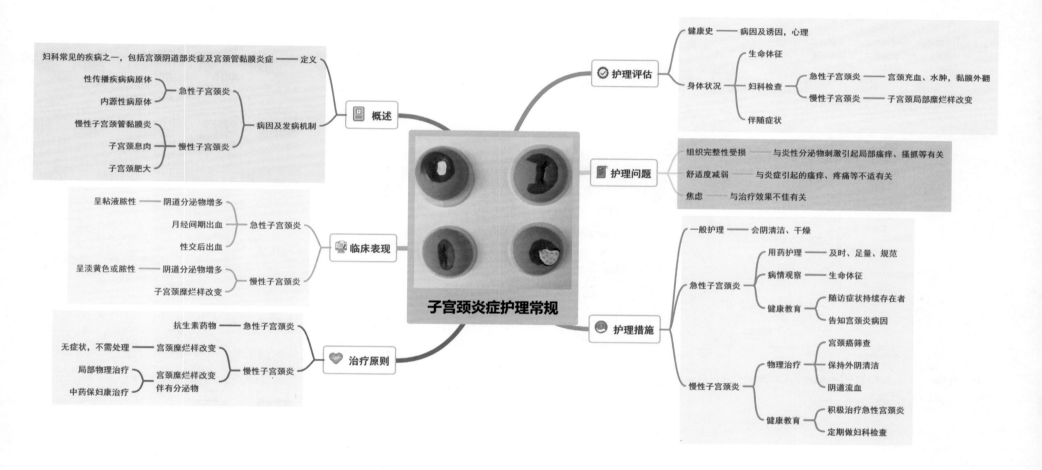

妇科常见的疾病之一，包括宫颈阴道部炎症及宫颈管黏膜炎症 —— 定义

性传播疾病病原体 ——┐
内源性病原体 ——┴── 急性子宫颈炎 ──┐
慢性子宫颈管黏膜炎 ──┐   ├── 病因及发病机制
子宫颈息肉 ──┼── 慢性子宫颈炎 ──┘
子宫颈肥大 ──┘

概述

呈粘液脓性 —— 阴道分泌物增多 ──┐
月经间期出血 ── 急性子宫颈炎 ──┐
性交后出血 ──┘
呈淡黄色或脓性 —— 阴道分泌物增多 ──┐
子宫颈糜烂样改变 ──┴── 慢性子宫颈炎

临床表现

抗生素药物 —— 急性子宫颈炎 ──┐
无症状，不需处理 —— 宫颈糜烂样改变 ──┐
局部物理治疗 ──┬── 宫颈糜烂样改变
中药保妇康治疗 ──┘   伴有分泌物 ── 慢性子宫颈炎

治疗原则

子宫颈炎症护理常规

护理评估

健康史 —— 病因及诱因，心理
生命体征 ──┐
身体状况 ──┼── 妇科检查 ──┬── 急性子宫颈炎 —— 宫颈充血、水肿，黏膜外翻
└── 慢性子宫颈炎 —— 子宫颈局部糜烂样改变
伴随症状

护理问题

组织完整性受损 —— 与炎性分泌物刺激引起局部瘙痒、搔抓等有关
舒适度减弱 —— 与炎症引起的瘙痒、疼痛等不适有关
焦虑 —— 与治疗效果不佳有关

护理措施

一般护理 —— 会阴清洁、干燥
用药护理 —— 及时、足量、规范
急性子宫颈炎 ──┬── 病情观察 —— 生命体征
├── 健康教育 ──┬── 随访症状持续存在者
│   └── 告知宫颈炎病因
宫颈癌筛查
物理治疗 ──┬── 保持外阴清洁
│   └── 阴道流血
慢性子宫颈炎 ──┤
健康教育 ──┬── 积极治疗急性宫颈炎
└── 定期做妇科检查

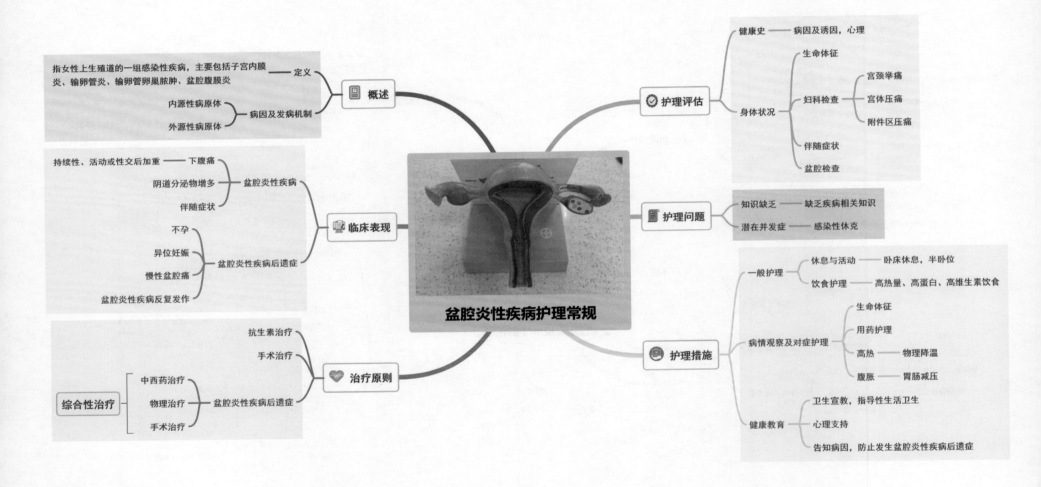

指女性上生殖道的一组感染性疾病，主要包括子宫内膜炎、输卵管炎、输卵管卵巢脓肿、盆腔腹膜炎 —— 定义

内源性病原体
外源性病原体 —— 病因及发病机制

概述

健康史 —— 病因及诱因，心理

生命体征

宫颈举痛
妇科检查 宫体压痛
附件区压痛

伴随症状

盆腔检查

身体状况

护理评估

持续性、活动或性交后加重 —— 下腹痛
阴道分泌物增多 —— 盆腔炎性疾病
伴随症状

不孕
异位妊娠 —— 盆腔炎性疾病后遗症
慢性盆腔痛
盆腔炎性疾病反复发作

临床表现

知识缺乏 —— 缺乏疾病相关知识
潜在并发症 —— 感染性休克

护理问题

抗生素治疗
手术治疗

中西药治疗
综合性治疗 物理治疗 —— 盆腔炎性疾病后遗症
手术治疗

治疗原则

休息与活动 —— 卧床休息，半卧位
一般护理 饮食护理 —— 高热量、高蛋白、高维生素饮食

生命体征
用药护理
病情观察及对症护理 高热 —— 物理降温
腹胀 —— 胃肠减压

卫生宣教，指导性生活卫生
健康教育 心理支持
告知病因，防止发生盆腔炎性疾病后遗症

护理措施

盆腔炎性疾病护理常规

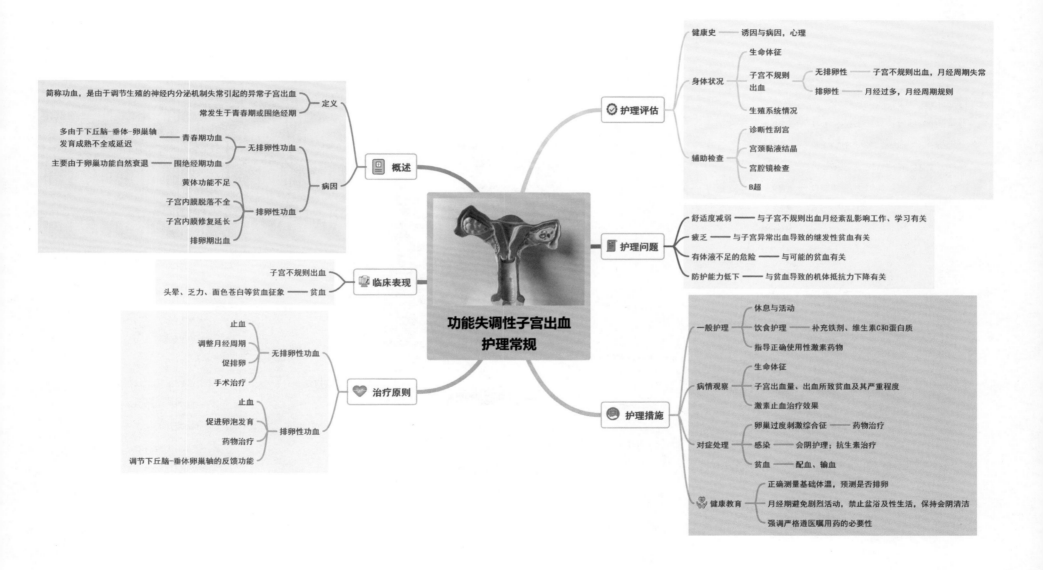

概述

简称功血，是由于调节生殖的神经内分泌机制失常引起的异常子宫出血 —— 定义

常发生于青春期或围绝经期

多由于下丘脑-垂体-卵巢轴 —— 青春期功血
发育成熟不全或延迟 无排卵性功血
主要由于卵巢功能自然衰退 —— 围绝经期功血

黄体功能不足
子宫内膜脱落不全 病因
子宫内膜修复延长 排卵性功血
排卵期出血

临床表现

子宫不规则出血
头晕、乏力、面色苍白等贫血征象 —— 贫血

治疗原则

止血
调整月经周期
促排卵 无排卵性功血
手术治疗

止血
促进卵泡发育
药物治疗 排卵性功血
调节下丘脑-垂体卵巢轴的反馈功能

功能失调性子宫出血护理常规

护理评估

健康史 —— 诱因与病因，心理

生命体征

子宫不规则 —— 无排卵性 —— 子宫不规则出血，月经周期失常
身体状况 出血
排卵性 —— 月经过多，月经周期规则

生殖系统情况

诊断性刮宫
宫颈黏液结晶
辅助检查 宫腔镜检查
B超

护理问题

舒适度减弱 —— 与子宫不规则出血月经紊乱影响工作、学习有关
疲乏 —— 与子宫异常出血导致的继发性贫血有关
有体液不足的危险 —— 与可能的贫血有关
防护能力低下 —— 与贫血导致的机体抵抗力下降有关

护理措施

休息与活动
一般护理 饮食护理 —— 补充铁剂、维生素C和蛋白质
指导正确使用性激素药物

生命体征
病情观察 子宫出血量、出血所致贫血及其严重程度
激素止血治疗效果

卵巢过度刺激综合征 —— 药物治疗
对症处理 感染 —— 会阴护理；抗生素治疗
贫血 —— 配血、输血

正确测量基础体温，预测是否排卵
健康教育 月经期避免剧烈活动，禁止盆浴及性生活，保持会阴清洁
强调严格遵医嘱用药的必要性

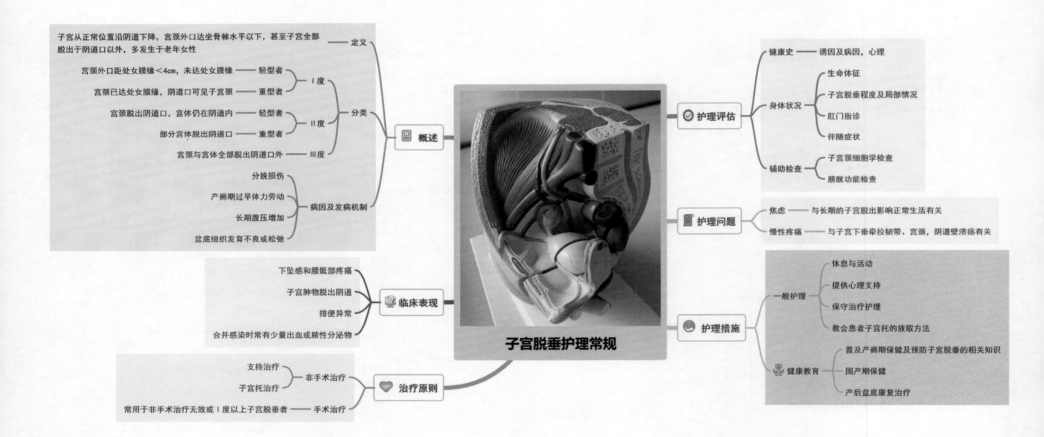

子宫从正常位置沿阴道下降，宫颈外口达坐骨棘水平以下，甚至子宫全部 —— 定义
脱出于阴道口以外，多发生于老年女性

宫颈外口距处女膜缘＜4cm，未达处女膜缘 —— 轻型者
宫颈已达处处女膜缘，阴道口可见子宫颈 —— 重型者 —— Ⅰ度
宫颈脱出阴道口，宫体仍在阴道内 —— 轻型者
部分宫体脱出阴道口 —— 重型者 —— Ⅱ度 —— 分类
宫颈与宫体全部脱出阴道口外 —— Ⅲ度

概述

分娩损伤
产褥期过早体力劳动
长期腹压增加 —— 病因及发病机制
盆底组织发育不良或松弛

下坠感和腰骶部疼痛
子宫肿物脱出阴道
排便异常 —— 临床表现
合并感染时常有少量出血或脓性分泌物

支持治疗
子宫托治疗 —— 非手术治疗
常用于非手术治疗无效或Ⅰ度以上子宫脱垂者 —— 手术治疗 —— 治疗原则

子宫脱垂护理常规

健康史 —— 诱因及病因，心理

生命体征
子宫脱垂程度及局部情况
身体状况 —— 肛门指诊
伴随症状 —— 护理评估

子宫颈细胞学检查
辅助检查 —— 膀胱功能检查

焦虑 —— 与长期的子宫脱出影响正常生活有关
慢性疼痛 —— 与子宫下垂牵拉韧带、宫颈，阴道壁溃疡有关 —— 护理问题

休息与活动
提供心理支持
保守治疗护理 —— 一般护理
教会患者子宫托的放取方法

普及产褥期保健及预防子宫脱垂的相关知识
围产期保健 —— 健康教育
产后盆底康复治疗 —— 护理措施

避孕失败且不愿生育者、患有遗传性疾病或其他严重疾病不宜继续妊娠者，检查发现胚胎异常者，需要终止妊娠 —— 概述

宫内节育器 —— 带铜IUD

激素避孕 —— 口服避孕药
激素避孕 —— 长效避孕针
激素避孕 —— 缓释系统避孕药

输卵管绝育术

避孕措施

妊娠10周内 —— 负压吸引器
妊娠10～14周 —— 钳刮术 —— 手术流产
妊娠7周内 —— 药物流产

早期妊娠终止

依沙吖啶（利凡诺）引产
水囊引产

中期妊娠终止 —— 妊娠13周至不足28周

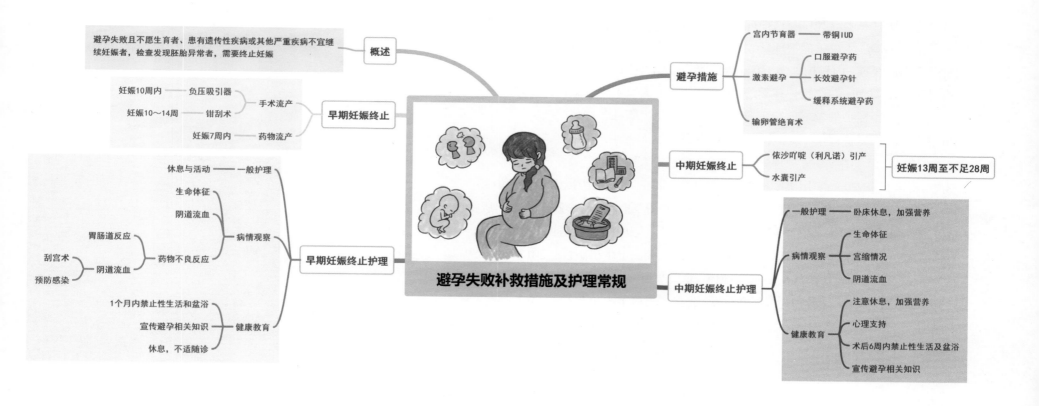

避孕失败补救措施及护理常规

休息与活动 —— 一般护理

生命体征
阴道流血 —— 病情观察

胃肠道反应
阴道流血 —— 药物不良反应

刮宫术
预防感染

早期妊娠终止护理

1个月内禁止性生活和盆浴
宣传避孕相关知识 —— 健康教育
休息，不适随诊

一般护理 —— 卧床休息，加强营养

生命体征
病情观察 —— 宫缩情况
阴道流血

注意休息，加强营养
心理支持
健康教育 —— 术后6周内禁止性生活及盆浴
宣传避孕相关知识

中期妊娠终止护理

参考文献

[1] 李敏. 眼耳鼻咽喉和口腔科护理学. 第 2 版. 北京：人民卫生出版社，2011.

[2] 张波，桂莉. 急危重症护理学. 第 4 版. 北京：人民卫生出版社，2017.

[3] 尤黎明，吴瑛. 内科护理学. 第 6 版. 北京：人民卫生出版社，2017.

[4] 安力彬，陆虹. 妇产科护理学. 第 6 版. 北京：人民卫生出版社，2017.

[5] 陈锦秀. 康复护理学. 第 2 版. 北京：人民卫生出版社，2016.

[6] 燕铁斌. 康复护理学. 第 3 版. 北京：人民卫生出版社，2012.

[7] 燕铁斌，尹安春. 康复护理学. 第 4 版. 北京：人民卫生出版社，2017.

[8] 郑彩娥，李秀云. 实用康复护理学. 第 2 版. 北京：人民卫生出版社，2018.

[9] 王欣，葛萍，韩艳. 康复护理专科护士培训手册. 北京：科学技术文献出版社，2019.

[10] 熊云新，叶国英. 外科护理学. 第 4 版. 北京：人民卫生出版社，2019.

[11] 崔焱，仰曙芬. 儿科护理学. 第 6 版. 北京：人民卫生出版社，2017.

[12] 丁淑贞，姜秋红. 泌尿外科临床护理. 北京：中国协和医科大学出版社，2016.

[13] 李乐之，路潜. 外科护理学. 第 6 版. 北京：人民卫生出版社，2017.